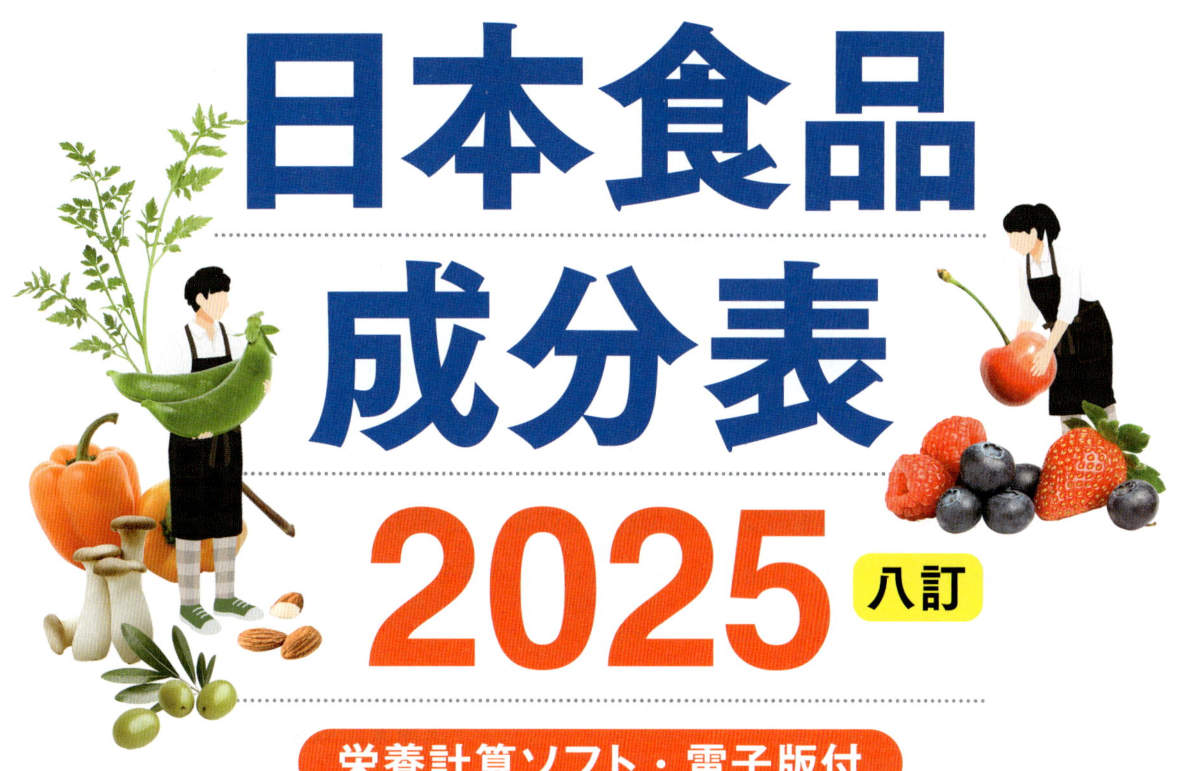

# 日本食品成分表 2025

八訂

栄養計算ソフト・電子版付

文部科学省 日本食品標準成分表（八訂）増補2023年 準拠　　医歯薬出版 編

医歯薬出版株式会社

# 発刊にあたって

現在，わが国で公的に用いられている食品成分表は，文部科学省科学技術・学術審議会資源調査分科会のとりまとめによる「日本食品標準成分表」である．その歴史は1950年（昭和25年）の初版発行に始まり，収載食品数を少しずつ拡充しながら，また，時代の変化を汲み取り，科学技術の進歩や社会のニーズに応じながら，内容を改訂し版を重ね，2020年12月に「2020年版（八訂）」として公表されるに至った．

本書では，この「日本食品標準成分表2020年版（八訂）」ならびに「日本食品標準成分表（八訂）増補2023年」をもとに，読者の方々にとってより使いやすく，より見やすい成分表となるよう紙面を構成し，「本表」に2,538食品の成分値を収載した．また，「説明・資料」については，一部抜粋して理解しやすいように情報を整理してまとめた．

食品成分の基本的な理解を助けるものとして，教育，給食管理，栄養指導をはじめ，日常生活の場において，本書をご活用いただければ幸いである．

2025年2月

医歯薬出版株式会社

This book is originally published in Japanese
under the title of :

NIHON-SYOKUHIN-SEIBUNHYOU 2025 HACHITEI

(Standard Tables of Food Composition in Japan - 2020 -
Eighth Revised Edition)

Editor :

Ishiyaku Publishers, Inc.



ISHIYAKU PUBLISHERS, INC.
7-10, Honkomagome 1 chome, Bunkyo-ku,
Tokyo 113-8612, Japan

# 『日本食品成分表2025 八訂』購入者特典について

本書には，特典として①「スマート栄養計算 Ver. 9.2」と②「日本食品成分表2025 電子版」が付属しています．利用方法と各特典の概要をご一読のうえ，本書とともにお役立てください．

## 特典の利用方法

特典を利用する際は，下の図の流れに沿ってお進みください．

**Step 1**　**購入者専用ページにアクセス**
https://www.ishiyaku.co.jp/seibunhyo
日本食品成分表 購入者専用　検索

**Step 2**　**「購入者特典ダウンロード」ボタンをクリック**

**Step 3**　**必要事項を入力して，画面の案内に沿って登録手続き**

**Step 4**　**特典をダウンロード**

※特典ダウンロード期間およびサポート対象期間：2026年1月31日まで

※特典のダウンロードには，本書巻末に記載されたシリアルキーと，インターネットに接続できる環境が必要になります．

※本サービスは事前の予告なく，内容等の一部または全部を変更，追加，削除，また，サービス自体を終了する可能性があります．予めご了承ください．

**お問い合わせ**

○各種のお問い合わせは，購入者専用ページよりお願いします．
お問い合わせ内容を調査したうえで，担当者よりご連絡を差し上げます．
https://www.ishiyaku.co.jp/seibunhyo/faq.aspx

○電話によるお問い合わせには対応しておりません．お電話いただいた場合も，お問い合わせフォームをご案内いたします．何卒ご了承ください．

# 特典1 スマート栄養計算 Ver. 9.2

「スマート栄養計算」とは，食品の選択と重量の入力だけで栄養成分値を簡単に計算することができるExcelアドイン（プログラム）です．

## 主な機能

①食品・献立ごと，朝食・昼食・夕食・間食ごとの成分値計算
②表示項目のプリセット登録に対応
③エネルギー比率の計算
④献立機能：作成した献立データを登録し，呼び出して使うことができます
⑤食品機能：食品成分表にない食品・食材を登録し，呼び出して使うことができます
⑥献立カレンダーの作成
⑦八訂はもちろん七訂でも計算できるデュアルモード機能

※機能や利用方法の詳細は，ダウンロードしたデータ中の「マニュアル」（PDF 形式）をご覧ください．

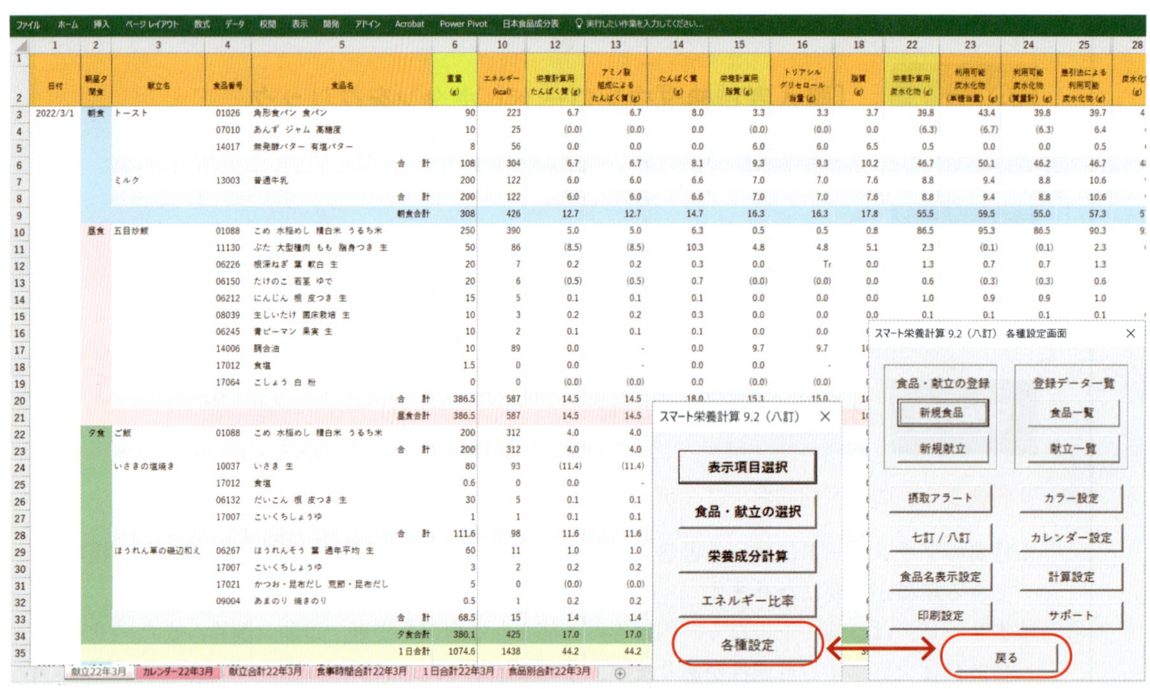


### ●動作環境

Windows（日本語版） 10 / 11
※Macintosh には対応していません．

Excel（日本語版）
2019 / 2021 / 2024 / Microsoft 365
※ストアアプリ版・オンライン版やスマートフォン・タブレット用Excel では動作しません．
Excelと互換性のある表計算ソフトは動作環境外です．

### ●ライセンス数

書誌購入1部につき2台のPCでご使用になる権利を得るものです（同一人の使用するPCに限ります）．

### ●ダウンロード・サポート対象期間

2026年1月31日までとなります．
2026年2月1日以降も，ダウンロード済みのデータはご利用いただけますが，バージョンアップやお問い合わせ等の対象外となります．

# 特典2 日本食品成分表 2025 電子版

「日本食品成分表2025 電子版」は，食品成分表の電子データ（PDFファイル）をPCやモバイル機器（スマートフォン・タブレット）で閲覧できるサービスです．

## 主な特徴

①書籍に収載されている本表のほか，文部科学省「日本食品標準成分表」に準拠したアミノ酸（第1表），脂肪酸（第1表），炭水化物（本表，別表1，別表2）成分表にも対応

②八訂での栄養計算に便利なオリジナルの栄養計算早見表（図）を収載

③PDFファイルなので，閲覧だけでなく出力することも可能．検索も簡単です！

栄養計算で使用するエネルギー産生栄養素量を「たんぱく質」「脂質」「炭水化物」の各列にまとめました

可食部100g当たり

| 食品番号 | 食品名 | 廃棄率 | 水分 | 八訂のエネルギー算出方法に基づく値[*1] | | | | 七訂のエネルギー算出方法に基づく値[*2] | | | | 飽和脂肪酸 | n-3系 多価不飽和脂肪酸 | n-6系 多価不飽和脂肪酸 | 食物繊維総量 | 灰分 | 食塩相当量 |
|---|---|---|---|---|---|---|---|---|---|---|---|---|---|---|---|---|---|
| | | | | エネルギー | たんぱく質 | 脂質 | 炭水化物 | エネルギー | たんぱく質 | 脂質 | 炭水化物 | | | | | | |
| | | % | g | kcal | g | g | g | kcal | g | g | g | g | g | g | g | g | g |
| 1 穀類 | | | | | | | | | | | | | | | | | |
| | アマランサス | | | | | | | | | | | | | | | | |
| 01001 | 玄穀 | 0 | 13.5 | 343 | (11.3) | 5.0 | 57.8 | 358 | 12.7 | 6.0 | .9 | 1.18 | 0.04 | 2.06 | 7.4 | 2.9 | 0 |
| | あわ | | | | | | | | | | | | | | | | |
| 01002 | 精白粒 | 0 | 13.3 | 346 | 10.2 | 4.1 | 63.3 | 36 | | | | | | | | | |
| 01003 | あわもち | 0 | 48.0 | 210 | (4.5) | (1.2) | 44.6 | 21 | | | | | | | | | |
| | えんばく | | | | | | | | | | | | | | | | |
| 01004 | オートミール | 0 | 10.0 | 350 | 12.2 | (5.1) | 57.4 | 380 | 13.7 | 5.7 | 69.1 | (1.01) | (0.09) | (2.00) | 9.4 | 1.5 | 0 |
| | おおむぎ | | | | | | | | | | | | | | | | |
| 01005 | 七分つき押麦 | 0 | 14.0 | 343 | (9.7) | 1.8 | (64.9) | 341 | 10.9 | 2.1 | 72.1 | 0.58 | 0.05 | 0.86 | 10.3 | 0.9 | 0 |
| 01006 | 押麦，乾 | 0 | 12.7 | 329 | 5.9 | 1.2 | 65.8 | 346 | 6.7 | 1.5 | 78.3 | 0.43 | 0.03 | 0.59 | 12.2 | 0.7 | 0 |
| 01170 | 押麦，めし | 0 | 68.6 | 118 | 2.0 | 0.4 | 24.6 | 124 | 2.2 | 0.5 | 28.5 | 0.14 | 0.01 | 0.19 | 4.2 | 0.2 | 0 |
| 01007 | 米粒麦 | 0 | 14.0 | 333 | (6.2) | (1.8) | 68.6 | 343 | 7.0 | 2.1 | 76.2 | (0.58) | (0.05) | (0.86) | 8.7 | 0.7 | 0 |
| 01008 | 大麦めん，乾 | 0 | 14.0 | 343 | (11.7) | (1.4) | (65.7) | 339 | 12.9 | 1.7 | 68.0 | (0.43) | (0.04) | (0.74) | 6.3 | 3.4 | 2.8 |
| 01009 | 大麦めん，ゆで | 0 | 70.0 | 121 | (4.4) | (0.5) | (22.9) | 122 | 4.8 | 0.6 | 24.3 | (0.15) | (0.01) | (0.26) | 2.5 | 0.3 | 0.2 |

早見表に掲載している成分項目は「日本人の食事摂取基準（2025年版）」に対応しています

### ●利用条件

PDFファイルを閲覧できるアプリケーション（Adobe Acrobat Reader など）のインストールが必要です．

※スマートフォン・タブレット端末の種類によっては，PDFファイルが正常に表示されない場合があります．

### ●ダウンロード・サポート対象期間

2026年1月31日までとなります．

対象期間後も，ダウンロード済みのデータはご利用いただけますが，サポートの対象外となります．

# 目　次

contents



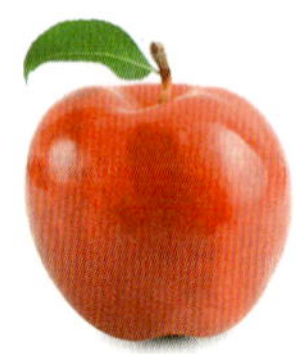

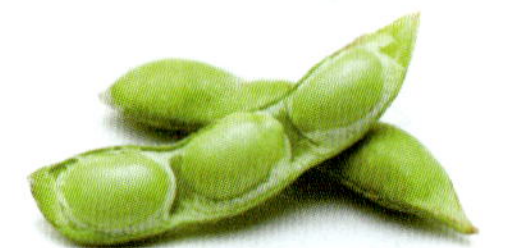

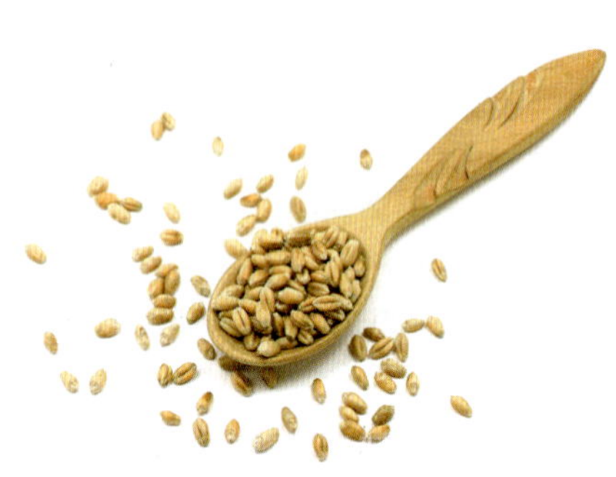

## 本　表

## 説明・資料



## 付　録



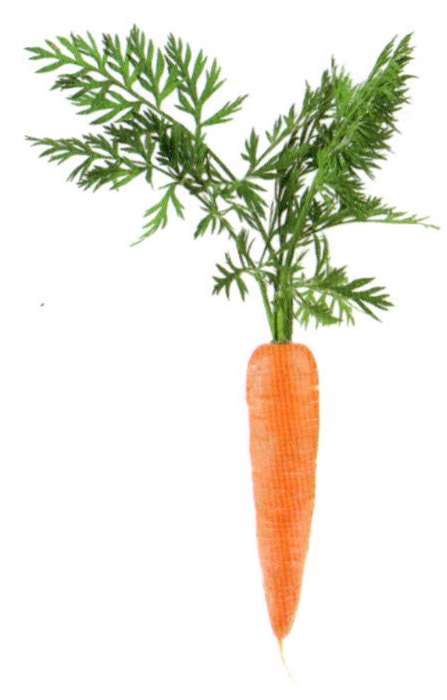


●監修（p. 258，259），特典収載モデル料理
宗像伸子・山脇ふみ子
（ヘルスプランニングムナカタ）

●撮影（p. 260，261）
箕輪　徹・中川朋和
（ミノワスタジオ）

●表紙イラスト
小森のぐ

●イラスト
パント大吉

●デザイン
山影麻奈

日本食品標準成分表2020年版（八訂）

# 知っておきたい基礎知識

食品成分表には，私たちが摂取している食品の成分値とその食品の概要が示されています．これを用いると毎日の食生活がより豊かなものになり，健康の維持や増進に役立てることができます．

食品成分表をもっと上手に楽しく活用するために，知っておきたい基礎知識をまとめました．より専門的な内容については，説明・資料（p. 212～252）をご覧ください．

監修：渡邊智子（東京栄養食糧専門学校校長，千葉県立保健医療大学名誉教授）

## Q 食品成分表って？

食品成分表とは，原則として日常的に食べられている食品の成分値をまとめたものです．国によって常用される食品が異なるので，各国でその国民のために作られています．そのため，食品成分表はそれぞれの国によって特徴があり，その国の食文化を表すものでもあります．

日本では，文部科学省が日本国内で常用される食品について分析を行い，標準的な成分値をまとめて『日本食品標準成分表』として発表しています．1950年に最初の成分表が発表されて以来，時代に応じて収載食品の見直しや成分の分析が進められ，定期的に改訂されています．

すでに収載済みの食品であっても，掲載データが古い食品や，未収載の成分値がある場合には，追加分析が行われています．そのため，成分値や，時には食品名も変更されながら，食品成分表は改訂のたびに新しくなっています．

## Q どのような食品が選ばれるの？

食品成分表に収載される食品は，文部科学省の科学技術・学術審議会資源調査分科会食品成分委員会で選ばれます．成分表を作成する時点での食品の流通量，品種や栽培法等の変化，各地域の食文化や要望などを踏まえたうえで，日本国内で，原則として日常的に摂取されている食品が選定されています．

近年では，日本の伝統的な料理（刺身，天ぷら），健康志向を反映した食品（キヌア，えごま，チアシード），食物アレルギー増加に対応した食品（米粉製品），流通や食習慣の変化によって食べる機会が増えた食品（ベーグル，インディカ米，ドライトマト），栄養計算を行う場合に選択肢が存在しなかった食品（だいこんおろし，しょうがおろし，桜でんぶ），地域食品（ちぢみゆきな，ずんだ）などが新たに追加されたほか，中食や配食サービスの普及と社会ニーズを受け，加工食品の収載が拡充されています．

## Q 食品番号は何を意味するの？

食品成分表では，収載食品を18の食品群に分類し，表Aのようなルールで分類・配列しています．

収載されている食品には，重複のない5桁の番号が割り当てられていて，上2桁は食品群を，下3桁は食品群の中での収載順を意味します．

たとえば，「うるめいわし，丸干し」を見てみると，食品番号は「10043」です．上2桁「10」から「10群 魚介類」に属していること，下3桁の「043」からこの食品が収載されたのが43番目だったことがわかります．なお，食品成分表の改訂に伴い，新しく追加される食品や，収

**表A 収載食品の分類**

| | 例1 | 例2 | |
|---|---|---|---|
| **食品群** | 1．穀類 | 10．魚介類 | ●1．穀類～18．調理済み流通食品類まで，計18種 |
| **副分類** | — | <魚類> | ●食品群を区分 |
| **類区分** | — | （いわし類） | ●副分類をさらに区分．五十音順 |
| **大分類** | こむぎ | うるめいわし | ●原則として原動物・原植物の名称をあて，五十音順に配列<br>●ただし，原動物・原植物の名称をあてることが適切でないと判断される場合には，それぞれ当該食品の内容に合致した名称をあてている |
| **中分類** | ［小麦粉］ | — | ●原則として原材料的形状から順次加工度の高まる順に配列．加工度が同程度の場合には，消費量の多い順に配列<br>●原材料が複数からなる加工食品は，原則として主原材料の位置に配列 |
| **小分類** | 強力粉 | 丸干し | |
| **細分** | 1等 | — | ●小分類を細かく分けたもの |

載されなくなる食品があるため，必ずしも食品番号順に掲載されているわけではありません．

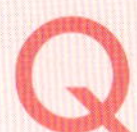

## 調べたい食品を探すには？

食品成分表の食品名には，原則として学術名，慣用名が用いられており，市販通称名は使われていません．たとえば，一般的に「みかん」とよばれている柑橘類は，食品成分表では「うんしゅうみかん」という名前で収載されています．

地域によって呼び名が変わる食品，別名や通称がある食品には備考欄にその名称が別名として記載されており，索引を使って探すことができます．

食品は食べる部位や状態によって細かく分類されています．調べたい食品が「うんしゅうみかん」（図A）の「じょうのう（半月形の房）」なのか，「砂じょう（つぶつぶの部分）」なのか，「果実飲料」なのか，「缶詰」なのか，目的にあわせて，食品成分表からできるだけぴったりな食品を選びましょう．

## 「可食部100 g当たり」って，どういうこと？

食品成分表に示されている成分値はどれも「可食部100 g当たり」の値です．食品の「可食部」は，廃棄する部分以外をさします．

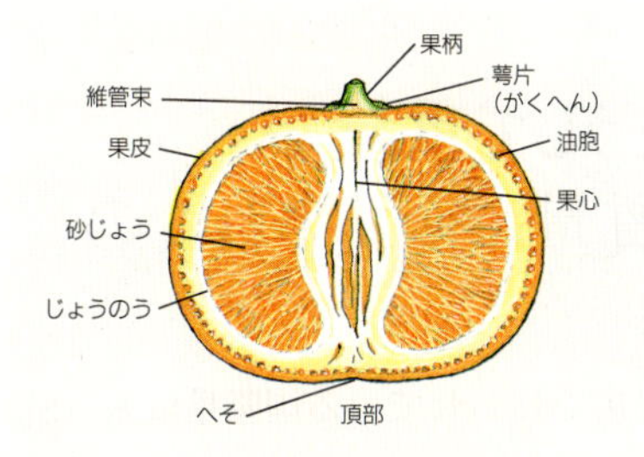


図A うんしゅうみかんの部位と名称[*1]

バナナで考えてみましょう．一般的に，バナナは皮をむいて実を食べます．このように通常の食習慣で廃棄する部分（バナナの果柄と果皮）を「廃棄部位」，残りの部分（バナナの実）を「可食部」といいます．

食品成分表では，この「可食部100 g当たり」の成分値を示しています．そして，食品全体に対して，廃棄部位がどれくらいの割合であるかについては，「廃棄率」として示しています．10%以上の廃棄率は，鶏卵（全卵の「生」および「ゆで」）を除き，原則として5%刻みで記載されているため，実際に使用する食品の廃棄率と差が生じる場合があります．つまり，成分表に廃棄率15%と記載されている場合，実際の廃棄率は13～17%の範囲内にあるということです．

具体的な廃棄部位については，それぞれの食品の備考欄に収載されているので，確かめてみましょう．たとえば，魚の皮はバナナの皮とは異なり食べることができますが，食べるかどうか（可食部にするかどうか）には個人差があります．食品成分表では，魚の皮は食資源であるという考え方から，原則として「可食部」に含めています．皮を食べない場合には，成分値が変わってくることにご注意ください．

## Q 成分表の“0”は0ではない？

「食品成分表の見方」(p. 2，成分値について）に示すとおり，食品成分表には，独自の意味をもつ記号や数値があります．たとえば，成分値「0」は，その成分をまったく含まないという意味ではなく，最小記載量の10分の1未満または検出されなかったことを示していますし，「Tr」という表示は微量であることを示しています．成分値を使用するうえで，これらのルールを知っておくことは大切ですので，あらかじめ確認しておきましょう．

## Q どうして重量が質量に変更されたの？

世界中で広く使われている国際単位系（SI）では，単位記号にg（グラム）を用いる基本量は質量とされています．質量は物体そのものの量を示し，地球上であっても宇宙空間であっても変わることはありません．これに対し，重量は物体にかかる重力の大きさを表し，質量と重力加速度の積で求められます．つまり，重力が変化すれば，重量も変わるということです．食品そのものの量は，場所によって変わるものではありませんので，「重量」ではなく「質量」を使うのがふさわしいといえます．

これまでは，実際には質量を意味する場合にも「重量」という言葉が使われていましたが，近年，各分野で「質量」を用いるようになってきています．そこで，成分表2020年版（八訂）では，「重量」から「質量」へ用語変更が行われました．ただし，「重量変化率」は用語として定着していることから，「質量変化率」ではなく，「重量変化率」のままとしています．

## Q 「ゆで」はどのように調理されている？

食品成分表には，「生」の状態だけでなく，「ゆで」，「油いため」など調理された食品や，複数の材料をもとに加工された食品も収載されています．

たとえば「ゆで」は，食材の種類（野菜，いも，乾めんなど）により調理方法が異なります．食品別に，下ごしらえするときの廃棄部位，調理に用いた水や油の量，調理のプロセスなどをまとめた表があるので参考にしましょう （→ p. 230，表12）．

なお，食品成分表に収載されている食品の「ゆで」は，原則としてお湯だけでゆでています．食塩を加えてゆでているのは，マカロニ・スパゲッティだけです．一般的に，青菜などをゆでるときには食塩を加えたお湯を使いますが，食塩の使用量は調理する人によって違うため，食品成分表では食塩を使わずにゆでた場合の成分値を収載しています．食塩を加えたお湯でゆでた場合は，その食塩が食品に付着するため，摂取する食塩の量は食品成分表に収載されている「ゆで」の食塩相当量より多くなります．

## Q 調理によって変化するものは？

### ●質量の変化

食品は調理によって質量が変化します．たとえば，米の炊飯による重量変化率は210％なので100 gを炊くと210 gのめしになり，生のほうれんそう100 gをゆでると70 g（重量変化率70％）に，生のきゅうり100 gをぬかみそ漬けにすると83 g（同83％）になります．これは，調理操作により，調理に使う水や調味料が食品に吸着したり，食品の水分や脂質などが損失したりするからです．

重量変化率から調理後の食品の質量が推計できるので，盛りつけに必要な皿や弁当箱などの大きさを予測することができます．

### ●成分値の変化

生肉を焼くと水分や脂質が流出し，野菜をゆでると水溶性のビタミンや無機質などがゆで汁に溶出するなど，調理によって質量だけでなく成分値も変化します．また，乾めんのうどんをゆでると，めんに含まれる食塩がゆで汁に流出します．「干しうどん，乾」100 gに含まれる食塩相当量は4.3 gですが，調理後（ゆで，重量変化率240％）の「干しうどん，ゆで」240 gの食塩相当量を計算してみると1.2 gになり，調理後では乾めんの3分の1以下まで食塩相当量が減少することがわかります．

調理による成分値の変動を考慮し，実際に摂取する状態に近い調理後の食品の成分値を選択しましょう．

## Q「調理による脂質の増減」って?

「油いため」,「ソテー」,「フライ」など, 油を使って調理した食品には, 備考欄に「調理による脂質の増減」の記載があり, 表13 (p. 249), 表14 (p. 250) に詳細が掲載されています. これらの表には, 調理前後の食品(たとえば, 調理前の「にわとり, ささみ, 生」と調理後の「にわとり, ささみ, ソテー」)を分析して, その脂質量の差から求められた, 調理に使用した植物油に由来する可能性のある脂質量が示されています.

一般的に, 脂質の含有量が低い野菜の油いため調理では, 調理に使用した植物油由来の脂質量と調理後の脂質の増加量はほぼ一致します. しかし, 脂質を多く含む魚や肉類などでは, 調理過程において, 調理に使用した植物油の吸着と並行して, 加熱調理により食品中の脂質の溶出が起こります. そのため, 調理前後の食品中の脂質収支が相殺される, またはマイナスとなる場合があります. これは, 調理過程での脂質の溶出量が, 調理に使用した植物油(脂質)の吸着量と同じか上回る状態を示しています. 脂質の溶出量が吸着量を上回る場合, 食品成分表では, 便宜的に使用した植物油に由来する推定脂質量としてマイナスの値を記載しています. このマイナスの値を示す食品は, 調理によって脂質量が減少する食品です. そこで, 脂質の摂取量を減らしたい場合には, 献立作成や料理の選択時にマイナスの値を示す食品の利用を考慮するとよいでしょう.

なお, 調理による脂質の増減の値を栄養計算や食事調査の計算において活用する方法は各表の欄外に記載されています. 複数の食品を使用した炒め物の総脂質量を計算する場合は, 各食品の調理後の脂質量を合計しましょう.

## Q 成分値を利用するときに知っておくべきことは?

食品成分表に収載されている成分値は絶対的な値ではありません. 日本国内で, 年間を通じて食べられていて, だれもが入手しやすい, 流通量の多い食品の平均的な成分値が標準的な値として食品成分表に収載されています.

たとえば, さけの成分値は魚体全体の値ですが, 実際には背, 腹, 尾など部位によって脂質量は異なります. 各部位に含まれる実際の成分値と, 魚体全体から得られた収載値の間に多少の相違があることは明らかです. また, 魚介類では天然と養殖で成分値が異なるうえ, 天然の場合には漁獲時期, 漁場などによっても成分値が変わります. 肉類, 卵類, 乳類では, 飼料や飼育方法が成分値に影響を与えます. このような成分値に影響を及ぼす要因があることについても知っておくとよいでしょう.

食品成分表で食品を選択するときには, 食品名に含まれる情報をよく確かめましょう. そして, 食品を選択したら, 必ず備考欄を確認してみましょう. その食品について少し詳しく知ることで, 自分が実際に食べている食品の成分値と, 食品成分表に収載されている食品の成分値には, 多少のずれがあることに気づきます. そして, 今まで以上に食品成分表を活用できるようになります.

なお, 購入した商品に栄養成分表示がある場合には, 成分表収載の標準的な値ではなく, 表示されているその商品固有の成分値を利用しましょう.

## Q 食品群の種類と特徴について教えてください

日本の食品成分表に収載されている食品は 18 食品群に分類されています.

すべての食品群に共通するのは, 次のことがらです.

・成分値を収載するために使用された試料は, 原則として, 標準的な市販品が用いられています.

・ほとんどが国産品ですが, 消費量の多くを輸入品が占めるような食品については, 輸入品を試料としています.

・液体を計量する単位として mL が用いられるのが一般的ですが, 成分表では「可食部 100 g 当たり」の成分値が収載されています. 乳類やし好飲料類などの食品で, mL 単位で計測されることが多いものについては, 100 g に対応する mL 量が備考欄に記載されています.

なお, さらに詳しい情報は, 文部科学省『日本食品標準成分表』ウェブサイトの「食品群別留意点」で確認できます.

### 1 穀　類

・「こめ」には, うるち米ともち米がありますが, 特に記載がない場合には, 米飯などに用いられるうるち米の成分値が収載されています.

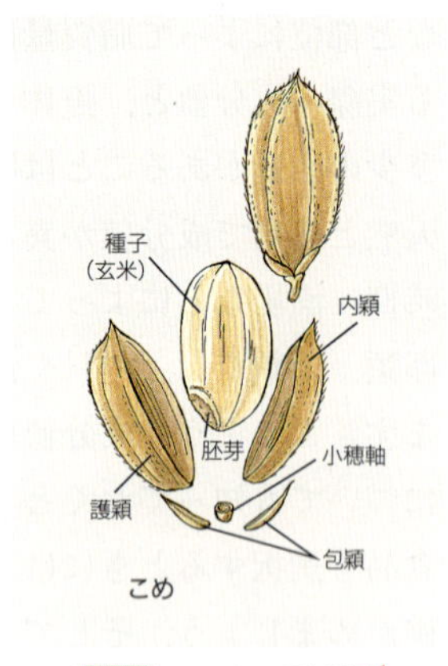


図B こめの形態[*1]

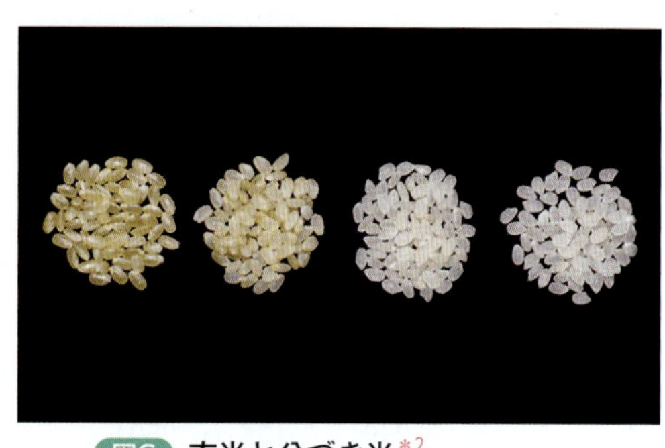

図C 玄米と分づき米[*2]

左から，玄米，半つき米，七分つき米，精白米.

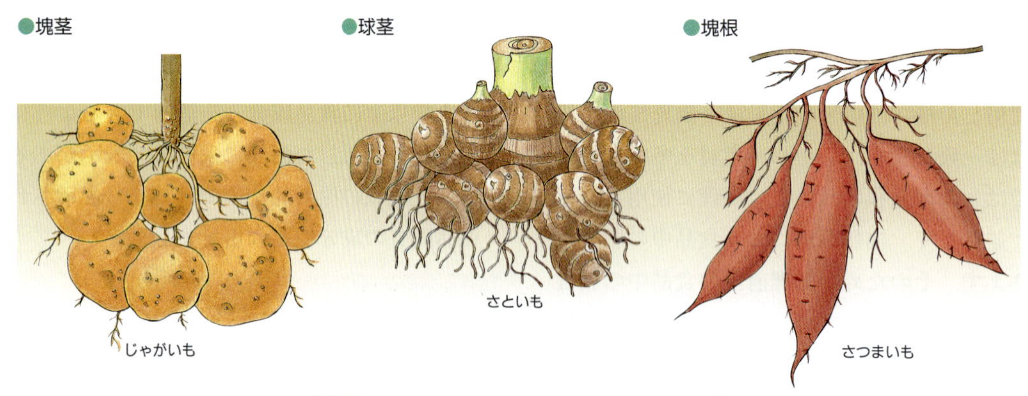


図D いも類における塊茎，球茎，塊根[*1]

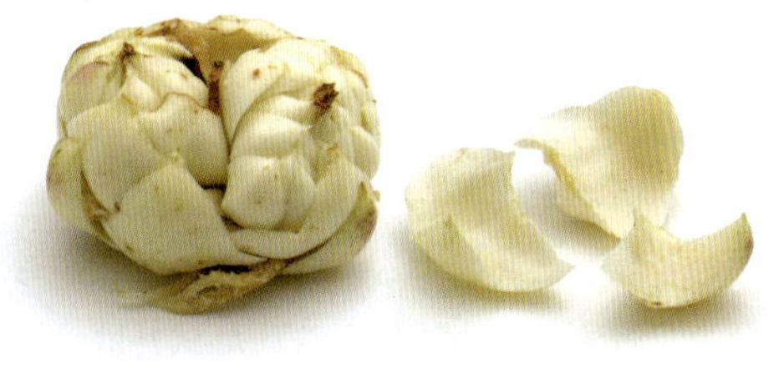

図E ゆりね[*3]

・試料の歩留りについては，備考欄に記載があります．歩留りとは，原料の使用量に対する製品の量の比率のことで，精米においては，玄米の質量に対する精米後の質量の割合をさします．

・玄米をつくと外皮部が取り除かれ，精米された米粒と米ぬかに分かれます．一般に，普通精白米（十分つき米）を基準として，精白米で得られるぬかの約7割が取り除かれたものを七分つき米，約5割が取り除かれたものを半つき米とよんでいます（図B，図C）．

・パンは，原材料の配合割合が変わると，成分値やエネルギー値も変わります．成分表に収載されている成分値は，基本的な原材料配合割合に基づき作られた市販品のデータをもとに決定されています．

・食パンの耳・耳なし，汁なしのカップめん，天ぷらの衣が計算できるバッターの「揚げ」も収載されています．

## 2 いも及びでん粉類

・いも類は，植物の茎や根に由来する地下部の養分貯蔵組織です．塊茎，球茎，塊根などをさします（図D）．野菜類に分類される場合もありますが，食品成分表では，食品群を分けて収載しています．

・球茎のうち「くわい」は野菜類に収載されています．

・「たまねぎ」，「ゆりね」（図E）などの鱗茎は，植物の葉に由来する地下部の養分貯蔵組織として，野菜類に収載されています．

## 3 砂糖及び甘味類

・この食品群に属する食品の主成分は，しょ糖，ぶどう糖，果糖などの炭水化物で，ほかの成分の含量は少ないのが特徴です．

・液糖には，しょ糖型液糖と転化型液糖がありますが，おもにしょ糖型液糖が流通しています（図F）．

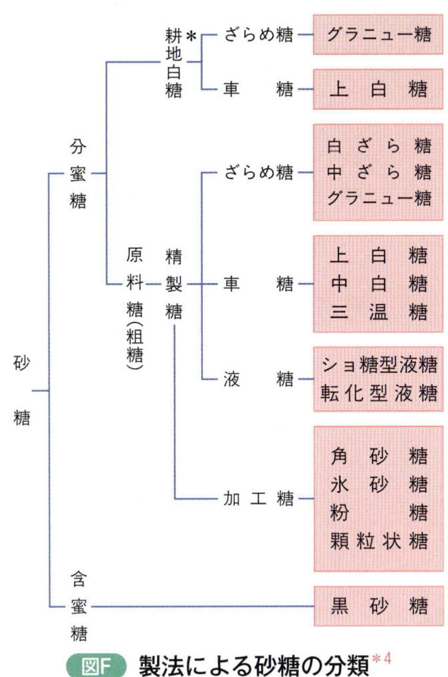


図F 製法による砂糖の分類*4

注)＊国産ビート糖の場合

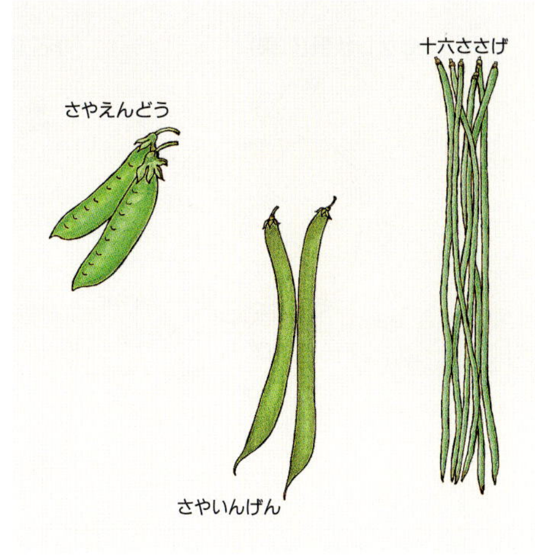


図G 野菜類に分類される豆の未熟果*1

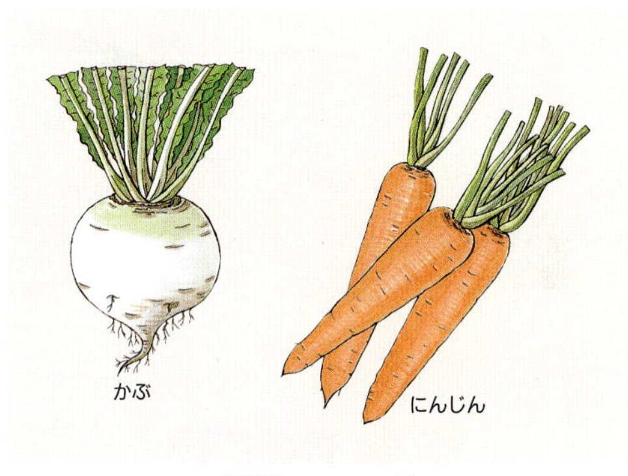


図H 根菜類*1

## 4 豆 類

・乾燥した豆は豆類，未熟な豆は野菜類に属します．大豆の未熟種子である「えだまめ」，豆の未熟果（若いさや）である「さやいんげん」，「さやえんどう」など（図G）や，豆の種子が発芽した「アルファルファもやし」，「りょくとうもやし」などは，野菜類に収載されています．

## 5 種実類

・原則として，穀類あるいは豆類以外の種子およびその製品が該当します．

・「らっかせい」は，本来なら豆類に入りますが，脂質含量が高いため，例外的に種実類に分類されています．

## 6 野菜類

・季節にかかわらず，年間を通して栽培され供給される野菜の種類が増えてきています．成分値は収穫時期や産地などにより影響を受けることが多く，たとえば「ほうれんそう」は，夏と冬でビタミンCの値が大きく異なることから，「夏採り」，「冬採り」，「通年平均」に分けて収載されています．

・「塩漬」，「ぬかみそ漬」は，水洗いして手搾りを行った食品の値が収載されています．

・皮つきで食べることもある根菜類の「かぶ」，「だいこん」，「にんじん」（図H）などは，「皮つき」，「皮なし」それぞれの値が収載されています．

・水耕栽培のレタスは土耕栽培のものと異なり緑黄色野菜（$\beta$-カロテン600 $\mu$g以上/可食部100 g当たり）です．

・「しょうが」と「だいこん」は，それぞれ「おろし」，「おろし汁」の値も収載されています．

## 7 果実類

・原則として，木本植物から収穫されるものが分類されていますが，草本植物から収穫されるものであっても，日常的に果物として取り扱われている「いちご」，「メロン」，「すいか」などは，果実類に収載しています．

・生の果実は，収穫後の経過日数によって，水分やビタミン類などの含量が著しく変化します．このため，可能なかぎり新鮮なものの成分値を収載しています．

・おもな果実の部位と名称を図Iに示します．

・缶詰，ジャム類，果実飲料類などの加工食品は，原材料，加工方法，製造後日数などにより成分値が著しく異なるため，原則として日本農林規格（JAS）などの規定に合致する食品が試料とされています．

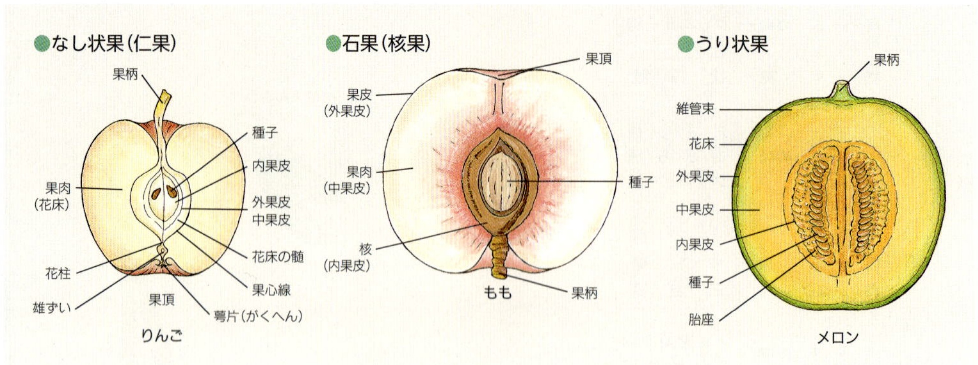


図I 果実類の部位と名称*1

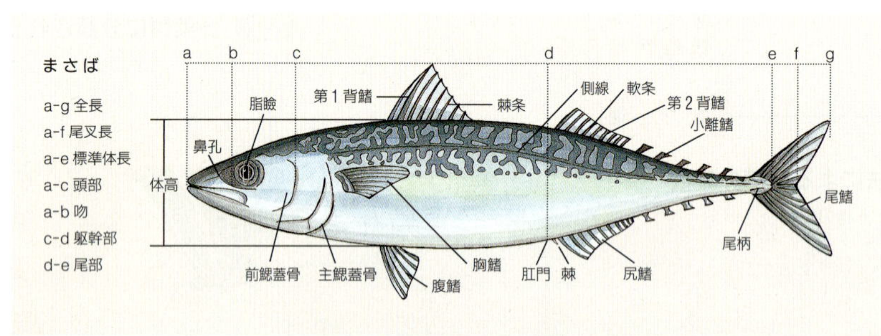


図J 魚の部位と名称*1

## 8 きのこ類

・人工栽培方法の発達により，主に菌床栽培品が販売される品種が増えています．人工栽培できない「まつたけ」は天然物の成分値を収載していますが，それ以外では栽培品，または両方を試料としています．

## 9 藻　類

・原則として，食べる状態（塩抜き，水戻しなど）になっているものの成分値を収載しています．

・藻類の食物繊維は，寒天質やアルギン酸等の粘質多糖類が多いことから，水溶性食物繊維または高分子量水溶性食物繊維と不溶性食物繊維の分別が困難です．そこで，藻類ではこれらの成分を合わせて分析しています．

## 10 魚介類

・魚介類には，天然に生息しているものが多く収載されています．さけ・ます類は8品種に分かれているように品種により相違があります．さらに，同じ種類の魚であっても，漁場や漁期によっても成分値が変動しますし，大きさや成熟度などは個体差による影響もあります．成分値をみるうえでは，これらの変動要因を考慮する必要があります．

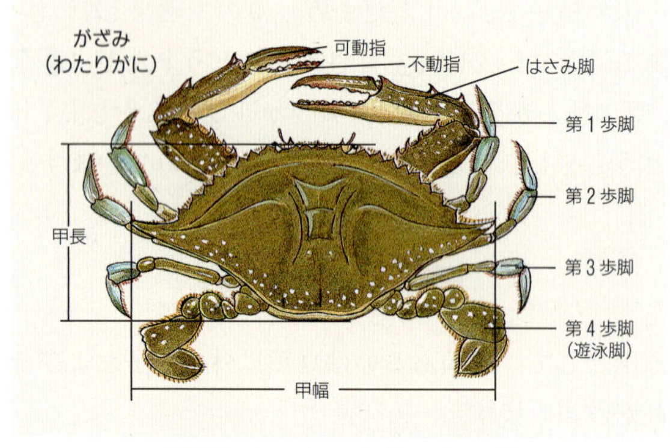


図K かに類の部位と名称*1

・刺身は，皮つきの場合を除き，調理による成分変化が生じないため，食品名は「生」として扱われています．

・魚介類のおもな部位と名称を図J，図Kに示します．

## 11 肉　類

・肉類の大部分を占める家畜（うし，ぶたなど）や家禽（にわとり，かもなど）の肉の成分値は，与えられた飼料の成分の影響を受けます．また，年齢，品種，筋肉の部位によっても，成分値は異なります．ただし，魚類と違って，季節による変動はあまりありません．食品成分表には，標準的な条件で飼育された家畜や家禽の肉の成分値

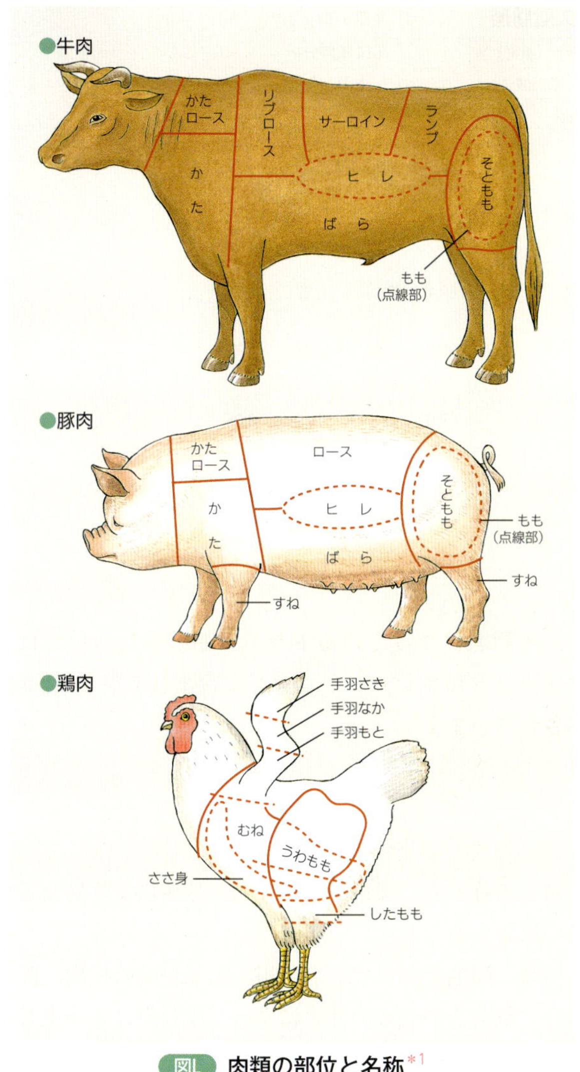


図L 肉類の部位と名称*1

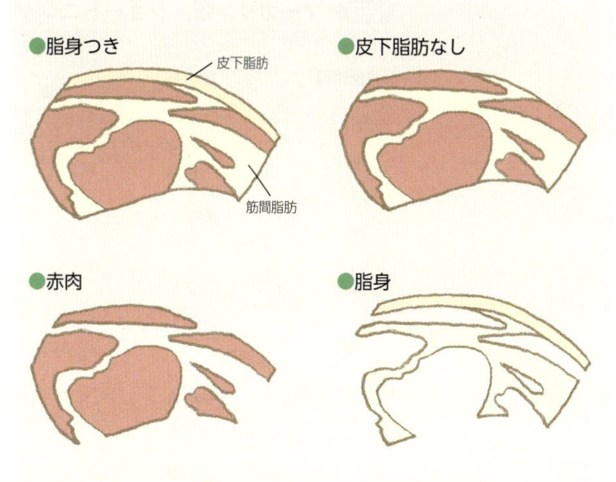


**図M 肉類における「脂身つき」,「皮下脂肪なし」,「赤肉」,「脂身」のちがい**

脂身つき：厚さ 5 mm 以上の皮下脂肪と筋間脂肪を含む肉.
皮下脂肪なし：皮下脂肪を完全に除去しているが，筋間脂肪は含んでいる肉.
赤肉：皮下脂肪と筋間脂肪を除去した肉.
脂身：皮下脂肪と筋間脂肪.

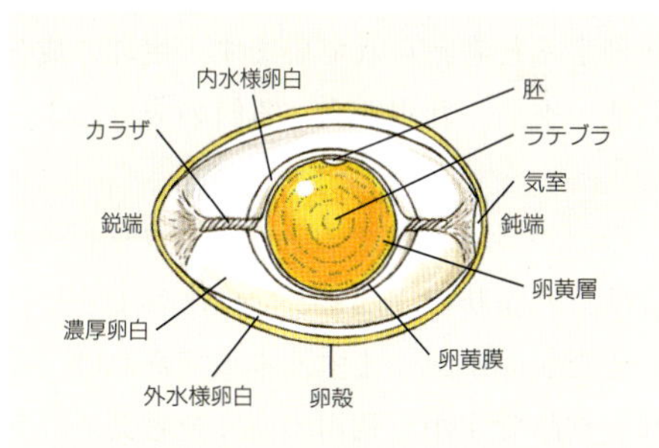


図N 鶏卵の部位と名称*1

が収載されています.

・肉類は，畜肉類，鳥肉類，その他に分類され，畜肉類，鳥肉類では，それぞれ部位別の成分値が収載されています（図L）.

・牛肉と豚肉では,「脂身つき」,「皮下脂肪なし」,「赤肉」,「脂身」が収載されています.「皮下脂肪なし」と「赤肉」の違いは，筋間脂肪を含んでいるかどうかです（図M）. 皮下脂肪の厚み（量）が，脂質量を左右します．一般に,「さし」とよばれる筋線維間の脂肪組織は「赤肉」の一部として扱われています.

・「うし」では，国内で生産される肉用牛が 3 種類に区分されて収載されています．飼養目的が牛肉の生産である肉専用種「和牛」, 牛乳の生産が飼養目的である乳用牛の雄を食肉用として肥育した「乳用肥育牛」, 乳用牛の雌に肉専用種の雄を掛け合わせて肉質の向上を図った「交雑牛」の 3 つです．精肉売り場で「国産牛」と表示されている牛肉の多くは「乳用肥育牛肉」か「交雑牛肉」です.

・「ぶた」は，大型種と中型種の肉が流通しており，市販されている豚肉の大部分は大型種に該当します. ただし，黒豚は中型腫です.

・「にわとり」は，親鶏と若鶏（ブロイラー）が収載されていますが，市場に流通している多くは若鶏です.

・肉類の加工品では，酸化防止剤としてアスコルビン酸（ビタミン C）が使用されていることが多く, この影響で, ビタミン C の成分値が高くなっていることがあります. 酸化防止剤にビタミン C を使用している場合には，備考欄に記載があります.

## 12 卵 類

・卵類には鳥の卵が収載されています．イクラ，たらこ，かずのこなどの魚卵は魚類に収載されています.

・親鳥が食べる飼料の成分が卵の成分値に影響するため，特殊な栄養強化飼料が与えられていない鳥の卵の成分値が収載されています.

・図N に鶏卵の部位と名称を示します.

表B マーガリン類，ショートニングのトランス脂肪酸*5　（可食部 100 g 当たり（g））

| 食品番号 | 食品名 | 2003，2004 年度分析（参考） | | | | 2014 年度分析 | | | |
|---|---|---|---|---|---|---|---|---|---|
| | | 脂質 | トランス脂肪酸 | | | 脂質 | トランス脂肪酸 | | |
| | | | 18:1t | 18:2t | 18:3t | | 18:1t | 18:2t | 18:3t |
| 14020 | ソフトタイプマーガリン 家庭用，有塩 | 83.1 | 6.27 | 0.53 | 0.06 | 83.1 | 0.71 | 0.23 | 0.22 |
| 14029 | ソフトタイプマーガリン 業務用，有塩 | — | — | — | — | 84.3 | 0.39 | 0.26 | 0.05 |
| 14021 | ファットスプレッド | 69.1 | 4.83 | 0.21 | 0.08 | 69.1 | 0.13 | 0.27 | 0.28 |
| 14022 | ショートニング 家庭用 | 99.9 | 7.61 | — | — | 99.9 | 0.06 | 0.27 | 0.13 |
| 14030 | ショートニング 業務用，製菓 | — | — | — | — | 99.9 | 0.17 | 0.30 | 0.05 |
| 14031 | ショートニング 業務用，フライ | — | — | — | — | 99.9 | 0.18 | 0.30 | 0.06 |

## 13 乳　類

・牛乳や乳製品の成分値は，原料となる生乳の成分値によって変動すると考えられています．生乳の成分値は，乳牛の品種，季節，乳牛が食べる餌の成分によって変動します．

・「クリーム」,「ホイップクリーム」,「コーヒーホワイトナー」には，乳脂肪の一部もしくはすべてを植物性脂肪に置き換えた製品があります．本来であれば，油脂類に分類される食品ですが，利用の便宜を考え，乳類に収載されています．

・母乳に含まれるヨウ素量はばらつきが大きく，標準的な成分値を示すのが困難であるため,「人乳」のヨウ素の値については標準値の収載が見送られています．

・乳児用液体ミルクは，2018 年 8 月の国内製造・販売の解禁を受けて新たに収載されました．

## 14 油脂類

・一般に，常温で液体のものは油，固形のものは脂や脂肪と呼ばれています．

・油脂類は，構成する脂肪酸の違いによって性状が異なります．組成の詳細は，脂肪酸成分表で確かめることができます．

・よく耳にするサラダ油というのは精製度の高い食用植物油脂のことで,特定の食品をさす名称ではありません．サラダ油の成分値を確かめたいときには，原材料が何かを手がかりに，該当する油脂を探しましょう．

・近年話題になっているトランス脂肪酸については，マーガリン類やショートニングに含まれる値が表Bに示されています．

## 15 菓子類

・同じ名称でも，関東や関西など，地域により異なる食品の場合があります．

・同種，同名であっても，使用する原材料の種類，配合割合，製造方法などの違いによって成分値に差が生じます．食品名だけでなく，備考欄に記載されている別名や原材料の配合割合を参照してください．

・成分表では，明治時代以降に日本に伝来した菓子を洋菓子と位置づけているため，カステラや月餅などは和菓子に区分されています．

## 16 し好飲料類

・100 g に対応する mL 量，および 100 mL に対応する g 量が備考欄に示されています．

・「本みりん」,「普通酒」は調味料としても使われますが，その製法から，し好飲料類に収載されています．

・茶類は，上級品と下級品で品質に大きな差があり，成分値もかなり異なっているため，中級品の成分値が収載されています．

・緑茶や紅茶などは茶葉と浸出液が収載されているので，栄養計算をするときに間違えないように選択しましょう．

**表C エネルギー産生成分の比較**

| 成分項目 | 成分表 2015（七訂）における エネルギー産生成分 | 成分表 2020（八訂）における エネルギー産生成分 |
|---|---|---|
| たんぱく質 | たんぱく質 | アミノ酸組成によるたんぱく質 |
| 脂質 | 脂質 | 脂肪酸のトリアシルグリセロール当量 |
| 炭水化物 | 炭水化物<br>※差引き法により算出されるため，食物繊維，糖アルコール，有機酸（酢酸を除く）を含む | 利用可能炭水化物（単糖当量）<br>または<br>差引き法による利用可能炭水化物 |
| | | 食物繊維 |
| | | 糖アルコール |
| | 酢酸 | 有機酸 |
| アルコール | アルコール | アルコール |

## 17 調味料及び香辛料類

・多くの原材料を用い製造工程が複雑な食品である調味料は，同じ食品でも原材料の種類と配合割合，製造方法などが異なる場合が多く，成分変動も大きいと考えられます．このため，食品成分表に収載されている食品は，市場流通量が考慮されています．

## 18 調理済み流通食品類

・18 群は成分表 2015 年版（七訂）までは「調理加工食品類」とされていましたが，八訂で収載食品の見直しが行われ，名称が変更になりました．従来から収載されている冷凍食品，レトルト食品のほか，配食サービス事業者などが製造・販売する調理食品（そう菜など）や，最終段階の調理を行っていないフライ用冷凍食品類や粉末タイプの食品も含まれています．

・使用する原材料やその配合割合によって成分値が異なるため，原則として JAS など公的な規格基準のあるもので，流通量の多いものが収載されています．

・調理済み流通食品であっても，原料の属する食品群に収載されている食品もあります．

例 きりたんぽ，あくまき，カップめん→穀類
焼きいも→いも及びでん粉類
煮豆→豆類
ジャム，果実飲料→果実類
魚の佃煮，魚介の缶詰→魚介類
ハム，ソーセージ→肉類
あんパンなどの菓子パン→菓子類

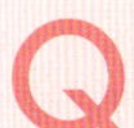

## 八訂は七訂と何が違うの？

**●エネルギー算出方法の変更**

必ず押さえておきたいのは，エネルギーの算出方法（エネルギー産生成分，エネルギー換算係数）の変更です（表C）．食品のエネルギー値は，食品を評価するときはもちろん，栄養管理をするうえでも重要な指標となりますが，この「エネルギー値」を科学的により確かな値とするため，成分表 2020 年版（八訂）では，その算出方法が見直されました．

日本食品標準成分表 2010 以降，国際連合食糧農業機関（FAO）が推奨する方式に基づき，たんぱく質，脂質，炭水化物などのエネルギー産生成分について実測し，その組成を明らかにする調査が進められてきました．組成に関する情報が充実すれば，より真の値に近い成分値やエネルギー値が得られることになるからです．

成分表 2015 年版（七訂）までは，間接分析により求められたたんぱく質，脂質，差し引き法により求められた炭水化物が食品のエネルギーの算出に使用される成分とされてきましたが，成分表 2020 年版（八訂）では，それが直接分析により得られたアミノ酸組成によるたんぱく質，脂肪酸のトリアシルグリセロール当量で表した脂質，利用可能炭水化物などの組成に基づく成分に変更されました．そのため，実際のエネルギー摂取量に近い値を算出できるようになりました．

**●成分項目とその掲載順の変更**

エネルギーの算出方法変更に伴い，エネルギー算出の基礎となる組成成分が成分表（本表）の各成分項目群の左側に配置されるようになりました．たとえば，たんぱ

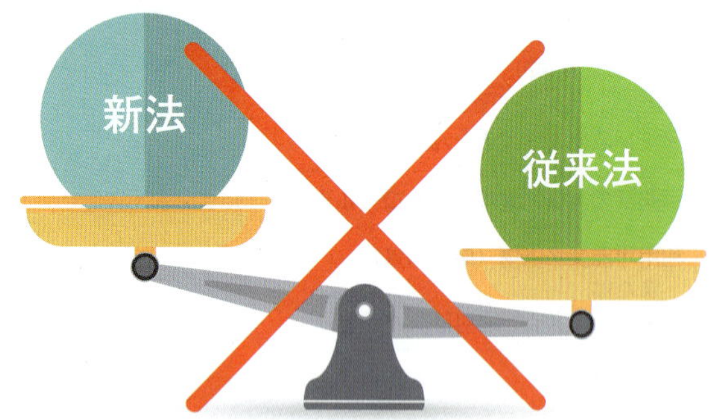


図○ 新旧のエネルギーの比較（イメージ）

く質では，成分表 2020 年版（八訂）でエネルギーの算出基礎となった「アミノ酸組成によるたんぱく質」が左に，続いて従来の成分表で算出基礎とされていた「たんぱく質」が並びます．

そのほか，成分表 2015 年版（七訂）では，食物繊維が総量だけでなく，水溶性，不溶性それぞれの量についても本表に収載されていましたが，成分表 2020 年版（八訂）では総量のみが本表に収載され，組成については炭水化物成分表に収載されました．同様に，成分表 2015 年版（七訂）の本表に収載されていた飽和脂肪酸および不飽和脂肪酸は，成分表 2020 年版（八訂）では本表に収載されず，脂肪酸成分表にのみ収載されました．ただし，本書では，栄養計算時の利便性を考慮し，飽和脂肪酸，n-3 系多価不飽和脂肪酸，n-6 系多価不飽和脂肪酸も本表の脂質項目として収載されています．

## Q 八訂と七訂とどちらを使えばいいの？

八訂成分表は，現時点で最も新しい食品データ集です．七訂までの成分表と比較して，科学的により確からしい値が収載されていますので，八訂を利用するようにしましょう．

八訂を利用するための環境が整うまでは，便宜的に七訂を利用することができます．ただし，八訂と七訂を比べると，エネルギーだけでなく成分値が大きく変わっている食品もありますので，七訂を使って栄養計算した結果には，七訂成分表による計算と明記しましょう．

## Q 七訂の計算値と八訂の計算値は比較できないの？

エネルギーとエネルギー産生成分については，七訂までの栄養計算方法で算出された値と，八訂で栄養計算された値の直接比較はできません．これは，違う物差しで測った値を同列に扱うことができないのと同じことです（図○）．

この場合，たとえば，七訂で計算されたデータを八訂で計算し直してみる，反対に，八訂で計算した結果を七訂の方法で計算してみる，というように使う物差しを揃えれば比較ができます．

本成分表の特典「スマート栄養計算」（p. iii，「購入者特典について」参照）は，八訂と七訂とそれぞれの方法で栄養計算ができ，八訂と七訂の計算結果を比較することも簡単にできますので，ぜひご利用ください．

**【出典一覧】**


*1 杉田浩一ほか編：新版 日本食品大事典．付図，医歯薬出版，2017

*2 写真／平　宏和：新版 日本食品大事典（第 2 版）．p. 313，医歯薬出版，2022

*3 写真／平　宏和：新版 日本食品大事典（第 2 版）．p. 840，医歯薬出版，2022

*4 杉田浩一ほか編：新版 日本食品大事典．p. 333，医歯薬出版，2017

*5 文部科学省科学技術・学術審議会資源調査分科会：日本食品標準成分表 2020 年版（八訂）．p. 459，2020

*6 Food and Agriculture Organization of the United Nations：Food energy-methods of analysis and conversion factors. Report of a technical workshop. FAO Food and Nutrition paper 2003：77：3-6.

*7 松本万里ほか：食品のエネルギー値の算出方法についての検討―組成に基づく方法と従来法との比較．日本栄養・食糧学会誌 2020：73(6)：255-264.


※食品や用語についてのより詳しい解説や豊富な写真が小社刊行の『新版 日本食品大事典（第 2 版）』に掲載されています．食品成分表への理解を深めるためにも，ぜひご活用ください．

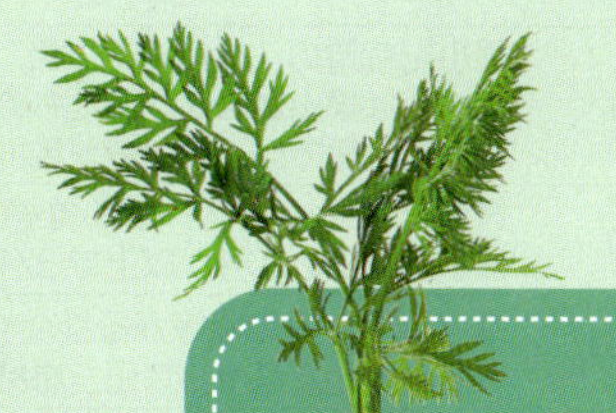

# 日本食品標準成分表

# 本表

# 食品成分表の見方

## ■成分値について

成分値は，すべて可食部100 g 当たりで表示されている．可食部とは，食べられる部分のことで，食品全体あるいは購入形態から，通常の食習慣において廃棄される部分（廃棄部位）を除いたものをいう．なお，廃棄部位を食品全体あるいは購入形態に対する質量の割合で示したものが廃棄率（→p.217）である．廃棄部位については備考欄に記載がある．

**単位**：→p.227 表10 表11

（1 g＝1,000 mg＝1,000,000 µg）

**表示桁数**：→p.227 表10 表11

|  |  |
|---|---|
| − | 未測定 |
| 0 | 最小記載量の 1/10（ヨウ素，セレン，クロム，モリブデン，ビオチンは 3/10）未満または検出されなかったもの<br>食塩相当量では，算出値が最小記載量（0.1 g）の 5/10 未満であることを示す |
| Tr | 微量（Trace，トレース）を意味する<br>最小記載量の 1/10 以上で 5/10 未満であることを示す |
| (数字) | 類似食品の収載値等から推計や計算により求めた値．または，諸外国の食品成分表の収載値から借用した値，原材料配合割合等を基に計算した値． |
| (0) | 推定値 0<br>未測定ではあるが，文献等により含まれていないと推定されたもの |
| (Tr) | 推定値 Tr（微量）<br>未測定ではあるが，文献等により微量に含まれていると推定されたもの |

**数値の丸め方**：最小表示桁の一つ下の桁を四捨五入した．整数で表示するもの（エネルギーを除く）については，原則として大きい位から3桁目を四捨五入して有効数字2桁で示した．

### ❶食品番号（→p.215）

5桁の数字で表される食品固有の番号．初めの2桁で食品群（1～18）を示し，次の3桁は原則，小分類または細分に充てられる．

### ❷食品群（→p.214）

18食品群に分類され，植物性食品，きのこ類，藻類，動物性食品，加工食品の順に並んでいる．

### ❸食品名（→p.215）

原材料的食品については学術名または慣用名を採用，加工食品については一般に用いられている名称や食品規格基準等において公的に定められている名称を勘案して採用．広く用いられている別名は備考欄に記載した．

### ❹廃棄率（→p.217）

通常の食習慣において廃棄される部分を食品全体あるいは購入形態に対する質量の割合で示したもの．10未満は整数，10以上は5の倍数で表示されている．

### ❺エネルギー（→p.217）

可食部100 g 当たりのアミノ酸組成によるたんぱく質，脂肪酸のトリアシルグリセロール当量，利用可能炭水化物（単糖当量），糖アルコール，食物繊維総量，有機酸，アルコールの量（g）に各成分のエネルギー換算係数を乗じて，100 g 当たりのkcal（キロカロリー）を算出し，収載値とした．

### ❻水分（→p.218）

食品の性状を表す最も基本的な成分の一つであり，食品の構造の維持に寄与している．

### ❼たんぱく質（→p.218）

**アミノ酸組成によるたんぱく質**：アミノ酸組成に基づき，アミノ酸の脱水縮合物の量として求めた値．栄養計算にはこの値を用いる．

**たんぱく質**：基準窒素量に窒素−たんぱく質換算係数を乗じて算出した値．アミノ酸組成によるたんぱく質の収載値がない場合に使用する．

| ❶ | ❷ ❸ | ❹ | ❺ | ❻ | ❼ | | ❽ | | | | | | ❾ | | | | | | ❿ | ⓫ | ⓬ | | | | | | |
|---|---|---|---|---|---|---|---|---|---|---|---|---|---|---|---|---|---|---|---|---|---|---|---|---|---|---|---|
| 1 穀類 | | 可食部100 g 当たり | | | | | | | | | | | | | | | | | | | | | | | | | |
| | | 廃棄率 | エネルギー | 水分 | たんぱく質 | | 脂質 | | | | | | 炭水化物 | | | | | | 灰分 | 食塩相当量 | 無機質 | | | | | | |
| | | | | | アミノ酸組成によるたんぱく質 | たんぱく質 | トリアシルグリセロール当量 | コレステロール | 脂質 | 脂肪酸 飽和脂肪酸 | n-3系多価不飽和脂肪酸 | n-6系多価不飽和脂肪酸 | 利用可能炭水化物（単糖当量） | 利用可能炭水化物（質量計） | 差引き法による利用可能炭水化物 | 食物繊維総量 | 糖アルコール | 炭水化物 | | | ナトリウム | カリウム | カルシウム | マグネシウム | リン | 鉄 | 亜鉛 |
| 食品番号 | 食品名 | % | kcal | g | g | g | g | mg | g | g | g | g | g | g | g | g | g | g | g | g | mg | mg | mg | mg | mg | mg | mg |
| | **アマランサス** | | | | | | | | | | | | | | | | | | | | | | | | | | |
| 01001 | 玄穀 | 0 | 343 | 13.5 | (11.3) | 12.7 | 5.0 | (0) | 6.0 | 1.18 | 0.04 | 2.06 | *63.5 | 57.8 | 59.9 | 7.4 | − | 64.9 | 2.9 | 0 | 1 | 600 | 160 | 270 | 540 | 9.4 | 5.8 |
| | **あわ** | | | | | | | | | | | | | | | | | | | | | | | | | | |
| 01002 | 精白粒 | 0 | 346 | 13.3 | 10.2 | 11.2 | 4.1 | (0) | 4.4 | 0.67 | 0.12 | 2.63 | *69.6 | 63.3 | 67.6 | 3.3 | 0 | 69.7 | 1.4 | 0 | 1 | 300 | 14 | 110 | 280 | 4.8 | 2.5 |
| 01003 | あわもち | 0 | 210 | 48.0 | (4.5) | 5.1 | (1.2) | 0 | 1.3 | (0.22) | (0.03) | (0.70) | (44.5) | (40.5) | *44.6 | 1.5 | − | 45.3 | 0.3 | 0 | 0 | 62 | 5 | 12 | 39 | 0.7 | 1.1 |

## ⑧脂質（→ p.219）

**トリアシルグリセロール当量**：食品中に含まれる各脂肪酸量をトリアシルグリセロールに換算し，総和として算出した脂質の値．栄養計算にはこの値を用いる．

**コレステロール**：食品中では遊離型と，脂肪酸と結合したエステル型で存在する．

**脂質**：食品中の有機溶媒に可溶な有機化合物の総量．脂肪酸のトリアシルグリセロール当量の収載値がない場合に使用する．

**脂肪酸**：飽和脂肪酸，*n*-3系多価不飽和脂肪酸，*n*-6系多価不飽和脂肪酸を脂肪酸成分表2020年版（八訂）より収載．

## ⑨炭水化物（→ p.219）

**利用可能炭水化物（単糖当量）**：利用可能炭水化物（でん粉，ぶどう糖，果糖，ガラクトース，しょ糖，麦芽糖，乳糖，トレハロース，イソマルトース，マルトデキストリン，マルトトリオース等）を直接分析または推計した値．エネルギー計算に用いられた場合には値に*がつく．

**利用可能炭水化物（質量計）**：利用可能炭水化物の質量の合計．利用可能炭水化物（単糖当量）がエネルギー計算に用いられた場合には，この値を栄養計算に用いる．

**差引法による利用可能炭水化物**：可食部100 g から，水分，アミノ酸組成によるたんぱく質，トリアシルグリセロール当量として表した脂質，食物繊維総量，有機酸，灰分等の合計（g）を差し引いて求める．利用可能炭水化物（単糖当量，質量計）の収載値がない食品において，エネルギーを計算するために用いる（その場合には値に*がつく）とともに，栄養計算でもこの値を用いる．

**食物繊維総量**：①プロスキー変法，②プロスキー法，③AOAC 2011.25法により得られた食物繊維の総量．③で得た値の場合には備考欄に♣を記した．

**糖アルコール**：食品成分表2020年版（八訂）よりエネルギー産生成分として収載．

**炭水化物**：七訂までの差引き法による炭水化物．食物繊維，酢酸を除く有機酸，糖アルコールも含まれている．

## ⑩灰分（→ p.221）

一定条件下で灰化して得られる残分．食品中の無機質の総量を反映していると考えられている．

## ⑪食塩相当量（→ p.225）

無機質のナトリウム量から換算した値．

ナトリウム（mg）× 2.54 ÷ 1,000 ＝食塩相当量（g）で求められる．

## ⑫無機質（→ p.221）

ヒトにおいて必須性が認められている，ナトリウム，カリウム，カルシウム，マグネシウム，リン，鉄，亜鉛，銅，マンガン，ヨウ素，セレン，クロム，モリブデンを収載．

## ⑬ビタミン（→ p.223）

脂溶性ビタミンのビタミンA, D, E, K，および水溶性ビタミンのビタミン$B_1$，$B_2$，ナイアシン，ビタミン$B_6$，$B_{12}$，葉酸，パントテン酸，ビオチン，ビタミンC を収載．

## ⑭備考（→ p.225）

①食品の別名，試料，性状，廃棄部位等，②硝酸イオン，酢酸，カフェイン，ポリフェノール，タンニン，テオブロミン，有機酸，アルコール，しょ糖等の含量といった，食品の内容と各成分値等に関連の深い重要な事項について記載している．

**新規収載・変更食品**

八訂（増補2023年を含む）で新規収載された食品には新，成分値等が追加・変更された食品には変，名称が変更された食品には名を，食品番号の欄外左に配置した．

| | | りんご | |
|---|---|---|---|
| 名 | 07148 | 皮なし，生 | 15 |
| 変 | 07176 | 皮つき，生 | 8 |
| 新 | 07180 | 皮つき，焼き | 0 |

⑬　⑭

可食部 100 g 当たり

| 無機質 | | | | | | ビタミン | | | | | | | | | | | | | | | | | | | | | | |
|---|---|---|---|---|---|---|---|---|---|---|---|---|---|---|---|---|---|---|---|---|---|---|---|---|---|---|---|---|
| | | | | | | ビタミンA | | | | | | | ビタミンE | | | | | | | | | | | | | | | |
| 銅 | マンガン | ヨウ素 | セレン | クロム | モリブデン | レチノール | α-カロテン | β-カロテン | β-クリプトキサンチン | β-カロテン当量 | レチノール活性当量 | ビタミンD | α-トコフェロール | β-トコフェロール | γ-トコフェロール | δ-トコフェロール | ビタミンK | ビタミン$B_1$ | ビタミン$B_2$ | ナイアシン | ナイアシン当量 | ビタミン$B_6$ | ビタミン$B_{12}$ | 葉酸 | パントテン酸 | ビオチン | ビタミンC | 備考<br>有 有機酸　ア アルコール<br>硝 硝酸イオン　酢 酢酸<br>カ カフェイン　ポ ポリフェノール<br>タ タンニン　調 調理による脂質の増減<br>テ テオブロミン<br>♣食物繊維：AOAC 2011.25 法 |
| mg | mg | µg | µg | µg | µg | µg | µg | µg | µg | µg | µg | µg | mg | mg | mg | mg | µg | mg | mg | mg | mg | mg | µg | µg | mg | µg | mg | |
| 0.92 | 6.14 | 1 | 13 | 7 | 59 | (0) | 0 | 2 | 0 | 2 | Tr | (0) | 1.3 | 2.3 | 0.2 | 0.7 | (0) | 0.04 | 0.14 | 1.0 | (3.8) | 0.58 | (0) | 130 | 1.69 | 16.0 | (0) | |
| 0.49 | 0.88 | 0 | 2 | 1 | 22 | (0) | (0) | (0) | (0) | (0) | (0) | (0) | 0.6 | 0 | 2.2 | 0 | (0) | 0.56 | 0.07 | 2.9 | 6.4 | 0.18 | (0) | 29 | 1.83 | 14.0 | 0 | うるち，もちを含む<br>歩留り：70～80% |
| 0.20 | 0.46 | 0 | 1 | 0 | 40 | 0 | 0 | 0 | 0 | 0 | 0 | 0 | 0.1 | 0 | 1.2 | 0 | 0 | 0.08 | 0.01 | 0.3 | (1.7) | 0.03 | 0 | 7 | 0.61 | 3.4 | 0 | 原材料配合割合：もちあわ 50，もち米 50 |

# 1 穀類

| 食品番号 | 食品名 | 廃棄率 | エネルギー | 水分 | たんぱく質: アミノ酸組成によるたんぱく質 | たんぱく質: たんぱく質 | 脂質: トリアシルグリセロール当量 | 脂質: コレステロール | 脂質: 脂質 | 脂肪酸: 飽和脂肪酸 | 脂肪酸: n-3系多価不飽和脂肪酸 | 脂肪酸: n-6系多価不飽和脂肪酸 | 炭水化物: 利用可能炭水化物（単糖当量） | 炭水化物: 利用可能炭水化物（質量計） | 炭水化物: 差引き法による利用可能炭水化物 | 炭水化物: 食物繊維総量 | 炭水化物: 糖アルコール | 炭水化物: 炭水化物 | 灰分 | 食塩相当量 | 無機質: ナトリウム | 無機質: カリウム | 無機質: カルシウム | 無機質: マグネシウム | 無機質: リン | 無機質: 鉄 | 無機質: 亜鉛 |
|---|---|---|---|---|---|---|---|---|---|---|---|---|---|---|---|---|---|---|---|---|---|---|---|---|---|---|---|
| | | % | kcal | g | g | g | g | mg | g | g | g | g | g | g | g | g | g | g | g | g | mg | mg | mg | mg | mg | mg | mg |
| | **アマランサス** | | | | | | | | | | | | | | | | | | | | | | | | | | |
| 01001 | 玄穀 | 0 | 343 | 13.5 | (11.3) | 12.7 | 5.0 | (0) | 6.0 | 1.18 | 0.04 | 2.06 | 63.5* | 57.8 | 59.9 | 7.4 | – | 64.9 | 2.9 | 0 | 1 | 600 | 160 | 270 | 540 | 9.4 | 5.8 |
| | **あわ** | | | | | | | | | | | | | | | | | | | | | | | | | | |
| 01002 | 精白粒 | 0 | 346 | 13.3 | 10.2 | 11.2 | 4.1 | (0) | 4.4 | 0.67 | 0.12 | 2.63 | 69.6* | 63.3 | 67.6 | 3.3 | 0 | 69.7 | 1.4 | 0 | 1 | 300 | 14 | 110 | 280 | 4.8 | 2.5 |
| 01003 | あわもち | 0 | 210 | 48.0 | (4.5) | 5.1 | (1.2) | 0 | 1.3 | (0.22) | (0.03) | (0.70) | (44.5) | (40.5) | 44.6* | 1.5 | – | 45.3 | 0.3 | 0 | 0 | 62 | 5 | 12 | 39 | 0.7 | 1.1 |
| | **えんばく** | | | | | | | | | | | | | | | | | | | | | | | | | | |
| 01004 | オートミール | 0 | 350 | 10.0 | 12.2 | 13.7 | (5.1) | (0) | 5.7 | (1.01) | (0.09) | (2.00) | 63.1* | 57.4 | 61.8 | 9.4 | – | 69.1 | 1.5 | 0 | 3 | 260 | 47 | 100 | 370 | 3.9 | 2.1 |
| | **おおむぎ** | | | | | | | | | | | | | | | | | | | | | | | | | | |
| 01005 | 七分つき押麦 | 0 | 343 | 14.0 | (9.7) | 10.9 | 1.8 | (0) | 2.1 | 0.58 | 0.05 | 0.86 | (71.3)* | (64.9) | 63.3 | 10.3 | – | 72.1 | 0.9 | 0 | 2 | 220 | 23 | 46 | 180 | 1.3 | 1.4 |
| 01006 | 押麦，乾 | 0 | 329 | 12.7 | 5.9 | 6.7 | 1.2 | (0) | 1.5 | 0.43 | 0.03 | 0.59 | 72.4* | 65.8 | 67.2 | 12.2 | – | 78.3 | 0.7 | 0 | 2 | 210 | 21 | 40 | 160 | 1.1 | 1.1 |
| 新 01170 | 押麦，めし | 0 | 118 | 68.6 | 2.0 | 2.2 | 0.4 | (0) | 0.5 | 0.14 | 0.01 | 0.19 | 24.2 | 22.0 | 24.6* | 4.2 | – | 28.5 | 0.2 | 0 | Tr | 38 | 6 | 10 | 46 | 0.4 | 0.4 |
| 01007 | 米粒麦 | 0 | 333 | 14.0 | (6.2) | 7.0 | (1.8) | (0) | 2.1 | (0.58) | (0.05) | (0.86) | 68.8 | 62.5 | 68.6* | 8.7 | – | 76.2 | 0.7 | 0 | 2 | 170 | 17 | 25 | 140 | 1.2 | 1.2 |
| 01008 | 大麦めん，乾 | 0 | 343 | 14.0 | (11.7) | 12.9 | (1.4) | (0) | 1.7 | (0.43) | (0.04) | (0.74) | (72.2)* | (65.7) | 63.2 | 6.3 | – | 68.0 | 3.4 | 2.8 | 1100 | 240 | 27 | 63 | 200 | 2.1 | 1.5 |
| 01009 | 大麦めん，ゆで | 0 | 121 | 70.0 | (4.4) | 4.8 | (0.5) | (0) | 0.6 | (0.15) | (0.01) | (0.26) | (25.2)* | (22.9) | 22.3 | 2.5 | – | 24.3 | 0.3 | 0.2 | 64 | 10 | 12 | 18 | 61 | 0.9 | 0.6 |
| 01010 | 麦こがし | 0 | 368 | 3.5 | (11.1) | 12.5 | (4.2) | (0) | 5.0 | (1.39) | (0.13) | (2.04) | (80.1) | (72.8) | 63.8* | 15.5 | – | 77.1 | 1.9 | 0 | 2 | 490 | 43 | 130 | 340 | 3.1 | 3.8 |
| | **キヌア** | | | | | | | | | | | | | | | | | | | | | | | | | | |
| 新 01167 | 玄穀 | 0 | 344 | 12.2 | 9.7 | 13.4 | 2.7 | 0 | 3.2 | 0.33 | 0.19 | 1.34 | 60.7 | 55.4 | 67.1* | 6.2 | – | 69.0 | 2.2 | 0.1 | 35 | 580 | 46 | 180 | 410 | 4.3 | 2.8 |
| | **きび** | | | | | | | | | | | | | | | | | | | | | | | | | | |
| 01011 | 精白粒 | 0 | 353 | 13.8 | 10.0 | 11.3 | 2.9 | (0) | 3.3 | 0.44 | 0.04 | 1.74 | 71.5 | 65.0 | 70.9* | 1.6 | 0.1 | 70.9 | 0.7 | 0 | 2 | 200 | 9 | 84 | 160 | 2.1 | 2.7 |
| | **こむぎ** | | | | | | | | | | | | | | | | | | | | | | | | | | |
| | **［玄穀］** | | | | | | | | | | | | | | | | | | | | | | | | | | |
| 変 01012 | 国産，普通 | 0 | 329 | 12.5 | 9.5 | 10.8 | 2.5 | (0) | 3.1 | 0.55 | 0.10 | 1.42 | 64.3* | 58.5 | 59.8 | 14.0 | – | 72.1 | 1.6 | 0 | 2 | 440 | 26 | 82 | 350 | 3.2 | 2.6 |
| 01013 | 輸入，軟質 | 0 | 344 | 10.0 | – | 10.1 | 2.7 | (0) | 3.3 | 0.60 | 0.11 | 1.53 | 68.4* | 62.2 | 64.6 | 11.2 | – | 75.2 | 1.4 | 0 | 2 | 390 | 36 | 110 | 290 | 2.9 | 1.7 |
| 01014 | 輸入，硬質 | 0 | 332 | 13.0 | – | 13.0 | 2.5 | (0) | 3.0 | 0.54 | 0.10 | 1.39 | 62.6* | 57.0 | 58.5 | 11.4 | – | 69.4 | 1.6 | 0 | 2 | 340 | 26 | 140 | 320 | 3.2 | 3.1 |
| | **［小麦粉］** | | | | | | | | | | | | | | | | | | | | | | | | | | |
| 01015 | 薄力粉，1等 | 0 | 349 | 14.0 | 7.7 | 8.3 | 1.3 | (0) | 1.5 | 0.34 | 0.04 | 0.72 | 80.3* | 73.1 | 74.1 | 2.5 | – | 75.8 | 0.4 | 0 | Tr | 110 | 20 | 12 | 60 | 0.5 | 0.3 |
| 01016 | 薄力粉，2等 | 0 | 345 | 14.0 | 8.3 | 9.3 | (1.6) | (0) | 1.9 | (0.43) | (0.05) | (0.91) | 77.7* | 70.7 | 72.9 | 2.6 | – | 74.3 | 0.5 | 0 | Tr | 130 | 23 | 30 | 77 | 0.9 | 0.7 |
| 01018 | 中力粉，1等 | 0 | 337 | 14.0 | 8.3 | 9.0 | 1.4 | (0) | 1.6 | 0.36 | 0.04 | 0.75 | 76.4* | 69.5 | 73.2 | 2.8 | – | 75.1 | 0.4 | 0 | 1 | 100 | 17 | 18 | 64 | 0.5 | 0.5 |
| 01019 | 中力粉，2等 | 0 | 346 | 14.0 | 8.9 | 9.7 | (1.6) | (0) | 1.8 | (0.41) | (0.05) | (0.86) | 73.1 | 66.5 | 73.0* | 2.1 | – | 74.0 | 0.5 | 0 | 1 | 110 | 24 | 26 | 80 | 1.1 | 0.6 |
| 01020 | 強力粉，1等 | 0 | 337 | 14.5 | 11.0 | 11.8 | 1.3 | (0) | 1.5 | 0.35 | 0.04 | 0.73 | 73.5* | 66.8 | 70.1 | 2.7 | – | 71.7 | 0.4 | 0 | Tr | 89 | 17 | 23 | 64 | 0.9 | 0.8 |
| 01021 | 強力粉，2等 | 0 | 343 | 14.5 | 11.9 | 12.6 | (1.5) | (0) | 1.7 | (0.39) | (0.04) | (0.83) | 70.0 | 63.6 | 69.5* | 2.1 | – | 70.6 | 0.5 | 0 | Tr | 86 | 21 | 36 | 86 | 1.0 | 1.0 |
| 01023 | 強力粉，全粒粉 | 0 | 320 | 14.5 | (11.7) | 12.8 | (2.4) | (0) | 2.9 | (0.53) | (0.09) | (1.34) | (61.2)* | (55.6) | 58.6 | 11.2 | – | 68.2 | 1.6 | 0 | 2 | 330 | 26 | 140 | 310 | 3.1 | 3.0 |
| 01146 | プレミックス粉，お好み焼き用 | 0 | 335 | 9.8 | 9.0 | 10.1 | 1.8 | 1 | 1.9 | 0.42 | 0.07 | 0.86 | 74.1* | 67.6 | 72.7 | 2.8 | – | 73.6 | 3.9 | 3.7 | 1400 | 210 | 64 | 31 | 320 | 1.0 | 0.7 |
| 01024 | プレミックス粉，ホットケーキ用 | 0 | 360 | 11.1 | (7.1) | 7.8 | (3.6) | 31 | 4.0 | (1.54) | (0.04) | (0.82) | (78.6)* | (72.4) | 74.2 | 1.8 | – | 74.4 | 2.1 | 1.0 | 390 | 230 | 100 | 12 | 170 | 0.5 | 0.3 |
| 01147 | プレミックス粉，から揚げ用 | 0 | 311 | 8.3 | 9.2 | 10.2 | 1.0 | 0 | 1.2 | 0.33 | 0.03 | 0.44 | 69.4* | 63.4 | 68.6 | 2.6 | – | 70.0 | 10.3 | 9.7 | 3800 | 280 | 110 | 39 | 130 | 1.2 | 0.7 |

可食部100 g当たり

| 可食部 100 g 当たり | | | | | | | | | | | | | | | | | | | | | | | | | | | | |
|---|---|---|---|---|---|---|---|---|---|---|---|---|---|---|---|---|---|---|---|---|---|---|---|---|---|---|---|---|
| 無機質 | | | | | | ビタミン | | | | | | | | | | | | | | | | | | | | | | 備考 |
| | | | | | | ビタミンA | | | | | | | ビタミンE | | | | | | | | | | | | | | | |
| 銅 | マンガン | ヨウ素 | セレン | クロム | モリブデン | レチノール | α-カロテン | β-カロテン | β-クリプトキサンチン | β-カロテン当量 | レチノール活性当量 | ビタミンD | α-トコフェロール | β-トコフェロール | γ-トコフェロール | δ-トコフェロール | ビタミンK | ビタミンB$_1$ | ビタミンB$_2$ | ナイアシン | ナイアシン当量 | ビタミンB$_6$ | ビタミンB$_{12}$ | 葉酸 | パントテン酸 | ビオチン | ビタミンC | 有 有機酸<br>♣食物繊維：AOAC 2011.25 法 |
| mg | mg | µg | µg | µg | µg | µg | µg | µg | µg | µg | µg | µg | mg | mg | mg | mg | µg | mg | mg | mg | mg | mg | µg | µg | mg | µg | mg | |
| 0.92 | 6.14 | 1 | 13 | 7 | 59 | (0) | 0 | 2 | 0 | 2 | Tr | (0) | 1.3 | 2.3 | 0.2 | 0.7 | (0) | 0.04 | 0.14 | 1.0 | (3.8) | 0.58 | (0) | 130 | 1.69 | 16.0 | (0) | |
| 0.49 | 0.88 | 0 | 2 | 1 | 22 | (0) | (0) | (0) | (0) | (0) | (0) | (0) | 0.6 | 0 | 2.2 | 0 | (0) | 0.56 | 0.07 | 2.9 | 6.4 | 0.18 | (0) | 29 | 1.83 | 14.0 | 0 | うるち，もちを含む<br>歩留り：70～80% |
| 0.20 | 0.46 | 0 | 1 | 0 | 40 | 0 | 0 | 0 | 0 | 0 | 0 | 0 | 0.1 | 0 | 1.2 | 0 | 0 | 0.08 | 0.01 | 0.3 | (1.7) | 0.03 | 0 | 7 | 0.61 | 3.4 | 0 | 原材料配合割合：もちあわ 50，もち米 50 |
| 0.28 | − | 0 | 18 | 0 | 110 | (0) | − | − | − | (0) | (0) | (0) | 0.6 | 0.1 | 0 | 0 | (0) | 0.20 | 0.08 | 1.1 | 4.5 | 0.11 | (0) | 30 | 1.29 | 22.0 | (0) | 別名 オート，オーツ |
| 0.32 | 0.85 | − | − | − | − | (0) | − | − | − | (0) | (0) | (0) | 0.2 | Tr | 0.1 | 0 | (0) | 0.22 | 0.07 | 3.2 | (5.8) | 0.14 | (0) | 17 | 0.43 | − | (0) | 歩留り：玄皮麦 60～65%，玄裸麦 65～70% |
| 0.22 | 0.86 | 0 | 1 | 0 | 11 | (0) | − | − | − | (0) | (0) | (0) | 0.1 | 0 | 0 | 0 | (0) | 0.11 | 0.03 | 3.4 | 5.0 | 0.13 | (0) | 10 | 0.40 | 2.7 | (0) | 歩留り：玄皮麦 45～55%，玄裸麦 55～65% ♣ |
| 0.08 | 0.24 | (0) | Tr | (0) | 3 | (0) | − | − | − | (0) | (0) | (0) | Tr | (0) | (0) | (0) | (0) | 0.02 | Tr | 0.8 | 1.3 | 0.03 | (0) | 3 | 0.13 | 0.8 | (0) | 乾 35g 相当量を含む ♣ |
| 0.37 | − | Tr | 1 | Tr | 9 | (0) | − | − | − | (0) | (0) | (0) | 0.1 | 0 | 0 | 0 | (0) | 0.19 | 0.05 | 2.3 | (4.0) | 0.19 | (0) | 10 | 0.64 | 3.5 | (0) | 別名 切断麦<br>白麦を含む<br>歩留り：玄皮麦 40～50%，玄裸麦 50～60% |
| 0.33 | 0.90 | − | − | − | − | (0) | − | − | − | (0) | (0) | (0) | Tr | Tr | 0 | 0 | (0) | 0.21 | 0.04 | 3.5 | (6.3) | 0.09 | (0) | 19 | 0.64 | − | (0) | 原材料配合割合：大麦粉 50，小麦粉 50 |
| 0.13 | 0.27 | − | − | − | − | (0) | − | − | − | (0) | (0) | (0) | Tr | Tr | 0 | 0 | (0) | 0.04 | 0.01 | 1.0 | (2.0) | 0.01 | (0) | 5 | 0.26 | − | (0) | 原材料配合割合：大麦粉 50，小麦粉 50 |
| 0.41 | 1.81 | − | − | − | − | (0) | − | − | − | (0) | (0) | (0) | 0.5 | 0.1 | 0.2 | 0 | (0) | 0.09 | 0.10 | 7.6 | (11.0) | 0.09 | (0) | 24 | 0.28 | − | (0) | 別名 こうせん，はったい粉 |
| 0.47 | 2.45 | 2 | 3 | 3 | 23 | 0 | 0 | 11 | 1 | 12 | 1 | (0) | 2.6 | 0.1 | 4.0 | 0.1 | Tr | 0.45 | 0.24 | 1.2 | 4.0 | 0.39 | Tr | 190 | 0.95 | 23.0 | 0 | |
| 0.38 | − | 0 | 2 | 1 | 16 | (0) | (0) | (0) | (0) | (0) | (0) | (0) | Tr | Tr | 0.5 | 0.3 | (0) | 0.34 | 0.09 | 3.7 | 6.2 | 0.20 | (0) | 13 | 0.95 | 7.9 | 0 | うるち，もちを含む<br>歩留り：70～80% |
| 0.38 | 3.90 | 1 | 3 | 1 | 29 | (0) | − | − | − | (0) | (0) | (0) | 1.2 | 0.6 | 0 | 0 | (0) | 0.41 | 0.09 | 6.3 | 8.9 | 0.35 | (0) | 38 | 1.03 | 7.5 | (0) | ♣ |
| 0.32 | 3.79 | 0 | 5 | 1 | 19 | (0) | − | − | − | (0) | (0) | (0) | 1.2 | 0.6 | 0 | 0 | (0) | 0.49 | 0.09 | 5.0 | 6.7 | 0.34 | (0) | 40 | 1.07 | 9.6 | (0) | |
| 0.43 | 4.09 | 0 | 54 | 1 | 47 | (0) | − | − | − | (0) | (0) | (0) | 1.2 | 0.6 | 0 | 0 | (0) | 0.35 | 0.09 | 5.8 | 8.0 | 0.34 | (0) | 49 | 1.29 | 11.0 | (0) | |
| 0.08 | 0.43 | Tr | 4 | 2 | 12 | 0 | − | − | − | (0) | (0) | 0 | 0.3 | 0.2 | 0 | 0 | (0) | 0.11 | 0.03 | 0.6 | 2.4 | 0.03 | 0 | 9 | 0.53 | 1.2 | (0) | (100g：182mL，100mL：55g) |
| 0.18 | 0.77 | 0 | 3 | 2 | 14 | 0 | − | − | − | (0) | (0) | 0 | 1.0 | 0.5 | 0 | 0 | (0) | 0.21 | 0.04 | 1.0 | 2.9 | 0.09 | 0 | 14 | 0.62 | 2.5 | (0) | (100g：182mL，100mL：55g) |
| 0.11 | 0.43 | 0 | 7 | Tr | 9 | 0 | − | − | − | (0) | (0) | 0 | 0.3 | 0.2 | 0 | 0 | (0) | 0.10 | 0.03 | 0.6 | 2.4 | 0.05 | 0 | 8 | 0.47 | 1.5 | (0) | (100g：182mL，100mL：55g) |
| 0.14 | 0.77 | 0 | 7 | 2 | 10 | 0 | − | − | − | (0) | (0) | 0 | 0.8 | 0.4 | 0 | 0 | (0) | 0.22 | 0.04 | 1.2 | 3.1 | 0.07 | 0 | 12 | 0.66 | 2.6 | (0) | (100g：182mL，100mL：55g) |
| 0.15 | 0.32 | 0 | 39 | 1 | 26 | 0 | − | − | − | (0) | (0) | 0 | 0.3 | 0.2 | 0 | 0 | (0) | 0.09 | 0.04 | 0.8 | 3.1 | 0.06 | 0 | 16 | 0.77 | 1.7 | (0) | (100g：182mL，100mL：55g) |
| 0.19 | 0.58 | 0 | 49 | 1 | 30 | 0 | − | − | − | (0) | (0) | 0 | 0.5 | 0.2 | 0 | 0 | (0) | 0.13 | 0.04 | 1.1 | 3.6 | 0.08 | 0 | 18 | 0.93 | 2.6 | (0) | (100g：182mL，100mL：55g) |
| 0.42 | 4.02 | 0 | 47 | 3 | 44 | (0) | − | − | − | (0) | (0) | (0) | 1.0 | 0.5 | 0 | 0 | (0) | 0.34 | 0.09 | 5.7 | (8.5) | 0.33 | (0) | 48 | 1.27 | 11.0 | (0) | (100g：182mL，100mL：55g) |
| 0.13 | 0.92 | 1400 | 8 | 3 | 15 | 0 | Tr | 7 | 1 | 8 | 1 | 0.1 | 0.6 | 0.3 | 0.2 | Tr | 1 | 0.21 | 0.03 | 1.5 | 3.3 | 0.07 | 0.1 | 17 | 0.41 | 2.4 | Tr | 加熱によりベーキングパウダーから発生する二酸化炭素等：0.6g<br>(100g：182mL，100mL：55g) |
| 0.07 | − | 0 | 3 | 5 | 11 | 9 | − | − | − | 3 | 9 | 0.1 | 0.5 | 0.1 | 0.3 | 0.1 | 1 | 0.10 | 0.08 | 0.5 | (2.2) | 0.04 | 0.1 | 10 | 0.48 | 1.5 | 0 | 加熱によりベーキングパウダーから発生する二酸化炭素等：0.6g<br>(100g：182mL，100mL：55g)<br>有 Tr |
| 0.10 | 0.96 | 1 | 6 | 6 | 23 | 0 | 2 | 39 | 31 | 56 | 5 | 0 | 0.3 | 0.2 | 0.1 | 0 | 2 | 0.15 | 0.07 | 1.3 | 2.8 | 0.12 | Tr | 26 | 0.33 | 4.3 | 0 | 加熱によりベーキングパウダーから発生する二酸化炭素等：0.1g<br>β-カロテン：着色料として添加<br>(100g：182mL，100mL：55g) |

# 1 穀類

可食部100 g当たり

| 食品番号 | 食品名 | 廃棄率 | エネルギー | 水分 | たんぱく質: アミノ酸組成によるたんぱく質 | たんぱく質: たんぱく質 | 脂質: トリアシルグリセロール当量 | 脂質: コレステロール | 脂質: 脂質 | 脂肪酸: 飽和脂肪酸 | 脂肪酸: n-3系多価不飽和脂肪酸 | 脂肪酸: n-6系多価不飽和脂肪酸 | 炭水化物: 利用可能炭水化物（単糖当量） | 炭水化物: 利用可能炭水化物（質量計） | 炭水化物: 差引き法による利用可能炭水化物 | 炭水化物: 食物繊維総量 | 炭水化物: 糖アルコール | 炭水化物: 炭水化物 | 灰分 | 食塩相当量 | 無機質: ナトリウム | 無機質: カリウム | 無機質: カルシウム | 無機質: マグネシウム | 無機質: リン | 無機質: 鉄 | 無機質: 亜鉛 |
|---|---|---|---|---|---|---|---|---|---|---|---|---|---|---|---|---|---|---|---|---|---|---|---|---|---|---|---|
| | | % | kcal | g | g | g | g | mg | g | g | g | g | g | g | g | g | g | g | g | g | mg | mg | mg | mg | mg | mg | mg |
| 01025 | プレミックス粉，天ぷら用 | 0 | 337 | 12.4 | 8.2 | 8.8 | 1.1 | 3 | 1.3 | 0.32 | 0.03 | 0.55 | 77.1* | 70.1 | 74.6 | 2.5 | – | 76.1 | 1.2 | 0.5 | 210 | 160 | 140 | 19 | 120 | 0.6 | 0.5 |
| 新 01171 | プレミックス粉，天ぷら用，バッター | 0 | 132 | 65.5 | (3.0) | 3.3 | (0.4) | 1 | 0.5 | (0.13) | (0.01) | (0.22) | (30.3)* | (27.6) | 28.7 | 1.9 | – | 30.2 | 0.4 | 0.2 | 64 | 67 | 84 | 6 | 51 | 0.2 | 0.1 |
| 新 01172 | プレミックス粉，天ぷら用，バッター，揚げ | 0 | 588 | 10.2 | (3.9) | 4.3 | – | 2 | 47.7 | – | – | – | – | – | 34.3* | 3.3 | – | 37.0 | 0.6 | 0.2 | 79 | 93 | 100 | 8 | 63 | 0.3 | 0.1 |
| | [パン類] | | | | | | | | | | | | | | | | | | | | | | | | | | |
| 変 01026 | 角形食パン，食パン | 0 | 248 | 39.2 | 7.4 | 8.9 | 3.7 | 0 | 4.1 | 1.50 | 0.05 | 0.77 | 48.2* | 44.2 | 44.1 | 4.2 | 0 | 46.4 | 1.4 | 1.2 | 470 | 86 | 22 | 18 | 67 | 0.5 | 0.5 |
| 新 01174 | 角形食パン，焼き | 0 | 269 | 33.6 | 8.3 | 9.7 | 4.0 | – | 4.5 | 1.63 | 0.06 | 0.84 | 52.1* | 47.8 | 47.9 | 4.6 | – | 50.6 | 1.6 | 1.3 | 520 | 93 | 26 | 20 | 77 | 0.5 | 0.6 |
| 新 01175 | 角形食パン，耳を除いたもの | 45 | 226 | 44.2 | 6.9 | 8.2 | 3.4 | – | 3.7 | 1.37 | 0.05 | 0.69 | 43.9* | 40.2 | 40.4 | 3.8 | – | 42.6 | 1.3 | 1.1 | 440 | 78 | 20 | 16 | 61 | 0.4 | 0.4 |
| 新 01176 | 角形食パン，耳 | 55 | 273 | (33.5) | – | (9.7) | – | – | (4.5) | – | – | – | – | – | (46.1)* | (4.7) | – | (50.8) | (1.5) | (1.3) | (510) | (92) | (23) | (18) | (73) | (0.5) | (0.6) |
| 新 01206 | 食パン，リーンタイプ | 0 | 246 | (39.2) | (7.4) | (8.0) | (3.5) | (Tr) | (3.7) | – | – | – | (48.5)* | (44.1) | (46.4) | (2.0) | – | (47.5) | (1.6) | (1.3) | (520) | (67) | (12) | (16) | (46) | (0.6) | (0.6) |
| 新 01207 | 食パン，リッチタイプ | 0 | 256 | (39.2) | (7.2) | (7.8) | (5.5) | (32) | (6.0) | – | – | – | (46.6)* | (42.7) | (44.9) | (1.7) | – | (45.6) | (1.5) | (1.0) | (400) | (88) | (25) | (15) | (62) | (0.6) | (0.7) |
| 新 01205 | 山形食パン，食パン | 0 | 246 | (39.2) | (7.2) | (7.8) | (3.3) | (Tr) | (3.5) | – | – | – | (49.0)* | (44.7) | (46.8) | (1.8) | – | (47.9) | (1.6) | (1.3) | (490) | (76) | (18) | (16) | (51) | (0.6) | (0.6) |
| 変 01028 | コッペパン | 0 | 273 | 30.6 | 8.2 | 9.2 | (3.6) | (Tr) | 3.8 | (1.64) | (0.04) | (0.71) | 53.9* | 49.6 | (52.1) | 3.9 | Tr | 54.7 | 1.7 | 1 | 410 | 91 | 22 | 22 | 74 | 0.5 | 0.7 |
| 新 01213 | バンズ | 0 | 274 | 32.9 | 8.9 | 10.4 | 4.4 | – | 4.8 | 1.81 | 0.05 | 0.83 | 51.2* | 47.1 | 48.2 | 4.2 | – | 50.6 | 1.4 | 1.2 | 470 | 97 | 29 | 21 | 85 | 0.6 | 0.7 |
| 01030 | 乾パン | 0 | 386 | 5.5 | (8.7) | 9.5 | (4.0) | (Tr) | 4.4 | (1.70) | (0.06) | (1.09) | (82.2)* | (74.9) | 76.8 | 3.1 | 0 | 78.8 | 1.8 | 1.2 | 490 | 160 | 30 | 27 | 95 | 1.2 | 0.6 |
| 01031 | フランスパン | 0 | 289 | 30.0 | 8.6 | 9.4 | (1.1) | (0) | 1.3 | (0.29) | (0.03) | (0.60) | 63.9* | 58.2 | 55.8 | 2.7 | – | 57.5 | 1.8 | 1.6 | 620 | 110 | 16 | 22 | 72 | 0.9 | 0.8 |
| 01032 | ライ麦パン | 0 | 252 | 35.0 | 6.7 | 8.4 | (2.0) | (0) | 2.2 | (0.90) | (0.03) | (0.41) | – | – | 49.0* | 5.6 | – | 52.7 | 1.7 | 1.2 | 470 | 190 | 16 | 40 | 130 | 1.4 | 1.3 |
| 新 01208 | 全粒粉パン | 0 | 251 | 39.2 | 7.2 | 7.9 | 5.4 | Tr | 5.7 | – | – | – | 43.7* | 39.9 | 41.9 | 4.5 | – | 45.5 | 1.7 | 1.0 | 410 | 140 | 14 | 51 | 120 | 1.3 | 0.4 |
| 01033 | ぶどうパン | 0 | 263 | 35.7 | (7.4) | 8.2 | (3.3) | (Tr) | 3.5 | (1.57) | (0.03) | (0.56) | – | – | 49.9* | 2.2 | – | 51.1 | 1.5 | 1.0 | 400 | 210 | 32 | 23 | 86 | 0.9 | 0.6 |
| 01034 | ロールパン | 0 | 309 | 30.7 | 8.5 | 10.1 | 8.5 | (Tr) | 9.0 | 4.02 | 0.12 | 1.14 | 49.7 | 45.7 | 48.6* | 2.0 | Tr | 48.6 | 1.6 | 1.2 | 490 | 110 | 44 | 22 | 97 | 0.7 | 0.8 |
| 新 01209 | クロワッサン，レギュラータイプ | 0 | 406 | (20.0) | (5.9) | (6.5) | (19.3) | (20) | (20.4) | – | – | – | (52.3) | (47.9) | (51.2)* | (1.9) | – | (51.5) | (1.6) | (1.4) | (530) | (110) | (27) | (14) | (65) | (0.4) | (0.5) |
| 変 01035 | クロワッサン，リッチタイプ | 0 | 438 | 20.0 | (7.3) | 7.9 | (25.4) | (35) | 26.8 | (12.16) | (0.22) | (2.93) | – | – | 44.1* | 1.8 | – | 43.9 | 1.4 | 1.2 | 470 | 90 | 21 | 17 | 67 | 0.6 | 0.6 |
| 新 01210 | くるみパン | 0 | 292 | (39.2) | (7.5) | (8.2) | (12.5) | (12) | (12.6) | – | – | – | (38.4)* | (34.8) | (37.0) | (2.4) | – | (38.7) | (1.3) | (0.8) | (310) | (150) | (35) | (33) | (88) | (0.8) | (0.9) |
| 01036 | イングリッシュマフィン | 0 | 224 | 46.0 | (7.4) | 8.1 | (3.2) | (Tr) | 3.6 | (1.21) | (0.06) | (1.13) | (40.1) | (36.7) | 40.6* | 1.2 | – | 40.8 | 1.5 | 1.2 | 480 | 84 | 53 | 19 | 96 | 0.9 | 0.8 |
| 01037 | ナン | 0 | 257 | 37.2 | (9.3) | 10.3 | 3.1 | (0) | 3.4 | 0.53 | 0.19 | 0.81 | (45.6) | (41.6) | 46.9* | 2.0 | – | 47.6 | 1.5 | 1.3 | 530 | 97 | 11 | 22 | 77 | 0.8 | 0.7 |
| 01148 | ベーグル | 0 | 270 | 32.3 | 8.2 | 9.6 | 1.9 | – | 2.0 | 0.71 | 0.04 | 0.59 | 50.3 | 46.0 | 53.6* | 2.5 | Tr | 54.6 | 1.4 | 1.2 | 460 | 97 | 24 | 24 | 81 | 1.3 | 0.7 |
| | [うどん・そうめん類] | | | | | | | | | | | | | | | | | | | | | | | | | | |
| 変 01038 | うどん，生 | 0 | 249 | 33.5 | 5.2 | 6.1 | (0.5) | (0) | 0.6 | (0.14) | (0.02) | (0.29) | 55.0 | 50.1 | 54.2* | 3.6 | Tr | 56.8 | 3.0 | 2.5 | 1000 | 90 | 18 | 13 | 49 | 0.3 | 0.3 |
| 変 01039 | うどん，ゆで | 0 | 95 | 75.0 | 2.3 | 2.6 | (0.3) | (0) | 0.4 | (0.09) | (0.01) | (0.19) | 21.4* | 19.5 | 20.7 | 1.3 | 0 | 21.6 | 0.4 | 0.3 | 120 | 9 | 6 | 6 | 18 | 0.2 | 0.1 |
| 新 01186 | うどん，半生うどん | 0 | 296 | 23.8 | (6.6) | (7.8) | (2.9) | (0) | (3.4) | (0.78) | (0.09) | (1.63) | (63.0)* | (57.4) | (60.0) | 4.1 | (0.1) | (62.5) | (2.5) | (3.0) | (1200) | (98) | (22) | (15) | (64) | (0.6) | (0.3) |
| 01041 | 干しうどん，乾 | 0 | 333 | 13.5 | 8.0 | 8.5 | (1.0) | (0) | 1.1 | (0.25) | (0.03) | (0.53) | (76.8)* | (69.9) | 70.2 | 2.4 | – | 71.9 | 5.0 | 4.3 | 1700 | 130 | 17 | 19 | 70 | 0.6 | 0.4 |
| 01042 | 干しうどん，ゆで | 0 | 117 | 70.0 | (2.9) | 3.1 | (0.4) | (0) | 0.5 | (0.11) | (0.01) | (0.24) | (26.7)* | (24.2) | 25.4 | 0.7 | – | 25.8 | 0.6 | 0.5 | 210 | 14 | 7 | 4 | 24 | 0.2 | 0.1 |
| 01043 | そうめん・ひやむぎ，乾 | 0 | 333 | 12.5 | 8.8 | 9.5 | (1.0) | (0) | 1.1 | (0.25) | (0.03) | (0.53) | 71.5 | 65.1 | 71.0* | 2.5 | 0 | 72.7 | 4.2 | 3.8 | 1500 | 120 | 17 | 22 | 70 | 0.6 | 0.4 |
| 01044 | そうめん・ひやむぎ，ゆで | 0 | 114 | 70.0 | 3.3 | 3.5 | (0.3) | (0) | 0.4 | (0.09) | (0.01) | (0.19) | 25.6* | 23.3 | 25.1 | 0.9 | 0 | 25.8 | 0.3 | 0.2 | 85 | 5 | 6 | 5 | 24 | 0.2 | 0.2 |
| 01045 | 手延そうめん・手延ひやむぎ，乾 | 0 | 312 | 14.0 | 8.6 | 9.3 | 1.4 | (0) | 1.5 | 0.38 | 0.03 | 0.73 | 69.7* | 63.5 | 67.9 | 1.8 | – | 68.9 | 6.3 | 5.8 | 2300 | 110 | 20 | 23 | 70 | 0.6 | 0.4 |
| 01046 | 手延そうめん・手延ひやむぎ，ゆで | 0 | 119 | 70.0 | (3.2) | 3.5 | (0.6) | (0) | 0.6 | (0.15) | (0.01) | (0.29) | (24.3) | (22.2) | 24.8* | 1.0 | – | 25.5 | 0.4 | 0.3 | 130 | 5 | 6 | 4 | 23 | 0.2 | 0.1 |
| | [中華めん類] | | | | | | | | | | | | | | | | | | | | | | | | | | |
| 変 01047 | 中華めん，生 | 0 | 249 | 33.0 | 8.5 | 8.6 | (1.0) | (0) | 1.2 | (0.28) | (0.03) | (0.58) | 52.2* | 47.6 | 50.4 | 5.4 | 0.1 | 55.7 | 1.5 | 1.0 | 410 | 350 | 21 | 13 | 66 | 0.5 | 0.4 |

可食部100g当たり

| 無機質 |  |  |  |  |  | ビタミン |  |  |  |  |  |  |  |  |  |  |  |  |  |  |  |  |  |  |  |  |  | 備考 |
|---|---|---|---|---|---|---|---|---|---|---|---|---|---|---|---|---|---|---|---|---|---|---|---|---|---|---|---|---|
|  |  |  |  |  |  | ビタミンA |  |  |  |  |  |  | ビタミンE |  |  |  |  |  |  |  |  |  |  |  |  |  |  |  |
| 銅 | マンガン | ヨウ素 | セレン | クロム | モリブデン | レチノール | α-カロテン | β-カロテン | β-クリプトキサンチン | β-カロテン当量 | レチノール活性当量 | ビタミンD | α-トコフェロール | β-トコフェロール | γ-トコフェロール | δ-トコフェロール | ビタミンK | ビタミン$B_1$ | ビタミン$B_2$ | ナイアシン | ナイアシン当量 | ビタミン$B_6$ | ビタミン$B_{12}$ | 葉酸 | パントテン酸 | ビオチン | ビタミンC | 有 有機酸<br>調 調理による脂質の増減<br>♣食物繊維：AOAC 2011.25法 |
| mg | mg | µg | µg | µg | µg | µg | µg | µg | µg | µg | µg | µg | mg | mg | mg | mg | µg | mg | mg | mg | mg | mg | µg | µg | mg | µg | mg |  |
| 0.12 | 0.62 | 1 | 3 | 2 | 10 | Tr | Tr | 3 | 2 | 4 | 1 | 0 | 0.3 | 0.2 | 0 | 0 | 0 | 0.12 | 0.99 | 0.9 | 2.7 | 0.06 | 0 | 12 | 0.35 | 1.3 | 0 | β-カロテン及びビタミン$B_2$無添加のもの．加熱によりベーキングパウダーから発生する二酸化炭素等：0.2g（100g：182mL，100mL：55g） |
| 0.04 | 0.20 | 1 | 1 | 1 | 3 | 0 | 0 | 39 | 0 | 39 | 3 | (0) | 0.1 | 0.1 | (0) | (0) | (0) | 0.04 | 0.16 | 0.4 | (1.0) | 0.02 | (0) | 3 | 0.19 | 0.5 | (0) | 天ぷら粉39，水61<br>加熱によりベーキングパウダーから発生する二酸化炭素等：0.1g ♣<br>調p. 249，表13 |
| 0.04 | 0.26 | 0 | 1 | 2 | 4 | 0 | 0 | 1 | 0 | 1 | 0 | — | 7.6 | 0.1 | 17.0 | 0.5 | 81 | 0.05 | 0.14 | 0.5 | (1.3) | 0.03 | (0) | 4 | 0.21 | 0.7 | (0) | 別名揚げ玉，天かす<br>植物油（なたね油）．調p. 249，表13<br>加熱によりベーキングパウダーから発生する二酸化炭素等：0.2g ♣ |
| 0.09 | 0.25 | 1 | 22 | 1 | 15 | 0 | 0 | 4 | 0 | 4 | 0 | 0 | 0.4 | 0.1 | 0.3 | 0.1 | 0 | 0.07 | 0.05 | 1.1 | 2.6 | 0.03 | Tr | 30 | 0.42 | 2.3 | 0 | ♣ |
| 0.10 | 0.28 | 1 | 25 | 1 | 17 | — | — | — | — | — | — | — | 0.4 | 0.1 | 0.3 | 0.1 | — | 0.07 | 0.05 | 1.2 | 2.9 | 0.03 | — | 30 | 0.45 | 2.2 | 0 | ♣ |
| 0.08 | 0.23 | 1 | 20 | 1 | 12 | — | 1 | 4 | — | 5 | Tr | — | 0.3 | Tr | 0.3 | 0.1 | — | 0.06 | 0.05 | 1.1 | 2.5 | 0.04 | — | 17 | 0.30 | 2.2 | 0 | 別名サンドイッチ用食パン<br>※耳の割合：45%，耳以外の割合：55% ♣ |
| (0.10) | (0.27) | (1) | (22) | (1) | (14) | — | (1) | (6) | — | (7) | (1) | — | (0.4) | (0.1) | (0.3) | (0.1) | — | (0.06) | (0.06) | (1.1) | (2.7) | (0.05) | — | (27) | (0.37) | (2.2) | (Tr) | ※耳の割合：45%，耳以外の割合：55% ♣ |
| (0.10) | (0.21) | (0) | (25) | (1) | (17) | (0) | (0) | (0) | (0) | (0) | (0) | (0.3) | (0.4) | (0.1) | (0.3) | (0.1) | (0) | (0.10) | (0.05) | (0.6) | (1.9) | (0.04) | (0) | (28) | (0.54) | (2.5) | (0) | 有(0) |
| (0.09) | (0.18) | (3) | (23) | (1) | (15) | (54) | (0) | (10) | (1) | (11) | (55) | (0.3) | (0.3) | (0.1) | (Tr) | (0) | (2) | (0.09) | (0.09) | (0.8) | (2.4) | (0.05) | (0.1) | (42) | (0.58) | (4.1) | (0) | 有(Tr) |
| (0.10) | (0.21) | (1) | (24) | (1) | (16) | (0) | (0) | (0) | (0) | (0) | (0) | (Tr) | (0.4) | (0.1) | (0.3) | (0.1) | (0) | (0.08) | (0.06) | (0.8) | (2.1) | (0.05) | (Tr) | (34) | (0.54) | (2.4) | (0) | 別名イギリスパン<br>有(Tr) |
| 0.11 | 0.35 | 2 | 19 | 1 | 14 | (0) | 1 | 7 | Tr | 8 | 1 | (0) | 0.6 | 0.1 | 0.7 | 0.1 | 2 | 0.08 | 0.07 | 1.2 | 2.8 | 0.05 | 0.1 | 36 | 0.47 | 3.3 | 0 | 有(Tr) ♣ |
| 0.11 | 0.34 | 1 | 30 | 2 | 18 | — | Tr | 4 | Tr | 4 | Tr | — | 0.7 | 0.1 | 0.5 | 0.2 | — | 0.11 | 0.06 | 1.6 | 3.4 | 0.05 | — | 27 | 0.43 | 3.2 | — | ♣ |
| 0.18 | 0.82 | — | — | — | — | (0) | — | — | — | (0) | (0) | (0) | 1.1 | 0.3 | 0.7 | 0.1 | (Tr) | 0.14 | 0.06 | 0.9 | (2.8) | 0.06 | (0) | 20 | 0.41 | — | (0) | 有Tr |
| 0.14 | 0.39 | Tr | 29 | 1 | 20 | (0) | 0 | 0 | 0 | 0 | (0) | (0) | 0.1 | 0.1 | 0.1 | Tr | (0) | 0.08 | 0.05 | 1.1 | 2.9 | 0.04 | (0) | 33 | 0.45 | 1.9 | (0) |  |
| 0.18 | 0.87 | — | — | — | — | (0) | 0 | 0 | 0 | 0 | (0) | Tr | 0.3 | 0.1 | 0.2 | 0.1 | (0) | 0.16 | 0.06 | 1.3 | 2.7 | 0.09 | (0) | 34 | 0.46 | — | (0) | 主原料配合：ライ麦粉50% |
| 0.18 | 1.35 | 0 | 27 | 1 | 22 | 0 | 0 | 0 | 0 | 0 | 0 | Tr | 0.8 | 0.2 | 0.5 | 0.2 | 0 | 0.17 | 0.07 | 2.4 | 3.7 | 0.13 | 0 | 49 | 0.67 | 5.4 | 0 | 有0g |
| 0.15 | 0.32 | — | — | — | — | Tr | 0 | 1 | 0 | 1 | Tr | Tr | 0.4 | 0.1 | 0.4 | 0.2 | (Tr) | 0.11 | 0.05 | 1.2 | (2.8) | 0.07 | (Tr) | 33 | 0.42 | — | (Tr) |  |
| 0.12 | 0.29 | — | — | — | — | (0) | 0 | 15 | 0 | 15 | 1 | 0.1 | 0.5 | 0.1 | 0.7 | 0.2 | (Tr) | 0.10 | 0.06 | 1.3 | 3.1 | 0.03 | (Tr) | 38 | 0.61 | — | (0) |  |
| (0.08) | (0.26) | (3) | (5) | (Tr) | (6) | (34) | 0 | (38) | (Tr) | (38) | (37) | (1.4) | (2.6) | (0.2) | (4.8) | (1.0) | (7) | (0.11) | (0.09) | (0.9) | (2.2) | (0.05) | (0.1) | (46) | (0.42) | (3.9) | 0 | 有(Tr) |
| 0.10 | 0.29 | — | — | — | — | (0) | 5 | 66 | 0 | 69 | 6 | 0.1 | 1.9 | 0.2 | 5.3 | 1.2 | (Tr) | 0.08 | 0.03 | 1.0 | (2.6) | 0.03 | (Tr) | 33 | 0.44 | — | (0) |  |
| (0.23) | (0.61) | (2) | (18) | (1) | (12) | (15) | 0 | (3) | (Tr) | (6) | (16) | (0.1) | (0.4) | (0.1) | (3.3) | (0.4) | (2) | (0.11) | (0.09) | (0.8) | (2.5) | (0.11) | (Tr) | (45) | (0.55) | (2.9) | 0 | 有(Tr) |
| 0.12 | 0.28 | — | — | — | — | (0) | Tr | 1 | 0 | 1 | Tr | (0) | 0.3 | 0.1 | 0.3 | 0.1 | (Tr) | 0.15 | 0.08 | 1.2 | (2.8) | 0.05 | (0) | 23 | 0.32 | — | (0) |  |
| 0.11 | 0.30 | — | — | — | — | (0) | 0 | 0 | 0 | 0 | (0) | (0) | 0.6 | 0.1 | 0.7 | 0 | (0) | 0.13 | 0.06 | 1.3 | (3.4) | 0.05 | (0) | 36 | 0.55 | — | (0) |  |
| 0.11 | 0.45 | — | — | — | — | — | — | — | — | — | — | — | 0.2 | 0.1 | Tr | 0 | — | 0.19 | 0.08 | 2.0 | 3.7 | 0.06 | — | 47 | 0.28 | — | — |  |
| 0.08 | 0.39 | 2 | 6 | 2 | 7 | (0) | 0 | 0 | 0 | 0 | (0) | (0) | 0.2 | 0.2 | 0 | 0 | — | 0.09 | 0.03 | 0.6 | 1.7 | 0.03 | (0) | 5 | 0.36 | 0.8 | (0) | きしめん，ひもかわを含む ♣ |
| 0.04 | 0.12 | Tr | 2 | 1 | 2 | (0) | 0 | 0 | 0 | 0 | (0) | (0) | 0.1 | 0.1 | 0 | 0 | — | 0.02 | 0.01 | 0.2 | 0.7 | 0.01 | (0) | 2 | 0.13 | 0.3 | (0) | きしめん，ひもかわを含む ♣ |
| (0.09) | (0.45) | (2) | (6) | (2) | (8) | 0 | 0 | 0 | 0 | 0 | (0) | (0) | (0.2) | (0.2) | 0 | 0 | — | (0.10) | (0.03) | (0.7) | (2.1) | (0.03) | (0) | (6) | (0.41) | (0.9) | (0) | ♣ |
| 0.11 | 0.50 | 0 | 10 | 1 | 12 | (0) | 0 | 0 | 0 | 0 | (0) | (0) | 0.3 | 0.2 | 0 | 0 | (0) | 0.08 | 0.02 | 0.9 | 2.5 | 0.04 | (0) | 9 | 0.45 | 1.3 | (0) |  |
| 0.04 | 0.14 | — | — | — | — | (0) | 0 | 0 | 0 | 0 | (0) | (0) | 0.1 | 0.1 | 0 | 0 | (0) | 0.02 | 0.01 | 0.2 | (0.8) | 0.01 | (0) | 2 | 0.14 | — | (0) |  |
| 0.12 | 0.44 | 0 | 16 | 1 | 14 | (0) | 0 | 0 | 0 | 0 | (0) | (0) | 0.3 | 0.2 | 0 | 0 | (0) | 0.08 | 0.02 | 0.9 | 2.8 | 0.03 | (0) | 8 | 0.70 | 1.3 | (0) |  |
| 0.05 | 0.12 | 0 | 6 | 1 | 3 | (0) | 0 | 0 | 0 | 0 | (0) | (0) | 0.1 | 0.1 | 0 | 0 | (0) | 0.02 | 0.01 | 0.2 | (0.9) | Tr | (0) | 2 | 0.25 | 0.4 | (0) |  |
| 0.14 | 0.43 | 1 | 22 | 1 | 16 | (0) | 0 | 0 | 0 | 0 | (0) | (0) | 0.1 | 0.1 | 0.1 | 0 | (0) | 0.06 | 0.02 | 0.9 | 2.7 | 0.03 | (0) | 10 | 0.52 | 1.1 | (0) |  |
| 0.05 | 0.12 | — | — | — | — | (0) | 0 | 0 | 0 | 0 | (0) | (0) | Tr | Tr | 0 | 0 | (0) | 0.03 | 0.01 | 0.2 | (0.9) | 0 | (0) | 2 | 0.16 | — | (0) |  |
| 0.09 | 0.35 | Tr | 33 | 1 | 20 | (0) | 0 | 0 | 0 | 0 | (0) | (0) | 0.2 | 0.1 | 0 | 0 | — | 0.02 | 0.02 | 0.6 | 2.3 | 0.02 | (0) | 8 | 0.55 | 1.0 | (0) | ♣ |

# 1 穀類

| 食品番号 | 食品名 | 廃棄率 | エネルギー | 水分 | たんぱく質 | | 脂質 | | | 脂肪酸 | | | 炭水化物 | | | | | | 灰分 | 食塩相当量 | 無機質 | | | | | | |
|---|---|---|---|---|---|---|---|---|---|---|---|---|---|---|---|---|---|---|---|---|---|---|---|---|---|---|---|
| | 可食部100 g当たり | | | | アミノ酸組成によるたんぱく質 | たんぱく質 | トリアシルグリセロール当量 | コレステロール | 脂質 | 飽和脂肪酸 | $n$-3系多価不飽和脂肪酸 | $n$-6系多価不飽和脂肪酸 | 利用可能炭水化物（単糖当量） | 利用可能炭水化物（質量計） | 差引き法による利用可能炭水化物 | 食物繊維総量 | 糖アルコール | 炭水化物 | | | ナトリウム | カリウム | カルシウム | マグネシウム | リン | 鉄 | 亜鉛 |
| | | % | kcal | g | g | g | g | mg | g | g | g | g | g | g | g | g | g | g | g | g | mg | mg | mg | mg | mg | mg | mg |
| 変 01048 | 中華めん，ゆで | 0 | 133 | 65.0 | (4.8) | 4.9 | (0.5) | (0) | 0.6 | (0.14) | (0.02) | (0.29) | 27.7* | 25.2 | 26.5 | 2.8 | Tr | 29.2 | 0.3 | 0.2 | 70 | 60 | 20 | 7 | 29 | 0.3 | 0.2 |
| 新 01187 | 半生中華めん | 0 | 305 | 23.7 | (9.8) | (9.9) | (3.5) | (0) | (4.0) | (0.91) | (0.10) | (1.97) | (59.5)* | (54.2) | (55.4) | 6.2 | (0.2) | (61.2) | (1.3) | (1.2) | (470) | (430) | (21) | (15) | (72) | (0.7) | (0.4) |
| 変 01049 | 蒸し中華めん，蒸し中華めん | 0 | 162 | 57.4 | 4.7 | 4.9 | (1.5) | Tr | 1.7 | (0.38) | (0.04) | (0.81) | 33.6* | 30.6 | 32.6 | 3.1 | 0.2 | 35.6 | 0.5 | 0.3 | 110 | 80 | 10 | 9 | 40 | 0.4 | 0.2 |
| 新 01188 | 蒸し中華めん，ソテー | 0 | 211 | 50.4 | (5.1) | 5.2 | (4.3) | 1 | 4.9 | (0.53) | (0.27) | (1.25) | 39.4* | 35.9 | 35.8 | 3.6 | 0.2 | 38.9 | 0.6 | 0.3 | 130 | 87 | 10 | 10 | 43 | 0.4 | 0.2 |
| 変 01050 | 干し中華めん，乾 | 0 | 337 | 14.7 | (11.5) | 11.7 | (1.4) | (0) | 1.6 | (0.36) | (0.04) | (0.78) | 71.4* | 65.0 | 64.5 | 6.0 | 0.1 | 70.2 | 1.9 | 1.0 | 410 | 300 | 21 | 23 | 82 | 1.1 | 0.5 |
| 01051 | 干し中華めん，ゆで | 0 | 131 | 66.8 | (4.8) | 4.9 | (0.4) | (0) | 0.5 | (0.12) | (0.01) | (0.25) | 28.0* | 25.4 | 25.1 | 2.6 | 0 | 27.5 | 0.3 | 0.2 | 66 | 42 | 13 | 10 | 29 | 0.4 | 0.2 |
| 01052 | 沖縄そば，生 | 0 | 266 | 32.3 | (9.1) | 9.2 | (1.7) | (0) | 2.0 | (0.46) | (0.05) | (0.97) | (52.8) | (48.1) | 52.5* | 2.1 | – | 54.2 | 2.3 | 2.1 | 810 | 340 | 11 | 50 | 65 | 0.7 | 1.1 |
| 01053 | 沖縄そば，ゆで | 0 | 132 | 65.5 | (5.1) | 5.2 | (0.7) | (0) | 0.8 | (0.18) | (0.02) | (0.39) | (27.3)* | (24.8) | 26.7 | 1.5 | – | 28.0 | 0.5 | 0.4 | 170 | 80 | 9 | 28 | 28 | 0.4 | 0.6 |
| 01054 | 干し沖縄そば，乾 | 0 | 317 | 13.7 | (11.9) | 12.0 | (1.5) | (0) | 1.7 | (0.39) | (0.04) | (0.82) | (67.3)* | (61.3) | 66.1 | 2.1 | – | 67.8 | 4.8 | 4.3 | 1700 | 130 | 23 | 22 | 100 | 1.5 | 0.4 |
| 01055 | 干し沖縄そば，ゆで | 0 | 132 | 65.0 | (5.1) | 5.2 | (0.5) | (0) | 0.6 | (0.14) | (0.02) | (0.29) | (27.7)* | (25.2) | 27.2 | 1.5 | – | 28.6 | 0.6 | 0.5 | 200 | 10 | 11 | 8 | 36 | 0.5 | 0.1 |
| | [即席めん類] | | | | | | | | | | | | | | | | | | | | | | | | | | |
| 変 01056 | 即席中華めん，油揚げ味付け | 0 | 424 | 2.0 | 9.0 | 10.1 | 16.3 | 7 | 16.7 | 7.31 | 0.06 | 2.19 | 63.0* | 57.3 | 62.5 | 2.5 | 0.1 | 63.5 | 7.7 | 6.4 | 2500 | 260 | 430 | 29 | 110 | 1.0 | 0.5 |
| 変 01057 | 即席中華めん，油揚げ，乾（添付調味料等を含むもの） | 0 | 439 | 3.0 | – | 10.1 | 18.6 | 3 | 19.1 | 8.46 | 0.09 | 2.11 | (60.4)* | (54.9) | 59.5 | 2.4 | – | 61.4 | 6.4 | 5.6 | 2200 | 150 | 230 | 25 | 110 | 0.9 | 0.5 |
| 新 01198 | 即席中華めん，油揚げ，調理後全体（添付調味料等を含むもの） | 0 | 100 | (78.5) | – | (2.3) | (4.4) | (1) | (4.4) | (2.03) | (0.01) | (0.49) | (13.4)* | (12.2) | (12.8) | (0.5) | (0.1) | (13.4) | (1.3) | (1.1) | (430) | (33) | (28) | (6) | (20) | (0.2) | (0.1) |
| 新 01189 | 即席中華めん，油揚げ，ゆで（添付調味料等を含まないもの） | 0 | 189 | 59.8 | 3.5 | 3.9 | 7.1 | 2 | 7.7 | 3.19 | 0.03 | 0.80 | 28.7* | 26.1 | 26.4 | 2.6 | 0 | 27.9 | 0.7 | 0.4 | 150 | 34 | 95 | 8 | 40 | 0.2 | 0.2 |
| 変 01144 | 即席中華めん，油揚げ，乾（添付調味料等を含まないもの） | 0 | 453 | 3.7 | 8.2 | 8.9 | 18.6 | 4 | 19.6 | 8.43 | 0.07 | 2.09 | 65.2* | 59.3 | 61.7 | 5.5 | 0 | 65.5 | 2.3 | 1.5 | 580 | 150 | 220 | 20 | 97 | 0.6 | 0.4 |
| 変 01058 | 即席中華めん，非油揚げ，乾（添付調味料等を含むもの） | 0 | 336 | 10.0 | – | 10.3 | 4.9 | 2 | 5.2 | 1.26 | 0.10 | 1.45 | (65.7)* | (59.8) | 65.1 | 2.3 | – | 67.1 | 7.4 | 6.9 | 2700 | 260 | 110 | 25 | 110 | 0.8 | 0.4 |
| 新 01199 | 即席中華めん，非油揚げ，調理後全体（添付調味料等を含むもの） | 0 | 93 | (76.2) | – | (3.0) | (0.8) | (1) | (0.8) | (0.20) | (0.01) | (0.23) | (17.4) | (15.8) | (18.0)* | (0.6) | (0.1) | (18.7) | (1.2) | (1.1) | (430) | (68) | (6) | (6) | (26) | (0.2) | (0.1) |
| 新 01190 | 即席中華めん，非油揚げ，ゆで（添付調味料等を含まないもの） | 0 | 139 | 63.9 | 3.3 | 3.4 | 0.6 | 1 | 0.8 | 0.31 | 0.01 | 0.23 | 29.2 | 26.6 | 28.7* | 2.7 | 0 | 31.0 | 0.9 | 0.6 | 230 | 64 | 94 | 8 | 46 | 0.2 | 0.2 |
| 変 01145 | 即席中華めん，非油揚げ，乾（添付調味料等を含まないもの） | 0 | 334 | 10.7 | 7.9 | 8.5 | 1.5 | 1 | 1.9 | 0.71 | 0.03 | 0.57 | 74.4* | 67.7 | 69.7 | 6.5 | 0 | 75.2 | 3.7 | 3.0 | 1200 | 310 | 230 | 21 | 130 | 0.6 | 0.4 |
| 新 01193 | 中華スタイル即席カップめん，油揚げ，塩味，乾（添付調味料等を含むもの） | 0 | 422 | 5.3 | 9.5 | 10.9 | 17.7 | 17 | 18.5 | 8.21 | 0.07 | 2.05 | 57.0* | 52.1 | 54.7 | 5.8 | 0.2 | 58.6 | 6.7 | 5.8 | 2300 | 190 | 190 | 25 | 110 | 0.7 | 0.5 |
| 新 01201 | 中華スタイル即席カップめん，油揚げ，塩味，調理後全体（添付調味料等を含むもの） | 0 | 92 | (79.8) | (2.1) | (2.5) | (4.0) | (4) | (4.2) | (1.85) | (0.02) | (0.46) | (3.8) | (3.5) | (11.2)* | (1.3) | (Tr) | (13.2) | (1.5) | (1.3) | (520) | (43) | (43) | (6) | (24) | (0.2) | (0.1) |
| 新 01194 | 中華スタイル即席カップめん，油揚げ，塩味，調理後のめん（スープを残したもの） | 0 | 175 | 62.0 | 3.3 | 3.8 | 7.2 | 1 | 7.7 | 3.38 | 0.02 | 0.81 | 24.9* | 22.7 | 24.0 | 2.2 | 0 | 25.2 | 1.3 | 1.1 | 440 | 37 | 76 | 7 | 34 | 0.3 | 0.2 |
| 新 01191 | 中華スタイル即席カップめん，油揚げ，しょうゆ味，乾（添付調味料等を含むもの） | 0 | 417 | 9.7 | 8.3 | 10.0 | 18.6 | 10 | 19.1 | 8.27 | 0.08 | 2.21 | 54.7* | 49.8 | 50.5 | 6.1 | 0.2 | 54.6 | 6.6 | 6.3 | 2500 | 180 | 200 | 26 | 110 | 0.8 | 0.5 |
| 新 01200 | 中華スタイル即席カップめん，油揚げ，しょうゆ味，調理後全体（添付調味料等を含むもの） | 0 | 90 | (80.8) | (2.0) | (2.3) | (4.4) | (2) | (4.5) | (1.95) | (0.02) | (0.52) | (6.6) | (6.0) | (9.8)* | (1.4) | (Tr) | (12.9) | (1.6) | (1.5) | (590) | (43) | (46) | (6) | (27) | (0.2) | (0.1) |
| 新 01192 | 中華スタイル即席カップめん，油揚げ，しょうゆ味，調理後のめん（スープを残したもの） | 0 | 142 | 69.1 | 2.6 | 3.0 | 5.6 | 1 | 5.8 | 2.58 | 0.02 | 0.64 | 18.3 | 16.7 | 19.4* | 1.9 | 0 | 20.7 | 1.4 | 1.1 | 450 | 33 | 74 | 6 | 28 | 0.2 | 0.1 |

可食部 100 g 当たり

| 銅 | マンガン | ヨウ素 | セレン | クロム | モリブデン | ビタミンA レチノール | ビタミンA α-カロテン | ビタミンA β-カロテン | ビタミンA β-クリプトキサンチン | ビタミンA β-カロテン当量 | ビタミンA レチノール活性当量 | ビタミンD | ビタミンE α-トコフェロール | ビタミンE β-トコフェロール | ビタミンE γ-トコフェロール | ビタミンE δ-トコフェロール | ビタミンK | ビタミンB1 | ビタミンB2 | ナイアシン | ナイアシン当量 | ビタミンB6 | ビタミンB12 | 葉酸 | パントテン酸 | ビオチン | ビタミンC | 備考 ♣食物繊維：AOAC 2011.25 法 |
|---|---|---|---|---|---|---|---|---|---|---|---|---|---|---|---|---|---|---|---|---|---|---|---|---|---|---|---|---|
| mg | mg | μg | μg | μg | μg | μg | μg | μg | μg | μg | μg | μg | mg | mg | mg | mg | μg | mg | mg | mg | mg | mg | μg | μg | mg | μg | mg | |
| 0.05 | 0.18 | 0 | 17 | Tr | 5 | (0) | 0 | 0 | 0 | 0 | (0) | (0) | 0.1 | 0.1 | 0 | 0 | — | 0.01 | 0.01 | 0.2 | (1.2) | 0 | Tr | 3 | 0.25 | 0.5 | (0) | ♣ |
| (0.10) | (0.40) | (1) | (35) | (1) | (23) | 0 | 0 | 0 | 0 | 0 | (0) | (0) | (Tr) | (Tr) | (0.7) | — | — | (0.07) | (0.03) | (0.7) | (2.6) | (0.02) | (0) | (9) | (0.63) | (1.3) | (0) | ♣ |
| 0.06 | 0.23 | Tr | 9 | 1 | 6 | (0) | 0 | 0 | 0 | 0 | (0) | (0) | 0.1 | 0.1 | 0 | 0 | — | 0 | 0.16 | 0.3 | 1.4 | 0.02 | (0) | 4 | 0.19 | 0.7 | (0) | ♣ |
| 0.06 | 0.25 | 0 | 10 | 1 | 7 | (0) | 0 | 0 | 0 | 0 | 0 | (0) | 0.1 | 0.1 | 0 | 0 | — | 0 | 0 | 0.3 | (1.5) | 0.02 | Tr | 4 | 0.21 | 0.8 | (0) | ♣ |
| 0.15 | 0.44 | 0 | 24 | 1 | 18 | (0) | 0 | 0 | 0 | 0 | (0) | (0) | 0.2 | 0.1 | 0 | 0 | — | 0.02 | 0.03 | 0.8 | (3.1) | 0.05 | (0) | 11 | 0.76 | 1.4 | (0) | ♣ |
| 0.05 | 0.18 | 0 | 9 | Tr | 4 | (0) | 0 | 0 | 0 | 0 | (0) | (0) | Tr | Tr | 0 | 0 | — | 0 | 0 | 0.1 | (1.1) | 0.01 | Tr | 3 | 0.25 | 0.5 | (0) | ♣ |
| 0.18 | 0.69 | — | — | — | — | (0) | — | — | — | (0) | (0) | (0) | 0.3 | 0.2 | 0 | 0 | (0) | 0.02 | 0.04 | 0.8 | (2.6) | 0.11 | (0) | 15 | 0.63 | — | (0) | 別名 沖縄めん |
| 0.10 | 0.37 | — | — | — | — | (0) | — | — | — | (0) | (0) | (0) | 0.2 | 0.1 | 0 | 0 | (0) | 0.01 | 0.02 | 0.2 | (1.2) | 0.03 | (0) | 6 | 0.23 | — | (0) | 別名 沖縄めん |
| 0.11 | 0.38 | — | — | — | — | (0) | — | — | — | (0) | (0) | (0) | 0.1 | 0.1 | 0 | 0 | (0) | 0.12 | 0.05 | 1.1 | (3.5) | 0.05 | (0) | 8 | 0.49 | — | (0) | 別名 沖縄めん |
| 0.05 | 0.16 | — | — | — | — | (0) | — | — | — | (0) | (0) | (0) | Tr | Tr | 0 | 0 | (0) | 0.02 | 0.02 | 0.2 | (1.2) | 0.01 | (0) | 3 | 0.18 | — | (0) | 別名 沖縄めん |
| 0.13 | 0.82 | — | — | — | — | 0 | 0 | 0 | 0 | 0 | 0 | 0 | 3.1 | 0.3 | 3.1 | 2.5 | 1 | 1.46 | 1.67 | 1.0 | 2.5 | 0.06 | 0 | 12 | 0.41 | — | 0 | 別名 インスタントラーメン<br>添付調味料等を含む |
| 0.16 | 0.53 | 2 | 16 | 7 | 16 | 0 | 0 | 13 | 1 | 14 | 1 | 0 | 2.2 | 0.3 | 2.3 | 2.5 | 3 | 0.55 | 0.83 | 0.9 | 2.6 | 0.05 | Tr | 10 | 0.44 | 1.8 | Tr | 別名 インスタントラーメン<br>調理前のもの，添付調味料等を含む |
| (0.03) | (0.12) | (Tr) | (4) | (2) | (4) | 0 | 0 | (3) | 0 | (3) | 0 | 0 | (0.5) | (Tr) | (0.5) | (0.6) | (1) | (0.02) | (0.13) | (0.2) | (0.6) | (0.01) | 0 | (2) | (0.10) | (0.4) | 0 | 別名 インスタントラーメン<br>添付調味料等を含む．01057 即席中華めん，油揚げ，乾より推計 |
| 0.05 | 0.17 | 1 | 9 | 2 | 6 | 0 | 0 | 1 | 0 | 1 | 0 | 0 | 0.8 | 0.1 | 1.9 | 0.9 | 0 | 0.05 | 0.06 | 0.3 | 1.1 | 0.01 | Tr | 3 | 0.11 | 0.7 | 0 | 別名 インスタントラーメン<br>添付調味料等を含まない ♣ |
| 0.09 | 0.42 | 1 | 24 | 5 | 18 | 0 | 0 | 1 | 0 | 1 | 0 | 0 | 2.2 | 0.4 | 5.8 | 3.0 | 1 | 0.16 | 0.19 | 1.1 | 2.8 | 0.05 | Tr | 9 | 0.26 | 1.6 | 0 | 別名 インスタントラーメン<br>調理前のもの，添付調味料等を除く ♣ |
| 0.11 | 0.66 | 13 | 8 | 3 | 16 | Tr | 0 | 5 | 0 | 5 | 1 | 0 | 1.3 | 0.3 | 3.8 | 2.2 | 3 | 0.21 | 0.04 | 1.0 | 2.7 | 0.05 | Tr | 14 | 0.37 | 2.2 | 0 | 別名 インスタントラーメン<br>調理前のもの，添付調味料等を含む |
| (0.03) | (0.17) | (4) | (2) | (1) | (4) | 0 | 0 | (2) | 0 | (2) | 0 | 0 | (0.2) | (0.1) | (0.9) | (0.7) | (1) | (0.01) | (0.01) | (0.2) | (0.7) | (0.01) | 0 | (4) | (0.10) | (0.6) | 0 | 別名 インスタントラーメン<br>添付調味料等を含む．01058 即席中華めん，非油揚げ，乾より推計 |
| 0.04 | 0.17 | 1 | 5 | 2 | 4 | 0 | 10 | 27 | 0 | 31 | 3 | 0 | 0.7 | 0.2 | 3.9 | 1.7 | 0 | Tr | Tr | 0.4 | 1.1 | 0.01 | 0 | 3 | 0.12 | 0.6 | 0 | 別名 インスタントラーメン<br>添付調味料等を含まない ♣ |
| 0.08 | 0.50 | 3 | 14 | 6 | 15 | 0 | 19 | 53 | 0 | 62 | 5 | 0 | 1.7 | 0.4 | 9.4 | 4.0 | Tr | 0.01 | 0.01 | 1.1 | 2.8 | 0.05 | Tr | 8 | 0.34 | 1.5 | 0 | 別名 インスタントラーメン<br>調理前のもの，添付調味料等を除く ♣ |
| 0.09 | 0.41 | 5 | 22 | 9 | 15 | 2 | 49 | 260 | 7 | 290 | 26 | 0.2 | 3.1 | 0.4 | 7.5 | 4.0 | 17 | 0.90 | 0.61 | 1.2 | 2.9 | 0.07 | 0.1 | 16 | 0.30 | 2.3 | 2 | 別名 カップラーメン<br>調理前のもの，添付調味料等を含む ♣ |
| (0.02) | (0.09) | (1) | (5) | (2) | (3) | (Tr) | (11) | (59) | (1) | (65) | (6) | (Tr) | (0.7) | (0.1) | (1.7) | (0.9) | (4) | (0.20) | (0.14) | (0.3) | (0.7) | (0.02) | (Tr) | (4) | (0.07) | (0.5) | (1) | 別名 カップラーメン<br>添付調味料等を含む<br>01193 中華スタイル即席カップめん，油揚げ，塩味，乾より推計 ♣ |
| 0.04 | 0.14 | 1 | 9 | 3 | 5 | 0 | 12 | 59 | 0 | 65 | 6 | 0 | 1.2 | 0.2 | 3.2 | 1.7 | 1 | 0.19 | 0.14 | 0.3 | 0.9 | 0.02 | Tr | 4 | 0.10 | 0.6 | 0 | 別名 カップラーメン<br>添付調味料等を含む ♣ |
| 0.07 | 0.40 | 12 | 19 | 7 | 17 | 1 | 25 | 120 | 0 | 130 | 12 | 0 | 2.7 | 0.4 | 7.9 | 4.3 | 10 | 0.61 | 0.52 | 1.2 | 2.7 | 0.06 | 0.1 | 14 | 0.20 | 2.4 | 2 | 別名 カップラーメン<br>調理前のもの，添付調味料等を含む ♣ |
| (0.02) | (0.09) | (3) | (4) | (2) | (4) | 0 | (6) | (28) | 0 | (31) | (3) | 0 | (0.6) | (0.1) | (1.9) | (1.0) | (2) | (0.14) | (0.12) | (0.3) | (0.6) | (0.01) | (Tr) | (3) | (0.05) | (0.6) | (1) | 別名 カップラーメン<br>添付調味料等を含む<br>01191 中華スタイル即席カップめん，油揚げ，しょうゆ味，乾より推計 ♣ |
| 0.04 | 0.13 | 3 | 7 | 2 | 4 | 0 | 3 | 8 | 0 | 9 | 1 | 0 | 0.9 | 0.1 | 2.3 | 1.3 | 1 | 0.15 | 0.14 | 0.3 | 0.8 | 0.01 | Tr | 3 | 0.07 | 0.6 | 0 | 別名 カップラーメン<br>添付調味料等を含む ♣ |

# 1 穀類

可食部100g当たり

| 食品番号 | 食品名 | 廃棄率 | エネルギー | 水分 | たんぱく質: アミノ酸組成によるたんぱく質 | たんぱく質: たんぱく質 | 脂質: トリアシルグリセロール当量 | 脂質: コレステロール | 脂質: 脂質 | 脂肪酸: 飽和脂肪酸 | 脂肪酸: $n$-3系多価不飽和脂肪酸 | 脂肪酸: $n$-6系多価不飽和脂肪酸 | 炭水化物: 利用可能炭水化物(単糖当量) | 炭水化物: 利用可能炭水化物(質量計) | 炭水化物: 差引法による利用可能炭水化物 | 炭水化物: 食物繊維総量 | 炭水化物: 糖アルコール | 炭水化物: 炭水化物 | 灰分 | 食塩相当量 | 無機質: ナトリウム | 無機質: カリウム | 無機質: カルシウム | 無機質: マグネシウム | 無機質: リン | 無機質: 鉄 | 無機質: 亜鉛 |
|---|---|---|---|---|---|---|---|---|---|---|---|---|---|---|---|---|---|---|---|---|---|---|---|---|---|---|---|
| | | % | kcal | g | g | g | g | mg | g | g | g | g | g | g | g | g | g | g | g | g | mg | mg | mg | mg | mg | mg | mg |
| 変 01060 | 中華スタイル即席カップめん，油揚げ，焼きそば，乾（添付調味料等を含むもの） | 0 | 418 | 11.1 | 6.9 | 8.2 | 17.5 | 2 | 18.6 | 7.15 | 0.12 | 2.47 | 59.4* | 54.5 | 54.2 | 5.7 | 0 | 57.5 | 4.5 | 3.8 | 1500 | 180 | 180 | 27 | 89 | 1.0 | 0.4 |
| 新 01202 | 中華スタイル即席カップめん，油揚げ，焼きそば，調理後全体（添付調味料等を含むもの） | 0 | 222 | (53.6) | (4.2) | (5.0) | (10.6) | (3) | (11.3) | (4.31) | (0.07) | (1.49) | (14.7) | (13.5) | (25.8)* | (3.3) | (Tr) | (34.2) | (2.5) | (2.3) | (910) | (100) | (94) | (14) | (54) | (0.4) | (0.3) |
| 変 01061 | 中華スタイル即席カップめん，非油揚げ，乾（添付調味料等を含むもの） | 0 | 314 | 15.2 | 7.7 | 9.2 | 5.4 | 6 | 5.8 | 1.55 | 0.10 | 1.21 | 59.5* | 54.3 | 58.0 | 6.4 | 0 | 62.6 | 7.2 | 7.1 | 2800 | 250 | 48 | 26 | 100 | 1.2 | 0.4 |
| 新 01203 | 中華スタイル即席カップめん，非油揚げ，調理後全体（添付調味料等を含むもの） | 0 | 66 | (83.5) | (2.1) | (2.5) | (2.0) | (2) | (2.1) | (0.56) | (0.04) | (0.44) | (13.3) | (12.2) | (9.2)* | (1.5) | (Tr) | (10.2) | (1.7) | (1.4) | (560) | (77) | (44) | (7) | (34) | (0.2) | (0.1) |
| 新 01195 | 中華スタイル即席カップめん，非油揚げ，調理後のめん（スープを残したもの） | 0 | 121 | 68.8 | 2.9 | 3.4 | 1.1 | 1 | 1.3 | 0.36 | 0.02 | 0.30 | 25.7* | 23.4 | 23.5 | 2.5 | 0 | 25.3 | 1.2 | 1.0 | 380 | 53 | 76 | 7 | 42 | 0.3 | 0.1 |
| 変 01062 | 和風スタイル即席カップめん，油揚げ，乾（添付調味料等を含むもの） | 0 | 437 | 6.2 | 9.6 | 10.9 | 18.9 | 3 | 19.8 | 8.66 | 0.10 | 2.25 | 58.1* | 53.0 | 52.1 | 6.0 | 0.3 | 56.1 | 7.0 | 6.7 | 2600 | 150 | 170 | 26 | 160 | 1.3 | 0.5 |
| 新 01204 | 和風スタイル即席カップめん，油揚げ，調理後全体（添付調味料等を含むもの） | 0 | 91 | (80.5) | (1.9) | (2.2) | (4.4) | (1) | (4.7) | (2.04) | (0.02) | (0.53) | (7.3) | (6.7) | (10.3)* | (1.4) | (Tr) | (11.2) | (1.5) | (1.4) | (550) | (34) | (41) | (6) | (38) | (0.2) | (0.1) |
| 新 01196 | 和風スタイル即席カップめん，油揚げ，調理後のめん（スープを残したもの） | 0 | 163 | 64.4 | 2.4 | 2.7 | 7.0 | 2 | 7.2 | 3.29 | 0.02 | 0.74 | 23.3* | 21.2 | 22.6 | 2.4 | 0 | 24.4 | 1.2 | 1.1 | 420 | 26 | 78 | 6 | 48 | 0.2 | 0.1 |
| | [マカロニ・スパゲッティ類] | | | | | | | | | | | | | | | | | | | | | | | | | | |
| 変 01063 | マカロニ・スパゲッティ，乾 | 0 | 347 | 11.3 | 12.0 | 12.9 | 1.5 | (0) | 1.8 | 0.39 | 0.05 | 0.82 | 73.4* | 66.9 | 68.9 | 5.4 | – | 73.1 | 0.8 | 0 | 1 | 200 | 18 | 55 | 130 | 1.4 | 1.5 |
| 変 01064 | マカロニ・スパゲッティ，ゆで | 0 | 150 | 60.0 | 5.3 | 5.8 | 0.7 | (0) | 0.9 | 0.19 | 0.02 | 0.38 | 31.3* | 28.5 | 29.7 | 3.0 | – | 32.2 | 1.2 | 1.2 | 460 | 14 | 8 | 20 | 53 | 0.7 | 0.7 |
| 新 01173 | マカロニ・スパゲッティ，ソテー | 0 | 186 | (57.0) | (5.1) | (5.5) | (5.6) | (Tr) | (5.8) | – | – | – | (29.7)* | (27.0) | (28.3) | (2.9) | – | (30.5) | (1.2) | (1.1) | (440) | (13) | (8) | (19) | (50) | (0.7) | (0.7) |
| 01149 | 生パスタ，生 | 0 | 232 | 42.0 | 7.5 | 7.8 | 1.7 | (0) | 1.9 | 0.40 | 0.04 | 0.72 | 46.1 | 42.2 | 45.9* | 1.5 | 0 | 46.9 | 1.4 | 1.2 | 470 | 76 | 12 | 18 | 73 | 0.5 | 0.5 |
| | [ふ類] | | | | | | | | | | | | | | | | | | | | | | | | | | |
| 01065 | 生ふ | 0 | 161 | 60.0 | (11.7) | 12.7 | (0.7) | (0) | 0.8 | (0.18) | (0.02) | (0.39) | – | – | 26.8* | 0.5 | – | 26.2 | 0.3 | 0 | 7 | 30 | 13 | 18 | 60 | 1.3 | 1.8 |
| 01066 | 焼きふ，釜焼きふ | 0 | 357 | 11.3 | 26.8 | 28.5 | (2.3) | (0) | 2.7 | (0.62) | (0.07) | (1.30) | – | – | 55.2* | 3.7 | – | 56.9 | 0.6 | 0 | 6 | 120 | 33 | 43 | 130 | 3.3 | 2.2 |
| 01067 | 焼きふ，板ふ | 0 | 351 | 12.5 | (23.6) | 25.6 | (2.9) | (0) | 3.3 | (0.76) | (0.09) | (1.59) | – | – | 55.9* | 3.8 | – | 57.3 | 1.3 | 0.5 | 190 | 220 | 31 | 90 | 220 | 4.9 | 2.9 |
| 01068 | 焼きふ，車ふ | 0 | 361 | 11.4 | (27.8) | 30.2 | (2.9) | (0) | 3.4 | (0.78) | (0.09) | (1.64) | – | – | 54.4* | 2.6 | – | 54.2 | 0.8 | 0.3 | 110 | 130 | 25 | 53 | 130 | 4.2 | 2.7 |
| 新 01177 | 油ふ | 0 | 547 | 7.1 | – | 22.7 | – | 1 | 35.3 | – | – | – | – | – | 34.4* | – | – | 34.4 | 0.4 | 0.1 | 22 | 71 | 19 | 28 | 95 | 1.7 | 1.4 |
| | [その他] | | | | | | | | | | | | | | | | | | | | | | | | | | |
| 01070 | 小麦はいが | 0 | 391 | 3.6 | 26.5 | 32.0 | 10.4 | (0) | 11.6 | 1.84 | 0.75 | 5.75 | 29.6 | 27.5 | 40.7* | 14.3 | – | 48.3 | 4.5 | 0 | 3 | 1100 | 42 | 310 | 1100 | 9.4 | 16.0 |
| 01071 | 小麦たんぱく，粉末状 | 0 | 398 | 6.5 | 71.2 | 72.0 | (6.7) | (0) | 9.7 | (1.43) | (0.25) | (4.00) | – | – | 12.0* | 2.4 | – | 10.6 | 1.2 | 0.2 | 60 | 90 | 75 | 75 | 180 | 6.6 | 5.0 |
| 01072 | 小麦たんぱく，粒状 | 0 | 101 | 76.0 | (19.4) | 20.0 | (1.4) | (0) | 2.0 | (0.29) | (0.05) | (0.82) | – | – | 2.6* | 0.4 | – | 1.8 | 0.2 | 0.1 | 36 | 3 | 14 | 16 | 54 | 1.8 | 1.4 |
| 01073 | 小麦たんぱく，ペースト状 | 0 | 145 | 66.0 | (24.2) | 25.0 | (2.8) | (0) | 4.1 | (0.60) | (0.11) | (1.69) | – | – | 5.5* | 0.5 | – | 3.9 | 1.0 | 0.6 | 230 | 39 | 30 | 54 | 160 | 3.0 | 2.4 |
| 新 01178 | かやきせんべい | 0 | 359 | 9.8 | – | 10.6 | – | – | 1.9 | – | – | – | – | – | 75.1* | – | – | 75.1 | 2.7 | 2.5 | 970 | 150 | 19 | 27 | 110 | 0.8 | 0.6 |
| 名 01074 | ぎょうざの皮，生 | 0 | 275 | 32.0 | (8.4) | 9.3 | (1.2) | 0 | 1.4 | (0.32) | (0.04) | (0.68) | (60.4)* | (54.9) | 55.9 | 2.2 | – | 57.0 | 0.3 | 0 | 2 | 64 | 16 | 18 | 60 | 0.8 | 0.6 |
| 名 01075 | しゅうまいの皮，生 | 0 | 275 | 31.1 | (7.5) | 8.3 | (1.2) | (0) | 1.4 | (0.32) | (0.04) | (0.68) | (61.2)* | (55.7) | 57.7 | 2.2 | – | 58.9 | 0.3 | 0 | 2 | 72 | 16 | 17 | 60 | 0.6 | 0.5 |
| 新 01179 | 春巻きの皮，生 | 0 | 288 | 26.7 | – | 8.3 | – | Tr | 1.6 | – | – | – | – | – | 57.7* | 4.5 | – | 62.2 | 1.2 | 1.1 | 440 | 77 | 13 | 13 | 54 | 0.3 | 0.3 |
| 新 01180 | 春巻きの皮，揚げ | 0 | 512 | 7.3 | – | 7.2 | – | 1 | 30.7 | – | – | – | – | – | 49.5* | 4.2 | – | 53.7 | 1.0 | 0.9 | 370 | 66 | 11 | 11 | 48 | 0.3 | 0.3 |
| 01076 | ピザ生地 | 0 | 265 | 35.3 | – | 9.1 | 2.7 | (0) | 3.0 | 0.49 | 0.13 | 1.24 | (53.2)* | (48.5) | 49.1 | 2.3 | – | 51.1 | 1.5 | 1.3 | 510 | 91 | 13 | 22 | 77 | 0.8 | 0.6 |
| 01069 | ちくわぶ | 0 | 160 | 60.4 | (6.5) | 7.1 | (1.0) | (0) | 1.2 | (0.28) | (0.03) | (0.58) | – | – | 30.3* | 1.5 | – | 31.1 | 0.2 | 0 | 1 | 3 | 8 | 6 | 31 | 0.5 | 0.2 |
| 01077 | パン粉，生 | 0 | 277 | 35.0 | (9.1) | 11.0 | (4.6) | (0) | 5.1 | (1.85) | (0.06) | (0.95) | (51.5)* | (47.2) | 47.0 | 3.0 | – | 47.6 | 1.3 | 0.9 | 350 | 110 | 25 | 29 | 97 | 1.1 | 0.7 |

可食部 100 g 当たり

| 無機質 |  |  |  |  |  | ビタミン |  |  |  |  |  |  |  |  |  |  |  |  |  |  |  |  |  |  |  |  |  |  |
|---|---|---|---|---|---|---|---|---|---|---|---|---|---|---|---|---|---|---|---|---|---|---|---|---|---|---|---|---|
|  |  |  |  |  |  | ビタミンA |  |  |  |  |  |  | ビタミンE |  |  |  |  |  |  |  |  |  |  |  |  |  |  |  |
| 銅 mg | マンガン mg | ヨウ素 µg | セレン µg | クロム µg | モリブデン µg | レチノール µg | α-カロテン µg | β-カロテン µg | β-クリプトキサンチン µg | β-カロテン当量 µg | レチノール活性当量 µg | ビタミンD µg | α-トコフェロール mg | β-トコフェロール mg | γ-トコフェロール mg | δ-トコフェロール mg | ビタミンK µg | ビタミン$B_1$ mg | ビタミン$B_2$ mg | ナイアシン mg | ナイアシン当量 mg | ビタミン$B_6$ mg | ビタミン$B_{12}$ µg | 葉酸 µg | パントテン酸 mg | ビオチン µg | ビタミンC mg | 備考<br>調 調理による脂質の増減<br>♣食物繊維：AOAC 2011.25 法 |
| 0.12 | 0.56 | 6 | 16 | 4 | 15 | 0 | 1 | 50 | 1 | 51 | 4 | 0 | 3.1 | 0.5 | 4.4 | 3.2 | 14 | 0.48 | 0.66 | 0.8 | 2.1 | 0.06 | Tr | 13 | 0.38 | 1.9 | 1 | 別名カップ焼きそば<br>調理前のもの，添付調味料等を含む ♣ |
| (0.06) | (0.30) | (3) | (9) | (3) | (9) | 0 | (1) | (18) | (1) | (19) | (2) | 0 | (1.8) | (0.3) | (4.9) | (2.5) | (11) | (0.28) | (0.30) | (0.6) | (1.4) | (0.04) | (Tr) | (9) | (0.15) | (1.1) | (2) | 別名カップ焼きそば<br>添付調味料等を含む<br>01060 中華スタイル即席カップめん，油揚げ，焼きそば，乾より推計 ♣ |
| 0.10 | 0.66 | 58 | 14 | 7 | 18 | Tr | 14 | 130 | 9 | 140 | 12 | 0 | 1.1 | 0.1 | 3.5 | 1.7 | 9 | 0.16 | 0.13 | 0.8 | 2.2 | 0.07 | Tr | 21 | 0.35 | 2.9 | 1 | 別名カップラーメン<br>調理前のもの，添付調味料等を含む ♣ |
| (0.02) | (0.12) | (14) | (3) | (2) | (4) | 0 | (2) | (27) | (3) | (30) | (3) | (Tr) | (0.3) | (Tr) | (0.9) | (0.4) | (3) | (0.10) | (0.10) | (0.4) | (0.7) | (0.02) | (Tr) | (4) | (0.08) | (0.7) | (2) | 別名カップラーメン<br>添付調味料等を含む<br>01061 中華スタイル即席カップめん，非油揚げ，乾より推計 ♣ |
| 0.03 | 0.17 | 10 | 5 | 2 | 3 | 0 | 0 | 4 | 1 | 5 | Tr | 0 | 0.3 | 0.1 | 0.9 | 0.4 | 1 | 0.05 | 0.06 | 0.3 | 0.8 | 0.01 | 0 | 3 | 0.07 | 0.6 | 0 | 別名カップラーメン<br>添付調味料等を含む ♣ |
| 0.11 | 0.54 | 430 | 13 | 5 | 19 | 0 | 0 | 52 | 2 | 53 | 4 | 0 | 2.6 | 0.3 | 5.4 | 2.8 | 5 | 0.11 | 0.05 | 1.0 | 2.9 | 0.05 | 0.2 | 12 | 0.25 | 2.0 | 1 | 別名カップうどん<br>調理前のもの，添付調味料等を含む ♣ |
| (0.02) | (0.10) | (99) | (3) | (1) | (4) | 0 | (1) | (5) | (1) | (6) | (Tr) | 0 | (0.6) | (0.1) | (1.5) | (0.9) | (1) | (0.19) | (0.08) | (0.3) | (0.6) | (0.01) | (Tr) | (2) | (0.06) | (0.5) | (2) | 別名カップうどん<br>添付調味料等を含む<br>01062 和風スタイル即席カップめん，油揚げ，乾より推計 ♣ |
| 0.02 | 0.13 | 77 | 4 | 2 | 3 | 0 | 0 | 1 | 0 | 1 | 0 | 0 | 1.0 | 0.1 | 2.3 | 1.3 | 1 | 0.15 | 0.06 | 0.3 | 0.7 | 0.01 | Tr | 3 | 0.07 | 0.4 | 1 | 別名カップうどん<br>添付調味料等を含む ♣ |
| 0.28 | 0.82 | 0 | 63 | 1 | 53 | (0) | — | — | — | 9 | 1 | (0) | 0.3 | 0.2 | 0 | 0 | (0) | 0.19 | 0.06 | 2.3 | 4.9 | 0.11 | (0) | 13 | 0.65 | 4.0 | (0) | ♣ |
| 0.14 | 0.35 | 0 | 32 | 1 | 13 | (0) | — | — | — | (0) | (0) | (0) | 0.1 | 0.1 | 0 | 0 | (0) | 0.06 | 0.03 | 0.6 | 1.7 | 0.02 | (0) | 4 | 0.28 | 1.6 | (0) | 1.5%食塩水でゆでた場合 ♣ |
| (0.13) | (0.33) | 0 | (31) | (1) | (12) | 0 | 0 | 0 | 0 | 0 | 0 | 0 | (0.9) | (0.1) | (1.6) | (0.1) | (6) | (0.06) | (0.03) | (0.6) | (1.7) | (0.02) | 0 | (4) | (0.27) | (1.5) | 0 | 原材料配合割合：マカロニ・スパゲッティゆで 95，なたね油 5 ♣ |
| 0.12 | 0.32 | — | — | — | — | (0) | (0) | (0) | (0) | (0) | (0) | — | 0.1 | Tr | 0.2 | Tr | (0) | 0.05 | 0.04 | 1.1 | 2.6 | 0.05 | (0) | 9 | 0.27 | — | (0) | デュラム小麦 100%以外のものも含む<br>ビタミン $B_2$無添加のもの |
| 0.25 | 1.04 | — | — | — | — | (0) | — | — | — | (0) | (0) | (0) | Tr | 0.1 | Tr | Tr | (0) | 0.08 | 0.03 | 0.5 | (2.9) | 0.02 | (0) | 7 | 0.12 | — | (0) |  |
| 0.32 | — | — | — | — | — | (0) | — | — | — | (0) | (0) | (0) | 0.5 | 0.4 | 2.6 | 2.3 | (0) | 0.16 | 0.07 | 3.5 | 9.0 | 0.08 | (0) | 16 | 0.58 | — | (0) | 平釜焼きふ（小町ふ，切りふ，おつゆふ等）及び型釜焼きふ（花ふ等） |
| 0.49 | 1.54 | — | — | — | — | (0) | — | — | — | (0) | (0) | (0) | 0.6 | 0.5 | 0.6 | 0.6 | (0) | 0.20 | 0.08 | 3.6 | (8.5) | 0.16 | (0) | 22 | 0.79 | — | (0) |  |
| 0.42 | 1.23 | — | — | — | — | (0) | — | — | — | (0) | (0) | (0) | 0.4 | 0.4 | 0 | 0 | (0) | 0.12 | 0.07 | 2.9 | (8.7) | 0.07 | (0) | 11 | 0.47 | — | (0) |  |
| 0.21 | 0.94 | Tr | 38 | 3 | 19 | — | 0 | 1 | 0 | 1 | 0 | 0 | 3.9 | 0.6 | 13.0 | 5.8 | 65 | 0.07 | 0.03 | 1.8 | 5.6 | 0.06 | 0.1 | 17 | 0.22 | 4.6 | — |  |
| 0.89 | — | — | — | — | — | (0) | 0 | 61 | 4 | 63 | 5 | (0) | 28.0 | 11.0 | 0 | 0 | 2 | 1.82 | 0.71 | 4.2 | 10.0 | 1.24 | (0) | 390 | 1.34 | — | (0) | 試料：焙焼品 |
| 0.75 | 2.67 | — | — | — | — | (0) | — | — | — | 12 | 1 | (0) | 1.1 | 1.1 | 0 | 0 | (0) | 0.03 | 0.12 | 3.5 | 17.0 | 0.10 | (0) | 34 | 0.61 | — | 0 |  |
| 0.22 | 0.62 | — | — | — | — | (0) | 0 | 0 | 0 | 0 | (0) | (0) | 0.5 | 0.5 | 0 | 0 | (0) | 0.02 | 0.01 | 1.2 | (4.8) | 0.01 | (0) | 5 | 0 | — | (0) | 試料：冷凍品 |
| 0.36 | 1.57 | — | — | — | — | (0) | 0 | 6 | 0 | 6 | 1 | (0) | 1.7 | 1.1 | 0.4 | 0.1 | (0) | 0.20 | 0.03 | 2.7 | (7.2) | 0.04 | (0) | 17 | 0.45 | — | (0) | 試料：冷凍品 |
| 0.15 | 0.76 | 1 | 5 | 1 | 15 | — | 0 | 1 | 0 | 1 | 0 | 0 | 0.3 | 0.2 | 0 | 0 | 0 | 0.17 | 0.02 | 1.2 | 3.0 | 0.09 | 0 | 16 | 0.39 | 2.3 | — | 別名おつゆせんべい |
| 0.12 | 0.28 | — | — | — | — | (0) | — | — | — | (0) | (0) | (0) | 0.2 | 0.2 | 0 | 0 | 0 | 0.08 | 0.04 | 0.7 | (2.5) | 0.06 | (0) | 12 | 0.61 | — | 0 |  |
| 0.10 | 0.28 | — | — | — | — | (0) | — | — | — | (0) | (0) | (0) | 0.2 | 0.1 | 0 | 0 | (0) | 0.09 | 0.04 | 0.6 | (2.2) | 0.05 | (0) | 9 | 0.50 | — | 0 |  |
| 0.09 | 0.23 | 1 | 18 | 1 | 12 | — | 0 | Tr | 0 | Tr | 0 | 0 | Tr | Tr | Tr | 0 | 1 | 0.03 | 0.01 | 0.7 | 2.0 | 0.03 | Tr | 9 | 0.18 | 0.9 | — | ♣ |
| 0.09 | 0.20 | Tr | 16 | 1 | 11 | — | — | 0 | — | 0 | 0 | 0 | 4.9 | 0.1 | 11.0 | 0.3 | 47 | 0.02 | 0.01 | 0.6 | 1.8 | 0.02 | Tr | 8 | 0.18 | 0.8 | — | 植物油（なたね油）<br>調p. 249，表 13 ♣ |
| 0.09 | 0.50 | — | — | — | — | (0) | 0 | 0 | 0 | 0 | (0) | (0) | 0.3 | 0.2 | 0.4 | 0.2 | (0) | 0.15 | 0.11 | 1.0 | 2.5 | 0.05 | (0) | 20 | 0.54 | — | (0) | 別名ピザクラスト |
| 0.07 | 0.08 | — | — | — | — | (0) | — | — | — | (0) | (0) | (0) | Tr | Tr | 0 | 0 | (0) | 0.01 | 0.02 | 0.3 | (1.7) | 0.01 | (0) | 4 | 0.25 | — | (0) |  |
| 0.15 | 0.47 | — | — | — | — | (0) | 0 | 3 | 0 | 3 | Tr | (0) | 0.3 | 0.2 | 0.4 | 0.3 | (Tr) | 0.11 | 0.02 | 1.2 | (3.1) | 0.05 | (0) | 40 | 0.41 | — | (0) | (100 g：621 mL，100 mL：16.1 g) |

# 1 穀類

可食部 100 g 当たり

| | 食品番号 | 食品名 | 廃棄率 | エネルギー | 水分 | たんぱく質: アミノ酸組成によるたんぱく質 | たんぱく質: たんぱく質 | 脂質: トリアシルグリセロール当量 | 脂質: コレステロール | 脂質: 脂質 | 脂肪酸: 飽和脂肪酸 | 脂肪酸: n-3系多価不飽和脂肪酸 | 脂肪酸: n-6系多価不飽和脂肪酸 | 炭水化物: 利用可能炭水化物(単糖当量) | 炭水化物: 利用可能炭水化物(質量計) | 炭水化物: 差引き法による利用可能炭水化物 | 炭水化物: 食物繊維総量 | 炭水化物: 糖アルコール | 炭水化物: 炭水化物 | 灰分 | 食塩相当量 | 無機質: ナトリウム | 無機質: カリウム | 無機質: カルシウム | 無機質: マグネシウム | 無機質: リン | 無機質: 鉄 | 無機質: 亜鉛 |
|---|---|---|---|---|---|---|---|---|---|---|---|---|---|---|---|---|---|---|---|---|---|---|---|---|---|---|---|---|
| | | | % | kcal | g | g | g | g | mg | g | g | g | g | g | g | g | g | g | g | g | g | mg | mg | mg | mg | mg | mg | mg |
| | 01078 | パン粉，半生 | 0 | 315 | 26.0 | (10.4) | 12.5 | (5.2) | (0) | 5.8 | (2.11) | (0.07) | (1.07) | (58.6)* | (53.8) | 53.5 | 3.5 | – | 54.3 | 1.4 | 1.0 | 400 | 130 | 28 | 34 | 110 | 1.2 | 0.8 |
| 変 | 01079 | パン粉，乾燥 | 0 | 349 | 11.9 | (12.4) | 14.9 | (3.7) | (0) | 4.1 | (1.48) | (0.05) | (0.75) | 68.6* | 62.5 | (63.8) | 6.5 | 0 | 67.4 | 1.8 | 1.4 | 570 | 160 | 25 | 36 | 120 | 1.1 | 0.9 |
| | 01150 | 冷めん，生 | 0 | 249 | 36.4 | 3.4 | 3.9 | 0.6 | (0) | 0.7 | 0.18 | 0.01 | 0.24 | 57.6 | 52.4 | 57.1* | 1.1 | Tr | 57.6 | 1.4 | 1.3 | 530 | 59 | 11 | 12 | 57 | 0.3 | 0.2 |
| | | こめ | | | | | | | | | | | | | | | | | | | | | | | | | | |
| | | [水稲穀粒] | | | | | | | | | | | | | | | | | | | | | | | | | | |
| 変 | 01080 | 玄米 | 0 | 346 | 14.9 | 6.0 | 6.8 | 2.5 | (0) | 2.7 | 0.62 | 0.03 | 0.87 | 78.4* | 71.3 | 72.4 | 3.0 | – | 74.3 | 1.2 | 0 | 1 | 230 | 9 | 110 | 290 | 2.1 | 1.8 |
| | 01081 | 半つき米 | 0 | 345 | 14.9 | (5.6) | 6.5 | (1.7) | (0) | 1.8 | (0.45) | (0.02) | (0.59) | 81.5* | 74.1 | 75.7 | 1.4 | – | 75.9 | 0.8 | 0 | 1 | 150 | 7 | 64 | 210 | 1.5 | 1.6 |
| | 01082 | 七分つき米 | 0 | 348 | 14.9 | (5.4) | 6.3 | (1.4) | (0) | 1.5 | (0.40) | (0.02) | (0.49) | 83.3* | 75.8 | 76.8 | 0.9 | – | 76.6 | 0.6 | 0 | 1 | 120 | 6 | 45 | 180 | 1.3 | 1.5 |
| | 01083 | 精白米，うるち米 | 0 | 342 | 14.9 | 5.3 | 6.1 | 0.8 | (0) | 0.9 | 0.29 | 0.01 | 0.30 | 83.1* | 75.6 | 78.1 | 0.5 | – | 77.6 | 0.4 | 0 | 1 | 89 | 5 | 23 | 95 | 0.8 | 1.4 |
| 変 | 01151 | 精白米，もち米 | 0 | 343 | 14.9 | 5.8 | 6.4 | 1.0 | (0) | 1.2 | 0.29 | 0.01 | 0.36 | 77.6 | 70.5 | 77.4* | (0.5) | 0 | 77.2 | 0.4 | 0 | Tr | 97 | 5 | 33 | 100 | 0.2 | 1.5 |
| 変 | 01152 | 精白米，インディカ米 | 0 | 347 | 13.7 | 6.4 | 7.4 | 0.7 | (0) | 0.9 | 0.30 | 0.01 | 0.25 | 80.3 | 73.0 | 78.3* | 0.5 | – | 77.7 | 0.4 | 0 | 1 | 68 | 5 | 18 | 90 | 0.5 | 1.6 |
| | 01084 | はいが精米 | 0 | 343 | 14.9 | – | 6.5 | 1.9 | (0) | 2.0 | 0.55 | 0.02 | 0.67 | 79.4* | 72.2 | 74.7 | 1.3 | – | 75.8 | 0.7 | 0 | 1 | 150 | 7 | 51 | 150 | 0.9 | 1.6 |
| | 01153 | 発芽玄米 | 0 | 339 | 14.9 | 5.5 | 6.5 | 2.8 | (0) | 3.3 | 0.70 | 0.03 | 0.92 | 76.2* | 69.3 | 72.6 | 3.1 | – | 74.3 | 1.1 | 0 | 3 | 160 | 13 | 120 | 280 | 1.0 | 1.9 |
| 新 | 01181 | 赤米 | 0 | 344 | 14.6 | – | 8.5 | – | – | 3.3 | – | – | – | 71.6* | 65.2 | 65.4 | 6.5 | 0 | 71.9 | 1.4 | 0 | 2 | 290 | 12 | 130 | 350 | 1.2 | 2.4 |
| 新 | 01182 | 黒米 | 0 | 341 | 15.2 | – | 7.8 | – | – | 3.2 | – | – | – | 72.3* | 65.7 | 66.4 | 5.6 | 0 | 72.0 | 1.4 | 0 | 1 | 270 | 15 | 110 | 310 | 0.9 | 1.9 |
| | | [水稲めし] | | | | | | | | | | | | | | | | | | | | | | | | | | |
| | 01085 | 玄米 | 0 | 152 | 60.0 | 2.4 | 2.8 | (0.9) | (0) | 1.0 | (0.23) | (0.01) | (0.32) | 35.1* | 32.0 | 34.7 | 1.4 | – | 35.6 | 0.6 | 0 | 1 | 95 | 7 | 49 | 130 | 0.6 | 0.8 |
| | 01086 | 半つき米 | 0 | 154 | 60.0 | (2.2) | 2.7 | (0.5) | (0) | 0.6 | (0.15) | (0.01) | (0.19) | 36.8* | 33.5 | 36.1 | 0.8 | – | 36.4 | 0.3 | 0 | 1 | 43 | 4 | 22 | 53 | 0.2 | 0.7 |
| | 01087 | 七分つき米 | 0 | 160 | 60.0 | (2.1) | 2.6 | (0.5) | (0) | 0.5 | (0.13) | (0.01) | (0.16) | 36.8 | 33.5 | 36.7* | 0.5 | – | 36.7 | 0.2 | 0 | 1 | 35 | 4 | 13 | 44 | 0.2 | 0.7 |
| 新 | 01168 | 精白米，インディカ米 | 0 | 184 | 54.0 | 3.2 | 3.8 | 0.3 | (0) | 0.4 | 0.14 | Tr | 0.12 | 41.0 | 37.3 | 41.9* | 0.4 | – | 41.5 | 0.2 | 0 | 0 | 31 | 2 | 8 | 41 | 0.2 | 0.8 |
| 変 | 01088 | 精白米，うるち米 | 0 | 156 | 60.0 | 2.0 | 2.5 | 0.2 | (0) | 0.3 | 0.10 | Tr | 0.08 | 38.1* | 34.6 | 36.1 | 1.5 | – | 37.1 | 0.1 | 0 | 1 | 29 | 3 | 7 | 34 | 0.1 | 0.6 |
| | 01154 | 精白米，もち米 | 0 | 188 | 52.1 | 3.1 | 3.5 | 0.4 | (0) | 0.5 | 0.15 | Tr | 0.15 | 45.6* | 41.5 | 43.9 | (0.4) | 0 | 43.9 | 0.1 | 0 | 0 | 28 | 2 | 5 | 19 | 0.1 | 0.8 |
| | 01089 | はいが精米 | 0 | 159 | 60.0 | – | 2.7 | (0.6) | (0) | 0.6 | (0.16) | (0.01) | (0.20) | 37.9* | 34.5 | 35.6 | 0.8 | – | 36.4 | 0.3 | 0 | 1 | 51 | 5 | 24 | 68 | 0.2 | 0.7 |
| | 01155 | 発芽玄米 | 0 | 161 | 60.0 | 2.7 | 3.0 | 1.3 | (0) | 1.4 | 0.26 | 0.01 | 0.41 | 33.2 | 30.2 | 33.7* | 1.8 | – | 35.0 | 0.5 | 0 | 1 | 68 | 6 | 53 | 130 | 0.4 | 0.9 |
| 新 | 01183 | 赤米 | 0 | 150 | 61.3 | – | 3.8 | – | – | 1.3 | – | – | – | 31.0* | 28.2 | 29.3 | 3.4 | 0 | 32.7 | 0.6 | 0 | 1 | 120 | 5 | 55 | 150 | 0.5 | 1.0 |
| 新 | 01184 | 黒米 | 0 | 150 | 62.0 | – | 3.6 | – | – | 1.4 | – | – | – | 30.9* | 28.2 | 28.9 | 3.3 | – | 32.2 | 0.6 | 0 | Tr | 130 | 7 | 55 | 150 | 0.4 | 0.9 |
| | | [水稲軟めし] | | | | | | | | | | | | | | | | | | | | | | | | | | |
| 新 | 01185 | 精白米 | 0 | 113 | (71.5) | – | (1.8) | – | 0 | (0.3) | – | – | – | (27.1)* | (24.7) | (25.2) | (1.1) | – | (26.4) | (0.1) | 0 | (1) | (20) | (3) | (5) | (24) | (0.1) | (0.4) |
| | | [水稲全かゆ] | | | | | | | | | | | | | | | | | | | | | | | | | | |
| | 01090 | 玄米 | 0 | 64 | (83.0) | (1.0) | (1.2) | (0.4) | (0) | (0.4) | (0.09) | (Tr) | (0.13) | (14.9)* | (13.6) | (14.8) | (0.6) | – | (15.2) | (0.2) | 0 | (1) | (41) | (3) | (21) | (55) | (0.2) | (0.3) |
| | 01091 | 半つき米 | 0 | 65 | (83.0) | (0.9) | (1.1) | (0.3) | (0) | (0.3) | (0.08) | (Tr) | (0.10) | (15.7)* | (14.2) | (15.4) | (0.3) | – | (15.5) | (0.1) | 0 | (Tr) | (18) | (2) | (9) | (23) | (0.1) | (0.3) |
| | 01092 | 七分つき米 | 0 | 68 | (83.0) | (0.9) | (1.1) | (0.2) | (0) | (0.2) | (0.05) | (Tr) | (0.07) | (15.6) | (14.2) | (15.6)* | (0.2) | – | (15.6) | (0.1) | 0 | (Tr) | (15) | (2) | (6) | (19) | (0.1) | (0.3) |
| | 01093 | 精白米 | 0 | 65 | (83.0) | (0.9) | (1.1) | (0.1) | (0) | (0.1) | (0.03) | (Tr) | (0.03) | (16.2)* | (14.7) | (15.8) | (0.1) | – | (15.7) | (0.1) | 0 | (Tr) | (12) | (1) | (3) | (14) | (Tr) | (0.3) |
| | | [水稲五分かゆ] | | | | | | | | | | | | | | | | | | | | | | | | | | |
| | 01094 | 玄米 | 0 | 32 | (91.5) | (0.5) | (0.6) | (0.2) | (0) | (0.2) | (0.05) | (Tr) | (0.06) | (7.5)* | (6.8) | (7.4) | (0.3) | – | (7.6) | (0.1) | 0 | (Tr) | (20) | (1) | (10) | (28) | (0.1) | (0.2) |
| | 01095 | 半つき米 | 0 | 32 | (91.5) | (0.5) | (0.6) | (0.1) | (0) | (0.1) | (0.03) | (Tr) | (0.03) | (7.8)* | (7.1) | (7.7) | (0.1) | – | (7.7) | (0.1) | 0 | (Tr) | (9) | (1) | (5) | (11) | (Tr) | (0.2) |
| | 01096 | 七分つき米 | 0 | 32 | (91.5) | (0.5) | (0.6) | (0.1) | (0) | (0.1) | (0.03) | (Tr) | (0.03) | (7.8)* | (7.1) | (7.7) | (0.1) | – | (7.7) | (0.1) | 0 | (Tr) | (8) | (1) | (3) | (9) | (Tr) | (0.1) |
| | 01097 | 精白米 | 0 | 33 | (91.5) | (0.4) | (0.5) | (0.1) | (0) | (0.1) | (0.03) | (Tr) | (0.03) | (8.1)* | (7.4) | (7.9) | (0.1) | – | (7.9) | 0 | 0 | (Tr) | (6) | (1) | (1) | (7) | (Tr) | (0.1) |

可食部100g当たり

| 無機質 銅 mg | 無機質 マンガン mg | 無機質 ヨウ素 µg | 無機質 セレン µg | 無機質 クロム µg | 無機質 モリブデン µg | ビタミンA レチノール µg | ビタミンA α-カロテン µg | ビタミンA β-カロテン µg | ビタミンA β-クリプトキサンチン µg | ビタミンA β-カロテン当量 µg | ビタミンA レチノール活性当量 µg | ビタミンD µg | ビタミンE α-トコフェロール mg | ビタミンE β-トコフェロール mg | ビタミンE γ-トコフェロール mg | ビタミンE δ-トコフェロール mg | ビタミンK µg | ビタミンB1 mg | ビタミンB2 mg | ナイアシン mg | ナイアシン当量 mg | ビタミンB6 mg | ビタミンB12 µg | 葉酸 µg | パントテン酸 mg | ビオチン µg | ビタミンC mg | 備考 (ポ ポリフェノール ♣食物繊維：AOAC 2011.25法) |
|---|---|---|---|---|---|---|---|---|---|---|---|---|---|---|---|---|---|---|---|---|---|---|---|---|---|---|---|---|
| 0.17 | 0.53 | – | – | – | – | (0) | 0 | 4 | 0 | 4 | Tr | (0) | 0.4 | 0.2 | 0.4 | 0.3 | (Tr) | 0.13 | 0.03 | 1.4 | (3.5) | 0.06 | (0) | 46 | 0.47 | – | (0) | |
| 0.16 | 0.62 | 1 | 46 | 1 | 25 | (0) | Tr | 1 | 0 | 1 | Tr | (0) | 0.4 | 0.2 | 0.1 | 0 | 1 | 0.16 | 0.05 | 2.0 | (4.5) | 0.1 | Tr | 24 | 0.46 | 4.1 | Tr | (100g：498mL，100mL：16g) ♣ |
| 0.05 | 0.21 | – | – | – | – | (0) | (0) | (0) | (0) | (0) | (0) | – | 0 | 0 | Tr | 0 | (0) | 0.04 | Tr | 0.4 | 1.2 | 0.02 | (0) | 4 | 0.11 | – | (0) | |
| 0.27 | 2.06 | Tr | 3 | 0 | 65 | (0) | 0 | 1 | 0 | 1 | Tr | (0) | 1.2 | 0.1 | 0.1 | 0 | (0) | 0.41 | 0.04 | 6.3 | 8.0 | 0.45 | (0) | 27 | 1.37 | 6.0 | (0) | うるち米 (100g：120mL，100mL：83g) |
| 0.24 | 1.40 | Tr | 2 | 0 | 76 | (0) | (0) | (0) | (0) | (0) | (0) | (0) | 0.8 | Tr | 0.1 | 0 | (0) | 0.30 | 0.03 | 3.5 | (5.1) | 0.28 | (0) | 18 | 1.00 | 3.5 | (0) | うるち米，歩留り：95～96% (100g：120mL，100mL：83g) |
| 0.23 | 1.05 | 0 | 2 | Tr | 73 | (0) | (0) | (0) | (0) | (0) | (0) | (0) | 0.4 | Tr | 0 | 0 | (0) | 0.24 | 0.03 | 1.7 | (3.2) | 0.20 | (0) | 15 | 0.84 | 2.9 | (0) | うるち米，歩留り：92～94% (100g：120mL，100mL：83g) |
| 0.22 | 0.81 | 0 | 2 | 0 | 69 | (0) | 0 | 0 | 0 | 0 | (0) | (0) | 0.1 | Tr | 0 | 0 | 0 | 0.08 | 0.02 | 1.2 | 2.6 | 0.12 | (0) | 12 | 0.66 | 1.4 | (0) | うるち米，歩留り：90～91% (100g：120mL，100mL：83g) |
| 0.22 | 1.30 | 0 | 2 | 0 | 79 | (0) | (0) | (0) | (0) | (0) | (0) | (0) | (0.2) | 0 | (0) | (0) | (0) | 0.12 | 0.02 | 1.6 | 3.1 | (0.12) | (0) | (12) | (0.67) | (1.4) | (0) | 歩留り：90～91% (100g：120mL，100mL：83g) |
| 0.20 | 0.88 | 0 | 7 | 2 | 62 | (0) | 0 | 0 | 0 | 0 | (0) | (0) | Tr | 0 | 0 | 0 | (0) | 0.06 | 0.02 | 1.1 | 2.9 | 0.08 | (0) | 16 | 0.61 | 2.0 | (0) | うるち米，歩留り：90～91% (100g：120mL，100mL：83g) |
| 0.22 | 1.54 | 0 | 2 | Tr | 57 | (0) | (0) | (0) | (0) | (0) | (0) | (0) | 0.9 | Tr | 0.1 | 0 | (0) | 0.23 | 0.03 | 3.1 | 4.2 | 0.22 | (0) | 18 | 1.00 | 3.3 | (0) | うるち米，歩留り：91～93% (100g：120mL，100mL：83g) |
| 0.23 | 2.07 | – | – | – | – | (0) | (0) | (0) | (0) | (0) | (0) | (0) | 1.2 | 0.1 | 0.2 | 0 | 0 | 0.35 | 0.02 | 4.9 | 6.4 | 0.34 | (0) | 18 | 0.75 | – | (0) | うるち米 試料：ビタミン$B_1$強化品含む (100g：120mL，100mL：83g) |
| 0.27 | 2.50 | Tr | 3 | 1 | 55 | – | 0 | 3 | 0 | 3 | 0 | 0 | 1.5 | 0.1 | 0.2 | Tr | – | 0.38 | 0.05 | 5.5 | 6.9 | 0.50 | – | 30 | 1.17 | 5.6 | – | ポ0.4g ♣ |
| 0.22 | 4.28 | 0 | 3 | 3 | 72 | – | 0 | 31 | Tr | 32 | 3 | 0 | 1.3 | 0.1 | 0.3 | Tr | – | 0.39 | 0.10 | 6.9 | 8.2 | 0.49 | – | 49 | 0.83 | 5.8 | – | ポ0.5g ♣ |
| 0.12 | 1.04 | 0 | 1 | 0 | 34 | (0) | 0 | 0 | 0 | 0 | (0) | (0) | 0.5 | Tr | 0.1 | 0 | (0) | 0.16 | 0.02 | 2.9 | 3.6 | 0.21 | (0) | 10 | 0.65 | 2.5 | (0) | うるち米 玄米47g相当量を含む |
| 0.11 | 0.60 | 0 | 1 | 0 | 34 | (0) | (0) | (0) | (0) | (0) | (0) | (0) | 0.2 | Tr | 0 | 0 | (0) | 0.08 | 0.01 | 1.6 | (2.2) | 0.07 | (0) | 6 | 0.35 | 1.2 | (0) | うるち米 半つき米47g相当量を含む |
| 0.11 | 0.46 | 0 | 1 | 0 | 35 | (0) | (0) | (0) | (0) | (0) | (0) | (0) | 0.1 | 0 | 0 | 0 | (0) | 0.06 | 0.01 | 0.8 | (1.4) | 0.03 | (0) | 5 | 0.26 | 0.9 | (0) | うるち米 七分つき米47g相当量を含む |
| 0.10 | 0.42 | 0 | 3 | 1 | 32 | (0) | (0) | (0) | (0) | (0) | (0) | (0) | 0 | 0 | 0 | 0 | (0) | 0.02 | Tr | 0.3 | 1.3 | 0.02 | (0) | 6 | 0.24 | 0.5 | (0) | 精白米51g相当量を含む |
| 0.10 | 0.35 | 0 | 1 | 0 | 30 | (0) | 0 | 0 | 0 | 0 | (0) | (0) | Tr | Tr | 0 | 0 | (0) | 0.02 | 0.01 | 0.2 | 0.8 | 0.02 | (0) | 3 | 0.25 | 0.5 | (0) | 精白米47g相当量を含む ♣ |
| 0.11 | 0.50 | 0 | 1 | 0 | 48 | (0) | (0) | (0) | (0) | (0) | (0) | (0) | (Tr) | (0) | (0) | (0) | (0) | 0.03 | 0.01 | 0.2 | 1.0 | (0.02) | (0) | (4) | (0.30) | (0.5) | (0) | 精白米55g相当量を含む |
| 0.10 | 0.68 | 0 | 1 | 1 | 28 | (0) | (0) | (0) | (0) | (0) | (0) | (0) | 0.4 | Tr | Tr | 0 | (0) | 0.08 | 0.01 | 0.8 | 1.3 | 0.09 | (0) | 6 | 0.44 | 1.0 | (0) | うるち米 はいが精白米47g相当量を含む |
| 0.11 | 0.93 | – | – | – | – | (0) | (0) | (0) | (0) | (0) | (0) | (0) | 0.3 | 0 | 0.1 | 0 | 0 | 0.13 | 0.01 | 2.0 | 2.8 | 0.13 | (0) | 6 | 0.36 | – | (0) | うるち米，発芽玄米47g相当量を含む 試料：ビタミン$B_1$強化品含む |
| 0.12 | 1.00 | – | 1 | Tr | 24 | – | – | 1 | – | 1 | 0 | – | 0.6 | Tr | 0.1 | – | – | 0.15 | 0.02 | 2.8 | 3.4 | 0.19 | – | 9 | 0.47 | 2.8 | – | ポ(0.2) g ♣ |
| 0.11 | 1.95 | – | 2 | 1 | 33 | – | – | 8 | – | 8 | 1 | – | 0.3 | 0 | 0.1 | – | – | 0.14 | 0.04 | 3.0 | 3.6 | 0.18 | – | 19 | 0.40 | 2.7 | – | ポ(0.2) g ♣ |
| (0.08) | (0.25) | 0 | (1) | 0 | (21) | 0 | 0 | 0 | 0 | 0 | 0 | 0 | (Tr) | 0 | 0 | 0 | 0 | (0.02) | (0.01) | (0.1) | (0.4) | (0.01) | 0 | (2) | (0.18) | (0.3) | 0 | 別名なんはん，なんばん，やわらかめし うるち米 ♣ |
| (0.05) | (0.44) | – | – | – | – | (0) | 0 | 0 | 0 | 0 | (0) | (0) | 0 | 0 | 0 | 0 | (0) | (0.07) | (0.01) | (1.2) | (1.5) | (0.09) | (0) | (4) | (0.28) | – | (0) | うるち米，5倍かゆ 玄米20g相当量を含む |
| (0.05) | (0.26) | – | – | – | – | (0) | (0) | (0) | (0) | (0) | (0) | (0) | 0 | 0 | 0 | 0 | 0 | (0.03) | (Tr) | (0.7) | (1.0) | (0.03) | (0) | (2) | (0.15) | – | (0) | うるち米，5倍かゆ 半つき米20g相当量を含む |
| (0.04) | (0.19) | – | – | – | – | (0) | (0) | (0) | (0) | (0) | (0) | (0) | (Tr) | (Tr) | (Tr) | 0 | 0 | (0.03) | (Tr) | (0.3) | (0.6) | (0.01) | (0) | (2) | (0.11) | – | (0) | うるち米，5倍かゆ 七分つき米20g相当量を含む |
| (0.04) | (0.15) | 0 | 0 | 0 | 13 | (0) | 0 | 0 | 0 | 0 | (0) | (0) | (Tr) | (Tr) | 0 | 0 | 0 | (0.01) | (Tr) | (0.1) | (0.4) | (0.01) | (0) | (1) | (0.11) | 0.3 | (0) | うるち米，5倍かゆ 精白米20g相当量を含む |
| (0.03) | (0.22) | – | – | – | – | (0) | 0 | 0 | 0 | 0 | (0) | (0) | 0 | 0 | 0 | 0 | 0 | (0.03) | (Tr) | (0.6) | (0.7) | (0.05) | (0) | (2) | (0.14) | – | (0) | うるち米，10倍かゆ 玄米10g相当量を含む |
| (0.02) | (0.13) | – | – | – | – | (0) | (0) | (0) | (0) | (0) | (0) | (0) | (Tr) | (Tr) | (Tr) | 0 | 0 | (0.02) | (Tr) | (0.3) | (0.4) | (0.01) | (0) | (1) | (0.07) | – | (0) | うるち米，10倍かゆ 半つき米10g相当量を含む |
| (0.02) | (0.10) | – | – | – | – | (0) | (0) | (0) | (0) | (0) | (0) | (0) | (Tr) | (Tr) | 0 | 0 | 0 | (0.01) | (Tr) | (0.2) | (0.3) | (0.01) | (0) | (1) | (0.05) | – | (0) | うるち米，10倍かゆ 七分つき米10g相当量を含む |
| (0.02) | (0.08) | 0 | Tr | 0 | 7 | (0) | 0 | 0 | 0 | 0 | (0) | (0) | (Tr) | 0 | 0 | 0 | 0 | (Tr) | (Tr) | (Tr) | (0.1) | (Tr) | (0) | (1) | (0.05) | 0.1 | (0) | うるち米，10倍かゆ 精白米10g相当量を含む |

# 1 穀類

可食部100g当たり

| 食品番号 | 食品名 | 廃棄率 (%) | エネルギー (kcal) | 水分 (g) | たんぱく質: アミノ酸組成によるたんぱく質 (g) | たんぱく質: たんぱく質 (g) | 脂質: トリアシルグリセロール当量 (g) | 脂質: コレステロール (mg) | 脂質: 脂質 (g) | 脂質: 脂肪酸: 飽和脂肪酸 (g) | 脂質: 脂肪酸: $n$-3系多価不飽和脂肪酸 (g) | 脂質: 脂肪酸: $n$-6系多価不飽和脂肪酸 (g) |
|---|---|---|---|---|---|---|---|---|---|---|---|---|
| | [水稲おもゆ] | | | | | | | | | | | |
| 01098 | 玄米 | 0 | 19 | (95.0) | (0.3) | (0.4) | (0.1) | (0) | (0.1) | (0.02) | (Tr) | (0.03) |
| 01099 | 半つき米 | 0 | 19 | (95.0) | (0.2) | (0.3) | (0.1) | (0) | (0.1) | (0.03) | (Tr) | (0.03) |
| 01100 | 七分つき米 | 0 | 20 | (95.0) | (0.2) | (0.3) | (0.1) | (0) | (0.1) | (0.03) | (Tr) | (0.03) |
| 01101 | 精白米 | 0 | 19 | (95.0) | (0.2) | (0.3) | (0) | (0) | 0 | (0) | (0) | (0) |
| | [陸稲穀粒] | | | | | | | | | | | |
| 01102 | 玄米 | 0 | 357 | 14.9 | (8.7) | 10.1 | (2.5) | (0) | 2.7 | (0.62) | (0.03) | (0.87) |
| 01103 | 半つき米 | 0 | 356 | 14.9 | (8.1) | 9.6 | (1.7) | (0) | 1.8 | (0.45) | (0.02) | (0.59) |
| 01104 | 七分つき米 | 0 | 359 | 14.9 | (8.0) | 9.5 | (1.4) | (0) | 1.5 | (0.40) | (0.02) | (0.49) |
| 01105 | 精白米 | 0 | 331 | 14.9 | (7.8) | 9.3 | (0.8) | (0) | 0.9 | (0.29) | (0.01) | (0.30) |
| | [陸稲めし] | | | | | | | | | | | |
| 01106 | 玄米 | 0 | 156 | 60.0 | (3.5) | 4.1 | (0.9) | (0) | 1.0 | (0.23) | (0.01) | (0.32) |
| 01107 | 半つき米 | 0 | 157 | 60.0 | (3.1) | 3.8 | (0.5) | (0) | 0.6 | (0.15) | (0.01) | (0.19) |
| 01108 | 七分つき米 | 0 | 155 | 60.0 | (2.9) | 3.6 | (0.5) | (0) | 0.5 | (0.13) | (0.01) | (0.16) |
| 01109 | 精白米 | 0 | 157 | 60.0 | (2.8) | 3.5 | (0.3) | (0) | 0.3 | (0.10) | (Tr) | (0.10) |
| | [うるち米製品] | | | | | | | | | | | |
| 01110 | アルファ化米, 一般用 | 0 | 358 | 7.9 | 5.0 | 6.0 | 0.8 | (0) | 1.0 | 0.31 | 0.01 | 0.27 |
| 01156 | アルファ化米, 学校給食用強化品 | 0 | 358 | 7.9 | (5.0) | 6.0 | 0.8 | (0) | 1.0 | — | — | — |
| 新 01214 | 水稲全かゆ, レトルト, 玄米 | 0 | 45 | 88.0 | 0.7 | 0.9 | 0.3 | — | 0.4 | 0.09 | Tr | 0.11 |
| 新 01215 | 水稲全かゆ, レトルト, 精白米 | 0 | 37 | 90.7 | 0.5 | 0.6 | 0.1 | — | 0.1 | (0.03) | (Tr) | (0.02) |
| 01111 | おにぎり | 0 | 170 | 57.0 | 2.4 | 2.7 | (0.3) | (0) | 0.3 | (0.10) | (Tr) | (0.10) |
| 01112 | 焼きおにぎり | 0 | 166 | 56.0 | (2.7) | 3.1 | (0.3) | 0 | 0.3 | (0.10) | (Tr) | (0.10) |
| 01113 | きりたんぽ | 0 | 200 | 50.0 | (2.8) | 3.2 | (0.4) | 0 | 0.4 | (0.13) | (Tr) | (0.13) |
| 01114 | 上新粉 | 0 | 343 | 14.0 | 5.4 | 6.2 | (0.8) | (0) | 0.9 | (0.29) | (0.01) | (0.30) |
| 01157 | 玄米粉 | 0 | 370 | 4.6 | 5.4 | 7.1 | 2.5 | (0) | 2.9 | 0.67 | 0.03 | 0.82 |
| 01158 | 米粉 | 0 | 356 | 11.1 | 5.1 | 6.0 | 0.6 | (0) | 0.7 | 0.25 | 0.01 | 0.20 |
| 新 01211 | 米粉パン, 食パン | 0 | 247 | (41.2) | (10.2) | (10.7) | (4.6) | (Tr) | (5.1) | — | — | — |
| 新 01212 | 米粉パン, ロールパン | 0 | 256 | (41.2) | (8.2) | (8.8) | (6.2) | (18) | (6.7) | — | — | — |
| 名 01159 | 米粉パン, 小麦グルテン不使用のもの | 0 | 247 | 41.2 | 2.8 | 3.4 | 2.8 | — | 3.1 | 0.43 | 0.13 | 0.44 |
| 01160 | 米粉めん | 0 | 252 | 37.0 | 3.2 | 3.6 | 0.6 | (0) | 0.7 | 0.24 | 0.01 | 0.20 |
| 01115 | ビーフン | 0 | 360 | 11.1 | 5.8 | 7.0 | (1.5) | (0) | 1.6 | (0.51) | (0.02) | (0.53) |
| 新 01169 | ライスペーパー | 0 | 339 | 13.2 | 0.4 | 0.5 | 0.2 | 0 | 0.3 | 0.09 | Tr | 0.03 |
| 変 01116 | 米こうじ | 0 | 260 | 33.0 | 4.6 | 5.8 | 1.4 | (0) | 1.7 | 0.49 | 0.01 | 0.49 |
| | [もち米製品] | | | | | | | | | | | |
| 01117 | もち | 0 | 223 | 44.5 | 3.6 | 4.0 | (0.5) | (0) | 0.6 | (0.17) | (Tr) | (0.17) |
| 01118 | 赤飯 | 0 | 186 | 53.0 | (3.6) | 4.3 | (0.5) | 0 | 0.6 | (0.14) | (0.02) | (0.16) |
| 01119 | あくまき | 0 | 131 | 69.5 | (2.0) | 2.3 | (1.5) | (0) | 1.8 | (0.53) | (0.01) | (0.54) |
| 01120 | 白玉粉 | 0 | 347 | 12.5 | 5.5 | 6.3 | (0.8) | (0) | 1.0 | (0.25) | (0.01) | (0.31) |
| 01121 | 道明寺粉 | 0 | 349 | 11.6 | (6.1) | 7.1 | 0.5 | (0) | 0.7 | 0.22 | Tr | 0.15 |

| 食品番号 | 食品名 | 炭水化物: 利用可能炭水化物(単糖当量) (g) | 炭水化物: 利用可能炭水化物(質量計) (g) | 炭水化物: 差引き法による利用可能炭水化物 (g) | 炭水化物: 食物繊維総量 (g) | 炭水化物: 糖アルコール (g) | 炭水化物: 炭水化物 (g) | 灰分 (g) | 食塩相当量 (g) |
|---|---|---|---|---|---|---|---|---|---|
| | [水稲おもゆ] | | | | | | | | |
| 01098 | 玄米 | (4.4)* | (4.0) | (4.3) | (0.2) | — | (4.4) | (0.1) | 0 |
| 01099 | 半つき米 | (4.6)* | (4.2) | (4.6) | (0.1) | — | (4.6) | 0 | 0 |
| 01100 | 七分つき米 | (4.6) | (4.2) | (4.7)* | (Tr) | — | (4.6) | 0 | 0 |
| 01101 | 精白米 | (4.8)* | (4.3) | (4.8) | (Tr) | — | (4.7) | 0 | 0 |
| | [陸稲穀粒] | | | | | | | | |
| 01102 | 玄米 | (78.4)* | (71.3) | 69.7 | 3.0 | — | 71.1 | 1.2 | 0 |
| 01103 | 半つき米 | (81.5)* | (74.1) | 73.1 | 1.4 | — | 72.9 | 0.8 | 0 |
| 01104 | 七分つき米 | (83.3)* | (75.8) | 74.1 | 0.9 | — | 73.4 | 0.7 | 0 |
| 01105 | 精白米 | (77.6)* | (70.5) | 75.6 | 0.5 | — | 74.5 | 0.4 | 0 |
| | [陸稲めし] | | | | | | | | |
| 01106 | 玄米 | (35.1)* | (32.0) | 33.6 | 1.4 | — | 34.3 | 0.6 | 0 |
| 01107 | 半つき米 | (36.8)* | (33.5) | 35.2 | 0.8 | — | 35.3 | 0.3 | 0 |
| 01108 | 七分つき米 | (36.8)* | (33.5) | 35.9 | 0.5 | — | 35.7 | 0.2 | 0 |
| 01109 | 精白米 | (38.1)* | (34.6) | 36.5 | 0.3 | — | 36.1 | 0.1 | 0 |
| | [うるち米製品] | | | | | | | | |
| 01110 | アルファ化米, 一般用 | 87.6* | 79.6 | 84.7 | 1.2 | — | 84.8 | 0.3 | 0 |
| 01156 | アルファ化米, 学校給食用強化品 | (87.6)* | (79.6) | 84.7 | 1.2 | — | 84.8 | 0.3 | 0 |
| 新 01214 | 水稲全かゆ, レトルト, 玄米 | 10.0* | 9.1 | 9.9 | 0.9 | 0 | 10.6 | 0.2 | 0 |
| 新 01215 | 水稲全かゆ, レトルト, 精白米 | 9.0* | 8.2 | 8.3 | 0.5 | 0 | 8.6 | Tr | 0 |
| 01111 | おにぎり | 39.7 | 36.1 | 39.3* | 0.4 | — | 39.4 | 0.6 | 0.5 |
| 01112 | 焼きおにぎり | (40.6)* | (36.9) | 39.5 | 0.4 | — | 39.5 | 1.1 | 1.0 |
| 01113 | きりたんぽ | (46.1) | (41.9) | 46.2* | 0.4 | — | 46.2 | 0.2 | 0 |
| 01114 | 上新粉 | 83.5* | 75.9 | 78.8 | 0.6 | — | 78.5 | 0.4 | 0 |
| 01157 | 玄米粉 | 84.8* | 77.1 | 82.6 | 3.5 | — | 84.1 | 1.3 | 0 |
| 01158 | 米粉 | 81.7 | 74.3 | 82.2* | 0.6 | — | 81.9 | 0.3 | 0 |
| 新 01211 | 米粉パン, 食パン | (38.3) | (35.0) | (40.9)* | (0.7) | (0) | (41.6) | (1.4) | (1.1) |
| 新 01212 | 米粉パン, ロールパン | (39.4) | (36.1) | (41.5)* | (0.6) | (0) | (42.0) | (1.3) | (0.9) |
| 名 01159 | 米粉パン, 小麦グルテン不使用のもの | 55.6* | 50.8 | 51.3 | 0.9 | (0) | 51.3 | 1.0 | 0.9 |
| 01160 | 米粉めん | 56.6 | 51.5 | 57.9* | 0.9 | 0.2 | 58.4 | 0.3 | 0.1 |
| 01115 | ビーフン | (79.9) | (72.7) | 80.3* | 0.9 | — | 79.9 | 0.4 | 0 |
| 新 01169 | ライスペーパー | 85.7 | 77.9 | 83.7* | 0.8 | — | 84.3 | 1.7 | 1.7 |
| 変 01116 | 米こうじ | 60.3* | 55.9 | 59.3 | 1.4 | — | 59.2 | 0.3 | 0 |
| | [もち米製品] | | | | | | | | |
| 01117 | もち | 50.0 | 45.5 | 50.8* | 0.5 | — | 50.8 | 0.1 | 0 |
| 01118 | 赤飯 | (41.0) | (37.3) | 41.1* | 1.6 | — | 41.9 | 0.2 | 0 |
| 01119 | あくまき | (29.0)* | (26.4) | 26.1 | 0.2 | — | 25.7 | 0.7 | 0 |
| 01120 | 白玉粉 | 84.2* | 76.5 | 80.4 | 0.5 | — | 80.0 | 0.2 | 0 |
| 01121 | 道明寺粉 | (85.1)* | (77.3) | 80.9 | 0.7 | — | 80.4 | 0.2 | 0 |

| 食品番号 | 食品名 | 無機質: ナトリウム (mg) | 無機質: カリウム (mg) | 無機質: カルシウム (mg) | 無機質: マグネシウム (mg) | 無機質: リン (mg) | 無機質: 鉄 (mg) | 無機質: 亜鉛 (mg) |
|---|---|---|---|---|---|---|---|---|
| | [水稲おもゆ] | | | | | | | |
| 01098 | 玄米 | (Tr) | (12) | (1) | (6) | (16) | (0.1) | (0.1) |
| 01099 | 半つき米 | (Tr) | (5) | (1) | (3) | (7) | (Tr) | (0.1) |
| 01100 | 七分つき米 | (Tr) | (4) | (1) | (2) | (5) | (Tr) | (0.1) |
| 01101 | 精白米 | (Tr) | (4) | (Tr) | (1) | (4) | (Tr) | (0.1) |
| | [陸稲穀粒] | | | | | | | |
| 01102 | 玄米 | 1 | 230 | 9 | 110 | 290 | 2.1 | 1.8 |
| 01103 | 半つき米 | 1 | 150 | 7 | 64 | 210 | 1.5 | 1.6 |
| 01104 | 七分つき米 | 1 | 120 | 6 | 45 | 180 | 1.3 | 1.5 |
| 01105 | 精白米 | 1 | 89 | 5 | 23 | 95 | 0.8 | 1.4 |
| | [陸稲めし] | | | | | | | |
| 01106 | 玄米 | 1 | 95 | 7 | 49 | 130 | 0.6 | 0.8 |
| 01107 | 半つき米 | 1 | 43 | 4 | 22 | 53 | 0.2 | 0.7 |
| 01108 | 七分つき米 | 1 | 35 | 4 | 13 | 44 | 0.2 | 0.7 |
| 01109 | 精白米 | 1 | 29 | 3 | 7 | 34 | 0.1 | 0.6 |
| | [うるち米製品] | | | | | | | |
| 01110 | アルファ化米, 一般用 | 5 | 37 | 7 | 14 | 71 | 0.1 | 1.6 |
| 01156 | アルファ化米, 学校給食用強化品 | 5 | 37 | 7 | 14 | 71 | 0.1 | 1.6 |
| 新 01214 | 水稲全かゆ, レトルト, 玄米 | 1 | 30 | 3 | 15 | 37 | 0.1 | 0.3 |
| 新 01215 | 水稲全かゆ, レトルト, 精白米 | 1 | 6 | 2 | 2 | 7 | 0.1 | 0.1 |
| 01111 | おにぎり | 200 | 31 | 3 | 7 | 37 | 0.1 | 0.6 |
| 01112 | 焼きおにぎり | 380 | 56 | 5 | 11 | 46 | 0.2 | 0.7 |
| 01113 | きりたんぽ | 1 | 36 | 4 | 9 | 43 | 0.1 | 0.7 |
| 01114 | 上新粉 | 2 | 89 | 5 | 23 | 96 | 0.8 | 1.0 |
| 01157 | 玄米粉 | 3 | 230 | 12 | 110 | 290 | 1.4 | 2.4 |
| 01158 | 米粉 | 1 | 45 | 6 | 11 | 62 | 0.1 | 1.5 |
| 新 01211 | 米粉パン, 食パン | (420) | (57) | (22) | (14) | (61) | (0.8) | (1.3) |
| 新 01212 | 米粉パン, ロールパン | (370) | (66) | (26) | (12) | (65) | (0.6) | (1.2) |
| 名 01159 | 米粉パン, 小麦グルテン不使用のもの | 340 | 92 | 4 | 11 | 46 | 0.2 | 0.9 |
| 01160 | 米粉めん | 48 | 43 | 5 | 11 | 56 | 0.1 | 1.1 |
| 01115 | ビーフン | 2 | 33 | 14 | 13 | 59 | 0.7 | 0.6 |
| 新 01169 | ライスペーパー | 670 | 22 | 21 | 21 | 12 | 1.2 | 0.1 |
| 変 01116 | 米こうじ | 3 | 61 | 5 | 16 | 83 | 0.3 | 0.9 |
| | [もち米製品] | | | | | | | |
| 01117 | もち | 0 | 32 | 3 | 6 | 22 | 0.1 | 0.9 |
| 01118 | 赤飯 | 0 | 71 | 6 | 11 | 34 | 0.4 | 0.9 |
| 01119 | あくまき | 16 | 300 | 6 | 6 | 10 | 0.1 | 0.7 |
| 01120 | 白玉粉 | 2 | 3 | 5 | 6 | 45 | 1.1 | 1.2 |
| 01121 | 道明寺粉 | 4 | 45 | 6 | 9 | 41 | 0.4 | 1.5 |

可食部100g当たり

| 無機質 | | | | | | ビタミン | | | | | | | | | | | | | | | | | | | | | | 備考 |
|---|---|---|---|---|---|---|---|---|---|---|---|---|---|---|---|---|---|---|---|---|---|---|---|---|---|---|---|---|
| | | | | | | ビタミンA | | | | | | | ビタミンE | | | | | | | | | | | | | | | |
| 銅 | マンガン | ヨウ素 | セレン | クロム | モリブデン | レチノール | α-カロテン | β-カロテン | β-クリプトキサンチン | β-カロテン当量 | レチノール活性当量 | ビタミンD | α-トコフェロール | β-トコフェロール | γ-トコフェロール | δ-トコフェロール | ビタミンK | ビタミン$B_1$ | ビタミン$B_2$ | ナイアシン | ナイアシン当量 | ビタミン$B_6$ | ビタミン$B_{12}$ | 葉酸 | パントテン酸 | ビオチン | ビタミンC | 有 有機酸<br>♣食物繊維：AOAC 2011.25 法 |
| mg | mg | µg | µg | µg | µg | µg | µg | µg | µg | µg | µg | µg | mg | mg | mg | mg | µg | mg | mg | mg | mg | mg | µg | µg | mg | µg | mg | |
| | | | | | | | | | | | | | | | | | | | | | | | | | | | | |
| (0.01) | (0.13) | — | — | — | — | (0) | 0 | 0 | 0 | 0 | (0) | (0) | 0 | 0 | 0 | 0 | 0 | (0.02) | (Tr) | (0.4) | (0.5) | (0.03) | (0) | (1) | (0.08) | — | (0) | うるち米．弱火で加熱，ガーゼでこしたもの．玄米6g相当量を含む |
| (0.01) | (0.08) | — | — | — | — | (0) | (0) | (0) | (0) | (0) | (0) | (0) | (Tr) | (Tr) | (Tr) | 0 | 0 | (0.01) | (Tr) | (0.2) | (0.3) | (0.01) | (0) | (1) | (0.04) | — | (0) | うるち米．弱火で加熱，ガーゼでこしたもの．半つき米6g相当量を含む |
| (0.01) | (0.06) | — | — | — | — | (0) | (0) | (0) | (0) | (0) | (0) | (0) | (Tr) | (Tr) | 0 | 0 | 0 | (0.01) | (Tr) | (0.1) | (0.2) | (Tr) | (0) | (1) | (0.03) | — | (0) | うるち米．弱火で加熱，ガーゼでこしたもの．七分つき米6g相当量を含む |
| (0.01) | (0.04) | 0 | 1 | 0 | 8 | (0) | 0 | 0 | 0 | 0 | (0) | (0) | (Tr) | 0 | 0 | 0 | 0 | (Tr) | (Tr) | (Tr) | (0.1) | (Tr) | (0) | (Tr) | (0.03) | 0.1 | (0) | うるち米．弱火で加熱，ガーゼでこしたもの．精白米6g相当量を含む |
| | | | | | | | | | | | | | | | | | | | | | | | | | | | | |
| 0.27 | 1.53 | — | — | — | — | (0) | 0 | 1 | 0 | 1 | Tr | (0) | 1.2 | 0.1 | 0.1 | 0 | (0) | 0.41 | 0.04 | 6.3 | (8.8) | 0.45 | (0) | 27 | 1.37 | — | (0) | うるち，もちを含む |
| 0.24 | 1.04 | — | — | — | — | (0) | 0 | 0 | 0 | 0 | (0) | (0) | 0.8 | Tr | 0.1 | 0 | (0) | 0.30 | 0.03 | 4.9 | (7.2) | 0.28 | (0) | 18 | 1.00 | — | (0) | うるち，もちを含む<br>歩留り：95～96% |
| 0.23 | 0.78 | — | — | — | — | (0) | 0 | 0 | 0 | 0 | (0) | (0) | 0.4 | Tr | 0 | 0 | (0) | 0.24 | 0.03 | 3.4 | (5.6) | 0.20 | (0) | 15 | 0.84 | — | (0) | うるち，もちを含む<br>歩留り：93～94% |
| 0.22 | 0.59 | — | — | — | — | (0) | 0 | 0 | 0 | 0 | (0) | (0) | 0.1 | Tr | 0 | 0 | (0) | 0.08 | 0.02 | 1.2 | (3.3) | 0.12 | (0) | 12 | 0.66 | — | (0) | うるち，もちを含む<br>歩留り：90～92% |
| | | | | | | | | | | | | | | | | | | | | | | | | | | | | |
| 0.12 | 0.77 | — | — | — | — | (0) | 0 | 0 | 0 | 0 | (0) | (0) | 0.5 | Tr | 0.1 | 0 | (0) | 0.16 | 0.02 | 2.9 | (3.9) | 0.21 | (0) | 10 | 0.65 | — | (0) | うるち，もちを含む<br>玄米47g相当量を含む |
| 0.11 | 0.45 | — | — | — | — | (0) | 0 | 0 | 0 | 0 | (0) | (0) | 0.2 | Tr | 0 | 0 | (0) | 0.08 | 0.01 | 1.6 | (2.5) | 0.07 | (0) | 6 | 0.35 | — | (0) | うるち，もちを含む<br>半つき米47g相当量を含む |
| 0.11 | 0.34 | — | — | — | — | (0) | 0 | 0 | 0 | 0 | (0) | (0) | 0.1 | 0 | 0 | 0 | (0) | 0.06 | 0.01 | 0.8 | (1.7) | 0.03 | (0) | 5 | 0.26 | — | (0) | うるち，もちを含む<br>七分つき米47g相当量を含む |
| 0.10 | 0.26 | — | — | — | — | (0) | 0 | 0 | 0 | 0 | (0) | (0) | Tr | Tr | 0 | 0 | (0) | 0.02 | 0.01 | 0.2 | (1.0) | 0.02 | (0) | 3 | 0.25 | — | (0) | うるち，もちを含む<br>精白米47g相当量を含む |
| | | | | | | | | | | | | | | | | | | | | | | | | | | | | |
| 0.22 | 0.60 | 0 | 2 | 1 | 69 | (0) | 0 | 0 | 0 | 0 | (0) | (0) | 0.1 | 0 | 0 | 0 | 0 | 0.04 | Tr | 0.5 | 1.9 | 0.04 | (0) | 7 | 0.19 | 1.0 | (0) | |
| 0.22 | 0.60 | 0 | 2 | 1 | 69 | (0) | 0 | 0 | 0 | 0 | (0) | (0) | 0.1 | 0 | 0 | 0 | 0 | 0.41 | Tr | 0.5 | (1.9) | 0.04 | (0) | 7 | 0.19 | 1.0 | (0) | |
| 0.03 | 0.36 | Tr | Tr | 0 | 10 | — | 0 | Tr | 0 | Tr | 0 | — | 0.2 | 0 | 0 | 0 | Tr | 0.03 | Tr | 0.7 | 1.0 | 0.05 | 0 | 2 | 0.12 | 0.8 | 0 | 食塩無添加品 ♣ |
| 0.01 | 0.06 | 0 | 0 | 0 | 6 | — | 0 | 0 | 0 | 0 | 0 | — | Tr | 0 | 0 | 0 | 0 | Tr | 0 | Tr | 0.2 | Tr | 0 | Tr | 0.03 | 0.1 | 0 | 食塩無添加品 ♣ |
| 0.10 | 0.38 | — | — | — | — | (0) | 0 | 0 | 0 | 0 | (0) | (0) | Tr | Tr | 0 | 0 | 0 | 0.02 | 0.01 | 0.2 | 0.9 | 0.02 | (0) | 3 | 0.27 | — | 0 | 塩むすび（のり，具材なし）<br>食塩0.5gを含む |
| 0.10 | 0.37 | 25 | 4 | 1 | 43 | (0) | 0 | 0 | 0 | 0 | (0) | (0) | Tr | Tr | 0 | 0 | 0 | 0.03 | 0.02 | 0.3 | (1.1) | 0.03 | 0 | 5 | 0.29 | 1.1 | 0 | こいくちしょうゆ6.5gを含む |
| 0.12 | 0.40 | — | — | — | — | (0) | 0 | 0 | 0 | 0 | (0) | (0) | Tr | Tr | 0 | 0 | 0 | 0.03 | 0.01 | 0.3 | (1.1) | 0.02 | (0) | 4 | 0.31 | — | 0 | |
| 0.19 | 0.75 | 1 | 4 | 1 | 77 | (0) | — | — | — | (0) | (0) | (0) | 0.2 | 0 | 0 | 0 | (0) | 0.09 | 0.02 | 1.3 | 2.7 | 0.12 | (0) | 12 | 0.67 | 1.1 | (0) | (100g：154mL，100mL：65g) |
| 0.30 | 2.49 | 1 | 2 | 6 | 120 | (0) | (0) | (0) | (0) | (0) | (0) | — | 1.2 | Tr | 0.1 | 0 | (0) | 0 | 0.03 | 4.6 | 6.1 | 0.08 | (0) | 9 | 0.12 | 5.1 | (0) | 焙煎あり |
| 0.23 | 0.60 | — | — | — | — | (0) | (0) | (0) | (0) | (0) | (0) | — | 0 | 0 | 0 | 0 | (0) | 0.03 | 0.01 | 0.3 | 1.7 | 0.04 | (0) | 9 | 0.20 | — | (0) | (100g：169mL，100mL：59g) |
| (0.18) | (0.54) | (1) | (Tr) | 0 | (Tr) | — | 0 | 0 | 0 | — | — | — | (0.5) | (0.1) | (0.5) | (0.2) | — | (0.05) | (0.06) | (0.8) | (2.6) | (0.04) | (Tr) | (32) | (0.22) | (1.5) | 0 | 有 (Tr) |
| (0.16) | (0.43) | (3) | (2) | 0 | (1) | — | 0 | (8) | (1) | — | — | (0.5) | (0.8) | (0.1) | (1.4) | (0.3) | — | (0.05) | (0.08) | (0.7) | (2.2) | (0.04) | (0.1) | (35) | (0.27) | (2.8) | 0 | 有 (Tr) |
| 0.12 | 0.38 | — | — | — | — | — | — | — | — | — | — | — | 0.5 | 0 | 0.5 | 0 | — | 0.05 | 0.03 | 0.7 | 1.5 | 0.04 | — | 30 | 0.23 | — | — | 試料：小麦アレルギー対応食品（米粉100%） |
| 0.15 | 0.48 | — | — | — | — | (0) | (0) | (0) | (0) | (0) | (0) | — | Tr | 0 | 0 | 0 | (0) | 0.03 | Tr | 0.5 | 1.4 | 0.05 | (0) | 4 | 0.31 | — | (0) | 試料：小麦アレルギー対応食品（米粉100%） |
| 0.06 | 0.33 | 5 | 3 | 4 | 25 | (0) | — | — | — | (0) | (0) | (0) | 0 | 0 | 0 | 0 | (0) | 0.06 | 0.02 | 0.6 | 2.4 | 0 | (0) | 4 | 0.09 | 0.6 | (0) | |
| 0.03 | 0.14 | 6 | Tr | 18 | 3 | 0 | 0 | 0 | 0 | 0 | 0 | 0 | 0 | 0 | 0 | 0 | 0 | 0.01 | 0 | 0.1 | 0.2 | 0.01 | 0.3 | 3 | 0.02 | 0.2 | 0 | 別名 生春巻きの皮 |
| 0.16 | 0.74 | 0 | 2 | 0 | 48 | (0) | — | — | — | (0) | (0) | (0) | 0.2 | 0 | 0 | 0 | (0) | 0.11 | 0.13 | 1.5 | 2.8 | 0.11 | (0) | 71 | 0.42 | 4.2 | (0) | |
| | | | | | | | | | | | | | | | | | | | | | | | | | | | | |
| 0.13 | 0.58 | 0 | 2 | 0 | 56 | (0) | 0 | 0 | 0 | 0 | (0) | (0) | Tr | 0 | 0 | 0 | 0 | 0.03 | 0.01 | 0.2 | 1.2 | 0.03 | (0) | 4 | 0.34 | 0.6 | (0) | |
| 0.13 | 0.45 | 0 | 2 | 0 | 61 | (0) | 0 | 1 | 0 | 1 | 0 | (0) | Tr | 0 | 0.3 | 0.5 | 1 | 0.05 | 0.01 | 0.2 | (1.2) | 0.03 | (0) | 9 | 0.30 | 1.0 | 0 | 別名 おこわ，こわめし<br>原材料配合割合：もち米100，ささげ10 |
| 0.05 | 0.39 | — | — | — | — | (0) | — | — | — | (0) | (0) | (0) | Tr | 0 | 0 | 0 | (0) | Tr | Tr | Tr | (0.6) | 0.01 | (0) | 1 | 0 | — | (0) | |
| 0.17 | 0.55 | 3 | 3 | 1 | 56 | (0) | — | — | — | (0) | (0) | (0) | 0 | 0 | 0 | 0 | (0) | 0.03 | 0.01 | 0.4 | 1.8 | 0.01 | (0) | 14 | 0 | 1.0 | (0) | 別名 寒晒し粉（かんざらし） |
| 0.22 | 0.90 | — | — | — | — | (0) | 0 | 0 | 0 | 0 | (0) | (0) | Tr | 0 | 0 | 0 | (0) | 0.04 | 0.01 | 0.4 | (2.0) | 0.04 | (0) | 6 | 0.22 | — | (0) | (100g：125mL，100mL：80g) |

# 1 穀類

| 食品番号 | 食品名 | 廃棄率 | エネルギー | 水分 | たんぱく質: アミノ酸組成によるたんぱく質 | たんぱく質: たんぱく質 | 脂質: トリアシルグリセロール当量 | 脂質: コレステロール | 脂質: 脂質 | 脂肪酸: 飽和脂肪酸 | 脂肪酸: n-3系多価不飽和脂肪酸 | 脂肪酸: n-6系多価不飽和脂肪酸 | 炭水化物: 利用可能炭水化物(単糖当量) | 炭水化物: 利用可能炭水化物(質量計) | 炭水化物: 差引法による利用可能炭水化物 | 炭水化物: 食物繊維総量 | 炭水化物: 糖アルコール | 炭水化物: 炭水化物 | 灰分 | 食塩相当量 | 無機質: ナトリウム | 無機質: カリウム | 無機質: カルシウム | 無機質: マグネシウム | 無機質: リン | 無機質: 鉄 | 無機質: 亜鉛 |
|---|---|---|---|---|---|---|---|---|---|---|---|---|---|---|---|---|---|---|---|---|---|---|---|---|---|---|---|
| | | % | kcal | g | g | g | g | mg | g | g | g | g | g | g | g | g | g | g | g | g | mg | mg | mg | mg | mg | mg | mg |
| | 可食部100g当たり | | | | | | | | | | | | | | | | | | | | | | | | | | |
| | **[その他]** | | | | | | | | | | | | | | | | | | | | | | | | | | |
| 01161 | 米ぬか | 0 | 374 | 10.3 | 10.9 | 13.4 | 17.5 | (0) | 19.6 | 3.45 | 0.22 | 5.68 | 27.5 | 25.3 | *32.9 | 20.5 | — | 48.8 | 7.9 | 0 | 7 | 1500 | 35 | 850 | 2000 | 7.6 | 5.9 |
| | **そば** | | | | | | | | | | | | | | | | | | | | | | | | | | |
| 01122 | そば粉，全層粉 | 0 | 339 | 13.5 | 10.2 | 12.0 | 2.9 | (0) | 3.1 | 0.60 | 0.06 | 0.96 | *70.2 | 63.9 | 67.3 | 4.3 | — | 69.6 | 1.8 | 0 | 2 | 410 | 17 | 190 | 400 | 2.8 | 2.4 |
| 01123 | そば粉，内層粉 | 0 | 342 | 14.0 | (5.1) | 6.0 | (1.5) | (0) | 1.6 | (0.31) | (0.03) | (0.50) | *81.2 | 73.8 | 76.8 | 1.8 | — | 77.6 | 0.8 | 0 | 1 | 190 | 10 | 83 | 130 | 1.7 | 0.9 |
| 01124 | そば粉，中層粉 | 0 | 334 | 13.5 | (8.7) | 10.2 | (2.5) | (0) | 2.7 | (0.53) | (0.05) | (0.84) | *71.3 | 64.9 | 68.9 | 4.4 | — | 71.6 | 2.0 | 0 | 2 | 470 | 19 | 220 | 390 | 3.0 | 2.2 |
| 01125 | そば粉，表層粉 | 0 | 337 | 13.0 | (12.8) | 15.0 | (3.3) | (0) | 3.6 | (0.70) | (0.07) | (1.12) | 45.5 | 41.5 | *60.5 | 7.1 | — | 65.1 | 3.3 | 0 | 2 | 750 | 32 | 340 | 700 | 4.2 | 4.6 |
| 01126 | そば米 | 0 | 347 | 12.8 | (8.0) | 9.6 | (2.3) | (0) | 2.5 | (0.49) | (0.05) | (0.77) | (70.8) | (64.4) | *71.8 | 3.7 | — | 73.7 | 1.4 | 0 | 1 | 390 | 12 | 150 | 260 | 1.6 | 1.4 |
| 01127 | そば，生 | 0 | 271 | 33.0 | 8.2 | 9.8 | (1.7) | (0) | 1.9 | (0.40) | (0.04) | (0.76) | *(56.4) | (51.3) | 50.3 | 6.0 | — | 54.5 | 0.8 | 0 | 1 | 160 | 18 | 65 | 170 | 1.4 | 1.0 |
| 01128 | そば，ゆで | 0 | 130 | 68.0 | (3.9) | 4.8 | (0.9) | (0) | 1.0 | (0.21) | (0.02) | (0.40) | *(27.0) | (24.5) | 24.1 | 2.9 | — | 26.0 | 0.2 | 0 | 2 | 34 | 9 | 27 | 80 | 0.8 | 0.4 |
| 新 01197 | そば，半生そば | 0 | 325 | 23.0 | (8.7) | (10.5) | — | (0) | (3.8) | — | — | — | *(64.9) | (59.0) | (56.5) | 6.9 | (0.1) | (61.8) | (0.9) | 0 | (3) | (190) | (20) | (74) | (180) | (1.3) | (1.2) |
| 01129 | 干しそば，乾 | 0 | 344 | 14.0 | 11.7 | 14.0 | (2.1) | (0) | 2.3 | (0.49) | (0.05) | (0.92) | *(72.4) | (65.9) | 65.6 | 3.7 | — | 66.7 | 3.0 | 2.2 | 850 | 260 | 24 | 100 | 230 | 2.6 | 1.5 |
| 01130 | 干しそば，ゆで | 0 | 113 | 72.0 | (3.9) | 4.8 | (0.6) | (0) | 0.7 | (0.15) | (0.02) | (0.28) | *(23.6) | (21.5) | 21.6 | 1.5 | — | 22.1 | 0.4 | 0.1 | 50 | 13 | 12 | 33 | 72 | 0.9 | 0.4 |
| | **とうもろこし** | | | | | | | | | | | | | | | | | | | | | | | | | | |
| 01131 | 玄穀，黄色種 | 0 | 341 | 14.5 | (7.4) | 8.6 | (4.5) | (0) | 5.0 | (1.01) | (0.09) | (2.15) | 71.2 | 64.8 | *63.3 | 9.0 | — | 70.6 | 1.3 | 0 | 3 | 290 | 5 | 75 | 270 | 1.9 | 1.7 |
| 01162 | 玄穀，白色種 | 0 | 341 | 14.5 | (7.4) | 8.6 | 4.5 | (0) | 5.0 | — | — | — | (71.2) | (64.8) | *63.3 | 9.0 | — | 70.6 | 1.3 | 0 | 3 | 290 | 5 | 75 | 270 | 1.9 | 1.7 |
| 01132 | コーンミール，黄色種 | 0 | 375 | 14.0 | (7.0) | 8.3 | (3.6) | (0) | 4.0 | (0.80) | (0.07) | (1.72) | *(79.7) | (72.5) | 66.1 | 8.0 | — | 72.4 | 1.3 | 0 | 2 | 220 | 5 | 99 | 130 | 1.5 | 1.4 |
| 01163 | コーンミール，白色種 | 0 | 375 | 14.0 | (7.0) | 8.3 | 3.6 | (0) | 4.0 | — | — | — | *(79.7) | (72.5) | 66.1 | 8.0 | — | 72.4 | 1.3 | 0 | 2 | 220 | 5 | 99 | 130 | 1.5 | 1.4 |
| 01133 | コーングリッツ，黄色種 | 0 | 352 | 14.0 | 7.6 | 8.2 | 0.9 | (0) | 1.0 | 0.20 | 0.02 | 0.43 | *82.3 | 74.8 | 74.7 | 2.4 | — | 76.4 | 0.4 | 0 | 1 | 160 | 2 | 21 | 50 | 0.3 | 0.4 |
| 01164 | コーングリッツ，白色種 | 0 | 352 | 14.0 | (7.6) | 8.2 | 0.9 | (0) | 1.0 | — | — | — | *(82.3) | (74.8) | 74.7 | 2.4 | — | 76.4 | 0.4 | 0 | 1 | 160 | 2 | 21 | 50 | 0.3 | 0.4 |
| 01134 | コーンフラワー，黄色種 | 0 | 347 | 14.0 | (5.7) | 6.6 | (2.5) | (0) | 2.8 | (0.56) | (0.05) | (1.20) | *(79.7) | (72.5) | 75.6 | 1.7 | — | 76.1 | 0.5 | 0 | 1 | 200 | 3 | 31 | 90 | 0.6 | 0.6 |
| 01165 | コーンフラワー，白色種 | 0 | 347 | 14.0 | (5.7) | 6.6 | 2.5 | (0) | 2.8 | — | — | — | *(79.7) | (72.5) | 75.6 | 1.7 | — | 76.1 | 0.5 | 0 | 1 | 200 | 3 | 31 | 90 | 0.6 | 0.6 |
| 01135 | ジャイアントコーン，フライ，味付け | 0 | 409 | 4.3 | (5.2) | 5.7 | 10.6 | (0) | 11.8 | 3.37 | 0.06 | 2.99 | — | — | *67.8 | 10.5 | — | 76.6 | 1.6 | 1.1 | 430 | 110 | 8 | 88 | 180 | 1.3 | 1.6 |
| 01136 | ポップコーン | 0 | 472 | 4.0 | (8.7) | 10.2 | (21.7) | (0) | 22.8 | (6.30) | (0.18) | (7.55) | *(59.5) | (54.1) | 52.8 | 9.3 | — | 59.6 | 3.4 | 1.4 | 570 | 300 | 7 | 95 | 290 | 4.3 | 2.4 |
| 01137 | コーンフレーク | 0 | 380 | 4.5 | 6.8 | 7.8 | (1.2) | (0) | 1.7 | (0.42) | (0.03) | (0.52) | *(89.9) | (82.2) | 82.7 | 2.4 | — | 83.6 | 2.4 | 2.1 | 830 | 95 | 1 | 14 | 45 | 0.9 | 0.2 |
| | **はとむぎ** | | | | | | | | | | | | | | | | | | | | | | | | | | |
| 01138 | 精白粒 | 0 | 353 | 13.0 | 12.5 | 13.3 | — | (0) | 1.3 | — | — | — | — | — | *72.4 | 0.6 | — | 72.2 | 0.2 | 0 | 1 | 85 | 6 | 12 | 20 | 0.4 | 0.4 |
| | **ひえ** | | | | | | | | | | | | | | | | | | | | | | | | | | |
| 01139 | 精白粒 | 0 | 361 | 12.9 | 8.4 | 9.4 | 3.0 | (0) | 3.3 | 0.56 | 0.04 | 1.61 | *77.9 | 70.8 | 70.2 | 4.3 | — | 73.2 | 1.3 | 0 | 6 | 240 | 7 | 58 | 280 | 1.6 | 2.2 |
| | **もろこし** | | | | | | | | | | | | | | | | | | | | | | | | | | |
| 01140 | 玄穀 | 0 | 344 | 12.0 | (9.0) | 10.3 | (4.7) | (0) | 4.7 | (0.83) | (0.09) | (2.03) | *65.6 | 59.7 | 62.7 | 9.7 | — | 71.1 | 1.9 | 0 | 2 | 590 | 16 | 160 | 430 | 3.3 | 2.7 |
| 01141 | 精白粒 | 0 | 348 | 12.5 | (8.0) | 9.5 | (2.3) | (0) | 2.6 | (0.41) | (0.05) | (1.04) | 72.0 | 65.4 | *71.5 | 4.4 | — | 74.1 | 1.3 | 0 | 2 | 410 | 14 | 110 | 290 | 2.4 | 1.3 |
| | **ライむぎ** | | | | | | | | | | | | | | | | | | | | | | | | | | |
| 01142 | 全粒粉 | 0 | 317 | 12.5 | 10.8 | 12.7 | (2.0) | (0) | 2.7 | (0.40) | (0.15) | (1.04) | *61.2 | 55.7 | 60.0 | 13.3 | — | 70.7 | 1.4 | 0 | 1 | 400 | 31 | 100 | 290 | 3.5 | 3.5 |
| 01143 | ライ麦粉 | 0 | 324 | 13.5 | 7.8 | 8.5 | 1.2 | (0) | 1.6 | 0.24 | 0.09 | 0.62 | 64.4 | 58.6 | *64.0 | 12.9 | — | 75.8 | 0.6 | 0 | 1 | 140 | 25 | 30 | 140 | 1.5 | 0.7 |

可食部100 g当たり

| 無機質 | | | | | | ビタミン | | | | | | | | | | | | | | | | | | | | | | 備考 |
|---|---|---|---|---|---|---|---|---|---|---|---|---|---|---|---|---|---|---|---|---|---|---|---|---|---|---|---|---|
| | | | | | | ビタミンA | | | | | | | ビタミンE | | | | | | | | | | | | | | | |
| 銅 | マンガン | ヨウ素 | セレン | クロム | モリブデン | レチノール | α-カロテン | β-カロテン | β-クリプトキサンチン | β-カロテン当量 | レチノール活性当量 | ビタミンD | α-トコフェロール | β-トコフェロール | γ-トコフェロール | δ-トコフェロール | ビタミンK | ビタミン$B_1$ | ビタミン$B_2$ | ナイアシン | ナイアシン当量 | ビタミン$B_6$ | ビタミン$B_{12}$ | 葉酸 | パントテン酸 | ビオチン | ビタミンC | ♣食物繊維：AOAC 2011.25 法 |
| mg | mg | µg | µg | µg | µg | µg | µg | µg | µg | µg | µg | µg | mg | mg | mg | mg | µg | mg | mg | mg | mg | mg | µg | µg | mg | µg | mg | |
| 0.48 | 15.00 | 3 | 5 | 5 | 65 | (0) | (0) | (0) | (0) | (0) | (0) | – | 10.0 | 0.5 | 1.2 | 0.1 | (0) | 3.12 | 0.21 | 35.0 | 38.0 | 3.27 | (0) | 180 | 4.43 | 38.0 | (0) | |
| 0.54 | 1.09 | 1 | 7 | 4 | 47 | (0) | – | – | – | (0) | (0) | (0) | 0.2 | 0 | 6.8 | 0.3 | 0 | 0.46 | 0.11 | 4.5 | 7.7 | 0.30 | (0) | 51 | 1.56 | 17.0 | (0) | 別名 挽きぐるみ<br>表層粉の一部を除いたもの |
| 0.37 | 0.49 | 0 | 7 | 2 | 12 | (0) | – | – | – | (0) | (0) | (0) | 0.1 | 0 | 2.7 | 0.2 | (0) | 0.16 | 0.07 | 2.2 | (3.8) | 0.20 | (0) | 30 | 0.72 | 4.7 | (0) | 別名 さらしな粉，ごぜん粉 |
| 0.58 | 1.17 | 0 | 13 | 3 | 43 | (0) | – | – | – | (0) | (0) | (0) | 0.2 | 0 | 7.2 | 0.4 | (0) | 0.35 | 0.10 | 4.1 | (6.8) | 0.44 | (0) | 44 | 1.54 | 18.0 | (0) | |
| 0.91 | 2.42 | 2 | 16 | 6 | 77 | (0) | – | – | – | (0) | (0) | (0) | 0.4 | Tr | 11.0 | 0.7 | (0) | 0.50 | 0.14 | 7.1 | (11.0) | 0.76 | (0) | 84 | 2.60 | 38.0 | (0) | |
| 0.38 | 0.76 | – | – | – | – | (0) | – | – | – | (0) | (0) | (0) | 0.1 | 0 | 1.9 | 0.1 | (0) | 0.42 | 0.10 | 4.3 | (6.9) | 0.35 | (0) | 23 | 1.53 | – | 0 | 別名 そばごめ，むきそば |
| 0.21 | 0.86 | 4 | 24 | 3 | 25 | (0) | – | – | – | (0) | (0) | (0) | 0.2 | 0.1 | 1.9 | 0.1 | – | 0.19 | 0.09 | 3.4 | 5.4 | 0.15 | (0) | 19 | 1.09 | 5.5 | (0) | 別名 そば切り<br>小麦製品を原材料に含む<br>原材料配合割合：小麦粉 65，そば粉 35 ♣ |
| 0.10 | 0.38 | Tr | 12 | 2 | 11 | (0) | – | – | – | (0) | (0) | (0) | 0.1 | Tr | 0.8 | Tr | – | 0.05 | 0.02 | 0.5 | (1.5) | 0.04 | (0) | 8 | 0.33 | 2.7 | (0) | 別名 そば切り<br>原材料配合割合：小麦粉 65，そば粉 35 ♣ |
| (0.24) | (0.99) | (4) | (27) | (4) | (28) | 0 | 0 | 0 | 0 | 0 | 0 | (0) | (0.2) | (0.1) | (2.2) | (0.1) | – | (0.22) | (0.10) | (2.3) | (4.5) | (0.16) | (0) | (22) | (1.25) | (6.3) | (0) | ♣ |
| 0.34 | 1.11 | – | – | – | – | (0) | – | – | – | (0) | (0) | (0) | 0.3 | 0.2 | 1.3 | 0.1 | (0) | 0.37 | 0.08 | 3.2 | 6.1 | 0.24 | (0) | 25 | 1.15 | – | (0) | 原材料配合割合：小麦粉 65，そば粉 35 |
| 0.10 | 0.33 | – | – | – | – | (0) | – | – | – | (0) | (0) | (0) | 0.1 | 0.1 | 0.5 | 0 | (0) | 0.08 | 0.02 | 0.6 | (1.6) | 0.05 | (0) | 5 | 0.22 | – | (0) | |
| | | | | | | | | | | | | | | | | | | | | | | | | | | | | 別名 とうきび |
| 0.18 | – | 0 | 6 | Tr | 20 | (0) | 11 | 99 | 100 | 150 | 13 | (0) | 1.0 | 0.1 | 3.9 | 0.1 | (0) | 0.30 | 0.10 | 2.0 | (3.0) | 0.39 | (0) | 28 | 0.57 | 8.3 | (0) | |
| 0.18 | – | 0 | 6 | Tr | 20 | (0) | – | – | – | Tr | (0) | (0) | 1.0 | 0.1 | 3.9 | 0.1 | (0) | 0.30 | 0.10 | 2.0 | (3.0) | 0.39 | (0) | 28 | 0.57 | 8.3 | (0) | |
| 0.16 | 0.38 | – | – | – | – | (0) | 11 | 100 | 100 | 160 | 13 | (0) | 1.1 | 0.1 | 4.1 | 0.2 | (0) | 0.15 | 0.08 | 0.9 | (1.6) | 0.43 | (0) | 28 | 0.57 | – | (0) | 歩留り：75～80% |
| 0.16 | 0.38 | – | – | – | – | (0) | – | – | – | Tr | (0) | (0) | 1.1 | 0.1 | 4.1 | 0.2 | (0) | 0.15 | 0.08 | 0.9 | (1.6) | 0.43 | (0) | 28 | 0.57 | – | (0) | 歩留り：75～80% |
| 0.07 | – | Tr | 6 | 0 | 10 | (0) | 15 | 110 | 130 | 180 | 15 | (0) | 0.2 | Tr | 0.5 | 0 | (0) | 0.06 | 0.05 | 0.7 | 1.4 | 0.11 | (0) | 8 | 0.32 | 3.1 | (0) | 歩留り：44～55% |
| 0.07 | – | Tr | 6 | 0 | 10 | (0) | – | – | – | Tr | (0) | (0) | 0.2 | Tr | 0.5 | 0 | (0) | 0.06 | 0.05 | 0.7 | (1.4) | 0.11 | (0) | 8 | 0.32 | 3.1 | (0) | 歩留り：44～55% |
| 0.08 | 0.13 | – | – | – | – | (0) | 14 | 69 | 100 | 130 | 11 | (0) | 0.2 | Tr | 0.8 | 0 | (0) | 0.14 | 0.06 | 1.3 | (2.1) | 0.20 | (0) | 9 | 0.37 | – | (0) | 歩留り：4～12% |
| 0.08 | 0.13 | – | – | – | – | (0) | – | – | – | Tr | (0) | (0) | 0.2 | Tr | 0.8 | 0 | (0) | 0.14 | 0.06 | 1.3 | (2.1) | 0.20 | (0) | 9 | 0.37 | – | (0) | 歩留り：4～12% |
| 0.07 | 0.30 | – | – | – | – | (0) | 0 | 0 | – | 0 | (0) | (0) | 1.4 | 0.1 | 2.4 | 0.3 | 1 | 0.08 | 0.02 | 1.9 | (2.4) | 0.11 | (0) | 12 | 0.12 | – | (0) | |
| 0.20 | – | – | – | – | – | (0) | 3 | 91 | 170 | 180 | 15 | (0) | 3.0 | 0.1 | 8.3 | 0.4 | – | 0.13 | 0.08 | 2.0 | (3.2) | 0.27 | (0) | 22 | 0.46 | – | (0) | |
| 0.07 | – | Tr | 5 | 3 | 15 | (0) | 10 | 72 | 80 | 120 | 10 | (0) | 0.3 | 0.1 | 3.1 | 2.0 | (0) | 0.03 | 0.02 | 0.3 | 1.0 | 0.04 | (0) | 6 | 0.22 | 1.6 | (0) | |
| 0.11 | 0.81 | – | – | – | – | (0) | – | – | – | 0 | (0) | (0) | 0 | 0 | 0.1 | 0 | (0) | 0.02 | 0.05 | 0.5 | 1.7 | 0.07 | (0) | 16 | 0.16 | – | (0) | 歩留り：42～45% |
| 0.15 | 1.37 | 0 | 4 | 2 | 10 | (0) | (0) | (0) | (0) | (0) | (0) | (0) | 0.1 | 0 | 1.2 | 0 | (0) | 0.25 | 0.02 | 0.4 | 2.3 | 0.17 | (0) | 14 | 1.50 | 3.6 | 0 | 歩留り：55～60% |
| | | | | | | | | | | | | | | | | | | | | | | | | | | | | 別名 こうりゃん，ソルガム，たかきび，マイロ |
| 0.44 | 1.63 | 1 | 1 | 1 | 34 | (0) | – | – | – | (0) | (0) | (0) | 0.5 | 0 | 2.3 | 0 | (0) | 0.35 | 0.10 | 6.0 | (8.0) | 0.31 | (0) | 54 | 1.42 | 15.0 | (0) | |
| 0.21 | 1.12 | – | – | – | – | (0) | – | – | – | (0) | (0) | (0) | 0.2 | 0 | 1.5 | 0 | (0) | 0.10 | 0.03 | 3.0 | (5.0) | 0.24 | (0) | 29 | 0.66 | – | (0) | 歩留り：70～80% |
| | | | | | | | | | | | | | | | | | | | | | | | | | | | | 別名 黒麦（くろむぎ） |
| 0.44 | 2.15 | 0 | 2 | 1 | 65 | (0) | – | – | – | (0) | (0) | (0) | 1.0 | 0.3 | 0 | 0 | (0) | 0.47 | 0.20 | 1.7 | 4.2 | 0.22 | (0) | 65 | 0.87 | 9.5 | 0 | |
| 0.11 | – | – | – | – | – | (0) | – | – | – | (0) | (0) | (0) | 0.7 | 0.3 | 0 | 0 | (0) | 0.15 | 0.07 | 0.9 | 2.6 | 0.10 | (0) | 34 | 0.63 | – | (0) | 歩留り：65～75% |

# 2 いも及びでん粉類

可食部100 g当たり

| 食品番号 | 食品名 | 廃棄率 | エネルギー | 水分 | たんぱく質: アミノ酸組成によるたんぱく質 | たんぱく質: たんぱく質 | 脂質: トリアシルグリセロール当量 | 脂質: コレステロール | 脂質: 脂質 | 脂肪酸: 飽和脂肪酸 | 脂肪酸: n-3系多価不飽和脂肪酸 | 脂肪酸: n-6系多価不飽和脂肪酸 | 炭水化物: 利用可能炭水化物（単糖当量） | 炭水化物: 利用可能炭水化物（質量計） | 炭水化物: 差引き法による利用可能炭水化物 | 炭水化物: 食物繊維総量 | 炭水化物: 糖アルコール | 炭水化物: 炭水化物 | 灰分 | 食塩相当量 | 無機質: ナトリウム | 無機質: カリウム | 無機質: カルシウム | 無機質: マグネシウム | 無機質: リン | 無機質: 鉄 | 無機質: 亜鉛 |
|---|---|---|---|---|---|---|---|---|---|---|---|---|---|---|---|---|---|---|---|---|---|---|---|---|---|---|---|
| | | % | kcal | g | g | g | g | mg | g | g | g | g | g | g | g | g | g | g | g | g | mg | mg | mg | mg | mg | mg | mg |
| | **いも類** | | | | | | | | | | | | | | | | | | | | | | | | | | |
| | **アメリカほどいも** | | | | | | | | | | | | | | | | | | | | | | | | | | |
| 新 02068 | 塊根，生 | 20 | 146 | 56.5 | 3.5 | 5.9 | 0.2 | – | 0.6 | 0.08 | 0.01 | 0.11 | 33.3 | 30.5 | *26.8 | 11.1 | – | 35.6 | 1.5 | 0 | 5 | 650 | 73 | 39 | 120 | 1.1 | 0.6 |
| 新 02069 | 塊根，ゆで | 15 | 144 | 57.1 | 3.7 | 6.0 | 0.3 | – | 0.8 | 0.10 | 0.02 | 0.17 | *30.4 | 27.9 | 28.5 | 8.4 | – | 34.5 | 1.5 | 0 | 5 | 650 | 78 | 42 | 120 | 1.0 | 0.7 |
| | **きくいも** | | | | | | | | | | | | | | | | | | | | | | | | | | |
| 02001 | 塊茎，生 | 20 | 66 | 81.7 | – | 1.9 | – | (0) | 0.4 | – | – | – | (2.8) | (2.7) | *12.2 | 1.9 | – | 14.7 | 1.3 | 0 | 1 | 610 | 14 | 16 | 66 | 0.3 | 0.3 |
| 02041 | 塊茎，水煮 | 0 | 51 | 85.4 | – | 1.6 | – | (0) | 0.5 | – | – | – | (2.2) | (2.1) | *8.7 | 2.1 | – | 11.3 | 1.2 | 0 | 1 | 470 | 13 | 13 | 56 | 0.3 | 0.3 |
| | **こんにゃく** | | | | | | | | | | | | | | | | | | | | | | | | | | |
| 02002 | 精粉 | 0 | 194 | 6.0 | – | 3.0 | – | (0) | 0.1 | – | – | – | – | – | *5.4 | 79.9 | – | 85.3 | 5.6 | 0 | 18 | 3000 | 57 | 70 | 160 | 2.1 | 2.2 |
| 02003 | 板こんにゃく，精粉こんにゃく | 0 | 5 | 97.3 | – | 0.1 | – | (0) | Tr | – | – | – | – | – | *0.1 | 2.2 | – | 2.3 | 0.3 | 0 | 10 | 33 | 43 | 2 | 5 | 0.4 | 0.1 |
| 02004 | 板こんにゃく，生いもこんにゃく | 0 | 8 | 96.2 | – | 0.1 | – | (0) | 0.1 | – | – | – | – | – | *0.3 | 3.0 | – | 3.3 | 0.3 | 0 | 2 | 44 | 68 | 5 | 7 | 0.6 | 0.2 |
| 02042 | 赤こんにゃく | 0 | 6 | 97.1 | – | 0.1 | – | (0) | Tr | – | – | – | – | – | *0.2 | 2.3 | – | 2.5 | 0.3 | 0 | 11 | 48 | 46 | 3 | 5 | 78.0 | 0.1 |
| 02043 | 凍みこんにゃく，乾 | 0 | 192 | 12.0 | – | 3.3 | – | (0) | 1.4 | – | – | – | – | – | *5.8 | 71.3 | – | 77.1 | 6.2 | 0.1 | 52 | 950 | 1600 | 110 | 150 | 12.0 | 4.4 |
| 02044 | 凍みこんにゃく，ゆで | 0 | 42 | 80.8 | – | 0.7 | – | (0) | 0.3 | – | – | – | – | – | *1.3 | 15.5 | – | 16.8 | 1.4 | 0 | 11 | 210 | 340 | 23 | 32 | 2.7 | 1.0 |
| 02005 | しらたき | 0 | 7 | 96.5 | – | 0.2 | – | (0) | Tr | – | – | – | – | – | *0.1 | 2.9 | – | 3.0 | 0.3 | 0 | 10 | 12 | 75 | 4 | 10 | 0.5 | 0.1 |
| | **（さつまいも類）** | | | | | | | | | | | | | | | | | | | | | | | | | | |
| | **さつまいも** | | | | | | | | | | | | | | | | | | | | | | | | | | |
| 02045 | 塊根，皮つき，生 | 2 | 127 | 64.6 | 0.8 | 0.9 | 0.1 | (0) | 0.5 | 0.06 | 0.01 | 0.04 | *31.0 | 28.4 | 30.5 | 2.8 | – | 33.1 | 0.9 | 0.1 | 23 | 380 | 40 | 24 | 46 | 0.5 | 0.2 |
| 02046 | 塊根，皮つき，蒸し | 4 | 129 | 64.2 | 0.7 | 0.9 | 0.1 | (0) | 0.2 | 0.03 | 0.01 | 0.04 | *31.1 | 28.9 | 29.7 | 3.8 | – | 33.7 | 1.0 | 0.1 | 22 | 390 | 40 | 23 | 47 | 0.5 | 0.2 |
| 02047 | 塊根，皮つき，天ぷら | 0 | 205 | 52.4 | 1.2 | 1.4 | 6.3 | – | 6.8 | 0.48 | 0.49 | 1.18 | *36.3 | 33.5 | 35.6 | 3.1 | – | 38.4 | 1.0 | 0.1 | 36 | 380 | 51 | 25 | 57 | 0.5 | 0.2 |
| 02006 | 塊根，皮なし，生 | 9 | 126 | 65.6 | 1.0 | 1.2 | 0.1 | (0) | 0.2 | 0.03 | Tr | 0.02 | *30.9 | 28.3 | 29.7 | 2.2 | – | 31.9 | 1.0 | 0 | 11 | 480 | 36 | 24 | 47 | 0.6 | 0.2 |
| 02007 | 塊根，皮なし，蒸し | 5 | 131 | 65.6 | 1.0 | 1.2 | (0.1) | (0) | 0.2 | (0.03) | (Tr) | (0.02) | *32.6 | 30.3 | 30.0 | 2.3 | – | 31.9 | 1.0 | 0 | 11 | 480 | 36 | 24 | 47 | 0.6 | 0.2 |
| 変 02008 | 塊根，皮なし，焼き | 10 | 151 | 58.1 | 1.2 | 1.4 | (0.1) | (0) | 0.2 | 0.06 | 0.01 | 0.10 | *36.7 | 34.4 | (34.5) | 4.5 | – | 39.0 | 1.3 | 0 | 18 | 500 | 23 | 21 | 78 | 0.9 | 0.2 |
| 変 02009 | 蒸し切干 | 0 | 277 | 22.2 | 2.7 | 3.1 | 0.2 | (0) | 0.6 | 0.06 | 0.01 | 0.10 | *66.5 | 62.5 | 63.8 | 8.2 | – | 71.9 | 2.2 | 0 | 18 | 980 | 53 | 22 | 93 | 2.1 | 0.2 |
| | **むらさきいも** | | | | | | | | | | | | | | | | | | | | | | | | | | |
| 名 02048 | 塊根，皮なし，生 | 15 | 123 | 66.0 | 0.9 | 1.2 | 0.1 | (0) | 0.3 | 0.05 | Tr | 0.04 | *29.9 | 27.5 | 29.2 | 2.5 | – | 31.7 | 0.8 | 0.1 | 30 | 370 | 24 | 26 | 56 | 0.6 | 0.2 |
| 名 02049 | 塊根，皮なし，蒸し | 6 | 122 | 66.2 | 1.0 | 1.2 | 0.1 | (0) | 0.3 | 0.06 | 0.01 | 0.07 | *29.2 | 27.2 | 28.3 | 3.0 | – | 31.4 | 0.9 | 0.1 | 28 | 420 | 34 | 26 | 55 | 0.6 | 0.3 |
| | **（さといも類）** | | | | | | | | | | | | | | | | | | | | | | | | | | |
| | **さといも** | | | | | | | | | | | | | | | | | | | | | | | | | | |
| 02010 | 球茎，生 | 15 | 53 | 84.1 | 1.2 | 1.5 | 0.1 | (0) | 0.1 | 0.01 | Tr | 0.03 | *11.2 | 10.3 | 10.5 | 2.3 | – | 13.1 | 1.2 | 0 | Tr | 640 | 10 | 19 | 55 | 0.5 | 0.3 |
| 02011 | 球茎，水煮 | 0 | 52 | 84.0 | 1.3 | 1.5 | (0.1) | (0) | 0.1 | (0.01) | (Tr) | (0.03) | *11.1 | 10.2 | 11.3 | 2.4 | – | 13.4 | 1.0 | 0 | 1 | 560 | 14 | 17 | 47 | 0.4 | 0.3 |
| 変 02012 | 球茎，冷凍 | 0 | 56 | 80.9 | 1.8 | 2.2 | 0.1 | (0) | 0.1 | 0.02 | Tr | 0.03 | 13.7 | 12.5 | *7.4 | 8.7 | – | 16.0 | 0.7 | 0 | 3 | 340 | 20 | 20 | 53 | 0.6 | 0.4 |
| | **セレベス** | | | | | | | | | | | | | | | | | | | | | | | | | | |
| 02050 | 球茎，生 | 25 | 80 | 76.4 | 1.7 | 2.2 | 0.2 | (0) | 0.3 | 0.07 | 0.01 | 0.09 | *17.1 | 15.6 | 17.3 | 2.3 | – | 19.8 | 1.3 | 0 | 0 | 660 | 18 | 29 | 97 | 0.6 | 0.7 |
| 02051 | 球茎，水煮 | 0 | 77 | 77.5 | 1.7 | 2.1 | 0.2 | (0) | 0.3 | 0.06 | 0.01 | 0.08 | *16.6 | 15.2 | 16.8 | 2.2 | – | 19.1 | 1.0 | 0 | 0 | 510 | 17 | 24 | 82 | 0.6 | 0.8 |
| | **たけのこいも** | | | | | | | | | | | | | | | | | | | | | | | | | | |
| 02052 | 球茎，生 | 10 | 97 | 73.4 | 1.3 | 1.7 | 0.2 | (0) | 0.4 | 0.08 | 0.01 | 0.09 | 20.4 | 18.6 | *20.6 | 2.8 | – | 23.5 | 1.0 | 0 | 1 | 520 | 39 | 32 | 70 | 0.5 | 1.5 |
| 02053 | 球茎，水煮 | 0 | 86 | 75.4 | 1.3 | 1.6 | 0.2 | (0) | 0.4 | 0.08 | 0.02 | 0.10 | *19.2 | 17.6 | 19.3 | 2.4 | – | 21.8 | 0.8 | 0 | 1 | 410 | 37 | 28 | 63 | 0.5 | 1.5 |
| | **みずいも** | | | | | | | | | | | | | | | | | | | | | | | | | | |
| 02013 | 球茎，生 | 15 | 111 | 70.5 | 0.5 | 0.7 | 0.2 | (0) | 0.4 | 0.08 | 0.01 | 0.09 | 25.3 | 23.1 | *25.3 | 2.2 | – | 27.6 | 0.8 | 0 | 6 | 290 | 46 | 23 | 35 | 1.0 | 0.2 |

可食部100 g当たり

| 無機質 銅 | 無機質 マンガン | 無機質 ヨウ素 | 無機質 セレン | 無機質 クロム | 無機質 モリブデン | ビタミンA レチノール | ビタミンA α-カロテン | ビタミンA β-カロテン | ビタミンA β-クリプトキサンチン | ビタミンA β-カロテン当量 | ビタミンA レチノール活性当量 | ビタミンD | ビタミンE α-トコフェロール | ビタミンE β-トコフェロール | ビタミンE γ-トコフェロール | ビタミンE δ-トコフェロール | ビタミンK | ビタミン$B_1$ | ビタミン$B_2$ | ナイアシン | ナイアシン当量 | ビタミン$B_6$ | ビタミン$B_{12}$ | 葉酸 | パントテン酸 | ビオチン | ビタミンC | 備考<br>有 有機酸<br>調 調理による脂質の増減<br>♣食物繊維：AOAC 2011.25法 |
|---|---|---|---|---|---|---|---|---|---|---|---|---|---|---|---|---|---|---|---|---|---|---|---|---|---|---|---|---|
| mg | mg | µg | µg | µg | µg | µg | µg | µg | µg | µg | µg | µg | mg | mg | mg | mg | µg | mg | mg | mg | mg | mg | µg | µg | mg | µg | mg | |
| | | | | | | | | | | | | | | | | | | | | | | | | | | | | 別名 アピオス |
| 0.13 | 0.26 | 0 | Tr | 0 | 54 | — | 0 | 3 | Tr | 3 | 0 | — | 0.8 | 0 | Tr | 0 | 3 | 0.12 | 0.03 | 1.4 | 2.9 | 0.16 | — | 47 | 0.69 | 3.1 | 15 | 廃棄部位：表層及び両端<br>有 0.4g ♣ |
| 0.14 | 0.34 | 0 | 1 | 0 | 46 | — | 0 | 3 | Tr | 3 | 0 | — | 0.9 | 0 | 0.1 | 0 | — | 0.15 | 0.03 | 1.6 | 3.1 | 0.15 | — | 49 | 0.75 | 3.2 | 9 | 廃棄部位：表皮，剥皮の際に表皮に付着する表層及び両端．有 0.4g ♣ |
| 0.17 | 0.08 | 1 | Tr | Tr | 2 | (0) | 0 | 0 | 0 | 0 | 0 | (0) | 0.2 | Tr | 0 | 0 | (0) | 0.08 | 0.04 | 1.6 | 1.9 | 0.09 | (0) | 20 | 0.37 | 3.7 | 10 | 廃棄部位：表層<br>有 0.5g |
| 0.14 | 0.07 | — | — | — | — | (0) | 0 | 0 | 0 | 0 | 0 | (0) | 0.2 | 0 | 0 | 0 | (0) | 0.06 | 0.03 | 1.2 | 1.5 | 0.06 | (0) | 19 | 0.29 | — | 6 | 有 0.4g |
| 0.27 | 0.41 | 4 | 1 | 5 | 44 | (0) | — | — | — | (0) | (0) | (0) | 0.2 | 0 | 0 | 0 | (0) | (0) | (0) | (0) | (0.5) | 1.20 | (0) | 65 | 1.52 | 4.5 | (0) | こんにゃく製品の原料 |
| 0.02 | 0.02 | — | — | — | — | (0) | — | — | — | (0) | (0) | (0) | 0 | 0 | 0 | 0 | (0) | (0) | (0) | (0) | (Tr) | 0.02 | (0) | 1 | 0 | — | (0) | 突きこんにゃく，玉こんにゃくを含む |
| 0.04 | 0.05 | 93 | 0 | 1 | 1 | (0) | 0 | 0 | 0 | 0 | (0) | (0) | Tr | 0 | 0 | 0 | (0) | 0 | 0 | Tr | Tr | 0.02 | (0) | 2 | 0 | 0.1 | 0 | 突きこんにゃく，玉こんにゃくを含む |
| 0.03 | 0.02 | — | — | — | — | (0) | (0) | (0) | (0) | (0) | (0) | (0) | 0 | 0 | 0 | 0 | (0) | 0 | (0) | (0) | (Tr) | 0.02 | (0) | 1 | 0 | — | (0) | 三酸化二鉄を加え，赤色に着色したもの |
| 0.86 | 1.22 | — | (0) | — | — | (0) | 0 | 0 | 0 | 0 | (0) | (0) | 0.4 | 0 | 0 | 0 | (0) | 0 | 0 | 0.3 | 0.9 | 0.48 | (0) | 61 | 0 | — | 0 | |
| 0.19 | 0.27 | — | (0) | — | — | (0) | 0 | 0 | 0 | 0 | (0) | (0) | 0.1 | 0 | 0 | 0 | (0) | 0 | 0 | 0.1 | 0.2 | 0.10 | (0) | 13 | 0 | — | 0 | 水戻し後，ゆでたもの |
| 0.02 | 0.03 | — | — | — | — | (0) | — | — | — | (0) | (0) | (0) | 0 | 0 | 0 | 0 | (0) | (0) | (0) | (0) | (Tr) | 0.01 | (0) | 0 | 0 | — | (0) | 別名 糸こんにゃく |
| | | | | | | | | | | | | | | | | | | | | | | | | | | | | 別名 かんしょ（甘藷） |
| 0.13 | 0.37 | 1 | 0 | 0 | 5 | (0) | 0 | 40 | 0 | 40 | 3 | (0) | 1.0 | 0 | Tr | 0 | (0) | 0.10 | 0.02 | 0.6 | 0.8 | 0.20 | (0) | 49 | 0.48 | 4.8 | 25 | 廃棄部位：両端<br>有 0.4g |
| 0.13 | 0.39 | 1 | Tr | 0 | 4 | (0) | 0 | 45 | 0 | 45 | 4 | (0) | 1.4 | 0 | Tr | 0 | (0) | 0.10 | 0.02 | 0.7 | 0.9 | 0.20 | (0) | 54 | 0.56 | 4.9 | 20 | 廃棄部位：両端<br>有 0.5g |
| 0.14 | 0.63 | 1 | Tr | 0 | 5 | (0) | 0 | 58 | 0 | 58 | 5 | (0) | 2.6 | Tr | 2.7 | 0 | 11 | 0.11 | 0.04 | 0.7 | 1.0 | 0.20 | 0 | 57 | 0.60 | 5.3 | 21 | 調 p. 249，表 13<br>有 0.5g |
| 0.17 | 0.41 | 1 | 0 | 1 | 4 | (0) | 0 | 28 | 0 | 28 | 2 | (0) | 1.5 | Tr | Tr | 0 | (0) | 0.11 | 0.04 | 0.8 | 1.1 | 0.26 | (0) | 49 | 0.90 | 4.1 | 29 | 廃棄部位：表層及び両端（表皮の割合：2%）．有 0.4g |
| 0.17 | 0.41 | 1 | Tr | Tr | 4 | (0) | 0 | 29 | 1 | 29 | 2 | (0) | 1.5 | Tr | Tr | 0 | (0) | 0.11 | 0.04 | 0.8 | 1.1 | 0.27 | (0) | 50 | 0.90 | 5.0 | 29 | 廃棄部位：表皮及び両端 |
| 0.21 | 0.29 | 1 | 1 | Tr | 5 | (0) | Tr | 35 | — | 35 | 3 | (0) | 1.4 | Tr | 0 | 0 | (0) | 0.13 | 0.06 | 0.7 | 1.0 | 0.33 | (0) | 52 | 1.40 | 7.2 | 13 | 別名 石焼き芋<br>廃棄部位：表層．有 0.4g ♣ |
| 0.30 | 0.40 | 1 | 1 | Tr | 6 | (0) | Tr | 2 | — | 2 | Tr | (0) | 1.3 | Tr | 0 | 0 | (0) | 0.19 | 0.08 | 1.6 | 2.4 | 0.41 | (0) | 13 | 1.35 | 10.4 | 10 | 別名 乾燥いも，干しいも<br>有 0.7g ♣ |
| 0.21 | 0.50 | 1 | 0 | 0 | 2 | (0) | 0 | 4 | 0 | 4 | Tr | (0) | 1.3 | 0 | Tr | 0 | (0) | 0.12 | 0.02 | 1.3 | 1.5 | 0.18 | (0) | 22 | 0.54 | 6.1 | 29 | 廃棄部位：表層及び両端<br>有 0.4g |
| 0.22 | 0.44 | Tr | 0 | 0 | 2 | (0) | 0 | 5 | 0 | 5 | Tr | (0) | 1.9 | 0 | Tr | 0 | (0) | 0.13 | 0.03 | 1.5 | 1.8 | 0.16 | (0) | 24 | 0.61 | 6.0 | 24 | 廃棄部位：表皮及び両端<br>有 0.5g |
| 0.15 | 0.19 | Tr | 1 | 0 | 8 | (0) | 0 | 5 | 0 | 5 | Tr | (0) | 0.6 | 0 | 0 | 0 | (0) | 0.07 | 0.02 | 1.0 | 1.5 | 0.15 | (0) | 30 | 0.48 | 3.1 | 6 | 廃棄部位：表層<br>有 0.6g |
| 0.13 | 0.17 | 0 | Tr | 0 | 7 | (0) | 0 | 4 | 0 | 4 | Tr | (0) | 0.5 | 0 | 0 | 0 | (0) | 0.06 | 0.02 | 0.8 | 1.4 | 0.14 | (0) | 28 | 0.42 | 2.8 | 5 | |
| 0.13 | 0.57 | Tr | Tr | 1 | 6 | (0) | 0 | 4 | 0 | 4 | Tr | (0) | 0.7 | 0 | 0 | 0 | (0) | 0.07 | 0.01 | 0.7 | 1.5 | 0.14 | (0) | 23 | 0.32 | 4.7 | 5 | 有 0.4g ♣ |
| | | | | | | | | | | | | | | | | | | | | | | | | | | | | 別名 あかめいも |
| 0.15 | 0.32 | 1 | 0 | Tr | 24 | (0) | 0 | 14 | 2 | 15 | 1 | (0) | 0.6 | 0 | 0 | 0 | (0) | 0.10 | 0.03 | 1.7 | 2.4 | 0.21 | (0) | 28 | 0.48 | 3.0 | 6 | 廃棄部位：表層<br>有 0.8g |
| 0.12 | 0.31 | Tr | 0 | 0 | 20 | (0) | 0 | 12 | 3 | 13 | 1 | (0) | 0.6 | 0 | 0 | 0 | (0) | 0.08 | 0.02 | 1.5 | 2.1 | 0.16 | (0) | 23 | 0.38 | 2.7 | 4 | 有 0.6g |
| | | | | | | | | | | | | | | | | | | | | | | | | | | | | 別名 京いも |
| 0.11 | 0.55 | Tr | Tr | 0 | 10 | (0) | 0 | 12 | 3 | 13 | 1 | (0) | 0.8 | 0 | 0 | 0 | (0) | 0.05 | 0.03 | 0.7 | 1.2 | 0.21 | (0) | 41 | 0.31 | 3.3 | 6 | 廃棄部位：表層<br>有 0.6g |
| 0.09 | 0.53 | Tr | Tr | 0 | 10 | (0) | 0 | 11 | 3 | 12 | 1 | (0) | 0.7 | 0 | 0 | 0 | (0) | 0.05 | 0.02 | 0.6 | 1.0 | 0.14 | (0) | 39 | 0.23 | 2.8 | 4 | 有 0.5g |
| | | | | | | | | | | | | | | | | | | | | | | | | | | | | 別名 田芋 |
| 0.05 | 0.56 | 9 | 1 | 0 | 1 | (0) | — | — | — | 9 | 1 | (0) | 0.6 | 0 | 0 | 0 | (0) | 0.16 | 0.02 | 0.6 | 0.8 | 0.21 | (0) | 27 | 0.20 | 2.4 | 7 | 廃棄部位：表層及び両端<br>有 0.5g |

# 2 いも及びでん粉類

可食部100g当たり

| 食品番号 | 食品名 | 廃棄率 % | エネルギー kcal | 水分 g | たんぱく質: アミノ酸組成によるたんぱく質 g | たんぱく質: たんぱく質 g | 脂質: トリアシルグリセロール当量 g | 脂質: コレステロール mg | 脂質: 脂質 g | 脂肪酸: 飽和脂肪酸 g | 脂肪酸: n-3系多価不飽和脂肪酸 g | 脂肪酸: n-6系多価不飽和脂肪酸 g | 炭水化物: 利用可能炭水化物（単糖当量） g | 炭水化物: 利用可能炭水化物（質量計） g | 炭水化物: 差引法による利用可能炭水化物 g | 炭水化物: 食物繊維総量 g | 炭水化物: 糖アルコール g | 炭水化物: 炭水化物 g | 灰分 g | 食塩相当量 g | 無機質: ナトリウム mg | 無機質: カリウム mg | 無機質: カルシウム mg | 無機質: マグネシウム mg | 無機質: リン mg | 無機質: 鉄 mg | 無機質: 亜鉛 mg |
|---|---|---|---|---|---|---|---|---|---|---|---|---|---|---|---|---|---|---|---|---|---|---|---|---|---|---|---|
| 02014 | 球茎，水煮 | 0 | 101 | 72.0 | 0.5 | 0.7 | 0.2 | (0) | 0.4 | 0.07 | 0.01 | 0.09 | 24.1* | 22.0 | 23.5 | 2.5 | – | 26.1 | 0.8 | 0 | 5 | 270 | 79 | 23 | 35 | 1.0 | 0.2 |
| | **やつがしら** | | | | | | | | | | | | | | | | | | | | | | | | | | |
| 02015 | 球茎，生 | 20 | 94 | 74.5 | 2.5 | 3.0 | 0.3 | (0) | 0.7 | 0.11 | 0.02 | 0.13 | 20.2* | 18.4 | 18.6 | 2.8 | – | 20.5 | 1.3 | 0 | 1 | 630 | 39 | 42 | 72 | 0.7 | 1.4 |
| 02016 | 球茎，水煮 | 0 | 92 | 75.6 | 2.3 | 2.7 | 0.3 | (0) | 0.6 | 0.10 | 0.03 | 0.16 | 19.9* | 18.2 | 17.9 | 2.8 | – | 20.0 | 1.1 | 0 | 1 | 520 | 34 | 39 | 56 | 0.6 | 1.3 |
| | **じゃがいも** | | | | | | | | | | | | | | | | | | | | | | | | | | |
| 新 02063 | 塊茎，皮つき，生 | 1 | 51 | 81.1 | 1.4 | 1.8 | Tr | (0) | 0.1 | 0.02 | Tr | 0.01 | 15.5 | 14.2 | 6.2* | 9.8 | 0 | 15.9 | 1.0 | 0 | 1 | 420 | 4 | 19 | 46 | 1.0 | 0.2 |
| 新 02064 | 塊茎，皮つき，電子レンジ調理 | 0 | 78 | 77.6 | 1.6 | 2.1 | Tr | (0) | 0.2 | 0.01 | Tr | 0.01 | 17.1* | 15.6 | 15.5 | 3.9 | 0 | 19.2 | 0.9 | 0 | Tr | 430 | 4 | 23 | 58 | 0.9 | 0.3 |
| 新 02065 | 塊茎，皮つき，フライドポテト（生を揚げたもの） | 0 | 153 | 65.2 | 2.1 | 2.7 | 5.3 | 1 | 5.6 | 0.40 | 0.48 | 1.03 | 23.6* | 21.6 | 21.4 | 4.3 | 0 | 25.4 | 1.1 | 0 | 1 | 580 | 6 | 29 | 78 | 1.6 | 0.4 |
| 変 02017 | 塊茎，皮なし，生 | 10 | 59 | 79.8 | 1.3 | 1.8 | Tr | (0) | 0.1 | 0.02 | 0.01 | 0.02 | 17.0 | 15.5 | 8.5* | 8.9 | 0 | 17.3 | 1.0 | 0 | 1 | 410 | 4 | 19 | 47 | 0.4 | 0.2 |
| 変 02019 | 塊茎，皮なし，水煮 | 0 | 71 | 80.6 | 1.4 | 1.7 | (Tr) | (0) | 0.1 | (0.01) | (0.01) | (0.02) | 16.0* | 14.6 | 13.9 | 3.1 | 0 | 16.9 | 0.7 | 0 | 1 | 340 | 4 | 16 | 32 | 0.6 | 0.2 |
| 変 02018 | 塊茎，皮なし，蒸し | 5 | 76 | 78.8 | 1.5 | 1.9 | (0.1) | (0) | 0.3 | (0.04) | (0.02) | (0.04) | 16.6* | 15.1 | 14.7 | 3.5 | 0 | 18.1 | 0.9 | 0 | 1 | 420 | 5 | 24 | 38 | 0.6 | 0.3 |
| 新 02066 | 塊茎，皮なし，電子レンジ調理 | 6 | 78 | 78.0 | 1.5 | 1.9 | Tr | (0) | 0.1 | Tr | Tr | 0.01 | 17.4* | 15.9 | 15.5 | 3.5 | 0 | 19.0 | 1.0 | 0 | 1 | 430 | 4 | 20 | 47 | 0.4 | 0.3 |
| 新 02067 | 塊茎，皮なし，フライドポテト（生を揚げたもの） | 0 | 159 | 64.2 | 2.1 | 2.7 | 5.5 | 1 | 5.9 | 0.41 | 0.49 | 1.06 | 25.1* | 23.0 | 22.6 | 3.9 | 0 | 26.2 | 1.0 | 0 | 1 | 570 | 5 | 29 | 78 | 0.5 | 0.4 |
| 名 02020 | 塊茎，皮なし，フライドポテト（市販冷凍食品を揚げたもの） | 0 | 229 | 52.9 | (2.3) | 2.9 | (10.3) | Tr | 10.6 | (0.83) | (0.79) | (1.95) | (27.5) | (25.0) | 30.2* | 3.1 | – | 32.4 | 1.2 | 0 | 2 | 660 | 4 | 35 | 48 | 0.8 | 0.4 |
| 02021 | 乾燥マッシュポテト | 0 | 347 | 7.5 | 5.3 | 6.6 | 0.5 | (0) | 0.6 | 0.30 | 0.01 | 0.05 | 73.5 | 67.1 | 76.1* | 6.6 | 0 | 82.8 | 2.5 | 0.2 | 75 | 1200 | 24 | 71 | 150 | 3.1 | 0.9 |
| | **ヤーコン** | | | | | | | | | | | | | | | | | | | | | | | | | | |
| 02054 | 塊根，生 | 15 | 52 | 86.3 | – | 0.6 | – | 0 | 0.3 | – | – | – | 0.5 | 0.5 | 11.3* | 1.1 | – | 12.4 | 0.4 | 0 | 0 | 240 | 11 | 8 | 31 | 0.2 | 0.1 |
| 02055 | 塊根，水煮 | 0 | 42 | 88.8 | – | 0.6 | – | 0 | 0.3 | – | – | – | – | – | 8.7* | 1.2 | – | 9.9 | 0.4 | 0 | 0 | 190 | 11 | 7 | 26 | 0.2 | 0.1 |
| | **（やまのいも類）** | | | | | | | | | | | | | | | | | | | | | | | | | | |
| | **ながいも** | | | | | | | | | | | | | | | | | | | | | | | | | | |
| 02022 | いちょういも，塊根，生 | 15 | 108 | 71.1 | 3.1 | 4.5 | 0.3 | (0) | 0.5 | 0.11 | 0.01 | 0.12 | 23.6* | 21.5 | 22.2 | 1.4 | – | 22.6 | 1.3 | 0 | 5 | 590 | 12 | 19 | 65 | 0.6 | 0.4 |
| 02023 | ながいも，塊根，生 | 10 | 64 | 82.6 | 1.5 | 2.2 | 0.1 | (0) | 0.3 | 0.04 | 0.01 | 0.07 | 14.1 | 12.9 | 13.8* | 1.0 | – | 13.9 | 1.0 | 0 | 3 | 430 | 17 | 17 | 27 | 0.4 | 0.3 |
| 02024 | ながいも，塊根，水煮 | 0 | 58 | 84.2 | 1.4 | 2.0 | (0.1) | (0) | 0.3 | (0.04) | (0.01) | (0.07) | 12.9* | 11.8 | 11.9 | 1.4 | – | 12.6 | 0.9 | 0 | 3 | 430 | 15 | 16 | 26 | 0.4 | 0.3 |
| 02025 | やまといも，塊根，生 | 10 | 119 | 66.7 | 2.9 | 4.5 | 0.1 | (0) | 0.2 | 0.03 | 0.01 | 0.06 | 26.9* | 24.5 | 26.3 | 2.5 | – | 27.1 | 1.5 | 0 | 12 | 590 | 16 | 28 | 72 | 0.5 | 0.6 |
| | **じねんじょ** | | | | | | | | | | | | | | | | | | | | | | | | | | |
| 02026 | 塊根，生 | 20 | 118 | 68.8 | 1.8 | 2.8 | 0.3 | (0) | 0.7 | 0.11 | 0.02 | 0.10 | 25.7 | 23.4 | 25.7* | 2.0 | – | 26.7 | 1.0 | 0 | 6 | 550 | 10 | 21 | 31 | 0.8 | 0.7 |
| | **だいじょ** | | | | | | | | | | | | | | | | | | | | | | | | | | |
| 02027 | 塊根，生 | 15 | 102 | 71.2 | 1.8 | 2.6 | Tr | (0) | 0.1 | 0.02 | Tr | 0.02 | 23.7* | 21.6 | 23.1 | 2.2 | – | 25.0 | 1.1 | 0.1 | 20 | 490 | 14 | 18 | 57 | 0.7 | 0.3 |
| | **でん粉・でん粉製品** | | | | | | | | | | | | | | | | | | | | | | | | | | |
| | **（でん粉類）** | | | | | | | | | | | | | | | | | | | | | | | | | | |
| 新 02070 | **おおうばゆりでん粉** | 0 | 327 | 16.2 | – | 0.1 | – | – | 0.1 | – | – | – | 88.3* | 80.2 | 82.8 | 0.8 | – | 83.6 | Tr | 0 | 1 | 1 | 5 | 1 | 6 | 0.1 | Tr |
| 02028 | **キャッサバでん粉** | 0 | 354 | 14.2 | – | 0.1 | – | (0) | 0.2 | – | – | – | (93.8)* | (85.3) | 85.3 | (0) | – | 85.3 | 0.2 | 0 | 1 | 48 | 28 | 5 | 6 | 0.3 | Tr |
| 02029 | **くずでん粉** | 0 | 356 | 13.9 | – | 0.2 | – | (0) | 0.2 | – | – | – | (94.2)* | (85.6) | 85.6 | (0) | – | 85.6 | 0.1 | 0 | 2 | 2 | 18 | 3 | 12 | 2.0 | Tr |
| 02030 | **米でん粉** | 0 | 375 | 9.7 | – | 0.2 | – | (0) | 0.7 | – | – | – | (98.2)* | (89.3) | 89.3 | (0) | – | 89.3 | 0.1 | 0 | 11 | 2 | 29 | 8 | 20 | 1.5 | 0.1 |
| 02031 | **小麦でん粉** | 0 | 360 | 13.1 | – | 0.2 | – | (0) | 0.5 | – | – | – | (94.6)* | (86.0) | 86 | (0) | – | 86.0 | 0.2 | 0 | 3 | 8 | 14 | 5 | 33 | 0.6 | 0.1 |
| 02032 | **サゴでん粉** | 0 | 357 | 13.4 | – | 0.1 | – | (0) | 0.2 | – | – | – | (94.7)* | (86.1) | 86.1 | (0) | – | 86.1 | 0.2 | 0 | 7 | 1 | 7 | 3 | 9 | 1.8 | Tr |
| 02033 | **さつまいもでん粉** | 0 | 340 | 17.5 | – | 0.1 | – | (0) | 0.2 | – | – | – | (90.2)* | (82.0) | 82 | (0) | – | 82.0 | 0.2 | 0 | 1 | 4 | 50 | 4 | 8 | 2.8 | 0.1 |

可食部 100 g 当たり

| 無機質 銅 | 無機質 マンガン | 無機質 ヨウ素 | 無機質 セレン | 無機質 クロム | 無機質 モリブデン | ビタミンA レチノール | ビタミンA α-カロテン | ビタミンA β-カロテン | ビタミンA β-クリプトキサンチン | ビタミンA β-カロテン当量 | ビタミンA レチノール活性当量 | ビタミンD | ビタミンE α-トコフェロール | ビタミンE β-トコフェロール | ビタミンE γ-トコフェロール | ビタミンE δ-トコフェロール | ビタミンK | ビタミンB1 | ビタミンB2 | ナイアシン | ナイアシン当量 | ビタミンB6 | ビタミンB12 | 葉酸 | パントテン酸 | ビオチン | ビタミンC | 備考 有有機酸 調調理による脂質の増減 ♣食物繊維：AOAC 2011.25 法 |
|---|---|---|---|---|---|---|---|---|---|---|---|---|---|---|---|---|---|---|---|---|---|---|---|---|---|---|---|---|
| mg | mg | µg | µg | µg | µg | µg | µg | µg | µg | µg | µg | µg | mg | mg | mg | mg | µg | mg | mg | mg | mg | mg | µg | µg | mg | µg | mg | |
| 0.05 | 0.47 | 6 | 1 | 0 | 1 | (0) | – | – | – | Tr | (0) | (0) | 0.6 | 0 | 0 | 0 | (0) | 0.16 | 0.02 | 0.6 | 0.8 | 0.17 | (0) | 27 | 0.14 | 2.1 | 4 | 有0.4g |
| 0.23 | 1.30 | 1 | 0 | 1 | 1 | (0) | – | – | – | 7 | 1 | (0) | 1.0 | 0 | 0 | 0 | (0) | 0.13 | 0.06 | 0.7 | 1.6 | 0.22 | (0) | 39 | 0.50 | 3.1 | 7 | 廃棄部位：表層 |
| 0.21 | 1.25 | Tr | 0 | 0 | 1 | (0) | – | – | – | Tr | (0) | (0) | 1.1 | 0 | 0 | 0 | (0) | 0.11 | 0.04 | 0.5 | 1.3 | 0.17 | (0) | 30 | 0.49 | 2.6 | 5 | |
| | | | | | | | | | | | | | | | | | | | | | | | | | | | | 別名ばれいしょ（馬鈴薯） |
| 0.09 | 0.42 | 1 | 0 | 1 | 3 | (0) | 0 | 2 | 0 | 2 | 0 | (0) | Tr | 0 | 0 | 0 | 1 | 0.08 | 0.03 | 1.6 | 1.9 | 0.20 | (0) | 20 | 0.49 | 0.5 | 28 | 廃棄部位：損傷部及び芽 有0.5g ♣ |
| 0.12 | 0.45 | 1 | Tr | 1 | 3 | (0) | 1 | 6 | Tr | 7 | 1 | (0) | 0.1 | 0 | 0 | 0 | 1 | 0.07 | 0.02 | 1.7 | 2.1 | 0.19 | (0) | 15 | 0.33 | 0.6 | 13 | 損傷部及び芽を除いたもの 有0.5g ♣ |
| 0.14 | 0.55 | 2 | 0 | 2 | 4 | (0) | 1 | 15 | 1 | 16 | 1 | (0) | 1.1 | 0 | 2.2 | 0.1 | 11 | 0.09 | 0.03 | 2.3 | 2.7 | 0.22 | (0) | 26 | 0.45 | 0.8 | 16 | 損傷部及び芽を除いたもの 植物油（なたね油） 調p. 249，表 13．有0.7g ♣ |
| 0.09 | 0.37 | 1 | 0 | 4 | 3 | (0) | Tr | 2 | 0 | 3 | 0 | (0) | Tr | 0 | 0 | 0 | 1 | 0.09 | 0.03 | 1.5 | 1.8 | 0.20 | (0) | 20 | 0.50 | 0.4 | 28 | 廃棄部位：表層 有0.5g ♣ |
| 0.10 | 0.10 | 0 | 0 | 2 | 3 | (0) | Tr | 2 | Tr | 3 | 0 | (0) | 0.1 | Tr | Tr | Tr | (0) | 0.07 | 0.03 | 1.0 | 1.3 | 0.18 | (0) | 18 | 0.41 | 0.3 | 18 | 表層を除いたもの 有0.4g ♣ |
| 0.08 | 0.12 | Tr | Tr | 1 | 4 | (0) | 1 | 4 | 1 | 5 | Tr | (0) | 0.1 | 0 | 0 | 0 | (0) | 0.08 | 0.03 | 1.0 | 1.3 | 0.22 | (0) | 21 | 0.50 | 0.4 | 11 | 廃棄部位：表皮 有0.5g ♣ |
| 0.10 | 0.40 | 1 | 0 | Tr | 3 | (0) | 0 | 2 | 0 | 2 | 0 | (0) | Tr | 0 | 0 | 0 | 1 | 0.09 | 0.03 | 1.4 | 1.7 | 0.20 | (0) | 17 | 0.47 | 0.4 | 23 | 廃棄部位：表皮 有0.5g ♣ |
| 0.14 | 0.48 | 1 | 0 | Tr | 4 | (0) | 1 | 13 | 1 | 14 | 1 | (0) | 1.2 | 0 | 2.3 | 0.1 | 11 | 0.10 | 0.02 | 2.2 | 2.6 | 0.24 | (0) | 24 | 0.50 | 0.7 | 16 | 表層を除いたもの，植物油（なたね油） 調p. 249，表 13．有0.6g ♣ |
| 0.15 | 0.19 | – | – | – | – | (0) | – | – | – | Tr | (0) | (0) | 1.5 | 0.1 | 5.9 | 1.1 | 18 | 0.12 | 0.06 | 1.5 | (2.1) | 0.35 | (0) | 35 | 0.71 | – | 40 | |
| 0.35 | 0.51 | – | – | – | – | (0) | – | – | – | 0 | (0) | (0) | 0.2 | Tr | Tr | Tr | (0) | 0.25 | 0.05 | 2.0 | 3.4 | 1.01 | (0) | 100 | 0.47 | – | 5 | 酸化防止用としてビタミンＣ添加品あり．有1.5g |
| 0.07 | 0.07 | – | – | – | – | (0) | 0 | 22 | 0 | 22 | 2 | (0) | 0.2 | 0 | 0 | 0 | (0) | 0.04 | 0.01 | 1.0 | 1.1 | 0.08 | (0) | 25 | 0.02 | – | 3 | 廃棄部位：表層及び両端 |
| 0.06 | 0.07 | – | – | – | – | (0) | Tr | 27 | 1 | 27 | 2 | (0) | 0.2 | 0 | 0 | 0 | (0) | 0.03 | 0.01 | 0.7 | 0.8 | 0.06 | (0) | 28 | 0.01 | – | 2 | |
| | | | | | | | | | | | | | | | | | | | | | | | | | | | | 別名やまいも |
| 0.20 | 0.05 | 1 | 1 | 0 | 3 | (0) | – | – | – | 5 | Tr | (0) | 0.3 | 0 | 0 | 0 | (0) | 0.15 | 0.05 | 0.4 | 1.5 | 0.11 | (0) | 13 | 0.85 | 2.6 | 7 | 別名手いも 廃棄部位：表層．有0.7g |
| 0.10 | 0.03 | 1 | 1 | Tr | 2 | (0) | – | – | – | Tr | (0) | (0) | 0.2 | 0 | 0 | 0 | (0) | 0.10 | 0.02 | 0.4 | 0.9 | 0.09 | (0) | 8 | 0.61 | 2.2 | 6 | 廃棄部位：表層，ひげ根及び切り口 |
| 0.09 | 0.03 | 1 | 0 | 0 | 1 | (0) | – | – | – | (0) | (0) | (0) | 0.2 | Tr | 0 | 0 | (0) | 0.08 | 0.02 | 0.3 | 0.8 | 0.08 | (0) | 6 | 0.50 | 1.6 | 4 | |
| 0.16 | 0.27 | 1 | 1 | 0 | 4 | (0) | Tr | 6 | – | 6 | 1 | (0) | 0.2 | 0.1 | Tr | Tr | (0) | 0.13 | 0.02 | 0.5 | 1.5 | 0.14 | (0) | 6 | 0.54 | 4.0 | 5 | 伊勢いも，丹波いもを含む 廃棄部位：表層及びひげ根 |
| 0.21 | 0.12 | Tr | Tr | 0 | 1 | (0) | – | – | – | 5 | Tr | (0) | 4.1 | 0 | 0 | 0 | (0) | 0.11 | 0.04 | 0.6 | 1.3 | 0.18 | (0) | 29 | 0.67 | 2.4 | 15 | 廃棄部位：表層及びひげ根 有0.4g |
| | | | | | | | | | | | | | | | | | | | | | | | | | | | | 別名だいじょ |
| 0.24 | 0.03 | Tr | 1 | Tr | 4 | (0) | 0 | 3 | 0 | 3 | Tr | (0) | 0.4 | 0 | 0 | 0 | (0) | 0.10 | 0.02 | 0.4 | 1.0 | 0.28 | (0) | 24 | 0.45 | 3.0 | 17 | 廃棄部位：表層．有0.5g |
| 0.01 | 0.02 | 0 | 0 | 0 | 0 | – | 0 | 0 | 0 | 0 | 0 | – | 0 | 0 | 0 | 0 | 0 | 0 | 0 | 0 | Tr | 0 | – | Tr | 0.01 | 0 | 0 | 試料：１番粉 食物繊維：分析時に加熱処理有り 有0g ♣ |
| 0.03 | 0.09 | – | – | – | – | 0 | – | – | – | 0 | 0 | (0) | – | – | – | – | (0) | 0 | 0 | 0 | Tr | (0) | (0) | (0) | (0) | – | 0 | 別名タピオカ |
| 0.02 | 0.02 | – | – | – | – | (0) | – | – | – | (0) | (0) | (0) | – | – | – | – | (0) | (0) | (0) | (0) | (Tr) | (0) | (0) | (0) | (0) | – | (0) | 別名くず粉 |
| 0.06 | – | – | – | – | – | 0 | – | – | – | 0 | 0 | (0) | – | – | – | – | (0) | 0 | 0 | 0 | Tr | (0) | (0) | (0) | (0) | – | 0 | |
| 0.02 | 0.06 | – | – | – | – | 0 | – | – | – | 0 | 0 | (0) | – | – | – | – | (0) | 0 | 0 | 0 | Tr | (0) | (0) | (0) | (0) | – | 0 | |
| Tr | 0.37 | – | – | – | – | (0) | – | – | – | (0) | (0) | (0) | – | – | – | – | (0) | (0) | (0) | (0) | (Tr) | (0) | (0) | (0) | (0) | – | (0) | |
| 0.02 | – | – | – | – | – | 0 | – | – | – | 0 | 0 | (0) | – | – | – | – | (0) | 0 | 0 | 0 | Tr | (0) | (0) | (0) | (0) | – | 0 | 別名かんしょ（甘藷）でん粉 |

# 2 いも及びでん粉類

可食部100g当たり

| 食品番号 | 食品名 | 廃棄率 | エネルギー | 水分 | たんぱく質: アミノ酸組成によるたんぱく質 | たんぱく質: たんぱく質 | 脂質: トリアシルグリセロール当量 | 脂質: コレステロール | 脂質: 脂質 | 脂質: 脂肪酸: 飽和脂肪酸 | 脂質: 脂肪酸: $n$-3系多価不飽和脂肪酸 | 脂質: 脂肪酸: $n$-6系多価不飽和脂肪酸 | 炭水化物: 利用可能炭水化物(単糖当量) | 炭水化物: 利用可能炭水化物(質量計) | 炭水化物: 差引法による利用可能炭水化物 | 炭水化物: 食物繊維総量 | 炭水化物: 糖アルコール | 炭水化物: 炭水化物 | 灰分 | 食塩相当量 | 無機質: ナトリウム | 無機質: カリウム | 無機質: カルシウム | 無機質: マグネシウム | 無機質: リン | 無機質: 鉄 | 無機質: 亜鉛 |
|---|---|---|---|---|---|---|---|---|---|---|---|---|---|---|---|---|---|---|---|---|---|---|---|---|---|---|---|
| | | % | kcal | g | g | g | g | mg | g | g | g | g | g | g | g | g | g | g | g | g | mg | mg | mg | mg | mg | mg | mg |
| 02034 | じゃがいもでん粉 | 0 | 338 | 18.0 | — | 0.1 | — | (0) | 0.1 | — | — | — | *(89.8) | (81.6) | 81.6 | (0) | — | 81.6 | 0.2 | 0 | 2 | 34 | 10 | 6 | 40 | 0.6 | Tr |
| 02035 | とうもろこしでん粉 | 0 | 363 | 12.8 | — | 0.1 | (0.7) | (0) | 0.7 | (0.13) | (0) | (0.35) | *(94.9) | (86.3) | 86.3 | (0) | — | 86.3 | 0.1 | 0 | 1 | 5 | 3 | 4 | 13 | 0.3 | 0.1 |
| | (でん粉製品) | | | | | | | | | | | | | | | | | | | | | | | | | | |
| | くずきり | | | | | | | | | | | | | | | | | | | | | | | | | | |
| 02036 | 乾 | 0 | 341 | 11.8 | — | 0.2 | — | (0) | 0.2 | — | — | — | *89.6 | 81.5 | 86.8 | 0.9 | — | 87.7 | 0.1 | 0 | 4 | 3 | 19 | 4 | 18 | 1.4 | 0.1 |
| 02037 | ゆで | 0 | 133 | 66.5 | — | 0.1 | — | (0) | 0.1 | — | — | — | 32.4 | 29.4 | *32.5 | 0.8 | — | 33.3 | Tr | 0 | 2 | Tr | 5 | 1 | 5 | 0.4 | Tr |
| 02056 | ごま豆腐 | 0 | 75 | 84.8 | (1.5) | 1.5 | (3.5) | 0 | 4.3 | (0.50) | (0.01) | (1.56) | (7.8) | (7.2) | *8.9 | 1.0 | — | 9.1 | 0.2 | 0 | Tr | 32 | 6 | 27 | 69 | 0.6 | 0.4 |
| | タピオカパール | | | | | | | | | | | | | | | | | | | | | | | | | | |
| 02038 | 乾 | 0 | 352 | 11.9 | — | 0 | — | (0) | 0.2 | — | — | — | — | — | *87.4 | 0.5 | — | 87.8 | 0.1 | 0 | 5 | 12 | 24 | 3 | 8 | 0.5 | 0.1 |
| 02057 | ゆで | 0 | 61 | 84.6 | — | 0 | — | (0) | Tr | — | — | — | — | — | *15.1 | 0.2 | — | 15.4 | Tr | 0 | Tr | 1 | 4 | 0 | 1 | 0.1 | 0 |
| | でん粉めん | | | | | | | | | | | | | | | | | | | | | | | | | | |
| 02058 | 生 | 0 | 129 | 67.4 | — | 0.1 | — | (0) | 0.2 | — | — | — | — | — | *31.4 | 0.8 | — | 32.2 | 0.2 | 0 | 8 | 3 | 1 | 0 | 31 | 0.1 | 0 |
| 02059 | 乾 | 0 | 347 | 12.6 | — | 0.2 | — | (0) | 0.3 | — | — | — | — | — | *84.9 | 1.8 | — | 86.7 | 0.2 | 0.1 | 32 | 38 | 6 | 5 | 48 | 0.2 | Tr |
| 02060 | 乾，ゆで | 0 | 83 | 79.2 | — | 0 | — | (0) | 0.2 | — | — | — | — | — | *20.0 | 0.6 | — | 20.6 | Tr | 0 | 5 | 7 | 1 | 1 | 11 | 0.1 | 0 |
| | はるさめ | | | | | | | | | | | | | | | | | | | | | | | | | | |
| 02039 | 緑豆はるさめ，乾 | 0 | 344 | 11.8 | — | 0.2 | — | (0) | 0.4 | — | — | — | *88.5 | 80.4 | 83.4 | 4.1 | — | 87.5 | 0.1 | 0 | 14 | 13 | 20 | 3 | 10 | 0.5 | 0.1 |
| 02061 | 緑豆はるさめ，ゆで | 0 | 78 | 79.3 | — | Tr | — | (0) | 0.1 | — | — | — | *19.8 | 18.0 | 19.1 | 1.5 | — | 20.6 | Tr | 0 | 0 | 0 | 3 | Tr | 3 | 0.1 | Tr |
| 02040 | 普通はるさめ，乾 | 0 | 346 | 12.9 | — | 0 | — | (0) | 0.2 | — | — | — | 86.1 | 78.2 | *85.4 | 1.2 | — | 86.6 | 0.3 | 0 | 7 | 14 | 41 | 5 | 46 | 0.4 | Tr |
| 02062 | 普通はるさめ，ゆで | 0 | 76 | 80.0 | — | 0 | — | (0) | Tr | — | — | — | *19.7 | 17.9 | 19.1 | 0.8 | — | 19.9 | 0.1 | 0 | 1 | 2 | 10 | 1 | 10 | 0.1 | 0 |

| 可食部100g当たり | | | | | | | | | | | | | | | | | | | | | | | | | | | | |
|---|---|---|---|---|---|---|---|---|---|---|---|---|---|---|---|---|---|---|---|---|---|---|---|---|---|---|---|---|
| 無機質 | | | | | | ビタミン | | | | | | | | | | | | | | | | | | | | | | 備考 |
| | | | | | | ビタミンA | | | | | | ビタミンD | ビタミンE | | | | ビタミンK | ビタミンB1 | ビタミンB2 | ナイアシン | ナイアシン当量 | ビタミンB6 | ビタミンB12 | 葉酸 | パントテン酸 | ビオチン | ビタミンC | |
| 銅 | マンガン | ヨウ素 | セレン | クロム | モリブデン | レチノール | α-カロテン | β-カロテン | β-クリプトキサンチン | β-カロテン当量 | レチノール活性当量 | | α-トコフェロール | β-トコフェロール | γ-トコフェロール | δ-トコフェロール | | | | | | | | | | | | |
| mg | mg | µg | µg | µg | µg | µg | µg | µg | µg | µg | µg | µg | mg | mg | mg | mg | µg | mg | mg | mg | mg | mg | µg | µg | mg | µg | mg | |
| 0.03 | – | 0 | 0 | 6 | 0 | 0 | (0) | (0) | (0) | 0 | 0 | (0) | – | – | – | – | (0) | 0 | 0 | 0 | Tr | (0) | (0) | (0) | (0) | 0 | 0 | 別名 ばれいしょ（馬鈴薯）でん粉，かたくり粉 (100g：154mL，100mL：65g) |
| 0.04 | – | 1 | Tr | 1 | 2 | 0 | – | – | – | 0 | 0 | (0) | – | – | – | – | (0) | 0 | 0 | 0 | Tr | (0) | (0) | (0) | (0) | 0.1 | 0 | 別名 コーンスターチ (100g：200mL，100mL：50g) |
| 0.03 | 0.05 | – | – | – | – | (0) | – | – | – | (0) | (0) | (0) | – | – | – | – | (0) | (0) | (0) | (0) | (Tr) | (0) | (0) | (0) | (0) | – | (0) | |
| 0.01 | 0.01 | – | – | – | – | (0) | – | – | – | (0) | (0) | (0) | – | – | – | – | (0) | (0) | (0) | (0) | (Tr) | (0) | (0) | (0) | (0) | – | (0) | |
| 0.12 | 0.10 | – | – | – | – | 0 | 0 | 0 | 0 | 0 | 0 | 0 | 0 | 0 | 2.5 | Tr | 0 | 0.10 | 0.01 | 0.4 | (0.9) | 0.03 | 0 | 6 | 0.03 | – | 0 | |
| 0.01 | 0.13 | – | – | – | – | (0) | (0) | (0) | (0) | (0) | (0) | (0) | (0) | (0) | (0) | (0) | (0) | (0) | (0) | (0) | 0 | (0) | (0) | (0) | (0) | – | (0) | |
| 0 | 0.01 | – | – | – | – | (0) | (0) | (0) | (0) | (0) | (0) | (0) | (0) | (0) | (0) | (0) | (0) | (0) | (0) | (0) | 0 | (0) | (0) | (0) | (0) | – | (0) | |
| 0 | 0 | – | – | – | – | (0) | (0) | (0) | (0) | (0) | (0) | (0) | (0) | (0) | (0) | (0) | (0) | (0) | (0) | (0) | (Tr) | (0) | (0) | (0) | (0) | – | (0) | |
| 0 | 0.02 | – | – | – | – | (0) | (0) | (0) | (0) | (0) | (0) | (0) | (0) | (0) | (0) | (0) | (0) | (0) | (0) | (0) | (Tr) | (0) | (0) | (0) | (0) | – | (0) | |
| 0 | 0 | – | – | – | – | (0) | (0) | (0) | (0) | (0) | (0) | (0) | (0) | (0) | (0) | (0) | (0) | (0) | (0) | (0) | 0 | (0) | (0) | (0) | (0) | – | (0) | |
| 0.01 | 0.02 | 2 | 1 | 5 | 1 | (0) | (0) | (0) | (0) | (0) | (0) | (0) | (0) | (0) | (0) | (0) | (0) | (0) | (0) | (0) | (Tr) | (0) | (0) | (0) | (0) | – | (0) | 主原料：緑豆でん粉 |
| 0 | 0 | 0 | 0 | 1 | 0 | (0) | (0) | (0) | (0) | (0) | (0) | (0) | (0) | (0) | (0) | (0) | (0) | (0) | (0) | (0) | 0 | (0) | (0) | (0) | (0) | – | (0) | |
| 0.01 | 0.05 | 0 | 0 | 4 | 0 | (0) | (0) | (0) | (0) | (0) | (0) | (0) | (0) | (0) | (0) | (0) | (0) | (0) | (0) | (0) | 0 | (0) | (0) | (0) | (0) | – | (0) | 主原料：じゃがいもでん粉，さつまいもでん粉 |
| 0 | 0.01 | 0 | 0 | 1 | 0 | (0) | (0) | (0) | (0) | (0) | (0) | (0) | (0) | (0) | (0) | (0) | (0) | (0) | (0) | (0) | 0 | (0) | (0) | (0) | (0) | – | (0) | |

# 3 砂糖及び甘味類

可食部100g当たり

| | 食品番号 | 食品名 | 廃棄率 | エネルギー | 水分 | たんぱく質: アミノ酸組成によるたんぱく質 | たんぱく質: たんぱく質 | 脂質: トリアシルグリセロール当量 | 脂質: コレステロール | 脂質: 脂質 | 脂肪酸: 飽和脂肪酸 | 脂肪酸: n-3系多価不飽和脂肪酸 | 脂肪酸: n-6系多価不飽和脂肪酸 | 炭水化物: 利用可能炭水化物（単糖当量） | 炭水化物: 利用可能炭水化物（質量計） | 炭水化物: 差引法による利用可能炭水化物 | 炭水化物: 食物繊維総量 | 炭水化物: 糖アルコール | 炭水化物: 炭水化物 | 灰分 | 食塩相当量 | 無機質: ナトリウム | 無機質: カリウム | 無機質: カルシウム | 無機質: マグネシウム | 無機質: リン | 無機質: 鉄 | 無機質: 亜鉛 |
|---|---|---|---|---|---|---|---|---|---|---|---|---|---|---|---|---|---|---|---|---|---|---|---|---|---|---|---|---|
| | | | % | kcal | g | g | g | g | mg | g | g | g | g | g | g | g | g | g | g | g | g | mg | mg | mg | mg | mg | mg | mg |
| | | （砂糖類） | | | | | | | | | | | | | | | | | | | | | | | | | | |
| 変 | 03001 | **黒砂糖** | 0 | 352 | 4.4 | 0.7 | 1.7 | – | (0) | Tr | – | – | – | 93.2* | 88.9 | 91.3 | (0) | – | 90.3 | 3.6 | 0.1 | 27 | 1100 | 240 | 31 | 31 | 4.7 | 0.5 |
| 新 | 03030 | **てんさい含蜜糖** | 0 | 357 | 2.0 | – | 0.9 | – | – | Tr | – | – | – | 89.7* | 85.4 | 88.7 | 8.3 | 0 | 96.9 | 0.1 | 0.1 | 48 | 27 | Tr | 0 | 1 | 0.1 | Tr |
| 変 | 03002 | **和三盆糖** | 0 | 393 | 0.3 | – | 0.2 | – | (0) | Tr | – | – | – | (104.5)* | (99.6) | 99.0 | (0) | – | 99.0 | 0.5 | 0 | 1 | 140 | 27 | 17 | 13 | 0.7 | 0.2 |
| | | **車糖** | | | | | | | | | | | | | | | | | | | | | | | | | | |
| 変 | 03003 | 上白糖 | 0 | 391 | 0.7 | – | (0) | – | (0) | (0) | – | – | – | 104.2* | 99.3 | 99.3 | (0) | – | 99.3 | 0 | 0 | 1 | 2 | 1 | Tr | Tr | Tr | 0 |
| 変 | 03004 | 三温糖 | 0 | 390 | 0.9 | – | Tr | – | (0) | (0) | – | – | – | 103.9* | 99.0 | 99.0 | (0) | – | 99.0 | 0.1 | 0 | 7 | 13 | 6 | 2 | Tr | 0.1 | Tr |
| | | **ざらめ糖** | | | | | | | | | | | | | | | | | | | | | | | | | | |
| 変 | 03005 | グラニュー糖 | 0 | 394 | Tr | – | (0) | – | (0) | (0) | – | – | – | (104.9)* | (99.9) | 100.0 | (0) | 0 | 100.0 | 0 | 0 | Tr | Tr | Tr | 0 | (0) | Tr | Tr |
| | 03006 | 白ざら糖 | 0 | 393 | Tr | – | (0) | – | (0) | (0) | – | – | – | (104.9)* | (99.9) | 100.0 | (0) | – | 100.0 | 0 | 0 | Tr | Tr | 0 | 0 | (0) | Tr | 0 |
| | 03007 | 中ざら糖 | 0 | 393 | Tr | – | (0) | – | (0) | (0) | – | – | – | (104.8)* | (99.9) | 100.0 | (0) | – | 100.0 | Tr | 0 | 2 | 1 | Tr | Tr | Tr | 0.1 | Tr |
| | | **加工糖** | | | | | | | | | | | | | | | | | | | | | | | | | | |
| | 03008 | 角砂糖 | 0 | 394 | Tr | – | (0) | – | (0) | (0) | – | – | – | (104.9)* | (99.9) | 100.0 | (0) | – | 100.0 | 0 | 0 | Tr | Tr | Tr | 0 | (0) | 0.1 | 0 |
| | 03009 | 氷砂糖 | 0 | 394 | Tr | – | (0) | – | (0) | (0) | – | – | – | (104.9)* | (99.9) | 100.0 | (0) | – | 100.0 | 0 | 0 | Tr | Tr | Tr | Tr | (0) | 0.1 | Tr |
| | 03010 | コーヒーシュガー | 0 | 394 | 0.1 | – | 0.1 | – | (0) | (0) | – | – | – | 104.9* | 99.9 | 99.8 | (0) | – | 99.8 | Tr | 0 | 2 | Tr | 1 | Tr | Tr | 0.2 | 1.2 |
| | 03011 | 粉糖 | 0 | 393 | 0.3 | – | (0) | – | (0) | (0) | – | – | – | (104.7)* | (99.7) | 99.7 | (0) | – | 99.7 | 0 | 0 | 1 | 1 | Tr | Tr | 0 | 0.2 | 0 |
| | | **液糖** | | | | | | | | | | | | | | | | | | | | | | | | | | |
| 変 | 03012 | しょ糖型液糖 | 0 | 267 | 32.1 | – | (0) | – | (0) | (0) | – | – | – | (71.3)* | (67.9) | 67.9 | (0) | – | 67.9 | Tr | 0 | Tr | Tr | Tr | Tr | 0 | Tr | 0 |
| 変 | 03013 | 転化型液糖 | 0 | 294 | 23.4 | – | (0) | – | (0) | (0) | – | – | – | (78.5)* | (76.6) | 76.6 | (0) | – | 76.6 | Tr | 0 | 4 | Tr | Tr | Tr | Tr | Tr | 0 |
| | 03014 | **氷糖みつ** | 0 | 274 | 31.5 | – | 0.2 | – | (0) | (0) | – | – | – | – | – | 68.2* | (0) | – | 68.2 | 0.1 | 0 | 10 | Tr | Tr | Tr | Tr | 0.7 | 0.1 |
| | | （でん粉糖類） | | | | | | | | | | | | | | | | | | | | | | | | | | |
| 新 | 03031 | **還元麦芽糖** | 0 | 208 | 0 | – | 0 | – | – | Tr | – | – | – | (0)* | (0) | 0.7 | 0.3 | 98.9 | 100.0 | 0 | 0 | 0 | Tr | Tr | 0 | 0 | Tr | 0 |
| 新 | 03032 | **還元水あめ** | 0 | 210 | 30.1 | – | 0 | – | – | Tr | – | – | – | 20.3† | 18.5† | – | 14.0† | (69.9) | 69.9 | 0 | 0 | 0 | Tr | Tr | 0 | 1 | 0 | 0 |
| 変 | 03015 | **粉あめ** | 0 | 397 | 3.0 | – | (0) | – | (0) | (0) | – | – | – | 105.9* | 97.0 | 97.0 | (0) | – | 97.0 | 0 | 0 | Tr | Tr | Tr | 0 | 1 | 0.1 | 0 |
| | | **水あめ** | | | | | | | | | | | | | | | | | | | | | | | | | | |
| | 03024 | 酵素糖化 | 0 | 342 | 15.0 | – | (0) | – | (0) | (0) | – | – | – | 91.3* | 85.0 | 85.0 | (0) | – | 85.0 | Tr | 0 | Tr | 0 | Tr | 0 | 1 | 0.1 | 0 |
| | 03025 | 酸糖化 | 0 | 341 | 15.0 | – | (0) | – | (0) | (0) | – | – | – | 91.0* | 85.0 | 85.0 | (0) | – | 85.0 | Tr | 0 | Tr | 0 | Tr | 0 | 1 | 0.1 | 0 |
| | | **ぶどう糖** | | | | | | | | | | | | | | | | | | | | | | | | | | |
| | 03017 | 全糖 | 0 | 342 | 9.0 | – | (0) | – | (0) | (0) | – | – | – | (91.3)* | (91.0) | 91.0 | (0) | – | 91.0 | 0 | 0 | Tr | Tr | Tr | 0 | 1 | 0.1 | 0 |
| | 03018 | 含水結晶 | 0 | 342 | 8.7 | – | (0) | – | (0) | (0) | – | – | – | (91.3)* | (91.3) | 91.3 | (0) | – | 91.3 | 0 | 0 | Tr | Tr | Tr | 0 | Tr | 0.1 | Tr |
| | 03019 | 無水結晶 | 0 | 374 | 0.3 | – | (0) | – | (0) | (0) | – | – | – | (99.7)* | (99.7) | 99.7 | (0) | – | 99.7 | 0 | 0 | Tr | Tr | Tr | 0 | Tr | 0.1 | 0 |
| | 03020 | **果糖** | 0 | 375 | 0.1 | – | (0) | – | (0) | (0) | – | – | – | (99.9)* | (99.9) | 99.9 | (0) | – | 99.9 | 0 | 0 | Tr | Tr | Tr | Tr | 0 | Tr | 0 |
| | | **異性化液糖** | | | | | | | | | | | | | | | | | | | | | | | | | | |
| | 03026 | ぶどう糖果糖液糖 | 0 | 283 | 25.0 | – | 0 | – | (0) | 0 | – | – | – | 75.5* | 75.0 | 75.0 | (0) | – | 75.0 | Tr | 0 | Tr | Tr | Tr | 0 | 1 | 0.1 | 0 |
| | 03027 | 果糖ぶどう糖液糖 | 0 | 283 | 25.0 | – | 0 | – | (0) | 0 | – | – | – | 75.5* | 75.0 | 75.0 | (0) | – | 75.0 | Tr | 0 | Tr | Tr | Tr | 0 | 1 | 0.1 | 0 |
| | 03028 | 高果糖液糖 | 0 | 282 | 25.0 | – | 0 | – | (0) | 0 | – | – | – | 75.3* | 75.0 | 75.0 | (0) | – | 75.0 | Tr | 0 | Tr | Tr | Tr | 0 | 1 | 0.1 | 0 |
| | | （その他） | | | | | | | | | | | | | | | | | | | | | | | | | | |
| | 03029 | **黒蜜** | 0 | 199 | 46.5 | – | 1.0 | – | 0 | 0 | – | – | – | (52.2)* | (49.7) | 50.5 | 0 | – | 50.5 | 2.0 | 0 | 15 | 620 | 140 | 17 | 17 | 2.6 | 0.3 |
| 変 | 03022 | **はちみつ** | 0 | 329 | 17.6 | (0.2) | 0.3 | – | (0) | Tr | – | – | – | 75.3 | 75.2 | 81.7* | (0) | – | 81.9 | 0.1 | 0 | 2 | 65 | 4 | 2 | 5 | 0.2 | 0.1 |
| 新 | 03033 | **はちみつ，国産品** | 0 | 328 | 18.1 | 0 | 0.1 | – | – | Tr | – | – | – | 69.3 | 69.2 | 81.4* | – | – | 81.7 | Tr | 0 | 1 | 23 | 2 | 1 | 3 | 0.1 | Tr |

| 可食部100g当たり | | | | | | | | | | | | | | | | | | | | | | | | | | | | |
|---|---|---|---|---|---|---|---|---|---|---|---|---|---|---|---|---|---|---|---|---|---|---|---|---|---|---|---|---|
| 無機質 | | | | | | ビタミン | | | | | | | | | | | | | | | | | | | | | | 備考 |
| | | | | | | ビタミンA | | | | | | | ビタミンE | | | | | | | | | | | | | | | |
| 銅 | マンガン | ヨウ素 | セレン | クロム | モリブデン | レチノール | α-カロテン | β-カロテン | β-クリプトキサンチン | β-カロテン当量 | レチノール活性当量 | ビタミンD | α-トコフェロール | β-トコフェロール | γ-トコフェロール | δ-トコフェロール | ビタミンK | ビタミン$B_1$ | ビタミン$B_2$ | ナイアシン | ナイアシン当量 | ビタミン$B_6$ | ビタミン$B_{12}$ | 葉酸 | パントテン酸 | ビオチン | ビタミンC | 有 有機酸<br>♣食物繊維：AOAC 2011.25法 |
| mg | mg | μg | μg | μg | μg | μg | μg | μg | μg | μg | μg | μg | mg | mg | mg | mg | μg | mg | mg | mg | mg | mg | μg | μg | mg | μg | mg | |
| 0.24 | 0.93 | 15 | 4 | 13 | 9 | (0) | 0 | 13 | 0 | 13 | 1 | (0) | (0) | (0) | (0) | (0) | (0) | 0.05 | 0.07 | 0.8 | 0.9 | 0.72 | (0) | 10 | 1.39 | 34.0 | (0) | 別名 黒糖 |
| Tr | Tr | 0 | 0 | 0 | 0 | – | – | – | – | – | – | – | – | – | – | – | – | 0 | 0 | 0.2 | 0.3 | 0.01 | – | 1 | 0 | Tr | – | ♣ |
| 0.07 | 0.30 | 0 | 0 | 2 | Tr | (0) | 0 | Tr | 0 | Tr | 0 | (0) | (0) | (0) | (0) | (0) | (0) | 0.01 | 0.03 | Tr | Tr | 0.08 | (0) | 2 | 0.37 | 0.9 | (0) | |
| | | | | | | | | | | | | | | | | | | | | | | | | | | | | 別名 ソフトシュガー |
| 0.01 | 0 | 0 | 0 | 0 | 0 | (0) | – | – | – | (0) | (0) | (0) | (0) | (0) | (0) | (0) | (0) | (0) | (0) | (0) | 0 | (0) | (0) | (0) | (0) | 0.1 | (0) | (100g：154mL，100mL：65g) |
| 0.07 | 0.01 | 0 | 0 | Tr | 0 | (0) | – | – | – | (0) | (0) | (0) | (0) | (0) | (0) | (0) | (0) | Tr | 0.01 | Tr | 0 | (0) | (0) | (0) | (0) | 0.3 | (0) | (100g：159mL，100mL：63g) |
| 0 | 0 | 0 | 0 | 0 | 0 | (0) | – | – | – | (0) | (0) | (0) | (0) | (0) | (0) | (0) | (0) | (0) | (0) | (0) | 0 | (0) | (0) | (0) | (0) | 0.1 | (0) | 別名 ハードシュガー<br>(100g：111mL，100mL：90g) |
| 0 | – | – | – | – | – | (0) | – | – | – | (0) | (0) | (0) | (0) | (0) | (0) | (0) | (0) | (0) | (0) | (0) | 0 | (0) | (0) | (0) | (0) | – | (0) | 別名 上ざら糖<br>(100g：100mL，100mL：100g) |
| 0.02 | – | – | – | – | – | (0) | – | – | – | (0) | (0) | (0) | (0) | (0) | (0) | (0) | (0) | (0) | (0) | (0) | 0 | (0) | (0) | (0) | (0) | – | (0) | 別名 黄ざら糖 |
| 0.01 | – | – | – | – | – | (0) | – | – | – | (0) | (0) | (0) | (0) | (0) | (0) | (0) | (0) | (0) | (0) | (0) | 0 | (0) | (0) | (0) | (0) | – | (0) | |
| 0 | – | – | – | – | – | (0) | – | – | – | (0) | (0) | (0) | (0) | (0) | (0) | (0) | (0) | (0) | (0) | (0) | 0 | (0) | (0) | (0) | (0) | – | (0) | 別名 氷糖 |
| 0.01 | – | – | – | – | – | (0) | – | – | – | (0) | (0) | (0) | (0) | (0) | (0) | (0) | (0) | (0) | (0) | (0) | (Tr) | (0) | (0) | (0) | (0) | – | (0) | |
| 0 | – | – | – | – | – | (0) | – | – | – | (0) | (0) | (0) | (0) | (0) | (0) | (0) | (0) | (0) | (0) | (0) | 0 | (0) | (0) | (0) | (0) | – | (0) | 別名 粉砂糖．か（顆）粒糖を含む<br>(100g：257mL，100mL：39g) |
| 0.01 | – | – | – | – | – | (0) | – | – | – | (0) | (0) | (0) | (0) | (0) | (0) | (0) | (0) | (0) | (0) | (0) | 0 | (0) | (0) | (0) | (0) | – | (0) | しょ糖：67.8g |
| Tr | – | – | – | – | – | (0) | – | – | – | (0) | (0) | (0) | (0) | (0) | (0) | (0) | (0) | (0) | (0) | (0) | 0 | (0) | (0) | (0) | (0) | – | (0) | しょ糖：38.6g |
| 0 | – | – | – | – | – | (0) | – | – | – | (0) | (0) | (0) | (0) | (0) | (0) | (0) | (0) | 0.01 | 0.02 | 0.1 | 0.1 | (0) | (0) | (0) | (0) | – | (0) | しょ糖：63.3g |
| Tr | 0 | 0 | 0 | 0 | 0 | – | – | – | – | – | – | – | – | – | – | – | – | 0 | 0 | 0 | 0 | 0 | – | Tr | Tr | 0 | – | 別名 マルチトール<br>有 0g ♣ |
| Tr | 0 | 0 | 0 | 0 | 0 | – | – | – | – | – | – | – | – | – | – | – | – | 0 | 0 | 0 | 0 | 0 | – | 0 | 0 | 0 | – | †は規定法による測定値<br>有 0g ♣ |
| Tr | 0 | – | – | – | – | (0) | – | – | – | (0) | (0) | (0) | (0) | (0) | (0) | (0) | (0) | (0) | (0) | (0) | 0 | (0) | (0) | (0) | (0) | – | (0) | |
| Tr | 0.01 | 0 | 0 | 0 | 0 | (0) | (0) | (0) | (0) | (0) | (0) | (0) | (0) | (0) | (0) | (0) | (0) | (0) | (0) | (0) | 0 | (0) | (0) | (0) | (0) | 0 | (0) | (100g：71mL，100mL：140g) |
| Tr | 0.01 | 0 | 0 | 0 | 0 | (0) | (0) | (0) | (0) | (0) | (0) | (0) | (0) | (0) | (0) | (0) | (0) | (0) | (0) | (0) | 0 | (0) | (0) | (0) | (0) | 0 | (0) | (100g：71mL，100mL：140g) |
| Tr | 0 | – | – | – | – | (0) | – | – | – | (0) | (0) | (0) | (0) | (0) | (0) | (0) | (0) | (0) | (0) | (0) | 0 | (0) | (0) | (0) | (0) | – | (0) | |
| 0.01 | 0 | – | – | – | – | (0) | – | – | – | (0) | (0) | (0) | (0) | (0) | (0) | (0) | (0) | (0) | (0) | (0) | 0 | (0) | (0) | (0) | (0) | – | (0) | |
| Tr | 0 | – | – | – | – | (0) | – | – | – | (0) | (0) | (0) | (0) | (0) | (0) | (0) | (0) | (0) | (0) | (0) | 0 | (0) | (0) | (0) | (0) | – | (0) | |
| Tr | 0 | – | – | – | – | (0) | – | – | – | (0) | (0) | (0) | (0) | (0) | (0) | (0) | (0) | (0) | (0) | (0) | 0 | (0) | (0) | (0) | (0) | – | (0) | |
| Tr | 0 | 0 | 0 | 0 | 0 | 0 | (0) | (0) | (0) | (0) | (0) | (0) | (0) | (0) | (0) | (0) | (0) | 0 | 0 | 0 | 0 | (0) | (0) | (0) | (0) | 0 | 0 | 果糖含有率 50%未満のもの |
| Tr | 0 | 0 | 0 | 0 | 0 | 0 | (0) | (0) | (0) | (0) | (0) | (0) | (0) | (0) | (0) | (0) | (0) | 0 | 0 | 0 | 0 | (0) | (0) | (0) | (0) | 0 | 0 | 果糖含有率 50%以上 90%未満のもの |
| Tr | 0 | 0 | 0 | 0 | 0 | 0 | (0) | (0) | (0) | (0) | (0) | (0) | (0) | (0) | (0) | (0) | (0) | 0 | 0 | 0 | 0 | (0) | (0) | (0) | (0) | 0 | 0 | 果糖含有率 90%以上のもの |
| 0.14 | – | 8 | 2 | 7 | 5 | 0 | – | – | – | 0 | 0 | 0 | 0 | 0 | 0 | 0 | 0 | 0.03 | 0.04 | 0.5 | 0.6 | 0.41 | 0 | 6 | 0.78 | 19.0 | 0 | (100g：73mL，100mL：138g) |
| 0.04 | 0.21 | Tr | 0 | 1 | 0 | (0) | 0 | 1 | 0 | 1 | 0 | (0) | 0 | 0 | 0 | 0 | 0 | Tr | 0.01 | 0.3 | (0.4) | 0.02 | 0 | 7 | 0.12 | 0.4 | 0 | (100g：71mL，100mL：140g)<br>有 0.3g |
| 0.01 | 0.09 | 0 | 0 | 0 | 0 | – | 0 | Tr | 0 | Tr | 0 | – | – | – | – | – | – | Tr | Tr | 0.1 | 0.1 | 0.03 | – | Tr | 0.04 | 0.2 | – | 有 0.3g |

砂糖及び甘味類

# 3 砂糖及び甘味類

可食部100 g当たり

| 食品番号 | 食品名 | 廃棄率 | エネルギー | 水分 | たんぱく質 | | 脂質 | | | 脂肪酸 | | | 炭水化物 | | | | | | 灰分 | 食塩相当量 | 無機質 | | | | | | |
|---|---|---|---|---|---|---|---|---|---|---|---|---|---|---|---|---|---|---|---|---|---|---|---|---|---|---|---|
| | | | | | アミノ酸組成によるたんぱく質 | たんぱく質 | トリアシルグリセロール当量 | コレステロール | 脂質 | 飽和脂肪酸 | $n$-3系多価不飽和脂肪酸 | $n$-6系多価不飽和脂肪酸 | 利用可能炭水化物(単糖当量) | 利用可能炭水化物(質量計) | 差引法による利用可能炭水化物 | 食物繊維総量 | 糖アルコール | 炭水化物 | | | ナトリウム | カリウム | カルシウム | マグネシウム | リン | 鉄 | 亜鉛 |
| | | % | kcal | g | g | g | g | mg | g | g | g | g | g | g | g | g | g | g | g | g | mg | mg | mg | mg | mg | mg | mg |
| 変 03023 | メープルシロップ | 0 | 266 | 33.0 | – | 0.1 | – | (0) | 0 | – | – | – | – | – | 66.3* | (0) | – | 66.3 | 0.6 | 0 | 1 | 230 | 75 | 18 | 1 | 0.4 | 1.5 |

可食部100 g当たり

| 無機質 | | | | | | ビタミン | | | | | | | | | | | | | | | | | | | | | | 備考 |
|---|---|---|---|---|---|---|---|---|---|---|---|---|---|---|---|---|---|---|---|---|---|---|---|---|---|---|---|---|
| | | | | | | ビタミンA | | | | | | | ビタミンE | | | | | | | | | | | | | | | |
| 銅 | マンガン | ヨウ素 | セレン | クロム | モリブデン | レチノール | α-カロテン | β-カロテン | β-クリプトキサンチン | β-カロテン当量 | レチノール活性当量 | ビタミンD | α-トコフェロール | β-トコフェロール | γ-トコフェロール | δ-トコフェロール | ビタミンK | ビタミン$B_1$ | ビタミン$B_2$ | ナイアシン | ナイアシン当量 | ビタミン$B_6$ | ビタミン$B_{12}$ | 葉酸 | パントテン酸 | ビオチン | ビタミンC | |
| mg | mg | µg | µg | µg | µg | µg | µg | µg | µg | µg | µg | µg | mg | mg | mg | mg | µg | mg | mg | mg | mg | mg | µg | µg | mg | µg | mg | |
| 0.01 | 2.01 | 4 | 0 | 5 | 2 | (0) | 0 | 0 | 0 | 0 | (0) | (0) | (0) | (0) | (0) | (0) | (0) | Tr | 0.02 | Tr | Tr | Tr | (0) | 1 | 0.13 | 0.1 | (0) | 別名 かえで糖<br>(100g：76mL，100mL：132g) |

# 4 豆類

可食部100 g当たり

| 食品番号 | 食品名 | 廃棄率 | エネルギー | 水分 | たんぱく質: アミノ酸組成によるたんぱく質 | たんぱく質: たんぱく質 | 脂質: トリアシルグリセロール当量 | 脂質: コレステロール | 脂質: 脂質 | 脂肪酸: 飽和脂肪酸 | 脂肪酸: n-3系多価不飽和脂肪酸 | 脂肪酸: n-6系多価不飽和脂肪酸 | 炭水化物: 利用可能炭水化物(単糖当量) | 炭水化物: 利用可能炭水化物(質量計) | 炭水化物: 差引き法による利用可能炭水化物 | 炭水化物: 食物繊維総量 | 炭水化物: 糖アルコール | 炭水化物: 炭水化物 | 灰分 | 食塩相当量 | 無機質: ナトリウム | 無機質: カリウム | 無機質: カルシウム | 無機質: マグネシウム | 無機質: リン | 無機質: 鉄 | 無機質: 亜鉛 |
|---|---|---|---|---|---|---|---|---|---|---|---|---|---|---|---|---|---|---|---|---|---|---|---|---|---|---|---|
| | | % | kcal | g | g | g | g | mg | g | g | g | g | g | g | g | g | g | g | g | g | mg | mg | mg | mg | mg | mg | mg |
| | **あずき** | | | | | | | | | | | | | | | | | | | | | | | | | | |
| 変 04001 | 全粒，乾 | 0 | 304 | 14.2 | 17.8 | 20.8 | 0.8 | 0 | 2.0 | 0.24 | 0.15 | 0.35 | 46.5* | 42.3 | 37.7 | 24.8 | − | 59.6 | 3.4 | 0 | 1 | 1300 | 70 | 130 | 350 | 5.5 | 2.4 |
| 変 04002 | 全粒，ゆで | 0 | 124 | 63.9 | 7.4 | 8.6 | (0.3) | (0) | 0.8 | (0.10) | (0.06) | (0.14) | 18.2 | 16.5 | 18.3* | 8.7 | − | 25.6 | 1.0 | 0 | 1 | 430 | 27 | 43 | 95 | 1.6 | 0.9 |
| 04003 | ゆで小豆缶詰 | 0 | 202 | 45.3 | 3.6 | 4.4 | 0.2 | (0) | 0.4 | 0.07 | 0.04 | 0.09 | 47.7* | 44.9 | 46.8 | 3.4 | − | 49.2 | 0.7 | 0.2 | 90 | 160 | 13 | 36 | 80 | 1.3 | 0.4 |
| 変 04004 | あん，こし生あん | 0 | 147 | 62.0 | 8.5 | 9.8 | (0.3) | (0) | 0.6 | (0.07) | (0.05) | (0.10) | 26.0* | 23.6 | 22.0 | 6.8 | − | 27.1 | 0.5 | 0 | 3 | 60 | 73 | 30 | 85 | 2.8 | 1.1 |
| 変 04005 | あん，さらしあん（乾燥あん） | 0 | 335 | 7.8 | 20.2 | 23.5 | (0.4) | (0) | 1.0 | (0.12) | (0.07) | (0.17) | 52.4* | 47.7 | 43.8 | 26.8 | − | 66.8 | 1.0 | 0 | 11 | 170 | 58 | 83 | 210 | 7.2 | 2.3 |
| 新 04101 | あん，こし練りあん（並あん） | 0 | 255 | (35.0) | (4.9) | (5.6) | (0.1) | (0) | (0.3) | − | − | − | (60.4)* | (56.8) | (55.8) | (3.9) | − | (58.8) | (0.3) | 0 | (2) | (35) | (42) | (17) | (49) | (1.6) | (0.6) |
| 新 04102 | あん，こし練りあん（中割りあん） | 0 | 262 | (33.2) | (4.4) | (5.1) | (0.1) | (0) | (0.3) | − | − | − | (63.0)* | (59.3) | (58.5) | (3.5) | − | (61.1) | (0.3) | 0 | (2) | (32) | (38) | (16) | (44) | (1.5) | (0.6) |
| 新 04103 | あん，こし練りあん（もなかあん） | 0 | 292 | (25.7) | (4.4) | (5.1) | (0.1) | (0) | (0.3) | − | − | − | (70.9)* | (66.9) | (66.0) | (3.5) | − | (68.6) | (0.3) | 0 | (2) | (32) | (38) | (16) | (44) | (1.5) | (0.6) |
| 新 04111 | あん，つぶし生あん | 0 | 115 | 65.8 | 7.3 | 8.6 | 0.3 | − | 0.5 | 0.10 | 0.05 | 0.12 | 19.2* | 17.5 | 17.9 | 7.9 | − | 24.5 | 0.6 | 0 | 14 | 200 | 27 | 29 | 100 | 1.9 | 0.8 |
| 変 04006 | あん，つぶし練りあん | 0 | 239 | 39.3 | 4.9 | 5.6 | 0.3 | 0 | 0.6 | 0.09 | 0.05 | 0.11 | 54.7* | 51.6 | 49.4 | 5.7 | − | 54.0 | 0.5 | 0.1 | 56 | 160 | 19 | 23 | 73 | 1.5 | 0.7 |
| | **いんげんまめ** | | | | | | | | | | | | | | | | | | | | | | | | | | |
| 変 04007 | 全粒，乾 | 0 | 280 | 15.3 | 17.7 | 22.1 | 1.5 | (0) | 2.5 | 0.28 | 0.59 | 0.32 | 41.8* | 38.1 | 42.3 | 19.6 | − | 56.4 | 3.7 | 0 | Tr | 1400 | 140 | 150 | 370 | 5.9 | 2.5 |
| 変 04008 | 全粒，ゆで | 0 | 127 | 63.6 | (7.3) | 9.3 | (0.7) | (0) | 1.2 | (0.13) | (0.27) | (0.15) | 17.3* | 15.8 | 13.5 | 13.6 | − | 24.5 | 1.4 | 0 | Tr | 410 | 62 | 46 | 140 | 2.0 | 1.0 |
| 04009 | うずら豆 | 0 | 214 | 41.4 | 6.1 | 6.7 | 0.6 | (0) | 1.3 | 0.11 | 0.25 | 0.15 | 45.9* | 43.2 | 45.0 | 5.9 | − | 49.6 | 1.0 | 0.3 | 110 | 230 | 41 | 25 | 100 | 2.3 | 0.6 |
| 変 04010 | こし生あん | 0 | 135 | 62.3 | (7.4) | 9.4 | (0.5) | (0) | 0.9 | (0.10) | (0.21) | (0.11) | − | − | 20.9* | 8.5 | − | 27.0 | 0.4 | 0 | 9 | 55 | 60 | 45 | 75 | 2.7 | 0.8 |
| 04011 | 豆きんとん | 0 | 238 | 37.8 | (3.8) | 4.9 | (0.3) | (0) | 0.5 | (0.06) | (0.12) | (0.06) | − | − | 52.7* | 4.8 | − | 56.2 | 0.6 | 0.3 | 100 | 120 | 28 | 23 | 83 | 1.0 | 0.5 |
| | **えんどう** | | | | | | | | | | | | | | | | | | | | | | | | | | |
| 04012 | 全粒，青えんどう，乾 | 0 | 310 | 13.4 | 17.8 | 21.7 | 1.5 | (0) | 2.3 | 0.27 | 0.09 | 0.60 | 42.7 | 38.9 | 47.8* | 17.4 | − | 60.4 | 2.2 | 0 | 1 | 870 | 65 | 120 | 360 | 5.0 | 4.1 |
| 04013 | 全粒，青えんどう，ゆで | 0 | 129 | 63.8 | (7.4) | 9.2 | (0.6) | (0) | 1.0 | (0.12) | (0.04) | (0.26) | 18.8 | 17.2 | 19.7* | 7.7 | − | 25.2 | 0.8 | 0 | 1 | 260 | 28 | 40 | 65 | 2.2 | 1.4 |
| 04074 | 全粒，赤えんどう，乾 | 0 | 310 | 13.4 | (17.8) | 21.7 | 1.5 | (0) | 2.3 | − | − | − | (42.7) | (38.9) | 47.8* | 17.4 | − | 60.4 | 2.2 | 0 | 1 | 870 | 65 | 120 | 360 | 5.0 | 4.1 |
| 04075 | 全粒，赤えんどう，ゆで | 0 | 129 | 63.8 | (7.4) | 9.2 | 0.6 | (0) | 1.0 | − | − | − | (18.8) | (17.2) | 19.7* | 7.7 | − | 25.2 | 0.8 | 0 | 1 | 260 | 28 | 40 | 65 | 2.2 | 1.4 |
| 04014 | グリンピース（揚げ豆） | 0 | 375 | 5.6 | (16.6) | 20.8 | 9.8 | (0) | 11.6 | 0.86 | 0.76 | 2.47 | − | − | 45.2* | 19.6 | − | 58.8 | 3.2 | 0.9 | 350 | 850 | 88 | 110 | 450 | 5.4 | 3.5 |
| 04015 | 塩豆 | 0 | 321 | 6.3 | (18.6) | 23.3 | 1.7 | (0) | 2.4 | 0.30 | 0.10 | 0.68 | − | − | 49.0* | 17.9 | − | 61.5 | 6.5 | 1.5 | 610 | 970 | 1300 | 120 | 360 | 5.6 | 3.6 |
| 04016 | うぐいす豆 | 0 | 228 | 39.7 | (4.5) | 5.6 | 0.3 | (0) | 0.7 | 0.06 | 0.02 | 0.13 | − | − | 49.1* | 5.3 | − | 52.9 | 1.1 | 0.4 | 150 | 100 | 18 | 26 | 130 | 2.5 | 0.8 |
| 新 04112 | うぐいすあん | 0 | 221 | 38.5 | 4.6 | 5.4 | 0.5 | − | 0.8 | 0.10 | 0.03 | 0.20 | 47.9* | 45.0 | 43.8 | 8.2 | 3.9 | 54.8 | 0.5 | 0.1 | 54 | 110 | 20 | 24 | 90 | 1.0 | 0.8 |
| | **ささげ** | | | | | | | | | | | | | | | | | | | | | | | | | | |
| 04017 | 全粒，乾 | 0 | 280 | 15.5 | 19.6 | 23.9 | 1.3 | (0) | 2.0 | 0.43 | 0.27 | 0.46 | 40.7* | 37.1 | 41.5 | 18.4 | − | 55.0 | 3.6 | 0 | 1 | 1400 | 75 | 170 | 400 | 5.6 | 4.9 |
| 04018 | 全粒，ゆで | 0 | 130 | 63.9 | (8.2) | 10.2 | (0.6) | (0) | 0.9 | (0.19) | (0.12) | (0.21) | 18.7* | 17.0 | 15.4 | 10.7 | − | 23.8 | 1.2 | 0 | Tr | 400 | 32 | 55 | 150 | 2.6 | 1.5 |
| | **そらまめ** | | | | | | | | | | | | | | | | | | | | | | | | | | |
| 04019 | 全粒，乾 | 0 | 323 | 13.3 | 20.5 | 26.0 | 1.3 | (0) | 2.0 | 0.24 | 0.04 | 0.61 | 37.6 | 34.3 | 52.8* | 9.3 | − | 55.9 | 2.8 | 0 | 1 | 1100 | 100 | 120 | 440 | 5.7 | 4.6 |
| 04020 | フライビーンズ | 0 | 436 | 4.0 | (19.0) | 24.7 | (19.6) | − | 20.8 | (1.53) | (1.46) | (4.10) | − | − | 38.4* | 14.9 | − | 46.4 | 4.1 | 1.8 | 690 | 710 | 90 | 87 | 440 | 7.5 | 2.6 |
| 04021 | おたふく豆 | 0 | 237 | 37.2 | (6.1) | 7.9 | 0.6 | (0) | 1.2 | 0.11 | 0.02 | 0.31 | − | − | 48.7* | 5.9 | − | 52.2 | 1.5 | 0.4 | 160 | 110 | 54 | 27 | 140 | 5.3 | 0.8 |
| 04022 | ふき豆 | 0 | 251 | 34.5 | (7.4) | 9.6 | 1.1 | (0) | 1.6 | 0.18 | 0.03 | 0.53 | − | − | 50.7* | 4.5 | − | 52.5 | 1.8 | 0.8 | 320 | 110 | 39 | 20 | 150 | 2.7 | 0.9 |
| 04076 | しょうゆ豆 | 0 | 173 | 50.2 | − | 9.8 | (0.5) | (0) | 0.9 | (0.09) | (0.02) | (0.24) | − | − | 27.4* | 10.1 | − | 37.1 | 2.0 | 1.2 | 460 | 280 | 39 | 38 | 130 | 1.9 | 1.1 |
| | **だいず** | | | | | | | | | | | | | | | | | | | | | | | | | | |
| | **[全粒・全粒製品]** | | | | | | | | | | | | | | | | | | | | | | | | | | |
| 新 04104 | 全粒，青大豆，国産，乾 | 0 | 354 | 12.5 | 31.4 | 33.5 | 16.9 | Tr | 19.3 | 2.49 | 1.51 | 8.60 | 8.5* | 8.1 | 12.9 | 20.1 | − | 30.1 | 4.6 | 0 | 3 | 1700 | 160 | 200 | 600 | 6.5 | 3.9 |
| 新 04105 | 全粒，青大豆，国産，ゆで | 0 | 145 | 65.5 | 13.8 | 15.0 | 7.5 | − | 8.2 | 1.13 | 0.66 | 3.76 | 1.6* | 1.5 | 3.5 | 8.0 | − | 9.9 | 1.4 | 0 | 1 | 440 | 69 | 66 | 230 | 1.8 | 1.5 |

可食部100 g当たり

| 銅 | マンガン | ヨウ素 | セレン | クロム | モリブデン | ビタミンA レチノール | ビタミンA α-カロテン | ビタミンA β-カロテン | ビタミンA β-クリプトキサンチン | ビタミンA β-カロテン当量 | ビタミンA レチノール活性当量 | ビタミンD | ビタミンE α-トコフェロール | ビタミンE β-トコフェロール | ビタミンE γ-トコフェロール | ビタミンE δ-トコフェロール | ビタミンK | ビタミン$B_1$ | ビタミン$B_2$ | ナイアシン | ナイアシン当量 | ビタミン$B_6$ | ビタミン$B_{12}$ | 葉酸 | パントテン酸 | ビオチン | ビタミンC | 備考（有 有機酸 ♣食物繊維：AOAC 2011.25 法） |
|---|---|---|---|---|---|---|---|---|---|---|---|---|---|---|---|---|---|---|---|---|---|---|---|---|---|---|---|---|
| 無機質 | | | | | | ビタミン | | | | | | | | | | | | | | | | | | | | | | |
| mg | mg | µg | µg | µg | µg | µg | µg | µg | µg | µg | µg | µg | mg | mg | mg | mg | µg | mg | mg | mg | mg | mg | µg | µg | mg | µg | mg | |
| 0.68 | 1.09 | 0 | 1 | 2 | 210 | (0) | 2 | 8 | 1 | 9 | 1 | (0) | 0.1 | 0.2 | 3.0 | 11.0 | 8 | 0.46 | 0.16 | 2.2 | 6.2 | 0.40 | (0) | 130 | 1.02 | 9.6 | 2 | 有1.2g (100g：122mL，100mL：82g) ♣ |
| 0.30 | 0.44 | 0 | Tr | 1 | 90 | (0) | Tr | 4 | Tr | 4 | Tr | (0) | 0.1 | 0.1 | 1.3 | 4.2 | 3 | 0.15 | 0.04 | 0.5 | 2.2 | 0.11 | (0) | 23 | 0.43 | 3.3 | Tr | 有0.3g ♣ |
| 0.12 | 0.28 | – | – | – | – | (0) | – | – | – | 0 | (0) | (0) | 0 | 0 | 0.8 | 2.0 | 4 | 0.02 | 0.04 | 0.3 | 1.1 | 0.05 | (0) | 13 | 0.14 | – | Tr | 液汁を含む (100g：81mL，100mL：124g) |
| 0.23 | 0.74 | Tr | 1 | 1 | 59 | (0) | – | – | – | 0 | (0) | (0) | 0 | 0 | 1.4 | 3.8 | 7 | 0.02 | 0.05 | 0.1 | 1.8 | 0 | (0) | 2 | 0.07 | 2.5 | Tr | |
| 0.40 | 1.33 | 2 | 1 | 13 | 150 | (0) | – | – | – | (0) | (0) | (0) | 0.1 | 0 | 3.4 | 3.9 | 5 | 0.01 | 0.03 | 0.8 | 5.1 | 0.03 | (0) | 2 | 0.10 | 7.2 | Tr | |
| (0.14) | (0.42) | 0 | 0 | (1) | (34) | (0) | 0 | 0 | 0 | 0 | (0) | (0) | 0 | 0 | (0.8) | (2.2) | (4) | (0.01) | (0.03) | (0.1) | (1.1) | 0 | (0) | (1) | (0.04) | (1.4) | 0 | 加糖あん，配合割合：こし生あん 100，上白糖 70，水あめ 7 |
| (0.12) | (0.38) | 0 | 0 | (1) | (31) | (0) | 0 | 0 | 0 | 0 | (0) | (0) | 0 | 0 | (0.7) | (2.0) | (4) | (0.01) | (0.03) | (0.1) | (1.0) | 0 | (0) | (1) | (0.04) | (1.3) | 0 | 加糖あん，配合割合：こし生あん 100，上白糖 85，水あめ 7 |
| (0.12) | (0.38) | 0 | 0 | (1) | (31) | (0) | 0 | 0 | 0 | 0 | (0) | (0) | 0 | 0 | (0.7) | (2.0) | (4) | (0.01) | (0.03) | (0.1) | (1.0) | 0 | (0) | (1) | (0.04) | (1.3) | 0 | 加糖あん，配合割合：こし生あん 100，上白糖 100，水あめ 7 |
| 0.18 | 0.46 | Tr | Tr | 2 | 60 | – | Tr | 3 | Tr | 3 | Tr | – | 0.1 | 0.1 | 1.3 | 3.8 | 9 | 0.04 | 0.02 | 0.3 | 1.8 | 0.04 | 0 | 15 | 0.18 | 2.7 | 0 | 有0.1g ♣ |
| 0.20 | 0.40 | 0 | Tr | 1 | 49 | (0) | 0 | 0 | 0 | 0 | (0) | (0) | 0.1 | Tr | 0.9 | 1.9 | 6 | 0.02 | 0.03 | 0.1 | 1.1 | 0.03 | 0 | 8 | 0.18 | 1.7 | Tr | 別名 小倉あん 加糖あん |
| 0.77 | 1.93 | 0 | 1 | 3 | 110 | (0) | Tr | 6 | 0 | 6 | Tr | (0) | 0.1 | 0 | 2.0 | 0.1 | 8 | 0.64 | 0.16 | 2.0 | 6.1 | 0.37 | (0) | 87 | 0.65 | 9.5 | Tr | 金時類，白金時類，手亡類，鶉類，大福，虎豆を含む (100g：130mL，100mL：77g) |
| 0.32 | 0.84 | 0 | Tr | Tr | 27 | (0) | 0 | 3 | 0 | 3 | 0 | (0) | 0 | 0 | 1.3 | 0.1 | 3 | 0.22 | 0.07 | 0.6 | (2.3) | 0.08 | (0) | 32 | 0.15 | 3.7 | Tr | 金時類，白金時類，手亡類，鶉類，大福，虎豆を含む |
| 0.14 | – | – | – | – | – | (0) | – | – | – | (0) | (0) | (0) | 0 | 0 | 0.6 | 0 | 3 | 0.03 | 0.01 | 0.3 | 1.7 | 0.04 | (0) | 23 | 0.14 | – | Tr | 試料（原材料）：金時類 煮豆 |
| 0.09 | 0.73 | 0 | 5 | Tr | 6 | (0) | – | – | – | (0) | (0) | (0) | 0 | 0 | 1.5 | 0.1 | 3 | 0.01 | 0.02 | 0 | (1.7) | 0 | (0) | 14 | 0.07 | 2.8 | Tr | |
| 0.09 | 0.50 | – | – | – | – | (0) | Tr | Tr | – | Tr | (0) | (0) | 0 | Tr | 1.3 | 0.1 | 1 | 0.01 | 0.01 | 0.1 | (1.0) | 0.03 | (0) | 15 | 0.07 | – | Tr | |
| 0.49 | – | 1 | 11 | 2 | 280 | (0) | 0 | 89 | 6 | 92 | 8 | (0) | 0.1 | 0 | 6.7 | 0.2 | 16 | 0.72 | 0.15 | 2.5 | 5.8 | 0.29 | (0) | 24 | 1.74 | 16.0 | Tr | (100g：136mL，100mL：74g) |
| 0.21 | – | 0 | 5 | 1 | 63 | (0) | 0 | 43 | 2 | 44 | 4 | (0) | 0 | 0 | 2.3 | 0.1 | 7 | 0.27 | 0.06 | 0.8 | (2.2) | Tr | (0) | 5 | 0.39 | 5.7 | Tr | |
| 0.49 | – | 1 | 11 | 2 | 280 | (0) | 0 | 16 | 4 | 18 | 1 | (0) | 0.1 | 0 | 6.7 | 0.2 | 16 | 0.72 | 0.15 | 2.5 | (5.8) | 0.29 | (0) | 24 | 1.74 | 16.0 | Tr | (100g：136mL，100mL：74g) |
| 0.21 | – | 0 | 5 | 1 | 63 | (0) | 0 | 6 | 1 | 7 | 1 | (0) | 0 | 0 | 2.3 | 0.1 | 7 | 0.27 | 0.06 | 0.8 | (2.2) | Tr | (0) | 5 | 0.39 | 5.7 | Tr | |
| 0.62 | 0.90 | – | – | – | – | (0) | – | – | – | 26 | 2 | (0) | 1.1 | 0.5 | 5.2 | 0.4 | 24 | 0.52 | 0.16 | 1.9 | (5.1) | 0.17 | 0 | 8 | 0.44 | – | Tr | |
| 0.57 | 1.03 | – | – | – | – | (0) | 0 | 68 | 2 | 69 | 6 | (0) | 0.1 | 0 | 3.7 | 0.1 | 16 | 0.20 | 0.10 | 2.2 | (5.7) | 0.15 | (0) | 17 | 1.25 | – | Tr | 炭酸カルシウム使用 |
| 0.15 | – | – | – | – | – | (0) | – | – | – | 6 | Tr | (0) | 0 | 0 | 2.2 | 0.1 | 8 | 0.02 | 0.01 | 0.3 | (1.2) | 0.04 | (0) | 4 | 0.24 | – | Tr | 煮豆 |
| 0.15 | 0.22 | 0 | 2 | 1 | 39 | – | – | 19 | Tr | 19 | 2 | – | Tr | 0 | 2.4 | 0.1 | 4 | 0.05 | 0.02 | 0.3 | 1.2 | 0.02 | – | 1 | 0.09 | 2.3 | 0 | 加糖あん 有Tr ♣ |
| 0.71 | – | 0 | 6 | 6 | 380 | (0) | 0 | 18 | 1 | 19 | 2 | (0) | Tr | 0 | 6.2 | 9.7 | 14 | 0.50 | 0.10 | 2.5 | 7.2 | 0.24 | (0) | 300 | 1.30 | 11.0 | Tr | |
| 0.23 | – | 0 | 2 | 2 | 150 | (0) | 0 | 8 | 0 | 8 | 1 | (0) | 0 | 0 | 2.3 | 4.7 | 6 | 0.20 | 0.05 | 0.6 | (2.6) | 0.06 | (0) | 48 | 0.27 | 4.8 | Tr | |
| 1.20 | – | 0 | 3 | 1 | 260 | (0) | 0 | 5 | 0 | 5 | Tr | (0) | 0.7 | 0 | 5.0 | 0.1 | 13 | 0.50 | 0.20 | 2.5 | 6.2 | 0.41 | (0) | 260 | 0.48 | 13.0 | Tr | |
| 0.77 | – | – | – | – | – | (0) | – | – | – | 18 | 2 | (0) | 3.3 | 0 | 8.4 | 0.3 | 38 | 0.10 | 0.05 | 1.0 | (4.5) | 0.36 | (0) | 120 | 0.26 | – | Tr | 別名 いかり豆 種皮付き |
| 0.32 | – | – | – | – | – | (0) | – | – | – | Tr | (0) | (0) | 0.2 | 0 | 1.1 | 0 | 6 | 0.01 | 0.01 | 0.2 | (1.3) | 0.06 | (0) | 30 | 0.14 | – | Tr | 煮豆 |
| 0.38 | – | – | – | – | – | (0) | – | – | – | Tr | (0) | (0) | 0.3 | 0 | 1.4 | 0 | 3 | 0.02 | 0.01 | 0.2 | (1.6) | 0.07 | (0) | 36 | 0.20 | – | Tr | 煮豆 |
| 0.33 | 0.43 | – | – | – | – | (0) | (0) | 4 | (0) | 4 | Tr | (0) | 0.4 | 0 | 1.6 | 0 | 9 | 0.06 | 0.09 | 0.7 | 2.3 | 0.08 | (0) | 45 | 0.11 | – | 0 | 煮豆，調味液を除いたもの |
| 0.96 | 2.11 | Tr | 9 | 1 | 450 | 0 | 1 | 8 | 1 | 9 | 1 | 0 | 2.3 | 0.8 | 12.0 | 7.0 | 36 | 0.74 | 0.24 | 2.4 | 11.0 | 0.55 | 0 | 260 | 0.83 | 24.0 | 2 | (100g：155mL，100mL：64g) 有1.6g ♣ |
| 0.39 | 0.93 | 0 | 3 | 0 | 85 | – | 1 | 4 | 1 | 5 | Tr | – | 1.5 | 0.4 | 7.1 | 3.6 | 18 | 0.13 | 0.05 | 0.4 | 4.0 | 0.12 | – | 36 | 0.08 | 9.9 | 0 | 有0.3g ♣ |

# 4 豆類

可食部100 g当たり

| 食品番号 | 食品名 | 廃棄率 | エネルギー | 水分 | たんぱく質: アミノ酸組成によるたんぱく質 | たんぱく質: たんぱく質 | 脂質: トリアシルグリセロール当量 | 脂質: コレステロール | 脂質: 脂質 | 脂肪酸: 飽和脂肪酸 | 脂肪酸: n-3系多価不飽和脂肪酸 | 脂肪酸: n-6系多価不飽和脂肪酸 | 炭水化物: 利用可能炭水化物（単糖当量） | 炭水化物: 利用可能炭水化物（質量計） | 炭水化物: 差引法による利用可能炭水化物 | 炭水化物: 食物繊維総量 | 炭水化物: 糖アルコール | 炭水化物: 炭水化物 | 灰分 | 食塩相当量 | 無機質: ナトリウム | 無機質: カリウム | 無機質: カルシウム | 無機質: マグネシウム | 無機質: リン | 無機質: 鉄 | 無機質: 亜鉛 |
|---|---|---|---|---|---|---|---|---|---|---|---|---|---|---|---|---|---|---|---|---|---|---|---|---|---|---|---|
| | | % | kcal | g | g | g | g | mg | g | g | g | g | g | g | g | g | g | g | g | g | mg | mg | mg | mg | mg | mg | mg |
| 変 04023 | 全粒，黄大豆，国産，乾 | 0 | 372 | 12.4 | 32.9 | 33.8 | 18.6 | Tr | 19.7 | 2.59 | 1.54 | 8.84 | 7.0* | 6.7 | 8.3 | 21.5 | – | 29.5 | 4.7 | 0 | 1 | 1900 | 180 | 220 | 490 | 6.8 | 3.1 |
| 変 04024 | 全粒，黄大豆，国産，ゆで | 0 | 163 | 65.4 | 14.1 | 14.8 | (9.2) | (Tr) | 9.8 | (1.28) | (0.77) | (4.39) | 1.6* | 1.5 | 0.8 | 8.5 | – | 8.4 | 1.6 | 0 | 1 | 530 | 79 | 100 | 190 | 2.2 | 1.9 |
| 名 04025 | 全粒，黄大豆，米国産，乾 | 0 | 402 | 11.7 | 31.0 | 33.0 | (19.9) | Tr | 21.7 | (3.13) | (1.66) | (10.05) | 7 | 6.6 | 16.7* | 15.9 | – | 28.8 | 4.8 | 0 | 1 | 1800 | 230 | 230 | 480 | 8.6 | 4.5 |
| 名 04026 | 全粒，黄大豆，中国産，乾 | 0 | 391 | 12.5 | 31.2 | 32.8 | (17.9) | Tr | 19.5 | (2.63) | (1.96) | (9.12) | 7.7 | 7.3 | 18.4* | 15.6 | – | 30.8 | 4.4 | 0 | 1 | 1800 | 170 | 220 | 460 | 8.9 | 3.9 |
| 名 04027 | 全粒，黄大豆，ブラジル産，乾 | 0 | 414 | 8.3 | (30.9) | 33.6 | 20.2 | (Tr) | 22.6 | 3.14 | 1.20 | 9.93 | 5.2 | 5.0 | 18.6* | 17.3 | – | 30.7 | 4.8 | 0 | 2 | 1800 | 250 | 250 | 580 | 9.0 | 3.5 |
| 変 04077 | 全粒，黒大豆，国産，乾 | 0 | 349 | 12.7 | 31.5 | 33.9 | 16.5 | Tr | 18.8 | 2.42 | 1.59 | 8.03 | 7.7* | 7.3 | 11.3 | 20.6 | – | 28.9 | 4.6 | 0 | 1 | 1800 | 140 | 200 | 620 | 6.8 | 3.7 |
| 新 04106 | 全粒，黒大豆，国産，ゆで | 0 | 155 | 65.1 | 13.8 | 14.7 | 8.5 | – | 8.6 | 1.24 | 0.83 | 4.11 | 1.7* | 1.6 | 2.6 | 7.9 | – | 9.8 | 1.4 | 0 | Tr | 480 | 55 | 64 | 220 | 2.6 | 1.4 |
| 04080 | いり大豆，青大豆 | 0 | 425 | 2.7 | 35.6 | 37.7 | 19.1 | (Tr) | 20.7 | 2.84 | 1.81 | 9.58 | 9.5 | 9.0 | 17.5* | 18.4 | – | 33.9 | 5.0 | 0 | 4 | 2000 | 160 | 250 | 650 | 6.7 | 4.2 |
| 04078 | いり大豆，黄大豆 | 0 | 429 | 2.5 | 35.0 | 37.5 | 20.2 | (Tr) | 21.6 | 2.81 | 1.65 | 9.72 | 7.5 | 7.2 | 15.9* | 19.4 | – | 33.3 | 5.1 | 0 | 5 | 2000 | 160 | 240 | 710 | 7.6 | 4.2 |
| 04079 | いり大豆，黒大豆 | 0 | 431 | 2.4 | 33.6 | 36.4 | 20.3 | (Tr) | 22.0 | 2.83 | 1.70 | 8.97 | 8.8 | 8.3 | 17.9* | 19.2 | – | 34.3 | 5.0 | 0 | 4 | 2100 | 120 | 220 | 640 | 7.2 | 3.7 |
| 04028 | 水煮缶詰，黄大豆 | 0 | 124 | 71.7 | 12.5 | 12.9 | (6.3) | (Tr) | 6.7 | (0.88) | (0.52) | (3.00) | 0.9* | 0.8 | 1.7 | 6.8 | – | 7.7 | 1.0 | 0.5 | 210 | 250 | 100 | 55 | 170 | 1.8 | 1.1 |
| 04081 | 蒸し大豆，黄大豆 | 0 | 186 | 57.4 | (15.8) | 16.6 | (9.2) | 0 | 9.8 | (1.28) | (0.77) | (4.38) | – | – | 4.5* | 10.6 | – | 13.8 | 2.4 | 0.6 | 230 | 810 | 75 | 110 | 290 | 2.8 | 1.8 |
| 名 04082 | きな粉，青大豆，全粒大豆 | 0 | 424 | 5.9 | 34.9 | 37.0 | 20.9 | (Tr) | 22.8 | 3.21 | 2.00 | 10.59 | 8.7 | 8.2 | 14.7* | 16.9 | – | 29.3 | 5.0 | 0 | 1 | 2000 | 160 | 240 | 690 | 7.9 | 4.5 |
| 新 04096 | きな粉，青大豆，脱皮大豆 | 0 | 418 | 5.2 | 34.6 | 36.6 | 23.0 | 1 | 24.6 | 3.29 | 1.88 | 11.44 | 6.8* | 6.5 | 9.2 | 20.8 | – | 28.3 | 5.3 | 0 | 1 | 2100 | 190 | 220 | 700 | 6.7 | 4.1 |
| 名 04029 | きな粉，黄大豆，全粒大豆 | 0 | 451 | 4.0 | 34.3 | 36.7 | 24.7 | (Tr) | 25.7 | 3.59 | 2.02 | 12.05 | 7.1 | 6.8 | 13.9* | 18.1 | – | 28.5 | 5.1 | 0 | 1 | 2000 | 190 | 260 | 660 | 8.0 | 4.1 |
| 名 04030 | きな粉，黄大豆，脱皮大豆 | 0 | 456 | 2.6 | 34.6 | 37.5 | 23.7 | (Tr) | 25.1 | 3.43 | 1.96 | 11.65 | 6.8 | 6.5 | 18.4* | 15.3 | – | 29.5 | 5.4 | 0 | 2 | 2000 | 180 | 250 | 680 | 6.2 | 4.0 |
| 新 04109 | きな粉（砂糖入り），青きな粉 | 0 | 392 | (3.3) | (17.5) | (18.5) | (10.4) | 0 | (11.4) | – | – | – | (56.4)* | (53.8) | (57.9) | (8.4) | – | (64.3) | (2.5) | 0 | (1) | (980) | (80) | (120) | (340) | (3.9) | (2.3) |
| 新 04110 | きな粉（砂糖入り），きな粉 | 0 | 406 | (2.3) | (17.2) | (18.3) | (12.3) | 0 | (12.9) | – | – | – | (55.7)* | (51.4) | (56.6) | (9.0) | – | (63.9) | (2.6) | 0 | (1) | (1000) | (97) | (130) | (330) | (4.0) | (2.0) |
| 04083 | 大豆はいが | 0 | 404 | 3.9 | – | 37.8 | – | (0) | 14.7 | | | | – | – | 20.7* | 18.8 | – | 39.5 | 4.1 | 0 | 0 | 1400 | 100 | 200 | 720 | 12.0 | 6.0 |
| 04031 | ぶどう豆 | 0 | 265 | 36.0 | 13.5 | 14.1 | (8.9) | (Tr) | 9.4 | (1.23) | (0.74) | (4.21) | 31.5* | 30.0 | 31.8 | 6.3 | – | 37.0 | 3.5 | 1.6 | 620 | 330 | 80 | 60 | 200 | 4.2 | 1.1 |
| | ［豆腐・油揚げ類］ | | | | | | | | | | | | | | | | | | | | | | | | | | |
| 変 04032 | 木綿豆腐 | 0 | 73 | 85.9 | 6.7 | 7.0 | 4.5 | 0 | 4.9 | 0.79 | 0.31 | 2.29 | 0.8* | 0.8 | 0.9 | 1.1 | – | 1.5 | 0.7 | 0 | 9 | 110 | 93 | 57 | 88 | 1.5 | 0.6 |
| 新 04097 | 木綿豆腐（凝固剤：塩化マグネシウム） | 0 | 73 | 85.9 | 6.7 | 7.0 | 4.5 | 0 | 4.9 | 0.79 | 0.31 | 2.29 | 0.8* | 0.8 | 0.9 | 1.1 | – | 1.5 | 0.7 | 0.1 | 21 | 110 | 40 | 76 | 88 | 1.5 | 0.6 |
| 新 04098 | 木綿豆腐（凝固剤：硫酸カルシウム） | 0 | 73 | 85.9 | 6.7 | 7.0 | 4.5 | 0 | 4.9 | 0.79 | 0.31 | 2.29 | 0.8* | 0.8 | 0.9 | 1.1 | – | 1.5 | 0.7 | 0 | 3 | 110 | 150 | 34 | 88 | 1.5 | 0.6 |
| 変 04033 | 絹ごし豆腐 | 0 | 56 | 88.5 | 5.3 | 5.3 | (3.2) | (0) | 3.5 | (0.57) | (0.22) | (1.63) | 1.0* | 0.9 | 1.1 | 0.9 | – | 2.0 | 0.7 | 0 | 11 | 150 | 75 | 50 | 68 | 1.2 | 0.5 |
| 新 04099 | 絹ごし豆腐（凝固剤：塩化マグネシウム） | 0 | 56 | 88.5 | 5.3 | 5.3 | 3.2 | (0) | 3.5 | – | – | – | 1.0* | 0.9 | 1.1 | 0.9 | – | 2.0 | 0.7 | 0 | 19 | 150 | 30 | 63 | 68 | 1.2 | 0.5 |
| 新 04100 | 絹ごし豆腐（凝固剤：硫酸カルシウム） | 0 | 56 | 88.5 | 5.3 | 5.3 | 3.2 | (0) | 3.5 | – | – | – | 1.0* | 0.9 | 1.1 | 0.9 | – | 2.0 | 0.7 | 0 | 7 | 150 | 120 | 33 | 68 | 1.2 | 0.5 |
| 04034 | ソフト豆腐 | 0 | 56 | 88.9 | 5.0 | 5.1 | (3.0) | (0) | 3.3 | (0.53) | (0.21) | (1.53) | 0.4 | 0.3 | 1.9* | 0.4 | – | 2.0 | 0.7 | 0 | 7 | 150 | 91 | 32 | 82 | 0.7 | 0.5 |
| 04035 | 充てん豆腐 | 0 | 56 | 88.6 | 5.1 | 5.0 | (2.8) | (0) | 3.1 | (0.50) | (0.20) | (1.44) | 0.8 | 0.8 | 2.4* | 0.3 | – | 2.5 | 0.8 | 0 | 10 | 200 | 31 | 68 | 83 | 0.8 | 0.6 |
| 04036 | 沖縄豆腐 | 0 | 99 | 81.8 | (8.8) | 9.1 | (6.6) | (0) | 7.2 | (1.16) | (0.45) | (3.34) | (1.0)* | (1.0) | 1.1 | 0.5 | – | 0.7 | 1.2 | 0.4 | 170 | 180 | 120 | 66 | 130 | 1.7 | 1.0 |
| 04037 | ゆし豆腐 | 0 | 47 | 90.0 | (4.1) | 4.3 | (2.6) | (0) | 2.8 | (0.45) | (0.18) | (1.30) | (0.6) | (0.5) | 1.8* | 0.3 | – | 1.7 | 1.2 | 0.6 | 240 | 210 | 36 | 43 | 71 | 0.7 | 0.5 |
| 04038 | 焼き豆腐 | 0 | 82 | 84.8 | 7.8 | 7.8 | (5.2) | (0) | 5.7 | (0.92) | (0.36) | (2.64) | 0.7* | 0.6 | 1.0 | 0.5 | – | 1.0 | 0.7 | 0 | 4 | 90 | 150 | 37 | 110 | 1.6 | 0.8 |
| 変 04039 | 生揚げ | 0 | 143 | 75.9 | 10.3 | 10.7 | (10.7) | Tr | 11.3 | (1.61) | (0.79) | (4.72) | 1.2* | 1.1 | (1.1) | 0.8 | – | 0.9 | 1.2 | 0 | 3 | 120 | 240 | 51 | 150 | 2.6 | 1.1 |
| 新 04113 | 絹生揚げ | 0 | 103 | 80.5 | 7.6 | 7.9 | 7.2 | – | 7.7 | 0.98 | 0.52 | 2.98 | 1.2* | 1.2 | 1.9 | 1.5 | – | 2.9 | 1.1 | 0 | 17 | 260 | 34 | 120 | 130 | 1.2 | 0.8 |
| 04040 | 油揚げ，生 | 0 | 377 | 39.9 | 23.0 | 23.4 | 31.2 | (Tr) | 34.4 | 3.89 | 2.26 | 11.30 | 0.5* | 0.5 | 2.8 | 1.3 | – | 0.4 | 1.9 | 0 | 4 | 86 | 310 | 150 | 350 | 3.2 | 2.5 |
| 04084 | 油揚げ，油抜き，生 | 0 | 266 | 56.9 | 17.9 | 18.2 | 21.3 | (Tr) | 23.4 | 2.74 | 1.56 | 8.04 | 0.3* | 0.3 | 1.6 | 0.9 | – | Tr | 1.4 | 0 | 2 | 51 | 230 | 110 | 280 | 2.5 | 2.1 |
| 04086 | 油揚げ，油抜き，ゆで | 0 | 164 | 72.6 | 12.3 | 12.4 | 12.5 | (Tr) | 13.8 | 1.68 | 0.94 | 5.05 | 0.1* | 0.1 | 1.1 | 0.6 | – | 0.3 | 0.9 | 0 | Tr | 12 | 140 | 59 | 180 | 1.6 | 1.4 |
| 04085 | 油揚げ，油抜き，焼き | 0 | 361 | 40.2 | 24.6 | 24.9 | 28.8 | (Tr) | 32.2 | 3.73 | 2.08 | 10.93 | 0.4* | 0.4 | 3.2 | 1.2 | – | 0.7 | 2.0 | 0 | 4 | 74 | 320 | 150 | 380 | 3.4 | 2.7 |

可食部100 g当たり

| 銅 | マンガン | ヨウ素 | セレン | クロム | モリブデン | ビタミンA レチノール | α-カロテン | β-カロテン | β-クリプトキサンチン | β-カロテン当量 | レチノール活性当量 | ビタミンD | ビタミンE α-トコフェロール | β-トコフェロール | γ-トコフェロール | δ-トコフェロール | ビタミンK | ビタミン$B_1$ | ビタミン$B_2$ | ナイアシン | ナイアシン当量 | ビタミン$B_6$ | ビタミン$B_{12}$ | 葉酸 | パントテン酸 | ビオチン | ビタミンC | 備考 |
|---|---|---|---|---|---|---|---|---|---|---|---|---|---|---|---|---|---|---|---|---|---|---|---|---|---|---|---|---|
| mg | mg | µg | µg | µg | µg | µg | µg | µg | µg | µg | µg | µg | mg | mg | mg | mg | µg | mg | mg | mg | mg | mg | µg | µg | mg | µg | mg | 有 有機酸　ポ ポリフェノール　♣食物繊維：AOAC 2011.25 法 |
| 1.07 | 2.27 | 0 | 5 | 3 | 350 | (0) | 0 | 7 | 1 | 7 | 1 | (0) | 2.3 | 0.9 | 13.0 | 8.6 | 18 | 0.71 | 0.26 | 2.0 | 10.0 | 0.51 | (0) | 260 | 1.36 | 28.0 | 3 | (100g：155mL，100mL：64g) 有1.7g ♣ |
| 0.23 | 1.01 | 0 | 2 | Tr | 77 | (0) | 0 | 3 | 0 | 3 | 0 | (0) | 1.6 | 0.8 | 4.2 | 3.2 | 7 | 0.17 | 0.08 | 0.4 | 4.0 | 0.10 | (0) | 41 | 0.26 | 9.8 | Tr | 有0.4g ♣ |
| 0.97 | — | 2 | 28 | 1 | 300 | (0) | 0 | 7 | 0 | 7 | 1 | (0) | 1.7 | 0.4 | 15.0 | 5.6 | 34 | 0.88 | 0.30 | 2.1 | 10.0 | 0.46 | (0) | 220 | 1.49 | 34.0 | Tr | (100g：155mL，100mL：64g) |
| 1.01 | — | 0 | 2 | 1 | 41 | (0) | 0 | 9 | 0 | 9 | 1 | (0) | 2.1 | 0.7 | 19.0 | 8.1 | 34 | 0.84 | 0.30 | 2.2 | 10.0 | 0.59 | (0) | 260 | 1.64 | 33.0 | Tr | (100g：155mL，100mL：64g) |
| 1.11 | 2.54 | 0 | 1 | 1 | 660 | (0) | 0 | 15 | 0 | 15 | 1 | (0) | 4.8 | 0.7 | 20.0 | 6.4 | 36 | 0.77 | 0.29 | 2.2 | (11.0) | 0.45 | (0) | 220 | 1.68 | 33.0 | Tr | (100g：155mL，100mL：64g) |
| 0.96 | 2.24 | 0 | 3 | 2 | 570 | 0 | 1 | 24 | 3 | 26 | 2 | 0 | 3.1 | 1.7 | 14.0 | 10.0 | 36 | 0.73 | 0.23 | 2.5 | 11.0 | 0.50 | 0 | 350 | 0.98 | 26.0 | 3 | (100g：155mL，100mL：64g) 有1.6g，ポ1.1g ♣ |
| 0.33 | 0.98 | 0 | 1 | 0 | 170 | — | Tr | 11 | 1 | 11 | 1 | — | 1.8 | 0.8 | 7.2 | 4.8 | 15 | 0.14 | 0.05 | 0.4 | 4.0 | 0.12 | — | 43 | 0.17 | 9.3 | Tr | 有0.3g，ポ0.4g ♣ |
| 1.29 | 2.90 | 1 | 5 | 2 | 800 | (0) | 1 | 9 | 2 | 10 | 1 | (0) | 1.3 | 0.5 | 17.0 | 11.0 | 38 | 0.15 | 0.27 | 2.2 | 11.0 | 0.45 | (0) | 250 | 0.57 | 25.0 | 1 | 有1.8g |
| 1.31 | 3.24 | 1 | 5 | 5 | 290 | (0) | 1 | 5 | 2 | 7 | 1 | (0) | 2.2 | 1.1 | 14.0 | 9.8 | 38 | 0.14 | 0.26 | 2.7 | 12.0 | 0.39 | (0) | 260 | 0.71 | 27.0 | 1 | 有1.8g |
| 1.06 | 2.37 | 1 | 3 | 12 | 240 | (0) | 2 | 12 | 3 | 14 | 1 | (0) | 3.1 | 1.3 | 16.0 | 11.0 | 32 | 0.12 | 0.27 | 2.5 | 11.0 | 0.41 | (0) | 280 | 0.68 | 27.0 | 1 | 有1.6g |
| 0.28 | 0.84 | — | — | — | — | (0) | 0 | 0 | 0 | 0 | (0) | (0) | 0.5 | 0.3 | 6.2 | 5.6 | 5 | 0.01 | 0.02 | 0.1 | 3.3 | 0.01 | (0) | 11 | 0 | — | Tr | 液汁を除いたもの |
| 0.51 | 1.33 | — | — | — | — | 0 | 0 | 2 | 1 | 3 | 0 | 0 | 0.8 | 0.3 | 8.0 | 5.3 | 11 | 0.15 | 0.10 | 0.9 | (4.9) | 0.18 | 0 | 96 | 0.34 | — | 0 | 試料：レトルト製品 ♣ |
| 1.32 | 2.76 | 1 | 3 | 5 | 450 | (0) | 4 | 50 | 3 | 53 | 4 | (0) | 2.4 | 0.7 | 15.0 | 9.0 | 57 | 0.29 | 0.29 | 2.2 | 11.0 | 0.51 | (0) | 250 | 0.91 | 29.0 | 1 | 別名 青大豆きな粉，うぐいす色きな粉，うぐいすきな粉 (100g：292mL，100mL：34g) 有1.8g |
| 1.19 | 2.63 | Tr | 7 | 3 | 380 | (0) | 9 | 66 | 1 | 71 | 6 | (0) | 7.5 | 1.4 | 19.0 | 6.1 | 81 | 0.48 | 0.27 | 2.1 | 11.0 | 0.56 | (0) | 210 | 0.93 | 31.0 | 0 | 別名 青大豆きな粉，うぐいす色きな粉あるいはうぐいすきな粉 (100g：292mL，100mL：34g) 有1.9g ♣ |
| 1.12 | 2.75 | Tr | 5 | 12 | 380 | (0) | 0 | 3 | 1 | 4 | Tr | (0) | 1.7 | 1.2 | 11.0 | 8.6 | 27 | 0.07 | 0.24 | 2.2 | 11.0 | 0.52 | (0) | 220 | 1.01 | 31.0 | 1 | (100g：292mL，100mL：34g) |
| 1.23 | 2.32 | Tr | 5 | 7 | 370 | (0) | 0 | 6 | 1 | 6 | 1 | (0) | 1.9 | 0.8 | 15.0 | 8.6 | 42 | 0.07 | 0.22 | 2.1 | 11.0 | 0.30 | (0) | 250 | 0.74 | 33.0 | 0 | (100g：292mL，100mL：34g) |
| (0.67) | (1.38) | 0 | (2) | (2) | (230) | 0 | (2) | (25) | (1) | (27) | (2) | 0 | (1.2) | (0.3) | (7.7) | (4.5) | (28) | (0.14) | (0.14) | (1.1) | (4.2) | (0.26) | 0 | (130) | (0.46) | (15.0) | (Tr) | 原材料配合割合：青きな粉1，上白糖1 |
| (0.57) | (1.38) | 0 | (2) | (6) | (190) | 0 | 0 | (2) | (Tr) | (2) | 0 | 0 | (0.9) | (0.6) | (5.7) | (4.3) | (13) | (0.04) | (0.12) | (1.1) | (4.2) | (0.26) | 0 | (110) | (0.51) | (16.0) | 0 | 原材料配合割合：きな粉1，上白糖1 |
| 1.13 | 2.86 | — | — | — | — | (0) | (0) | 19 | (0) | 19 | 2 | (0) | 19.0 | 1.3 | 10.0 | 1.6 | 190 | 0.03 | 0.73 | 3.4 | 9.7 | 0.56 | (0) | 460 | 0.59 | — | 0 | |
| 0.39 | — | — | — | — | — | (0) | — | — | — | (0) | (0) | (0) | 2.4 | 1.4 | 6.3 | 4.2 | 10 | 0.09 | 0.05 | 0.4 | 3.8 | 0.07 | (0) | 48 | 0.28 | — | Tr | 煮豆 |
| | | | | | | | | | | | | | | | | | | | | | | | | | | | | |
| 0.16 | 0.41 | 6 | 4 | 4 | 44 | (0) | 0 | 0 | 0 | 0 | 0 | (0) | 0.2 | Tr | 2.9 | 1.3 | 6 | 0.09 | 0.04 | 0.2 | 1.9 | 0.05 | (0) | 12 | 0.02 | 4.1 | 0 | 凝固剤の種類は問わないもの 有0.2g ♣ |
| 0.16 | 0.41 | 6 | 4 | 4 | 44 | (0) | 0 | 0 | 0 | 0 | 0 | (0) | 0.2 | Tr | 2.9 | 1.3 | 6 | 0.09 | 0.04 | 0.2 | 1.9 | 0.05 | (0) | 12 | 0.02 | 4.1 | 0 | 有0.2g ♣ |
| 0.16 | 0.41 | 6 | 4 | 4 | 44 | (0) | 0 | 0 | 0 | 0 | 0 | (0) | 0.2 | Tr | 2.9 | 1.3 | 6 | 0.09 | 0.04 | 0.2 | 1.9 | 0.05 | (0) | 12 | 0.02 | 4.1 | 0 | 有0.2g ♣ |
| 0.16 | 0.34 | 1 | 1 | 1 | 69 | (0) | 0 | 0 | 0 | 0 | 0 | (0) | 0.1 | Tr | 2.3 | 1.0 | 9 | 0.11 | 0.04 | 0.2 | 1.6 | 0.06 | (0) | 12 | 0.09 | 3.5 | 0 | 凝固剤の種類は問わないもの 有0.2g ♣ |
| 0.16 | 0.34 | 1 | 1 | 1 | 69 | (0) | 0 | 0 | 0 | 0 | 0 | (0) | 0.1 | Tr | 2.3 | 1.0 | 9 | 0.11 | 0.04 | 0.2 | 1.6 | 0.06 | (0) | 12 | 0.09 | 3.5 | 0 | 有0.2g ♣ |
| 0.16 | 0.34 | 1 | 1 | 1 | 69 | (0) | 0 | 0 | 0 | 0 | 0 | (0) | 0.1 | Tr | 2.3 | 1.0 | 9 | 0.11 | 0.04 | 0.2 | 1.6 | 0.06 | (0) | 12 | 0.09 | 3.5 | 0 | 有0.2g ♣ |
| 0.16 | 0.33 | — | — | — | — | (0) | — | — | — | (0) | (0) | (0) | 0.1 | 0.1 | 2.2 | 1.0 | 10 | 0.07 | 0.03 | 0.1 | 1.4 | 0.07 | (0) | 10 | 0.10 | — | Tr | |
| 0.18 | 0.43 | — | — | — | — | (0) | — | — | — | 0 | (0) | (0) | 0.3 | 0.1 | 2.4 | 0.8 | 11 | 0.15 | 0.05 | 0.3 | 1.6 | 0.09 | (0) | 23 | 0.12 | — | Tr | |
| 0.19 | 0.93 | — | — | — | — | (0) | — | — | — | (0) | (0) | (0) | 0.4 | 0.1 | 4.8 | 1.8 | 16 | 0.10 | 0.04 | 0.2 | (2.5) | 0.06 | (0) | 14 | Tr | — | Tr | 別名 島豆腐 |
| 0.14 | 0.30 | — | — | — | — | (0) | — | — | — | 0 | (0) | (0) | 0.1 | 0.1 | 2.0 | 1.2 | 9 | 0.10 | 0.04 | 0.2 | (1.3) | 0.07 | 0 | 13 | 0.20 | — | Tr | |
| 0.16 | 0.60 | — | — | — | — | (0) | — | — | — | (0) | (0) | (0) | 0.2 | 0.1 | 3.5 | 1.5 | 14 | 0.07 | 0.03 | 0.1 | 2.2 | 0.05 | (0) | 12 | 0.06 | — | Tr | |
| 0.23 | 0.78 | 1 | 2 | 2 | 87 | (0) | Tr | 2 | Tr | 2 | Tr | (0) | 0.8 | 0.1 | 5.6 | 2.0 | 26 | 0.07 | 0.03 | 0.1 | 2.8 | 0.08 | (0) | 28 | 0.15 | 5.5 | 0 | 別名 厚揚げ ♣ |
| 0.23 | 0.48 | 1 | 4 | 2 | 69 | — | 0 | 1 | Tr | 1 | 0 | — | 0.7 | 0.1 | 3.6 | 1.7 | 11 | 0.12 | 0.04 | 0.5 | 2.4 | 0.09 | — | 16 | 0.13 | 6.2 | 0 | 別名 絹厚揚げ 有0.3g ♣ |
| 0.22 | 1.55 | 1 | 8 | 5 | 97 | (0) | — | — | — | (0) | (0) | (0) | 1.3 | 0.2 | 12.0 | 5.6 | 67 | 0.06 | 0.04 | 0.2 | 6.2 | 0.07 | (0) | 18 | 0.07 | 7.1 | 0 | |
| 0.16 | 1.22 | Tr | 6 | 4 | 68 | (0) | — | — | — | (0) | (0) | (0) | 0.9 | 0.2 | 9.6 | 4.5 | 48 | 0.04 | 0.02 | 0.1 | 4.8 | 0.04 | (0) | 12 | 0.04 | 4.8 | 0 | |
| 0.07 | 0.73 | 0 | 4 | 3 | 22 | (0) | — | — | — | (0) | (0) | (0) | 0.5 | 0.1 | 5.0 | 2.4 | 26 | 0.01 | 0.01 | 0 | 3.2 | 0.01 | (0) | 3 | 0.02 | 3.3 | 0 | |
| 0.22 | 1.65 | Tr | 8 | 6 | 92 | (0) | — | — | — | (0) | (0) | (0) | 1.1 | 0.3 | 12.0 | 5.8 | 65 | 0.04 | 0.03 | 0.2 | 6.6 | 0.06 | (0) | 14 | 0.04 | 6.8 | 0 | |

# 4 豆類

可食部100 g当たり

| 食品番号 | 食品名 | 廃棄率 | エネルギー | 水分 | たんぱく質: アミノ酸組成によるたんぱく質 | たんぱく質: たんぱく質 | 脂質: トリアシルグリセロール当量 | 脂質: コレステロール | 脂質: 脂質 | 脂肪酸: 飽和脂肪酸 | 脂肪酸: n-3系多価不飽和脂肪酸 | 脂肪酸: n-6系多価不飽和脂肪酸 | 炭水化物: 利用可能炭水化物(単糖当量) | 炭水化物: 利用可能炭水化物(質量計) | 炭水化物: 差引き法による利用可能炭水化物 | 炭水化物: 食物繊維総量 | 炭水化物: 糖アルコール | 炭水化物: 炭水化物 | 灰分 | 食塩相当量 | 無機質: ナトリウム | 無機質: カリウム | 無機質: カルシウム | 無機質: マグネシウム | 無機質: リン | 無機質: 鉄 | 無機質: 亜鉛 |
|---|---|---|---|---|---|---|---|---|---|---|---|---|---|---|---|---|---|---|---|---|---|---|---|---|---|---|---|
| | | % | kcal | g | g | g | g | mg | g | g | g | g | g | g | g | g | g | g | g | g | mg | mg | mg | mg | mg | mg | mg |
| 新 04095 | 油揚げ，甘煮 | 0 | 231 | 54.9 | 10.4 | 11.2 | 11.8 | 0 | 13.0 | 1.60 | 0.75 | 4.82 | 17.7 | 17.2 | 20.5* | 0.5 | – | 19.1 | 1.7 | 1.2 | 460 | 61 | 120 | 51 | 150 | 1.5 | 1.1 |
| 04041 | がんもどき | 0 | 223 | 63.5 | 15.2 | 15.3 | (16.8) | Tr | 17.8 | (2.49) | (1.24) | (7.28) | 2.2* | 2.0 | 1.3 | 1.4 | – | 1.6 | 1.8 | 0.5 | 190 | 80 | 270 | 98 | 200 | 3.6 | 1.6 |
| 04042 | 凍り豆腐，乾 | 0 | 496 | 7.2 | 49.7 | 50.5 | 32.3 | (0) | 34.1 | 5.22 | 2.49 | 15.83 | 0.2* | 0.2 | 4.3 | 2.5 | – | 4.2 | 4.0 | 1.1 | 440 | 34 | 630 | 140 | 820 | 7.5 | 5.2 |
| 04087 | 凍り豆腐，水煮 | 0 | 104 | 79.6 | 10.8 | 10.7 | 6.7 | (0) | 7.3 | 1.07 | 0.51 | 3.25 | 0.1* | 0.1 | 1.1 | 0.5 | – | 1.1 | 1.3 | 0.7 | 260 | 3 | 150 | 29 | 180 | 1.7 | 1.2 |
| 04043 | 豆腐よう | 0 | 183 | 60.6 | (9.0) | 9.5 | 7.5 | (0) | 8.3 | 1.17 | 0.55 | 3.84 | – | – | 19.6* | 0.8 | – | 19.1 | 2.5 | 1.9 | 760 | 38 | 160 | 52 | 190 | 1.7 | 1.7 |
| 04044 | 豆腐竹輪，蒸し | 0 | 121 | 71.6 | (13.6) | 14.9 | 3.7 | 12 | 4.4 | 0.62 | 0.35 | 1.83 | – | – | 7.9* | 0.8 | – | 6.7 | 2.4 | 1.9 | 740 | 140 | 70 | 65 | 150 | 2.0 | 1.0 |
| 04045 | 豆腐竹輪，焼き | 0 | 133 | 68.8 | (14.4) | 16.1 | 4.1 | 13 | 4.9 | 0.69 | 0.38 | 2.01 | – | – | 9.3* | 0.7 | – | 7.5 | 2.7 | 2.3 | 900 | 150 | 100 | 73 | 170 | 2.3 | 1.0 |
| 04088 | ろくじょう豆腐 | 0 | 332 | 26.5 | (33.5) | 34.7 | (19.6) | (0) | 21.5 | (3.46) | (1.36) | (9.97) | – | – | 3.7* | 3.2 | – | 3.8 | 13.5 | 11.0 | 4300 | 430 | 660 | 110 | 590 | 6.1 | 4.6 |
| | [納豆類] | | | | | | | | | | | | | | | | | | | | | | | | | | |
| 変 04046 | 糸引き納豆 | 0 | 184 | 59.5 | 14.5 | 16.5 | (9.7) | Tr | 10.0 | (1.45) | (0.67) | (4.98) | 0.3 | 0.3 | (4.8)* | 9.5 | – | 12.1 | 1.9 | 0 | 1 | 690 | 91 | 100 | 220 | 3.3 | 1.9 |
| 04047 | 挽きわり納豆 | 0 | 185 | 60.9 | 15.1 | 16.6 | (9.7) | (0) | 10.0 | (1.45) | (0.67) | (4.98) | 0.2 | 0.2 | 6.4* | 5.9 | – | 10.5 | 2.0 | 0 | 2 | 700 | 59 | 88 | 250 | 2.6 | 1.3 |
| 04048 | 五斗納豆 | 0 | 214 | 45.8 | – | 15.3 | 6.9 | (0) | 8.1 | 1.13 | 0.70 | 3.55 | – | – | 20.3* | 4.9 | – | 24.0 | 6.8 | 5.8 | 2300 | 430 | 49 | 61 | 190 | 2.2 | 1.1 |
| 新 04114 | 塩納豆 | 0 | 137 | 64.0 | 7.8 | 8.3 | 3.6 | – | 4.4 | 0.57 | 0.29 | 1.78 | 12.9 | 12.6 | 15.3* | 6.0 | – | 20.2 | 3.2 | 2.2 | 860 | 410 | 48 | 61 | 150 | 1.3 | 1.0 |
| 04049 | 寺納豆 | 0 | 248 | 24.4 | – | 18.6 | 6.1 | (0) | 8.1 | 1.01 | 0.60 | 3.10 | – | – | 25.9* | 7.6 | – | 31.5 | 17.4 | 14.2 | 5600 | 1000 | 110 | 140 | 330 | 5.9 | 3.8 |
| 新 04115 | 干し納豆 | 0 | 357 | 12.0 | 30.2 | 33.0 | 15.3 | – | 16.8 | 2.34 | 1.30 | 7.61 | 2.3 | 2.2 | 15.3* | 17.2 | – | 29.3 | 8.9 | 5.1 | 2000 | 1600 | 190 | 200 | 570 | 5.8 | 3.4 |
| | [その他] | | | | | | | | | | | | | | | | | | | | | | | | | | |
| 04051 | おから，生 | 0 | 88 | 75.5 | 5.4 | 6.1 | (3.4) | (0) | 3.6 | (0.51) | (0.28) | (1.75) | 0.6 | 0.5 | 3.2* | 11.5 | – | 13.8 | 1.0 | 0 | 5 | 350 | 81 | 40 | 99 | 1.3 | 0.6 |
| 04089 | おから，乾燥 | 0 | 333 | 7.1 | (20.2) | 23.1 | (12.7) | (0) | 13.6 | (1.94) | (1.07) | (6.62) | (2.2) | (2.1) | 12.6* | 43.6 | – | 52.3 | 3.8 | 0 | 19 | 1300 | 310 | 150 | 380 | 4.9 | 2.3 |
| 変 04052 | 豆乳，豆乳 | 0 | 43 | 90.8 | 3.4 | 3.6 | 2.6 | (0) | 2.8 | 0.39 | 0.20 | 1.34 | 1.0* | 0.9 | 1.6 | 0.9 | – | 2.3 | 0.5 | 0 | 2 | 190 | 15 | 25 | 49 | 1.2 | 0.3 |
| 変 04053 | 豆乳，調製豆乳 | 0 | 61 | 87.9 | 3.1 | 3.2 | 3.4 | (0) | 3.6 | 0.5 | 0.20 | 1.79 | 1.9 | 1.8 | 3.7* | 1.1 | – | 4.8 | 0.5 | 0.1 | 50 | 170 | 31 | 19 | 44 | 1.2 | 0.4 |
| 変 04054 | 豆乳，豆乳飲料・麦芽コーヒー | 0 | 57 | 87.4 | 2.1 | 2.2 | 2.1 | 0 | 2.2 | 0.33 | 0.11 | 1.08 | 4.3 | 4.1 | 6.9* | 1.0 | – | 7.8 | 0.4 | 0.1 | 42 | 110 | 20 | 13 | 36 | 0.3 | 0.2 |
| 04055 | 大豆たんぱく，粒状大豆たんぱく | 0 | 318 | 7.8 | (44.1) | 46.3 | 1.9 | (0) | 3.0 | 0.38 | 0.14 | 1.01 | – | – | 22.2* | 17.8 | – | 36.7 | 6.2 | 0 | 3 | 2400 | 270 | 290 | 730 | 7.7 | 4.5 |
| 04056 | 大豆たんぱく，濃縮大豆たんぱく | 0 | 313 | 6.8 | (55.4) | 58.2 | 0.7 | (0) | 1.7 | 0.21 | 0.04 | 0.35 | – | – | 10.8* | 20.9 | – | 27.9 | 5.4 | 1.4 | 550 | 1300 | 280 | 220 | 750 | 9.2 | 3.1 |
| 04057 | 大豆たんぱく，分離大豆たんぱく，塩分無調整タイプ | 0 | 335 | 5.9 | 77.1 | 79.1 | 1.6 | (0) | 3.0 | 0.41 | 0.09 | 0.87 | 1.1* | 1.0 | 6.7 | 4.2 | – | 7.5 | 4.5 | 3.3 | 1300 | 190 | 57 | 58 | 840 | 9.4 | 2.9 |
| 04090 | 大豆たんぱく，分離大豆たんぱく，塩分調整タイプ | 0 | 335 | 5.9 | (77.1) | 79.1 | 1.6 | (0) | 3.0 | – | – | – | (1.1)* | (1.0) | 6.7 | 4.2 | – | 7.5 | 4.5 | 1.6 | 640 | 260 | 890 | 58 | 840 | 9.4 | 2.9 |
| 04058 | 大豆たんぱく，繊維状大豆たんぱく | 0 | 365 | 5.8 | (56.5) | 59.3 | 3.6 | (0) | 5.0 | 0.72 | 0.21 | 1.86 | – | – | 23.8* | 5.6 | – | 25.2 | 4.7 | 3.6 | 1400 | 270 | 70 | 55 | 630 | 8.2 | 2.4 |
| 04059 | 湯葉，生 | 0 | 218 | 59.1 | 21.4 | 21.8 | 12.3 | (0) | 13.7 | 1.90 | 0.91 | 6.15 | 1.1 | 1.0 | 5.1* | 0.8 | – | 4.1 | 1.3 | 0 | 4 | 290 | 90 | 80 | 250 | 3.6 | 2.2 |
| 04060 | 湯葉，干し，乾 | 0 | 485 | 6.9 | 49.7 | 50.4 | 30.0 | (0) | 32.1 | 4.98 | 2.18 | 14.08 | 2.7* | 2.6 | 7.0 | 3.0 | – | 7.2 | 3.3 | 0 | 12 | 840 | 210 | 220 | 600 | 8.3 | 4.9 |
| 04091 | 湯葉，干し，湯戻し | 0 | 151 | 72.8 | 15.3 | 15.7 | 9.6 | (0) | 10.6 | 1.60 | 0.70 | 4.52 | 0.4* | 0.4 | 0.3 | 1.2 | – | 0.1 | 0.9 | 0 | 2 | 140 | 66 | 60 | 170 | 2.6 | 1.6 |
| 04061 | 金山寺みそ | 0 | 247 | 34.3 | (5.8) | 6.9 | 2.6 | (0) | 3.2 | 0.54 | 0.17 | 1.35 | – | – | 48.5* | 3.2 | – | 50.0 | 5.6 | 5.1 | 2000 | 190 | 33 | 54 | 130 | 1.7 | 0.7 |
| 04062 | ひしおみそ | 0 | 198 | 46.3 | (5.4) | 6.5 | 2.2 | (0) | 2.7 | 0.36 | 0.16 | 1.12 | – | – | 37.5* | 2.8 | – | 38.8 | 5.7 | 4.8 | 1900 | 340 | 56 | 56 | 120 | 1.9 | 0.9 |
| 04063 | テンペ | 0 | 180 | 57.8 | (11.9) | 15.8 | 7.8 | (0) | 9.0 | 1.20 | 0.72 | 3.97 | – | – | 10.2* | 10.2 | – | 15.4 | 2.0 | 0 | 2 | 730 | 70 | 95 | 250 | 2.4 | 1.7 |
| | **つるあずき** | | | | | | | | | | | | | | | | | | | | | | | | | | |
| 04064 | 全粒，乾 | 0 | 297 | 12.0 | (17.8) | 20.8 | 1.0 | (0) | 1.6 | 0.32 | 0.18 | 0.37 | 39.6 | 36.1 | 43.3* | 22.0 | – | 61.8 | 3.9 | 0 | 1 | 1400 | 280 | 230 | 320 | 11.0 | 3.1 |
| 04092 | 全粒，ゆで | 0 | 132 | 60.5 | (8.4) | 9.7 | (0.6) | (0) | 1.0 | (0.19) | (0.11) | (0.22) | (17.8)* | (16.2) | 15.8 | 13.4 | – | 27.5 | 1.3 | 0 | 0 | 370 | 130 | 77 | 120 | 3.3 | 1.2 |
| | **ひよこまめ** | | | | | | | | | | | | | | | | | | | | | | | | | | |
| 04065 | 全粒，乾 | 0 | 336 | 10.4 | (16.7) | 20.0 | 4.3 | (0) | 5.2 | 0.56 | 0.08 | 1.96 | 41.3 | 37.7 | 49.4* | 16.3 | – | 61.5 | 2.9 | 0 | 17 | 1200 | 100 | 140 | 270 | 2.6 | 3.2 |
| 04066 | 全粒，ゆで | 0 | 149 | 59.6 | (7.9) | 9.5 | 2.1 | (0) | 2.5 | 0.28 | 0.04 | 0.96 | 20.0* | 18.2 | 17.8 | 11.6 | – | 27.4 | 1.0 | 0 | 5 | 350 | 45 | 51 | 120 | 1.2 | 1.8 |
| 04067 | 全粒，フライ，味付け | 0 | 366 | 4.6 | (15.7) | 18.8 | 8.1 | (0) | 10.4 | 1.24 | 0.25 | 3.03 | – | – | 47.0* | 21.0 | – | 62.6 | 3.6 | 1.8 | 700 | 690 | 73 | 110 | 370 | 4.2 | 2.7 |

可食部100g当たり

| 無機質 |  |  |  |  |  | ビタミン |  |  |  |  |  |  |  |  |  |  |  |  |  |  |  |  |  |  |  |  |  | 備考 |
|---|---|---|---|---|---|---|---|---|---|---|---|---|---|---|---|---|---|---|---|---|---|---|---|---|---|---|---|---|
| 銅 | マンガン | ヨウ素 | セレン | クロム | モリブデン | ビタミンA |  |  |  |  |  | ビタミンD | ビタミンE |  |  |  | ビタミンK | ビタミン$B_1$ | ビタミン$B_2$ | ナイアシン | ナイアシン当量 | ビタミン$B_6$ | ビタミン$B_{12}$ | 葉酸 | パントテン酸 | ビオチン | ビタミンC |  |
|  |  |  |  |  |  | レチノール | α-カロテン | β-カロテン | β-クリプトキサンチン | β-カロテン当量 | レチノール活性当量 |  | α-トコフェロール | β-トコフェロール | γ-トコフェロール | δ-トコフェロール |  |  |  |  |  |  |  |  |  |  |  |  |
| mg | mg | µg | µg | µg | µg | µg | µg | µg | µg | µg | µg | µg | mg | mg | mg | mg | µg | mg | mg | mg | mg | mg | µg | µg | mg | µg | mg | 有有機酸 |
| 0.08 | 0.16 | Tr | 3 | 3 | 25 | 0 | 0 | 2 | 0 | 2 | 0 | (0) | 0.6 | 0.1 | 5.4 | 2.2 | 22 | 0.01 | 0.02 | 0.1 | 2.6 | 0.02 | 0 | 3 | 0.03 | 3.7 | 0 | 有0.1g |
| 0.22 | 1.30 | 32 | 4 | 8 | 60 | (0) | – | – | – | (0) | (0) | (0) | 1.5 | 0.2 | 8.1 | 2.5 | 43 | 0.03 | 0.04 | 0.2 | 4.0 | 0.08 | (0) | 21 | 0.20 | 7.6 | Tr |  |
| 0.57 | 4.32 | 1 | 19 | 5 | 67 | (0) | 1 | 7 | 3 | 9 | 1 | (0) | 1.9 | 0.8 | 20.0 | 11.0 | 60 | 0.02 | 0.02 | Tr | 13.0 | 0.02 | 0.1 | 6 | 0.10 | 21.0 | 0 | 別名 高野豆腐<br>試料：炭酸水素ナトリウム処理製品 |
| 0.09 | 1.02 | Tr | 5 | 1 | 3 | (0) | 0 | 1 | 1 | 2 | 0 | (0) | 0.3 | 0.2 | 4.0 | 2.2 | 13 | 0 | 0 | 0 | 2.7 | 0 | (0) | 0 | 0.02 | 3.1 | 0 | 別名 高野豆腐<br>湯戻し後，煮たもの |
| 0.22 | 1.70 | 1 | 4 | 3 | 45 | (0) | – | – | – | 2 | Tr | (0) | 0.6 | 0.2 | 7.0 | 3.1 | 18 | 0.02 | 0.07 | 0.5 | (2.8) | 0.05 | Tr | 7 | 0.40 | 4.2 | Tr |  |
| 0.13 | 0.58 | 63 | 14 | 4 | 43 | 3 | – | – | – | (0) | 3 | (0) | 0.4 | 0.1 | 2.8 | 0.5 | 12 | 0.12 | 0.08 | 0.5 | (3.7) | 0.04 | 0.6 | 11 | 0.17 | 4.2 | Tr | 原材料配合割合：豆腐 2，すり身 1 |
| 0.14 | 0.61 | – | – | – | – | (0) | – | – | – | (0) | (0) | (0) | 0.4 | 0.1 | 3.0 | 0.6 | 10 | 0.13 | 0.08 | 0.5 | (3.8) | 0.04 | 0.8 | 17 | 0.21 | – | Tr | 原材料配合割合：豆腐 2，すり身 1 |
| 0.73 | 3.83 | – | – | – | – | (0) | (0) | 3 | (0) | 3 | 0 | (0) | 2.5 | 0.5 | 15.0 | 5.1 | 41 | 0.10 | 0.06 | 0.5 | (9.1) | 0.11 | (0) | 23 | 0.14 | – | 0 |  |
|  |  |  |  |  |  |  |  |  |  |  |  |  |  |  |  |  |  |  |  |  |  |  |  |  |  |  |  |  |
| 0.60 | 1.39 | Tr | 16 | 1 | 290 | (0) | Tr | 4 | 1 | 4 | Tr | (0) | 0.5 | 0.2 | 5.9 | 3.3 | 870 | 0.13 | 0.3 | 0.6 | 4.6 | 0.24 | Tr | 130 | 3.63 | 18.2 | 3 | ビタミンK：メナキノン-7 を含む ♣ |
| 0.43 | 1.00 | – | – | – | – | (0) | 0 | 0 | 0 | 0 | (0) | (0) | 0.8 | 0.3 | 9.0 | 5.4 | 930 | 0.14 | 0.36 | 0.9 | 5.0 | 0.29 | 0 | 110 | 4.28 | – | Tr | ビタミンK：メナキノン-7 を含む |
| 0.31 | 0.75 | 1 | 8 | 2 | 75 | (0) | – | – | – | (0) | (0) | (0) | 0.6 | 0.2 | 6.2 | 1.7 | 590 | 0.08 | 0.35 | 1.1 | 3.7 | 0.19 | – | 110 | 2.90 | 15.0 | Tr | 別名 こうじ納豆<br>ビタミンK：メナキノン-7 を含む |
| 0.25 | 0.72 | 1800 | 1 | 1 | 73 | – | 0 | 2 | Tr | 2 | Tr | – | 0.5 | 0.1 | 4.6 | 1.6 | 220 | 0.06 | 0.11 | 0.5 | 2.6 | 0.13 | Tr | 36 | 1.30 | 8.7 | 0 | 有0.2g<br>ビタミンK：メナキノン-7 を含む ♣ |
| 0.80 | 1.70 | 1 | 14 | 2 | 110 | (0) | – | – | – | (0) | (0) | (0) | 0.9 | 0.3 | 7.6 | 2.6 | 190 | 0.04 | 0.35 | 4.1 | 7.2 | 0.17 | – | 39 | 0.81 | 19.0 | Tr | 別名 塩辛納豆，浜納豆<br>ビタミンK：メナキノン-7 を含む |
| 1.03 | 2.31 | 5 | 5 | 2 | 300 | – | Tr | 6 | 1 | 7 | 1 | – | 2.6 | 0.7 | 18.5 | 8.9 | 300 | 0.11 | 0.22 | 1.5 | 9.4 | 0.32 | Tr | 150 | 2.64 | 31.2 | 0 | 有1.2g<br>ビタミンK：メナキノン-7 を含む ♣ |
|  |  |  |  |  |  |  |  |  |  |  |  |  |  |  |  |  |  |  |  |  |  |  |  |  |  |  |  |  |
| 0.14 | 0.40 | 1 | 1 | 1 | 45 | (0) | 0 | 0 | 0 | 0 | (0) | (0) | 0.4 | 0.1 | 2.8 | 0.4 | 8 | 0.11 | 0.03 | 0.2 | 1.6 | 0.06 | (0) | 14 | 0.31 | 4.1 | Tr |  |
| 0.53 | 1.52 | 4 | 4 | 4 | 170 | (0) | 0 | 0 | 0 | 0 | (0) | (0) | 1.5 | 0.4 | 11.0 | 1.5 | 30 | 0.42 | 0.11 | 0.8 | (5.9) | 0.23 | (0) | 53 | 1.18 | 16.0 | Tr |  |
| 0.12 | 0.23 | Tr | 1 | 0 | 54 | (0) | 0 | 1 | 0 | 1 | 0 | (0) | 0.1 | Tr | 2.0 | 1.0 | 4 | 0.03 | 0.02 | 0.5 | 1.4 | 0.06 | (0) | 28 | 0.28 | 3.8 | Tr | 有0.2g ♣ |
| 0.12 | 0.23 | Tr | 1 | Tr | 32 | (0) | 0 | 1 | 0 | 1 | 0 | (0) | 2.2 | 0.1 | 3.1 | 0.5 | 6 | 0.07 | 0.02 | 0.2 | 1.0 | 0.05 | (0) | 31 | 0.24 | 3.6 | Tr | 有0.2g ♣ |
| 0.07 | 0.13 | 0 | 1 | 1 | 31 | 0 | 0 | 0 | 0 | 0 | 0 | 0 | 0.3 | Tr | 1.8 | 0.6 | 3 | 0.02 | 0.02 | 0.4 | 0.9 | 0.03 | 0 | 15 | 0.12 | – | Tr | 有0.2g ♣ |
| 1.41 | 2.61 | – | – | – | – | (0) | 0 | 0 | 0 | 0 | (0) | (0) | 0 | 0 | 0.5 | 0.3 | 1 | 0.67 | 0.30 | 2.2 | (13.0) | 0.64 | (0) | 370 | 1.89 | – | Tr |  |
| 0.99 | 2.00 | – | – | – | – | (0) | 0 | 0 | 0 | 0 | (0) | (0) | 0 | 0 | 0.1 | 0.1 | 0 | 0.37 | 0.11 | 0.6 | (15.0) | 0.16 | (0) | 210 | 0.40 | – | Tr |  |
| 1.51 | 0.89 | – | – | – | – | (0) | 0 | 0 | 0 | 0 | (0) | (0) | 0 | 0 | 0.3 | 0.2 | Tr | 0.11 | 0.14 | 0.4 | 20.0 | 0.06 | (0) | 270 | 0.37 | – | Tr |  |
| 1.51 | 0.89 | – | – | – | – | (0) | 0 | 0 | 0 | 0 | (0) | (0) | 0 | 0 | 0.3 | 0.2 | Tr | 0.11 | 0.14 | 0.4 | (20.0) | 0.06 | (0) | 270 | 0.37 | – | Tr |  |
| 1.13 | 1.02 | – | – | – | – | (0) | 0 | 0 | 0 | 0 | (0) | (0) | 0.3 | 0.1 | 1.5 | 0.6 | 2 | 0.62 | 0.16 | 0.5 | (15.0) | 0.08 | (0) | 170 | 0.34 | – | Tr |  |
| 0.70 | – | 1 | 3 | 1 | 100 | (0) | – | – | – | 10 | 1 | (0) | 0.9 | 0.1 | 4.0 | 0.3 | 22 | 0.17 | 0.09 | 0.3 | 5.4 | 0.13 | (0) | 25 | 0.34 | 14.0 | Tr |  |
| 3.27 | 3.43 | 3 | 7 | 4 | 270 | (0) | 1 | 7 | 2 | 8 | 1 | (0) | 2.4 | 0.6 | 12.0 | 5.2 | 55 | 0.35 | 0.12 | 1.4 | 13.0 | 0.32 | (0) | 38 | 0.55 | 37.0 | 0 |  |
| 0.57 | 1.09 | 0 | 2 | 1 | 14 | (0) | 0 | 2 | Tr | 3 | 0 | (0) | 0.7 | 0.2 | 3.7 | 1.6 | 16 | 0.05 | 0.01 | 0.1 | 3.7 | 0.03 | (0) | 3 | 0.12 | 11.0 | 0 |  |
| 0.16 | 0.96 | 1 | 1 | 1 | 34 | (0) | – | – | – | (0) | (0) | (0) | 0 | 0 | 0.9 | 0.2 | 16 | 0.12 | 0.18 | 2.3 | (3.2) | 0.10 | (0) | 34 | 0.74 | 8.1 | Tr | ビタミンK：メナキノン-7 を含む |
| 0.32 | 0.52 | 1 | 2 | 4 | 37 | (0) | – | – | – | (0) | (0) | (0) | 0.6 | 0 | 0.6 | 1.9 | 17 | 0.11 | 0.27 | 2.6 | (3.4) | 0.08 | (0) | 12 | 0.36 | 7.1 | Tr | ビタミンK：メナキノン-7 を含む |
| 0.52 | 0.80 | 1 | 3 | 1 | 76 | (0) | – | – | – | 1 | Tr | (0) | 0.8 | 0.2 | 8.5 | 4.0 | 11 | 0.07 | 0.09 | 2.4 | (4.9) | 0.23 | 0 | 49 | 1.08 | 20.0 | Tr | 丸大豆製品 |
|  |  |  |  |  |  |  |  |  |  |  |  |  |  |  |  |  |  |  |  |  |  |  |  |  |  |  |  | 別名 たけあずき |
| 0.73 | 2.92 | 0 | 3 | 4 | 220 | (0) | 1 | 20 | 3 | 22 | 2 | (0) | 0.1 | 0.1 | 5.4 | 8.1 | 50 | 0.50 | 0.13 | 2.0 | (5.9) | 0.28 | (0) | 210 | 0.75 | 9.7 | 3 |  |
| 0.30 | 0.57 | – | – | – | – | (0) | 1 | 9 | 1 | 10 | 1 | (0) | 0.1 | Tr | 2.5 | 3.7 | 24 | 0.16 | 0.04 | 0.5 | (2.3) | 0.06 | (0) | 48 | 0.14 | – | Tr |  |
|  |  |  |  |  |  |  |  |  |  |  |  |  |  |  |  |  |  |  |  |  |  |  |  |  |  |  |  | 別名 チックピー，ガルバンゾー |
| 0.84 | – | 1 | 11 | 1 | 150 | (0) | 0 | 17 | 3 | 19 | 2 | (0) | 2.5 | 0.1 | 7.7 | 0.6 | 9 | 0.37 | 0.15 | 1.5 | (4.8) | 0.64 | (0) | 350 | 1.77 | 21.0 | Tr |  |
| 0.29 | 1.10 | Tr | 5 | 1 | 56 | (0) | – | – | – | 17 | 1 | (0) | 1.7 | 0 | 6.5 | 0.2 | 6 | 0.16 | 0.07 | 0.4 | (1.9) | 0.18 | (0) | 110 | 0.48 | 8.9 | Tr |  |
| 0.78 | 2.20 | – | – | – | – | (0) | 0 | 4 | – | 4 | Tr | (0) | 1.9 | 0.1 | 9.2 | 1.1 | 23 | 0.21 | 0.10 | 0.7 | (3.8) | 0.50 | (0) | 100 | 0.35 | – | Tr |  |

# 4 豆類

| 食品番号 | 食品名 | 廃棄率 | エネルギー | 水分 | たんぱく質: アミノ酸組成によるたんぱく質 | たんぱく質: たんぱく質 | 脂質: トリアシルグリセロール当量 | 脂質: コレステロール | 脂質: 脂質 | 脂肪酸: 飽和脂肪酸 | 脂肪酸: n-3系多価不飽和脂肪酸 | 脂肪酸: n-6系多価不飽和脂肪酸 | 炭水化物: 利用可能炭水化物(単糖当量) | 炭水化物: 利用可能炭水化物(質量計) | 炭水化物: 差引法による利用可能炭水化物 | 炭水化物: 食物繊維総量 | 炭水化物: 糖アルコール | 炭水化物: 炭水化物 | 灰分 | 食塩相当量 | 無機質: ナトリウム | 無機質: カリウム | 無機質: カルシウム | 無機質: マグネシウム | 無機質: リン | 無機質: 鉄 | 無機質: 亜鉛 |
|---|---|---|---|---|---|---|---|---|---|---|---|---|---|---|---|---|---|---|---|---|---|---|---|---|---|---|---|
| | | % | kcal | g | g | g | g | mg | g | g | g | g | g | g | g | g | g | g | g | g | mg | mg | mg | mg | mg | mg | mg |
| | **べにばないんげん** | | | | | | | | | | | | | | | | | | | | | | | | | | |
| 04068 | 全粒，乾 | 0 | 273 | 15.4 | (13.8) | 17.2 | 1.2 | (0) | 1.7 | 0.21 | 0.35 | 0.50 | 36.2 | 33.1 | 38.4* | 26.7 | – | 61.2 | 4.5 | 0 | 1 | 1700 | 78 | 190 | 430 | 5.4 | 3.4 |
| 04069 | 全粒，ゆで | 0 | 103 | 69.7 | (5.0) | 6.2 | 0.4 | (0) | 0.6 | 0.08 | 0.12 | 0.17 | 13.3 | 12.1 | 16.1* | 7.6 | – | 22.3 | 1.2 | 0 | 1 | 440 | 28 | 50 | 140 | 1.6 | 0.8 |
| | **やぶまめ** | | | | | | | | | | | | | | | | | | | | | | | | | | |
| 新 04108 | 乾 | 0 | 383 | 13.1 | – | 23.4 | – | – | 10.1 | – | – | – | – | – | 49.5* | – | – | 49.5 | 3.9 | 0 | 5 | 1700 | 55 | 63 | 230 | 2.4 | 1.4 |
| | **らいまめ** | | | | | | | | | | | | | | | | | | | | | | | | | | |
| 04070 | 全粒，乾 | 0 | 306 | 11.7 | (18.8) | 21.9 | 1.3 | (0) | 1.8 | 0.42 | 0.20 | 0.55 | 37.2 | 33.8 | 44.8* | 19.6 | – | 60.8 | 3.8 | 0 | Tr | 1800 | 78 | 170 | 250 | 6.2 | 2.9 |
| 04093 | 全粒，ゆで | 0 | 122 | 62.3 | (8.3) | 9.6 | (0.7) | (0) | 0.9 | (0.21) | (0.10) | (0.28) | (16.4)* | (14.9) | 16.7 | 10.9 | – | 26.0 | 1.1 | 0 | 0 | 490 | 27 | 52 | 95 | 2.3 | 1.1 |
| | **りょくとう** | | | | | | | | | | | | | | | | | | | | | | | | | | |
| 04071 | 全粒，乾 | 0 | 319 | 10.8 | 20.7 | 25.1 | 1.0 | (0) | 1.5 | 0.34 | 0.17 | 0.44 | 45.4 | 41.4 | 49.4* | 14.6 | – | 59.1 | 3.5 | 0 | 0 | 1300 | 100 | 150 | 320 | 5.9 | 4.0 |
| 04072 | 全粒，ゆで | 0 | 125 | 66.0 | (8.2) | 10.2 | (0.4) | (0) | 0.6 | (0.13) | (0.07) | (0.18) | 17.7 | 16.1 | 19.5* | 5.2 | – | 22.5 | 0.7 | 0 | 1 | 320 | 32 | 39 | 75 | 2.2 | 0.8 |
| | **レンズまめ** | | | | | | | | | | | | | | | | | | | | | | | | | | |
| 04073 | 全粒，乾 | 0 | 313 | 12.0 | (19.7) | 23.2 | 1.0 | (0) | 1.5 | 0.17 | 0.09 | 0.39 | 45.2 | 41.1 | 47.9* | 16.7 | – | 60.7 | 2.7 | 0 | Tr | 1000 | 57 | 100 | 430 | 9.0 | 4.8 |
| 04094 | 全粒，ゆで | 0 | 149 | 57.9 | (9.5) | 11.2 | (0.5) | (0) | 0.8 | (0.09) | (0.05) | (0.20) | (23.3)* | (21.2) | 21.7 | 9.4 | – | 29.1 | 1.1 | 0 | 0 | 330 | 27 | 44 | 190 | 4.3 | 2.5 |

可食部100 g当たり

可食部100 g当たり

| 無機質 | | | | | | ビタミン | | | | | | | | | | | | | | | | | | | | | | 備考 |
|---|---|---|---|---|---|---|---|---|---|---|---|---|---|---|---|---|---|---|---|---|---|---|---|---|---|---|---|---|
| | | | | | | ビタミンA | | | | | | | ビタミンE | | | | | | | | | | | | | | | |
| 銅 | マンガン | ヨウ素 | セレン | クロム | モリブデン | レチノール | α-カロテン | β-カロテン | β-クリプトキサンチン | β-カロテン当量 | レチノール活性当量 | ビタミンD | α-トコフェロール | β-トコフェロール | γ-トコフェロール | δ-トコフェロール | ビタミンK | ビタミン$B_1$ | ビタミン$B_2$ | ナイアシン | ナイアシン当量 | ビタミン$B_6$ | ビタミン$B_{12}$ | 葉酸 | パントテン酸 | ビオチン | ビタミンC | |
| mg | mg | µg | µg | µg | µg | µg | µg | µg | µg | µg | µg | µg | mg | mg | mg | mg | µg | mg | mg | mg | mg | mg | µg | µg | mg | µg | mg | |
| | | | | | | | | | | | | | | | | | | | | | | | | | | | | 別名はなまめ |
| 0.74 | 1.50 | 0 | 1 | 2 | 41 | (0) | – | – | – | 4 | Tr | (0) | 0.1 | 0.1 | 3.2 | 0.2 | 8 | 0.67 | 0.15 | 2.5 | (5.7) | 0.51 | 0 | 140 | 0.81 | 8.4 | Tr | |
| 0.17 | 0.58 | 0 | Tr | 1 | 21 | (0) | – | – | – | 1 | Tr | (0) | Tr | Tr | 1.9 | 0.1 | 3 | 0.14 | 0.05 | 0.4 | (1.6) | 0.11 | Tr | 23 | 0.18 | 3.0 | Tr | |
| 0.31 | 1.03 | 0 | 1 | 0 | 460 | – | – | – | – | – | – | – | – | – | – | – | – | – | – | – | 3.9 | – | – | – | – | – | – | |
| | | | | | | | | | | | | | | | | | | | | | | | | | | | | 別名ライマビーン，バタービーン |
| 0.70 | 1.85 | Tr | 17 | 3 | 380 | (0) | 0 | 5 | 3 | 6 | Tr | (0) | 0.1 | 0 | 4.8 | 0.2 | 6 | 0.47 | 0.16 | 1.9 | (5.7) | 0.40 | (0) | 120 | 1.05 | 9.2 | 0 | |
| 0.25 | 0.73 | – | – | – | – | (0) | 0 | 2 | 1 | 3 | 0 | (0) | Tr | 0 | 2.3 | 0.1 | 3 | 0.10 | 0.04 | 0.5 | (2.2) | 0.08 | (0) | 25 | 0.23 | – | 0 | |
| | | | | | | | | | | | | | | | | | | | | | | | | | | | | 別名やえなり |
| 0.91 | – | 0 | 2 | 3 | 410 | (0) | 0 | 150 | 2 | 150 | 13 | (0) | 0.3 | 0 | 6.4 | 0.6 | 36 | 0.70 | 0.22 | 2.1 | 6.2 | 0.52 | (0) | 460 | 1.66 | 11.0 | Tr | |
| 0.21 | 0.31 | 0 | 1 | 1 | 140 | (0) | – | – | – | 85 | 7 | (0) | 0.2 | 0.2 | 4.4 | 0.3 | 16 | 0.19 | 0.06 | 0.4 | (2.1) | 0.05 | (0) | 80 | 0.34 | 3.3 | Tr | |
| | | | | | | | | | | | | | | | | | | | | | | | | | | | | 別名ひらまめ |
| 0.95 | 1.57 | 0 | 54 | 2 | 180 | (0) | 0 | 29 | 2 | 30 | 3 | (0) | 0.8 | 0.1 | 5.2 | Tr | 17 | 0.52 | 0.17 | 2.5 | (5.3) | 0.55 | 0 | 77 | 1.58 | 23.0 | 1 | (100g：126mL，100mL：80g) |
| 0.44 | 0.81 | – | – | – | – | (0) | (0) | 14 | 1 | 15 | 1 | (0) | 0.4 | 0.1 | 2.6 | 0 | 9 | 0.20 | 0.06 | 0.7 | (2.1) | 0.16 | (0) | 22 | 0.57 | – | 0 | |

# 5 種実類

可食部100 g当たり

| 食品番号 | 食品名 | 廃棄率 | エネルギー | 水分 | たんぱく質: アミノ酸組成によるたんぱく質 | たんぱく質: たんぱく質 | 脂質: トリアシルグリセロール当量 | 脂質: コレステロール | 脂質: 脂質 | 脂肪酸: 飽和脂肪酸 | 脂肪酸: $n$-3系多価不飽和脂肪酸 | 脂肪酸: $n$-6系多価不飽和脂肪酸 | 炭水化物: 利用可能炭水化物（単糖当量） | 炭水化物: 利用可能炭水化物（質量計） | 炭水化物: 差引き法による利用可能炭水化物 | 炭水化物: 食物繊維総量 | 炭水化物: 糖アルコール | 炭水化物: 炭水化物 | 灰分 | 食塩相当量 | 無機質: ナトリウム | 無機質: カリウム | 無機質: カルシウム | 無機質: マグネシウム | 無機質: リン | 無機質: 鉄 | 無機質: 亜鉛 |
|---|---|---|---|---|---|---|---|---|---|---|---|---|---|---|---|---|---|---|---|---|---|---|---|---|---|---|---|
| | | % | kcal | g | g | g | g | mg | g | g | g | g | g | g | g | g | g | g | g | g | mg | mg | mg | mg | mg | mg | mg |
| | **アーモンド** | | | | | | | | | | | | | | | | | | | | | | | | | | |
| 05001 | 乾 | 0 | 609 | 4.7 | 18.7 | 19.6 | 51.9 | – | 51.8 | 3.95 | 0.01 | 12.11 | 5.5 | 5.2 | 11.5* | 10.1 | – | 20.9 | 3.0 | 0 | 1 | 760 | 250 | 290 | 460 | 3.6 | 3.6 |
| 変 05002 | フライ，味付け | 0 | 626 | 1.8 | 21.1 | 21.3 | 53.2 | 0 | 55.7 | 4.34 | 0.03 | 11.69 | 4.9 | 4.6 | 10.6* | 10.1 | – | 17.9 | 3.2 | 0.3 | 100 | 760 | 240 | 270 | 490 | 3.5 | 3.1 |
| 05040 | いり，無塩 | 0 | 608 | 1.8 | (19.0) | 20.3 | (54.2) | – | 54.1 | (4.13) | (0.01) | (12.64) | (5.9)* | (5.6) | 10.9 | 11.0 | – | 20.7 | 3.1 | 0 | Tr | 740 | 260 | 310 | 480 | 3.7 | 3.7 |
| | **あさ** | | | | | | | | | | | | | | | | | | | | | | | | | | |
| 変 05003 | 乾 | 0 | 450 | 4.6 | 25.7 | 29.9 | 27.3 | (0) | 28.3 | 2.95 | 4.74 | 14.89 | 2.6 | 2.5 | 14.0* | 23.0 | – | 31.7 | 5.5 | 0 | 2 | 340 | 130 | 400 | 1100 | 13.0 | 6.1 |
| | **あまに** | | | | | | | | | | | | | | | | | | | | | | | | | | |
| 変 05041 | いり | 0 | 540 | 0.8 | 20.3 | 21.8 | 41.1 | 2 | 43.3 | 3.62 | 23.50 | 5.63 | 1.2 | 1.2 | 10.2* | 23.8 | – | 30.4 | 3.7 | 0.2 | 70 | 760 | 210 | 410 | 710 | 9.0 | 6.1 |
| | **えごま** | | | | | | | | | | | | | | | | | | | | | | | | | | |
| 変 05004 | 乾 | 0 | 523 | 5.6 | 16.9 | 17.7 | 40.6 | (0) | 43.4 | 3.34 | 23.70 | 5.12 | 2.5 | 2.4 | 12.2* | 20.8 | – | 29.4 | 3.9 | 0 | 2 | 590 | 390 | 230 | 550 | 16.0 | 3.8 |
| | **カシューナッツ** | | | | | | | | | | | | | | | | | | | | | | | | | | |
| 05005 | フライ，味付け | 0 | 591 | 3.2 | 19.3 | 19.8 | 47.9 | (0) | 47.6 | 9.97 | 0.08 | 8.00 | (18.6)* | (17.2) | 20.2 | 6.7 | – | 26.7 | 2.7 | 0.6 | 220 | 590 | 38 | 240 | 490 | 4.8 | 5.4 |
| | **かぼちゃ** | | | | | | | | | | | | | | | | | | | | | | | | | | |
| 変 05006 | いり，味付け | 35 | 590 | 4.5 | (25.3) | 26.5 | (48.7) | (0) | 51.8 | (9.03) | (0.12) | (20.81) | (2.1) | (2.0) | 9.0* | 7.3 | – | 12.0 | 5.2 | 0.1 | 47 | 840 | 44 | 530 | 1100 | 6.5 | 7.7 |
| | **かや** | | | | | | | | | | | | | | | | | | | | | | | | | | |
| 05007 | いり | 0 | 629 | 1.2 | – | 8.7 | 56.2 | (0) | 64.9 | 6.06 | 0.26 | 27.99 | – | – | 13.1* | 18.2 | – | 22.6 | 2.6 | 0 | 6 | 470 | 58 | 200 | 300 | 3.3 | 3.7 |
| | **ぎんなん** | | | | | | | | | | | | | | | | | | | | | | | | | | |
| 05008 | 生 | 25 | 168 | 57.4 | 4.2 | 4.7 | 1.3 | (0) | 1.6 | 0.16 | 0.04 | 0.57 | 33.4 | 30.4 | 33.9* | 1.6 | – | 34.8 | 1.5 | 0 | Tr | 710 | 5 | 48 | 120 | 1.0 | 0.4 |
| 05009 | ゆで | 0 | 169 | 56.9 | (4.0) | 4.6 | (1.2) | (0) | 1.5 | (0.15) | (0.03) | (0.53) | 33.6 | 30.6 | 34.3* | 2.4 | – | 35.8 | 1.2 | 0 | 1 | 580 | 5 | 45 | 96 | 1.2 | 0.4 |
| | **（くり類）** | | | | | | | | | | | | | | | | | | | | | | | | | | |
| | **日本ぐり** | | | | | | | | | | | | | | | | | | | | | | | | | | |
| 05010 | 生 | 30 | 147 | 58.8 | 2.4 | 2.8 | (0.4) | (0) | 0.5 | (0.09) | (0.05) | (0.20) | 33.5* | 30.6 | 33.2 | 4.2 | – | 36.9 | 1.0 | 0 | 1 | 420 | 23 | 40 | 70 | 0.8 | 0.5 |
| 05011 | ゆで | 20 | 152 | 58.4 | (2.9) | 3.5 | 0.5 | (0) | 0.6 | 0.11 | 0.06 | 0.25 | 32.8* | 30.0 | 30.8 | 6.6 | – | 36.7 | 0.8 | 0 | 1 | 460 | 23 | 45 | 72 | 0.7 | 0.6 |
| 05012 | 甘露煮 | 0 | 232 | 40.8 | (1.5) | 1.8 | (0.3) | (0) | 0.4 | (0.07) | (0.04) | (0.16) | – | – | 54.4* | 2.8 | – | 56.8 | 0.2 | 0 | 7 | 75 | 8 | 8 | 25 | 0.6 | 0.1 |
| | **中国ぐり** | | | | | | | | | | | | | | | | | | | | | | | | | | |
| 05013 | 甘ぐり | 20 | 207 | 44.4 | (4.3) | 4.9 | (0.9) | (0) | 0.9 | (0.13) | (0.02) | (0.21) | (43.9)* | (40.2) | 40.6 | 8.5 | – | 48.5 | 1.3 | 0 | 2 | 560 | 30 | 71 | 110 | 2.0 | 0.9 |
| | **くるみ** | | | | | | | | | | | | | | | | | | | | | | | | | | |
| 05014 | いり | 0 | 713 | 3.1 | 13.4 | 14.6 | 70.5 | (0) | 68.8 | 6.87 | 8.96 | 41.32 | 2.8* | 2.6 | 3.7 | 7.5 | – | 11.7 | 1.8 | 0 | 4 | 540 | 85 | 150 | 280 | 2.6 | 2.6 |
| | **けし** | | | | | | | | | | | | | | | | | | | | | | | | | | |
| 変 05015 | 乾 | 0 | 555 | 3.0 | (20.2) | 19.3 | 47.6 | (0) | 49.1 | 5.44 | 0.28 | 32.50 | 3.3* | 3.2 | 5.8 | 16.5 | – | 21.8 | 6.8 | 0 | 4 | 700 | 1700 | 350 | 820 | 23.0 | 5.1 |
| | **ココナッツ** | | | | | | | | | | | | | | | | | | | | | | | | | | |
| 05016 | ココナッツパウダー | 0 | 676 | 2.5 | (5.6) | 6.1 | (64.3) | (0) | 65.8 | (55.25) | (0) | (1.01) | (6.4) | (2.7) | 11.5* | 14.1 | – | 23.7 | 1.9 | 0 | 10 | 820 | 15 | 110 | 140 | 2.8 | 1.4 |
| | **ごま** | | | | | | | | | | | | | | | | | | | | | | | | | | |
| 変 05017 | 乾 | 0 | 604 | 4.7 | 19.3 | 19.8 | 53.0 | (0) | 53.8 | 7.80 | 0.15 | 23.11 | 1.0 | 0.9 | 7.0* | 10.8 | – | 16.5 | 5.2 | 0 | 2 | 400 | 1200 | 370 | 540 | 9.6 | 5.5 |
| 変 05018 | いり | 0 | 605 | 1.6 | 19.6 | 20.3 | 51.6 | (0) | 54.2 | 7.58 | 0.19 | 22.44 | 0.8 | 0.7 | 9.3* | 12.6 | – | 18.5 | 5.4 | 0 | 2 | 410 | 1200 | 360 | 560 | 9.9 | 5.9 |
| 変 05019 | むき | 0 | 570 | 4.1 | 19.0 | 19.3 | 44.8 | (0) | 54.9 | 6.42 | 0.15 | 19.96 | 0.6 | 0.5 | 16.2* | 13.0 | – | 18.8 | 2.9 | 0 | 2 | 400 | 62 | 340 | 870 | 6.0 | 5.5 |
| 変 05042 | ねり | 0 | 646 | 0.5 | (18.3) | 19.0 | 57.1 | (0) | 61.0 | 8.49 | 0.21 | 24.56 | (0.8) | (0.8) | 9.0* | 11.2 | – | 15.6 | 3.8 | 0 | 6 | 480 | 590 | 340 | 670 | 5.8 | 5.3 |
| | **しい** | | | | | | | | | | | | | | | | | | | | | | | | | | |
| 05020 | 生 | 35 | 244 | 37.3 | (2.6) | 3.2 | (0.8) | (0) | 0.8 | (0.10) | (0) | (0.15) | – | – | 54.9* | 3.3 | – | 57.6 | 1.1 | 0 | 1 | 390 | 62 | 82 | 76 | 0.9 | 0.1 |

可食部100 g当たり

| 無機質 銅 mg | 無機質 マンガン mg | 無機質 ヨウ素 µg | 無機質 セレン µg | 無機質 クロム µg | 無機質 モリブデン µg | ビタミンA レチノール µg | ビタミンA α-カロテン µg | ビタミンA β-カロテン µg | ビタミンA β-クリプトキサンチン µg | ビタミンA β-カロテン当量 µg | ビタミンA レチノール活性当量 µg | ビタミンD µg | ビタミンE α-トコフェロール mg | ビタミンE β-トコフェロール mg | ビタミンE γ-トコフェロール mg | ビタミンE δ-トコフェロール mg | ビタミンK µg | ビタミンB1 mg | ビタミンB2 mg | ナイアシン mg | ナイアシン当量 mg | ビタミンB6 mg | ビタミンB12 µg | 葉酸 µg | パントテン酸 mg | ビオチン µg | ビタミンC mg | 備考 |
|---|---|---|---|---|---|---|---|---|---|---|---|---|---|---|---|---|---|---|---|---|---|---|---|---|---|---|---|---|
| 1.17 | 2.45 | − | − | − | − | (0) | 0 | 10 | 3 | 11 | 1 | (0) | 30.0 | 0.3 | 0.8 | 0 | 0 | 0.20 | 1.06 | 3.6 | 7.2 | 0.09 | (0) | 65 | 0.49 | − | 0 | |
| 0.87 | 2.24 | 0 | 1 | 6 | 32 | 0 | 0 | 7 | 1 | 7 | 1 | 0 | 22.0 | 0.2 | 0.8 | 0.1 | 0 | 0.05 | 1.07 | 4.4 | 8.0 | 0.10 | 0 | 49 | 0.50 | 60.0 | 0 | |
| 1.19 | 2.46 | − | − | − | − | (0) | 0 | 7 | 2 | 9 | 1 | (0) | 29.0 | 0.3 | 0.7 | 0 | 0 | 0.03 | 1.04 | 3.9 | (7.5) | 0.08 | (0) | 48 | 0.26 | − | 0 | |
| 1.32 | 9.97 | 0 | 4 | 9 | 45 | (0) | 1 | 25 | 0 | 25 | 2 | (0) | 1.8 | 0.1 | 22.0 | 1.1 | 51 | 0.35 | 0.19 | 2.3 | 8.2 | 0.40 | (0) | 82 | 0.57 | 28.0 | Tr | |
| 1.26 | 2.97 | 0 | 3 | 25 | 13 | 0 | 0 | 14 | 2 | 16 | 1 | 0 | 0.4 | 0 | 10.0 | 0.2 | 7 | 0.01 | 0.17 | 2.6 | 9.4 | 0.40 | Tr | 45 | 0.24 | 33.0 | 0 | |
| | | | | | | | | | | | | | | | | | | | | | | | | | | | | 別名あぶらえ |
| 1.93 | 3.09 | Tr | 3 | 2 | 48 | (0) | Tr | 23 | 1 | 24 | 2 | (0) | 1.3 | 0.3 | 24.0 | 0.5 | 1 | 0.54 | 0.29 | 7.6 | 12.0 | 0.55 | (0) | 59 | 1.65 | 35.0 | Tr | |
| 1.89 | − | 0 | 27 | 1 | 30 | (0) | − | − | − | 10 | 1 | (0) | 0.6 | Tr | 5.4 | 0.6 | 28 | 0.54 | 0.18 | 0.9 | 7.0 | 0.36 | (0) | 63 | 1.32 | 19.0 | 0 | |
| 1.26 | 4.39 | Tr | 5 | 13 | 42 | (0) | 2 | 29 | 2 | 31 | 3 | (0) | 0.6 | 0.1 | 15.0 | 0.5 | 2 | 0.21 | 0.19 | 4.4 | (13.0) | 0.16 | (0) | 79 | 0.65 | 13.0 | Tr | 廃棄部位：種皮 |
| 0.92 | 2.62 | − | − | − | − | (0) | − | − | − | 75 | 6 | (0) | 8.5 | 68.0 | 1.1 | 0.8 | 3 | 0.02 | 0.04 | 1.5 | 3.0 | 0.17 | (0) | 55 | 0.62 | − | 2 | 廃棄率：殻つきの場合35% |
| 0.25 | 0.26 | 2 | 0 | 0 | 3 | (0) | − | − | − | 290 | 24 | (0) | 2.5 | 0.1 | 0.6 | 0 | 3 | 0.28 | 0.08 | 1.2 | 2.5 | 0.07 | (0) | 45 | 1.27 | 6.2 | 23 | 廃棄部位：殻及び薄皮 |
| 0.23 | 0.25 | Tr | 1 | 5 | Tr | (0) | − | − | − | 290 | 24 | (0) | 1.6 | 0.1 | 0.3 | 0 | 3 | 0.26 | 0.07 | 1.0 | (2.3) | 0.02 | (0) | 38 | 1.02 | 2.8 | 23 | 薄皮を除いたもの |
| 0.32 | 3.27 | 0 | 3 | 0 | 2 | (0) | 26 | 24 | 0 | 37 | 3 | (0) | 0 | 0 | 3.0 | 0 | 1 | 0.21 | 0.07 | 1.0 | 1.6 | 0.27 | (0) | 74 | 1.04 | 3.9 | 33 | 廃棄部位：殻（鬼皮）及び渋皮（包丁むき） |
| 0.37 | 1.07 | − | − | − | − | (0) | 26 | 24 | 0 | 37 | 3 | (0) | 0 | 0 | 3.3 | 0 | 0 | 0.17 | 0.08 | 1.0 | (1.7) | 0.26 | (0) | 76 | 1.06 | − | 26 | 廃棄部位：殻（鬼皮）及び渋皮 |
| 0.15 | 0.75 | − | − | − | − | (0) | 15 | 24 | 0 | 32 | 3 | (0) | 0 | 0 | 1.8 | 0 | Tr | 0.07 | 0.03 | 0.3 | (0.7) | 0.03 | (0) | 8 | 0.18 | − | 0 | 液汁を除いたもの |
| | | | | | | | | | | | | | | | | | | | | | | | | | | | | 別名あまぐり |
| 0.51 | 1.59 | 0 | 1 | 0 | 1 | (0) | 33 | 52 | 0 | 68 | 6 | (0) | 0.1 | Tr | 12.0 | 0.2 | 0 | 0.20 | 0.18 | 1.3 | (2.2) | 0.37 | (0) | 100 | 0.57 | 6.0 | 2 | 廃棄部位：殻（鬼皮）及び渋皮 |
| 1.21 | 3.44 | − | − | − | − | (0) | − | − | − | 23 | 2 | (0) | 1.2 | 0.1 | 24.0 | 2.6 | 7 | 0.26 | 0.15 | 1.0 | 4.4 | 0.49 | (0) | 91 | 0.67 | − | 0 | 廃棄率：殻つきの場合55% |
| | | | | | | | | | | | | | | | | | | | | | | | | | | | | 別名ポピーシード |
| 1.48 | 6.88 | 0 | 8 | 7 | 120 | (0) | 0 | 6 | 0 | 6 | Tr | (0) | 1.5 | Tr | 9.4 | 0.1 | Tr | 1.61 | 0.20 | 1.0 | (4.3) | 0.45 | (0) | 180 | 0.81 | 47.0 | 0 | |
| 0.80 | 1.41 | − | − | − | − | (0) | − | − | − | (0) | (0) | (0) | 0 | 0 | 0 | 0 | 0 | 0.03 | 0.03 | 1.0 | (1.9) | 0.09 | (0) | 10 | 0.25 | − | 0 | |
| 1.66 | 2.24 | Tr | 10 | 4 | 92 | (0) | 0 | 8 | 1 | 9 | 1 | (0) | 0.1 | 0.2 | 22.0 | 0.3 | 7 | 0.95 | 0.25 | 5.1 | 11.0 | 0.60 | (0) | 93 | 0.56 | 12.0 | Tr | 試料：洗いごま |
| 1.68 | 2.52 | Tr | 27 | 4 | 110 | (0) | 0 | 7 | 1 | 7 | 1 | (0) | 0.1 | 0.2 | 23.0 | 0.4 | 12 | 0.49 | 0.23 | 5.3 | 11.0 | 0.64 | (0) | 150 | 0.51 | 15.0 | Tr | (100g：154mL，100mL：65g) |
| 1.53 | 1.23 | 1 | 43 | 1 | 120 | (0) | Tr | 2 | 1 | 2 | 0 | (0) | 0.1 | Tr | 32.0 | 0.5 | 1 | 1.25 | 0.14 | 5.3 | 11.0 | 0.44 | (0) | 83 | 0.39 | 11.0 | (0) | |
| 1.50 | 1.80 | Tr | 22 | 5 | 150 | (0) | 0 | 7 | 1 | 8 | 1 | (0) | 0.1 | 0 | 29.0 | 0.4 | 0 | 0.32 | 0.15 | 6.8 | (12.0) | 0.51 | (0) | 99 | 0.24 | 13.0 | 0 | (100g：95mL，100mL：105g) |
| | | | | | | | | | | | | | | | | | | | | | | | | | | | | 別名こじい |
| 0.36 | 2.72 | − | − | − | − | (0) | − | − | − | 7 | 1 | (0) | 0.1 | 0 | 8.7 | 0.1 | 16 | 0.28 | 0.09 | 1.3 | (1.9) | 0.19 | (0) | 8 | 0.59 | − | 110 | 廃棄部位：殻及び渋皮 |

# 5 種実類

可食部100g当たり

| 食品番号 | 食品名 | 廃棄率 | エネルギー | 水分 | たんぱく質: アミノ酸組成によるたんぱく質 | たんぱく質: たんぱく質 | 脂質: トリアシルグリセロール当量 | 脂質: コレステロール | 脂質: 脂質 | 脂肪酸: 飽和脂肪酸 | 脂肪酸: $n$-3系多価不飽和脂肪酸 | 脂肪酸: $n$-6系多価不飽和脂肪酸 | 炭水化物: 利用可能炭水化物（単糖当量） | 炭水化物: 利用可能炭水化物（質量計） | 炭水化物: 差引法による利用可能炭水化物 | 炭水化物: 食物繊維総量 | 炭水化物: 糖アルコール | 炭水化物: 炭水化物 | 灰分 | 食塩相当量 | 無機質: ナトリウム | 無機質: カリウム | 無機質: カルシウム | 無機質: マグネシウム | 無機質: リン | 無機質: 鉄 | 無機質: 亜鉛 |
|---|---|---|---|---|---|---|---|---|---|---|---|---|---|---|---|---|---|---|---|---|---|---|---|---|---|---|---|
| | | % | kcal | g | g | g | g | mg | g | g | g | g | g | g | g | g | g | g | g | g | mg | mg | mg | mg | mg | mg | mg |
| | **すいか** | | | | | | | | | | | | | | | | | | | | | | | | | | |
| 変 05021 | いり，味付け | 60 | 528 | 5.9 | (28.7) | 29.6 | 36.9 | (0) | 46.4 | 6.24 | 0.08 | 24.91 | 2.3 | 2.2 | 16.7* | 7.1 | – | 13.4 | 4.7 | 1.5 | 580 | 640 | 70 | 410 | 620 | 5.3 | 3.9 |
| | **チアシード** | | | | | | | | | | | | | | | | | | | | | | | | | | |
| 新 05046 | 乾 | 0 | 446 | 6.5 | 18.0 | 19.4 | 32.7 | 1 | 33.9 | 3.51 | 19.43 | 6.08 | 0.9* | 0.9 | 0 | 36.9 | – | 34.5 | 4.7 | 0 | 0 | 760 | 570 | 360 | 820 | 7.6 | 5.9 |
| | **とち** | | | | | | | | | | | | | | | | | | | | | | | | | | |
| 05022 | 蒸し | 0 | 148 | 58.0 | (1.5) | 1.7 | – | (0) | 1.9 | – | – | – | – | – | 27.8* | 6.6 | – | 34.2 | 4.2 | 0.6 | 250 | 1900 | 180 | 17 | 27 | 0.4 | 0.5 |
| | **はす** | | | | | | | | | | | | | | | | | | | | | | | | | | |
| 05023 | 未熟，生 | 55 | 81 | 77.5 | (5.8) | 5.9 | 0.4 | (0) | 0.5 | 0.10 | 0.02 | 0.18 | (13.2)* | (12.0) | 12.5 | 2.6 | – | 14.9 | 1.2 | 0 | 2 | 410 | 53 | 57 | 190 | 0.6 | 0.8 |
| 05024 | 成熟，乾 | 0 | 327 | 11.2 | (18.0) | 18.3 | 1.6 | (0) | 2.3 | 0.46 | 0.07 | 0.83 | 52.1 | 47.4 | 54.9* | 10.3 | – | 64.3 | 3.9 | 0 | 6 | 1300 | 110 | 200 | 690 | 2.9 | 2.8 |
| 05043 | 成熟，ゆで | 0 | 118 | 66.1 | (7.2) | 7.3 | (0.5) | (0) | 0.8 | (0.15) | (0.02) | (0.28) | (19.9)* | (18.1) | 20.3 | 5.0 | – | 25.0 | 0.9 | 0 | 1 | 240 | 42 | 67 | 190 | 1.1 | 0.2 |
| | （ひし類） | | | | | | | | | | | | | | | | | | | | | | | | | | |
| | **ひし** | | | | | | | | | | | | | | | | | | | | | | | | | | |
| 変 05025 | 生 | 50 | 183 | 51.8 | (5.5) | 5.8 | 0.3 | (0) | 0.5 | 0.06 | 0.02 | 0.14 | 15.6 | 14.3 | 38.3* | 2.9 | – | 40.6 | 1.3 | 0 | 5 | 430 | 45 | 84 | 150 | 1.1 | 1.3 |
| | **とうびし** | | | | | | | | | | | | | | | | | | | | | | | | | | |
| 新 05047 | 生 | 50 | 122 | 64.3 | 2.6 | 2.7 | 0.2 | – | 0.4 | 0.06 | 0.01 | 0.05 | 30.5 | 27.8 | 23.2* | 8.2 | – | 31.4 | 1.1 | 0 | 13 | 470 | 27 | 49 | 140 | 0.7 | 0.9 |
| 新 05048 | ゆで | 45 | 120 | 65.5 | 2.5 | 2.7 | 0.1 | – | 0.3 | 0.05 | 0.01 | 0.04 | 28.2* | 25.7 | 25.4 | 5.1 | – | 30.5 | 1.0 | 0 | 12 | 410 | 25 | 45 | 130 | 0.5 | 0.8 |
| | **ピスタチオ** | | | | | | | | | | | | | | | | | | | | | | | | | | |
| 05026 | いり，味付け | 45 | 617 | 2.2 | 16.2 | 17.4 | 55.9 | (0) | 56.1 | 6.15 | 0.20 | 16.22 | (8.2)* | (7.7) | 13.1 | 9.2 | – | 20.9 | 3.4 | 0.7 | 270 | 970 | 120 | 120 | 440 | 3.0 | 2.5 |
| | **ひまわり** | | | | | | | | | | | | | | | | | | | | | | | | | | |
| 変 05027 | フライ，味付け | 0 | 603 | 2.6 | 19.2 | 20.1 | 49.0 | (0) | 56.3 | 5.68 | 0.09 | 28.22 | 2.4 | 2.3 | 17.4* | 7.9 | – | 17.2 | 3.8 | 0.6 | 250 | 750 | 81 | 390 | 830 | 3.6 | 5.0 |
| | **ブラジルナッツ** | | | | | | | | | | | | | | | | | | | | | | | | | | |
| 05028 | フライ，味付け | 0 | 703 | 2.8 | (14.1) | 14.9 | 68.9 | (0) | 69.1 | 15.81 | 0.06 | 28.96 | (3.1)* | (2.9) | 3.4 | 7.2 | – | 9.6 | 3.6 | 0.2 | 78 | 620 | 200 | 370 | 680 | 2.6 | 4.0 |
| | **ヘーゼルナッツ** | | | | | | | | | | | | | | | | | | | | | | | | | | |
| 05029 | フライ，味付け | 0 | 701 | 1.0 | (11.0) | 13.6 | 69.3 | (0) | 69.3 | 6.21 | 0.07 | 5.24 | (4.9)* | (4.6) | 9.1 | 7.4 | – | 13.9 | 2.2 | 0.1 | 35 | 610 | 130 | 160 | 320 | 3.0 | 2.0 |
| | **ペカン** | | | | | | | | | | | | | | | | | | | | | | | | | | |
| 05030 | フライ，味付け | 0 | 716 | 1.9 | (8.0) | 9.6 | 71.9 | (0) | 73.4 | 7.40 | 0.99 | 23.07 | (5.9)* | (5.6) | 9.3 | 7.1 | – | 13.3 | 1.8 | 0.4 | 140 | 370 | 60 | 120 | 270 | 2.7 | 3.6 |
| | **マカダミアナッツ** | | | | | | | | | | | | | | | | | | | | | | | | | | |
| 05031 | いり，味付け | 0 | 751 | 1.3 | 7.7 | 8.3 | 76.6 | (0) | 76.7 | 12.46 | 0.09 | 1.47 | (4.8)* | (4.5) | 6.7 | 6.2 | – | 12.2 | 1.5 | 0.5 | 190 | 300 | 47 | 94 | 140 | 1.3 | 0.7 |
| | **まつ** | | | | | | | | | | | | | | | | | | | | | | | | | | |
| 05032 | 生 | 0 | 681 | 2.5 | (14.5) | 15.8 | 66.7 | (0) | 68.2 | 5.09 | 0.13 | 29.72 | (4.0)* | (3.8) | 9.3 | 4.1 | – | 10.6 | 2.9 | 0 | 2 | 730 | 14 | 290 | 680 | 5.6 | 6.9 |
| 05033 | いり | 0 | 724 | 1.9 | 13.7 | 14.6 | 70.6 | (0) | 72.5 | 5.80 | 0.18 | 31.36 | 5.4* | 5.1 | 4.0 | 6.9 | – | 8.1 | 2.9 | 0 | 4 | 620 | 15 | 250 | 550 | 6.2 | 6.0 |
| | **らっかせい** | | | | | | | | | | | | | | | | | | | | | | | | | | |
| 変 05034 | 大粒種，乾 | 30 | 572 | 6.0 | 24.0 | 25.2 | 46.4 | (0) | 47.0 | 8.25 | 0.09 | 13.50 | 10.7* | 10.0 | 12.4 | 8.5 | – | 19.4 | 2.3 | 0 | 2 | 740 | 49 | 170 | 380 | 1.6 | 2.3 |
| 変 05035 | 大粒種，いり | 30 | 613 | 1.7 | 23.6 | 25.0 | 50.5 | (0) | 49.6 | 9.00 | 0.10 | 14.73 | 10.8* | 10.1 | 10.1 | 11.4 | – | 21.3 | 2.4 | 0 | 2 | 760 | 50 | 200 | 390 | 1.7 | 3.0 |
| 変 05044 | 小粒種，乾 | 30 | 573 | 6.0 | (24.2) | 25.4 | 46.9 | (0) | 47.5 | 10.02 | 0.09 | 15.57 | (10.7)* | (10.0) | 13.2 | 7.4 | – | 18.8 | 2.3 | 0 | 2 | 740 | 50 | 170 | 380 | 1.6 | 2.3 |
| 変 05045 | 小粒種，いり | 30 | 607 | 2.1 | (25.0) | 26.5 | (50.3) | (0) | 49.4 | (10.76) | (0.10) | (16.72) | (10.7)* | (10.0) | 13.0 | 7.2 | – | 19.6 | 2.4 | 0 | 2 | 770 | 50 | 200 | 390 | 1.7 | 3.0 |
| 変 05036 | バターピーナッツ | 0 | 609 | 2.4 | 22.6 | 23.3 | 51.8 | (0) | 53.2 | 10.27 | 0.05 | 15.67 | 8.9* | 8.3 | 10.6 | 9.5 | – | 18.3 | 2.8 | 0.3 | 120 | 700 | 50 | 190 | 380 | 2.0 | 3.1 |
| 変 05037 | ピーナッツバター | 0 | 599 | 1.2 | 19.7 | 20.6 | 47.8 | (0) | 50.4 | 11.28 | 0.05 | 14.56 | 19.8* | 18.6 | 20.5 | 7.6 | – | 24.9 | 2.9 | 0.9 | 350 | 650 | 47 | 180 | 370 | 1.6 | 2.7 |

可食部 100 g 当たり

| 銅 | マンガン | ヨウ素 | セレン | クロム | モリブデン | ビタミンA レチノール | ビタミンA α-カロテン | ビタミンA β-カロテン | ビタミンA β-クリプトキサンチン | ビタミンA β-カロテン当量 | ビタミンA レチノール活性当量 | ビタミンD | ビタミンE α-トコフェロール | ビタミンE β-トコフェロール | ビタミンE γ-トコフェロール | ビタミンE δ-トコフェロール | ビタミンK | ビタミン$B_1$ | ビタミン$B_2$ | ナイアシン | ナイアシン当量 | ビタミン$B_6$ | ビタミン$B_{12}$ | 葉酸 | パントテン酸 | ビオチン | ビタミンC | 備考 (有 有機酸　ポ ポリフェノール　♣食物繊維：AOAC 2011.25 法) |
|---|---|---|---|---|---|---|---|---|---|---|---|---|---|---|---|---|---|---|---|---|---|---|---|---|---|---|---|---|
| mg | mg | µg | µg | µg | µg | µg | µg | µg | µg | µg | µg | µg | mg | mg | mg | mg | µg | mg | mg | mg | mg | mg | µg | µg | mg | µg | mg | |
| 1.49 | 1.43 | 24 | 11 | 1 | 90 | (0) | 0 | 9 | 1 | 9 | 1 | (0) | 0.6 | 0.1 | 20.0 | 0.6 | 1 | 0.10 | 0.16 | 0.8 | (7.6) | 0.71 | (0) | 120 | 1.04 | 9.1 | Tr | 廃棄部位：種皮 |
| 1.79 | 4.80 | 0 | 11 | 8 | 44 | (0) | 0 | 3 | 0 | 3 | 0 | (0) | 0.3 | 0 | 14.0 | 0.5 | 1 | 0.97 | 0.25 | 9.8 | 15.0 | 0.42 | (0) | 84 | 0.53 | 24.0 | 1 | 有0.8g．ポ0.4g ♣ |
| 0.44 | 1.46 | — | — | — | — | (0) | 0 | 0 | 0 | 0 | (0) | (0) | 0 | 0 | 1.5 | 0 | 1 | Tr | 0 | 0.1 | (0.4) | Tr | (0) | 1 | 0 | — | 0 | 試料：あく抜き冷凍品 |
| 0.22 | 1.33 | — | — | — | — | (0) | 0 | 5 | 0 | 5 | Tr | (0) | 0.6 | 0 | 1.2 | 0 | 1 | 0.18 | 0.09 | 1.4 | (2.8) | 0.16 | (0) | 230 | 0.85 | — | 27 | 廃棄部位：殻及び薄皮 |
| 1.12 | 8.25 | 10 | 8 | Tr | 14 | (0) | 0 | 6 | Tr | 6 | 1 | (0) | 1.0 | 0 | 2.9 | 0 | 0 | 0.44 | 0.11 | 4.2 | (8.6) | 0.60 | (0) | 200 | 2.58 | 27.0 | 1 | 殻，薄皮及び幼芽を除いたもの |
| 0.30 | 2.92 | — | — | — | — | (0) | (0) | 3 | Tr | 3 | 0 | (0) | 0.4 | 0 | 1.3 | 0 | 0 | 0.08 | 0.02 | 0.7 | (2.4) | 0.12 | (0) | 36 | 0.32 | — | 0 | 幼芽を除いたもの |
| 0.06 | 0.60 | Tr | Tr | 0 | 2 | (0) | — | — | — | 7 | 1 | (0) | 1.6 | Tr | 8.1 | 0.2 | 2 | 0.42 | 0.08 | 1.2 | (3.1) | 0.32 | (0) | 430 | 0.71 | 11.0 | 12 | 廃棄部位：果皮 |
| 0.07 | 0.35 | Tr | 1 | 0 | 2 | — | 0 | 3 | 1 | 3 | 0 | — | 1.4 | 0.1 | 8.5 | 0.4 | 1 | 0.25 | 0.03 | 2.2 | 3.0 | 0.18 | — | 110 | 0.36 | 8.7 | 7 | 廃棄部位：皮．有0.4g ♣ |
| 0.05 | 0.27 | Tr | 1 | 0 | 1 | — | — | 2 | 1 | 3 | 0 | — | 1.2 | Tr | 8.7 | 0.5 | — | 0.19 | 0.03 | 1.9 | 2.7 | 0.12 | — | 71 | 0.37 | 7.3 | 5 | 廃棄部位：皮．有0.4g ♣ |
| 1.15 | — | — | — | — | — | (0) | 0 | 120 | 0 | 120 | 10 | (0) | 1.4 | Tr | 26.0 | 0.6 | 29 | 0.43 | 0.24 | 1.0 | 5.5 | 1.22 | (0) | 59 | 1.06 | — | (0) | 廃棄部位：殻 |
| 1.81 | 2.33 | 0 | 95 | 1 | 28 | (0) | Tr | 9 | 1 | 10 | 1 | (0) | 12.0 | 1.4 | 0.4 | 0.1 | 0 | 1.72 | 0.25 | 6.7 | 11.7 | 1.18 | (0) | 280 | 1.66 | 80.1 | 0 | 有0.2g ♣ |
| 1.95 | 1.29 | — | — | — | — | (0) | — | — | — | 12 | 1 | (0) | 4.1 | Tr | 16.0 | 0.3 | Tr | 0.88 | 0.26 | 1.5 | (3.8) | 0.25 | (0) | 1 | 0.23 | — | 0 | |
| 1.64 | 5.24 | 0 | 1 | 1 | 6 | (0) | — | — | — | Tr | (0) | (0) | 18.0 | 0.7 | 9.4 | 0.4 | 4 | 0.26 | 0.28 | 1.0 | (4.2) | 0.39 | (0) | 54 | 1.07 | 82.0 | 0 | 別名 ヘイゼルナッツ，西洋はしばみ，フィルバート<br>薄皮を除いたもの |
| 0.84 | 4.37 | — | — | — | — | (0) | 0 | 36 | 17 | 45 | 4 | (0) | 1.7 | 0.8 | 25.0 | 0.6 | 4 | 0.19 | 0.19 | 0.8 | (2.4) | 0.19 | (0) | 43 | 1.49 | — | 0 | |
| 0.33 | — | 0 | 13 | 2 | 5 | (0) | — | — | — | Tr | (0) | (0) | Tr | 0 | 0 | 0 | 5 | 0.21 | 0.09 | 2.1 | 3.7 | 0.21 | (0) | 16 | 0.50 | 6.5 | (0) | |
| 1.44 | 9.78 | — | — | — | — | (0) | 0 | 0 | 0 | 0 | (0) | (0) | 11.0 | 0.6 | 4.4 | 0 | 1 | 0.63 | 0.13 | 3.6 | (6.3) | 0.17 | (0) | 79 | 0.59 | — | Tr | |
| 1.30 | — | — | — | — | — | (0) | — | — | — | 0 | (0) | (0) | 12.0 | Tr | 12.0 | 0.6 | 27 | 0.61 | 0.21 | 3.6 | 6.1 | 0.10 | (0) | 73 | 0.42 | — | (0) | 廃棄率：殻つきの場合 40% |
| 0.59 | 1.56 | 1 | 20 | 4 | 88 | 0 | 0 | 6 | 3 | 8 | 1 | 0 | 11.0 | 0.3 | 7.1 | 0.3 | 0 | 0.41 | 0.10 | 20.0 | 24.0 | 0.49 | (0) | 76 | 2.56 | 92.0 | 0 | 別名 なんきんまめ，ピーナッツ<br>廃棄率：殻 26%及び種皮 4%<br>有0.3g ♣ |
| 0.69 | 2.15 | 1 | 2 | 0 | 96 | (0) | 0 | 5 | 3 | 6 | 1 | (0) | 10.0 | 0.3 | 7.0 | 0.3 | Tr | 0.24 | 0.13 | 23.0 | 28.0 | 0.46 | (0) | 58 | 2.20 | 110.0 | 0 | 別名 なんきんまめ，ピーナッツ<br>廃棄率：殻 27%及び種皮 3%<br>有0.4g ♣ |
| 0.59 | 1.56 | 1 | 20 | 4 | 88 | (0) | — | — | — | 6 | 1 | (0) | 10.0 | 0.4 | 6.0 | 0.3 | Tr | 0.85 | 0.10 | 17.0 | (22.0) | 0.46 | (0) | 76 | 2.56 | 92.0 | (0) | 別名 なんきんまめ，ピーナッツ<br>廃棄率：殻 27%及び種皮 3% |
| 0.69 | — | — | — | — | — | (0) | — | — | — | 7 | 1 | (0) | 11.0 | 0.3 | 7.1 | 0.3 | Tr | 0.23 | 0.10 | 17.0 | (22.0) | 0.46 | (0) | 57 | 2.19 | — | (0) | 別名 なんきんまめ，ピーナッツ<br>廃棄率：殻 27%及び種皮 3% |
| 0.64 | 2.81 | 1 | 5 | 1 | 68 | (0) | 0 | 4 | 2 | 5 | Tr | (0) | 1.9 | 0.2 | 3.3 | 0.4 | Tr | 0.20 | 0.10 | 17.0 | 21.0 | 0.48 | (0) | 98 | 2.42 | 96.0 | 0 | 有0.3g ♣ |
| 0.65 | 1.45 | 1 | 5 | 3 | 92 | (0) | 0 | 3 | 2 | 4 | Tr | (0) | 4.8 | 0.3 | 7.1 | 0.5 | 0 | 0.10 | 0.09 | 16.0 | 20.0 | 0.36 | (0) | 86 | 1.87 | 79.0 | (0) | 有0.3g ♣ |

# 6 野菜類

可食部100 g当たり

| 食品番号 | 食品名 | 廃棄率 | エネルギー | 水分 | たんぱく質: アミノ酸組成によるたんぱく質 | たんぱく質: たんぱく質 | 脂質: トリアシルグリセロール当量 | 脂質: コレステロール | 脂質: 脂質 | 脂肪酸: 飽和脂肪酸 | 脂肪酸: n-3系多価不飽和脂肪酸 | 脂肪酸: n-6系多価不飽和脂肪酸 | 炭水化物: 利用可能炭水化物（単糖当量） | 炭水化物: 利用可能炭水化物（質量計） | 炭水化物: 差引法による利用可能炭水化物 | 炭水化物: 食物繊維総量 | 炭水化物: 糖アルコール | 炭水化物: 炭水化物 | 灰分 | 食塩相当量 | 無機質: ナトリウム | 無機質: カリウム | 無機質: カルシウム | 無機質: マグネシウム | 無機質: リン | 無機質: 鉄 | 無機質: 亜鉛 |
|---|---|---|---|---|---|---|---|---|---|---|---|---|---|---|---|---|---|---|---|---|---|---|---|---|---|---|---|
| | | % | kcal | g | g | g | g | mg | g | g | g | g | g | g | g | g | g | g | g | g | mg | mg | mg | mg | mg | mg | mg |
| | **アーティチョーク** | | | | | | | | | | | | | | | | | | | | | | | | | | |
| 06001 | 花らい，生 | 75 | 39 | 85.1 | (1.9) | 2.3 | (0.1) | (0) | 0.2 | (0.05) | (0.02) | (0.06) | (1.0) | (0.9) | 3.1* | 8.7 | – | 11.3 | 1.1 | 0.1 | 21 | 430 | 52 | 50 | 61 | 0.8 | 0.2 |
| 06002 | 花らい，ゆで | 80 | 35 | 85.9 | (1.7) | 2.1 | (0.1) | (0) | 0.1 | (0.02) | (0.01) | (0.03) | (0.9) | (0.9) | 2.6* | 8.6 | – | 10.8 | 1.1 | 0 | 12 | 380 | 47 | 46 | 55 | 0.7 | 0.2 |
| | **アイスプラント** | | | | | | | | | | | | | | | | | | | | | | | | | | |
| 新 06402 | 生 | 0 | 5 | 96.2 | 0.5 | 0.5 | Tr | – | 0.3 | 0.02 | 0 | 0 | 0.1* | 0.1 | 0.2 | 0.8 | – | 1.2 | 1.4 | 1 | 380 | 260 | 18 | 11 | 24 | 0.2 | 0.2 |
| | **あさつき** | | | | | | | | | | | | | | | | | | | | | | | | | | |
| 06003 | 葉，生 | 0 | 34 | 89.0 | (2.9) | 4.2 | (0.1) | (0) | 0.3 | (0.04) | (0.04) | (0.04) | – | – | 3.8* | 3.3 | – | 5.6 | 0.9 | 0 | 4 | 330 | 20 | 16 | 86 | 0.7 | 0.8 |
| 06004 | 葉，ゆで | 0 | 41 | 87.3 | (2.9) | 4.2 | (0.1) | (0) | 0.3 | (0.04) | (0.04) | (0.04) | – | – | 5.4* | 3.4 | – | 7.3 | 0.9 | 0 | 4 | 330 | 21 | 17 | 85 | 0.7 | 0.8 |
| | **あしたば** | | | | | | | | | | | | | | | | | | | | | | | | | | |
| 06005 | 茎葉，生 | 2 | 30 | 88.6 | (2.4) | 3.3 | – | (0) | 0.1 | – | – | – | – | – | 2.0* | 5.6 | – | 6.7 | 1.3 | 0.2 | 60 | 540 | 65 | 26 | 65 | 1.0 | 0.6 |
| 06006 | 茎葉，ゆで | 0 | 28 | 89.5 | (2.1) | 2.9 | – | (0) | 0.1 | – | – | – | – | – | 2.1* | 5.3 | – | 6.6 | 0.9 | 0.1 | 43 | 390 | 58 | 20 | 51 | 0.5 | 0.3 |
| | **アスパラガス** | | | | | | | | | | | | | | | | | | | | | | | | | | |
| 06007 | 若茎，生 | 20 | 21 | 92.6 | 1.8 | 2.6 | (0.2) | Tr | 0.2 | (0.07) | (0.02) | (0.07) | 2.1* | 2.1 | 2.7 | 1.8 | – | 3.9 | 0.7 | 0 | 2 | 270 | 19 | 9 | 60 | 0.7 | 0.5 |
| 06008 | 若茎，ゆで | 0 | 25 | 92.0 | (1.8) | 2.6 | (0.1) | Tr | 0.1 | (0.02) | (0.01) | (0.03) | (2.3) | (2.3) | 3.3* | 2.1 | – | 4.6 | 0.7 | 0 | 2 | 260 | 19 | 12 | 61 | 0.6 | 0.6 |
| 06327 | 若茎，油いため | 0 | 54 | 88.3 | (2.0) | 2.9 | (3.7) | (Tr) | 3.9 | (0.31) | (0.30) | (0.75) | (2.3)* | (2.3) | 3.1 | 2.1 | – | 4.1 | 0.8 | 0 | 3 | 310 | 21 | 10 | 66 | 0.7 | 0.5 |
| 06009 | 水煮缶詰 | 0 | 24 | 91.9 | (1.6) | 2.4 | (0.1) | (0) | 0.1 | (0.02) | (Tr) | (0.04) | (2.3) | (2.3) | 3.4* | 1.7 | – | 4.3 | 1.3 | 0.9 | 350 | 170 | 21 | 7 | 41 | 0.9 | 0.3 |
| | **アロエ** | | | | | | | | | | | | | | | | | | | | | | | | | | |
| 06328 | 葉，生 | 30 | 3 | 99.0 | – | 0 | – | (0) | 0.1 | – | – | – | – | – | 0.3* | 0.4 | – | 0.7 | 0.3 | 0 | 8 | 43 | 56 | 4 | 2 | 0 | 0 |
| | **いんげんまめ** | | | | | | | | | | | | | | | | | | | | | | | | | | |
| 変 06010 | さやいんげん，若ざや，生 | 3 | 23 | 92.2 | 1.3 | 1.8 | (0.1) | Tr | 0.1 | (0.02) | (0.03) | (0.02) | 2.2 | 2.2 | 3.0* | 2.4 | – | 5.1 | 0.8 | 0 | 1 | 260 | 50 | 23 | 41 | 0.7 | 0.3 |
| 変 06011 | さやいんげん，若ざや，ゆで | 0 | 24 | 91.7 | (1.2) | 1.8 | (0.2) | Tr | 0.2 | (0.05) | (0.06) | (0.04) | (2.4)* | (2.3) | 2.0 | 3.9 | – | 5.5 | 0.8 | 0 | 1 | 270 | 53 | 22 | 43 | 0.7 | 0.3 |
| | **（うど類）** | | | | | | | | | | | | | | | | | | | | | | | | | | |
| | **うど** | | | | | | | | | | | | | | | | | | | | | | | | | | |
| 06012 | 茎，生 | 35 | 19 | 94.4 | (0.8) | 0.8 | – | (0) | 0.1 | – | – | – | – | – | 2.9* | 1.4 | – | 4.3 | 0.4 | 0 | Tr | 220 | 7 | 9 | 25 | 0.2 | 0.1 |
| 06013 | 茎，水さらし | 0 | 13 | 95.7 | (0.6) | 0.6 | – | (0) | 0 | – | – | – | – | – | 1.8* | 1.6 | – | 3.4 | 0.3 | 0 | Tr | 200 | 6 | 8 | 23 | 0.1 | 0.1 |
| | **やまうど** | | | | | | | | | | | | | | | | | | | | | | | | | | |
| 06014 | 茎，生 | 35 | 19 | 93.9 | (1.0) | 1.1 | – | (0) | 0.1 | – | – | – | – | – | 2.6* | 1.8 | – | 4.3 | 0.6 | 0 | 1 | 270 | 11 | 13 | 31 | 0.3 | 0.2 |
| | **うるい** | | | | | | | | | | | | | | | | | | | | | | | | | | |
| 06363 | 葉，生 | 4 | 19 | 92.8 | 1.5 | 1.9 | 0.2 | (0) | 0.4 | 0.06 | 0.07 | 0.08 | 1.2* | 1.1 | 1.4 | 3.3 | – | 4.0 | 0.9 | 0 | 1 | 390 | 40 | 14 | 52 | 0.5 | 0.5 |
| | **えだまめ** | | | | | | | | | | | | | | | | | | | | | | | | | | |
| 06015 | 生 | 45 | 125 | 71.7 | 10.3 | 11.7 | 5.7 | (0) | 6.2 | 0.84 | 0.52 | 2.25 | 4.7 | 4.3 | 5.7* | 5.0 | – | 8.8 | 1.6 | 0 | 1 | 590 | 58 | 62 | 170 | 2.7 | 1.4 |
| 06016 | ゆで | 50 | 118 | 72.1 | (9.8) | 11.5 | 5.8 | (0) | 6.1 | 0.86 | 0.54 | 2.28 | (4.6)* | (4.3) | 6.2 | 4.6 | – | 8.9 | 1.4 | 0 | 2 | 490 | 76 | 72 | 170 | 2.5 | 1.3 |
| 06017 | 冷凍 | 50 | 143 | 67.1 | (11.1) | 13.0 | 7.2 | (0) | 7.6 | 0.95 | 0.50 | 2.85 | 5.3* | 4.9 | 5.6 | 7.3 | – | 10.6 | 1.7 | 0 | 5 | 650 | 76 | 76 | 190 | 2.5 | 1.4 |
| | **エンダイブ** | | | | | | | | | | | | | | | | | | | | | | | | | | |
| 06018 | 葉，生 | 15 | 14 | 94.6 | (0.9) | 1.2 | (0.1) | (0) | 0.2 | (0.05) | (0.01) | (0.08) | – | – | 1.1* | 2.2 | – | 2.9 | 0.9 | 0.1 | 35 | 270 | 51 | 19 | 30 | 0.6 | 0.4 |
| | **（えんどう類）** | | | | | | | | | | | | | | | | | | | | | | | | | | |
| | **トウミョウ** | | | | | | | | | | | | | | | | | | | | | | | | | | |
| 06019 | 茎葉，生 | 0 | 28 | 90.9 | (2.2) | 3.8 | – | (0) | 0.4 | – | – | – | – | – | 2.3* | 3.3 | – | 4.0 | 1.0 | 0 | 7 | 350 | 34 | 22 | 61 | 1.0 | 0.4 |
| 06329 | 芽ばえ，生 | 0 | 27 | 92.2 | (2.2) | 3.8 | – | (0) | 0.4 | – | – | – | – | – | 2.6* | 2.2 | – | 3.2 | 0.4 | 0 | 1 | 130 | 7 | 13 | 47 | 0.8 | 0.5 |

可食部100 g当たり

| 無機質 銅 mg | 無機質 マンガン mg | 無機質 ヨウ素 µg | 無機質 セレン µg | 無機質 クロム µg | 無機質 モリブデン µg | ビタミンA レチノール µg | ビタミンA α-カロテン µg | ビタミンA β-カロテン µg | ビタミンA β-クリプトキサンチン µg | ビタミンA β-カロテン当量 µg | ビタミンA レチノール活性当量 µg | ビタミンD µg | ビタミンE α-トコフェロール mg | ビタミンE β-トコフェロール mg | ビタミンE γ-トコフェロール mg | ビタミンE δ-トコフェロール mg | ビタミンK µg | ビタミンB1 mg | ビタミンB2 mg | ナイアシン mg | ナイアシン当量 mg | ビタミンB6 mg | ビタミンB12 µg | 葉酸 µg | パントテン酸 mg | ビオチン µg | ビタミンC mg | 備考（有 有機酸　硝 硝酸イオン　調 調理による脂質の増減　♣食物繊維：AOAC 2011.25 法） |
|---|---|---|---|---|---|---|---|---|---|---|---|---|---|---|---|---|---|---|---|---|---|---|---|---|---|---|---|---|
| | | | | | | | | | | | | | | | | | | | | | | | | | | | | 別名ちょうせんあざみ |
| 0.05 | 0.19 | – | – | – | – | (0) | 0 | 6 | 0 | 6 | 1 | (0) | 0.4 | 0 | 0 | 0 | 2 | 0.08 | 0.10 | 1.2 | (1.9) | 0.08 | (0) | 81 | 0.51 | – | 15 | 廃棄部位：花床の基部及び総包の一部 硝Tr |
| 0.05 | 0.15 | – | – | – | – | (0) | 0 | 5 | 0 | 5 | Tr | (0) | 0.4 | 0 | 0 | 0 | 2 | 0.07 | 0.08 | 1.1 | (1.7) | 0.06 | (0) | 76 | 0.51 | – | 11 | 廃棄部位：花床の基部及び総包の一部 硝Tr |
| 0.03 | 0.83 | 4 | Tr | 0 | 28 | – | 5 | 1200 | 5 | 1200 | 100 | – | 0.5 | Tr | Tr | 0 | 73 | 0.02 | 0.05 | 0.2 | 0.5 | 0.05 | – | 24 | 0.10 | 0.7 | 9 | 有0.5g．硝0.4g ♣ |
| 0.09 | 0.40 | – | – | – | – | (0) | 0 | 740 | 12 | 750 | 62 | (0) | 0.9 | Tr | 1.6 | 0 | 50 | 0.15 | 0.16 | 0.8 | (1.8) | 0.36 | (0) | 210 | 0.62 | – | 26 | 硝0g |
| 0.09 | 0.43 | – | – | – | – | (0) | 0 | 710 | 11 | 720 | 60 | (0) | 0.9 | Tr | 1.6 | 0 | 43 | 0.17 | 0.15 | 0.7 | (1.7) | 0.27 | (0) | 200 | 0.55 | – | 27 | 硝0g |
| | | | | | | | | | | | | | | | | | | | | | | | | | | | | 別名あしたぐさ，はちじょうそう |
| 0.16 | 1.05 | – | – | – | – | (0) | 0 | 5300 | 0 | 5300 | 440 | (0) | 2.6 | 0.2 | 1.4 | 0.1 | 500 | 0.10 | 0.24 | 1.4 | (2.2) | 0.16 | (0) | 100 | 0.92 | – | 41 | 廃棄部位：基部 硝Tr |
| 0.13 | 0.92 | – | – | – | – | (0) | 0 | 5200 | 0 | 5200 | 440 | (0) | 2.7 | Tr | 1.4 | 0 | 380 | 0.07 | 0.16 | 0.8 | (1.5) | 0.10 | (0) | 75 | 0.45 | – | 23 | 基部を除いたもの．ゆでた後水冷し，手搾りしたもの．硝Tr |
| 0.10 | 0.19 | 1 | 0 | 0 | 2 | (0) | 5 | 370 | 9 | 380 | 31 | (0) | 1.5 | Tr | 0.2 | 0 | 43 | 0.14 | 0.15 | 1.0 | 1.4 | 0.12 | (0) | 190 | 0.59 | 1.8 | 15 | 試料：グリーンアスパラガス 廃棄部位：株元．有0.2g．硝Tr |
| 0.13 | 0.23 | – | – | – | – | (0) | 2 | 360 | 8 | 370 | 30 | (0) | 1.6 | 0 | 0.1 | 0 | 46 | 0.14 | 0.14 | 1.1 | (1.5) | 0.08 | (0) | 180 | 0.54 | – | 16 | 試料：グリーンアスパラガス 株元を除いたもの．硝Tr |
| 0.11 | 0.22 | – | – | – | – | (0) | 4 | 370 | 11 | 380 | 31 | (0) | 2.0 | Tr | 1.3 | 0 | 48 | 0.15 | 0.17 | 1.2 | (1.7) | 0.11 | (0) | 220 | 0.58 | – | 14 | 試料：グリーンアスパラガス 株元を除いたもの 植物油（なたね油） 調p. 250，表 14．硝0g |
| 0.07 | 0.05 | – | – | – | – | (0) | 0 | 7 | 0 | 7 | 1 | (0) | 0.4 | 0 | 0 | 0 | 4 | 0.07 | 0.06 | 1.2 | (1.6) | 0.02 | (0) | 15 | 0.12 | – | 11 | 試料：ホワイトアスパラガス 液汁を除いたもの |
| Tr | 0.02 | – | – | – | – | (0) | 0 | 1 | 0 | 1 | 0 | (0) | 0 | 0 | 0 | 0 | 0 | 0 | 0 | 0 | 0 | 0.01 | (0) | 4 | 0.06 | – | 1 | 試料：アロエベラ及びキダチアロエ 廃棄部位：皮．硝0g |
| | | | | | | | | | | | | | | | | | | | | | | | | | | | | 別名さいとう（菜豆），さんどまめ |
| 0.06 | 0.33 | Tr | 0 | 0 | 18 | (0) | 140 | 520 | 0 | 590 | 49 | (0) | 0.2 | 0 | 0.4 | 0 | 60 | 0.06 | 0.11 | 0.6 | 0.9 | 0.07 | (0) | 50 | 0.17 | 4.5 | 8 | 廃棄部位：すじ及び両端 有0.3g．硝Tr |
| 0.06 | 0.34 | Tr | 0 | 0 | 20 | (0) | 150 | 500 | 0 | 580 | 48 | (0) | 0.2 | 0 | 0.4 | 0 | 51 | 0.06 | 0.1 | 0.5 | (0.8) | 0.07 | (0) | 53 | 0.16 | 4.2 | 6 | すじ及び両端を除いたもの 有0.3g．硝Tr ♣ |
| | | | | | | | | | | | | | | | | | | | | | | | | | | | | 軟白栽培品 |
| 0.05 | 0.04 | Tr | 0 | 0 | 0 | (0) | 0 | 0 | 0 | 0 | (0) | (0) | 0.2 | 0 | 0 | 0 | 2 | 0.02 | 0.01 | 0.5 | (0.7) | 0.04 | (0) | 19 | 0.12 | 0.5 | 4 | 廃棄部位：株元，葉及び表皮 硝Tr |
| 0.04 | 0.03 | – | – | – | – | (0) | 0 | 0 | 0 | 0 | (0) | (0) | 0.1 | 0 | 0 | 0 | 2 | 0.01 | 0.02 | 0.5 | (0.6) | 0.03 | (0) | 19 | 0.08 | – | 3 | 株元，葉及び表皮を除いたもの 硝Tr |
| 0.06 | 0.09 | – | – | – | – | (0) | 0 | 2 | 0 | 2 | Tr | (0) | 0.2 | 0 | 0 | 0 | 3 | 0.03 | 0.02 | 0.5 | (0.8) | 0.05 | (0) | 20 | 0.13 | – | 5 | 廃棄部位：株元，葉及び表皮 硝Tr |
| | | | | | | | | | | | | | | | | | | | | | | | | | | | | 別名ウリッパ，アマナ，ギンボ等 |
| 0.09 | 0.79 | 1 | 1 | 0 | 4 | (0) | 58 | 1900 | 13 | 1900 | 160 | (0) | 1.3 | Tr | 0.4 | 0 | 160 | 0.09 | 0.12 | 0.5 | 1.0 | 0.10 | (0) | 120 | 0.31 | 3.1 | 50 | 廃棄部位：株元 硝0g |
| 0.41 | 0.71 | 0 | 1 | 1 | 240 | (0) | 42 | 240 | 7 | 260 | 22 | (0) | 0.8 | 0.1 | 6.5 | 2.5 | 30 | 0.31 | 0.15 | 1.6 | 4.2 | 0.15 | (0) | 320 | 0.53 | 11.0 | 27 | 廃棄部位：さや 廃棄率：茎つきの場合60%．硝0g |
| 0.36 | 0.74 | – | – | – | – | (0) | 48 | 260 | 8 | 290 | 24 | (0) | 0.6 | 0.1 | 5.8 | 2.1 | 33 | 0.24 | 0.13 | 1.0 | (3.5) | 0.08 | (0) | 260 | 0.45 | – | 15 | 廃棄部位：さや 硝0g |
| 0.42 | 1.12 | 2 | 2 | 0 | 190 | (0) | 22 | 170 | 4 | 180 | 15 | (0) | 1.2 | 0.2 | 8.2 | 3.8 | 28 | 0.28 | 0.13 | 1.6 | (4.5) | 0.14 | (0) | 310 | 0.51 | 9.2 | 27 | 廃棄部位：さや 硝0g |
| | | | | | | | | | | | | | | | | | | | | | | | | | | | | 別名きくぢしゃ，にがちしゃ，シコレ |
| 0.05 | 1.10 | – | – | – | – | (0) | 0 | 1700 | 0 | 1700 | 140 | (0) | 0.8 | Tr | 0.5 | 0 | 120 | 0.06 | 0.08 | 0.3 | (0.4) | 0.08 | (0) | 90 | 0.16 | – | 7 | 廃棄部位：株元 硝0.2g |
| 0.08 | 1.11 | – | – | – | – | (0) | 0 | 4100 | 0 | 4100 | 340 | (0) | 3.3 | Tr | 0.2 | 0 | 280 | 0.24 | 0.27 | 1.1 | (1.6) | 0.19 | (0) | 91 | 0.80 | – | 79 | 硝Tr |
| 0.10 | 0.23 | – | – | – | – | (0) | 2 | 3000 | 17 | 3100 | 250 | (0) | 1.6 | 0 | Tr | 0 | 210 | 0.17 | 0.21 | 0.8 | (1.3) | 0.15 | (0) | 120 | 0.39 | – | 43 | 硝0g |

# 6 野菜類

| 食品番号 | 食品名 | 廃棄率 | エネルギー | 水分 | たんぱく質: アミノ酸組成によるたんぱく質 | たんぱく質: たんぱく質 | 脂質: トリアシルグリセロール当量 | 脂質: コレステロール | 脂質: 脂質 | 脂肪酸: 飽和脂肪酸 | 脂肪酸: $n$-3系多価不飽和脂肪酸 | 脂肪酸: $n$-6系多価不飽和脂肪酸 | 炭水化物: 利用可能炭水化物（単糖当量） | 炭水化物: 利用可能炭水化物（質量計） | 炭水化物: 差引き法による利用可能炭水化物 | 炭水化物: 食物繊維総量 | 炭水化物: 糖アルコール | 炭水化物: 炭水化物 | 灰分 | 食塩相当量 | 無機質: ナトリウム | 無機質: カリウム | 無機質: カルシウム | 無機質: マグネシウム | 無機質: リン | 無機質: 鉄 | 無機質: 亜鉛 |
|---|---|---|---|---|---|---|---|---|---|---|---|---|---|---|---|---|---|---|---|---|---|---|---|---|---|---|---|
| | 可食部100g当たり | % | kcal | g | g | g | g | mg | g | g | g | g | g | g | g | g | g | g | g | g | mg | mg | mg | mg | mg | mg | mg |
| 06330 | 芽ばえ，ゆで | 0 | 28 | 91.7 | (2.1) | 3.6 | – | (0) | 0.6 | – | – | – | – | – | 1.8* | 3.5 | – | 3.8 | 0.3 | 0 | 1 | 73 | 8 | 13 | 41 | 0.9 | 0.3 |
| 06331 | 芽ばえ，油いため | 0 | 84 | 84.3 | (2.9) | 5.0 | – | (Tr) | 5.9 | – | – | – | – | – | 3.4* | 3.0 | – | 4.3 | 0.5 | 0 | 2 | 170 | 8 | 17 | 62 | 1.0 | 0.6 |
| | **さやえんどう** | | | | | | | | | | | | | | | | | | | | | | | | | | |
| 06020 | 若ざや，生 | 9 | 38 | 88.6 | 1.8 | 3.1 | (0.2) | 0 | 0.2 | (0.04) | (0.01) | (0.08) | 4.2 | 4.1 | 5.8* | 3.0 | – | 7.5 | 0.6 | 0 | 1 | 200 | 35 | 24 | 63 | 0.9 | 0.6 |
| 06021 | 若ざや，ゆで | 0 | 36 | 89.1 | (1.8) | 3.2 | (0.2) | (0) | 0.2 | (0.04) | (0.01) | (0.08) | (4.0) | (3.9) | 5.3* | 3.1 | – | 7.0 | 0.5 | 0 | 1 | 160 | 36 | 23 | 61 | 0.8 | 0.6 |
| | **スナップえんどう** | | | | | | | | | | | | | | | | | | | | | | | | | | |
| 06022 | 若ざや，生 | 5 | 47 | 86.6 | (1.6) | 2.9 | (0.1) | (0) | 0.1 | (0.02) | (0.01) | (0.04) | (5.9) | (5.7) | 8.7* | 2.5 | – | 9.9 | 0.5 | 0 | 1 | 160 | 32 | 21 | 62 | 0.6 | 0.4 |
| | **グリンピース** | | | | | | | | | | | | | | | | | | | | | | | | | | |
| 06023 | 生 | 0 | 76 | 76.5 | 5.0 | 6.9 | 0.2 | 0 | 0.4 | 0.05 | 0.01 | 0.07 | 12.8 | 11.8 | 9.5* | 7.7 | – | 15.3 | 0.9 | 0 | 1 | 340 | 23 | 37 | 120 | 1.7 | 1.2 |
| 06024 | ゆで | 0 | 99 | 72.2 | (5.9) | 8.3 | (0.1) | 0 | 0.2 | (0.02) | (0.01) | (0.03) | (15.2)* | (13.9) | 12.2 | 8.6 | – | 18.5 | 0.8 | 0 | 3 | 340 | 32 | 39 | 80 | 2.2 | 1.2 |
| 変 06025 | 冷凍 | 0 | 80 | 75.7 | 4.5 | 5.8 | 0.5 | (0) | 0.7 | 0.11 | 0.04 | 0.21 | 11.4* | 10.5 | 9.0 | 9.3 | – | 17.1 | 0.8 | 0 | 9 | 240 | 27 | 31 | 110 | 1.6 | 1.0 |
| 新 06374 | 冷凍，ゆで | 0 | 82 | 74.6 | 4.8 | 6.2 | 0.5 | (0) | 0.7 | 0.12 | 0.04 | 0.22 | 11.6* | 10.7 | 8.8 | 10.3 | – | 17.8 | 0.7 | 0 | 8 | 210 | 29 | 32 | 110 | 1.7 | 1.0 |
| 新 06375 | 冷凍，油いため | 0 | 114 | 70.1 | 4.8 | 6.3 | 4.0 | Tr | 4.6 | 0.37 | 0.33 | 0.87 | 11.8* | 10.9 | 10.7 | 9.3 | – | 18.2 | 0.8 | 0 | 10 | 260 | 28 | 33 | 110 | 1.7 | 1.0 |
| 06026 | 水煮缶詰 | 0 | 82 | 74.9 | (2.6) | 3.6 | (0.2) | (0) | 0.4 | (0.06) | (0.02) | (0.11) | (11.8) | (10.9) | 13.8* | 6.9 | – | 19.7 | 1.4 | 0.8 | 330 | 37 | 33 | 18 | 82 | 1.8 | 0.6 |
| | **おおさかしろな** | | | | | | | | | | | | | | | | | | | | | | | | | | |
| 06027 | 葉，生 | 6 | 12 | 94.9 | (1.1) | 1.4 | (0.1) | (0) | 0.2 | (0.02) | (0.05) | (0.01) | – | – | 0.9* | 1.8 | – | 2.2 | 1.0 | 0.1 | 22 | 400 | 150 | 21 | 52 | 1.2 | 0.5 |
| 06028 | 葉，ゆで | 6 | 16 | 94.0 | (1.2) | 1.6 | (0.1) | (0) | 0.3 | (0.03) | (0.07) | (0.01) | – | – | 1.5* | 2.2 | – | 3.1 | 0.8 | 0.1 | 20 | 240 | 140 | 15 | 46 | 1.0 | 0.5 |
| 06029 | 塩漬 | 9 | 19 | 91.0 | (1.0) | 1.3 | (0.1) | (0) | 0.3 | (0.03) | (0.07) | (0.01) | – | – | 1.9* | 3.1 | – | 4.5 | 2.6 | 1.6 | 620 | 380 | 130 | 21 | 52 | 0.7 | 0.6 |
| | **おかひじき** | | | | | | | | | | | | | | | | | | | | | | | | | | |
| 06030 | 茎葉，生 | 6 | 16 | 92.5 | – | 1.4 | – | (0) | 0.2 | – | – | – | – | – | 0.9* | 2.5 | – | 3.4 | 2.0 | 0.1 | 56 | 680 | 150 | 51 | 40 | 1.3 | 0.6 |
| 06031 | 茎葉，ゆで | 0 | 16 | 92.9 | – | 1.2 | – | (0) | 0.1 | – | – | – | – | – | 1.1* | 2.7 | – | 3.8 | 1.6 | 0.2 | 66 | 510 | 150 | 48 | 34 | 0.9 | 0.6 |
| | **オクラ** | | | | | | | | | | | | | | | | | | | | | | | | | | |
| 変 06032 | 果実，生 | 15 | 26 | 90.2 | 1.5 | 2.1 | (0.1) | Tr | 0.2 | (0.03) | (Tr) | (0.03) | 1.9 | 1.9 | 2.2* | 5.0 | – | 6.6 | 0.9 | 0 | 4 | 280 | 92 | 51 | 58 | 0.5 | 0.6 |
| 変 06033 | 果実，ゆで | 15 | 25 | 89.4 | (1.5) | 2.1 | (0.1) | Tr | 0.1 | (0.02) | (0) | (0.02) | (2.1)* | (2.1) | (2.8) | 5.4 | – | 7.6 | 0.8 | 0 | 4 | 280 | 90 | 51 | 56 | 0.5 | 0.5 |
| | **かぶ** | | | | | | | | | | | | | | | | | | | | | | | | | | |
| 06034 | 葉，生 | 30 | 20 | 92.3 | (2.0) | 2.3 | (0.1) | (0) | 0.1 | (0.01) | (0.03) | (Tr) | – | – | 1.4* | 2.9 | – | 3.9 | 1.4 | 0.1 | 24 | 330 | 250 | 25 | 42 | 2.1 | 0.3 |
| 06035 | 葉，ゆで | 30 | 20 | 92.2 | (2.0) | 2.3 | (0.1) | (0) | 0.1 | (0.01) | (0.03) | (Tr) | – | – | 1.1* | 3.7 | – | 4.4 | 0.9 | 0 | 18 | 180 | 190 | 14 | 47 | 1.5 | 0.2 |
| 06036 | 根，皮つき，生 | 9 | 18 | 93.9 | 0.6 | 0.7 | (0.1) | (0) | 0.1 | (0.01) | (0.04) | (0.01) | 3.0* | 3.0 | 3.1 | 1.5 | – | 4.6 | 0.6 | 0 | 5 | 280 | 24 | 8 | 28 | 0.3 | 0.1 |
| 06037 | 根，皮つき，ゆで | 0 | 18 | 93.8 | (0.6) | 0.7 | (0.1) | (0) | 0.1 | (0.01) | (0.04) | (0.01) | (3.1)* | (3.1) | 2.9 | 1.8 | – | 4.7 | 0.6 | 0 | 6 | 310 | 28 | 10 | 32 | 0.3 | 0.1 |
| 名 06038 | 根，皮なし，生 | 15 | 19 | 93.9 | 0.5 | 0.6 | (0.1) | (0) | 0.1 | (0.01) | (0.04) | (0.01) | 3.5* | 3.5 | 3.5 | 1.4 | – | 4.8 | 0.5 | 0 | 5 | 250 | 24 | 8 | 25 | 0.2 | 0.1 |
| 名 06039 | 根，皮なし，ゆで | 0 | 20 | 93.7 | (0.5) | 0.6 | (0.1) | (0) | 0.1 | (0.01) | (0.04) | (0.01) | (3.6)* | (3.6) | 3.4 | 1.7 | – | 5.0 | 0.5 | 0 | 4 | 250 | 28 | 9 | 26 | 0.2 | 0.1 |
| 06040 | 漬物，塩漬，葉 | 20 | 27 | 87.9 | (2.0) | 2.3 | (0.1) | (0) | 0.2 | (0.02) | (0.06) | (0.01) | – | – | 2.8* | 3.6 | – | 6.0 | 3.6 | 2.3 | 910 | 290 | 240 | 32 | 46 | 2.6 | 0.3 |
| 06041 | 漬物，塩漬，根，皮つき | 0 | 21 | 90.5 | (0.8) | 1.0 | (0.1) | (0) | 0.2 | (0.02) | (0.08) | (0.02) | – | – | 3.2* | 1.9 | – | 4.9 | 3.4 | 2.8 | 1100 | 310 | 48 | 11 | 36 | 0.3 | 0.1 |
| 名 06042 | 漬物，塩漬，根，皮なし | 0 | 19 | 89.4 | (0.7) | 0.8 | (0.1) | (0) | 0.1 | (0.01) | (0.04) | (0.01) | – | – | 2.9* | 2.0 | – | 4.7 | 4.8 | 4.3 | 1700 | 400 | 33 | 14 | 38 | 0.3 | 0.2 |
| 06043 | 漬物，ぬかみそ漬，葉 | 20 | 35 | 83.5 | – | 3.3 | – | (0) | 0.1 | – | – | – | – | – | 3.1* | 4.0 | – | 7.1 | 6.0 | 3.8 | 1500 | 540 | 280 | 65 | 81 | 2.2 | 0.4 |
| 06044 | 漬物，ぬかみそ漬，根，皮つき | 0 | 27 | 89.5 | – | 1.5 | – | (0) | 0.1 | – | – | – | – | – | 3.9* | 2.0 | – | 5.9 | 3.0 | 2.2 | 860 | 500 | 57 | 29 | 44 | 0.3 | 0.2 |
| 名 06045 | 漬物，ぬかみそ漬，根，皮なし | 0 | 31 | 83.5 | – | 1.4 | – | (0) | 0.1 | – | – | – | – | – | 5.1* | 1.8 | – | 6.9 | 7.9 | 6.9 | 2700 | 740 | 26 | 68 | 76 | 0.3 | 0.2 |

可食部100 g当たり

| 無機質 | | | | | | ビタミン | | | | | | | | | | | | | | | | | | | | | | 備考 |
|---|---|---|---|---|---|---|---|---|---|---|---|---|---|---|---|---|---|---|---|---|---|---|---|---|---|---|---|---|
| | | | | | | ビタミンA | | | | | | | ビタミンE | | | | | | | | | | | | | | | |
| 銅 | マンガン | ヨウ素 | セレン | クロム | モリブデン | レチノール | α-カロテン | β-カロテン | β-クリプトキサンチン | β-カロテン当量 | レチノール活性当量 | ビタミンD | α-トコフェロール | β-トコフェロール | γ-トコフェロール | δ-トコフェロール | ビタミンK | ビタミンB1 | ビタミンB2 | ナイアシン | ナイアシン当量 | ビタミンB6 | ビタミンB12 | 葉酸 | パントテン酸 | ビオチン | ビタミンC | 有有機酸 硝硝酸イオン 調調理による脂質の増減 ♣食物繊維：AOAC 2011.25 法 |
| mg | mg | µg | µg | µg | µg | µg | µg | µg | µg | µg | µg | µg | mg | mg | mg | mg | µg | mg | mg | mg | mg | mg | µg | µg | mg | µg | mg | |
| 0.09 | 0.25 | – | – | – | – | (0) | 2 | 4800 | 23 | 4800 | 400 | (0) | 3.2 | 0 | 0.1 | 0 | 300 | 0.10 | 0.08 | 0.3 | (0.8) | 0.07 | (0) | 51 | 0.27 | – | 14 | ゆでた後水冷し，手搾りしたもの 硝0g |
| 0.13 | 0.29 | – | – | – | – | (0) | 2 | 4400 | 23 | 4400 | 370 | (0) | 3.7 | 0 | 2.9 | 0.1 | 300 | 0.21 | 0.26 | 1.1 | (1.8) | 0.18 | (0) | 180 | 0.60 | – | 30 | 植物油（なたね油） 調p. 250，表 14．硝0g |
| | | | | | | | | | | | | | | | | | | | | | | | | | | | | 別名きぬさやえんどう |
| 0.10 | 0.40 | Tr | 0 | 0 | 24 | (0) | 0 | 560 | 4 | 560 | 47 | (0) | 0.7 | 0 | 0.2 | 0 | 47 | 0.15 | 0.11 | 0.8 | 1.2 | 0.08 | (0) | 73 | 0.56 | 5.1 | 60 | 廃棄部位：すじ及び両端 硝Tr |
| 0.09 | 0.39 | – | – | – | – | (0) | 0 | 580 | 4 | 580 | 48 | (0) | 0.7 | 0 | 0.2 | 0 | 40 | 0.14 | 0.10 | 0.6 | (1.0) | 0.06 | (0) | 56 | 0.47 | – | 44 | すじ及び両端を除いたもの 硝Tr |
| | | | | | | | | | | | | | | | | | | | | | | | | | | | | 別名スナックえんどう |
| 0.08 | 0.22 | – | – | – | – | (0) | 2 | 400 | 4 | 400 | 34 | (0) | 0.4 | 0 | 0.1 | 0 | 33 | 0.13 | 0.09 | 0.7 | (1.1) | 0.09 | (0) | 53 | 0.22 | – | 43 | 廃棄部位：すじ及び両端 硝0g |
| | | | | | | | | | | | | | | | | | | | | | | | | | | | | 別名みえんどう |
| 0.19 | 0.48 | 0 | 1 | 0 | 65 | (0) | 11 | 410 | 6 | 420 | 35 | (0) | 0.1 | 0 | 2.6 | 0 | 27 | 0.39 | 0.16 | 2.7 | 3.7 | 0.15 | (0) | 76 | 0.63 | 6.3 | 19 | さやを除いたもの（さやつきの場合 廃棄率：55%）．有0.2g．硝0g |
| 0.19 | 0.68 | – | – | – | – | (0) | 7 | 430 | 6 | 440 | 36 | (0) | 0.1 | 0 | 3.1 | 0 | 31 | 0.29 | 0.14 | 2.2 | (3.3) | 0.09 | (0) | 70 | 0.54 | – | 16 | さやを除いたもの 有0.2g．硝(0)g |
| 0.17 | 0.38 | 0 | 1 | 1 | 77 | (0) | 18 | 430 | 1 | 440 | 36 | (0) | Tr | 0 | 1.6 | Tr | 27 | 0.29 | 0.11 | 2.1 | 3.0 | 0.09 | 0 | 77 | 0.39 | 5.3 | 20 | 有0.2g．硝0g ♣ |
| 0.16 | 0.39 | 0 | 1 | 1 | 60 | (0) | 18 | 490 | 2 | 500 | 41 | (0) | Tr | 0 | 1.7 | 0 | 29 | 0.27 | 0.09 | 2.0 | 2.9 | 0.08 | 0 | 68 | 0.36 | 5.2 | 13 | 有0.2g．硝0g ♣ |
| 0.18 | 0.41 | 0 | 1 | 1 | 74 | (0) | 18 | 460 | 2 | 470 | 39 | (0) | 0.8 | 0 | 3.1 | Tr | 34 | 0.31 | 0.12 | 2.1 | 3.1 | 0.09 | 0 | 81 | 0.48 | 5.8 | 16 | 植物油（なたね油）．調p. 250，表 14 有0.2g．硝0g ♣ |
| 0.15 | 0.30 | – | – | – | – | (0) | 0 | 200 | 0 | 200 | 17 | (0) | 0 | 0 | 2.0 | 0 | 19 | 0.04 | 0.04 | 1.2 | (1.7) | 0.02 | (0) | 10 | 0.69 | – | 0 | 液汁を除いたもの 有0.2g．硝(0)g |
| 0.06 | 0.29 | – | – | – | – | (0) | 0 | 1300 | 0 | 1300 | 110 | (0) | 1.2 | Tr | 0 | 0 | 190 | 0.06 | 0.18 | 0.7 | (0.9) | 0.13 | (0) | 150 | 0.24 | – | 28 | 廃棄部位：株元 硝0.3g |
| 0.05 | 0.29 | – | – | – | – | (0) | 0 | 1500 | 0 | 1500 | 130 | (0) | 1.9 | 0 | 0.1 | 0 | 240 | 0.03 | 0.09 | 0.3 | (0.6) | 0.07 | (0) | 86 | 0.12 | – | 24 | 廃棄部位：株元．硝0.2g ゆでた後水冷し，手搾りしたもの |
| 0.06 | 0.26 | – | – | – | – | (0) | 0 | 1300 | 0 | 1300 | 110 | (0) | 1.6 | 0 | 0.1 | 0 | 340 | 0.06 | 0.15 | 0.7 | (0.9) | 0.16 | (0) | 88 | 0.23 | – | 38 | 廃棄部位：株元．硝0.3g 水洗いし，手搾りしたもの |
| | | | | | | | | | | | | | | | | | | | | | | | | | | | | 別名みるな |
| 0.10 | 0.66 | – | – | – | – | (0) | 0 | 3300 | 0 | 3300 | 280 | (0) | 1.0 | Tr | 0 | 0 | 310 | 0.06 | 0.13 | 0.5 | 0.7 | 0.04 | (0) | 93 | 0.22 | – | 21 | 廃棄部位：茎基部 硝0.5g |
| 0.10 | 0.59 | – | – | – | – | (0) | 0 | 3200 | 0 | 3200 | 260 | (0) | 1.0 | Tr | 0 | 0 | 360 | 0.04 | 0.10 | 0.4 | 0.6 | 0.03 | (0) | 85 | 0.22 | – | 15 | 茎基部を除いたもの 硝0.4g |
| 0.13 | 0.48 | Tr | 0 | 0 | 6 | (0) | 2 | 520 | 1 | 520 | 44 | (0) | 1.2 | 0 | 0.2 | 0 | 66 | 0.09 | 0.09 | 0.8 | 1.2 | 0.10 | (0) | 110 | 0.42 | 6.6 | 11 | 廃棄部位：へた 有0.1g．硝Tr |
| 0.11 | 0.48 | 0 | 0 | 0 | 8 | (0) | 0 | 530 | 0 | 530 | 44 | (0) | 1.2 | 0 | 0.1 | 0 | 66 | 0.09 | 0.09 | 0.8 | (1.2) | 0.08 | (0) | 110 | 0.42 | 6.5 | 7 | 廃棄部位：へた 有0.1g．硝0g ♣ |
| | | | | | | | | | | | | | | | | | | | | | | | | | | | | 別名かぶら，すずな |
| 0.10 | 0.64 | 6 | 3 | 2 | 16 | (0) | 0 | 2800 | 41 | 2800 | 230 | (0) | 3.1 | 0.1 | 0.1 | 0 | 340 | 0.08 | 0.16 | 0.9 | (1.7) | 0.16 | (0) | 110 | 0.36 | 2.7 | 82 | 廃棄部位：葉柄基部 硝Tr |
| 0.08 | 0.41 | – | – | – | – | (0) | 0 | 3200 | 46 | 3200 | 270 | (0) | 3.3 | 0.1 | 0.1 | 0 | 370 | 0.02 | 0.05 | 0.2 | (1.0) | 0.14 | (0) | 66 | 0.24 | – | 47 | 廃棄部位：葉柄基部．硝0.1g ゆでた後水冷し，手搾りしたもの |
| 0.03 | 0.06 | – | – | – | – | (0) | 0 | 0 | 0 | 0 | (0) | (0) | 0 | 0 | 0 | 0 | 0 | 0.03 | 0.03 | 0.6 | 0.8 | 0.08 | (0) | 48 | 0.25 | – | 19 | 廃棄部位：根端及び葉柄基部 廃棄率：葉つきの場合 35% 有0.1g．硝0.1g |
| 0.03 | 0.07 | – | – | – | – | (0) | 0 | (0) | 0 | (0) | (0) | (0) | 0 | 0 | 0 | 0 | 0 | 0.03 | 0.03 | 0.6 | (0.8) | 0.05 | (0) | 49 | 0.22 | – | 16 | 根端及び葉柄基部を除いたもの 有0.2g．硝0.1g |
| 0.03 | 0.05 | 0 | 0 | 0 | 1 | (0) | 0 | 0 | 0 | 0 | (0) | (0) | 0 | 0 | 0 | 0 | 0 | 0.03 | 0.03 | 0.6 | 0.7 | 0.07 | (0) | 49 | 0.23 | 1.0 | 18 | 廃棄部位：根端，葉柄基部及び皮 廃棄率：葉つきの場合 40%．有0g．硝0.1g |
| 0.02 | – | – | – | – | – | (0) | 0 | 0 | 0 | 0 | (0) | (0) | 0 | 0 | 0 | 0 | 0 | 0.03 | 0.03 | 0.5 | (0.6) | 0.06 | (0) | 56 | 0.21 | – | 16 | 根端，葉柄基部及び皮を除いたもの 有0g．硝0.1g |
| 0.06 | 0.33 | – | – | – | – | (0) | 0 | 1200 | 38 | 1200 | 100 | (0) | 2.9 | 0.1 | 0.1 | 0 | 360 | 0.07 | 0.19 | 1.0 | (1.8) | 1.10 | (0) | 78 | 0.49 | – | 44 | 廃棄部位：葉柄基部 水洗いし，手搾りしたもの |
| 0.03 | 0.05 | – | – | – | – | (0) | 0 | 0 | 0 | 0 | (0) | (0) | 0 | 0 | 0 | 0 | 0 | 0.02 | 0.03 | 0.7 | (0.9) | 0.08 | (0) | 48 | 0.39 | – | 19 | 水洗いし，手搾りしたもの |
| 0.04 | 0.05 | – | – | – | – | (0) | 0 | 0 | 0 | 0 | (0) | (0) | 0 | 0 | 0 | 0 | 0 | 0.04 | 0.03 | 0.1 | (0.3) | 0.10 | (0) | 58 | 0.25 | – | 21 | 水洗いし，手搾りしたもの 硝0.2g |
| 0.09 | 0.40 | – | – | – | – | (0) | 0 | 1600 | 37 | 1600 | 140 | (0) | 4.0 | 0.1 | 0.1 | 0 | 260 | 0.31 | 0.24 | 4.8 | 5.4 | 0.36 | (0) | 81 | 0.73 | – | 49 | 廃棄部位：葉柄基部 水洗いし，手搾りしたもの |
| 0.04 | 0.09 | – | – | – | – | (0) | 0 | 0 | 0 | 0 | (0) | (0) | 0 | 0 | 0 | 0 | Tr | 0.25 | 0.04 | 2.8 | 3.1 | 0.19 | (0) | 74 | 0.46 | – | 28 | 水洗いし，水切りしたもの |
| 0.04 | – | – | – | – | – | (0) | 0 | 0 | 0 | 0 | (0) | (0) | 0 | 0 | 0 | 0 | 0 | 0.45 | 0.05 | 3.2 | 3.4 | 0.42 | (0) | 70 | 1.11 | – | 20 | 水洗いし，水切りしたもの 硝0.2g |

# 6 野菜類

可食部100g当たり

| 食品番号 | 食品名 | 廃棄率 % | エネルギー kcal | 水分 g | たんぱく質: アミノ酸組成によるたんぱく質 g | たんぱく質: たんぱく質 g | 脂質: トリアシルグリセロール当量 g | 脂質: コレステロール mg | 脂質: 脂質 g | 脂肪酸: 飽和脂肪酸 g | 脂肪酸: n-3系多価不飽和脂肪酸 g | 脂肪酸: n-6系多価不飽和脂肪酸 g | 炭水化物: 利用可能炭水化物(単糖当量) g | 炭水化物: 利用可能炭水化物(質量計) g | 炭水化物: 差引法による利用可能炭水化物 g | 炭水化物: 食物繊維総量 g | 炭水化物: 糖アルコール g | 炭水化物: 炭水化物 g | 灰分 g | 食塩相当量 g | 無機質: ナトリウム mg | 無機質: カリウム mg | 無機質: カルシウム mg | 無機質: マグネシウム mg | 無機質: リン mg | 無機質: 鉄 mg | 無機質: 亜鉛 mg |
|---|---|---|---|---|---|---|---|---|---|---|---|---|---|---|---|---|---|---|---|---|---|---|---|---|---|---|---|
| | **(かぼちゃ類)** | | | | | | | | | | | | | | | | | | | | | | | | | | |
| | **日本かぼちゃ** | | | | | | | | | | | | | | | | | | | | | | | | | | |
| 変 06046 | 果実，生 | 9 | 41 | 86.7 | 1.1 | 1.6 | Tr | 0 | 0.1 | 0.01 | 0.02 | 0.01 | *8.3 | 7.8 | 8.6 | 2.8 | – | 10.9 | 0.7 | 0 | 1 | 420 | 20 | 15 | 55 | 0.5 | 0.3 |
| 変 06047 | 果実，ゆで | 0 | 55 | 84.0 | (1.3) | 1.9 | (Tr) | 0 | 0.1 | (0.01) | (0.02) | (0.01) | (9.9) | (9.4) | *(10.9) | 3.0 | – | 13.3 | 0.7 | 0 | 1 | 350 | 18 | 15 | 45 | 0.5 | 0.2 |
| | **西洋かぼちゃ** | | | | | | | | | | | | | | | | | | | | | | | | | | |
| 変 06048 | 果実，生 | 10 | 78 | 76.2 | 1.2 | 1.9 | 0.2 | 0 | 0.3 | 0.04 | 0.02 | 0.04 | *17.0 | 15.9 | 17.6 | 3.5 | – | 20.6 | 1.0 | 0 | 1 | 430 | 22 | 25 | 48 | 0.4 | 0.3 |
| 変 06049 | 果実，ゆで | 0 | 80 | 75.7 | (1.0) | 1.6 | (0.2) | (0) | 0.3 | (0.04) | (0.02) | (0.04) | *(17.4) | (16.2) | 17.6 | 4.1 | – | 21.3 | 1.1 | 0 | 1 | 340 | 22 | 24 | 37 | 0.3 | 0.3 |
| 06332 | 果実，焼き | 0 | 105 | 68.2 | (1.5) | 2.5 | (0.2) | (0) | 0.4 | (0.05) | (0.03) | (0.05) | *(22.8) | (21.3) | 23.1 | 5.3 | – | 27.7 | 1.2 | 0 | 0 | 570 | 19 | 31 | 55 | 0.6 | 0.4 |
| 06050 | 果実，冷凍 | 0 | 75 | 78.1 | (1.3) | 2.2 | (0.2) | (0) | 0.3 | (0.04) | (0.02) | (0.04) | *(15.7) | (14.6) | 14.9 | 4.2 | – | 18.5 | 0.9 | 0 | 3 | 430 | 25 | 26 | 46 | 0.5 | 0.6 |
| | **そうめんかぼちゃ** | | | | | | | | | | | | | | | | | | | | | | | | | | |
| 06051 | 果実，生 | 30 | 25 | 92.4 | (0.5) | 0.7 | (0.1) | (0) | 0.1 | (0.02) | (0.03) | (0.02) | – | – | *4.9 | 1.5 | – | 6.1 | 0.6 | 0 | 1 | 260 | 27 | 16 | 35 | 0.3 | 0.2 |
| | **からしな** | | | | | | | | | | | | | | | | | | | | | | | | | | |
| 06052 | 葉，生 | 0 | 26 | 90.3 | 2.8 | 3.3 | – | (0) | 0.1 | – | – | – | – | – | *1.5 | 3.7 | – | 4.7 | 1.3 | 0.2 | 60 | 620 | 140 | 21 | 72 | 2.2 | 0.9 |
| 06053 | 塩漬 | 0 | 36 | 84.5 | (3.3) | 4.0 | – | (0) | 0.1 | – | – | – | – | – | *2.9 | 5.0 | – | 7.2 | 3.8 | 2.5 | 970 | 530 | 150 | 23 | 71 | 1.8 | 1.1 |
| | **カリフラワー** | | | | | | | | | | | | | | | | | | | | | | | | | | |
| 06054 | 花序，生 | 50 | 28 | 90.8 | 2.1 | 3.0 | (0.1) | 0 | 0.1 | (0.05) | (0.01) | (Tr) | *3.2 | 3.2 | 2.9 | 2.9 | – | 5.2 | 0.9 | 0 | 8 | 410 | 24 | 18 | 68 | 0.6 | 0.6 |
| 06055 | 花序，ゆで | 0 | 26 | 91.5 | (1.9) | 2.7 | (0.1) | (0) | 0.1 | (0.05) | (0.01) | (Tr) | *(3.0) | (2.9) | 2.4 | 3.2 | – | 5.1 | 0.6 | 0 | 8 | 220 | 23 | 13 | 37 | 0.7 | 0.4 |
| | **かんぴょう** | | | | | | | | | | | | | | | | | | | | | | | | | | |
| 06056 | 乾 | 0 | 239 | 19.8 | 4.4 | 6.3 | – | (0) | 0.2 | – | – | – | 33.3 | 33.2 | *40.0 | 30.1 | – | 68.1 | 5.0 | 0 | 3 | 1800 | 250 | 110 | 140 | 2.9 | 1.8 |
| 06057 | ゆで | 0 | 21 | 91.6 | (0.5) | 0.7 | – | (0) | 0 | – | – | – | (3.5) | (3.5) | *2.1 | 5.3 | – | 7.2 | 0.4 | 0 | 1 | 100 | 34 | 10 | 16 | 0.3 | 0.2 |
| 新 06364 | 甘煮 | 0 | 146 | 57.6 | 2.0 | 2.3 | – | (0) | 0.2 | – | – | – | 26.7 | 25.5 | *31.4 | 5.5 | – | 36.5 | 3.4 | 3.1 | 1200 | 90 | 44 | 21 | 34 | 0.5 | 0.3 |
| | **きく** | | | | | | | | | | | | | | | | | | | | | | | | | | |
| 06058 | 花びら，生 | 15 | 25 | 91.5 | (1.2) | 1.4 | – | (0) | 0 | – | – | – | – | – | *3.3 | 3.4 | – | 6.5 | 0.6 | 0 | 2 | 280 | 22 | 12 | 28 | 0.7 | 0.3 |
| 06059 | 花びら，ゆで | 0 | 21 | 92.9 | (0.8) | 1.0 | – | (0) | 0 | – | – | – | – | – | *3.0 | 2.9 | – | 5.7 | 0.4 | 0 | 1 | 140 | 16 | 9 | 20 | 0.5 | 0.2 |
| 06060 | 菊のり | 0 | 283 | 9.5 | (9.5) | 11.6 | – | (0) | 0.2 | – | – | – | – | – | *46.0 | 29.6 | – | 73.5 | 5.2 | 0 | 14 | 2500 | 160 | 140 | 250 | 11.0 | 2.2 |
| | **(キャベツ類)** | | | | | | | | | | | | | | | | | | | | | | | | | | |
| | **キャベツ** | | | | | | | | | | | | | | | | | | | | | | | | | | |
| 変 06061 | 結球葉，生 | 15 | 23 | 92.9 | 0.8 | 1.2 | Tr | (0) | 0.1 | 0.02 | 0.01 | 0.01 | *3.9 | 3.9 | 3.7 | 1.8 | – | 5.2 | 0.5 | 0 | 5 | 190 | 42 | 14 | 26 | 0.3 | 0.1 |
| 06062 | 結球葉，ゆで | 0 | 19 | 93.9 | (0.6) | 0.9 | (0.1) | (0) | 0.2 | (0.02) | (0.01) | (0.01) | 1.9 | 1.9 | *2.9 | 2.0 | – | 4.6 | 0.3 | 0 | 3 | 92 | 40 | 9 | 20 | 0.2 | 0.1 |
| 新 06333 | 結球葉，油いため | 0 | 78 | 85.7 | (1.1) | 1.6 | (5.7) | (Tr) | 6.0 | (0.44) | (0.45) | (1.09) | (2.7) | (2.7) | *4.3 | 2.2 | – | 5.9 | 0.6 | 0 | 6 | 250 | 53 | 17 | 33 | 0.4 | 0.2 |
| 新 06403 | 結球葉，カット，常法洗浄 | 0 | 15 | 94.8 | 0.8 | 1.1 | Tr | – | 0.1 | 0.02 | 0.01 | 0.01 | 3.1 | 3.1 | *1.9 | 1.9 | – | 3.6 | 0.4 | 0 | 10 | 150 | 35 | 12 | 22 | 0.3 | 0.1 |
| 新 06404 | 結球葉，カット，次亜塩素酸洗浄 | 0 | 14 | 95.1 | 0.7 | 1.0 | 0.1 | – | 0.2 | 0.03 | 0.01 | 0.01 | 3.8 | 3.8 | *1.5 | 2.0 | – | 3.2 | 0.4 | 0 | 8 | 140 | 38 | 13 | 21 | 0.3 | 0.1 |
| | **グリーンボール** | | | | | | | | | | | | | | | | | | | | | | | | | | |
| 06063 | 結球葉，生 | 15 | 20 | 93.4 | (1.0) | 1.4 | (Tr) | (0) | 0.1 | (0.01) | (Tr) | (0.01) | *(3.2) | (3.2) | 3.0 | 1.6 | – | 4.3 | 0.7 | 0 | 4 | 270 | 58 | 17 | 41 | 0.4 | 0.2 |
| | **レッドキャベツ** | | | | | | | | | | | | | | | | | | | | | | | | | | |
| 06064 | 結球葉，生 | 10 | 30 | 90.4 | (1.3) | 2.0 | Tr | (0) | 0.1 | 0.01 | 0.01 | 0.01 | (3.5) | (3.5) | *4.7 | 2.8 | – | 6.7 | 0.8 | 0 | 4 | 310 | 40 | 13 | 43 | 0.5 | 0.3 |
| | **きゅうり** | | | | | | | | | | | | | | | | | | | | | | | | | | |
| 06065 | 果実，生 | 2 | 13 | 95.4 | 0.7 | 1.0 | Tr | 0 | 0.1 | 0.01 | 0.01 | Tr | *2.0 | 1.9 | 2.0 | 1.1 | – | 3.0 | 0.5 | 0 | 1 | 200 | 26 | 15 | 36 | 0.3 | 0.2 |
| 06066 | 漬物，塩漬 | 2 | 17 | 92.1 | (0.7) | 1.0 | (Tr) | (0) | 0.1 | (0.01) | (0.01) | (Tr) | – | – | *2.8 | 1.3 | – | 3.7 | 3.1 | 2.5 | 1000 | 220 | 26 | 15 | 38 | 0.2 | 0.2 |

可食部100g当たり

| 無機質 | | | | | | ビタミン | | | | | | | | | | | | | | | | | | | | | | |
|---|---|---|---|---|---|---|---|---|---|---|---|---|---|---|---|---|---|---|---|---|---|---|---|---|---|---|---|---|
| | | | | | | ビタミンA | | | | | | | ビタミンE | | | | | | | | | | | | | | | |
| 銅 | マンガン | ヨウ素 | セレン | クロム | モリブデン | レチノール | α-カロテン | β-カロテン | β-クリプトキサンチン | β-カロテン当量 | レチノール活性当量 | ビタミンD | α-トコフェロール | β-トコフェロール | γ-トコフェロール | δ-トコフェロール | ビタミンK | ビタミンB1 | ビタミンB2 | ナイアシン | ナイアシン当量 | ビタミンB6 | ビタミンB12 | 葉酸 | パントテン酸 | ビオチン | ビタミンC | 備考<br>有 有機酸　硝 硝酸イオン<br>調 調理による脂質の増減 |
| mg | mg | μg | μg | μg | μg | μg | μg | μg | μg | μg | μg | μg | mg | mg | mg | mg | μg | mg | mg | mg | mg | mg | μg | μg | mg | μg | mg | |
| | | | | | | | | | | | | | | | | | | | | | | | | | | | | 別名 とうなす，ぼうぶら，なんきん |
| 0.08 | 0.08 | Tr | 0 | 0 | 1 | 0 | 49 | 1400 | 3 | 1400 | 120 | (0) | 2.2 | 0 | 2.9 | 0.1 | 26 | 0.08 | 0.05 | 0.9 | 1.2 | 0.15 | (0) | 80 | 0.50 | 1.9 | 16 | 廃棄部位：わた，種子及び両端<br>硝 Tr |
| 0.07 | 0.08 | 0 | 0 | – | 1 | (0) | 45 | 1100 | 2 | 1100 | 92 | (0) | 2.1 | 0 | 2.1 | 0.1 | 27 | 0.06 | 0.03 | 0.7 | (1.1) | 0.12 | (0) | 75 | 0.50 | 1.7 | 16 | わた，種子及び両端を除いたもの<br>硝 (Tr) ♣ |
| | | | | | | | | | | | | | | | | | | | | | | | | | | | | 別名 くりかぼちゃ |
| 0.07 | 0.07 | Tr | 0 | 0 | 5 | (0) | 17 | 2500 | 90 | 2600 | 210 | (0) | 3.9 | 0.1 | 1.2 | 0 | 37 | 0.07 | 0.08 | 1.4 | 1.7 | 0.23 | (0) | 42 | 0.62 | 1.9 | 43 | 廃棄部位：わた，種子及び両端<br>有 0.4g．硝 Tr |
| 0.07 | 0.07 | Tr | 0 | – | 6 | (0) | 18 | 2500 | 90 | 2500 | 210 | (0) | 3.4 | 0.1 | 1.2 | 0 | 31 | 0.04 | 0.06 | 1.1 | (1.4) | 0.18 | (0) | 38 | 0.62 | 1.5 | 32 | わた，種子及び両端を除いたもの<br>有 0.4g．硝 0g |
| 0.08 | 0.17 | – | – | – | – | (0) | 26 | 5400 | 130 | 5500 | 450 | (0) | 6.9 | 0.1 | 1.8 | 0 | 0 | 0.09 | 0.12 | 2.1 | (2.5) | 0.22 | (0) | 58 | 0.77 | – | 44 | わた，種子及び両端を除いたもの<br>有 0.5g．硝 0g |
| 0.05 | 0.14 | – | – | – | – | (0) | 0 | 3700 | 57 | 3800 | 310 | (0) | 4.2 | 0.1 | 1.1 | 0 | 17 | 0.06 | 0.09 | 1.3 | (1.7) | 0.19 | (0) | 48 | 0.44 | – | 34 | 有 0.4g．硝 Tr |
| | | | | | | | | | | | | | | | | | | | | | | | | | | | | 別名 ぺぽかぼちゃ，きんしうり，そうめんうり，いとかぼちゃ |
| 0.05 | 0.09 | – | – | – | – | (0) | 0 | 49 | 0 | 49 | 4 | (0) | 0.2 | 0 | Tr | 0 | Tr | 0.05 | 0.01 | 0.5 | (0.7) | 0.10 | (0) | 25 | 0.36 | – | 11 | 廃棄部位：わた，種子，皮及び両端<br>硝 0.1g |
| | | | | | | | | | | | | | | | | | | | | | | | | | | | | 別名 葉がらし，菜がらし |
| 0.08 | 1.02 | – | – | – | – | 0 | 0 | 2800 | 0 | 2800 | 230 | (0) | 3.0 | 0.1 | 0.1 | 0 | 260 | 0.12 | 0.27 | 1.2 | 2.2 | 0.25 | (0) | 310 | 0.32 | – | 64 | 株元を除いたもの<br>硝 0.3g |
| 0.10 | 0.76 | – | – | – | – | (0) | 0 | 3000 | 0 | 3000 | 250 | (0) | 3.1 | 0.1 | 0.1 | 0 | 270 | 0.08 | 0.28 | 0.6 | (1.8) | 0.27 | (0) | 210 | 0.37 | – | 80 | 株元を除いたもの<br>水洗いし，手搾りしたもの．硝 0.4g |
| | | | | | | | | | | | | | | | | | | | | | | | | | | | | 別名 はなやさい |
| 0.05 | 0.22 | 0 | 0 | 0 | 4 | (0) | 0 | 18 | 0 | 18 | 2 | (0) | 0.2 | 0 | 0.4 | 0 | 17 | 0.06 | 0.11 | 0.7 | 1.3 | 0.23 | (0) | 94 | 1.30 | 8.5 | 81 | 廃棄部位：茎葉<br>有 0.3g．硝 Tr |
| 0.03 | 0.17 | – | – | – | – | (0) | 0 | 16 | 0 | 16 | 1 | (0) | 0.2 | 0 | 0.4 | 0 | 31 | 0.05 | 0.05 | 0.2 | (0.7) | 0.13 | (0) | 88 | 0.84 | – | 53 | 茎葉を除いたもの<br>有 0.3g．硝 (Tr) |
| 0.62 | 1.60 | 2 | 2 | 5 | 13 | (0) | 0 | 0 | 0 | 0 | (0) | (0) | 0.4 | Tr | 0 | 0 | Tr | 0 | 0.04 | 2.7 | 3.2 | 0.04 | (0) | 99 | 1.75 | 8.0 | 0 | 硝 0.5g |
| 0.08 | 0.14 | – | – | – | – | (0) | 0 | 0 | 0 | 0 | (0) | (0) | 0.1 | 0 | 0 | 0 | 0 | 0 | 0 | 0.3 | (0.4) | 0 | (0) | 7 | 0 | – | 0 | 硝 0.1g |
| 0.05 | 0.31 | 8 | 2 | 2 | 8 | (0) | (0) | (0) | (0) | (0) | (0) | 0 | Tr | 0 | 0 | 0 | 0 | 0.01 | – | 0.3 | 0.4 | 0.03 | Tr | 10 | 0.07 | 1.9 | 0 | 硝 0g |
| 0.04 | 0.36 | – | – | – | – | (0) | 0 | 67 | 0 | 67 | 6 | (0) | 4.6 | 0.1 | 0.3 | 0 | 11 | 0.10 | 0.11 | 0.5 | (0.9) | 0.08 | (0) | 73 | 0.20 | – | 11 | 別名 食用ぎく，料理ぎく<br>廃棄部位：花床．硝 Tr |
| 0.04 | 0.24 | – | – | – | – | (0) | 0 | 61 | 0 | 61 | 5 | (0) | 4.1 | 0.1 | 0.3 | 0 | 10 | 0.06 | 0.07 | 0.2 | (0.5) | 0.04 | (0) | 40 | 0.15 | – | 5 | 別名 食用ぎく，料理ぎく<br>花床を除いたもの．ゆでた後水冷し，手搾りしたもの．硝 Tr |
| 0.62 | 1.34 | – | – | – | – | (0) | 0 | 180 | 0 | 180 | 15 | (0) | 25.0 | 0.5 | 0.6 | 0.1 | 62 | 0.73 | 0.89 | 3.8 | (7.2) | 0.69 | (0) | 370 | 1.50 | – | 10 | 別名 乾燥食用ぎく<br>硝 Tr |
| | | | | | | | | | | | | | | | | | | | | | | | | | | | | 別名 かんらん，たまな |
| 0.02 | 0.13 | 0 | 0 | 0 | 2 | 0 | 0 | 24 | Tr | 24 | 2 | (0) | 0.1 | 0 | 0 | 0 | 79 | 0.04 | 0.03 | 0.2 | 0.4 | 0.10 | (0) | 66 | 0.19 | 1.5 | 38 | 廃棄部位：しん<br>有 0.1g．硝 0.1g ♣ |
| 0.02 | 0.14 | 0 | Tr | 0 | 3 | (0) | 0 | 57 | 2 | 58 | 5 | (0) | 0.1 | 0 | 0 | 0 | 76 | 0.02 | 0.01 | 0.1 | (0.2) | 0.05 | (0) | 48 | 0.11 | 1.2 | 17 | しんを除いたもの<br>有 0.1g．硝 0.1g |
| 0.03 | 0.19 | – | – | – | – | (0) | 0 | 77 | 2 | 78 | 7 | (0) | 1.1 | 0 | 1.8 | 0.1 | 120 | 0.05 | 0.04 | 0.2 | (0.5) | 0.15 | (0) | 130 | 0.30 | – | 47 | しんを除いたもの．有 0.2g．硝 0.1g<br>植物油（なたね油）．調 p. 250，表 14 |
| 0.02 | 0.09 | 0 | 0 | 0 | 3 | 0 | 0 | 12 | 0 | 12 | 1 | – | 0.1 | 0 | 0 | 0 | 67 | 0.04 | 0.03 | 0.2 | 0.3 | 0.08 | – | 52 | 0.20 | 1.2 | 29 | 有 0.1g．硝 Tr ♣ |
| 0.02 | 0.09 | 0 | 0 | 0 | 2 | 0 | 0 | 11 | 0 | 11 | 1 | – | 0.1 | 0 | 0 | 0 | 62 | 0.04 | 0.03 | 0.2 | 0.3 | 0.08 | – | 58 | 0.18 | 1.1 | 28 | 有 0.1g．硝 Tr ♣ |
| 0.03 | 0.18 | – | – | – | – | (0) | 0 | 110 | 0 | 110 | 9 | (0) | 0.2 | 0 | 0 | 0 | 79 | 0.05 | 0.04 | 0.4 | (0.6) | 0.13 | (0) | 53 | 0.31 | – | 47 | 廃棄部位：しん<br>有 0.1g．硝 0.1g |
| | | | | | | | | | | | | | | | | | | | | | | | | | | | | 別名 赤キャベツ，紫キャベツ |
| 0.04 | 0.20 | – | – | – | – | (0) | 0 | 36 | 0 | 36 | 3 | (0) | 0.1 | 0 | 0 | 0 | 29 | 0.07 | 0.03 | 0.3 | (0.6) | 0.19 | (0) | 58 | 0.35 | – | 68 | 廃棄部位：しん<br>硝 Tr |
| 0.11 | 0.07 | 1 | 1 | 1 | 4 | (0) | 1 | 330 | 0 | 330 | 28 | (0) | 0.3 | 0 | 0 | 0 | 34 | 0.03 | 0.03 | 0.2 | 0.4 | 0.05 | (0) | 25 | 0.33 | 1.4 | 14 | 廃棄部位：両端<br>有 0.3g．硝 Tr |
| 0.07 | 0.07 | – | – | – | – | (0) | 4 | 210 | 2 | 210 | 18 | (0) | 0.3 | Tr | 0.1 | 0 | 46 | 0.02 | 0.03 | 0.2 | (0.4) | 0.06 | (0) | 28 | 0.34 | – | 11 | 廃棄部位：両端<br>水洗いし，水切りしたもの．硝 Tr |

野菜類

# 6 野菜類

可食部100 g当たり

| 食品番号 | 食品名 | 廃棄率 | エネルギー | 水分 | たんぱく質: アミノ酸組成によるたんぱく質 | たんぱく質: たんぱく質 | 脂質: トリアシルグリセロール当量 | 脂質: コレステロール | 脂質: 脂質 | 脂肪酸: 飽和脂肪酸 | 脂肪酸: n-3系多価不飽和脂肪酸 | 脂肪酸: n-6系多価不飽和脂肪酸 | 炭水化物: 利用可能炭水化物（単糖当量） | 炭水化物: 利用可能炭水化物（質量計） | 炭水化物: 差引き法による利用可能炭水化物 | 炭水化物: 食物繊維総量 | 炭水化物: 糖アルコール | 炭水化物: 炭水化物 | 灰分 | 食塩相当量 | 無機質: ナトリウム | 無機質: カリウム | 無機質: カルシウム | 無機質: マグネシウム | 無機質: リン | 無機質: 鉄 | 無機質: 亜鉛 |
|---|---|---|---|---|---|---|---|---|---|---|---|---|---|---|---|---|---|---|---|---|---|---|---|---|---|---|---|
| | | % | kcal | g | g | g | g | mg | g | g | g | g | g | g | g | g | g | g | g | g | mg | mg | mg | mg | mg | mg | mg |
| 06067 | 漬物，しょうゆ漬 | 0 | 51 | 81.0 | — | 3.2 | (0.1) | (0) | 0.4 | (0.05) | (0.03) | (0.02) | — | — | *7.7 | 3.4 | — | 10.8 | 4.6 | 4.1 | 1600 | 79 | 39 | 21 | 29 | 1.3 | 0.2 |
| 06068 | 漬物，ぬかみそ漬 | 2 | 28 | 85.6 | — | 1.5 | (Tr) | (0) | 0.1 | (0.01) | (0.01) | (Tr) | — | — | *4.8 | 1.5 | — | 6.2 | 6.6 | 5.3 | 2100 | 610 | 22 | 48 | 88 | 0.3 | 0.2 |
| 06069 | 漬物，ピクルス，スイート型 | 0 | 70 | 80.0 | (0.2) | 0.3 | (Tr) | (0) | 0.1 | (0.02) | (0.01) | (0.01) | *(17.4) | (17.0) | 16.7 | 1.7 | — | 18.3 | 1.3 | 1.1 | 440 | 18 | 25 | 6 | 16 | 0.3 | 0.1 |
| 06070 | 漬物，ピクルス，サワー型 | 0 | 13 | 93.4 | (1.0) | 1.4 | — | (0) | Tr | — | — | — | — | — | *1.5 | 1.4 | — | 2.5 | 2.7 | 2.5 | 1000 | 11 | 23 | 24 | 5 | 1.2 | 0.1 |
| | **ぎょうじゃにんにく** | | | | | | | | | | | | | | | | | | | | | | | | | | |
| 06071 | 葉，生 | 10 | 35 | 88.8 | (2.4) | 3.5 | (0.1) | (0) | 0.2 | (0.02) | (0.03) | (0.03) | — | — | *4.5 | 3.3 | — | 6.6 | 0.9 | 0 | 2 | 340 | 29 | 22 | 30 | 1.4 | 0.4 |
| | **キンサイ** | | | | | | | | | | | | | | | | | | | | | | | | | | |
| 06075 | 茎葉，生 | 8 | 16 | 93.5 | (0.9) | 1.1 | (0.2) | (0) | 0.4 | (0.06) | (0.02) | (0.11) | — | — | *1.4 | 2.5 | — | 3.5 | 1.2 | 0.1 | 27 | 360 | 140 | 26 | 56 | 0.5 | 0.5 |
| 06076 | 茎葉，ゆで | 0 | 15 | 93.6 | (0.9) | 1.1 | (0.2) | (0) | 0.4 | (0.06) | (0.02) | (0.11) | — | — | *1.0 | 2.9 | — | 3.5 | 1.0 | 0.1 | 27 | 320 | 140 | 24 | 56 | 0.5 | 0.5 |
| | **クレソン** | | | | | | | | | | | | | | | | | | | | | | | | | | |
| 06077 | 茎葉，生 | 15 | 13 | 94.1 | (1.5) | 2.1 | (0.1) | (0) | 0.1 | (0.03) | (0.02) | (0.01) | *(0.5) | (0.5) | 0.7 | 2.5 | — | 2.5 | 1.1 | 0.1 | 23 | 330 | 110 | 13 | 57 | 1.1 | 0.2 |
| | **くわい** | | | | | | | | | | | | | | | | | | | | | | | | | | |
| 06078 | 塊茎，生 | 20 | 128 | 65.5 | — | 6.3 | — | (0) | 0.1 | — | — | — | — | — | *24.2 | 2.4 | — | 26.6 | 1.5 | 0 | 3 | 600 | 5 | 34 | 150 | 0.8 | 2.2 |
| 06079 | 塊茎，ゆで | 0 | 129 | 65.0 | — | 6.2 | — | (0) | 0.1 | — | — | — | — | — | *24.4 | 2.8 | — | 27.2 | 1.5 | 0 | 3 | 550 | 5 | 32 | 140 | 0.8 | 2.1 |
| | **ケール** | | | | | | | | | | | | | | | | | | | | | | | | | | |
| 06080 | 葉，生 | 3 | 26 | 90.2 | (1.6) | 2.1 | 0.1 | (0) | 0.4 | 0.03 | 0.04 | 0.02 | (1.2) | (1.2) | *2.7 | 3.7 | — | 5.6 | 1.5 | 0 | 9 | 420 | 220 | 44 | 45 | 0.8 | 0.3 |
| | **コールラビ** | | | | | | | | | | | | | | | | | | | | | | | | | | |
| 06081 | 球茎，生 | 7 | 21 | 93.2 | (0.6) | 1.0 | — | (0) | 0 | — | — | — | (2.2) | (2.2) | *3.6 | 1.9 | — | 5.1 | 0.6 | 0 | 7 | 240 | 29 | 15 | 29 | 0.2 | 0.1 |
| 06082 | 球茎，ゆで | 0 | 20 | 93.1 | (0.6) | 1.0 | — | (0) | Tr | — | — | — | (2.2) | (2.2) | *3.3 | 2.3 | — | 5.2 | 0.6 | 0 | 7 | 210 | 27 | 14 | 28 | 0.2 | 0.1 |
| | **こごみ** | | | | | | | | | | | | | | | | | | | | | | | | | | |
| 06083 | 若芽，生 | 0 | 25 | 90.7 | (2.2) | 3.0 | — | (0) | 0.2 | — | — | — | — | — | *0.9 | 5.2 | — | 5.3 | 0.8 | 0 | 1 | 350 | 26 | 31 | 69 | 0.6 | 0.7 |
| | **（ごぼう類）** | | | | | | | | | | | | | | | | | | | | | | | | | | |
| | **ごぼう** | | | | | | | | | | | | | | | | | | | | | | | | | | |
| 06084 | 根，生 | 10 | 58 | 81.7 | 1.1 | 1.8 | (0.1) | (0) | 0.1 | (0.02) | (Tr) | (0.04) | 1.1 | 1.0 | *10.4 | 5.7 | — | 15.4 | 0.9 | 0 | 18 | 320 | 46 | 54 | 62 | 0.7 | 0.8 |
| 06085 | 根，ゆで | 0 | 50 | 83.9 | (0.9) | 1.5 | (0.2) | (0) | 0.2 | (0.03) | (Tr) | (0.07) | (0.9) | (0.9) | *8.2 | 6.1 | — | 13.7 | 0.6 | 0 | 11 | 210 | 48 | 40 | 46 | 0.7 | 0.7 |
| | **堀川ごぼう** | | | | | | | | | | | | | | | | | | | | | | | | | | |
| 新 06405 | 根，生 | 10 | 55 | 75.7 | — | 3.2 | — | — | 0.2 | — | — | — | — | — | *0.8 | 18.3 | — | 19.1 | 1.4 | 0 | 6 | 540 | 70 | 62 | 130 | 2.2 | 0.9 |
| | **こまつな** | | | | | | | | | | | | | | | | | | | | | | | | | | |
| 06086 | 葉，生 | 15 | 13 | 94.1 | 1.3 | 1.5 | 0.1 | (0) | 0.2 | 0.02 | 0.06 | 0.01 | 0.3 | 0.3 | *0.8 | 1.9 | — | 2.4 | 1.3 | 0 | 15 | 500 | 170 | 12 | 45 | 2.8 | 0.2 |
| 06087 | 葉，ゆで | 9 | 14 | 94.0 | (1.4) | 1.6 | (0.1) | (0) | 0.1 | (0.01) | (0.03) | (Tr) | (0.3) | (0.3) | *0.9 | 2.4 | — | 3.0 | 1.0 | 0 | 14 | 140 | 150 | 14 | 46 | 2.1 | 0.3 |
| | **コリアンダー** | | | | | | | | | | | | | | | | | | | | | | | | | | |
| 新 06385 | 葉，生 | 10 | 18 | 92.4 | — | 1.4 | — | — | 0.4 | — | — | — | — | — | *0.1 | 4.2 | — | 4.6 | 1.2 | 0 | 4 | 590 | 84 | 16 | 59 | 1.4 | 0.4 |
| | **ザーサイ** | | | | | | | | | | | | | | | | | | | | | | | | | | |
| 06088 | 漬物 | 0 | 20 | 77.6 | (2.0) | 2.5 | — | (0) | 0.1 | — | — | — | — | — | *0.5 | 4.6 | — | 4.6 | 15.0 | 13.7 | 5400 | 680 | 140 | 19 | 67 | 2.9 | 0.4 |
| | **さんとうさい** | | | | | | | | | | | | | | | | | | | | | | | | | | |
| 06089 | 葉，生 | 6 | 12 | 94.7 | (0.8) | 1.0 | (0.1) | (0) | 0.2 | (0.02) | (0.05) | (0.01) | — | — | *0.9 | 2.2 | — | 2.7 | 1.1 | 0 | 9 | 360 | 140 | 14 | 27 | 0.7 | 0.3 |
| 06090 | 葉，ゆで | 5 | 14 | 94.3 | (1.1) | 1.4 | (0.1) | (0) | 0.3 | (0.03) | (0.07) | (0.01) | — | — | *0.9 | 2.5 | — | 2.9 | 0.9 | 0 | 9 | 240 | 130 | 13 | 30 | 0.6 | 0.4 |
| 06091 | 塩漬 | 6 | 18 | 90.3 | (1.1) | 1.5 | (0.1) | (0) | 0.3 | (0.03) | (0.07) | (0.01) | — | — | *1.5 | 3.0 | — | 4.0 | 3.6 | 2.3 | 910 | 420 | 190 | 17 | 35 | 0.6 | 0.4 |

可食部100g当たり

| 無機質 銅 mg | マンガン mg | ヨウ素 µg | セレン µg | クロム µg | モリブデン µg | ビタミンA レチノール µg | α-カロテン µg | β-カロテン µg | β-クリプトキサンチン µg | β-カロテン当量 µg | レチノール活性当量 µg | ビタミンD µg | ビタミンE α-トコフェロール mg | β-トコフェロール mg | γ-トコフェロール mg | δ-トコフェロール mg | ビタミンK µg | ビタミンB$_1$ mg | ビタミンB$_2$ mg | ナイアシン mg | ナイアシン当量 mg | ビタミンB$_6$ mg | ビタミンB$_{12}$ µg | 葉酸 µg | パントテン酸 mg | ビオチン µg | ビタミンC mg | 備考 硝硝酸イオン ♣食物繊維：AOAC 2011.25法 |
|---|---|---|---|---|---|---|---|---|---|---|---|---|---|---|---|---|---|---|---|---|---|---|---|---|---|---|---|---|
| 0.08 | 0.16 | − | − | − | − | (0) | 12 | 570 | 0 | 580 | 48 | (0) | 0.5 | 0.1 | 0.1 | 0 | 83 | 0.03 | 0.02 | 0.1 | 0.6 | 0.01 | (0) | 5 | 0.12 | − | 8 | 硝Tr |
| 0.11 | 0.14 | 1 | 1 | 1 | 7 | (0) | 4 | 210 | 0 | 210 | 18 | (0) | 0.2 | Tr | 0 | 0 | 110 | 0.26 | 0.05 | 1.6 | 1.9 | 0.20 | 0 | 22 | 0.93 | 1.2 | 22 | 廃棄部位：両端 水洗いし，水切りしたもの．硝Tr |
| 0.04 | 0 | − | − | − | − | (0) | 0 | 53 | 0 | 53 | 4 | (0) | 0.1 | Tr | 0 | 0 | 32 | Tr | 0.01 | 0.1 | (0.2) | 0.04 | (0) | 2 | 0 | − | 0 | 酢漬けしたもの 硝(Tr) |
| 0.04 | 0.20 | − | − | − | − | (0) | 0 | 14 | 0 | 14 | 1 | (0) | Tr | 0 | 0 | 0 | 15 | 0.02 | 0.06 | 0.1 | (0.3) | 0 | (0) | 1 | 0 | − | 0 | 乳酸発酵したもの 硝(Tr) |
| | | | | | | | | | | | | | | | | | | | | | | | | | | | | 別名アイヌねぎ，ヒトビロ，やまびる |
| 0.16 | − | − | − | − | − | (0) | 0 | 2000 | − | 2000 | 170 | 0 | 0.4 | 0.1 | 0.4 | 0 | 320 | 0.10 | 0.16 | 0.8 | (1.7) | 0.15 | (0) | 85 | 0.39 | − | 59 | 廃棄部位：底盤部及び萌芽葉 硝Tr |
| | | | | | | | | | | | | | | | | | | | | | | | | | | | | 別名中国セロリ，スープセロリ，リーフセロリ |
| 0.02 | 0.52 | − | − | − | − | (0) | 0 | 1800 | 23 | 1800 | 150 | (0) | 1.2 | 0 | 0 | 0 | 180 | 0.05 | 0.11 | 0.6 | (0.8) | 0.08 | (0) | 47 | 0.35 | − | 15 | 廃棄部位：株元 硝0.3g |
| 0.02 | 0.42 | − | − | − | − | (0) | 0 | 1500 | 19 | 1500 | 130 | (0) | 1.2 | 0 | 0 | 0 | 210 | 0.03 | 0.06 | 0.4 | (0.6) | 0.05 | (0) | 31 | 0.34 | − | 7 | 株元を除いたもの 硝0.4g |
| | | | | | | | | | | | | | | | | | | | | | | | | | | | | 別名オランダがらし，オランダみずがらし |
| 0.05 | − | 2 | 2 | 1 | 20 | (0) | 0 | 2700 | 0 | 2700 | 230 | (0) | 1.6 | 0 | 0 | 0 | 190 | 0.10 | 0.20 | 0.5 | (1.0) | 0.13 | (0) | 150 | 0.30 | 4.0 | 26 | 廃棄部位：株元 硝0.1g |
| 0.71 | 0.13 | 1 | 1 | Tr | 4 | (0) | 0 | 0 | 0 | 0 | (0) | (0) | 3.0 | Tr | 0 | 0 | 1 | 0.12 | 0.07 | 1.9 | 3.0 | 0.34 | (0) | 140 | 0.78 | 7.2 | 2 | 廃棄部位：皮及び芽 |
| 0.59 | 0.12 | − | − | − | − | (0) | 0 | 0 | 0 | 0 | (0) | (0) | 3.1 | Tr | 0 | 0 | 1 | 0.10 | 0.06 | 1.6 | 2.6 | 0.30 | (0) | 120 | 0.75 | − | 0 | 皮及び芽を除いたもの |
| | | | | | | | | | | | | | | | | | | | | | | | | | | | | 別名葉キャベツ，はごろもかんらん |
| 0.05 | 0.55 | 1 | 4 | 1 | 38 | (0) | 0 | 2900 | 13 | 2900 | 240 | (0) | 2.4 | Tr | 0.2 | 0 | 210 | 0.06 | 0.15 | 0.9 | (1.3) | 0.16 | (0) | 120 | 0.31 | 4.0 | 81 | 廃棄部位：葉柄基部 硝0.2g |
| | | | | | | | | | | | | | | | | | | | | | | | | | | | | 別名球茎かんらん，かぶかんらん |
| 0.02 | 0.07 | − | − | − | − | (0) | 0 | 0 | 23 | 12 | 1 | (0) | 0 | 0 | 0 | 0 | 7 | 0.04 | 0.05 | 0.2 | (0.3) | 0.09 | (0) | 73 | 0.20 | − | 45 | 廃棄部位：根元及び葉柄基部 硝0.1g |
| 0.02 | 0.07 | − | − | − | − | (0) | 0 | 15 | 0 | 15 | 1 | (0) | 0 | 0 | 0 | 0 | 8 | 0.03 | 0.05 | 0.2 | (0.3) | 0.06 | (0) | 71 | 0.20 | − | 37 | 根元及び葉柄基部を除いたもの 硝0.1g |
| | | | | | | | | | | | | | | | | | | | | | | | | | | | | 別名くさそてつ，こごめ |
| 0.26 | 0.33 | − | − | − | − | (0) | 200 | 1100 | 29 | 1200 | 100 | (0) | 1.7 | 0.2 | 0.1 | 0.1 | 120 | 0 | 0.12 | 2.9 | (3.5) | 0.03 | (0) | 150 | 0.60 | − | 27 | 硝Tr |
| 0.21 | 0.18 | 2 | 1 | 1 | 1 | (0) | 0 | 1 | 0 | 1 | Tr | (0) | 0.6 | 0 | 0 | 0 | Tr | 0.05 | 0.04 | 0.4 | 0.6 | 0.10 | (0) | 68 | 0.23 | 1.3 | 3 | 廃棄部位：皮，葉柄基部及び先端 硝0.1g |
| 0.16 | 0.16 | − | − | − | − | (0) | 0 | 0 | 0 | 0 | (0) | (0) | 0.6 | 0 | 0 | 0 | Tr | 0.03 | 0.02 | 0.2 | (0.4) | 0.09 | (0) | 61 | 0.19 | − | 1 | 皮，葉柄基部及び先端を除いたもの 硝0.1g |
| 0.22 | 0.55 | 2 | 1 | 3 | 6 | − | 0 | 3 | 0 | 3 | Tr | − | 0.4 | 0 | 0 | 0 | Tr | 0.08 | 0.06 | 0.7 | 1.3 | 0.09 | 0.1 | 49 | 0.08 | 2.6 | 4 | 廃棄部位：葉，葉柄基部，ひげ根（細い根）．硝0.4g ♣ |
| 0.06 | 0.13 | 2 | 1 | 2 | 10 | (0) | 0 | 3100 | 28 | 3100 | 260 | (0) | 0.9 | 0 | 0.1 | 0 | 210 | 0.09 | 0.13 | 1.0 | 1.6 | 0.12 | (0) | 110 | 0.32 | 2.9 | 39 | 廃棄部位：株元 硝0.5g |
| 0.07 | 0.17 | − | − | − | − | (0) | 0 | 3100 | 28 | 3100 | 260 | (0) | 1.5 | Tr | 0.1 | 0 | 320 | 0.04 | 0.06 | 0.3 | (0.9) | 0.06 | (0) | 86 | 0.23 | − | 21 | 廃棄部位：株元，硝0.3g ゆでた後水冷し，手搾りしたもの |
| | | | | | | | | | | | | | | | | | | | | | | | | | | | | 別名香菜（シャンツァイ），パクチー |
| 0.09 | 0.39 | 2 | Tr | 2 | 23 | − | 5 | 1700 | 34 | 1700 | 150 | 0 | 1.9 | 0 | 0.2 | 0 | 190 | 0.09 | 0.11 | 1.3 | 1.5 | 0.11 | − | 69 | 0.52 | 6.2 | 40 | 廃棄部位：根 硝0.3g ♣ |
| | | | | | | | | | | | | | | | | | | | | | | | | | | | | 別名ダイシンサイ |
| 0.10 | 0.34 | − | − | − | − | (0) | − | − | − | 11 | 1 | (0) | 0.2 | 0 | 0.1 | 0 | 24 | 0.04 | 0.07 | 0.4 | (1.1) | 0.09 | (0) | 14 | 0.35 | − | 0 | 硝0.2g |
| | | | | | | | | | | | | | | | | | | | | | | | | | | | | 別名さんとうな |
| 0.04 | 0.16 | − | − | − | − | (0) | 0 | 1200 | 0 | 1200 | 96 | (0) | 0.8 | Tr | 0 | 0 | 100 | 0.03 | 0.07 | 0.5 | (0.7) | 0.08 | (0) | 130 | 0.17 | − | 35 | 別名べが菜 廃棄部位：根及び株元，硝0.3g |
| 0.04 | 0.20 | − | − | − | − | (0) | 0 | 1500 | 0 | 1500 | 130 | (0) | 0.9 | Tr | 0 | 0 | 140 | 0.02 | 0.05 | 0.3 | (0.5) | 0.05 | (0) | 74 | 0.12 | − | 22 | 別名べが菜 廃棄部位：株元 根を除いたもの，ゆでた後水冷し，手搾りしたもの．硝0.2g |
| 0.06 | 0.16 | − | − | − | − | (0) | 0 | 1700 | 0 | 1700 | 140 | (0) | 1.0 | Tr | 0 | 0 | 150 | 0.04 | 0.12 | 0.6 | (0.9) | 0.10 | (0) | 98 | 0.21 | − | 44 | 廃棄部位：株元 水洗いし，手搾りしたもの．硝0.3g |

# 6 野菜類

可食部100 g当たり

| 食品番号 | 食品名 | 廃棄率 | エネルギー | 水分 | たんぱく質: アミノ酸組成によるたんぱく質 | たんぱく質: たんぱく質 | 脂質: トリアシルグリセロール当量 | 脂質: コレステロール | 脂質: 脂質 | 脂肪酸: 飽和脂肪酸 | 脂肪酸: n-3系多価不飽和脂肪酸 | 脂肪酸: n-6系多価不飽和脂肪酸 | 炭水化物: 利用可能炭水化物(単糖当量) | 炭水化物: 利用可能炭水化物(質量計) | 炭水化物: 差引き法による利用可能炭水化物 | 炭水化物: 食物繊維総量 | 炭水化物: 糖アルコール | 炭水化物: 炭水化物 | 灰分 | 食塩相当量 | 無機質: ナトリウム | 無機質: カリウム | 無機質: カルシウム | 無機質: マグネシウム | 無機質: リン | 無機質: 鉄 | 無機質: 亜鉛 |
|---|---|---|---|---|---|---|---|---|---|---|---|---|---|---|---|---|---|---|---|---|---|---|---|---|---|---|---|
| | | % | kcal | g | g | g | g | mg | g | g | g | g | g | g | g | g | g | g | g | g | mg | mg | mg | mg | mg | mg | mg |
| | **しかくまめ** | | | | | | | | | | | | | | | | | | | | | | | | | | |
| 06092 | 若ざや，生 | 5 | 19 | 92.8 | (2.0) | 2.4 | – | (0) | 0.1 | – | – | – | – | – | *1.0 | 3.2 | – | 3.8 | 0.8 | 0 | 1 | 270 | 80 | 38 | 48 | 0.7 | 0.3 |
| | **（ししとう類）** | | | | | | | | | | | | | | | | | | | | | | | | | | |
| | **ししとう** | | | | | | | | | | | | | | | | | | | | | | | | | | |
| 06093 | 果実，生 | 10 | 24 | 91.4 | 1.3 | 1.9 | (0.1) | (0) | 0.3 | (0.03) | (0.02) | (0.05) | 1.2 | 1.2 | *2.6 | 3.6 | – | 5.7 | 0.7 | 0 | 1 | 340 | 11 | 21 | 34 | 0.5 | 0.3 |
| 06094 | 果実，油いため | 0 | 51 | 88.3 | (1.3) | 1.9 | (2.9) | (0) | 3.2 | (0.24) | (0.23) | (0.59) | (1.2) | (1.2) | *2.8 | 3.6 | – | 5.8 | 0.8 | 0 | Tr | 380 | 15 | 21 | 39 | 0.6 | 0.3 |
| | **万願寺とうがらし** | | | | | | | | | | | | | | | | | | | | | | | | | | |
| 新 06406 | 果実，生 | 6 | 26 | 91.6 | – | 1.3 | – | – | 0.3 | – | – | – | – | – | *3.1 | 3.2 | – | 6.2 | 0.5 | 0 | Tr | 220 | 11 | 13 | 31 | 0.3 | 0.2 |
| | **しそ** | | | | | | | | | | | | | | | | | | | | | | | | | | |
| 変 06095 | 葉，生 | 0 | 32 | 86.7 | 3.1 | 3.9 | Tr | (0) | 0.1 | 0.01 | 0.01 | 0.01 | – | – | *1.0 | 7.3 | – | 7.5 | 1.7 | 0 | 1 | 500 | 230 | 70 | 70 | 1.7 | 1.3 |
| 06096 | 実，生 | 0 | 32 | 85.7 | (2.7) | 3.4 | 0.1 | (0) | 0.1 | 0.01 | 0.03 | 0.01 | – | – | *0.7 | 8.9 | – | 8.9 | 1.9 | 0 | 1 | 300 | 100 | 71 | 85 | 1.2 | 1.0 |
| | **じゅうろくささげ** | | | | | | | | | | | | | | | | | | | | | | | | | | |
| 変 06097 | 若ざや，生 | 3 | 22 | 91.9 | (1.8) | 2.5 | – | (0) | 0.1 | – | – | – | – | – | *1.3 | 4.2 | – | 4.8 | 0.7 | 0 | 1 | 200 | 31 | 36 | 54 | 0.5 | 0.7 |
| 変 06098 | 若ざや，ゆで | 0 | 28 | 90.2 | (2.0) | 2.8 | – | (0) | 0.1 | – | – | – | – | – | *2.5 | 4.5 | – | 6.2 | 0.7 | 0 | 1 | 180 | 33 | 32 | 56 | 0.5 | 0.6 |
| | **しゅんぎく** | | | | | | | | | | | | | | | | | | | | | | | | | | |
| 06099 | 葉，生 | 1 | 20 | 91.8 | 1.9 | 2.3 | 0.1 | (0) | 0.3 | 0.02 | 0.07 | 0.03 | 0.4 | 0.4 | *1.3 | 3.2 | – | 3.9 | 1.4 | 0.2 | 73 | 460 | 120 | 26 | 44 | 1.7 | 0.2 |
| 06100 | 葉，ゆで | 0 | 25 | 91.1 | (2.2) | 2.7 | (0.2) | (0) | 0.5 | (0.04) | (0.12) | (0.05) | (0.4) | (0.4) | *1.6 | 3.7 | – | 4.5 | 1.0 | 0.1 | 42 | 270 | 120 | 24 | 44 | 1.2 | 0.2 |
| | **じゅんさい** | | | | | | | | | | | | | | | | | | | | | | | | | | |
| 06101 | 若葉，水煮びん詰 | 0 | 4 | 98.6 | – | 0.4 | – | (0) | 0 | – | – | – | – | – | *0 | 1.0 | – | 1.0 | Tr | 0 | 2 | 2 | 4 | 2 | 5 | 0 | 0.2 |
| | **（しょうが類）** | | | | | | | | | | | | | | | | | | | | | | | | | | |
| | **葉しょうが** | | | | | | | | | | | | | | | | | | | | | | | | | | |
| 06102 | 根茎，生 | 40 | 9 | 96.3 | (0.4) | 0.5 | (0.1) | (0) | 0.2 | (0.05) | (0.01) | (0.03) | – | – | *0.7 | 1.6 | – | 2.1 | 0.7 | 0 | 5 | 310 | 15 | 21 | 21 | 0.4 | 0.4 |
| | **しょうが** | | | | | | | | | | | | | | | | | | | | | | | | | | |
| 名 06103 | 根茎，皮なし，生 | 20 | 28 | 91.4 | 0.7 | 0.9 | (0.2) | (0) | 0.3 | (0.08) | (0.01) | (0.05) | 4.2 | 4.0 | *4.6 | 2.1 | – | 6.6 | 0.7 | 0 | 6 | 270 | 12 | 27 | 25 | 0.5 | 0.1 |
| 新 06365 | 根茎，皮なし，生，おろし | 0 | 58 | 81.6 | (0.5) | 0.7 | 0.5 | (0) | 0.8 | – | – | – | – | – | *8.9 | 7.4 | – | 16.0 | 0.9 | 0 | 4 | 380 | 39 | 27 | 24 | 0.8 | 0.2 |
| 新 06366 | 根茎，皮なし，生，おろし汁 | 0 | 17 | 95.1 | (0.4) | 0.4 | 0.2 | (0) | 0.3 | – | – | – | – | – | *3.3 | 0.3 | – | 3.5 | 0.7 | 0 | 3 | 300 | 2 | 19 | 24 | 0.2 | 0.2 |
| 変 06104 | 漬物，酢漬 | 0 | 15 | 89.2 | (0.3) | 0.3 | (0.1) | (0) | 0.2 | (0.06) | (0.01) | (0.03) | 0 | – | *1.2 | 2.2 | 0 | 3.9 | 5.9 | 5.6 | 2200 | 25 | 22 | 6 | 5 | 0.2 | Tr |
| 変 06105 | 漬物，甘酢漬 | 0 | 44 | 86.0 | (0.2) | 0.2 | (0.3) | (0) | 0.4 | (0.10) | (0.02) | (0.06) | 0 | – | *8.6 | 1.8 | 0 | 10.7 | 2.1 | 2.0 | 800 | 13 | 39 | 4 | 3 | 0.3 | Tr |
| | **新しょうが** | | | | | | | | | | | | | | | | | | | | | | | | | | |
| 新 06386 | 根茎，生 | 10 | 10 | 96.0 | (0.2) | 0.3 | – | – | 0.3 | – | – | – | *0.8 | 0.8 | 0.7 | 1.9 | – | 2.7 | 0.8 | 0 | 3 | 350 | 11 | 15 | 23 | 0.5 | 0.4 |
| | **しろうり** | | | | | | | | | | | | | | | | | | | | | | | | | | |
| 06106 | 果実，生 | 25 | 15 | 95.3 | (0.6) | 0.9 | (Tr) | (0) | 0.1 | (0.01) | (0.01) | (Tr) | – | – | *2.5 | 1.2 | – | 3.3 | 0.4 | 0 | 1 | 220 | 35 | 12 | 20 | 0.2 | 0.2 |
| 06107 | 漬物，塩漬 | 1 | 15 | 92.8 | (0.7) | 1.0 | (Tr) | (0) | 0.1 | (0.01) | (0.01) | (Tr) | – | – | *1.9 | 2.2 | – | 3.7 | 2.4 | 2.0 | 790 | 220 | 26 | 13 | 24 | 0.2 | 0.2 |
| 変 06108 | 漬物，奈良漬 | 0 | 216 | 44.0 | – | 4.6 | – | (0) | 0.2 | – | – | – | 0 | – | *37.2 | 2.6 | 0 | 40.0 | 5.3 | 4.8 | 1900 | 97 | 25 | 12 | 79 | 0.4 | 0.8 |
| | **ずいき** | | | | | | | | | | | | | | | | | | | | | | | | | | |
| 06109 | 生ずいき，生 | 30 | 15 | 94.5 | (0.2) | 0.5 | – | (0) | 0 | – | – | – | – | – | *2.8 | 1.6 | – | 4.1 | 0.9 | 0 | 1 | 390 | 80 | 6 | 13 | 0.1 | 1.0 |
| 06110 | 生ずいき，ゆで | 0 | 10 | 96.1 | (0.2) | 0.4 | – | (0) | 0 | – | – | – | – | – | *1.2 | 2.1 | – | 3.1 | 0.4 | 0 | 1 | 76 | 95 | 7 | 9 | 0.1 | 0.9 |
| 06111 | 干しずいき，乾 | 0 | 232 | 9.9 | (2.6) | 6.6 | (0.3) | (0) | 0.4 | (0.08) | (0.05) | (0.12) | – | – | *41.8 | 25.8 | – | 63.5 | 18.2 | 0 | 6 | 10000 | 1200 | 120 | 210 | 9.0 | 5.4 |
| 06112 | 干しずいき，ゆで | 0 | 9 | 95.5 | (0.2) | 0.5 | – | (0) | 0 | – | – | – | – | – | *0.6 | 3.1 | – | 3.4 | 0.6 | 0 | 2 | 160 | 130 | 8 | 5 | 0.7 | 0.3 |

可食部100g当たり

| 銅 | マンガン | ヨウ素 | セレン | クロム | モリブデン | ビタミンA レチノール | ビタミンA α-カロテン | ビタミンA β-カロテン | ビタミンA β-クリプトキサンチン | ビタミンA β-カロテン当量 | ビタミンA レチノール活性当量 | ビタミンD | ビタミンE α-トコフェロール | ビタミンE β-トコフェロール | ビタミンE γ-トコフェロール | ビタミンE δ-トコフェロール | ビタミンK | ビタミンB1 | ビタミンB2 | ナイアシン | ナイアシン当量 | ビタミンB6 | ビタミンB12 | 葉酸 | パントテン酸 | ビオチン | ビタミンC | 備考 |
|---|---|---|---|---|---|---|---|---|---|---|---|---|---|---|---|---|---|---|---|---|---|---|---|---|---|---|---|---|
| mg | mg | µg | µg | µg | µg | µg | µg | µg | µg | µg | µg | µg | mg | mg | mg | mg | µg | mg | mg | mg | mg | mg | µg | µg | mg | µg | mg | 有 有機酸　ア アルコール　硝 硝酸イオン　♣食物繊維：AOAC 2011.25法 |
| 0.09 | 0.54 | – | – | – | – | (0) | 18 | 430 | 0 | 440 | 36 | (0) | 0.4 | 0 | 1.6 | Tr | 63 | 0.09 | 0.09 | 0.8 | (1.8) | 0.10 | (0) | 29 | 0.36 | – | 16 | 廃棄部位：さやの両端 硝0.1g |
| | | | | | | | | | | | | | | | | | | | | | | | | | | | | 別名 ししとうがらし |
| 0.10 | 0.18 | 0 | 4 | 1 | 4 | (0) | 0 | 530 | 0 | 530 | 44 | (0) | 1.3 | 0 | 0 | 0 | 51 | 0.07 | 0.07 | 1.4 | 1.8 | 0.39 | (0) | 33 | 0.35 | 4.2 | 57 | 廃棄部位：へた 有0.3g．硝0g |
| 0.10 | 0.18 | 0 | 4 | 1 | 4 | (0) | 0 | 540 | 0 | 540 | 45 | (0) | 1.3 | 0 | 0 | 0 | 52 | 0.07 | 0.07 | 1.5 | (1.9) | 0.40 | (0) | 34 | 0.36 | 3.7 | 49 | へたを除いたもの 植物油（調合油）．有0.3g．硝0g |
| 0.04 | 0.08 | 0 | 0 | Tr | 3 | – | 4 | 270 | 3 | 280 | 23 | – | 0.9 | 0 | Tr | 0 | 18 | 0.04 | 0.03 | 1 | 1.2 | 0.20 | Tr | 16 | 0.12 | 2.4 | 83 | 廃棄部位：へた 硝0g ♣ |
| 0.20 | 2.01 | 6 | 1 | 2 | 30 | (0) | 0 | 11000 | 0 | 11000 | 880 | (0) | 3.9 | 0 | 0 | 0 | 690 | 0.13 | 0.34 | 1.0 | 2.4 | 0.19 | (0) | 110 | 1.00 | 5.1 | 26 | 別名 大葉 試料：青じそ 廃棄率：小枝つきの場合 40% 硝0.1g |
| 0.52 | 1.35 | – | – | – | – | (0) | 44 | 2600 | 0 | 2600 | 220 | (0) | 3.8 | 0.1 | 0.7 | 0.2 | 190 | 0.09 | 0.16 | 1.8 | (3.0) | 0.12 | (0) | 72 | 0.80 | – | 5 | 試料：青じそ 廃棄率：穂じその場合 35%．硝Tr |
| | | | | | | | | | | | | | | | | | | | | | | | | | | | | 別名 長ささげ，三尺ささげ |
| 0.12 | 0.66 | 1 | 1 | Tr | 74 | (0) | 40 | 1100 | 0 | 1200 | 96 | (0) | 0.5 | 0 | 1.8 | 0.3 | 120 | 0.08 | 0.09 | 1.0 | (1.5) | 0.11 | (0) | 150 | 0.43 | 9.7 | 25 | 廃棄部位：へた 硝Tr |
| 0.11 | 0.63 | Tr | 1 | 0 | 67 | (0) | 28 | 1100 | 0 | 1100 | 93 | (0) | 0.3 | 0 | 1.3 | 0.1 | 130 | 0.09 | 0.09 | 0.9 | (1.4) | 0.07 | (0) | 150 | 0.39 | 9.0 | 16 | へたを除いたもの 硝Tr |
| | | | | | | | | | | | | | | | | | | | | | | | | | | | | 別名 きくな |
| 0.10 | 0.40 | 5 | 2 | 2 | 12 | (0) | 0 | 4500 | 0 | 4500 | 380 | (0) | 1.7 | 0 | 0.1 | 0 | 250 | 0.10 | 0.16 | 0.8 | 1.5 | 0.13 | (0) | 190 | 0.23 | 3.5 | 19 | 廃棄部位：基部 廃棄率：根つきの場合 15%．硝0.3g |
| 0.12 | 0.49 | – | – | – | – | (0) | 0 | 5300 | 0 | 5300 | 440 | (0) | 2.0 | 0 | 0.1 | 0 | 460 | 0.05 | 0.08 | 0.4 | (1.2) | 0.06 | (0) | 100 | 0.13 | – | 5 | ゆでた後水冷し，手搾りしたもの 硝0.2g |
| 0.02 | 0.02 | – | – | – | – | (0) | 0 | 29 | 0 | 29 | 2 | (0) | 0.1 | 0 | 0 | 0 | 16 | 0 | 0.02 | 0 | 0.1 | 0 | (0) | 3 | 0 | – | 0 | 液汁を除いたもの |
| | | | | | | | | | | | | | | | | | | | | | | | | | | | | 別名 盆しょうが，はじかみ |
| 0.05 | 4.73 | – | – | – | – | (0) | 0 | 4 | 0 | 4 | Tr | (0) | 0.1 | 0 | 0.4 | 0 | Tr | 0.02 | 0.03 | 0.3 | (0.4) | 0.08 | (0) | 14 | 0.07 | – | 3 | 廃棄部位：葉及び茎 硝0.2g |
| | | | | | | | | | | | | | | | | | | | | | | | | | | | | 別名 ひねしょうが |
| 0.06 | 5.01 | 0 | 1 | 1 | 6 | (0) | 1 | 4 | 0 | 5 | Tr | (0) | 0.1 | Tr | 0.8 | 0 | 0 | 0.03 | 0.02 | 0.6 | 0.8 | 0.13 | (0) | 8 | 0.21 | 0.7 | 2 | 廃棄部位：皮 有0.1g．硝0.1g |
| 0.05 | 5.12 | (0) | Tr | 1 | 12 | (0) | 2 | 13 | (0) | 14 | 1 | (0) | 0.3 | 0 | 1.8 | (0) | (0) | 0.02 | 0.02 | 0.5 | (0.6) | 0.12 | (0) | 5 | 0.07 | 0.5 | 1 | 全体に対する割合 24% 硝Tr |
| 0.04 | 3.16 | (0) | 0 | Tr | 6 | (0) | 1 | 4 | (0) | 5 | Tr | (0) | 0.1 | 0 | 0.6 | (0) | (0) | 0.02 | 0.01 | 0.5 | (0.6) | 0.12 | (0) | 6 | 0.04 | 0.6 | 1 | 全体に対する割合 76% 硝Tr |
| 0.02 | 0.41 | 0 | 0 | 2 | 0 | (0) | 0 | 5 | Tr | 5 | 0 | (0) | 0.1 | 0 | 0.4 | 0 | 0 | 0 | 0.01 | 0.1 | (0.1) | 0 | 0 | 1 | 0 | 0.2 | 0 | 別名 紅しょうが 有1.2g．硝0g 原材料：ひねしょうが，液汁を除いたもの |
| 0.01 | 0.37 | 1 | 3 | 2 | 0 | (0) | 0 | 3 | 0 | 4 | 0 | (0) | 0.1 | 0 | 0.3 | 0 | 0 | 0.63 | 0 | 0 | (0.1) | 0 | 0 | 1 | 0 | 0.2 | 0 | 別名 ガリ 有1.0g．硝0g 原材料：新しょうが，液汁を除いたもの |
| 0.04 | 7.65 | Tr | 0 | 1 | 3 | – | 1 | 6 | 0 | 6 | Tr | – | 0.1 | 0 | 0.7 | 0 | Tr | 0.01 | 0.01 | 0.2 | (0.3) | 0.05 | – | 10 | 0.05 | 0.5 | 2 | 廃棄部位：皮及び茎 硝0.1g ♣ |
| | | | | | | | | | | | | | | | | | | | | | | | | | | | | 別名 あさうり，つけうり |
| 0.03 | 0.05 | 5 | 0 | 0 | 2 | (0) | 0 | 65 | 9 | 70 | 6 | (0) | 0.2 | 0 | 0.1 | 0 | 29 | 0.03 | 0.03 | 0.2 | (0.4) | 0.04 | (0) | 39 | 0.30 | 1.3 | 8 | 廃棄部位：わた及び両端 |
| 0.04 | 0.05 | – | – | – | – | (0) | 0 | 66 | 15 | 74 | 6 | (0) | 0.2 | 0 | 0.1 | 0 | 44 | 0.03 | 0.03 | Tr | (0.2) | 0.07 | (0) | 43 | 0.30 | – | 10 | 廃棄部位：両端 水洗いし，手搾りしたもの |
| 0.07 | 0.51 | 1 | 1 | 1 | 81 | (0) | 0 | 23 | 9 | 27 | 2 | (0) | 0.1 | 0 | 0.1 | 0 | 6 | 0.03 | 0.11 | 0.7 | 1.4 | 0.39 | 0.1 | 52 | 0.57 | 1.0 | 0 | 有0.2g．ア5.8g．硝Tr |
| 0.03 | 2.24 | – | – | – | – | (0) | 0 | 110 | 0 | 110 | 9 | (0) | 0.4 | 0 | 0.1 | 0 | 9 | 0.01 | 0.02 | 0.2 | (0.3) | 0.03 | (0) | 14 | 0.28 | – | 5 | 廃棄部位：株元及び表皮 硝Tr |
| 0.02 | 1.69 | – | – | – | – | (0) | 3 | 110 | 0 | 110 | 9 | (0) | 0.3 | 0 | 0.1 | 0 | 14 | 0 | 0 | 0 | (0.1) | 0.01 | (0) | 10 | 0.10 | – | 1 | 株元及び表皮を除いたもの，ゆでた後水冷し，手搾りしたもの．硝0g |
| 0.55 | 25.00 | – | – | – | – | (0) | (0) | 15 | (0) | 15 | 1 | (0) | 0.4 | 0 | 0.2 | 0 | 19 | 0.15 | 0.30 | 2.5 | (3.6) | 0.07 | (0) | 30 | 2.00 | – | 0 | 別名 いもがら 硝1.4g |
| 0.05 | 2.35 | – | – | – | – | (0) | (0) | 0 | (0) | (0) | (0) | (0) | 0.1 | 0 | 0 | 0 | 3 | 0 | 0.01 | 0 | (0.1) | 0 | (0) | 1 | 0.06 | – | 0 | 別名 いもがら ゆでた後水冷し，手搾りしたもの．硝Tr |

# 6 野菜類

可食部100 g当たり

| 食品番号 | 食品名 | 廃棄率 | エネルギー | 水分 | たんぱく質: アミノ酸組成によるたんぱく質 | たんぱく質: たんぱく質 | 脂質: トリアシルグリセロール当量 | 脂質: コレステロール | 脂質: 脂質 | 脂肪酸: 飽和脂肪酸 | 脂肪酸: n-3系多価不飽和脂肪酸 | 脂肪酸: n-6系多価不飽和脂肪酸 | 炭水化物: 利用可能炭水化物（単糖当量） | 炭水化物: 利用可能炭水化物（質量計） | 炭水化物: 差引き法による利用可能炭水化物 | 炭水化物: 食物繊維総量 | 炭水化物: 糖アルコール | 炭水化物: 炭水化物 | 灰分 | 食塩相当量 | 無機質: ナトリウム | 無機質: カリウム | 無機質: カルシウム | 無機質: マグネシウム | 無機質: リン | 無機質: 鉄 | 無機質: 亜鉛 |
|---|---|---|---|---|---|---|---|---|---|---|---|---|---|---|---|---|---|---|---|---|---|---|---|---|---|---|---|
| | | % | kcal | g | g | g | g | mg | g | g | g | g | g | g | g | g | g | g | g | g | mg | mg | mg | mg | mg | mg | mg |
| | **すいぜんじな** | | | | | | | | | | | | | | | | | | | | | | | | | | |
| 新 06387 | 葉，生 | 35 | 16 | 93.1 | – | 0.6 | – | – | 0.6 | – | – | – | – | – | *0 | 4.0 | – | 3.4 | 1.4 | 0 | 1 | 530 | 140 | 42 | 42 | 0.5 | 0.5 |
| | **すぐきな** | | | | | | | | | | | | | | | | | | | | | | | | | | |
| 06113 | 葉，生 | 25 | 23 | 90.5 | (1.7) | 1.9 | (0.1) | (0) | 0.2 | (0.05) | (0.06) | (0.02) | – | – | *1.7 | 4.0 | – | 5.4 | 1.8 | 0.1 | 32 | 680 | 150 | 18 | 58 | 2.6 | 0.3 |
| 06114 | 根，生 | 8 | 19 | 93.7 | (0.5) | 0.6 | (0.1) | (0) | 0.1 | (0.01) | (0.04) | (0.01) | – | – | *3.1 | 1.7 | – | 4.7 | 0.7 | 0.1 | 26 | 310 | 26 | 8 | 35 | 0.1 | 0.1 |
| 06115 | すぐき漬 | 0 | 30 | 87.4 | (2.1) | 2.6 | (0.5) | (0) | 0.7 | (0.08) | (0.28) | (0.08) | – | – | *1.6 | 5.2 | – | 6.1 | 3.2 | 2.2 | 870 | 390 | 130 | 25 | 76 | 0.9 | 0.4 |
| | **ズッキーニ** | | | | | | | | | | | | | | | | | | | | | | | | | | |
| 06116 | 果実，生 | 4 | 16 | 94.9 | (0.9) | 1.3 | (0.1) | (0) | 0.1 | (0.03) | (0.02) | (0.01) | *(2.3) | (2.3) | 1.9 | 1.3 | – | 2.8 | 0.8 | 0 | 1 | 320 | 24 | 25 | 37 | 0.5 | 0.4 |
| | **せり** | | | | | | | | | | | | | | | | | | | | | | | | | | |
| 06117 | 茎葉，生 | 30 | 17 | 93.4 | (1.9) | 2.0 | (0.1) | (0) | 0.1 | (0.02) | (Tr) | (0.03) | – | – | *1.0 | 2.5 | – | 3.3 | 1.2 | 0 | 19 | 410 | 34 | 24 | 51 | 1.6 | 0.3 |
| 06118 | 茎葉，ゆで | 15 | 17 | 93.6 | (1.9) | 2.1 | (0.1) | (0) | 0.1 | (0.02) | (Tr) | (0.03) | – | – | *0.8 | 2.8 | – | 3.4 | 0.8 | 0 | 8 | 190 | 38 | 19 | 40 | 1.3 | 0.2 |
| | **セロリ** | | | | | | | | | | | | | | | | | | | | | | | | | | |
| 06119 | 葉柄，生 | 35 | 12 | 94.7 | 0.4 | 0.4 | 0.1 | (0) | 0.1 | 0.02 | Tr | 0.03 | *1.4 | 1.3 | 1.1 | 1.5 | 1.0 | 3.6 | 1.0 | 0.1 | 28 | 410 | 39 | 9 | 39 | 0.2 | 0.2 |
| | **ぜんまい** | | | | | | | | | | | | | | | | | | | | | | | | | | |
| 06120 | 生ぜんまい，若芽，生 | 15 | 27 | 90.9 | (1.3) | 1.7 | – | (0) | 0.1 | – | – | – | – | – | *3.2 | 3.8 | – | 6.6 | 0.7 | 0 | 2 | 340 | 10 | 17 | 37 | 0.6 | 0.5 |
| 06121 | 生ぜんまい，若芽，ゆで | 0 | 17 | 94.2 | (0.8) | 1.1 | – | (0) | 0.4 | – | – | – | – | – | *0.9 | 3.5 | – | 4.1 | 0.2 | 0 | 2 | 38 | 19 | 9 | 20 | 0.3 | 0.4 |
| 06122 | 干しぜんまい，干し若芽，乾 | 0 | 277 | 8.5 | (10.8) | 14.6 | – | (0) | 0.6 | – | – | – | – | – | *39.8 | 34.8 | – | 70.8 | 5.5 | 0.1 | 25 | 2200 | 150 | 140 | 200 | 7.7 | 4.6 |
| 06123 | 干しぜんまい，干し若芽，ゆで | 0 | 25 | 91.2 | (1.3) | 1.7 | – | (0) | 0.1 | – | – | – | – | – | *2.0 | 5.2 | – | 6.8 | 0.2 | 0 | 2 | 19 | 20 | 9 | 16 | 0.4 | 0.3 |
| | **そらまめ** | | | | | | | | | | | | | | | | | | | | | | | | | | |
| 06124 | 未熟豆，生 | 25 | 102 | 72.3 | 8.3 | 10.9 | 0.1 | (0) | 0.2 | 0.03 | Tr | 0.05 | 13.2 | 12.1 | *15.6 | 2.6 | – | 15.5 | 1.1 | 0 | 1 | 440 | 22 | 36 | 220 | 2.3 | 1.4 |
| 06125 | 未熟豆，ゆで | 25 | 103 | 71.3 | (7.8) | 10.5 | (0.1) | (0) | 0.2 | (0.03) | (Tr) | (0.05) | (13.7) | (12.5) | *15.7 | 4.0 | – | 16.9 | 1.1 | 0 | 4 | 390 | 22 | 38 | 230 | 2.1 | 1.9 |
| | **タアサイ** | | | | | | | | | | | | | | | | | | | | | | | | | | |
| 06126 | 葉，生 | 6 | 12 | 94.3 | (1.1) | 1.3 | (0.1) | (0) | 0.2 | (0.02) | (0.06) | (0.01) | – | – | *0.6 | 1.9 | – | 2.2 | 1.3 | 0.1 | 29 | 430 | 120 | 23 | 46 | 0.7 | 0.5 |
| 06127 | 葉，ゆで | 6 | 11 | 95.0 | (0.9) | 1.1 | (0.1) | (0) | 0.2 | (0.02) | (0.06) | (0.01) | – | – | *0.5 | 2.1 | – | 2.3 | 0.9 | 0.1 | 23 | 320 | 110 | 18 | 43 | 0.6 | 0.4 |
| | **（だいこん類）** | | | | | | | | | | | | | | | | | | | | | | | | | | |
| | **かいわれだいこん** | | | | | | | | | | | | | | | | | | | | | | | | | | |
| 06128 | 芽ばえ，生 | 0 | 21 | 93.4 | (1.8) | 2.1 | (0.2) | (0) | 0.5 | (0.05) | (0.11) | (0.02) | – | – | *2.0 | 1.9 | – | 3.3 | 0.6 | 0 | 5 | 99 | 54 | 33 | 61 | 0.5 | 0.3 |
| | **葉だいこん** | | | | | | | | | | | | | | | | | | | | | | | | | | |
| 06129 | 葉，生 | 20 | 17 | 92.6 | (1.7) | 2.0 | (0.1) | (0) | 0.2 | (0.02) | (0.04) | (0.01) | *(1.1) | (1.1) | 1.1 | 2.6 | – | 3.3 | 1.5 | 0.1 | 41 | 340 | 170 | 25 | 43 | 1.4 | 0.4 |
| | **だいこん** | | | | | | | | | | | | | | | | | | | | | | | | | | |
| 06130 | 葉，生 | 10 | 23 | 90.6 | 1.9 | 2.2 | Tr | (0) | 0.1 | 0.01 | 0.02 | Tr | 1.4 | 1.4 | *1.6 | 4.0 | – | 5.3 | 1.6 | 0.1 | 48 | 400 | 260 | 22 | 52 | 3.1 | 0.3 |
| 06131 | 葉，ゆで | 0 | 24 | 91.3 | (1.9) | 2.2 | (Tr) | (0) | 0.1 | (0.01) | (0.02) | (Tr) | (1.3) | (1.3) | *2.2 | 3.6 | – | 5.4 | 0.9 | 0.1 | 28 | 180 | 220 | 22 | 62 | 2.2 | 0.2 |
| 06132 | 根，皮つき，生 | 10 | 15 | 94.6 | 0.4 | 0.5 | Tr | 0 | 0.1 | 0.01 | 0.02 | 0.01 | *2.7 | 2.6 | 2.9 | 1.4 | – | 4.1 | 0.6 | 0 | 19 | 230 | 24 | 10 | 18 | 0.2 | 0.2 |
| 06133 | 根，皮つき，ゆで | 0 | 15 | 94.4 | (0.3) | 0.4 | – | (0) | Tr | – | – | – | *(2.8) | (2.7) | 3.0 | 1.6 | – | 4.5 | 0.5 | 0 | 14 | 210 | 24 | 9 | 18 | 0.2 | 0.2 |
| 名 06134 | 根，皮なし，生 | 15 | 15 | 94.6 | 0.3 | 0.4 | (Tr) | 0 | 0.1 | (0.01) | (0.02) | (0.01) | 2.9 | 2.8 | 3.0 | 1.3 | – | 4.1 | 0.6 | 0 | 17 | 230 | 23 | 10 | 17 | 0.2 | 0.1 |
| 新 06367 | 根，皮なし，生，おろし | 0 | 25 | 90.5 | (0.5) | 0.6 | – | (0) | 0.2 | – | – | – | – | – | *3.0 | 5.1 | – | 8.0 | 0.6 | 0.1 | 30 | 190 | 63 | 23 | 19 | 0.3 | 0.3 |
| 新 06368 | 根，皮なし，生，おろし汁 | 0 | 12 | 96.5 | (0.2) | 0.3 | – | (0) | Tr | – | – | – | – | – | *2.7 | 0.1 | – | 2.7 | 0.4 | 0.1 | 21 | 140 | 14 | 9 | 13 | 0.1 | 0.1 |
| 新 06369 | 根，皮なし，生，おろし水洗い | 0 | 23 | 91.4 | (0.4) | 0.6 | – | (0) | 0.1 | – | – | – | – | – | *2.6 | 4.7 | – | 7.2 | 0.6 | 0.1 | 25 | 170 | 57 | 21 | 16 | 0.2 | 0.2 |
| 名 06135 | 根，皮なし，ゆで | 0 | 15 | 94.8 | (0.4) | 0.5 | (Tr) | (0) | 0.1 | (0.01) | (0.02) | (0.01) | *2.5 | 2.5 | 2.5 | 1.7 | – | 4.0 | 0.5 | 0 | 12 | 210 | 25 | 10 | 14 | 0.2 | 0.1 |

可食部100 g当たり

| 無機質<br>銅 | マンガン | ヨウ素 | セレン | クロム | モリブデン | ビタミン<br>ビタミンA<br>レチノール | α-カロテン | β-カロテン | β-クリプトキサンチン | β-カロテン当量 | レチノール活性当量 | ビタミンD | ビタミンE<br>α-トコフェロール | β-トコフェロール | γ-トコフェロール | δ-トコフェロール | ビタミンK | ビタミン$B_1$ | ビタミン$B_2$ | ナイアシン | ナイアシン当量 | ビタミン$B_6$ | ビタミン$B_{12}$ | 葉酸 | パントテン酸 | ビオチン | ビタミンC | 備考<br>有有機酸　硝硝酸イオン<br>♣食物繊維：AOAC 2011.25 法 |
|---|---|---|---|---|---|---|---|---|---|---|---|---|---|---|---|---|---|---|---|---|---|---|---|---|---|---|---|---|
| mg | mg | µg | µg | µg | µg | µg | µg | µg | µg | µg | µg | µg | mg | mg | mg | mg | µg | mg | mg | mg | mg | mg | µg | µg | mg | µg | mg | |
| 0.07 | 2.11 | 3 | Tr | 1 | 8 | — | 11 | 4200 | 8 | 4300 | 350 | — | 3.8 | 0.3 | Tr | 0 | 270 | 0.06 | 0.12 | 0.5 | 0.6 | 0.08 | — | 66 | 0.03 | 4.7 | 17 | 別名金時草，式部草<br>廃棄部位：葉柄基部<br>硝0.3g ♣ |
| 0.06 | 0.30 | – | – | – | – | (0) | 0 | 2000 | 30 | 2000 | 170 | (0) | 3.8 | 0.1 | 0.1 | 0 | 280 | 0.08 | 0.13 | 1.1 | (1.6) | 0.05 | (0) | 200 | 0.35 | – | 73 | 別名かもな<br>廃棄部位：葉柄基部<br>硝0.2g |
| 0.03 | 0.05 | – | – | – | – | (0) | 0 | (0) | (0) | (0) | (0) | (0) | 0 | 0 | 0 | 0 | 0 | 0.03 | 0.03 | 0.7 | (0.8) | 0.01 | (0) | 50 | 0.26 | – | 13 | 廃棄部位：根端及び葉柄基部<br>硝0.2g |
| 0.08 | 0.09 | – | – | – | – | (0) | 0 | 3000 | 0 | 3000 | 250 | (0) | 2.2 | 0 | 0 | 0 | 270 | 0.12 | 0.11 | 1.3 | (1.9) | 0.13 | (0) | 110 | 0.24 | – | 35 | 水洗いし，手搾りしたもの |
| 0.07 | 0.15 | Tr | Tr | 1 | 6 | (0) | 0 | 310 | 10 | 320 | 27 | (0) | 0.4 | 0 | 0.4 | 0 | 35 | 0.05 | 0.05 | 0.4 | (0.6) | 0.09 | (0) | 36 | 0.22 | 2.7 | 20 | 別名つるなしかぼちゃ<br>廃棄部位：両端<br>硝0.1g |
| 0.15 | 1.24 | – | – | – | – | (0) | 0 | 1900 | 20 | 1900 | 160 | (0) | 0.7 | 0.1 | 0.8 | 0 | 160 | 0.04 | 0.13 | 1.2 | (1.7) | 0.11 | (0) | 110 | 0.42 | – | 20 | 別名かわな<br>廃棄部位：根及び株元<br>硝0g |
| 0.10 | 1.30 | – | – | – | – | (0) | 0 | 1700 | 19 | 1700 | 150 | (0) | 0.6 | 0.1 | 1.0 | 0 | 160 | 0.02 | 0.06 | 0.6 | (1.1) | 0.07 | (0) | 61 | 0.32 | – | 10 | 根を除いたもの<br>廃棄部位：株元<br>ゆでた後水冷し，手搾りしたもの<br>硝0g |
| 0.03 | 0.11 | 1 | 0 | 0 | 2 | (0) | 0 | 44 | 0 | 44 | 4 | (0) | 0.2 | 0 | 0 | 0 | 10 | 0.03 | 0.03 | Tr | 0.1 | 0.08 | (0) | 29 | 0.26 | 1.2 | 7 | 別名セロリー，セルリー，オランダみつば<br>廃棄部位：株元，葉身及び表皮<br>有Tr．硝0.2g |
| 0.15 | 0.40 | – | – | – | – | (0) | 42 | 500 | 14 | 530 | 44 | (0) | 0.6 | Tr | 0.1 | 0 | 34 | 0.02 | 0.09 | 1.4 | (1.8) | 0.05 | (0) | 210 | 0.64 | – | 24 | 廃棄部位：株元及び裸葉<br>硝0g |
| 0.10 | 0.22 | – | – | – | – | (0) | 21 | 420 | 9 | 430 | 36 | (0) | 0.5 | 0 | 0.1 | 0 | 34 | 0.01 | 0.05 | 0.7 | (0.9) | 0 | (0) | 59 | 0.12 | – | 2 | 株元及び裸葉を除いたもの．ゆでた後水冷し，水切りしたもの．硝0g |
| 1.20 | 3.34 | – | – | – | – | (0) | 29 | 680 | 37 | 710 | 59 | (0) | 1.4 | Tr | 0.4 | 0 | 120 | 0.10 | 0.41 | 8.0 | (11.0) | 0.02 | (0) | 99 | 3.10 | – | 0 | 硝0g |
| 0.14 | 0.20 | – | – | – | – | (0) | (0) | 15 | (0) | 15 | 1 | (0) | 0.2 | 0 | 0 | 0 | 20 | 0 | 0.01 | 0 | (0.4) | 0 | (0) | 1 | 0 | – | 0 | 硝0g |
| 0.39 | 0.21 | 0 | Tr | 0 | 150 | (0) | 2 | 240 | 0 | 240 | 20 | (0) | Tr | 0 | 1.3 | 0 | 18 | 0.30 | 0.20 | 1.5 | 2.9 | 0.17 | (0) | 120 | 0.46 | 6.9 | 23 | 廃棄部位：種皮<br>廃棄率：さや入りの場合 80%．硝0g |
| 0.33 | 0.38 | – | – | – | – | (0) | 0 | 210 | 0 | 210 | 18 | (0) | Tr | 0 | 1.2 | 0 | 19 | 0.22 | 0.18 | 1.2 | (2.5) | 0.13 | (0) | 120 | 0.39 | – | 18 | 廃棄部位：種皮<br>廃棄率：さや入りの場合 80%．硝(0)g |
| 0.05 | 0.38 | – | – | – | – | (0) | 0 | 2200 | 27 | 2200 | 180 | (0) | 1.5 | 0 | Tr | 0 | 220 | 0.05 | 0.09 | 0.9 | (1.4) | 0.12 | (0) | 65 | 0.19 | – | 31 | 別名ひさごな，ゆきな，タァサイ，ターサイ，ターツァイ，きさらぎな<br>廃棄部位：株元<br>硝0.7g |
| 0.04 | 0.32 | – | – | – | – | (0) | 0 | 2400 | 32 | 2400 | 200 | (0) | 1.7 | Tr | Tr | 0 | 230 | 0.02 | 0.03 | 0.4 | (0.8) | 0.05 | (0) | 42 | 0.09 | – | 14 | 廃棄部位：株元．硝0.5g<br>ゆでた後水冷し，手搾りしたもの |
| 0.03 | 0.35 | 12 | 0 | 0 | 6 | (0) | 0 | 1900 | 0 | 1900 | 160 | (0) | 2.1 | 0.1 | 0.5 | 0 | 200 | 0.08 | 0.13 | 1.3 | (2.0) | 0.23 | (0) | 96 | 0.29 | 5.6 | 47 | 別名かいわれ<br>茎基部約1cmを除去したもの<br>硝0.1g |
| 0.05 | 0.23 | – | – | – | – | (0) | 0 | 2300 | 15 | 2300 | 190 | (0) | 1.5 | Tr | 0 | 0 | 220 | 0.07 | 0.15 | 0.5 | (1.2) | 0.22 | (0) | 130 | 0.39 | – | 49 | 試料：水耕栽培品<br>廃棄部位：株元及び根．硝0.4g |
| 0.04 | 0.27 | – | – | – | – | (0) | 0 | 3900 | 0 | 3900 | 330 | (0) | 3.8 | 0 | 0.1 | 0 | 270 | 0.09 | 0.16 | 0.5 | 1.3 | 0.18 | (0) | 140 | 0.26 | – | 53 | 廃棄部位：葉柄基部<br>硝0.2g |
| 0.03 | 0.25 | – | – | – | – | (0) | 0 | 4400 | 0 | 4400 | 370 | (0) | 4.9 | 0 | 0 | 0 | 340 | 0.01 | 0.06 | 0.1 | (0.9) | 0.10 | (0) | 54 | 0.11 | – | 21 | 葉柄基部を除いたもの．ゆでた後水冷し，手搾りしたもの．硝0.1g |
| 0.02 | 0.04 | 3 | 1 | 0 | 3 | (0) | 0 | 0 | 0 | 0 | (0) | (0) | 0 | 0 | 0 | 0 | Tr | 0.02 | 0.01 | 0.3 | 0.4 | 0.04 | (0) | 34 | 0.12 | 0.3 | 12 | 廃棄部位：根端及び葉柄基部<br>硝0.1g |
| 0.02 | 0.05 | – | – | – | – | (0) | 0 | 0 | 0 | 0 | (0) | (0) | 0 | 0 | 0 | 0 | 0 | 0.02 | 0.01 | 0.2 | (0.3) | 0.03 | (0) | 38 | 0.10 | – | 9 | 根端及び葉柄基部を除いたもの<br>硝0.2g |
| 0.02 | 0.04 | 3 | 1 | 0 | 2 | (0) | 0 | 0 | 0 | 0 | (0) | (0) | 0 | 0 | 0 | 0 | Tr | 0.02 | 0.01 | 0.2 | 0.3 | 0.05 | (0) | 33 | 0.11 | 0.3 | 11 | 廃棄部位：根端，葉柄基部及び皮<br>硝0.2g |
| 0.02 | 0.06 | 1 | Tr | (0) | 2 | (0) | (0) | (0) | (0) | (0) | (0) | (0) | (0) | (0) | (0) | (0) | 0 | 0.02 | 0.01 | 0.2 | (0.3) | 0.04 | (0) | 23 | 0.07 | 0.4 | 7 | 全体に対する割合 18%<br>硝0.2g |
| 0.01 | 0.01 | 3 | 0 | (0) | 1 | (0) | (0) | (0) | (0) | (0) | (0) | (0) | (0) | (0) | (0) | (0) | 0 | 0.02 | 0.01 | 0.1 | (0.2) | 0.03 | (0) | 21 | 0.07 | 0.2 | 7 | 全体に対する割合 82%<br>硝0.2g |
| 0.01 | 0.06 | 1 | Tr | (0) | 2 | (0) | (0) | (0) | (0) | (0) | (0) | (0) | (0) | (0) | (0) | (0) | 0 | 0.02 | 0.01 | 0.1 | (0.2) | 0.03 | (0) | 19 | 0.05 | 0.4 | 6 | 全体に対する割合 20%<br>硝0.2g |
| 0.01 | 0.05 | 3 | 1 | 0 | 2 | (0) | 0 | 0 | 0 | 0 | (0) | (0) | 0 | 0 | 0 | 0 | 0 | 0.02 | 0.01 | 0.2 | (0.3) | 0.04 | (0) | 33 | 0.08 | 0.3 | 9 | 根端，葉柄基部及び皮を除いたもの<br>硝0.1g |

# 6 野菜類

| 食品番号 | 食品名 | 廃棄率 | エネルギー | 水分 | たんぱく質: アミノ酸組成によるたんぱく質 | たんぱく質: たんぱく質 | 脂質: トリアシルグリセロール当量 | 脂質: コレステロール | 脂質: 脂質 | 脂肪酸: 飽和脂肪酸 | 脂肪酸: n-3系多価不飽和脂肪酸 | 脂肪酸: n-6系多価不飽和脂肪酸 | 炭水化物: 利用可能炭水化物（単糖当量） | 炭水化物: 利用可能炭水化物（質量計） | 炭水化物: 差引法による利用可能炭水化物 | 炭水化物: 食物繊維総量 | 炭水化物: 糖アルコール | 炭水化物: 炭水化物 | 灰分 | 食塩相当量 | 無機質: ナトリウム | 無機質: カリウム | 無機質: カルシウム | 無機質: マグネシウム | 無機質: リン | 無機質: 鉄 | 無機質: 亜鉛 |
|---|---|---|---|---|---|---|---|---|---|---|---|---|---|---|---|---|---|---|---|---|---|---|---|---|---|---|---|
| | | % | kcal | g | g | g | g | mg | g | g | g | g | g | g | g | g | g | g | g | g | mg | mg | mg | mg | mg | mg | mg |
| | **切干しだいこん** | | | | | | | | | | | | | | | | | | | | | | | | | | |
| 06136 | 乾 | 0 | 280 | 8.4 | (7.3) | 9.7 | (0.3) | (0) | 0.8 | (0.10) | (0.14) | (0.04) | – | – | *51.3 | 21.3 | – | 69.7 | 8.5 | 0.5 | 210 | 3500 | 500 | 160 | 220 | 3.1 | 2.1 |
| 06334 | ゆで | 0 | 13 | 94.6 | (0.7) | 0.9 | (Tr) | (0) | 0.1 | (0.01) | (0.02) | (0.01) | – | – | *0.7 | 3.7 | – | 4.1 | 0.3 | 0 | 4 | 62 | 60 | 14 | 10 | 0.4 | 0.2 |
| 06335 | 油いため | 0 | 78 | 84.5 | (1.1) | 1.5 | (5.7) | (Tr) | 6.0 | (0.44) | (0.48) | (1.09) | – | – | *2.6 | 5.6 | – | 7.6 | 0.4 | 0 | 8 | 110 | 91 | 22 | 18 | 0.7 | 0.3 |
| | **漬物** | | | | | | | | | | | | | | | | | | | | | | | | | | |
| 新 06388 | いぶりがっこ | 0 | 76 | 73.8 | (0.8) | 1.1 | – | – | 0.3 | – | – | – | – | – | *13.9 | 7.1 | – | 21.0 | 3.9 | 3.5 | 1400 | 350 | 42 | 31 | 77 | 0.4 | 0.3 |
| 06137 | ぬかみそ漬 | 0 | 29 | 87.1 | (1.0) | 1.3 | – | (0) | 0.1 | – | – | – | – | – | *5.2 | 1.8 | – | 6.7 | 4.8 | 3.8 | 1500 | 480 | 44 | 40 | 44 | 0.3 | 0.1 |
| 変 06138 | たくあん漬, 塩押しだいこん漬 | 0 | 43 | 85.0 | (0.5) | 0.6 | – | (0) | 0.3 | – | – | – | 0 | – | *8.5 | 2.3 | 0 | 10.8 | 3.3 | 3.3 | 1300 | 56 | 16 | 5 | 12 | 0.2 | 0.1 |
| 06139 | たくあん漬, 干しだいこん漬 | 0 | 23 | 88.8 | (1.4) | 1.9 | – | (0) | 0.1 | – | – | – | – | – | *2.3 | 3.7 | – | 5.5 | 3.7 | 2.5 | 970 | 500 | 76 | 80 | 150 | 1.0 | 0.8 |
| 06140 | 守口漬 | 0 | 194 | 46.2 | – | 5.3 | – | (0) | 0.2 | – | – | – | – | – | *41.0 | 3.3 | – | 44.3 | 4.0 | 3.6 | 1400 | 100 | 26 | 9 | 72 | 0.7 | 0.8 |
| 変 06141 | べったら漬 | 0 | 53 | 83.1 | (0.3) | 0.4 | – | (0) | 0.2 | – | – | – | 0 | – | *11.5 | 1.6 | 0 | 13.1 | 3.1 | 2.8 | 1100 | 190 | 15 | 6 | 24 | 0.2 | 0.1 |
| 変 06142 | みそ漬 | 0 | 52 | 79.0 | – | 2.1 | – | 0 | 0.3 | – | – | – | 0 | – | *9.0 | 2.1 | 0 | 11.4 | 7.3 | 7.2 | 2800 | 80 | 18 | 12 | 42 | 0.3 | 0.2 |
| 06143 | 福神漬 | 0 | 137 | 58.6 | – | 2.7 | – | (0) | 0.1 | – | – | – | – | – | *29.4 | 3.9 | – | 33.3 | 5.3 | 5.1 | 2000 | 100 | 36 | 13 | 29 | 1.3 | 0.1 |
| | **（たいさい類）** | | | | | | | | | | | | | | | | | | | | | | | | | | |
| | **つまみな** | | | | | | | | | | | | | | | | | | | | | | | | | | |
| 06144 | 葉, 生 | 0 | 19 | 92.3 | (1.7) | 1.9 | 0.1 | (0) | 0.3 | 0.03 | 0.06 | 0.01 | – | – | *1.7 | 2.3 | – | 3.6 | 1.6 | 0.1 | 22 | 450 | 210 | 30 | 55 | 3.3 | 0.4 |
| | **たいさい** | | | | | | | | | | | | | | | | | | | | | | | | | | |
| 06145 | 葉, 生 | 0 | 15 | 93.7 | (0.8) | 0.9 | (Tr) | (0) | 0.1 | (0.01) | (0.02) | (Tr) | – | – | *2.1 | 1.6 | – | 3.5 | 1.2 | 0.1 | 38 | 340 | 79 | 22 | 49 | 1.1 | 0.7 |
| 06146 | 塩漬 | 0 | 19 | 90.9 | (1.4) | 1.6 | (Tr) | (0) | 0.1 | (0.01) | (0.02) | (Tr) | – | – | *2.1 | 2.5 | – | 4.3 | 3.1 | 1.8 | 700 | 330 | 78 | 22 | 45 | 1.3 | 1.0 |
| | **たかな** | | | | | | | | | | | | | | | | | | | | | | | | | | |
| 06147 | 葉, 生 | 8 | 21 | 92.7 | (1.5) | 1.8 | – | (0) | 0.2 | – | – | – | – | – | *2.0 | 2.5 | – | 4.2 | 0.9 | 0.1 | 43 | 300 | 87 | 16 | 35 | 1.7 | 0.3 |
| 変 06148 | たかな漬 | 0 | 30 | 87.2 | (1.5) | 1.9 | – | (0) | 0.6 | – | – | – | 0 | – | *2.1 | 4.0 | 0 | 6.2 | 4.0 | 4.0 | 1600 | 110 | 51 | 13 | 24 | 1.5 | 0.2 |
| | **たけのこ** | | | | | | | | | | | | | | | | | | | | | | | | | | |
| 06149 | 若茎, 生 | 50 | 27 | 90.8 | 2.5 | 3.6 | (0.1) | (0) | 0.2 | (0.05) | (0.01) | (0.08) | 1.4 | 1.4 | *2.5 | 2.8 | – | 4.3 | 1.1 | 0 | Tr | 520 | 16 | 13 | 62 | 0.4 | 1.3 |
| 06150 | 若茎, ゆで | 0 | 31 | 89.9 | (2.4) | 3.5 | (0.1) | 0 | 0.2 | (0.05) | (0.01) | (0.08) | (1.6) | (1.5) | *3.2 | 3.3 | – | 5.5 | 0.9 | 0 | 1 | 470 | 17 | 11 | 60 | 0.4 | 1.2 |
| 06151 | 水煮缶詰 | 0 | 22 | 92.8 | (1.9) | 2.7 | (0.1) | (0) | 0.2 | (0.05) | (0.01) | (0.08) | *(2.3) | (2.2) | 2.6 | 2.3 | – | 4.0 | 0.3 | 0 | 3 | 77 | 19 | 4 | 38 | 0.3 | 0.4 |
| 06152 | めんま, 塩蔵, 塩抜き | 0 | 15 | 93.9 | (0.7) | 1.0 | (0.4) | (0) | 0.5 | (0.12) | (0.03) | (0.19) | – | – | *0.6 | 3.5 | – | 3.6 | 1.0 | 0.9 | 360 | 6 | 18 | 3 | 11 | 0.2 | Tr |
| | **（たまねぎ類）** | | | | | | | | | | | | | | | | | | | | | | | | | | |
| | **たまねぎ** | | | | | | | | | | | | | | | | | | | | | | | | | | |
| 変 06153 | りん茎, 生 | 6 | 33 | 90.1 | 0.7 | 1.0 | Tr | 1 | 0.1 | 0.01 | Tr | 0.02 | *7.0 | 6.9 | 7.1 | 1.5 | – | 8.4 | 0.4 | 0 | 2 | 150 | 17 | 9 | 31 | 0.3 | 0.2 |
| 06154 | りん茎, 水さらし | 0 | 24 | 93.0 | (0.4) | 0.6 | (Tr) | (0) | 0.1 | (0.01) | (Tr) | (0.02) | (4.0) | (3.9) | *4.9 | 1.5 | – | 6.1 | 0.2 | 0 | 4 | 88 | 18 | 7 | 20 | 0.2 | 0.1 |
| 06155 | りん茎, ゆで | 0 | 30 | 91.5 | (0.5) | 0.8 | (Tr) | (0) | 0.1 | (0.01) | (Tr) | (0.02) | 4.8 | 4.7 | *5.9 | 1.7 | – | 7.3 | 0.3 | 0 | 3 | 110 | 18 | 7 | 25 | 0.2 | 0.1 |
| 06336 | りん茎, 油いため | 0 | 100 | 80.1 | (0.9) | 1.4 | (5.7) | (Tr) | 5.9 | (0.42) | (0.44) | (1.11) | (8.0) | (7.9) | *10.1 | 2.7 | – | 12.0 | 0.6 | 0 | 3 | 210 | 24 | 11 | 47 | 0.2 | 0.3 |
| 新 06389 | りん茎, 油いため（あめ色たまねぎ） | 0 | 208 | 54.7 | (2.1) | 3.2 | 6.4 | – | 6.8 | – | – | – | – | – | *35.5 | – | – | 34.1 | 1.3 | 0 | 7 | 490 | 47 | 28 | 98 | 0.9 | 0.5 |
| | **赤たまねぎ** | | | | | | | | | | | | | | | | | | | | | | | | | | |
| 06156 | りん茎, 生 | 8 | 34 | 89.6 | (0.6) | 0.9 | (Tr) | (0) | 0.1 | (0.01) | (Tr) | (0.02) | *(7.3) | (7.2) | 7.4 | 1.7 | – | 9.0 | 0.4 | 0 | 2 | 150 | 19 | 9 | 34 | 0.3 | 0.2 |

可食部 100 g 当たり

可食部 100 g 当たり

| 銅 | マンガン | ヨウ素 | セレン | クロム | モリブデン | レチノール | α-カロテン | β-カロテン | β-クリプトキサンチン | β-カロテン当量 | レチノール活性当量 | ビタミンD | α-トコフェロール | β-トコフェロール | γ-トコフェロール | δ-トコフェロール | ビタミンK | ビタミンB1 | ビタミンB2 | ナイアシン | ナイアシン当量 | ビタミンB6 | ビタミンB12 | 葉酸 | パントテン酸 | ビオチン | ビタミンC | 備考 |
|---|---|---|---|---|---|---|---|---|---|---|---|---|---|---|---|---|---|---|---|---|---|---|---|---|---|---|---|---|
| 無機質 | | | | | | ビタミン（ビタミンA） | | | | | | ビタミンD | ビタミンE | | | | | | | | | | | | | | | 有有機酸　硝硝酸イオン<br>調調理による脂質の増減<br>♣食物繊維：AOAC 2011.25 法 |
| mg | mg | μg | μg | μg | μg | μg | μg | μg | μg | μg | μg | μg | mg | mg | mg | mg | μg | mg | mg | mg | mg | mg | μg | μg | mg | μg | mg | |
| 0.13 | 0.74 | 20 | 2 | 3 | 29 | (0) | 0 | 2 | 0 | 2 | 0 | (0) | 0 | 0 | 0 | 0 | Tr | 0.35 | 0.20 | 4.6 | (6.1) | 0.29 | (0) | 210 | 1.24 | 5.9 | 28 | 硝2.9g |
| 0.02 | 0.08 | – | – | – | – | (0) | 0 | 0 | 0 | 0 | 0 | (0) | 0 | 0 | 0 | 0 | 0 | 0.01 | Tr | 0.1 | (0.2) | 0.01 | (0) | 7 | 0.04 | – | 0 | 水もどし後，ゆでた後湯切りしたもの 硝Tr |
| 0.03 | 0.14 | – | – | – | – | (0) | 0 | 1 | 0 | 1 | 0 | (0) | 0.9 | 0 | 1.8 | 0.1 | 7 | 0.02 | 0.02 | 0.2 | (0.4) | 0.02 | (0) | 12 | 0.07 | – | 0 | 水もどし後，油いため，硝Tr 植物油（なたね油），調p. 250，表 14 |
| 0.03 | 0.47 | 2 | 1 | 0 | 6 | – | 0 | 1 | 0 | 1 | 0 | – | Tr | 0 | 0 | 0 | 0 | 0.08 | 0.02 | 0.8 | (1.0) | 0.12 | – | 10 | 0.22 | 0.5 | 0 | 硝0.2g ♣ |
| 0.02 | 0.13 | – | – | – | – | (0) | (0) | 0 | (0) | (0) | (0) | (0) | 0 | 0 | 0 | 0 | 1 | 0.33 | 0.04 | 2.7 | (2.9) | 0.22 | 0 | 98 | 0.43 | – | 15 | 根，皮つき 水洗いし，水切りしたもの |
| 0.03 | 0.06 | 2 | 0 | 1 | 3 | (0) | 0 | 1 | 0 | 1 | (0) | (0) | Tr | 0 | 0 | 0 | 0 | 0.01 | 0.01 | 0.1 | (0.2) | 0.01 | 0 | 10 | 0.03 | 0.2 | 40 | 別名新漬たくあん，早漬たくあん ビタミンC：酸化防止用として添加 有0.2g，硝Tr |
| 0.05 | 0.89 | – | – | – | – | (0) | 0 | 0 | 0 | 0 | (0) | (0) | 0 | 0 | 0 | 0 | 0 | 0.21 | 0.03 | 1.6 | (1.9) | 0.22 | (0) | 47 | 0.66 | – | 12 | 別名本たくあん 硝Tr |
| 0.12 | 0.69 | – | – | – | – | (0) | (0) | 0 | (0) | (0) | (0) | (0) | 0 | 0 | 0 | 0 | 0 | 0.05 | 0.17 | 0.7 | 1.6 | 0.32 | (0) | 45 | 0.19 | – | 0 | |
| 0.02 | 0.03 | 1 | 0 | Tr | 3 | (0) | 0 | 0 | 0 | 0 | (0) | (0) | Tr | 0 | 0 | 0 | 0 | Tr | 0.11 | Tr | (0.1) | 0 | 12.0 | 0 | 0.07 | – | 49 | ビタミンC：酸化防止用として添加 有0.2g，硝0.1g |
| 0.03 | 0.13 | 1 | 1 | 6 | 7 | 0 | 0 | 0 | 0 | 0 | 0 | 0 | Tr | 0 | Tr | 0 | 0 | 3.70 | 0.01 | 0.1 | 0.5 | 0.01 | Tr | 9 | 0.04 | 0.8 | 0 | 有0.3g，硝Tr |
| 0.05 | 0.15 | 5 | 3 | 2 | 12 | (0) | 0 | 100 | 0 | 100 | 8 | (0) | 0.1 | 0 | 0 | 0 | 7 | 0.02 | 0.10 | 0 | 0.5 | 0 | (0) | 3 | 0 | 1.1 | 0 | 原材料：だいこん，なす，なたまめ 市販品の調味液を除去したもの |
| 0.07 | 0.22 | – | – | – | – | (0) | 0 | 1900 | – | 1900 | 160 | (0) | 1.4 | 0.1 | 0.1 | 0 | 270 | 0.06 | 0.14 | 1.0 | (1.7) | 0.10 | (0) | 65 | 0.33 | – | 47 | 試料：若採りせっぱくたいさい（雪白体菜），硝0.3g |
| | | | | | | | | | | | | | | | | | | | | | | | | | | | | 別名しゃくしな |
| 0.03 | 0.76 | – | – | – | – | (0) | 0 | 1500 | 17 | 1500 | 130 | (0) | 0.9 | Tr | 0 | 0 | 110 | 0.07 | 0.07 | 0.5 | (0.8) | 0.08 | (0) | 120 | 0.14 | – | 45 | 硝0.6g |
| 0.05 | 0.73 | – | – | – | – | (0) | 0 | 2100 | 29 | 2100 | 180 | (0) | 1.1 | 0 | 0 | 0 | 140 | 0.03 | 0.07 | 0.5 | (1.1) | 0.10 | (0) | 120 | 0.19 | – | 41 | 水洗いし，手搾りしたもの |
| 0.04 | 0.24 | 2 | Tr | 4 | 4 | (0) | 0 | 2300 | 0 | 2300 | 190 | (0) | 0.8 | 0 | 0.1 | 0 | 120 | 0.06 | 0.10 | 0.4 | (0.9) | 0.16 | (0) | 180 | 0.27 | 2.1 | 69 | 廃棄部位：株元 硝0.2g |
| 0.06 | 0.09 | 1 | Tr | 2 | 16 | (0) | 5 | 2400 | 52 | 2400 | 200 | (0) | 1.6 | Tr | 0.1 | 0 | 300 | 0.01 | 0.03 | 0.2 | (0.8) | 0.03 | 0.1 | 23 | 0.08 | 0.6 | Tr | 有0.5g，硝Tr |
| 0.13 | 0.68 | 4 | 1 | 0 | 2 | (0) | 0 | 11 | 0 | 11 | 1 | (0) | 0.7 | 0 | 0.3 | 0 | 2 | 0.05 | 0.11 | 0.7 | 1.2 | 0.13 | (0) | 63 | 0.63 | 0.8 | 10 | 廃棄部位：竹皮及び基部 廃棄率：はちく，まだけ等の小型の場合60% 有0.1g，硝Tr |
| 0.13 | 0.55 | – | – | – | – | (0) | 0 | 12 | 0 | 12 | 1 | 0 | 1.0 | 0 | 0.6 | 0 | 2 | 0.04 | 0.09 | 0.6 | (1.1) | 0.06 | (0) | 63 | 0.63 | – | 8 | 竹皮及び基部を除いたもの 有0.1g，硝(Tr) |
| 0.04 | 0.68 | 0 | 0 | 1 | 0 | (0) | 0 | 0 | 0 | 0 | (0) | (0) | 1.0 | 0 | 0.8 | 0 | 1 | 0.01 | 0.04 | 0.1 | (0.5) | 0.02 | (0) | 36 | 0.10 | 0.8 | 0 | 液汁を除いたもの 硝0g |
| 0.02 | 0.03 | – | – | – | – | (0) | 0 | 0 | 0 | 0 | (0) | (0) | Tr | Tr | 0 | 0 | Tr | 0 | 0 | 0 | (0.1) | 0 | (0) | 1 | 0 | – | 0 | 別名しなちく 硝(Tr) |
| 0.05 | 0.15 | 1 | 1 | 0 | 1 | 0 | 0 | 1 | 0 | 1 | 0 | 0 | Tr | 0 | 0 | 0 | 0 | 0.04 | 0.01 | 0.1 | 0.3 | 0.14 | 0 | 15 | 0.17 | 0.6 | 7 | 廃棄部位：皮（保護葉），底盤部及び頭部，有0.2g，硝0g |
| 0.04 | 0.10 | – | – | – | – | (0) | 0 | 1 | 0 | 1 | Tr | (0) | Tr | 0 | 0 | 0 | Tr | 0.03 | 0.01 | 0.1 | (0.2) | 0.09 | (0) | 11 | 0.14 | – | 5 | 皮（保護葉），底盤部及び頭部を除いたもの，硝Tr |
| 0.05 | 0.12 | 0 | 0 | 1 | 1 | (0) | 0 | 1 | 0 | 1 | Tr | (0) | 0 | 0 | 0 | 0 | Tr | 0.03 | 0.01 | 0.1 | (0.2) | 0.11 | (0) | 11 | 0.15 | 0.5 | 5 | 皮（保護葉），底盤部及び頭部を除いたもの，硝Tr |
| 0.08 | 0.18 | – | – | – | – | (0) | 0 | 2 | 0 | 2 | 0 | (0) | 0.9 | 0 | 1.8 | 0.1 | 7 | 0.04 | 0.02 | 0.1 | (0.4) | 0.22 | (0) | 21 | 0.29 | – | 9 | 皮（保護葉），底盤部及び頭部を除いたもの 植物油（なたね油） 調p. 250，表 14，硝Tr |
| 0.13 | 0.44 | 4 | Tr | Tr | 4 | – | 0 | 5 | 0 | 5 | Tr | – | 4.5 | Tr | 6.3 | 0.1 | 0 | 0.12 | 0.03 | 0.4 | (1.0) | 0.45 | – | 33 | 0.62 | 2.0 | 0 | 皮（保護葉），底盤部及び頭部を除いたもの 植物油（なたね油） 調p. 250，表 14，硝0g |
| | | | | | | | | | | | | | | | | | | | | | | | | | | | | 別名レッドオニオン，紫たまねぎ |
| 0.04 | 0.14 | – | – | – | – | (0) | 0 | 0 | 0 | 0 | (0) | (0) | 0.1 | 0 | 0 | 0 | Tr | 0.03 | 0.02 | 0.1 | (0.3) | 0.13 | (0) | 23 | 0.15 | – | 7 | 廃棄部位：皮（保護葉），底盤部及び頭部，硝Tr，有0.3g |

# 6 野菜類

| 食品番号 | 食品名 | 廃棄率 | エネルギー | 水分 | アミノ酸組成によるたんぱく質 | たんぱく質 | トリアシルグリセロール当量 | コレステロール | 脂質 | 飽和脂肪酸 | n-3系多価不飽和脂肪酸 | n-6系多価不飽和脂肪酸 | 利用可能炭水化物（単糖当量） | 利用可能炭水化物（質量計） | 差引き法による利用可能炭水化物 | 食物繊維総量 | 糖アルコール | 炭水化物 | 灰分 | 食塩相当量 | ナトリウム | カリウム | カルシウム | マグネシウム | リン | 鉄 | 亜鉛 |
|---|---|---|---|---|---|---|---|---|---|---|---|---|---|---|---|---|---|---|---|---|---|---|---|---|---|---|---|
| | | 可食部100g当たり | | | たんぱく質 | | 脂質 | | | 脂肪酸 | | | 炭水化物 | | | | | | 灰分 | | 無機質 | | | | | | |
| | | % | kcal | g | g | g | g | mg | g | g | g | g | g | g | g | g | g | g | g | g | mg | mg | mg | mg | mg | mg | mg |
| | **葉たまねぎ** | | | | | | | | | | | | | | | | | | | | | | | | | | |
| 06337 | りん茎及び葉，生 | 1 | 33 | 89.5 | (1.2) | 1.8 | – | (0) | 0.4 | – | – | – | *(5.1) | (5.1) | 5.2 | 3.0 | – | 7.6 | 0.7 | 0 | 3 | 290 | 67 | 14 | 45 | 0.6 | 0.3 |
| | **たらのめ** | | | | | | | | | | | | | | | | | | | | | | | | | | |
| 06157 | 若芽，生 | 30 | 27 | 90.2 | – | 4.2 | – | (0) | 0.2 | – | – | – | – | – | *0.1 | 4.2 | – | 4.3 | 1.1 | 0 | 1 | 460 | 16 | 33 | 120 | 0.9 | 0.8 |
| 06158 | 若芽，ゆで | 0 | 27 | 90.8 | – | 4.0 | – | (0) | 0.2 | – | – | – | – | – | *0.5 | 3.6 | – | 4.1 | 0.9 | 0 | 1 | 260 | 19 | 28 | 92 | 0.9 | 0.7 |
| | **チコリ** | | | | | | | | | | | | | | | | | | | | | | | | | | |
| 06159 | 若芽，生 | 15 | 17 | 94.7 | (0.8) | 1.0 | – | (0) | Tr | – | – | – | (0.8) | (0.8) | *3.0 | 1.1 | – | 3.9 | 0.4 | 0 | 3 | 170 | 24 | 9 | 25 | 0.2 | 0.2 |
| | **ちぢみゆきな** | | | | | | | | | | | | | | | | | | | | | | | | | | |
| 新 06376 | 葉，生 | 15 | 35 | 88.1 | (3.2) | 3.6 | – | (0) | 0.6 | – | – | – | – | – | *2.2 | 3.9 | – | 5.7 | 1.7 | 0 | 18 | 570 | 180 | 30 | 88 | 3.0 | 0.9 |
| 新 06377 | 葉，ゆで | 15 | 34 | 89.1 | (3.3) | 3.8 | – | (0) | 0.7 | – | – | – | – | – | *1.4 | 4.3 | – | 5.2 | 1.0 | 0 | 15 | 320 | 130 | 21 | 82 | 1.4 | 0.7 |
| | **チンゲンサイ** | | | | | | | | | | | | | | | | | | | | | | | | | | |
| 06160 | 葉，生 | 15 | 9 | 96.0 | 0.7 | 0.6 | (0.1) | (0) | 0.1 | (0.01) | (0.03) | (0.02) | 0.4 | 0.4 | *0.7 | 1.2 | – | 2.0 | 0.8 | 0.1 | 32 | 260 | 100 | 16 | 27 | 1.1 | 0.3 |
| 06161 | 葉，ゆで | 20 | 11 | 95.3 | (1.0) | 0.9 | (0.1) | (0) | 0.1 | (0.01) | (0.03) | (0.02) | (0.5) | (0.5) | *0.7 | 1.5 | – | 2.4 | 0.8 | 0.1 | 28 | 250 | 120 | 17 | 27 | 0.7 | 0.2 |
| 06338 | 葉，油いため | 0 | 36 | 92.6 | (0.8) | 0.8 | (3.1) | 0 | 3.2 | (0.24) | (0.27) | (0.60) | *(0.5) | (0.5) | 0.7 | 1.4 | – | 2.2 | 0.7 | 0.1 | 31 | 230 | 92 | 16 | 27 | 0.9 | 0.3 |
| | **つくし** | | | | | | | | | | | | | | | | | | | | | | | | | | |
| 06162 | 胞子茎，生 | 15 | 31 | 86.9 | – | 3.5 | – | (0) | 0.1 | – | – | – | – | – | *0 | 8.1 | – | 8.1 | 1.4 | 0 | 6 | 640 | 50 | 33 | 94 | 2.1 | 1.1 |
| 06163 | 胞子茎，ゆで | 0 | 28 | 88.9 | – | 3.4 | – | (0) | 0.1 | – | – | – | – | – | *0 | 6.7 | – | 6.7 | 0.9 | 0 | 4 | 340 | 58 | 26 | 82 | 1.1 | 1.0 |
| | **つるな** | | | | | | | | | | | | | | | | | | | | | | | | | | |
| 06164 | 茎葉，生 | 0 | 15 | 93.8 | – | 1.8 | – | (0) | 0.1 | – | – | – | – | – | *0.5 | 2.3 | – | 2.8 | 1.3 | 0 | 5 | 300 | 48 | 35 | 75 | 3.0 | 0.5 |
| | **つるにんじん** | | | | | | | | | | | | | | | | | | | | | | | | | | |
| 新 06390 | 根，生 | 0 | 55 | 77.7 | – | 1.0 | – | – | 0.7 | – | – | – | – | – | *2.7 | 17.1 | – | 19.8 | 0.8 | 0 | 2 | 190 | 61 | 33 | 75 | 5.9 | 0.5 |
| | **つるむらさき** | | | | | | | | | | | | | | | | | | | | | | | | | | |
| 06165 | 茎葉，生 | 0 | 11 | 95.1 | (0.5) | 0.7 | – | (0) | 0.2 | – | – | – | – | – | *0.6 | 2.2 | – | 2.6 | 1.1 | 0 | 9 | 210 | 150 | 67 | 28 | 0.5 | 0.4 |
| 06166 | 茎葉，ゆで | 0 | 12 | 94.5 | (0.7) | 0.9 | – | (0) | 0.2 | – | – | – | – | – | *0.3 | 3.1 | – | 3.2 | 0.9 | 0 | 7 | 150 | 180 | 41 | 24 | 0.4 | 0.4 |
| | **つわぶき** | | | | | | | | | | | | | | | | | | | | | | | | | | |
| 06167 | 葉柄，生 | 0 | 19 | 93.3 | – | 0.4 | – | (0) | 0 | – | – | – | – | – | *3.1 | 2.5 | – | 5.6 | 0.7 | 0.3 | 100 | 410 | 38 | 15 | 11 | 0.2 | 0.1 |
| 06168 | 葉柄，ゆで | 0 | 14 | 95.0 | – | 0.3 | – | (0) | 0 | – | – | – | – | – | *2.1 | 2.3 | – | 4.4 | 0.3 | 0.1 | 42 | 160 | 31 | 8 | 33 | 0.1 | 0.1 |
| | **とうがらし** | | | | | | | | | | | | | | | | | | | | | | | | | | |
| 06169 | 葉・果実，生 | 60 | 32 | 86.7 | (2.5) | 3.4 | (Tr) | (0) | 0.1 | (0.01) | (0.01) | (0.02) | – | – | *2.5 | 5.7 | – | 7.2 | 2.2 | 0 | 3 | 650 | 490 | 79 | 65 | 2.2 | 0.4 |
| 06170 | 葉・果実，油いため | 0 | 81 | 79.5 | (2.9) | 4.0 | (4.7) | (0) | 4.9 | (0.35) | (0.37) | (0.91) | – | – | *3.4 | 6.3 | – | 8.5 | 2.6 | 0 | 2 | 690 | 550 | 87 | 76 | 2.8 | 0.4 |
| 06171 | 果実，生 | 9 | 72 | 75.0 | (2.9) | 3.9 | (1.3) | (0) | 3.4 | (0.39) | (0.19) | (0.58) | *(7.7) | (7.7) | 9.2 | 10.3 | – | 16.3 | 1.4 | 0 | 6 | 760 | 20 | 42 | 71 | 2.0 | 0.5 |
| 06172 | 果実，乾 | 0 | 270 | 8.8 | (10.8) | 14.7 | (4.4) | (0) | 12.0 | (1.37) | (0.68) | (2.04) | – | – | *23.5 | 46.4 | – | 58.4 | 6.1 | 0 | 17 | 2800 | 74 | 190 | 260 | 6.8 | 1.5 |
| | **とうがん** | | | | | | | | | | | | | | | | | | | | | | | | | | |
| 06173 | 果実，生 | 30 | 15 | 95.2 | (0.3) | 0.5 | (0.1) | (0) | 0.1 | (0.01) | (0) | (0.04) | – | – | *2.7 | 1.3 | – | 3.8 | 0.4 | 0 | 1 | 200 | 19 | 7 | 18 | 0.2 | 0.1 |
| 06174 | 果実，ゆで | 0 | 15 | 95.3 | (0.4) | 0.6 | (0.1) | (0) | 0.1 | (0.01) | (0) | (0.04) | – | – | *2.4 | 1.5 | – | 3.7 | 0.3 | 0 | 1 | 200 | 22 | 7 | 19 | 0.3 | 0.1 |

可食部 100 g 当たり

| 無機質 銅 | 無機質 マンガン | 無機質 ヨウ素 | 無機質 セレン | 無機質 クロム | 無機質 モリブデン | ビタミンA レチノール | ビタミンA α-カロテン | ビタミンA β-カロテン | ビタミンA β-クリプトキサンチン | ビタミンA β-カロテン当量 | ビタミンA レチノール活性当量 | ビタミンD | ビタミンE α-トコフェロール | ビタミンE β-トコフェロール | ビタミンE γ-トコフェロール | ビタミンE δ-トコフェロール | ビタミンK | ビタミンB1 | ビタミンB2 | ナイアシン | ナイアシン当量 | ビタミンB6 | ビタミンB12 | 葉酸 | パントテン酸 | ビオチン | ビタミンC | 備考<br>【有】有機酸　【硝】硝酸イオン<br>【調】調理による脂質の増減<br>♣食物繊維：AOAC 2011.25 法 |
|---|---|---|---|---|---|---|---|---|---|---|---|---|---|---|---|---|---|---|---|---|---|---|---|---|---|---|---|---|
| mg | mg | µg | µg | µg | µg | µg | µg | µg | µg | µg | µg | µg | mg | mg | mg | mg | µg | mg | mg | mg | mg | mg | µg | µg | mg | µg | mg | |
| 0.03 | 0.35 | － | － | － | － | 0 | 2 | 1500 | 17 | 1500 | 120 | (0) | 1.1 | 0 | 0.3 | 0 | 92 | 0.06 | 0.11 | 0.6 | (0.9) | 0.16 | (0) | 120 | 0.13 | － | 32 | 廃棄部位：底盤部<br>【硝】0g |
| 0.35 | 0.47 | 0 | 1 | 0 | 1 | (0) | 0 | 570 | 0 | 570 | 48 | (0) | 2.4 | 0.1 | 1.6 | 0.2 | 99 | 0.15 | 0.20 | 2.5 | 3.2 | 0.22 | (0) | 160 | 0.53 | 6.7 | 7 | 廃棄部位：木質部及びりん片<br>【硝】0g |
| 0.30 | 0.44 | － | － | － | － | (0) | 0 | 600 | 6 | 600 | 50 | (0) | 2.0 | 0.1 | 1.2 | 0.1 | 97 | 0.07 | 0.11 | 1.3 | 2.0 | 0.11 | (0) | 83 | 0.23 | － | 3 | 木質部及びりん片を除いたもの．ゆでた後水冷し，手搾りしたもの．【硝】0g |
| 0.05 | 0.07 | 1 | 0 | 1 | 1 | (0) | 0 | 11 | 0 | 11 | 1 | (0) | 0.2 | 0 | 0.1 | 0 | 8 | 0.06 | 0.02 | 0.2 | (0.4) | 0.03 | (0) | 41 | 0.14 | 1.1 | 2 | 【別名】きくにがな，アンディーブ，チコリー<br>廃棄部位：株元及びしん<br>【硝】Tr |
| 0.09 | 0.41 | － | － | － | － | (0) | 12 | 4200 | 28 | 4300 | 350 | (0) | － | － | － | － | 390 | 0.09 | 0.21 | 1.6 | (2.9) | － | (0) | 180 | 0.29 | － | 69 | 廃棄部位：株元<br>【有】0g．【硝】0.2g |
| 0.09 | 0.32 | － | － | － | － | (0) | 14 | 5900 | 40 | 5900 | 500 | (0) | － | － | － | － | 500 | 0.06 | 0.12 | 0.7 | (2.1) | － | (0) | 120 | 0.27 | － | 39 | 廃棄部位：株元．【有】0g．【硝】0.2g<br>ゆでた後水冷し，手搾りしたもの |
| 0.07 | 0.12 | Tr | 1 | 1 | 7 | (0) | 0 | 2000 | 3 | 2000 | 170 | (0) | 0.7 | 0 | 0 | 0 | 84 | 0.03 | 0.07 | 0.3 | 0.6 | 0.08 | (0) | 66 | 0.17 | 1.3 | 24 | 廃棄部位：しん<br>【有】0.1g．【硝】0.5g |
| 0.06 | 0.17 | － | － | － | － | (0) | 0 | 2600 | － | 2600 | 220 | (0) | 0.9 | 0 | 0 | 0 | 120 | 0.03 | 0.05 | 0.3 | (0.7) | 0.04 | (0) | 53 | 0.12 | － | 15 | 廃棄部位：しん．【有】0.1g．【硝】0.5g<br>ゆでた後水冷し，手搾りしたもの |
| 0.07 | 0.12 | － | － | － | － | (0) | 0 | 3000 | 5 | 3000 | 250 | (0) | 1.4 | 0 | 1.0 | Tr | 110 | 0.03 | 0.06 | 0.3 | (0.6) | 0.05 | (0) | 62 | 0.12 | － | 21 | しんを除いたもの．【有】0.1g．【硝】0.5g<br>植物油（なたね油）．【調】p. 250，表 14 |
| 0.22 | 0.22 | － | － | － | － | (0) | 53 | 1000 | 49 | 1100 | 88 | (0) | 4.9 | Tr | 0 | 0.1 | 19 | 0.07 | 0.14 | 2.2 | 2.8 | 0.35 | (0) | 110 | 0.90 | － | 33 | 廃棄部位：基部及びはかま（葉鞘） |
| 0.16 | 0.18 | － | － | － | － | (0) | 56 | 1100 | 50 | 1200 | 96 | (0) | 3.6 | 0.1 | 0 | 0.1 | 17 | Tr | 0.10 | 1.1 | 1.7 | 0.21 | (0) | 74 | 0.48 | － | 15 | 基部及びはかま（葉鞘）を除いたもの<br>ゆでた後水冷し，手搾りしたもの |
| 0.06 | 0.81 | － | － | － | － | (0) | 0 | 2700 | 0 | 2700 | 230 | (0) | 1.3 | Tr | 0 | 0 | 310 | 0.08 | 0.30 | 1.0 | 1.3 | 0.13 | (0) | 90 | 0.46 | － | 22 | 【別名】はまぢしゃ<br>【硝】0.2g |
| 0.11 | 0.40 | 2 | 1 | 16 | 7 | 0 | 0 | 13 | 2 | 14 | 1 | 0 | 3.6 | 0.1 | Tr | 0 | 0 | 0.06 | 0.05 | 0.5 | 0.6 | 0.41 | － | 16 | 0.28 | 1.5 | 6 | 【硝】0g　♣ |
| 0.05 | 0.29 | － | － | － | － | (0) | 210 | 2900 | 74 | 3000 | 250 | (0) | 1.1 | Tr | 0.2 | 0 | 350 | 0.03 | 0.07 | 0.3 | (0.5) | 0.09 | (0) | 78 | 0.21 | － | 41 | 【硝】0.3g |
| 0.07 | 0.32 | － | － | － | － | (0) | 260 | 3200 | 88 | 3400 | 280 | (0) | 1.3 | 0 | 0.2 | 0 | 350 | 0.02 | 0.05 | 0.2 | (0.5) | 0.04 | (0) | 51 | 0.15 | － | 18 | ゆでた後水冷し，手搾りしたもの<br>【硝】0.3g |
| 0.02 | 0.23 | － | － | － | － | (0) | 0 | 60 | 0 | 60 | 5 | (0) | 0.4 | 0 | 0 | 0 | 8 | 0.01 | 0.04 | 0.4 | 0.5 | 0.02 | (0) | 16 | 0.10 | － | 4 | 表皮を除いたもの<br>【硝】Tr |
| 0.02 | 0.23 | － | － | － | － | (0) | 0 | 80 | 0 | 80 | 7 | (0) | 0.4 | 0 | 0 | 0 | 8 | 0.01 | 0.03 | 0.2 | 0.3 | 0.01 | (0) | 7 | 0 | － | 0 | ゆでた後水冷し，水切りしたもの<br>【硝】Tr |
| 0.12 | 0.43 | － | － | － | － | (0) | 190 | 5100 | 0 | 5200 | 430 | (0) | 7.7 | 0.2 | 0.1 | 0 | 230 | 0.08 | 0.28 | 1.3 | (2.0) | 0.25 | (0) | 87 | 0.41 | － | 92 | 【別名】なんばん<br>試料：辛味種<br>【別名】葉とうがらし<br>廃棄部位：硬い茎及びへた<br>重量比：葉 6，実 4．【硝】0.4g |
| 0.13 | 0.47 | － | － | － | － | (0) | 210 | 5600 | 0 | 5700 | 480 | (0) | 8.5 | 0.2 | 0.1 | 0 | 250 | 0.12 | 0.28 | 1.4 | (2.2) | 0.28 | (0) | 96 | 0.45 | － | 56 | 【別名】葉とうがらし<br>硬い茎及びへたを除いたもの<br>植物油（調合油）．<br>【調】p. 250，表 14．【硝】0.5g |
| 0.23 | 0.27 | － | － | － | － | (0) | 130 | 6600 | 2200 | 7700 | 640 | (0) | 8.9 | 0.1 | 2.0 | 0 | 27 | 0.14 | 0.36 | 3.7 | (4.5) | 1.00 | (0) | 41 | 0.95 | － | 120 | 廃棄部位：へた |
| 0.85 | 1.08 | － | － | － | － | (0) | 400 | 14000 | 7400 | 17000 | 1500 | (0) | 30.0 | 0.4 | 6.9 | 0.3 | 58 | 0.50 | 1.40 | 14.0 | (17.0) | 3.81 | (0) | 30 | 3.61 | － | 1 | 【別名】赤とうがらし，たかのつめ<br>へたを除いたもの<br>廃棄率：へたつきの場合 10% |
| 0.02 | 0.02 | 7 | 0 | 0 | 4 | (0) | 0 | (0) | 0 | (0) | (0) | (0) | 0.1 | 0 | 0 | 0 | 1 | 0.01 | 0.01 | 0.4 | (0.5) | 0.03 | (0) | 26 | 0.21 | 0.2 | 39 | 【別名】かもうり<br>廃棄部位：果皮，わた及びへた |
| 0.01 | 0.02 | － | － | － | － | (0) | 0 | (0) | 0 | (0) | (0) | (0) | 0.1 | 0 | 0 | 0 | Tr | 0.01 | 0.01 | 0.4 | (0.5) | 0.03 | (0) | 25 | 0.20 | － | 27 | 果皮，わた及びへたを除いたもの |

# 6 野菜類

| 食品番号 | 食品名 | 廃棄率 | エネルギー | 水分 | たんぱく質: アミノ酸組成によるたんぱく質 | たんぱく質: たんぱく質 | 脂質: トリアシルグリセロール当量 | 脂質: コレステロール | 脂質: 脂質 | 脂肪酸: 飽和脂肪酸 | 脂肪酸: $n$-3系多価不飽和脂肪酸 | 脂肪酸: $n$-6系多価不飽和脂肪酸 | 炭水化物: 利用可能炭水化物(単糖当量) | 炭水化物: 利用可能炭水化物(質量計) | 炭水化物: 差引き法による利用可能炭水化物 | 炭水化物: 食物繊維総量 | 炭水化物: 糖アルコール | 炭水化物: 炭水化物 | 灰分 | 食塩相当量 | 無機質: ナトリウム | 無機質: カリウム | 無機質: カルシウム | 無機質: マグネシウム | 無機質: リン | 無機質: 鉄 | 無機質: 亜鉛 |
|---|---|---|---|---|---|---|---|---|---|---|---|---|---|---|---|---|---|---|---|---|---|---|---|---|---|---|---|
| | | % | kcal | g | g | g | g | mg | g | g | g | g | g | g | g | g | g | g | g | g | mg | mg | mg | mg | mg | mg | mg |
| | (とうもろこし類) | | | | | | | | | | | | | | | | | | | | | | | | | | |
| | スイートコーン | | | | | | | | | | | | | | | | | | | | | | | | | | |
| 06175 | 未熟種子，生 | 50 | 89 | 77.1 | 2.7 | 3.6 | 1.3 | 0 | 1.7 | 0.26 | 0.02 | 0.53 | 12.5 | 12.0 | 14.8* | 3.0 | − | 16.8 | 0.8 | 0 | Tr | 290 | 3 | 37 | 100 | 0.8 | 1.0 |
| 06176 | 未熟種子，ゆで | 30 | 95 | 75.4 | (2.6) | 3.5 | (1.3) | (0) | 1.7 | (0.26) | (0.02) | (0.53) | (13.5) | (12.8) | 16.6* | 3.1 | − | 18.6 | 0.8 | 0 | Tr | 290 | 5 | 38 | 100 | 0.8 | 1.0 |
| 06339 | 未熟種子，電子レンジ調理 | 30 | 104 | 73.5 | (3.1) | 4.2 | (1.7) | (0) | 2.2 | (0.33) | (0.02) | (0.67) | (14.5) | (13.8) | 17.1* | 3.4 | − | 19.1 | 1.0 | 0 | 0 | 330 | 3 | 42 | 120 | 0.9 | 1.1 |
| 06177 | 未熟種子，穂軸つき，冷凍 | 40 | 96 | 75.6 | (3.1) | 3.5 | 1.4 | (0) | 1.5 | 0.29 | 0.02 | 0.55 | (13.4) | (12.7) | 16.3* | 2.8 | − | 18.7 | 0.7 | 0 | 1 | 230 | 4 | 33 | 90 | 0.6 | 1.0 |
| 変 06178 | 未熟種子，カーネル，冷凍 | 0 | 91 | 75.5 | 2.4 | 2.9 | 1.1 | (0) | 1.3 | 0.23 | 0.02 | 0.46 | 16.8* | 15.5 | 15.6 | 4.8 | − | 19.8 | 0.6 | 0 | 1 | 230 | 3 | 23 | 79 | 0.3 | 0.5 |
| 新 06378 | 未熟種子，カーネル，冷凍，ゆで | 0 | 92 | 76.5 | 2.4 | 2.8 | 1.2 | (0) | 1.5 | 0.25 | 0.02 | 0.52 | 15.9* | 14.6 | 13.0 | 6.2 | − | 18.7 | 0.5 | 0 | 1 | 200 | 3 | 22 | 72 | 0.2 | 0.4 |
| 新 06379 | 未熟種子，カーネル，冷凍，油いため | 0 | 125 | 71.8 | 2.4 | 2.9 | 5.0 | Tr | 5.8 | 0.52 | 0.33 | 1.29 | 16.4* | 15.2 | 15.4 | 4.7 | − | 18.9 | 0.6 | 0 | 1 | 230 | 3 | 23 | 78 | 0.3 | 0.5 |
| 06179 | 缶詰，クリームスタイル | 0 | 82 | 78.2 | (1.5) | 1.7 | (0.5) | (0) | 0.5 | (0.08) | (0.01) | (0.23) | − | − | 17.0* | 1.8 | − | 18.6 | 1.0 | 0.7 | 260 | 150 | 2 | 18 | 46 | 0.4 | 0.4 |
| 06180 | 缶詰，ホールカーネルスタイル | 0 | 78 | 78.4 | (2.2) | 2.3 | (0.5) | (0) | 0.5 | (0.10) | (0.01) | (0.20) | (13.9) | (13.0) | 14.7* | 3.3 | − | 17.8 | 1.0 | 0.5 | 210 | 130 | 2 | 13 | 40 | 0.4 | 0.6 |
| | ヤングコーン | | | | | | | | | | | | | | | | | | | | | | | | | | |
| 06181 | 幼雌穂，生 | 0 | 29 | 90.9 | (1.7) | 2.3 | (0.2) | (0) | 0.2 | (0.03) | (Tr) | (0.06) | (4.2)* | (4.1) | 3.9 | 2.7 | − | 6.0 | 0.6 | 0 | 0 | 230 | 19 | 25 | 63 | 0.4 | 0.8 |
| | (トマト類) | | | | | | | | | | | | | | | | | | | | | | | | | | |
| | 赤色トマト | | | | | | | | | | | | | | | | | | | | | | | | | | |
| 名 06182 | 果実，生 | 3 | 20 | 94.0 | 0.5 | 0.7 | 0.1 | 0 | 0.1 | 0.02 | Tr | 0.02 | 3.1 | 3.1 | 3.5* | 1.0 | 0 | 4.7 | 0.5 | 0 | 3 | 210 | 7 | 9 | 26 | 0.2 | 0.1 |
| | 赤色ミニトマト | | | | | | | | | | | | | | | | | | | | | | | | | | |
| 名 06183 | 果実，生 | 2 | 30 | 91.0 | (0.8) | 1.1 | (0.1) | (0) | 0.1 | (0.02) | (Tr) | (0.02) | 4.6 | 4.5 | 5.6* | 1.4 | − | 7.2 | 0.6 | 0 | 4 | 290 | 12 | 13 | 29 | 0.4 | 0.2 |
| | 黄色トマト | | | | | | | | | | | | | | | | | | | | | | | | | | |
| 新 06391 | 果実，生 | 0 | 18 | 94.7 | (0.8) | 1.1 | − | − | 0.4 | − | − | − | − | − | 2.2* | 1.3 | − | 3.2 | 0.7 | 0 | 2 | 310 | 6 | 10 | 35 | 0.3 | 0.2 |
| 新 06370 | ドライトマト | 0 | 291 | 9.5 | 9.3 | 14.2 | 1.1 | (0) | 2.1 | 0.30 | 0.06 | 0.53 | 29.2 | 29.2 | 47.8* | 21.7 | − | 67.3 | 6.9 | 0.3 | 120 | 3200 | 110 | 180 | 300 | 4.2 | 1.9 |
| | 加工品 | | | | | | | | | | | | | | | | | | | | | | | | | | |
| 名 06184 | ホール，食塩無添加 | 0 | 21 | 93.3 | (0.9) | 0.9 | (0.1) | (0) | 0.2 | (0.03) | (0.01) | (0.05) | (3.6)* | (3.6) | 3.2 | 1.3 | − | 4.4 | 1.2 | 0 | 4 | 240 | 9 | 13 | 26 | 0.4 | 0.1 |
| 名 06185 | トマトジュース，食塩添加 | 0 | 15 | 94.1 | (0.7) | 0.7 | (0.1) | (0) | 0.1 | (0.02) | (Tr) | (0.02) | (2.9)* | (2.9) | 3.3 | 0.7 | − | 4.0 | 1.1 | 0.3 | 120 | 260 | 6 | 9 | 18 | 0.3 | 0.1 |
| 変 06340 | トマトジュース，食塩無添加 | 0 | 18 | 94.1 | (0.7) | 0.7 | − | (0) | 0.1 | − | − | − | − | − | 3.3* | 0.7 | − | 4.0 | 1.1 | 0 | 8 | 260 | 6 | 9 | 18 | 0.3 | 0.1 |
| 名 06186 | ミックスジュース，食塩添加 | 0 | 18 | 94.2 | (0.5) | 0.6 | − | (0) | 0 | − | − | − | − | − | 3.7* | 0.7 | − | 4.3 | 0.9 | 0.2 | 82 | 200 | 11 | 13 | 11 | 0.3 | 0.1 |
| 変 06341 | ミックスジュース，食塩無添加 | 0 | 18 | 94.2 | (0.5) | 0.6 | − | (0) | 0 | − | − | − | − | − | 3.7* | 0.7 | − | 4.3 | 0.9 | 0 | 12 | 200 | 11 | 13 | 11 | 0.3 | 0.1 |
| | トレビス | | | | | | | | | | | | | | | | | | | | | | | | | | |
| 06187 | 葉，生 | 20 | 17 | 94.1 | (0.9) | 1.1 | 0.1 | (0) | 0.2 | 0.02 | 0.02 | 0.03 | − | − | 2.3* | 2.0 | − | 3.9 | 0.7 | 0 | 11 | 290 | 21 | 11 | 34 | 0.3 | 0.2 |
| | とんぶり | | | | | | | | | | | | | | | | | | | | | | | | | | |
| 06188 | ゆで | 0 | 89 | 76.7 | − | 6.1 | 2.6 | (0) | 3.5 | 0.36 | 0.15 | 1.50 | − | − | 6.7* | 7.1 | − | 12.9 | 0.8 | 0 | 5 | 190 | 15 | 74 | 170 | 2.8 | 1.4 |
| | ながさきはくさい | | | | | | | | | | | | | | | | | | | | | | | | | | |
| 06189 | 葉，生 | 3 | 12 | 93.9 | (1.0) | 1.3 | (Tr) | (0) | 0.1 | (0.01) | (0.02) | (Tr) | − | − | 0.8* | 2.2 | − | 2.6 | 1.8 | 0.1 | 21 | 300 | 140 | 27 | 37 | 2.3 | 0.3 |
| 06190 | 葉，ゆで | 5 | 18 | 93.2 | (1.7) | 2.2 | (Tr) | (0) | 0.1 | (0.01) | (0.02) | (Tr) | − | − | 1.6* | 2.4 | − | 3.4 | 0.8 | 0 | 12 | 120 | 120 | 24 | 48 | 1.6 | 0.2 |
| | (なす類) | | | | | | | | | | | | | | | | | | | | | | | | | | |
| | なす | | | | | | | | | | | | | | | | | | | | | | | | | | |
| 06191 | 果実，生 | 10 | 18 | 93.2 | 0.7 | 1.1 | Tr | 1 | 0.1 | 0.03 | 0 | Tr | 2.6* | 2.6 | 3.0 | 2.2 | − | 5.1 | 0.5 | 0 | Tr | 220 | 18 | 17 | 30 | 0.3 | 0.2 |
| 06192 | 果実，ゆで | 0 | 17 | 94.0 | (0.7) | 1.0 | (Tr) | Tr | 0.1 | (0.03) | (0) | (Tr) | (2.3)* | (2.3) | 2.5 | 2.1 | − | 4.5 | 0.4 | 0 | 1 | 180 | 20 | 16 | 27 | 0.3 | 0.2 |
| 06342 | 果実，油いため | 0 | 73 | 85.8 | (1.0) | 1.5 | (5.5) | (Tr) | 5.8 | (0.43) | (0.42) | (1.05) | (3.3)* | (3.2) | 3.9 | 2.6 | − | 6.3 | 0.6 | 0 | Tr | 290 | 22 | 21 | 40 | 0.4 | 0.2 |

可食部100g当たり

野菜類

可食部100 g当たり

| 無機質 | | | | | | ビタミン | | | | | | | | | | | | | | | | | | | | | | 備考 |
|---|---|---|---|---|---|---|---|---|---|---|---|---|---|---|---|---|---|---|---|---|---|---|---|---|---|---|---|---|
| 銅 | マンガン | ヨウ素 | セレン | クロム | モリブデン | ビタミンA レチノール | ビタミンA α-カロテン | ビタミンA β-カロテン | ビタミンA β-クリプトキサンチン | ビタミンA β-カロテン当量 | ビタミンA レチノール活性当量 | ビタミンD | ビタミンE α-トコフェロール | ビタミンE β-トコフェロール | ビタミンE γ-トコフェロール | ビタミンE δ-トコフェロール | ビタミンK | ビタミン$B_1$ | ビタミン$B_2$ | ナイアシン | ナイアシン当量 | ビタミン$B_6$ | ビタミン$B_{12}$ | 葉酸 | パントテン酸 | ビオチン | ビタミンC | 有 有機酸　硝 硝酸イオン<br>調 調理による脂質の増減<br>♣食物繊維：AOAC 2011.25法 |
| mg | mg | µg | µg | µg | µg | µg | µg | µg | µg | µg | µg | µg | mg | mg | mg | mg | µg | mg | mg | mg | mg | mg | µg | µg | mg | µg | mg | |
| 0.10 | 0.32 | 0 | Tr | 1 | 6 | 0 | 9 | 22 | 54 | 53 | 4 | (0) | 0.3 | Tr | 1.0 | Tr | 1 | 0.15 | 0.10 | 2.3 | 2.8 | 0.14 | (0) | 95 | 0.58 | 5.4 | 8 | 廃棄部位：包葉，めしべ及び穂軸<br>有0.2g．硝0g |
| 0.10 | 0.31 | — | — | — | — | 0 | 7 | 20 | 53 | 49 | 4 | (0) | 0.3 | 0 | 0.9 | 0.1 | 0 | 0.12 | 0.10 | 2.2 | (2.7) | 0.12 | (0) | 86 | 0.51 | — | 6 | 包葉及びめしべを除いたもの<br>廃棄部位：穂軸．有0.2g．硝0g |
| 0.10 | 0.32 | — | — | — | — | (0) | 11 | 23 | 63 | 59 | 5 | (0) | 0.3 | 0 | 1.2 | 0 | 0 | 0.16 | 0.11 | 2.4 | (3.0) | 0.14 | (0) | 97 | 0.67 | — | 6 | 廃棄部位：穂軸<br>有0.2g．硝0g |
| 0.08 | 0.22 | — | — | — | — | (0) | 31 | 36 | 60 | 82 | 7 | (0) | 0.1 | 0 | 0.6 | 0 | Tr | 0.12 | 0.09 | 2.2 | (2.6) | 0.10 | (0) | 77 | 0.49 | — | 6 | 廃棄部位：穂軸<br>有0.2g．硝0g |
| 0.04 | 0.10 | 0 | 1 | Tr | 5 | (0) | 24 | 39 | 48 | 75 | 6 | (0) | 0.1 | 0 | 0.4 | 0 | 0 | 0.10 | 0.07 | 1.8 | 2.2 | 0.09 | 0 | 57 | 0.41 | 3.1 | 4 | 穂軸を除いた実（尖帽を除いた種子）のみ．有0.1g．硝0g ♣ |
| 0.03 | 0.10 | 0 | 1 | 0 | 4 | (0) | 22 | 36 | 46 | 70 | 6 | (0) | 0.1 | 0 | 0.4 | 0 | 0 | 0.08 | 0.06 | 1.6 | 2.0 | 0.08 | 0 | 48 | 0.33 | 2.9 | 2 | 穂軸を除いた実（尖帽を除いた種子）のみ．有0.1g．硝0g ♣ |
| 0.04 | 0.10 | 0 | 1 | Tr | 5 | (0) | 24 | 38 | 47 | 74 | 6 | (0) | 0.8 | Tr | 1.5 | Tr | 6 | 0.10 | 0.07 | 1.9 | 2.3 | 0.09 | 0 | 56 | 0.37 | 3.3 | 3 | 穂軸を除いた実（尖帽を除いた種子）のみ<br>植物油（なたね油）．調p. 250，表14<br>有0.1g．硝0g ♣ |
| 0.04 | 0.07 | — | — | — | — | (0) | 19 | 14 | 52 | 50 | 4 | (0) | 0.1 | 0 | 0.3 | 0 | 0 | 0.02 | 0.05 | 0.8 | (1.0) | 0.03 | (0) | 19 | 0.34 | — | 3 | 硝(0)g |
| 0.04 | 0.06 | — | — | — | — | (0) | 19 | 19 | 67 | 62 | 5 | (0) | 0.1 | 0 | 0.2 | 0 | Tr | 0.03 | 0.05 | 0.8 | (1.2) | 0.05 | (0) | 18 | 0.19 | — | 2 | 液汁を除いたもの<br>硝(0)g |
| | | | | | | | | | | | | | | | | | | | | | | | | | | | | 別名 ベビーコーン，ミニコーン |
| 0.09 | 0.60 | — | — | — | — | (0) | 0 | 33 | 4 | 35 | 3 | (0) | 0.4 | 0 | 0.4 | 0 | 1 | 0.09 | 0.11 | 0.9 | (1.2) | 0.16 | (0) | 110 | 0.40 | — | 9 | 穂軸基部を除いたもの．硝0g<br>廃棄率：穂軸基部つきの場合10% |
| 0.04 | 0.08 | Tr | 1 | Tr | 2 | (0) | 4 | 540 | 0 | 540 | 45 | (0) | 0.9 | Tr | 0.2 | 0 | 4 | 0.05 | 0.02 | 0.7 | 0.8 | 0.08 | (0) | 22 | 0.17 | 2.3 | 15 | 廃棄部位：へた<br>有0.4g．硝0g |
| | | | | | | | | | | | | | | | | | | | | | | | | | | | | 別名 プチトマト，チェリートマト |
| 0.06 | 0.10 | 4 | Tr | 0 | 4 | (0) | 4 | 960 | 0 | 960 | 80 | (0) | 0.9 | Tr | 0.5 | 0 | 7 | 0.07 | 0.05 | 0.8 | (0.9) | 0.11 | (0) | 35 | 0.17 | 3.6 | 32 | 廃棄部位：へた<br>有0.6g．硝0g |
| 0.04 | 0.10 | 2 | 0 | 0 | 7 | — | 3 | 110 | 0 | 110 | 9 | — | 1.2 | Tr | 0.6 | Tr | 7 | 0.08 | 0.03 | 1.0 | (1.1) | 0.07 | — | 29 | 0.14 | 3.1 | 28 | 廃棄部位：へた<br>硝0g ♣ |
| 0.82 | 1.22 | 4 | 16 | 11 | 29 | (0) | 17 | 2600 | 0 | 2600 | 220 | (0) | 18.0 | 0.4 | 1.8 | Tr | 31 | 0.68 | 0.30 | 13.0 | 14.0 | 0.95 | (0) | 120 | 1.08 | 43.0 | 15 | 有3.6g．硝0g |
| 0.08 | 0.09 | — | — | — | — | (0) | 0 | 570 | 0 | 570 | 47 | (0) | 1.2 | 0 | 0.2 | 0 | 5 | 0.06 | 0.03 | 0.6 | (0.8) | 0.10 | (0) | 21 | 0.22 | — | 10 | 別名 トマト水煮缶詰<br>液汁を除いたもの．硝(0)g |
| 0.06 | 0.05 | 4 | Tr | 1 | 4 | (0) | 0 | 310 | 0 | 310 | 26 | (0) | 0.7 | 0 | 0.1 | 0 | 2 | 0.04 | 0.04 | 0.7 | (0.8) | 0.09 | (0) | 17 | 0.18 | 4.2 | 6 | 果汁100%．硝(0)g<br>(100g：97mL，100mL：103g) |
| 0.06 | 0.05 | 4 | Tr | 1 | 4 | (0) | 0 | 310 | 0 | 310 | 26 | (0) | 0.7 | 0 | 0.1 | 0 | 2 | 0.04 | 0.04 | 0.7 | (0.8) | 0.09 | (0) | 17 | 0.18 | 4.2 | 6 | 果汁100%．硝(0)g<br>(100g：97mL，100mL：103g) |
| 0.08 | 0.07 | — | — | — | — | (0) | 66 | 350 | 0 | 390 | 32 | (0) | 0.8 | 0 | 0.1 | 0 | 6 | 0.03 | 0.03 | 0.4 | (0.5) | 0.06 | (0) | 10 | 0.20 | — | 3 | 原材料：トマト，にんじん，セロリ等<br>(100g：97mL，100mL：103g) |
| 0.08 | 0.07 | — | — | — | — | (0) | 66 | 350 | 0 | 390 | 32 | (0) | 0.8 | 0 | 0.1 | 0 | 6 | 0.03 | 0.03 | 0.4 | (0.5) | 0.06 | (0) | 10 | 0.20 | — | 3 | 原材料：トマト，にんじん，セロリ等<br>(100g：97mL，100mL：103g) |
| 0.06 | 0.15 | — | — | — | — | (0) | 0 | 14 | — | 14 | 1 | (0) | 0.1 | 0.2 | 0.1 | 0 | 13 | 0.04 | 0.04 | 0.2 | (0.4) | 0.03 | (0) | 41 | 0.24 | — | 6 | 別名 トレビッツ，あかめチコリ，レッドチコリ<br>廃棄部位：しん<br>硝Tr |
| | | | | | | | | | | | | | | | | | | | | | | | | | | | | 別名 ずぶし，ねんどう |
| 0.25 | 0.78 | — | — | — | — | (0) | 1 | 800 | — | 800 | 67 | (0) | 4.6 | 0.1 | 1.1 | 0 | 120 | 0.11 | 0.17 | 0.3 | 1.3 | 0.16 | (0) | 100 | 0.48 | — | 1 | ほうきぎ（ほうきぐさ）の種子<br>硝Tr |
| 0.05 | 0.21 | — | — | — | — | (0) | 0 | 1900 | 0 | 1900 | 160 | (0) | 1.3 | Tr | 0 | 0 | 130 | 0.05 | 0.13 | 0.7 | (0.9) | 0.14 | (0) | 150 | 0.28 | — | 88 | 別名 とうな，とうじんな，ちりめんはくさい<br>廃棄部位：株元<br>硝0.3g |
| 0.04 | 0.20 | — | — | — | — | (0) | 0 | 2600 | 0 | 2600 | 220 | (0) | 1.3 | Tr | 0 | 0 | 150 | 0.02 | 0.07 | 0.3 | (0.7) | 0.06 | (0) | 69 | 0.11 | — | 23 | 廃棄部位：株元．硝0.3g<br>ゆでた後水冷し，手搾りしたもの |
| 0.06 | 0.16 | 0 | 0 | 0 | 10 | (0) | 0 | 100 | 1 | 100 | 8 | (0) | 0.3 | 0 | 0 | 0 | 10 | 0.05 | 0.05 | 0.5 | 0.7 | 0.05 | (0) | 32 | 0.33 | 2.3 | 4 | 廃棄部位：へた<br>有0.4g．硝Tr |
| 0.05 | 0.15 | — | — | — | — | (0) | 0 | 98 | 1 | 98 | 8 | (0) | 0.3 | 0 | 0 | 0 | 10 | 0.04 | 0.04 | 0.4 | (0.6) | 0.03 | (0) | 22 | 0.29 | — | 1 | へたを除いたもの<br>有0.3g．硝Tr |
| 0.07 | 0.20 | — | — | — | — | (0) | 1 | 190 | 3 | 190 | 16 | (0) | 1.4 | 0 | 1.8 | 0.1 | 11 | 0.06 | 0.07 | 0.7 | (1.0) | 0.06 | (0) | 36 | 0.40 | — | 2 | へたを除いたもの．有0.5g．硝Tr<br>植物油（なたね油）．調p. 250，表14 |

# 6 野菜類

可食部100 g当たり

| 食品番号 | 食品名 | 廃棄率 | エネルギー | 水分 | たんぱく質: アミノ酸組成によるたんぱく質 | たんぱく質: たんぱく質 | 脂質: トリアシルグリセロール当量 | 脂質: コレステロール | 脂質: 脂質 | 脂肪酸: 飽和脂肪酸 | 脂肪酸: n-3系多価不飽和脂肪酸 | 脂肪酸: n-6系多価不飽和脂肪酸 | 炭水化物: 利用可能炭水化物(単糖当量) | 炭水化物: 利用可能炭水化物(質量計) | 炭水化物: 差引法による利用可能炭水化物 | 炭水化物: 食物繊維総量 | 炭水化物: 糖アルコール | 炭水化物: 炭水化物 | 灰分 | 食塩相当量 | 無機質: ナトリウム | 無機質: カリウム | 無機質: カルシウム | 無機質: マグネシウム | 無機質: リン | 無機質: 鉄 | 無機質: 亜鉛 |
|---|---|---|---|---|---|---|---|---|---|---|---|---|---|---|---|---|---|---|---|---|---|---|---|---|---|---|---|
| | | % | kcal | g | g | g | g | mg | g | g | g | g | g | g | g | g | g | g | g | g | mg | mg | mg | mg | mg | mg | mg |
| 06343 | 果実，天ぷら | 0 | 165 | 71.9 | (1.1) | 1.6 | 13.1 | 1 | 14.0 | 0.97 | 1.03 | 2.36 | *10.4 | 9.7 | 11.5 | 1.9 | — | 12.0 | 0.5 | 0.1 | 21 | 200 | 31 | 14 | 41 | 0.2 | 0.2 |
| | **べいなす** | | | | | | | | | | | | | | | | | | | | | | | | | | |
| 06193 | 果実，生 | 30 | 20 | 93.0 | (0.9) | 1.1 | (Tr) | (0) | 0.1 | (0.03) | (0) | (Tr) | *(2.7) | (2.6) | 2.8 | 2.4 | — | 5.3 | 0.5 | 0 | 1 | 220 | 10 | 14 | 26 | 0.4 | 0.2 |
| 06194 | 果実，素揚げ | 35 | 177 | 74.8 | (0.8) | 1.0 | (16.5) | (0) | 17.0 | (1.22) | (1.27) | (3.14) | (3.2) | (3.1) | *5.1 | 1.8 | — | 6.7 | 0.5 | 0 | 1 | 220 | 10 | 14 | 26 | 0.4 | 0.2 |
| | **漬物** | | | | | | | | | | | | | | | | | | | | | | | | | | |
| 06195 | 塩漬 | 0 | 22 | 90.4 | (0.9) | 1.4 | (Tr) | (0) | 0.1 | (0.03) | (0) | (Tr) | — | — | *3.1 | 2.7 | — | 5.2 | 2.9 | 2.2 | 880 | 260 | 18 | 18 | 33 | 0.6 | 0.2 |
| 06196 | ぬかみそ漬 | 0 | 27 | 88.7 | — | 1.7 | — | (0) | 0.1 | — | — | — | — | — | *3.4 | 2.7 | — | 6.1 | 3.4 | 2.5 | 990 | 430 | 21 | 33 | 44 | 0.5 | 0.2 |
| 06197 | こうじ漬 | 0 | 87 | 69.1 | — | 5.5 | — | (0) | 0.1 | — | — | — | — | — | *14.0 | 4.2 | — | 18.2 | 7.1 | 6.6 | 2600 | 210 | 65 | 22 | 65 | 1.4 | 0.4 |
| 06198 | からし漬 | 0 | 127 | 61.2 | — | 2.6 | — | (0) | 0.2 | — | — | — | — | — | *26.5 | 4.2 | — | 30.7 | 5.3 | 4.8 | 1900 | 72 | 71 | 36 | 55 | 1.5 | 0.4 |
| 06199 | しば漬 | 0 | 27 | 86.4 | — | 1.4 | — | (0) | 0.2 | — | — | — | — | — | *2.6 | 4.4 | — | 7.0 | 4.9 | 4.1 | 1600 | 50 | 30 | 16 | 27 | 1.7 | 0.2 |
| | **なずな** | | | | | | | | | | | | | | | | | | | | | | | | | | |
| 06200 | 葉，生 | 5 | 35 | 86.8 | — | 4.3 | — | (0) | 0.1 | — | — | — | — | — | *1.6 | 5.4 | — | 7.0 | 1.7 | 0 | 3 | 440 | 290 | 34 | 92 | 2.4 | 0.7 |
| | **(なばな類)** | | | | | | | | | | | | | | | | | | | | | | | | | | |
| | **和種なばな** | | | | | | | | | | | | | | | | | | | | | | | | | | |
| 06201 | 花らい・茎，生 | 0 | 34 | 88.4 | (3.6) | 4.4 | (0.1) | (0) | 0.2 | (0.02) | (0.06) | (0.01) | — | — | *2.5 | 4.2 | — | 5.8 | 1.2 | 0 | 16 | 390 | 160 | 29 | 86 | 2.9 | 0.7 |
| 06202 | 花らい・茎，ゆで | 0 | 28 | 90.2 | (3.8) | 4.7 | (0.1) | (0) | 0.1 | (0.01) | (0.03) | (Tr) | — | — | *0.9 | 4.3 | — | 4.3 | 0.7 | 0 | 7 | 170 | 140 | 19 | 86 | 1.7 | 0.4 |
| | **洋種なばな** | | | | | | | | | | | | | | | | | | | | | | | | | | |
| 06203 | 茎葉，生 | 0 | 36 | 88.3 | (3.3) | 4.1 | (0.2) | (0) | 0.4 | (0.04) | (0.11) | (0.02) | — | — | *3.3 | 3.7 | — | 6.0 | 1.1 | 0 | 12 | 410 | 97 | 28 | 78 | 0.9 | 0.6 |
| 06204 | 茎葉，ゆで | 0 | 30 | 90.0 | (2.9) | 3.6 | (0.2) | (0) | 0.4 | (0.04) | (0.11) | (0.02) | — | — | *2.1 | 4.1 | — | 5.3 | 0.7 | 0 | 10 | 210 | 95 | 19 | 71 | 0.7 | 0.4 |
| | **にがうり** | | | | | | | | | | | | | | | | | | | | | | | | | | |
| 06205 | 果実，生 | 15 | 15 | 94.4 | 0.7 | 1.0 | (0.1) | (0) | 0.1 | (0.01) | (0) | (0.04) | 0.3 | 0.3 | *1.6 | 2.6 | — | 3.9 | 0.6 | 0 | 1 | 260 | 14 | 14 | 31 | 0.4 | 0.2 |
| 06206 | 果実，油いため | 0 | 47 | 90.3 | (0.8) | 1.2 | (3.2) | (0) | 3.3 | (0.23) | (0.24) | (0.64) | (0.4) | (0.4) | *2.3 | 2.8 | — | 4.6 | 0.6 | 0 | 1 | 260 | 14 | 15 | 33 | 0.5 | 0.2 |
| | **(にら類)** | | | | | | | | | | | | | | | | | | | | | | | | | | |
| | **にら** | | | | | | | | | | | | | | | | | | | | | | | | | | |
| 06207 | 葉，生 | 5 | 18 | 92.6 | 1.3 | 1.7 | (0.1) | Tr | 0.3 | (0.04) | (0.04) | (0.04) | *1.7 | 1.7 | 1.9 | 2.7 | — | 4.0 | 1.1 | 0 | 1 | 510 | 48 | 18 | 31 | 0.7 | 0.3 |
| 06208 | 葉，ゆで | 0 | 27 | 89.8 | (1.9) | 2.6 | (0.2) | Tr | 0.5 | (0.06) | (0.07) | (0.07) | *(2.3) | (2.3) | 2.4 | 4.3 | — | 5.7 | 1.1 | 0 | 1 | 400 | 51 | 20 | 26 | 0.7 | 0.3 |
| 06344 | 葉，油いため | 0 | 69 | 85.8 | (1.4) | 1.9 | (5.4) | (Tr) | 5.7 | (0.42) | (0.46) | (1.05) | *(2.0) | (2.0) | 2.2 | 3.5 | — | 4.9 | 1.3 | 0 | Tr | 600 | 48 | 22 | 38 | 0.8 | 0.4 |
| | **花にら** | | | | | | | | | | | | | | | | | | | | | | | | | | |
| 06209 | 花茎・花らい，生 | 5 | 27 | 91.4 | (1.4) | 1.9 | (0.1) | (0) | 0.2 | (0.02) | (0.03) | (0.03) | — | — | *3.7 | 2.8 | — | 5.9 | 0.6 | 0 | 1 | 250 | 22 | 15 | 41 | 0.5 | 0.3 |
| | **黄にら** | | | | | | | | | | | | | | | | | | | | | | | | | | |
| 06210 | 葉，生 | 0 | 18 | 94.0 | (1.5) | 2.1 | (Tr) | (0) | 0.1 | (0.01) | (0.01) | (0.01) | — | — | *1.9 | 2.0 | — | 3.3 | 0.5 | 0 | Tr | 180 | 15 | 11 | 35 | 0.7 | 0.2 |
| | **(にんじん類)** | | | | | | | | | | | | | | | | | | | | | | | | | | |
| | **葉にんじん** | | | | | | | | | | | | | | | | | | | | | | | | | | |
| 06211 | 葉，生 | 15 | 16 | 93.5 | — | 1.1 | — | (0) | 0.2 | — | — | — | — | — | *1.0 | 2.7 | — | 3.7 | 1.1 | 0.1 | 31 | 510 | 92 | 27 | 52 | 0.9 | 0.3 |
| | **にんじん** | | | | | | | | | | | | | | | | | | | | | | | | | | |
| 06212 | 根，皮つき，生 | 3 | 35 | 89.1 | 0.5 | 0.7 | 0.1 | (0) | 0.2 | 0.02 | 0.01 | 0.05 | 5.9 | 5.8 | *6.8 | 2.8 | — | 9.3 | 0.8 | 0.1 | 28 | 300 | 28 | 10 | 26 | 0.2 | 0.2 |
| 06213 | 根，皮つき，ゆで | 0 | 29 | 90.2 | (0.4) | 0.6 | (0.1) | (0) | 0.2 | (0.03) | (0.01) | (0.07) | *(5.3) | (5.2) | 5.7 | 3.0 | — | 8.4 | 0.6 | 0.1 | 23 | 270 | 32 | 12 | 29 | 0.3 | 0.3 |
| 変 06214 | 根，皮なし，生 | 10 | 32 | 89.6 | 0.5 | 0.7 | 0.1 | (0) | 0.2 | 0.03 | Tr | 0.06 | *6.0 | 5.9 | 6.0 | 2.8 | — | 8.8 | 0.7 | 0.1 | 24 | 300 | 24 | 9 | 28 | 0.2 | 0.2 |
| 変 06215 | 根，皮なし，ゆで | 0 | 28 | 90.0 | (0.5) | 0.7 | (0.1) | (0) | 0.1 | (0.01) | (Tr) | (0.04) | *5.1 | 5.0 | 5.6 | 2.8 | — | 8.5 | 0.7 | 0.1 | 27 | 240 | 29 | 9 | 26 | 0.2 | 0.2 |

可食部100g当たり

| 銅 | マンガン | ヨウ素 | セレン | クロム | モリブデン | ビタミンA レチノール | ビタミンA α-カロテン | ビタミンA β-カロテン | ビタミンA β-クリプトキサンチン | ビタミンA β-カロテン当量 | ビタミンA レチノール活性当量 | ビタミンD | ビタミンE α-トコフェロール | ビタミンE β-トコフェロール | ビタミンE γ-トコフェロール | ビタミンE δ-トコフェロール | ビタミンK | ビタミンB1 | ビタミンB2 | ナイアシン | ナイアシン当量 | ビタミンB6 | ビタミンB12 | 葉酸 | パントテン酸 | ビオチン | ビタミンC | 備考 |
|---|---|---|---|---|---|---|---|---|---|---|---|---|---|---|---|---|---|---|---|---|---|---|---|---|---|---|---|---|
| mg | mg | µg | µg | µg | µg | µg | µg | µg | µg | µg | µg | µg | mg | mg | mg | mg | µg | mg | mg | mg | mg | mg | µg | µg | mg | µg | mg | 有 有機酸　硝 硝酸イオン　調 調理による脂質の増減　♣食物繊維：AOAC 2011.25法 |
| 0.07 | 0.16 | – | – | – | 7 | – | Tr | 110 | 3 | 110 | 9 | – | 2.6 | 0 | 5.5 | 0.1 | 22 | 0.05 | 0.07 | 0.6 | (0.8) | 0.04 | 0 | 28 | 0.16 | 2.3 | 2 | へたを除いたもの 調p. 249，表13．硝Tr |
| | | | | | | | | | | | | | | | | | | | | | | | | | | | | 別名 洋なす |
| 0.08 | 0.13 | – | – | – | – | (0) | 0 | 45 | 0 | 45 | 4 | (0) | 0.3 | 0 | 0 | 0 | 9 | 0.04 | 0.04 | 0.6 | (0.8) | 0.06 | (0) | 19 | 0.30 | – | 6 | 廃棄部位：へた及び果皮 有0.4g．硝Tr |
| 0.09 | 0.13 | – | – | – | – | (0) | 0 | 20 | 0 | 20 | 2 | (0) | 2.5 | 0.2 | 7.5 | 1.5 | 31 | 0.05 | 0.04 | 0.6 | (0.8) | 0.05 | (0) | 12 | 0.30 | – | 2 | 廃棄部位：へた及び果皮 植物油（調合油）．有0.5g．硝0g |
| 0.09 | 0.18 | – | – | – | – | (0) | 0 | 44 | 0 | 44 | 4 | (0) | 0.3 | 0 | 0 | 0 | 10 | 0.03 | 0.04 | 0.4 | (0.6) | 0.07 | (0) | 32 | 0.41 | – | 7 | 水洗いし，水切りしたもの 硝(Tr) |
| 0.09 | 0.19 | – | – | – | – | (0) | 0 | 26 | 0 | 26 | 2 | (0) | 0.3 | 0 | 0 | 0 | 12 | 0.10 | 0.04 | 1.0 | 1.3 | 0.15 | Tr | 43 | 0.67 | – | 8 | 水洗いし，水切りしたもの 廃棄率：へたつきの場合10%．硝(Tr) |
| 0.17 | 0.40 | – | – | – | – | (0) | 0 | 5 | 0 | 5 | Tr | (0) | 0.5 | Tr | 0 | 0 | 27 | 0.03 | 0.05 | 0.3 | 1.2 | 0.03 | (0) | 9 | 0.13 | – | 0 | 硝(Tr) |
| 0.13 | 0.32 | – | – | – | – | (0) | 0 | 76 | 0 | 76 | 6 | (0) | 0.2 | Tr | 0 | 0 | 24 | 0.06 | 0.04 | 0.6 | 1.0 | 0.09 | (0) | 18 | 0.08 | – | 87 | 硝0g |
| 0.12 | 0.29 | – | – | – | – | (0) | 8 | 570 | 5 | 580 | 48 | (0) | 0.7 | Tr | 0.1 | 0 | 72 | 0 | 0.02 | 0.1 | 0.3 | 0.03 | (0) | 9 | 0.13 | – | 0 | 市販品の液汁を除去したもの 硝0.1g |
| | | | | | | | | | | | | | | | | | | | | | | | | | | | | 別名 ぺんぺんぐさ，三味線草 |
| 0.16 | 1.00 | – | – | – | – | (0) | 0 | 5200 | 0 | 5200 | 430 | (0) | 2.5 | Tr | 0.1 | 0 | 330 | 0.15 | 0.27 | 0.5 | 1.2 | 0.32 | (0) | 180 | 1.10 | – | 110 | 廃棄部位：株元 硝0.1g |
| | | | | | | | | | | | | | | | | | | | | | | | | | | | | 別名 なのはな，しんつみな，かぶれな |
| 0.09 | 0.32 | 1 | 1 | 1 | 6 | (0) | 0 | 2200 | 21 | 2200 | 180 | (0) | 2.9 | Tr | 0.6 | 0 | 250 | 0.16 | 0.28 | 1.3 | (2.6) | 0.26 | (0) | 340 | 0.73 | 12.0 | 130 | 硝Tr |
| 0.07 | 0.25 | – | – | – | – | (0) | 0 | 2400 | 20 | 2400 | 200 | (0) | 2.8 | Tr | 0.6 | 0 | 250 | 0.07 | 0.14 | 0.5 | (1.9) | 0.11 | (0) | 190 | 0.30 | – | 44 | ゆでた後水冷し，手搾りしたもの 硝Tr |
| | | | | | | | | | | | | | | | | | | | | | | | | | | | | 別名 なのはな，しんつみな，かぶれな |
| 0.09 | 0.67 | – | – | – | – | (0) | 0 | 2600 | 24 | 2600 | 220 | (0) | 1.7 | Tr | 0.1 | 0 | 260 | 0.11 | 0.24 | 1.3 | (2.5) | 0.22 | (0) | 240 | 0.80 | – | 110 | 硝0.1g |
| 0.07 | 0.61 | – | – | – | – | (0) | 0 | 2700 | 24 | 2700 | 230 | (0) | 1.6 | Tr | 0.1 | 0 | 270 | 0.06 | 0.13 | 0.6 | (1.7) | 0.11 | (0) | 240 | 0.47 | – | 55 | ゆでた後水冷し，手搾りしたもの 硝Tr |
| | | | | | | | | | | | | | | | | | | | | | | | | | | | | 別名 つるれいし，ゴーヤ |
| 0.05 | 0.10 | 1 | 0 | 1 | 7 | (0) | 93 | 160 | 3 | 210 | 17 | (0) | 0.8 | 0.1 | 0.1 | 0 | 41 | 0.05 | 0.07 | 0.3 | (0.5) | 0.06 | (0) | 72 | 0.37 | 0.5 | 76 | 廃棄部位：両端，わた及び種子 有Tr．硝Tr |
| 0.05 | 0.11 | 1 | Tr | 1 | 8 | 0 | 100 | 180 | 4 | 230 | 19 | (0) | 0.9 | 0.1 | 0.1 | 0 | 45 | 0.05 | 0.08 | 0.3 | (0.6) | 0.07 | (0) | 79 | 0.41 | 0.5 | 75 | 両端，わた及び種子を除いたもの 植物油（調合油） 調p.250，表14 有Tr．硝(Tr) |
| 0.07 | 0.39 | 1 | 1 | 1 | 15 | (0) | 0 | 3500 | 32 | 3500 | 290 | (0) | 2.5 | 0 | 0.5 | 0 | 180 | 0.06 | 0.13 | 0.6 | 1.1 | 0.16 | (0) | 100 | 0.50 | 2.1 | 19 | 廃棄部位：株元 硝0.3g |
| 0.09 | 0.49 | – | – | – | – | (0) | 0 | 4400 | 30 | 4400 | 370 | (0) | 3.1 | 0.1 | 0.7 | 0 | 330 | 0.04 | 0.12 | 0.3 | (1.1) | 0.13 | (0) | 77 | 0.39 | – | 11 | 株元を除いたもの，ゆでた後水冷し，手搾りしたもの．硝0.3g |
| 0.08 | 0.46 | – | – | – | – | (0) | 2 | 4500 | 49 | 4600 | 380 | (0) | 4.1 | 0 | 3.3 | 0.1 | 220 | 0.06 | 0.16 | 0.8 | (1.3) | 0.20 | (0) | 140 | 0.59 | – | 21 | 株元を除いたもの．硝0.4g 植物油（なたね油）．調p. 250，表14 |
| 0.08 | 0.20 | – | – | – | – | (0) | 0 | 1100 | 0 | 1100 | 91 | (0) | 1.0 | 0 | 0.1 | 0 | 100 | 0.07 | 0.08 | 0.6 | (1.2) | 0.17 | (0) | 120 | 0.42 | – | 23 | 廃棄部位：花茎基部 硝Tr |
| 0.07 | 0.18 | – | – | – | – | (0) | 0 | 59 | 0 | 59 | 5 | (0) | 0.3 | 0 | 0 | 0 | 29 | 0.05 | 0.08 | 0.7 | (1.3) | 0.12 | (0) | 76 | 0.38 | – | 15 | 硝Tr |
| | | | | | | | | | | | | | | | | | | | | | | | | | | | | 別名 にんじんな |
| 0.04 | 0.26 | – | – | – | – | (0) | 780 | 1300 | 0 | 1700 | 140 | (0) | 1.1 | 0 | 0.1 | 0 | 160 | 0.06 | 0.12 | 1.1 | 1.3 | 0.15 | (0) | 73 | 0.43 | – | 22 | 試料：水耕栽培品 廃棄部位：株元．硝0.4g |
| 0.05 | 0.12 | – | – | – | – | (0) | 3300 | 6900 | 0 | 8600 | 720 | (0) | 0.4 | Tr | 0 | 0 | 17 | 0.07 | 0.06 | 0.8 | 1.0 | 0.10 | (0) | 21 | 0.37 | – | 6 | 廃棄部位：根端及び葉柄基部 硝0g |
| 0.05 | 0.16 | – | – | – | – | (0) | 3200 | 6900 | 0 | 8500 | 710 | (0) | 0.4 | 0 | 0 | 0 | 15 | 0.06 | 0.05 | 0.7 | (0.9) | 0.09 | (0) | 17 | 0.42 | – | 4 | 根端及び葉柄基部を除いたもの 硝0g |
| 0.04 | 0.11 | Tr | Tr | 0 | Tr | 0 | 2600 | 6300 | 0 | 7600 | 630 | (0) | 0.5 | 0 | 0 | 0 | 4 | 0.04 | 0.03 | 0.7 | 0.8 | 0.09 | (0) | 23 | 0.27 | 2.5 | 4 | 廃棄部位：根端，葉柄基部及び皮 有0.3g．硝：0g ♣ |
| 0.05 | 0.17 | 0 | 1 | 0 | 1 | (0) | 3100 | 7200 | 0 | 8700 | 730 | (0) | 0.4 | Tr | 0 | 0 | 18 | 0.06 | 0.05 | 0.6 | (0.7) | 0.10 | (0) | 19 | 0.25 | 2.5 | 4 | 根端，葉柄基部及び皮を除いたもの 有0.3g．硝0g |

# 6 野菜類

| 食品番号 | 食品名 | 廃棄率 % | エネルギー kcal | 水分 g | たんぱく質: アミノ酸組成によるたんぱく質 g | たんぱく質: たんぱく質 g | 脂質: トリアシルグリセロール当量 g | 脂質: コレステロール mg | 脂質: 脂質 g | 脂肪酸: 飽和脂肪酸 g | 脂肪酸: $n$-3系多価不飽和脂肪酸 g | 脂肪酸: $n$-6系多価不飽和脂肪酸 g | 炭水化物: 利用可能炭水化物(単糖当量) g | 炭水化物: 利用可能炭水化物(質量計) g | 炭水化物: 差引法による利用可能炭水化物 g | 炭水化物: 食物繊維総量 g | 炭水化物: 糖アルコール g | 炭水化物: 炭水化物 g | 灰分 g | 食塩相当量 g | 無機質: ナトリウム mg | 無機質: カリウム mg | 無機質: カルシウム mg | 無機質: マグネシウム mg | 無機質: リン mg | 無機質: 鉄 mg | 無機質: 亜鉛 mg |
|---|---|---|---|---|---|---|---|---|---|---|---|---|---|---|---|---|---|---|---|---|---|---|---|---|---|---|---|
| 変 06345 | 根，皮なし，油いため | 0 | 103 | 79.1 | (0.8) | 1.1 | (6.1) | (Tr) | 6.4 | (0.46) | (0.47) | (1.21) | (7.5) | (7.4) | 9.3* | 3.1 | – | 12.4 | 1.1 | 0.1 | 48 | 400 | 35 | 13 | 37 | 0.3 | 0.3 |
| 変 06346 | 根，皮なし，素揚げ | 0 | 87 | 80.6 | (0.7) | 1.0 | 3.3 | 0 | 3.5 | 0.26 | 0.26 | 0.63 | (8.2) | (8.1) | 12.9* | 1.1 | – | 13.9 | 1.0 | 0.1 | 39 | 380 | 36 | 13 | 35 | 0.3 | 0.3 |
| 新 06407 | 根，皮なし，カット，常法洗浄 | 0 | 27 | 91.5 | 0.4 | 0.5 | 0.1 | – | 0.2 | 0.03 | Tr | 0.03 | 5.1* | 5.0 | 4.6 | 2.7 | – | 7.3 | 0.5 | 0 | 18 | 210 | 26 | 11 | 21 | 0.2 | 0.1 |
| 新 06408 | 根，皮なし，カット，次亜塩素酸洗浄 | 0 | 27 | 91.5 | 0.5 | 0.6 | 0.1 | – | 0.2 | 0.03 | Tr | 0.04 | 5.8 | 5.7 | 4.6* | 2.6 | – | 7.2 | 0.5 | 0 | 19 | 200 | 27 | 11 | 21 | 0.2 | 0.1 |
| 06347 | 根，皮，生 | 0 | 26 | 90.4 | (0.5) | 0.7 | – | (0) | 0.2 | – | – | – | – | – | 3.7* | 3.8 | – | 7.3 | 1.5 | 0 | 16 | 630 | 45 | 20 | 43 | 0.3 | 0.2 |
| 変 06216 | 根，冷凍 | 0 | 30 | 90.2 | 0.7 | 0.8 | 0.1 | (0) | 0.2 | 0.03 | 0.01 | 0.08 | 4.7* | 4.5 | 4.1 | 4.1 | – | 8.2 | 0.6 | 0.1 | 57 | 200 | 30 | 9 | 31 | 0.3 | 0.2 |
| 新 06380 | 根，冷凍，ゆで | 0 | 24 | 91.7 | 0.6 | 0.7 | 0.1 | (0) | 0.2 | 0.03 | 0.01 | 0.09 | 3.5* | 3.3 | 3.5 | 3.5 | – | 7.0 | 0.4 | 0.1 | 40 | 130 | 31 | 8 | 26 | 0.3 | 0.2 |
| 新 06381 | 根，冷凍，油いため | 0 | 65 | 85.2 | 0.7 | 0.9 | 3.8 | Tr | 4.0 | 0.29 | 0.32 | 0.81 | 5.1* | 4.9 | 5.2 | 4.2 | – | 9.3 | 0.6 | 0.2 | 60 | 210 | 33 | 9 | 33 | 0.3 | 0.2 |
| 06348 | グラッセ | 0 | 53 | 83.8 | (0.5) | 0.7 | 1.1 | 5 | 1.4 | 0.71 | 0.01 | 0.09 | 9.4* | 9.1 | 10.3 | 2.6 | 0 | 12.7 | 1.4 | 1.0 | 390 | 240 | 26 | 10 | 27 | 0.2 | 0.1 |
| 06217 | ジュース，缶詰 | 0 | 29 | 92.0 | (0.4) | 0.6 | (Tr) | (0) | 0.1 | (0.01) | (Tr) | (0.03) | (5.9) | (5.7) | 6.7* | 0.2 | – | 6.7 | 0.6 | 0 | 19 | 280 | 10 | 7 | 20 | 0.2 | 0.1 |
| | **きんとき** | | | | | | | | | | | | | | | | | | | | | | | | | | |
| 06218 | 根，皮つき，生 | 15 | 39 | 87.3 | (1.3) | 1.8 | 0.1 | (0) | 0.2 | 0.01 | Tr | 0.03 | – | – | 6.3* | 3.9 | – | 9.6 | 1.1 | 0 | 11 | 540 | 37 | 11 | 64 | 0.4 | 0.9 |
| 06219 | 根，皮つき，ゆで | 0 | 37 | 87.7 | (1.4) | 1.9 | 0.1 | (0) | 0.2 | 0.02 | 0.01 | 0.05 | – | – | 5.5* | 4.3 | – | 9.2 | 1.0 | 0 | 10 | 470 | 39 | 10 | 66 | 0.5 | 1.0 |
| 名 06220 | 根，皮なし，生 | 20 | 40 | 87.1 | (1.3) | 1.8 | 0.1 | (0) | 0.3 | 0.02 | 0.01 | 0.05 | – | – | 6.8* | 3.6 | – | 9.7 | 1.1 | 0 | 12 | 520 | 34 | 10 | 67 | 0.4 | 0.9 |
| 名 06221 | 根，皮なし，ゆで | 0 | 40 | 87.1 | (1.4) | 1.9 | 0.1 | (0) | 0.4 | 0.02 | 0.01 | 0.07 | – | – | 6.3* | 4.1 | – | 9.6 | 1.0 | 0 | 9 | 480 | 38 | 9 | 72 | 0.4 | 1.0 |
| | **島にんじん** | | | | | | | | | | | | | | | | | | | | | | | | | | |
| 新 06409 | 根，皮なし，生 | 20 | 35 | 88.9 | – | 1.1 | – | – | 0.4 | – | – | – | – | – | 4.9* | 3.9 | – | 8.8 | 0.9 | 0.1 | 22 | 420 | 34 | 7 | 44 | 0.5 | 0.3 |
| | **ミニキャロット** | | | | | | | | | | | | | | | | | | | | | | | | | | |
| 06222 | 根，生 | 1 | 26 | 90.9 | (0.5) | 0.7 | (0.1) | (0) | 0.2 | (0.02) | (0.01) | (0.06) | (4.7)* | (4.6) | 5.1 | 2.7 | – | 7.5 | 0.7 | 0 | 15 | 340 | 30 | 8 | 22 | 0.3 | 0.2 |
| | **(にんにく類)** | | | | | | | | | | | | | | | | | | | | | | | | | | |
| | **にんにく** | | | | | | | | | | | | | | | | | | | | | | | | | | |
| 06223 | りん茎，生 | 9 | 129 | 63.9 | 4.0 | 6.4 | 0.5 | (0) | 0.9 | 0.13 | 0.03 | 0.26 | 1.1 | 1.0 | 24.1* | 6.2 | – | 27.5 | 1.4 | 0 | 8 | 510 | 14 | 24 | 160 | 0.8 | 0.8 |
| 06349 | りん茎，油いため | 0 | 191 | 53.7 | (5.0) | 8.2 | (5.2) | (0) | 5.9 | (0.49) | (0.40) | (1.20) | (1.2) | (1.2) | 27.6* | 6.8 | – | 30.6 | 1.6 | 0 | 16 | 610 | 18 | 29 | 200 | 1.2 | 1.0 |
| | **茎にんにく** | | | | | | | | | | | | | | | | | | | | | | | | | | |
| 06224 | 花茎，生 | 0 | 44 | 86.7 | (1.4) | 1.9 | (0.1) | (0) | 0.3 | (0.04) | (0.04) | (0.04) | – | – | 7.5* | 3.8 | – | 10.6 | 0.5 | 0 | 9 | 160 | 45 | 15 | 33 | 0.5 | 0.3 |
| 06225 | 花茎，ゆで | 0 | 43 | 86.9 | (1.2) | 1.7 | (0.1) | (0) | 0.2 | (0.02) | (0.03) | (0.03) | – | – | 7.5* | 3.8 | – | 10.7 | 0.5 | 0 | 6 | 160 | 40 | 15 | 33 | 0.5 | 0.3 |
| | **(ねぎ類)** | | | | | | | | | | | | | | | | | | | | | | | | | | |
| | **根深ねぎ** | | | | | | | | | | | | | | | | | | | | | | | | | | |
| 06226 | 葉，軟白，生 | 40 | 35 | 89.6 | 1.0 | 1.4 | Tr | 2 | 0.1 | 0.02 | Tr | 0.01 | 3.6 | 3.6 | 6.4* | 2.5 | – | 8.3 | 0.5 | 0 | Tr | 200 | 36 | 13 | 27 | 0.3 | 0.3 |
| 06350 | 葉，軟白，ゆで | 0 | 28 | 91.4 | (0.8) | 1.3 | (Tr) | – | 0.1 | (0.01) | (0) | (0.01) | (3.0) | (3.0) | 4.8* | 2.5 | – | 6.8 | 0.4 | 0 | 0 | 150 | 28 | 10 | 22 | 0.3 | 0.3 |
| 06351 | 葉，軟白，油いため | 0 | 77 | 83.9 | (1.1) | 1.6 | (4.1) | – | 4.4 | (0.32) | (0.31) | (0.79) | (4.1) | (4.1) | 7.7* | 2.7 | – | 9.5 | 0.5 | 0 | 0 | 220 | 35 | 14 | 28 | 0.3 | 0.3 |
| | **葉ねぎ** | | | | | | | | | | | | | | | | | | | | | | | | | | |
| 06227 | 葉，生 | 7 | 29 | 90.5 | 1.3 | 1.9 | 0.1 | (0) | 0.3 | 0.03 | 0.04 | 0.04 | 0 | 0 | 4.0* | 3.2 | – | 6.5 | 0.7 | 0 | 1 | 260 | 80 | 19 | 40 | 1.0 | 0.3 |
| 06352 | 葉，油いため | 0 | 77 | 83.9 | (1.5) | 2.1 | (4.9) | (0) | 5.2 | (0.38) | (0.41) | (0.95) | (0) | (0) | 4.9* | 3.9 | – | 7.9 | 0.9 | 0 | 2 | 310 | 95 | 22 | 49 | 1.2 | 0.4 |
| | **九条ねぎ** | | | | | | | | | | | | | | | | | | | | | | | | | | |
| 新 06410 | 葉，生 | 8 | 32 | 90.0 | – | 1.7 | – | – | 0.3 | – | – | – | – | – | 3.9* | 3.3 | – | 7.3 | 0.7 | 0 | Tr | 240 | 69 | 13 | 40 | 0.5 | 0.4 |

可食部100 g当たり

可食部100 g当たり

| 無機質 | | | | | | ビタミン | | | | | | | | | | | | | | | | | | | | | | 備考 |
|---|---|---|---|---|---|---|---|---|---|---|---|---|---|---|---|---|---|---|---|---|---|---|---|---|---|---|---|---|
| 銅 | マンガン | ヨウ素 | セレン | クロム | モリブデン | ビタミンA | | | | | | ビタミンD | ビタミンE | | | | ビタミンK | ビタミン$B_1$ | ビタミン$B_2$ | ナイアシン | ナイアシン当量 | ビタミン$B_6$ | ビタミン$B_{12}$ | 葉酸 | パントテン酸 | ビオチン | ビタミンC | 有 有機酸　硝 硝酸イオン<br>調 調理による脂質の増減<br>♣食物繊維：AOAC 2011.25 法 |
| | | | | | | レチノール | α-カロテン | β-カロテン | β-クリプトキサンチン | β-カロテン当量 | レチノール活性当量 | | α-トコフェロール | β-トコフェロール | γ-トコフェロール | δ-トコフェロール | | | | | | | | | | | | |
| mg | mg | µg | µg | µg | µg | µg | µg | µg | µg | µg | µg | µg | mg | mg | mg | mg | µg | mg | mg | mg | mg | mg | µg | µg | mg | µg | mg | |
| 0.08 | 0.14 | – | – | – | – | (0) | 4500 | 9900 | 0 | 12000 | 1000 | (0) | 1.7 | 0 | 2.0 | 0.1 | 22 | 0.11 | 0.08 | 1.1 | (1.3) | 0.14 | (0) | 31 | 0.45 | – | 5 | 根端，葉柄基部及び皮を除いたもの<br>植物油（なたね油）<br>調p. 250，表 14<br>有0.5g．硝0g |
| 0.05 | 0.14 | 1 | 0 | 0 | 1 | (0) | 1400 | 3200 | 0 | 3900 | 330 | (0) | 1.6 | Tr | 1.1 | Tr | 34 | 0.10 | 0.07 | 0.9 | (1.1) | 0.15 | (0) | 28 | 0.50 | 3.7 | 6 | 別名 フライドキャロット<br>根端，葉柄基部及び皮を除いたもの<br>植物油（なたね油）<br>有0.5g．硝0g |
| 0.03 | 0.10 | Tr | 0 | 0 | Tr | 0 | 3000 | 6600 | 0 | 8100 | 680 | – | 0.4 | 0 | 0 | 0 | 3 | 0.04 | 0.03 | 0.4 | 0.5 | 0.08 | – | 22 | 0.22 | 2.2 | 3 | 有0.2g．硝Tr ♣ |
| 0.03 | 0.10 | Tr | 0 | 0 | Tr | 0 | 2900 | 6400 | 0 | 7800 | 650 | – | 0.4 | 0 | 0 | 0 | 3 | 0.04 | 0.03 | 0.4 | 0.6 | 0.07 | – | 20 | 0.22 | 1.6 | 3 | 有0.2g．硝Tr ♣ |
| 0.08 | 0.13 | 1 | 0 | 1 | 1 | (0) | 3800 | 6700 | 0 | 8600 | 720 | (0) | 0.5 | 0 | 0 | 0 | 12 | 0.05 | 0.05 | 1.1 | (1.2) | 0.12 | (0) | 46 | 0.31 | 6.4 | 4 | 硝0g |
| 0.05 | 0.14 | Tr | 0 | 1 | 1 | 0 | 3900 | 9100 | 0 | 11000 | 920 | (0) | 0.8 | Tr | 0 | 0 | 6 | 0.04 | 0.02 | 0.5 | 0.6 | 0.09 | Tr | 21 | 0.25 | 2.1 | 4 | 有0.3g．硝Tr ♣ |
| 0.04 | 0.14 | 0 | 0 | Tr | 1 | (0) | 4200 | 10000 | (0) | 12000 | 1000 | (0) | 0.9 | Tr | 0 | 0 | 6 | 0.03 | 0.02 | 0.3 | 0.5 | 0.06 | 0 | 18 | 0.20 | 1.6 | 1 | 有0.2g．硝Tr ♣ |
| 0.06 | 0.17 | 1 | 0 | 1 | 1 | (0) | 4400 | 11000 | (0) | 13000 | 1100 | (0) | 1.5 | Tr | 1.5 | Tr | 11 | 0.04 | 0.03 | 0.5 | 0.7 | 0.09 | 0 | 24 | 0.30 | 2.3 | 2 | 植物油（なたね油）．調p. 250，表 14<br>有0.3g．硝Tr ♣ |
| 0.03 | 0.16 | 1 | 0 | 0 | 1 | 25 | 3300 | 8600 | 0 | 10000 | 880 | 0 | 0.7 | 0 | 0 | 0 | 7 | 0.03 | 0.03 | 0.4 | (0.6) | 0.09 | 0 | 17 | 0.14 | 2.6 | 2 | 有0.2g．硝Tr |
| 0.04 | 0.07 | – | – | – | – | (0) | 1300 | 3800 | 0 | 4500 | 370 | (0) | 0.2 | 0 | 0 | 0 | 2 | 0.03 | 0.04 | 0.6 | (0.7) | 0.08 | (0) | 13 | 0.27 | – | 1 | 硝(Tr) |
| | | | | | | | | | | | | | | | | | | | | | | | | | | | | 別名 きょうにんじん |
| 0.09 | 0.15 | – | – | – | – | (0) | 250 | 4800 | 0 | 5000 | 410 | (0) | 0.5 | 0 | 0 | 0 | 2 | 0.07 | 0.05 | 1.0 | (1.4) | 0.12 | (0) | 110 | 0.32 | – | 8 | 廃棄部位：根端及び葉柄基部<br>硝Tr |
| 0.08 | 0.13 | – | – | – | – | (0) | 220 | 4900 | 0 | 5000 | 410 | (0) | 0.5 | 0 | 0 | 0 | 2 | 0.07 | 0.05 | 0.9 | (1.3) | 0.12 | (0) | 98 | 0.33 | – | 6 | 根端及び葉柄基部を除いたもの<br>硝Tr |
| 0.08 | 0.16 | – | – | – | – | (0) | 250 | 4400 | 0 | 4500 | 380 | (0) | 0.5 | 0 | 0 | 0 | 2 | 0.07 | 0.05 | 1.0 | (1.3) | 0.13 | (0) | 100 | 0.33 | – | 8 | 廃棄部位：根端，葉柄基部及び皮<br>硝Tr |
| 0.08 | 0.12 | – | – | – | – | (0) | 230 | 4700 | 0 | 4800 | 400 | (0) | 0.5 | 0 | 0 | 0 | 2 | 0.06 | 0.06 | 0.8 | (1.2) | 0.14 | (0) | 100 | 0.28 | – | 8 | 根端，葉柄基部及び皮を除いたもの<br>硝Tr |
| 0.07 | 0.09 | Tr | 1 | 1 | 3 | – | 23 | 250 | 4 | 270 | 22 | – | 1.2 | 0 | Tr | 0 | 15 | 0.07 | 0.05 | 0.8 | 1.0 | 0.09 | 0 | 29 | 0.16 | 3.6 | 14 | 廃棄部位：根端，葉柄基部及び皮<br>硝Tr ♣ |
| 0.05 | 0.12 | – | – | – | – | (0) | 2200 | 4900 | 0 | 6000 | 500 | (0) | 0.6 | 0 | 0 | 0 | 13 | 0.04 | 0.03 | 0.6 | (0.7) | 0.10 | (0) | 32 | 0.41 | – | 4 | 廃棄部位：根端及び葉柄基部<br>硝Tr |
| 0.16 | 0.28 | 0 | 1 | 0 | 16 | (0) | 0 | 2 | 0 | 2 | 0 | (0) | 0.5 | 0 | 0 | 0 | 0 | 0.19 | 0.07 | 0.7 | 1.8 | 1.53 | (0) | 93 | 0.55 | 2.0 | 12 | 廃棄部位：茎，りん皮及び根盤部<br>有0g．硝0g |
| 0.21 | 0.36 | – | – | – | – | (0) | 0 | 2 | 0 | 2 | 0 | (0) | 1.5 | 0 | 1.5 | Tr | 3 | 0.23 | 0.09 | 0.8 | (2.3) | 1.80 | (0) | 120 | 0.68 | – | 10 | 茎，りん皮及び根盤部を除いたもの<br>植物油（なたね油）<br>調p. 250，表 14<br>有0g．硝0g |
| | | | | | | | | | | | | | | | | | | | | | | | | | | | | 別名 にんにくの芽 |
| 0.06 | 0.35 | – | – | – | – | (0) | 0 | 710 | 7 | 710 | 60 | (0) | 0.8 | Tr | 0.1 | 0 | 54 | 0.11 | 0.10 | 0.3 | (0.9) | 0.31 | (0) | 120 | 0.29 | – | 45 | 硝Tr |
| 0.06 | 0.32 | – | – | – | – | (0) | 0 | 670 | 8 | 680 | 56 | (0) | 0.8 | Tr | Tr | 0 | 51 | 0.10 | 0.07 | 0.3 | (0.8) | 0.28 | (0) | 120 | 0.31 | – | 39 | ゆでた後水冷し，水切りしたもの<br>硝Tr |
| | | | | | | | | | | | | | | | | | | | | | | | | | | | | 別名 長ねぎ |
| 0.04 | 0.12 | 0 | Tr | 0 | 2 | (0) | 0 | 82 | 1 | 83 | 7 | (0) | 0.2 | 0 | 0 | 0 | 8 | 0.05 | 0.04 | 0.4 | 0.6 | 0.12 | (0) | 72 | 0.17 | 1.0 | 14 | 廃棄部位：株元及び緑葉部<br>硝Tr |
| 0.05 | 0.09 | – | – | – | – | (0) | 0 | 69 | Tr | 69 | 6 | (0) | 0.1 | 0 | 0 | 0 | 8 | 0.04 | 0.03 | 0.3 | (0.5) | 0.09 | (0) | 53 | 0.17 | – | 10 | 株元及び緑葉部を除いたもの<br>硝Tr |
| 0.06 | 0.11 | – | – | – | – | (0) | 0 | 72 | 1 | 73 | 6 | (0) | 0.9 | Tr | 1.4 | Tr | 8 | 0.06 | 0.05 | 0.4 | (0.7) | 0.14 | (0) | 72 | 0.17 | – | 15 | 株元及び緑葉部を除いたもの．硝Tr<br>植物油（なたね油）．調p. 250，表 14 |
| | | | | | | | | | | | | | | | | | | | | | | | | | | | | 別名 青ねぎ |
| 0.05 | 0.18 | 1 | 1 | 2 | 1 | (0) | Tr | 1500 | 17 | 1500 | 120 | (0) | 0.9 | Tr | 0 | 0 | 110 | 0.06 | 0.11 | 0.5 | 0.9 | 0.13 | (0) | 100 | 0.23 | 1.7 | 32 | 廃棄部位：株元<br>硝0.1g |
| 0.06 | 0.21 | – | – | – | – | (0) | Tr | 1800 | 20 | 1800 | 150 | (0) | 2.1 | 0 | 1.6 | 0 | 150 | 0.07 | 0.12 | 0.5 | (1.1) | 0.16 | (0) | 120 | 0.29 | – | 43 | 株元を除いたもの．硝0.1g<br>植物油（なたね油）．調p. 250，表 14 |
| 0.03 | 0.63 | 1 | Tr | Tr | 6 | – | 2 | 1400 | 10 | 1400 | 110 | – | 0.6 | 0 | 0 | 0 | 100 | 0.06 | 0.10 | 0.6 | 0.9 | 0.11 | Tr | 130 | 0.14 | 1.5 | 27 | 廃棄部位：株元<br>硝0.1g ♣ |

# 6 野菜類

可食部100 g当たり

| 食品番号 | 食品名 | 廃棄率 | エネルギー | 水分 | たんぱく質: アミノ酸組成によるたんぱく質 | たんぱく質: たんぱく質 | 脂質: トリアシルグリセロール当量 | 脂質: コレステロール | 脂質: 脂質 | 脂肪酸: 飽和脂肪酸 | 脂肪酸: $n$-3系多価不飽和脂肪酸 | 脂肪酸: $n$-6系多価不飽和脂肪酸 | 炭水化物: 利用可能炭水化物（単糖当量） | 炭水化物: 利用可能炭水化物（質量計） | 炭水化物: 差引法による利用可能炭水化物 | 炭水化物: 食物繊維総量 | 炭水化物: 糖アルコール | 炭水化物: 炭水化物 | 灰分 | 食塩相当量 | 無機質: ナトリウム | 無機質: カリウム | 無機質: カルシウム | 無機質: マグネシウム | 無機質: リン | 無機質: 鉄 | 無機質: 亜鉛 |
|---|---|---|---|---|---|---|---|---|---|---|---|---|---|---|---|---|---|---|---|---|---|---|---|---|---|---|---|
| | | % | kcal | g | g | g | g | mg | g | g | g | g | g | g | g | g | g | g | g | g | mg | mg | mg | mg | mg | mg | mg |
| | **こねぎ** | | | | | | | | | | | | | | | | | | | | | | | | | | |
| 06228 | 葉，生 | 10 | 26 | 91.3 | (1.4) | 2.0 | (0.1) | (0) | 0.3 | (0.04) | (0.04) | (0.04) | – | – | *3.7 | 2.5 | – | 5.4 | 0.9 | 0 | 1 | 320 | 100 | 17 | 36 | 1.0 | 0.3 |
| | **めねぎ** | | | | | | | | | | | | | | | | | | | | | | | | | | |
| 新 06411 | 葉，生 | 0 | 15 | 94.9 | – | 1.5 | – | – | 0.3 | – | – | – | – | – | *0.6 | 1.8 | – | 2.4 | 0.7 | 0 | 13 | 240 | 67 | 37 | 45 | 1.2 | 0.3 |
| | **のざわな** | | | | | | | | | | | | | | | | | | | | | | | | | | |
| 06229 | 葉，生 | 3 | 14 | 94.0 | (0.8) | 0.9 | (0.1) | (0) | 0.1 | (0.01) | (0.03) | (Tr) | – | – | *1.7 | 2.0 | – | 3.5 | 1.1 | 0.1 | 24 | 390 | 130 | 19 | 40 | 0.6 | 0.3 |
| 06230 | 漬物，塩漬 | 5 | 17 | 91.8 | (1.0) | 1.2 | (0.1) | (0) | 0.1 | (0.01) | (0.03) | (Tr) | – | – | *1.8 | 2.5 | – | 4.1 | 2.4 | 1.5 | 610 | 300 | 130 | 21 | 39 | 0.4 | 0.3 |
| 06231 | 漬物，調味漬 | 3 | 22 | 89.5 | – | 1.7 | – | (0) | 0 | – | – | – | – | – | *2.3 | 3.1 | – | 5.4 | 3.2 | 2.4 | 960 | 360 | 94 | 21 | 36 | 0.7 | 0.3 |
| | **のびる** | | | | | | | | | | | | | | | | | | | | | | | | | | |
| 06232 | りん茎葉，生 | 20 | 63 | 80.2 | – | 3.2 | (0.1) | (0) | 0.2 | (0.03) | (Tr) | (0.07) | – | – | *8.7 | 6.9 | – | 15.5 | 0.9 | 0 | 2 | 590 | 100 | 21 | 96 | 2.6 | 1.0 |
| | **はくさい** | | | | | | | | | | | | | | | | | | | | | | | | | | |
| 06233 | 結球葉，生 | 6 | 13 | 95.2 | 0.6 | 0.8 | Tr | (0) | 0.1 | 0.01 | 0.02 | Tr | *2.0 | 2.0 | 2.1 | 1.3 | – | 3.2 | 0.6 | 0 | 6 | 220 | 43 | 10 | 33 | 0.3 | 0.2 |
| 06234 | 結球葉，ゆで | 10 | 13 | 95.4 | (0.7) | 0.9 | (Tr) | (0) | 0.1 | (0.01) | (0.02) | (Tr) | *(1.9) | (1.9) | 1.8 | 1.4 | – | 2.9 | 0.5 | 0 | 5 | 160 | 43 | 9 | 33 | 0.3 | 0.2 |
| 変 06235 | 漬物，塩漬 | 4 | 17 | 92.1 | (1.1) | 1.5 | (Tr) | (0) | 0.1 | (0.01) | (0.02) | (Tr) | 0 | – | *1.8 | 1.8 | 0 | 3.3 | 2.8 | 2.1 | 820 | 240 | 39 | 12 | 41 | 0.4 | 0.2 |
| 変 06236 | 漬物，キムチ | 0 | 27 | 88.4 | – | 2.3 | – | (0) | 0.1 | – | – | – | 0 | – | *2.7 | 2.2 | 0 | 5.4 | 3.6 | 2.9 | 1100 | 290 | 50 | 11 | 48 | 0.5 | 0.2 |
| | **パクチョイ** | | | | | | | | | | | | | | | | | | | | | | | | | | |
| 06237 | 葉，生 | 10 | 15 | 94.0 | – | 1.6 | (0.1) | (0) | 0.2 | (0.03) | (0.06) | (0.04) | (2.2) | (2.1) | *1.0 | 1.8 | – | 2.7 | 1.1 | 0 | 12 | 450 | 100 | 27 | 39 | 0.8 | 0.3 |
| | **バジル** | | | | | | | | | | | | | | | | | | | | | | | | | | |
| 06238 | 葉，生 | 20 | 21 | 91.5 | (1.2) | 2.0 | (0.5) | (0) | 0.6 | (0.04) | (0.30) | (0.07) | (0.3) | (0.3) | *0.9 | 4.0 | – | 4.0 | 1.5 | 0 | 1 | 420 | 240 | 69 | 41 | 1.5 | 0.6 |
| | **パセリ** | | | | | | | | | | | | | | | | | | | | | | | | | | |
| 06239 | 葉，生 | 10 | 34 | 84.7 | 3.2 | 4.0 | (0.5) | (0) | 0.7 | (0.12) | (0.01) | (0.10) | *0.9 | 0.9 | 1.9 | 6.8 | – | 7.8 | 2.7 | 0 | 9 | 1000 | 290 | 42 | 61 | 7.5 | 1.0 |
| | **はつかだいこん** | | | | | | | | | | | | | | | | | | | | | | | | | | |
| 06240 | 根，生 | 25 | 13 | 95.3 | 0.7 | 0.8 | (0.1) | (0) | 0.1 | (0.03) | (0.03) | (0.02) | *(1.9) | (1.9) | 1.7 | 1.2 | – | 3.1 | 0.7 | 0 | 8 | 220 | 21 | 11 | 46 | 0.3 | 0.1 |
| | **はなっこりー** | | | | | | | | | | | | | | | | | | | | | | | | | | |
| 新 06392 | 生 | 0 | 34 | 89.5 | – | 3.6 | – | – | 0.5 | – | – | – | – | – | *2.2 | 3.1 | – | 5.4 | 1.0 | 0 | 5 | 380 | 51 | 22 | 79 | 0.5 | 0.5 |
| | **はやとうり** | | | | | | | | | | | | | | | | | | | | | | | | | | |
| 06241 | 果実，白色種，生 | 2 | 20 | 94.0 | (0.4) | 0.6 | (0.1) | (0) | 0.1 | (0.02) | (0.03) | (0.02) | – | – | *4.0 | 1.2 | – | 4.9 | 0.4 | 0 | Tr | 170 | 12 | 10 | 21 | 0.3 | 0.1 |
| 06242 | 果実，白色種，塩漬 | 0 | 17 | 91.0 | (0.4) | 0.6 | – | (0) | Tr | – | – | – | – | – | *3.0 | 1.6 | – | 4.4 | 4.0 | 3.6 | 1400 | 110 | 8 | 10 | 14 | 0.2 | 0.1 |
| 06353 | 果実，緑色種，生 | 2 | 21 | 94.0 | – | 0.6 | – | (0) | 0.1 | – | – | – | – | – | *3.7 | 1.2 | – | 4.9 | 0.4 | 0 | Tr | 170 | 12 | 10 | 21 | 0.3 | 0.1 |
| | **ビーツ** | | | | | | | | | | | | | | | | | | | | | | | | | | |
| 06243 | 根，生 | 10 | 38 | 87.6 | (1.0) | 1.6 | (0.1) | (0) | 0.1 | (0.02) | (Tr) | (0.03) | *(7.3) | (6.9) | 7.2 | 2.7 | – | 9.3 | 1.1 | 0.1 | 30 | 460 | 12 | 18 | 23 | 0.4 | 0.3 |
| 06244 | 根，ゆで | 3 | 42 | 86.9 | (1.0) | 1.5 | (0.1) | (0) | 0.1 | (0.02) | (Tr) | (0.03) | (10.3) | (9.8) | *7.8 | 2.9 | – | 10.2 | 1.0 | 0.1 | 38 | 420 | 15 | 22 | 29 | 0.4 | 0.3 |
| | **（ピーマン類）** | | | | | | | | | | | | | | | | | | | | | | | | | | |
| | **青ピーマン** | | | | | | | | | | | | | | | | | | | | | | | | | | |
| 06245 | 果実，生 | 15 | 20 | 93.4 | 0.7 | 0.9 | 0.1 | 0 | 0.2 | 0.02 | 0.01 | 0.03 | 2.3 | 2.3 | *3.0 | 2.3 | – | 5.1 | 0.4 | 0 | 1 | 190 | 11 | 11 | 22 | 0.4 | 0.2 |
| 06246 | 果実，油いため | 0 | 54 | 89.0 | (0.7) | 0.9 | (4.1) | 0 | 4.3 | (0.31) | (0.32) | (0.80) | *(2.4) | (2.4) | 3.3 | 2.4 | – | 5.4 | 0.4 | 0 | 1 | 200 | 11 | 11 | 24 | 0.7 | 0.2 |
| | **赤ピーマン** | | | | | | | | | | | | | | | | | | | | | | | | | | |
| 06247 | 果実，生 | 10 | 28 | 91.1 | (0.8) | 1.0 | (0.2) | (0) | 0.2 | (0.04) | (0.04) | (0.07) | *(5.3) | (5.3) | 5.8 | 1.6 | – | 7.2 | 0.5 | 0 | Tr | 210 | 7 | 10 | 22 | 0.4 | 0.2 |

可食部 100 g 当たり

| 無機質 | | | | | | ビタミン | | | | | | | | | | | | | | | | | | | | | | 備考 |
|---|---|---|---|---|---|---|---|---|---|---|---|---|---|---|---|---|---|---|---|---|---|---|---|---|---|---|---|---|
| | | | | | | ビタミンA | | | | | | | ビタミンE | | | | | | | | | | | | | | | |
| 銅 | マンガン | ヨウ素 | セレン | クロム | モリブデン | レチノール | α-カロテン | β-カロテン | β-クリプトキサンチン | β-カロテン当量 | レチノール活性当量 | ビタミンD | α-トコフェロール | β-トコフェロール | γ-トコフェロール | δ-トコフェロール | ビタミンK | ビタミンB1 | ビタミンB2 | ナイアシン | ナイアシン当量 | ビタミンB6 | ビタミンB12 | 葉酸 | パントテン酸 | ビオチン | ビタミンC | 有 有機酸 硝 硝酸イオン 調 調理による脂質の増減 ♣食物繊維：AOAC 2011.25 法 |
| mg | mg | µg | µg | µg | µg | µg | µg | µg | µg | µg | µg | µg | mg | mg | mg | mg | µg | mg | mg | mg | mg | mg | µg | µg | mg | µg | mg | |
| 0.03 | 0.18 | – | – | – | – | (0) | 0 | 2200 | 13 | 2200 | 190 | (0) | 1.3 | 0 | 0 | 0 | 120 | 0.08 | 0.14 | 0.6 | (1.1) | 0.13 | (0) | 120 | 0.20 | – | 44 | 万能ねぎ等を含む<br>廃棄部位：株元，硝0.1g |
| 0.05 | 1.39 | 2 | Tr | 1 | 6 | – | 10 | 2900 | 11 | 2900 | 240 | – | 0.8 | Tr | 0 | 0 | 180 | 0.08 | 0.10 | 0.6 | 0.8 | 0.10 | 0.1 | 72 | 0.17 | 1.6 | 12 | 硝0.2g ♣ |
| 0.05 | 0.23 | 1 | 1 | 2 | 10 | (0) | 0 | 1200 | 0 | 1200 | 100 | (0) | 0.5 | Tr | 0 | 0 | 100 | 0.06 | 0.10 | 0.7 | (1.0) | 0.11 | (0) | 110 | 0.17 | 1.4 | 41 | 廃棄部位：株元<br>硝0.4g |
| 0.05 | 0.13 | – | – | – | – | (0) | 0 | 1600 | 0 | 1600 | 130 | (0) | 0.7 | Tr | 0 | 0 | 110 | 0.05 | 0.11 | 0.5 | (0.9) | 0.06 | (0) | 64 | 0.13 | – | 27 | 廃棄部位：株元<br>水洗いし，手搾りしたもの，硝0.4g |
| 0.08 | 0.15 | – | – | – | – | (0) | 0 | 2400 | 0 | 2400 | 200 | (0) | 1.3 | 0 | 0 | 0 | 200 | 0.03 | 0.11 | 0.5 | 0.8 | 0.08 | (0) | 35 | 0.17 | – | 26 | 廃棄部位：株元<br>硝0.2g |
| 0.06 | 0.41 | – | – | – | – | (0) | 0 | 800 | 12 | 810 | 67 | (0) | 1.3 | 0 | 0.2 | 0 | 160 | 0.08 | 0.22 | 1.1 | 1.6 | 0.16 | (0) | 110 | 0.29 | – | 60 | 廃棄部位：根<br>硝Tr |
| 0.03 | 0.11 | 1 | Tr | 0 | 6 | (0) | 0 | 92 | 13 | 99 | 8 | (0) | 0.2 | 0 | 0 | 0 | 59 | 0.03 | 0.03 | 0.6 | 0.7 | 0.09 | (0) | 61 | 0.25 | 1.4 | 19 | 廃棄部位：株元<br>硝0.1g |
| 0.03 | 0.12 | – | – | – | – | (0) | 0 | 130 | 0 | 130 | 11 | (0) | 0.1 | 0 | 0 | 0 | 87 | 0.01 | 0.01 | 0.3 | (0.5) | 0.04 | (0) | 42 | 0.25 | – | 10 | 廃棄部位：株元，硝0.2g<br>ゆでた後水冷し，手搾りしたもの |
| 0.04 | 0.06 | 4 | 0 | Tr | 8 | (0) | 0 | 14 | Tr | 14 | 1 | (0) | 0.2 | 0 | 0 | 0 | 61 | 0.04 | 0.03 | 0.4 | (0.6) | 0.08 | Tr | 59 | 0.11 | 0.5 | 29 | 廃棄部位：株元，有0.3g，硝0.1g<br>液汁を除いたもの |
| 0.04 | 0.10 | 14 | 1 | 1 | 6 | (0) | 22 | 110 | 110 | 170 | 15 | (0) | 0.5 | Tr | 0.1 | Tr | 42 | 0.04 | 0.06 | 0.6 | 1.0 | 0.13 | Tr | 22 | 0.24 | 0.8 | 15 | 有0.3g，硝0.2g |
| 0.04 | 0.25 | 1 | 1 | 1 | 6 | (0) | 0 | 1800 | 17 | 1800 | 150 | (0) | 0.9 | Tr | Tr | 0 | 190 | 0.07 | 0.12 | 0.8 | 1.1 | 0.11 | (0) | 140 | 0.34 | 2.6 | 45 | 別名パイゲンサイ<br>廃棄部位：株元<br>硝0.4g |
| 0.20 | 1.91 | – | – | – | – | (0) | 0 | 6300 | 0 | 6300 | 520 | (0) | 3.5 | 0 | 0.4 | 0 | 440 | 0.08 | 0.19 | 0.6 | (1.0) | 0.11 | (0) | 69 | 0.29 | – | 16 | 別名バジリコ，スイートバジル<br>廃棄部位：茎及び穂<br>硝0.4g |
| 0.16 | 1.05 | 7 | 3 | 4 | 39 | (0) | 0 | 7400 | 83 | 7400 | 620 | (0) | 3.3 | 0 | 0.9 | 0 | 850 | 0.12 | 0.24 | 1.2 | 2.7 | 0.27 | (0) | 220 | 0.48 | 4.1 | 120 | 別名オランダぜり<br>廃棄部位：茎<br>硝0.2g |
| 0.02 | 0.05 | – | – | – | – | (0) | 0 | (0) | 0 | (0) | (0) | (0) | 0 | 0 | 0 | 0 | 1 | 0.02 | 0.02 | 0.1 | 0.3 | 0.07 | (0) | 53 | 0.18 | – | 19 | 別名ラディッシュ<br>試料：赤色球形種，硝0.3g<br>廃棄部位：根端，葉及び葉柄基部 |
| 0.06 | 0.28 | Tr | 1 | 0 | 3 | – | 4 | 1200 | 9 | 1200 | 97 | – | 1.3 | – | 0.1 | – | 140 | 0.09 | 0.15 | 1.0 | 1.6 | 0.23 | – | 220 | 0.50 | 8.5 | 90 | 硝Tr ♣ |
| 0.03 | 0.15 | – | – | – | – | (0) | (0) | 0 | 0 | (0) | (0) | (0) | 0.2 | 0 | 0 | 0 | 9 | 0.02 | 0.03 | 0.3 | (0.4) | 0.04 | (0) | 44 | 0.46 | – | 11 | 別名せんなりうり<br>廃棄部位：種子<br>硝Tr |
| 0.04 | 0.17 | – | – | – | – | (0) | 0 | 0 | 0 | 0 | (0) | (0) | 0.1 | 0 | 0 | 0 | 11 | 0.02 | 0.04 | 0.3 | (0.4) | 0.04 | (0) | 25 | 0.47 | – | 9 | 水洗いし，水切りしたもの<br>硝Tr |
| 0.03 | 0.15 | – | – | – | – | (0) | – | – | – | 27 | 2 | (0) | 0.2 | 0 | 0 | 0 | 9 | 0.02 | 0.03 | 0.3 | 0.4 | 0.04 | (0) | 44 | 0.46 | – | 11 | 廃棄部位：種子<br>硝Tr |
| 0.09 | 0.15 | – | – | – | – | (0) | (0) | (0) | (0) | (0) | (0) | (0) | 0.1 | 0 | 0 | 0 | 0 | 0.05 | 0.05 | 0.3 | (0.6) | 0.07 | (0) | 110 | 0.31 | – | 5 | 別名ビート，ビートルート，レッドビート，テーブルビート，かえんさい<br>廃棄部位：根端，皮及び葉柄基部<br>硝0.3g |
| 0.09 | 0.17 | – | – | – | – | (0) | (0) | (0) | (0) | (0) | (0) | (0) | 0.1 | 0 | 0 | 0 | 0 | 0.04 | 0.04 | 0.2 | (0.5) | 0.05 | (0) | 110 | 0.31 | – | 3 | 根端及び葉柄基部を除いたもの<br>廃棄部位：皮，硝0.3g |
| 0.06 | 0.10 | Tr | 0 | 1 | 3 | (0) | 6 | 400 | 3 | 400 | 33 | (0) | 0.8 | 0 | 0 | 0 | 20 | 0.03 | 0.03 | 0.6 | 0.8 | 0.19 | (0) | 26 | 0.30 | 1.6 | 76 | 廃棄部位：へた，しん及び種子<br>有0.2g，硝Tr |
| 0.06 | 0.10 | Tr | 0 | 0 | 4 | (0) | 6 | 410 | 3 | 420 | 35 | (0) | 0.9 | 0 | 0 | 0 | 21 | 0.03 | 0.03 | 0.6 | (0.8) | 0.20 | (0) | 27 | 0.31 | 1.9 | 79 | へた，しん及び種子を除いたもの<br>植物油（調合油）<br>調p. 250，表 14<br>有0.2g，硝(Tr) |
| 0.03 | 0.13 | – | – | – | – | (0) | 0 | 940 | 230 | 1100 | 88 | (0) | 4.3 | 0.2 | 0.2 | Tr | 7 | 0.06 | 0.14 | 1.2 | (1.4) | 0.37 | (0) | 68 | 0.28 | – | 170 | 別名パプリカ<br>廃棄部位：へた，しん及び種子<br>硝0g |

# 6 野菜類

可食部100g当たり

| 食品番号 | 食品名 | 廃棄率 | エネルギー | 水分 | たんぱく質: アミノ酸組成によるたんぱく質 | たんぱく質: たんぱく質 | 脂質: トリアシルグリセロール当量 | 脂質: コレステロール | 脂質: 脂質 | 脂肪酸: 飽和脂肪酸 | 脂肪酸: n-3系多価不飽和脂肪酸 | 脂肪酸: n-6系多価不飽和脂肪酸 | 炭水化物: 利用可能炭水化物(単糖当量) | 炭水化物: 利用可能炭水化物(質量計) | 炭水化物: 差引き法による利用可能炭水化物 | 炭水化物: 食物繊維総量 | 炭水化物: 糖アルコール | 炭水化物: 炭水化物 | 灰分 | 食塩相当量 | 無機質: ナトリウム | 無機質: カリウム | 無機質: カルシウム | 無機質: マグネシウム | 無機質: リン | 無機質: 鉄 | 無機質: 亜鉛 |
|---|---|---|---|---|---|---|---|---|---|---|---|---|---|---|---|---|---|---|---|---|---|---|---|---|---|---|---|
| | | % | kcal | g | g | g | g | mg | g | g | g | g | g | g | g | g | g | g | g | g | mg | mg | mg | mg | mg | mg | mg |
| 06248 | 果実，油いため | 0 | 69 | 86.6 | (0.8) | 1.0 | (4.1) | (0) | 4.3 | (0.31) | (0.32) | (0.79) | (4.6) | (4.5) | 6.4* | 1.6 | — | 7.6 | 0.5 | 0 | Tr | 220 | 7 | 10 | 24 | 0.7 | 0.2 |
| | **オレンジピーマン** | | | | | | | | | | | | | | | | | | | | | | | | | | |
| 新 06393 | 果実，生 | 9 | 19 | 94.2 | 0.7 | 0.9 | 0.1 | — | 0.3 | 0.04 | 0.03 | 0.05 | 3.1* | 3.1 | 2.8 | 1.8 | — | 4.2 | 0.4 | 0 | 0 | 230 | 5 | 10 | 26 | 0.3 | 0.2 |
| 新 06394 | 果実，油いため | 0 | 81 | 85.8 | (0.8) | 1.1 | — | — | 5.1 | — | — | — | 3.8 | 3.8 | 7.8* | — | — | 7.6 | 0.4 | 0 | Tr | 270 | 5 | 11 | 30 | 0.4 | 0.2 |
| | **黄ピーマン** | | | | | | | | | | | | | | | | | | | | | | | | | | |
| 06249 | 果実，生 | 10 | 28 | 92.0 | (0.6) | 0.8 | (0.1) | (0) | 0.2 | (0.02) | (0.01) | (0.03) | (4.9) | (4.9) | 5.7* | 1.3 | — | 6.6 | 0.4 | 0 | Tr | 200 | 8 | 10 | 21 | 0.3 | 0.2 |
| 06250 | 果実，油いため | 0 | 61 | 87.6 | (0.6) | 0.8 | (4.1) | (0) | 4.3 | (0.31) | (0.32) | (0.80) | (5.1)* | (5.1) | 6.1 | 1.3 | — | 6.9 | 0.4 | 0 | Tr | 210 | 8 | 10 | 23 | 0.5 | 0.2 |
| | **トマピー** | | | | | | | | | | | | | | | | | | | | | | | | | | |
| 06251 | 果実，生 | 15 | 33 | 90.9 | (0.8) | 1.0 | — | (0) | 0.2 | — | — | — | — | — | 6.1* | 1.6 | — | 7.5 | 0.4 | 0 | Tr | 210 | 8 | 8 | 29 | 0.4 | 0.3 |
| | **ひのな** | | | | | | | | | | | | | | | | | | | | | | | | | | |
| 06252 | 根・茎葉，生 | 4 | 17 | 92.5 | (0.8) | 1.0 | — | (0) | Tr | — | — | — | — | — | 1.9* | 3.0 | — | 4.7 | 1.3 | 0 | 10 | 480 | 130 | 21 | 51 | 0.8 | 0.2 |
| 06253 | 根・茎葉，甘酢漬 | 0 | 70 | 76.4 | (1.1) | 1.4 | — | (0) | 0.5 | — | — | — | — | — | 12.9* | 4.7 | — | 17.3 | 3.9 | 2.8 | 1100 | 550 | 130 | 22 | 40 | 0.9 | 0.3 |
| | **ひろしまな** | | | | | | | | | | | | | | | | | | | | | | | | | | |
| 06254 | 葉，生 | 4 | 19 | 92.7 | (1.1) | 1.5 | (0.1) | (0) | 0.2 | (0.02) | (0.05) | (0.01) | — | — | 2.3* | 2.4 | — | 4.2 | 1.1 | 0.1 | 28 | 550 | 200 | 32 | 55 | 0.8 | 0.3 |
| 06255 | 塩漬 | 5 | 15 | 92.7 | (0.9) | 1.2 | (0.2) | (0) | 0.2 | (0.02) | (0.01) | (0.07) | — | — | 1.2* | 2.4 | — | 3.3 | 2.5 | 2.1 | 840 | 120 | 74 | 13 | 17 | 0.8 | 0.3 |
| | **(ふき類)** | | | | | | | | | | | | | | | | | | | | | | | | | | |
| | **ふき** | | | | | | | | | | | | | | | | | | | | | | | | | | |
| 06256 | 葉柄，生 | 40 | 11 | 95.8 | — | 0.3 | — | (0) | 0 | — | — | — | — | — | 1.7* | 1.3 | — | 3.0 | 0.7 | 0.1 | 35 | 330 | 40 | 6 | 18 | 0.1 | 0.2 |
| 06257 | 葉柄，ゆで | 10 | 7 | 97.4 | — | 0.3 | — | (0) | 0 | — | — | — | — | — | 0.8* | 1.1 | — | 1.9 | 0.4 | 0.1 | 22 | 230 | 34 | 5 | 15 | 0.1 | 0.2 |
| | **ふきのとう** | | | | | | | | | | | | | | | | | | | | | | | | | | |
| 06258 | 花序，生 | 2 | 38 | 85.5 | — | 2.5 | — | (0) | 0.1 | — | — | — | — | — | 3.6* | 6.4 | — | 10.0 | 1.9 | 0 | 4 | 740 | 61 | 49 | 89 | 1.3 | 0.8 |
| 06259 | 花序，ゆで | 0 | 31 | 89.2 | — | 2.5 | — | (0) | 0.1 | — | — | — | — | — | 2.8* | 4.2 | — | 7.0 | 1.2 | 0 | 3 | 440 | 46 | 33 | 54 | 0.7 | 0.5 |
| | **ふじまめ** | | | | | | | | | | | | | | | | | | | | | | | | | | |
| 06260 | 若ざや，生 | 6 | 32 | 89.2 | — | 2.5 | (0.1) | (0) | 0.1 | (0.04) | (Tr) | (0) | — | — | 3.0* | 4.4 | — | 7.4 | 0.8 | 0 | Tr | 300 | 43 | 33 | 63 | 0.8 | 0.4 |
| | **ふだんそう** | | | | | | | | | | | | | | | | | | | | | | | | | | |
| 06261 | 葉，生 | 0 | 17 | 92.2 | — | 2.0 | (0.1) | (0) | 0.1 | (0.02) | (Tr) | (0.03) | — | — | 0.4* | 3.3 | — | 3.7 | 1.9 | 0.2 | 71 | 1200 | 75 | 74 | 33 | 3.6 | 0.3 |
| 06262 | 葉，ゆで | 0 | 26 | 90.4 | — | 2.8 | (0.1) | (0) | 0.1 | (0.02) | (Tr) | (0.03) | — | — | 1.6* | 3.8 | — | 5.4 | 1.2 | 0.2 | 61 | 760 | 130 | 79 | 34 | 2.1 | 0.4 |
| | **ブロッコリー** | | | | | | | | | | | | | | | | | | | | | | | | | | |
| 変 06263 | 花序，生 | 35 | 37 | 86.2 | 3.8 | 5.4 | 0.3 | 0 | 0.6 | 0.07 | 0.08 | 0.03 | 2.4* | 2.3 | 3.1 | 5.1 | — | 6.6 | 1.2 | 0 | 7 | 460 | 50 | 29 | 110 | 1.3 | 0.8 |
| 変 06264 | 花序，ゆで | 0 | 30 | 89.9 | (2.6) | 3.9 | (0.2) | 0 | 0.4 | (0.05) | (0.06) | (0.03) | 1.3 | 1.3 | 2.3* | 4.3 | — | 5.2 | 0.6 | 0 | 5 | 210 | 41 | 17 | 74 | 0.9 | 0.4 |
| 新 06395 | 花序，電子レンジ調理 | 0 | 56 | 85.3 | (4.0) | 5.7 | — | — | 0.7 | — | — | — | 2.4 | 2.4 | 8.4* | — | — | 7.0 | 1.3 | 0 | 8 | 500 | 54 | 32 | 120 | 1.4 | 0.9 |
| 新 06396 | 花序，焼き | 0 | 83 | 78.5 | (6.9) | 9.9 | — | — | 1.2 | — | — | — | 4.3 | 4.3 | 11.3* | — | — | 8.4 | 2.1 | 0 | 13 | 820 | 90 | 53 | 200 | 2.3 | 1.5 |
| 新 06397 | 花序，油いため | 0 | 109 | 79.2 | (4.8) | 6.9 | — | — | 6.3 | — | — | — | 3.2 | 3.2 | 8.2* | — | — | 6.1 | 1.5 | 0 | 9 | 590 | 64 | 37 | 140 | 1.7 | 1.1 |
| 06354 | 芽ばえ，生 | 0 | 18 | 94.3 | (1.3) | 1.9 | (0.3) | (0) | 0.6 | (0.08) | (0.08) | (0.04) | (1.0) | (1.0) | 1.6* | 1.8 | — | 2.6 | 0.5 | 0 | 4 | 100 | 57 | 32 | 60 | 0.7 | 0.4 |

可食部 100 g 当たり

| 無機質 |  |  |  |  |  | ビタミン |  |  |  |  |  |  |  |  |  |  |  |  |  |  |  |  |  |  |  |  |  | 備考 |
|---|---|---|---|---|---|---|---|---|---|---|---|---|---|---|---|---|---|---|---|---|---|---|---|---|---|---|---|---|
|  |  |  |  |  |  | ビタミンA |  |  |  |  |  |  | ビタミンE |  |  |  |  |  |  |  |  |  |  |  |  |  |  |  |
| 銅 | マンガン | ヨウ素 | セレン | クロム | モリブデン | レチノール | α-カロテン | β-カロテン | β-クリプトキサンチン | β-カロテン当量 | レチノール活性当量 | ビタミンD | α-トコフェロール | β-トコフェロール | γ-トコフェロール | δ-トコフェロール | ビタミンK | ビタミン$B_1$ | ビタミン$B_2$ | ナイアシン | ナイアシン当量 | ビタミン$B_6$ | ビタミン$B_{12}$ | 葉酸 | パントテン酸 | ビオチン | ビタミンC | 有 有機酸　硝 硝酸イオン<br>調 調理による脂質の増減<br>♣食物繊維：AOAC 2011.25 法 |
| mg | mg | µg | µg | µg | µg | µg | µg | µg | µg | µg | µg | µg | mg | mg | mg | mg | µg | mg | mg | mg | mg | mg | µg | µg | mg | µg | mg |  |
| 0.03 | 0.14 | – | – | – | – | (0) | 0 | 980 | 240 | 1100 | 92 | (0) | 4.4 | 0.2 | 0.2 | Tr | 7 | 0.06 | 0.16 | 1.2 | (1.4) | 0.39 | (0) | 71 | 0.29 | – | 180 | へた，しん及び種子を除いたもの<br>植物油（調合油）<br>調 p. 250，表 14. 硝 (0)g |
|  |  |  |  |  |  |  |  |  |  |  |  |  |  |  |  |  |  |  |  |  |  |  |  |  |  |  |  | 別名 パプリカ |
| 0.04 | 0.10 | Tr | 0 | 0 | 6 | – | 150 | 420 | 290 | 630 | 53 | – | 3.1 | 0.1 | Tr | 0 | 4 | 0.04 | 0.03 | 1.3 | 1.4 | 0.32 | – | 53 | 0.21 | 2.3 | 150 | 廃棄部位：へた，しん及び種子<br>硝 0g ♣ |
| 0.05 | 0.11 | 0 | 0 | 0 | 7 | – | 150 | 480 | 320 | 720 | 60 | – | 5.2 | 0.1 | 2.5 | 0.1 | 11 | 0.05 | 0.04 | 1.4 | (1.6) | 0.34 | – | 57 | 0.26 | 2.6 | 170 | へた，しん及び種子を除いたもの<br>植物油（なたね油）<br>調 p. 250，表 14.<br>硝 0g |
|  |  |  |  |  |  |  |  |  |  |  |  |  |  |  |  |  |  |  |  |  |  |  |  |  |  |  |  | 別名 パプリカ，キングベル |
| 0.04 | 0.15 | – | – | – | – | (0) | 71 | 160 | 27 | 200 | 17 | (0) | 2.4 | 0.1 | Tr | 0 | 3 | 0.04 | 0.03 | 1.0 | (1.2) | 0.26 | (0) | 54 | 0.25 | – | 150 | 廃棄部位：へた，しん及び種子<br>硝 0g |
| 0.04 | 0.16 | – | – | – | – | (0) | 74 | 160 | 28 | 210 | 18 | (0) | 2.5 | 0.1 | Tr | 0 | 3 | 0.04 | 0.03 | 1.0 | (1.2) | 0.27 | (0) | 56 | 0.26 | – | 160 | へた，しん及び種子を除いたもの<br>植物油（調合油）：4.1 g<br>調 p. 250，表 14<br>硝 (0)g |
|  |  |  |  |  |  |  |  |  |  |  |  |  |  |  |  |  |  |  |  |  |  |  |  |  |  |  |  | 別名 ミニパプリカ |
| 0.07 | 0.12 | – | – | – | – | (0) | 33 | 1700 | 500 | 1900 | 160 | (0) | 4.3 | 0.1 | 0.1 | 0 | 4 | 0.05 | 0.09 | 1.2 | (1.4) | 0.56 | (0) | 45 | 0.33 | – | 200 | 廃棄部位：へた，しん及び種子<br>硝 0g |
|  |  |  |  |  |  |  |  |  |  |  |  |  |  |  |  |  |  |  |  |  |  |  |  |  |  |  |  | 別名 えびな |
| 0.04 | 0.17 | – | – | – | – | (0) | 0 | 1200 | 11 | 1200 | 98 | (0) | 0.7 | 0.1 | 0 | 0 | 93 | 0.05 | 0.13 | 0.7 | (0.9) | 0.14 | (0) | 92 | 0.18 | – | 52 | 廃棄部位：根端<br>硝 0.5g |
| 0.08 | 0.12 | – | – | – | – | (0) | 0 | 2000 | 0 | 2000 | 170 | (0) | 1.4 | 0 | 0 | 0 | 120 | 0.04 | 0.08 | 0.7 | (1.0) | 0.12 | (0) | 69 | 0.20 | – | 39 | 硝 0.5g |
|  |  |  |  |  |  |  |  |  |  |  |  |  |  |  |  |  |  |  |  |  |  |  |  |  |  |  |  | 別名 ひらぐきな，ひらぐき |
| 0.04 | 0.54 | 1 | 1 | 3 | 15 | (0) | 0 | 1900 | 0 | 1900 | 160 | (0) | 1.3 | Tr | 0 | 0 | 160 | 0.06 | 0.15 | 0.7 | (1.0) | 0.10 | (0) | 120 | 0.47 | 2.2 | 49 | 廃棄部位：株元<br>硝 0.3g |
| 0.06 | 0.12 | – | – | – | – | (0) | 0 | 2100 | 0 | 2100 | 170 | (0) | 0.6 | Tr | 0 | 0 | 210 | 0.02 | 0.07 | 0.2 | (0.4) | 0.04 | (0) | 15 | 0.07 | – | 15 | 廃棄部位：株元<br>市販品の液汁を除去したもの<br>ビタミンC：酸化防止用として添加品あり．硝 0.1g |
| 0.05 | 0.36 | Tr | 0 | 0 | 2 | 0 | 0 | 49 | 0 | 49 | 4 | (0) | 0.2 | 0 | 0 | 0 | 6 | Tr | 0.02 | 0.1 | 0.2 | 0.01 | (0) | 12 | 0.07 | 0.2 | 2 | 廃棄部位：葉，表皮及び葉柄基部<br>硝 0.2g |
| 0.05 | 0.37 | – | – | – | – | (0) | 0 | 60 | 0 | 60 | 5 | (0) | 0.2 | 0 | 0 | 0 | 5 | Tr | 0.01 | 0.1 | 0.2 | 0.08 | (0) | 9 | 0 | – | 0 | 葉及び葉柄基部を除いたもの<br>ゆでた後水冷し，水切りしたもの<br>廃棄部位：表皮<br>硝 Tr |
| 0.36 | 0.23 | – | – | – | – | (0) | 0 | 390 | 7 | 390 | 33 | (0) | 3.2 | 0.1 | 0.7 | 0 | 92 | 0.10 | 0.17 | 0.9 | 1.3 | 0.18 | (0) | 160 | 0.45 | – | 14 | 廃棄部位：花茎<br>硝 0g |
| 0.20 | 0.17 | – | – | – | – | (0) | 0 | 260 | 4 | 260 | 22 | (0) | 2.4 | 0 | 0 | 0 | 69 | 0.06 | 0.08 | 0.5 | 0.9 | 0.07 | (0) | 83 | 0.24 | – | 3 | 花茎を除いたもの<br>硝 0g |
|  |  |  |  |  |  |  |  |  |  |  |  |  |  |  |  |  |  |  |  |  |  |  |  |  |  |  |  | 別名 いんげんまめ（関西），せんごくまめ，あじまめ |
| 0.07 | 0.33 | – | – | – | – | (0) | 79 | 200 | 6 | 240 | 20 | (0) | 0.1 | Tr | 0.8 | 0 | 29 | 0.08 | 0.10 | 0.9 | 1.3 | 0.08 | (0) | 120 | 0.35 | – | 13 | 廃棄部位：すじ及び両端<br>硝 Tr |
|  |  |  |  |  |  |  |  |  |  |  |  |  |  |  |  |  |  |  |  |  |  |  |  |  |  |  |  | 別名 唐ぢしゃ |
| 0.06 | 3.60 | – | – | – | – | (0) | 0 | 3700 | 0 | 3700 | 310 | (0) | 1.7 | Tr | 0 | 0 | 180 | 0.07 | 0.23 | 0.4 | 0.7 | 0.25 | (0) | 120 | 0.53 | – | 19 | 硝 0.1g |
| 0.06 | 4.85 | – | – | – | – | (0) | 0 | 3800 | 0 | 3800 | 320 | (0) | 1.7 | Tr | 0 | 0 | 220 | 0.03 | 0.11 | 0.1 | 0.6 | 0.14 | (0) | 92 | 0.44 | – | 7 | ゆでた後水冷し，手搾りしたもの<br>硝 0.1g |
| 0.10 | 0.28 | 0 | 2 | 0 | 11 | 0 | 0 | 900 | 7 | 900 | 75 | 0 | 3.0 | Tr | 0.4 | 0 | 210 | 0.17 | 0.23 | 1.0 | 2.0 | 0.30 | 0 | 220 | 1.42 | 13.0 | 140 | 廃棄部位：茎葉<br>有 0.3g．硝 Tr |
| 0.06 | 0.20 | – | 1 | 0 | 4 | 0 | 0 | 830 | 6 | 830 | 69 | 0 | 2.7 | Tr | 0.4 | 0 | 190 | 0.06 | 0.09 | 0.4 | (1.1) | 0.14 | 0 | 120 | 0.74 | 7.1 | 55 | 茎葉を除いたもの<br>硝 Tr |
| 0.11 | 0.30 | – | 2 | Tr | 13 | – | 0 | 990 | 9 | 1000 | 83 | – | 3.4 | – | 0.5 | – | 220 | 0.18 | 0.25 | 1.2 | (2.2) | 0.41 | – | 160 | 1.31 | 14.0 | 140 | 茎葉を除いたもの<br>有 0.4g．硝 Tr |
| 0.17 | 0.50 | – | 4 | Tr | 21 | – | 0 | 1700 | 20 | 1700 | 140 | – | 6.0 | – | 0.9 | – | 380 | 0.27 | 0.40 | 1.7 | (3.5) | 0.67 | – | 450 | 1.99 | 23.0 | 150 | 茎葉を除いたもの<br>硝 Tr |
| 0.11 | 0.35 | 0 | 3 | Tr | 15 | – | 0 | 1200 | 13 | 1200 | 97 | – | 5.8 | – | 3.5 | – | 270 | 0.20 | 0.28 | 1.3 | (2.5) | 0.52 | – | 340 | 1.47 | 17.0 | 130 | 茎葉を除いたもの，植物油（なたね油）<br>調 p. 250，表 14．硝 Tr |
| 0.03 | 0.37 | – | – | – | – | (0) | 3 | 1400 | 27 | 1400 | 120 | (0) | 1.9 | Tr | 1.3 | 0 | 150 | 0.08 | 0.11 | 1.3 | (1.6) | 0.20 | (0) | 74 | 0.52 | – | 64 | 別名 ブロッコリースプラウト<br>有 0.1g．硝 0.1g |

# 6 野菜類

可食部100 g当たり

| 食品番号 | 食品名 | 廃棄率 | エネルギー | 水分 | たんぱく質: アミノ酸組成によるたんぱく質 | たんぱく質: たんぱく質 | 脂質: トリアシルグリセロール当量 | 脂質: コレステロール | 脂質: 脂質 | 脂肪酸: 飽和脂肪酸 | 脂肪酸: n-3系多価不飽和脂肪酸 | 脂肪酸: n-6系多価不飽和脂肪酸 | 炭水化物: 利用可能炭水化物(単糖当量) | 炭水化物: 利用可能炭水化物(質量計) | 炭水化物: 差引法による利用可能炭水化物 | 炭水化物: 食物繊維総量 | 炭水化物: 糖アルコール | 炭水化物: 炭水化物 | 灰分 | 食塩相当量 | 無機質: ナトリウム | 無機質: カリウム | 無機質: カルシウム | 無機質: マグネシウム | 無機質: リン | 無機質: 鉄 | 無機質: 亜鉛 |
|---|---|---|---|---|---|---|---|---|---|---|---|---|---|---|---|---|---|---|---|---|---|---|---|---|---|---|---|
| | | % | kcal | g | g | g | g | mg | g | g | g | g | g | g | g | g | g | g | g | g | mg | mg | mg | mg | mg | mg | mg |
| | **へちま** | | | | | | | | | | | | | | | | | | | | | | | | | | |
| 06265 | 果実，生 | 20 | 17 | 94.9 | (0.5) | 0.8 | (0.1) | (0) | 0.1 | (0.01) | (0) | (0.04) | – | – | 3.1* | 1.0 | – | 3.8 | 0.4 | 0 | 1 | 150 | 12 | 12 | 25 | 0.3 | 0.2 |
| 06266 | 果実，ゆで | 0 | 19 | 94.2 | (1.1) | 1.6 | (0.1) | (0) | 0.1 | (0.01) | (0) | (0.04) | – | – | 2.7* | 1.5 | – | 3.7 | 0.4 | 0 | 1 | 140 | 24 | 13 | 34 | 0.7 | 0.2 |
| | **ほうれんそう** | | | | | | | | | | | | | | | | | | | | | | | | | | |
| 06267 | 葉，通年平均，生 | 10 | 18 | 92.4 | 1.7 | 2.2 | 0.2 | 0 | 0.4 | 0.04 | 0.12 | 0.04 | 0.3* | 0.3 | 0.1 | 2.8 | – | 3.1 | 1.7 | 0 | 16 | 690 | 49 | 69 | 47 | 2.0 | 0.7 |
| 06268 | 葉，通年平均，ゆで | 5 | 23 | 91.5 | 2.1 | 2.6 | (0.3) | 0 | 0.5 | (0.05) | (0.15) | (0.04) | 0.4 | 0.4 | 1.2* | 3.6 | – | 4.0 | 1.2 | 0 | 10 | 490 | 69 | 40 | 43 | 0.9 | 0.7 |
| 06359 | 葉，通年平均，油いため | 0 | 91 | 82.0 | (3.0) | 3.8 | (7.6) | (Tr) | 8.1 | (0.58) | (0.75) | (1.43) | (0.5)* | (0.4) | 1.1 | 4.6 | – | 4.4 | 1.5 | 0 | 13 | 530 | 88 | 52 | 54 | 1.2 | 0.8 |
| 06355 | 葉，夏採り，生 | 10 | 18 | 92.4 | (1.7) | 2.2 | 0.2 | 0 | 0.4 | – | – | – | (0.3)* | (0.3) | 0.1 | 2.8 | – | 3.1 | 1.7 | 0 | 16 | 690 | 49 | 69 | 47 | 2.0 | 0.7 |
| 06357 | 葉，夏採り，ゆで | 5 | 23 | 91.5 | (2.1) | 2.6 | 0.3 | 0 | 0.5 | – | – | – | (0.4) | (0.4) | 1.2* | 3.6 | – | 4.0 | 1.2 | 0 | 10 | 490 | 69 | 40 | 43 | 0.9 | 0.7 |
| 06356 | 葉，冬採り，生 | 10 | 18 | 92.4 | (1.7) | 2.2 | 0.2 | 0 | 0.4 | – | – | – | (0.3)* | (0.3) | 0.1 | 2.8 | – | 3.1 | 1.7 | 0 | 16 | 690 | 49 | 69 | 47 | 2.0 | 0.7 |
| 06358 | 葉，冬採り，ゆで | 5 | 23 | 91.5 | (2.1) | 2.6 | 0.3 | 0 | 0.5 | – | – | – | (0.4) | (0.4) | 1.2* | 3.6 | – | 4.0 | 1.2 | 0 | 10 | 490 | 69 | 40 | 43 | 0.9 | 0.7 |
| 変 06269 | 葉，冷凍 | 0 | 22 | 92.2 | 2.4 | 2.9 | 0.2 | 0 | 0.3 | 0.03 | 0.09 | 0.02 | 0.6* | 0.6 | 0.3 | 3.3 | – | 3.4 | 1.0 | 0.3 | 120 | 210 | 87 | 51 | 46 | 1.2 | 0.5 |
| 変 06372 | 葉，冷凍，ゆで | 0 | 26 | 90.6 | 2.8 | 3.7 | 0.4 | 0 | 0.5 | 0.06 | 0.18 | 0.05 | 1.3* | 1.3 | (0.4) | 4.5 | – | 3.8 | 0.8 | 0.1 | 47 | 90 | 130 | 55 | 42 | 1.3 | 0.5 |
| 新 06373 | 葉，冷凍，油いため | 0 | 67 | 84.6 | 3.0 | 4.0 | 4.1 | 0 | 4.5 | 0.31 | 0.48 | 0.73 | 0.7 | 0.7 | 2.1* | 4.1 | – | 5.4 | 1.4 | 0.4 | 160 | 240 | 130 | 61 | 57 | 1.5 | 0.6 |
| | **ホースラディシュ** | | | | | | | | | | | | | | | | | | | | | | | | | | |
| 06270 | 根茎，生 | 25 | 69 | 77.3 | (2.5) | 3.1 | (0.3) | (0) | 0.3 | (0.04) | (0.02) | (0.12) | – | – | 10.2* | 8.2 | – | 17.7 | 1.6 | 0 | 1 | 510 | 110 | 65 | 58 | 1.0 | 2.3 |
| | **まこも** | | | | | | | | | | | | | | | | | | | | | | | | | | |
| 06271 | 茎，生 | 15 | 19 | 93.5 | (0.9) | 1.3 | 0.1 | (0) | 0.2 | 0.05 | Tr | 0.03 | – | – | 2.6* | 2.3 | – | 4.4 | 0.6 | 0 | 3 | 240 | 2 | 8 | 42 | 0.2 | 0.2 |
| | **みずかけな** | | | | | | | | | | | | | | | | | | | | | | | | | | |
| 06272 | 葉，生 | 0 | 25 | 91.1 | (2.5) | 2.9 | (0.1) | (0) | 0.1 | (0.01) | (0.03) | (Tr) | – | – | 2.4* | 2.8 | – | 4.7 | 1.1 | 0 | 7 | 400 | 110 | 23 | 64 | 1.0 | 0.3 |
| 06273 | 塩漬 | 0 | 34 | 85.6 | (4.2) | 4.9 | – | (0) | Tr | – | – | – | – | – | 2.4* | 4.0 | – | 5.7 | 3.6 | 2.5 | 1000 | 440 | 110 | 26 | 67 | 1.0 | 0.5 |
| | **みずな** | | | | | | | | | | | | | | | | | | | | | | | | | | |
| 06072 | 葉，生 | 15 | 23 | 91.4 | (1.9) | 2.2 | – | (0) | 0.1 | – | – | – | – | – | 2.1* | 3.0 | – | 4.8 | 1.3 | 0.1 | 36 | 480 | 210 | 31 | 64 | 2.1 | 0.5 |
| 06073 | 葉，ゆで | 0 | 21 | 91.8 | (1.7) | 2.0 | – | (0) | 0.1 | – | – | – | – | – | 1.4* | 3.6 | – | 4.7 | 1.1 | 0.1 | 28 | 370 | 200 | 25 | 64 | 2.0 | 0.2 |
| 06074 | 塩漬 | 10 | 26 | 88.2 | (1.7) | 2.0 | – | (0) | 0.1 | – | – | – | – | – | 2.7* | 3.5 | – | 5.9 | 3.4 | 2.3 | 900 | 450 | 200 | 30 | 60 | 1.3 | 0.3 |
| | **(みつば類)** | | | | | | | | | | | | | | | | | | | | | | | | | | |
| | **切りみつば** | | | | | | | | | | | | | | | | | | | | | | | | | | |
| 06274 | 葉，生 | 0 | 16 | 93.8 | (0.9) | 1.0 | – | (0) | 0.1 | – | – | – | – | – | 1.6* | 2.5 | – | 4.0 | 1.1 | 0 | 8 | 640 | 25 | 17 | 50 | 0.3 | 0.1 |
| 06275 | 葉，ゆで | 0 | 12 | 95.2 | (0.8) | 0.9 | – | (0) | 0.1 | – | – | – | – | – | 0.7* | 2.7 | – | 3.3 | 0.5 | 0 | 4 | 290 | 24 | 13 | 31 | 0.2 | 0.1 |
| | **根みつば** | | | | | | | | | | | | | | | | | | | | | | | | | | |
| 06276 | 葉，生 | 35 | 19 | 92.7 | (1.8) | 1.9 | – | (0) | 0.1 | – | – | – | – | – | 1.3* | 2.9 | – | 4.1 | 1.2 | 0 | 5 | 500 | 52 | 21 | 64 | 1.8 | 0.2 |
| 06277 | 葉，ゆで | 0 | 19 | 92.9 | (2.1) | 2.3 | – | (0) | 0.1 | – | – | – | – | – | 0.8* | 3.3 | – | 3.9 | 0.8 | 0 | 4 | 270 | 64 | 18 | 54 | 1.2 | 0.2 |
| | **糸みつば** | | | | | | | | | | | | | | | | | | | | | | | | | | |
| 06278 | 葉，生 | 8 | 12 | 94.6 | (0.8) | 0.9 | – | (0) | 0.1 | – | – | – | – | – | 0.7* | 2.3 | – | 2.9 | 1.2 | 0 | 3 | 500 | 47 | 21 | 47 | 0.9 | 0.1 |
| 06279 | 葉，ゆで | 0 | 14 | 93.7 | (1.0) | 1.1 | – | (0) | 0 | – | – | – | – | – | 1.1* | 3.0 | – | 4.0 | 0.9 | 0 | 3 | 360 | 56 | 18 | 39 | 0.6 | 0.1 |
| | **みぶな** | | | | | | | | | | | | | | | | | | | | | | | | | | |
| 06360 | 葉，生 | 10 | 14 | 93.9 | (0.9) | 1.1 | (0.1) | (0) | 0.3 | (0.02) | (0.08) | (0.01) | – | – | 1.4* | 1.8 | – | 2.9 | 1.3 | 0.1 | 32 | 490 | 110 | 30 | 34 | 0.5 | 0.2 |
| | **(みょうが類)** | | | | | | | | | | | | | | | | | | | | | | | | | | |
| | **みょうが** | | | | | | | | | | | | | | | | | | | | | | | | | | |
| 06280 | 花穂，生 | 3 | 11 | 95.6 | (0.7) | 0.9 | – | (0) | 0.1 | – | – | – | – | – | 0.7* | 2.1 | – | 2.6 | 0.8 | 0 | 1 | 210 | 25 | 30 | 12 | 0.5 | 0.4 |

可食部 100 g 当たり

| 無機質 銅 | マンガン | ヨウ素 | セレン | クロム | モリブデン | ビタミンA レチノール | α-カロテン | β-カロテン | β-クリプトキサンチン | β-カロテン当量 | レチノール活性当量 | ビタミンD | ビタミンE α-トコフェロール | β-トコフェロール | γ-トコフェロール | δ-トコフェロール | ビタミンK | ビタミンB1 | ビタミンB2 | ナイアシン | ナイアシン当量 | ビタミンB6 | ビタミンB12 | 葉酸 | パントテン酸 | ビオチン | ビタミンC | 備考（有有機酸　硝硝酸イオン　調調理による脂質の増減　♣食物繊維：AOAC 2011.25 法） |
|---|---|---|---|---|---|---|---|---|---|---|---|---|---|---|---|---|---|---|---|---|---|---|---|---|---|---|---|---|
| mg | mg | μg | μg | μg | μg | μg | μg | μg | μg | μg | μg | μg | mg | mg | mg | mg | μg | mg | mg | mg | mg | mg | μg | μg | mg | μg | mg | |
| | | | | | | | | | | | | | | | | | | | | | | | | | | | | 別名いとうり，ナーベーラー，ナビャーラ，ナベーラ，ナーベナ |
| 0.06 | 0.07 | – | – | – | – | (0) | 0 | 44 | 0 | 44 | 4 | (0) | 0.3 | Tr | 0.1 | 0 | 12 | 0.03 | 0.04 | 0.2 | (0.3) | 0.07 | (0) | 92 | 0.30 | – | 5 | 廃棄部位：両端及び皮 硝Tr |
| 0.07 | 0.09 | – | – | – | – | (0) | 0 | 35 | 0 | 35 | 3 | (0) | 0.4 | Tr | 0.1 | 0 | 11 | 0.03 | 0.06 | 0.2 | (0.3) | 0.05 | (0) | 91 | 0.39 | – | 3 | 両端及び皮を除いたもの 硝0g |
| 0.11 | 0.32 | 3 | 3 | 2 | 5 | (0) | 0 | 4200 | 34 | 4200 | 350 | (0) | 2.1 | 0 | 0.2 | 0 | 270 | 0.11 | 0.20 | 0.6 | 1.3 | 0.14 | (0) | 210 | 0.20 | 2.9 | 35 | 廃棄部位：株元 有0.9g．硝0.2g |
| 0.11 | 0.33 | 1 | 3 | 1 | 4 | (0) | 0 | 5400 | 45 | 5400 | 450 | (0) | 2.6 | 0.2 | 0.3 | 0 | 320 | 0.05 | 0.11 | 0.3 | 1.2 | 0.08 | (0) | 110 | 0.13 | 3.2 | 19 | 廃棄部位：株元．硝0.2g ゆでた後水冷し，手搾りしたもの |
| 0.15 | 0.20 | – | – | – | – | (0) | 10 | 7600 | 65 | 7600 | 630 | (0) | 4.8 | Tr | 2.9 | 0.1 | 510 | 0.08 | 0.16 | 0.5 | (1.7) | 0.09 | (0) | 140 | 0.20 | – | 21 | 株元を除いたもの．硝0.2g 植物油（なたね油）．調p. 250，表 14 |
| 0.11 | 0.32 | 3 | 3 | 2 | 5 | (0) | 0 | 4200 | 34 | 4200 | 350 | (0) | 2.1 | 0 | 0.2 | 0 | 270 | 0.11 | 0.20 | 0.6 | (1.3) | 0.14 | (0) | 210 | 0.20 | 2.9 | 20 | 廃棄部位：株元 有0.9g．硝0.2g |
| 0.11 | 0.33 | 1 | 3 | 1 | 4 | (0) | 0 | 5400 | 45 | 5400 | 450 | (0) | 2.6 | 0.2 | 0.3 | 0 | 320 | 0.05 | 0.11 | 0.3 | (1.2) | 0.08 | (0) | 110 | 0.13 | 3.2 | 10 | 廃棄部位：株元．硝0.2g ゆでた後水冷し，手搾りしたもの |
| 0.11 | 0.32 | 3 | 3 | 2 | 5 | (0) | 0 | 4200 | 34 | 4200 | 350 | (0) | 2.1 | 0 | 0.2 | 0 | 270 | 0.11 | 0.20 | 0.6 | (1.3) | 0.14 | (0) | 210 | 0.20 | 2.9 | 60 | 廃棄部位：株元 有0.9g．硝0.2g |
| 0.11 | 0.33 | 1 | 3 | 1 | 4 | (0) | 0 | 5400 | 45 | 5400 | 450 | (0) | 2.6 | 0.2 | 0.3 | 0 | 320 | 0.05 | 0.11 | 0.3 | (1.2) | 0.08 | (0) | 110 | 0.13 | 3.2 | 30 | 廃棄部位：株元．硝0.2g ゆでた後水冷し，手搾りしたもの |
| 0.10 | 0.80 | 1 | Tr | 7 | 15 | (0) | 6 | 4700 | 41 | 4700 | 390 | (0) | 2.0 | 0 | 0.2 | 0 | 300 | 0.06 | 0.13 | 0.4 | 1.4 | 0.10 | 0 | 120 | 0.15 | 2.7 | 19 | 有0.5g．硝0.1g |
| 0.14 | 0.95 | 1 | Tr | 6 | 4 | (0) | 9 | 7100 | 60 | 7100 | 590 | (0) | 3.1 | 0 | 0.2 | 0 | 480 | – | 0.06 | 0.2 | 1.4 | 0.05 | 0 | 57 | 0.03 | 3.2 | 5 | ゆでた後水冷し，手搾りしたもの 有0.6g．硝Tr ♣ |
| 0.12 | 0.90 | 2 | 1 | 7 | 13 | (0) | 7 | 7200 | 28 | 7200 | 600 | (0) | 4.6 | 0.1 | 2.2 | 0.1 | 370 | – | 0.18 | 0.6 | 1.8 | 0.12 | 0 | 150 | 0.19 | 3.4 | 16 | 植物油（なたね油）．調p. 250，表 14 有0.7g．硝0.2g |
| | | | | | | | | | | | | | | | | | | | | | | | | | | | | 別名わさびだいこん，せいようわさび |
| 0.19 | 0.40 | 0 | 0 | Tr | 1 | (0) | – | – | – | 7 | 1 | (0) | 0 | 0 | 0 | 0 | 0 | 0.10 | 0.10 | 0.5 | (1.0) | 0.23 | (0) | 99 | 0.32 | 5.5 | 73 | 廃棄部位：皮 硝Tr |
| | | | | | | | | | | | | | | | | | | | | | | | | | | | | 別名まこもたけ |
| 0.02 | 0.25 | – | – | – | – | (0) | 0 | 15 | – | 15 | 1 | (0) | Tr | 0 | Tr | 0 | 2 | 0.04 | 0.03 | 0.5 | (0.7) | 0.08 | (0) | 43 | 0.25 | – | 6 | 廃棄部位：葉鞘及び基部 硝Tr |
| | | | | | | | | | | | | | | | | | | | | | | | | | | | | 別名とうな（薹菜） |
| 0.07 | 0.17 | – | – | – | – | (0) | 0 | 2300 | 10 | 2300 | 190 | (0) | 0.9 | 0 | 0 | 0 | 200 | 0.11 | 0.23 | 1.1 | (2.2) | 0.17 | (0) | 240 | 0.55 | – | 88 | 硝0.1g |
| 0.08 | 0.29 | – | – | – | – | (0) | 0 | 2800 | 32 | 2800 | 240 | (0) | 1.3 | Tr | 0.1 | 0 | 200 | 0.12 | 0.34 | 1.5 | (3.3) | 0.24 | (0) | 180 | 0.54 | – | 70 | 水洗いし，手搾りしたもの 硝0.2g |
| | | | | | | | | | | | | | | | | | | | | | | | | | | | | 別名きょうな，せんすじきょうな |
| 0.07 | 0.41 | 7 | 2 | 3 | 20 | (0) | 0 | 1300 | 0 | 1300 | 110 | (0) | 1.8 | Tr | 0.1 | 0 | 120 | 0.08 | 0.15 | 0.7 | (1.5) | 0.18 | (0) | 140 | 0.50 | 3.1 | 55 | 廃棄部位：株元 硝0.2g |
| 0.05 | 0.31 | – | – | – | – | (0) | 0 | 1700 | 0 | 1700 | 140 | (0) | 1.3 | Tr | 0.1 | 0 | 120 | 0.04 | 0.08 | 0.4 | (1.1) | 0.10 | (0) | 90 | 0.29 | – | 19 | 株元を除いたもの，ゆでた後水冷し，手搾りしたもの．硝0.3g |
| 0.06 | 0.25 | – | – | – | – | (0) | 0 | 1100 | 0 | 1100 | 92 | (0) | 1.1 | 0 | 0.1 | 0 | 130 | 0.07 | 0.15 | 0.5 | (1.2) | 0.19 | (0) | 130 | 0.39 | – | 47 | 廃棄部位：株元 水洗いし，手搾りしたもの．硝0.4g |
| | | | | | | | | | | | | | | | | | | | | | | | | | | | | 軟白栽培品 |
| 0.07 | 0.14 | 3 | 1 | Tr | 3 | (0) | 11 | 720 | 3 | 730 | 61 | (0) | 0.7 | Tr | Tr | 0 | 63 | 0.03 | 0.09 | 0.4 | (0.6) | 0.04 | (0) | 44 | 0.29 | 1.9 | 8 | 硝Tr |
| 0.05 | 0.15 | – | – | – | – | (0) | 24 | 770 | 0 | 780 | 65 | (0) | 0.9 | Tr | 0 | 0 | 77 | 0.02 | 0.04 | 0.2 | (0.4) | 0.01 | (0) | 14 | 0.15 | – | 1 | ゆでた後水冷し，手搾りしたもの 硝0g |
| | | | | | | | | | | | | | | | | | | | | | | | | | | | | 軟白栽培品 |
| 0.07 | 0.42 | – | – | – | – | (0) | 24 | 1700 | 19 | 1700 | 140 | (0) | 1.1 | 0 | 0 | 0 | 120 | 0.05 | 0.13 | 1.0 | (1.4) | 0.06 | (0) | 66 | 0.33 | – | 22 | 廃棄部位：根及び株元 硝Tr |
| 0.07 | 0.35 | – | – | – | – | (0) | 23 | 2000 | 20 | 2100 | 170 | (0) | 1.4 | 0 | 0 | 0 | 150 | 0.03 | 0.05 | 0.4 | (0.9) | 0.04 | (0) | 43 | 0.27 | – | 12 | 根及び株元を除いたもの，ゆでた後水冷し，手搾りしたもの．硝0g |
| | | | | | | | | | | | | | | | | | | | | | | | | | | | | 別名あおみつば |
| 0.02 | 0.42 | – | – | – | – | (0) | 48 | 3200 | 41 | 3200 | 270 | (0) | 0.9 | Tr | 0 | 0 | 220 | 0.04 | 0.14 | 0.7 | (0.9) | 0.06 | (0) | 64 | 0.30 | – | 13 | 廃棄部位：株元 硝0.3g |
| 0.02 | 0.48 | – | – | – | – | (0) | 54 | 4000 | 47 | 4100 | 340 | (0) | 1.3 | 0 | 0 | 0 | 250 | 0.02 | 0.08 | 0.4 | (0.7) | 0.03 | (0) | 23 | 0.22 | – | 4 | 株元を除いたもの，ゆでた後水冷し，手搾りしたもの．硝0.3g |
| | | | | | | | | | | | | | | | | | | | | | | | | | | | | 別名きょうな |
| 0.03 | 0.22 | – | – | – | – | (0) | 4 | 1800 | 28 | 1800 | 150 | (0) | 0.9 | 0 | 0 | 0 | 160 | 0.04 | 0.07 | 0.7 | (1.0) | 0.11 | (0) | 110 | 0.12 | – | 38 | 廃棄部位：根 硝0.5g |
| | | | | | | | | | | | | | | | | | | | | | | | | | | | | 別名花みょうが，みょうがの子 |
| 0.05 | 1.17 | 1 | 1 | 0 | 8 | (0) | 8 | 27 | 0 | 31 | 3 | (0) | 0.1 | 0 | 1.2 | 0.1 | 20 | 0.05 | 0.05 | 0.4 | (0.6) | 0.07 | (0) | 25 | 0.20 | 1.1 | 2 | 廃棄部位：花茎 |

# 6 野菜類

可食部100 g当たり

| 食品番号 | 食品名 | 廃棄率 | エネルギー | 水分 | たんぱく質 アミノ酸組成によるたんぱく質 | たんぱく質 | 脂質 トリアシルグリセロール当量 | コレステロール | 脂質 | 脂肪酸 飽和脂肪酸 | n-3系多価不飽和脂肪酸 | n-6系多価不飽和脂肪酸 | 炭水化物 利用可能炭水化物（単糖当量） | 利用可能炭水化物（質量計） | 差引法による利用可能炭水化物 | 食物繊維総量 | 糖アルコール | 炭水化物 | 灰分 | 食塩相当量 | 無機質 ナトリウム | カリウム | カルシウム | マグネシウム | リン | 鉄 | 亜鉛 |
|---|---|---|---|---|---|---|---|---|---|---|---|---|---|---|---|---|---|---|---|---|---|---|---|---|---|---|---|
| | | % | kcal | g | g | g | g | mg | g | g | g | g | g | g | g | g | g | g | g | g | mg | mg | mg | mg | mg | mg | mg |
| | **みょうがたけ** | | | | | | | | | | | | | | | | | | | | | | | | | | |
| 06281 | 茎葉，生 | 0 | 6 | 97.1 | (0.3) | 0.4 | – | (0) | 0.1 | – | – | – | – | – | 0.5* | 1.1 | – | 1.5 | 0.8 | 0 | Tr | 350 | 11 | 7 | 18 | 0.3 | 0.3 |
| | **むかご** | | | | | | | | | | | | | | | | | | | | | | | | | | |
| 06282 | 肉芽，生 | 25 | 87 | 75.1 | (1.8) | 2.9 | 0.1 | (0) | 0.2 | 0.03 | 0.01 | 0.05 | – | – | 17.5* | 4.2 | – | 20.6 | 1.2 | 0 | 3 | 570 | 5 | 19 | 64 | 0.6 | 0.4 |
| | **めキャベツ** | | | | | | | | | | | | | | | | | | | | | | | | | | |
| 06283 | 結球葉，生 | 0 | 52 | 83.2 | (3.9) | 5.7 | (0.1) | (0) | 0.1 | (0.02) | (0.03) | (0.02) | (4.2) | (4.1) | 6.2* | 5.5 | – | 9.9 | 1.1 | 0 | 5 | 610 | 37 | 25 | 73 | 1.0 | 0.6 |
| 06284 | 結球葉，ゆで | 0 | 51 | 83.8 | (3.6) | 5.3 | (0.1) | (0) | 0.1 | (0.02) | (0.03) | (0.02) | (4.8) | (4.4) | 6.3* | 5.2 | – | 9.8 | 1.0 | 0 | 5 | 480 | 36 | 22 | 75 | 1.0 | 0.5 |
| | **めたで** | | | | | | | | | | | | | | | | | | | | | | | | | | |
| 06285 | 芽ばえ，生 | 0 | 39 | 87.0 | – | 3.0 | – | (0) | 0.5 | – | – | – | – | – | 2.5* | 6.3 | – | 8.8 | 0.7 | 0 | 9 | 140 | 49 | 70 | 110 | 2.3 | 0.9 |
| | **（もやし類）** | | | | | | | | | | | | | | | | | | | | | | | | | | |
| | **アルファルファもやし** | | | | | | | | | | | | | | | | | | | | | | | | | | |
| 06286 | 生 | 0 | 11 | 96.0 | – | 1.6 | (0.1) | (0) | 0.1 | (0.01) | (0.03) | (0.03) | (0.3)* | (0.3) | 0.6 | 1.4 | – | 2.0 | 0.3 | 0 | 7 | 43 | 14 | 13 | 37 | 0.5 | 0.4 |
| | **だいずもやし** | | | | | | | | | | | | | | | | | | | | | | | | | | |
| 変 06287 | 生 | 7 | 29 | 92.0 | 2.8 | 3.6 | 1.2 | Tr | 1.4 | 0.19 | 0.13 | 0.63 | 0.6* | 0.6 | 1.2 | 2.3 | – | 2.5 | 0.5 | 0 | 3 | 160 | 25 | 23 | 54 | 0.5 | 0.3 |
| 06288 | ゆで | 0 | 27 | 93.0 | (2.2) | 2.9 | (1.3) | Tr | 1.6 | (0.21) | (0.14) | (0.68) | (0.5)* | (0.5) | 1.0 | 2.2 | – | 2.2 | 0.3 | 0 | 1 | 50 | 24 | 19 | 43 | 0.4 | 0.3 |
| 新 06412 | 油いため | 1 | 62 | 86.9 | (3.0) | 3.8 | (2.3) | – | 4.5 | (0.41) | (0.36) | (1.22) | – | – | (7.2)* | – | – | 4.1 | 0.5 | 0 | 4 | 170 | 25 | 23 | 55 | 0.4 | 0.3 |
| | **ブラックマッペもやし** | | | | | | | | | | | | | | | | | | | | | | | | | | |
| 変 06289 | 生 | 0 | 17 | 94.7 | 1.4 | 2.2 | – | 0 | Tr | – | – | – | 1.4 | 1.4 | 2.1* | 1.5 | – | 2.8 | 0.3 | 0 | 8 | 65 | 16 | 12 | 32 | 0.4 | 0.3 |
| 06290 | ゆで | 0 | 13 | 95.8 | (0.8) | 1.3 | – | (0) | Tr | – | – | – | (1.1) | (1.1) | 1.6* | 1.6 | – | 2.7 | 0.2 | 0 | 2 | 12 | 24 | 10 | 17 | 0.4 | 0.3 |
| 新 06398 | 油いため | 0 | 41 | 90.6 | (1.4) | 2.3 | – | – | 0.9 | – | – | – | 1.8 | 1.8 | 6.7* | – | – | 5.8 | 0.3 | 0 | 9 | 71 | 18 | 13 | 34 | 0.4 | 0.3 |
| | **りょくとうもやし** | | | | | | | | | | | | | | | | | | | | | | | | | | |
| 変 06291 | 生 | 2 | 15 | 95.4 | 1.3 | 1.8 | (0.1) | (0) | 0.1 | (0.03) | (0.01) | (0.03) | 1.3 | 1.3 | (1.7)* | 1.3 | – | 2.4 | 0.2 | 0 | 3 | 79 | 9 | 8 | 27 | 0.2 | 0.2 |
| 06292 | ゆで | 0 | 12 | 95.9 | (1.1) | 1.6 | – | (0) | 0 | – | – | – | (1.1)* | (1.1) | 1.3 | 1.5 | – | 2.3 | 0.2 | 0 | 2 | 24 | 11 | 7 | 24 | 0.3 | 0.2 |
| 新 06413 | 油いため | 1 | 40 | 91.0 | (1.4) | 2.0 | (1.0) | – | 2.8 | (0.19) | (0.21) | (0.52) | – | – | (6.3)* | – | – | 4.0 | 0.3 | 0 | 3 | 89 | 10 | 9 | 29 | 0.2 | 0.2 |
| | **モロヘイヤ** | | | | | | | | | | | | | | | | | | | | | | | | | | |
| 06293 | 茎葉，生 | 0 | 36 | 86.1 | (3.6) | 4.8 | (0.4) | (0) | 0.5 | (0.08) | (Tr) | (0.23) | 0.1 | 0.1 | 1.8* | 5.9 | – | 6.3 | 2.1 | 0 | 1 | 530 | 260 | 46 | 110 | 1.0 | 0.6 |
| 06294 | 茎葉，ゆで | 0 | 24 | 91.3 | (2.2) | 3.0 | (0.3) | (0) | 0.4 | (0.06) | (Tr) | (0.19) | (0.1) | (0.1) | 1.4* | 3.5 | – | 4.0 | 1.2 | 0 | Tr | 160 | 170 | 26 | 53 | 0.6 | 0.4 |
| | **やぶまめ** | | | | | | | | | | | | | | | | | | | | | | | | | | |
| 新 06401 | 生 | 0 | 219 | 45.8 | – | 15.5 | – | – | 6.5 | – | – | – | – | – | 19.7* | 9.8 | – | 29.5 | 2.8 | 0 | 3 | 1100 | 44 | 110 | 240 | 4.6 | 0.9 |
| | **やまごぼう** | | | | | | | | | | | | | | | | | | | | | | | | | | |
| 06295 | みそ漬 | 0 | 66 | 72.8 | – | 4.1 | – | (0) | 0.1 | – | – | – | – | – | 8.6* | 7.0 | – | 15.6 | 7.4 | 7.1 | 2800 | 200 | 23 | 24 | 49 | 1.3 | 0.3 |
| | **ゆりね** | | | | | | | | | | | | | | | | | | | | | | | | | | |
| 06296 | りん茎，生 | 10 | 119 | 66.5 | (2.4) | 3.8 | – | (0) | 0.1 | – | – | – | – | – | 24.3* | 5.4 | – | 28.3 | 1.3 | 0 | 1 | 740 | 10 | 25 | 71 | 1.0 | 0.7 |
| 06297 | りん茎，ゆで | 0 | 117 | 66.5 | (2.1) | 3.4 | – | (0) | 0.1 | – | – | – | – | – | 24.0* | 6.0 | – | 28.7 | 1.3 | 0 | 1 | 690 | 10 | 24 | 65 | 0.9 | 0.7 |

可食部100 g当たり

| 銅 | マンガン | ヨウ素 | セレン | クロム | モリブデン | レチノール | α-カロテン | β-カロテン | β-クリプトキサンチン | β-カロテン当量 | レチノール活性当量 | ビタミンD | α-トコフェロール | β-トコフェロール | γ-トコフェロール | δ-トコフェロール | ビタミンK | ビタミン$B_1$ | ビタミン$B_2$ | ナイアシン | ナイアシン当量 | ビタミン$B_6$ | ビタミン$B_{12}$ | 葉酸 | パントテン酸 | ビオチン | ビタミンC | 備考 |
|---|---|---|---|---|---|---|---|---|---|---|---|---|---|---|---|---|---|---|---|---|---|---|---|---|---|---|---|---|
| 無機質 | | | | | | ビタミン（ビタミンA） | | | | | | | ビタミン（ビタミンE） | | | | | | | | | | | | | | | 有 有機酸　硝 硝酸イオン　調 調理による脂質の増減 |
| mg | mg | μg | μg | μg | μg | μg | μg | μg | μg | μg | μg | μg | mg | mg | mg | mg | μg | mg | mg | mg | mg | mg | μg | μg | mg | μg | mg | |
| 0.03 | 1.44 | – | – | – | – | (0) | 0 | 6 | 0 | 6 | 1 | (0) | 0.1 | 0 | 0.3 | 0 | 8 | 0.02 | 0.02 | 0.1 | (0.2) | 0.02 | (0) | 13 | 0.07 | – | 1 | 別名 花みょうが，みょうがの子<br>硝 0.1g |
| 0.15 | 0.05 | – | – | – | – | (0) | 0 | 24 | – | 24 | 2 | (0) | 0.4 | 0.2 | 0 | 0 | (0) | 0.11 | 0.02 | 0.3 | (0.8) | 0.07 | (0) | 20 | 0.60 | – | 9 | 廃棄部位：皮 |
| 0.07 | 0.29 | – | – | – | – | (0) | 0 | 710 | 10 | 710 | 59 | (0) | 0.6 | 0 | 0 | 0 | 150 | 0.19 | 0.23 | 0.9 | (1.8) | 0.27 | (0) | 240 | 0.76 | – | 160 | 別名 こもちかんらん，姫かんらん，姫キャベツ<br>硝 Tr |
| 0.07 | 0.25 | – | – | – | – | (0) | 0 | 680 | 10 | 690 | 57 | (0) | 0.5 | 0 | 0 | 0 | 160 | 0.13 | 0.16 | 0.6 | (1.4) | 0.22 | (0) | 220 | 0.65 | – | 110 | 硝 Tr |
| 0.09 | 7.66 | – | – | – | – | (0) | 0 | 4900 | 0 | 4900 | 410 | (0) | 4.8 | 0.1 | Tr | 0 | 360 | 0.15 | 0.21 | 1.1 | 1.6 | 0.27 | (0) | 77 | 0.29 | – | 67 | 紅たで<br>硝 0g |
| 0.09 | 0.10 | 1 | 1 | 0 | 16 | (0) | 0 | 56 | 0 | 56 | 5 | (0) | 1.9 | 0 | Tr | 0 | 47 | 0.07 | 0.09 | 0.2 | 0.5 | 0.10 | (0) | 56 | 0.46 | 4.4 | 5 | 別名 糸もやし<br>硝 Tr |
| 0.11 | 0.28 | 1 | 5 | 0 | 57 | (0) | 1 | 21 | 1 | 22 | 2 | (0) | 0.3 | 0.1 | 1 | 0.5 | 71 | 0.08 | 0.06 | 0.4 | 1.2 | 0.08 | Tr | 44 | 0.24 | 4.9 | 4 | 廃棄部位：種皮及び損傷部<br>硝 0g |
| 0.08 | 0.35 | – | – | – | – | (0) | (0) | Tr | (0) | (Tr) | (0) | (0) | 0.6 | 0.1 | 1.9 | 0.9 | 49 | 0.04 | 0.04 | 0.1 | (0.7) | 0.04 | (0) | 39 | 0.19 | – | 1 | 種皮及び損傷部を除いたもの．ゆでた後水冷し，水切りしたもの．硝 (0)g |
| 0.12 | 0.28 | 1 | 4 | – | 56 | – | 1 | 31 | 1 | 32 | 3 | – | 0.5 | 0.1 | 23.2 | 0.8 | 79 | 0.09 | 0.07 | 0.5 | (1.3) | 0.08 | Tr | 37 | 0.22 | 5.0 | 2 | 種皮及び損傷部を除いたもの．植物油(なたね油)．調 p.250，表14．<br>硝 0g |
| 0.07 | 0.09 | 1 | 1 | Tr | 37 | 0 | 0 | Tr | 0 | Tr | 0 | 0 | Tr | 0 | 0 | 0 | 7 | 0.04 | 0.06 | 0.5 | 0.8 | 0.06 | 0 | 42 | 0.43 | 2.7 | 10 | 廃棄部位：種皮及び損傷部<br>有 Tr．硝 0g |
| 0.05 | 0.09 | – | – | – | – | (0) | (0) | Tr | (0) | (Tr) | (0) | (0) | 0.1 | 0 | 0.5 | Tr | 6 | 0.02 | 0.02 | 0.1 | (0.3) | 0.03 | (0) | 36 | 0.20 | – | 2 | 種皮及び損傷部を除いたもの<br>ゆでた後水冷し，水切りしたもの<br>有 Tr．硝 (0)g |
| 0.07 | 0.10 | 2 | 1 | 0 | 38 | – | – | – | – | – | – | – | 1.1 | – | 2.2 | 0.1 | 14 | 0.04 | 0.06 | 0.5 | (0.9) | 0.05 | – | 53 | 0.50 | 2.6 | 7 | 種皮及び損傷部を除いたもの．植物油(なたね油)．調 p.250，表14．硝 0g |
| 0.08 | 0.06 | 2 | Tr | Tr | 44 | (0) | Tr | 3 | Tr | 3 | Tr | (0) | 0.1 | 0 | 0.1 | 0 | 2 | 0.04 | 0.05 | 0.3 | 0.6 | 0.05 | Tr | 36 | 0.20 | 1.7 | 7 | 廃棄部位：種皮及び損傷部<br>有 Tr．硝 0g |
| 0.06 | 0.06 | – | – | – | – | (0) | (0) | 5 | (0) | 5 | Tr | (0) | 0.1 | 0 | Tr | 0.1 | 3 | 0.03 | 0.04 | 0.2 | (0.5) | 0.02 | (0) | 33 | 0.14 | – | 2 | 種皮及び損傷部を除いたもの<br>ゆでた後水冷し，水切りしたもの<br>有 Tr．硝 (0)g |
| 0.08 | 0.07 | – | Tr | – | 47 | – | Tr | 5 | Tr | 5 | Tr | – | 1 | – | – | – | 8 | 0.05 | 0.05 | 0.3 | (0.7) | 0.04 | Tr | 57 | 0.17 | 1.8 | 6 | 種皮及び損傷部を除いたもの．植物油(なたね油)．調 p.250，表14．<br>硝 0g |
| 0.33 | 1.32 | 4 | 1 | 2 | 15 | (0) | 0 | 10000 | 76 | 10000 | 840 | (0) | 6.5 | Tr | 0.5 | 0 | 640 | 0.18 | 0.42 | 1.1 | (1.6) | 0.35 | (0) | 250 | 1.83 | 14.0 | 65 | 廃棄率：木質茎つきの場合25%<br>硝 0.2g |
| 0.20 | 1.02 | – | – | – | – | (0) | 0 | 6600 | 39 | 6600 | 550 | (0) | 3.4 | 0 | 0.3 | 0 | 450 | 0.06 | 0.13 | 0.4 | (0.7) | 0.08 | (0) | 67 | 0.70 | – | 11 | ゆでた後水冷し，手搾りしたもの<br>硝 0.1g |
| 0.19 | 0.60 | 0 | 0 | 0 | 280 | – | – | – | – | – | – | – | – | – | – | – | – | – | – | – | 2.6 | – | – | – | – | – | – | |
| 0.13 | 0.28 | – | – | – | – | (0) | – | – | – | 0 | (0) | (0) | 0.6 | 0.1 | Tr | Tr | 1 | 0.02 | 0.10 | 0.4 | 1.1 | 0.03 | (0) | 14 | 0.02 | – | 0 | 別名 ごぼうあざみ<br>水洗いし，水切りしたもの<br>ビタミンC：酸化防止用として添加品あり |
| 0.16 | 0.96 | 1 | 1 | 2 | 1 | (0) | (0) | (0) | (0) | (0) | (0) | (0) | 0.5 | 0 | 0 | 0 | 0 | 0.08 | 0.07 | 0.7 | (1.4) | 0.12 | (0) | 77 | 0 | 1.6 | 9 | 廃棄部位：根，根盤部及び損傷部<br>硝 0g |
| 0.14 | 0.75 | – | – | – | – | (0) | (0) | (0) | (0) | (0) | (0) | (0) | 0.5 | 0 | 0 | 0 | Tr | 0.07 | 0.07 | 0.6 | (1.2) | 0.12 | (0) | 92 | 0 | – | 8 | 根，根盤部及び損傷部を除いたもの<br>硝 0g |

# 6 野菜類

| 食品番号 | 食品名 | 廃棄率 | エネルギー | 水分 | たんぱく質: アミノ酸組成によるたんぱく質 | たんぱく質 | 脂質: トリアシルグリセロール当量 | コレステロール | 脂質 | 脂肪酸: 飽和脂肪酸 | n-3系多価不飽和脂肪酸 | n-6系多価不飽和脂肪酸 | 炭水化物: 利用可能炭水化物(単糖当量) | 利用可能炭水化物(質量計) | 差引き法による利用可能炭水化物 | 食物繊維総量 | 糖アルコール | 炭水化物 | 灰分 | 食塩相当量 | 無機質: ナトリウム | カリウム | カルシウム | マグネシウム | リン | 鉄 | 亜鉛 |
|---|---|---|---|---|---|---|---|---|---|---|---|---|---|---|---|---|---|---|---|---|---|---|---|---|---|---|---|
| | | % | kcal | g | g | g | g | mg | g | g | g | g | g | g | g | g | g | g | g | g | mg | mg | mg | mg | mg | mg | mg |
| | **ようさい** | | | | | | | | | | | | | | | | | | | | | | | | | | |
| 06298 | 茎葉，生 | 0 | 17 | 93.0 | (1.7) | 2.2 | – | (0) | 0.1 | – | – | – | *(0.9) | (0.9) | 0.5 | 3.1 | – | 3.1 | 1.4 | 0.1 | 26 | 380 | 74 | 28 | 44 | 1.5 | 0.5 |
| 06299 | 茎葉，ゆで | 0 | 18 | 92.4 | (1.7) | 2.2 | – | (0) | 0.1 | – | – | – | *(1.0) | (1.0) | 1.2 | 3.4 | – | 4.1 | 1.0 | 0 | 16 | 270 | 90 | 20 | 40 | 1.0 | 0.3 |
| | **よめな** | | | | | | | | | | | | | | | | | | | | | | | | | | |
| 06300 | 葉，生 | 0 | 40 | 84.6 | (2.7) | 3.4 | – | (0) | 0.2 | – | – | – | – | – | *2.9 | 7.8 | – | 10.0 | 1.8 | 0 | 2 | 800 | 110 | 42 | 89 | 3.7 | 0.7 |
| | **よもぎ** | | | | | | | | | | | | | | | | | | | | | | | | | | |
| 06301 | 葉，生 | 0 | 43 | 83.6 | (4.2) | 5.2 | – | (0) | 0.3 | – | – | – | – | – | *1.9 | 7.8 | – | 8.7 | 2.2 | 0 | 10 | 890 | 180 | 29 | 100 | 4.3 | 0.6 |
| 06302 | 葉，ゆで | 0 | 37 | 85.9 | (3.9) | 4.8 | – | (0) | 0.1 | – | – | – | – | – | *1.3 | 7.8 | – | 8.2 | 1.0 | 0 | 3 | 250 | 140 | 24 | 88 | 3.0 | 0.4 |
| | **らっかせい** | | | | | | | | | | | | | | | | | | | | | | | | | | |
| 06303 | 未熟豆，生 | 35 | 306 | 50.1 | (11.2) | 12.0 | (23.9) | (0) | 24.2 | (4.24) | (0.04) | (6.96) | – | – | *9.5 | 4.0 | – | 12.4 | 1.3 | 0 | 1 | 450 | 15 | 100 | 200 | 0.9 | 1.2 |
| 06304 | 未熟豆，ゆで | 40 | 298 | 51.3 | (11.1) | 11.9 | (23.2) | (0) | 23.5 | (4.12) | (0.04) | (6.76) | – | – | *9.2 | 4.2 | – | 12.3 | 1.0 | 0 | 2 | 290 | 24 | 86 | 170 | 0.9 | 1.1 |
| | **(らっきょう類)** | | | | | | | | | | | | | | | | | | | | | | | | | | |
| | **らっきょう** | | | | | | | | | | | | | | | | | | | | | | | | | | |
| 06305 | りん茎，生 | 15 | 83 | 68.3 | 0.9 | 1.4 | (0.1) | (0) | 0.2 | (0.03) | (Tr) | (0.07) | – | – | *9.2 | 20.7 | – | 29.3 | 0.8 | 0 | 2 | 230 | 14 | 14 | 35 | 0.5 | 0.5 |
| 変 06306 | 甘酢漬 | 0 | 117 | 67.5 | (0.3) | 0.4 | (0.2) | (0) | 0.3 | (0.05) | (0.01) | (0.11) | 0 | – | *26.5 | 2.9 | 0 | 29.4 | 1.9 | 1.9 | 750 | 9 | 11 | 1 | 7 | 1.8 | 0.1 |
| | **エシャレット** | | | | | | | | | | | | | | | | | | | | | | | | | | |
| 06307 | りん茎，生 | 40 | 59 | 79.1 | (1.4) | 2.3 | (0.1) | (0) | 0.2 | (0.03) | (Tr) | (0.07) | – | – | *7.3 | 11.4 | – | 17.8 | 0.6 | 0 | 2 | 290 | 20 | 14 | 47 | 0.8 | 0.5 |
| | **リーキ** | | | | | | | | | | | | | | | | | | | | | | | | | | |
| 06308 | りん茎葉，生 | 35 | 30 | 90.8 | (1.2) | 1.6 | (0.1) | (0) | 0.1 | (0.01) | (0.03) | (0.02) | (4.1) | (4.0) | *4.9 | 2.5 | – | 6.9 | 0.6 | 0 | 2 | 230 | 31 | 11 | 27 | 0.7 | 0.3 |
| 06309 | りん茎葉，ゆで | 0 | 28 | 91.3 | (1.0) | 1.3 | (0.1) | (0) | 0.1 | (0.01) | (0.03) | (0.02) | (2.9) | (2.8) | *4.6 | 2.6 | – | 6.8 | 0.5 | 0 | 2 | 180 | 26 | 9 | 26 | 0.6 | 0.3 |
| | **ルッコラ** | | | | | | | | | | | | | | | | | | | | | | | | | | |
| 06319 | 葉，生 | 2 | 17 | 92.7 | – | 1.9 | 0.1 | (0) | 0.4 | 0.05 | 0.05 | 0.01 | (0) | (0) | *0.8 | 2.6 | – | 3.1 | 1.5 | 0 | 14 | 480 | 170 | 46 | 40 | 1.6 | 0.8 |
| | **ルバーブ** | | | | | | | | | | | | | | | | | | | | | | | | | | |
| 06310 | 葉柄，生 | 10 | 23 | 92.1 | – | 0.7 | (0.1) | 0 | 0.1 | (0.03) | (0) | (0.05) | (1.9) | (1.9) | *3.5 | 2.5 | – | 6.0 | 0.9 | 0 | 1 | 400 | 74 | 19 | 37 | 0.2 | 0.1 |
| 06311 | 葉柄，ゆで | 0 | 14 | 94.1 | – | 0.5 | (0.1) | (0) | 0.1 | (0.03) | (0) | (0.05) | *(1.4) | (1.4) | 1.7 | 2.9 | – | 4.6 | 0.6 | 0 | 1 | 200 | 64 | 14 | 20 | 0.2 | 0.1 |
| | **(レタス類)** | | | | | | | | | | | | | | | | | | | | | | | | | | |
| | **レタス** | | | | | | | | | | | | | | | | | | | | | | | | | | |
| 06312 | 土耕栽培，結球葉，生 | 2 | 11 | 95.9 | 0.5 | 0.6 | Tr | (0) | 0.1 | 0.01 | 0.01 | 0.01 | *1.7 | 1.7 | 1.9 | 1.1 | – | 2.8 | 0.5 | 0 | 2 | 200 | 19 | 8 | 22 | 0.3 | 0.2 |
| 06361 | 水耕栽培，結球葉，生 | 2 | 13 | 95.3 | (0.6) | 0.8 | (0.1) | (0) | 0.2 | (0.02) | (0.03) | (0.02) | *(2.0) | (2.0) | 2.1 | 1.1 | – | 2.9 | 0.6 | 0 | 2 | 260 | 34 | 10 | 30 | 0.3 | 0.1 |
| | **サラダな** | | | | | | | | | | | | | | | | | | | | | | | | | | |
| 06313 | 葉，生 | 10 | 10 | 94.9 | 0.8 | 1.0 | 0.1 | (0) | 0.2 | 0.01 | 0.05 | 0.02 | *0.7 | 0.7 | 1.1 | 1.8 | – | 2.7 | 1.0 | 0 | 6 | 410 | 56 | 14 | 49 | 2.4 | 0.2 |
| | **リーフレタス** | | | | | | | | | | | | | | | | | | | | | | | | | | |
| 06314 | 葉，生 | 6 | 16 | 94.0 | (1.0) | 1.4 | (0.1) | (0) | 0.1 | (0.01) | (0.04) | (0.02) | (0.9) | (0.9) | *1.8 | 1.9 | – | 3.3 | 1.0 | 0 | 6 | 490 | 58 | 15 | 41 | 1.0 | 0.5 |
| | **サニーレタス** | | | | | | | | | | | | | | | | | | | | | | | | | | |
| 06315 | 葉，生 | 6 | 15 | 94.1 | (0.7) | 1.2 | (0.1) | (0) | 0.2 | (0.03) | (0.07) | (0.03) | (0.6) | (0.6) | *1.7 | 2.0 | – | 3.2 | 1.1 | 0 | 4 | 410 | 66 | 15 | 31 | 1.8 | 0.4 |
| | **サンチュ** | | | | | | | | | | | | | | | | | | | | | | | | | | |
| 06362 | 葉，生 | 0 | 14 | 94.5 | (1.0) | 1.2 | (0.2) | (0) | 0.4 | (0.03) | (0.10) | (0.03) | – | – | *1.0 | 2.0 | – | 2.5 | 1.0 | 0 | 3 | 470 | 62 | 19 | 39 | 0.5 | 0.2 |
| | **コスレタス** | | | | | | | | | | | | | | | | | | | | | | | | | | |
| 06316 | 葉，生 | 9 | 16 | 94.5 | (0.8) | 1.2 | 0.1 | (0) | 0.2 | 0.02 | 0.02 | 0.01 | (1.2) | (1.2) | *2.0 | 1.9 | – | 3.4 | 0.6 | 0 | 16 | 250 | 29 | 12 | 39 | 0.5 | 0.3 |

可食部100 g当たり

可食部100g当たり

| 銅 | マンガン | ヨウ素 | セレン | クロム | モリブデン | レチノール | α-カロテン | β-カロテン | β-クリプトキサンチン | β-カロテン当量 | レチノール活性当量 | ビタミンD | α-トコフェロール | β-トコフェロール | γ-トコフェロール | δ-トコフェロール | ビタミンK | ビタミン$B_1$ | ビタミン$B_2$ | ナイアシン | ナイアシン当量 | ビタミン$B_6$ | ビタミン$B_{12}$ | 葉酸 | パントテン酸 | ビオチン | ビタミンC | 備考 |
|---|---|---|---|---|---|---|---|---|---|---|---|---|---|---|---|---|---|---|---|---|---|---|---|---|---|---|---|---|
| 無機質 | | | | | | ビタミン（ビタミンA） | | | | | | | ビタミンE | | | | | | | | | | | | | | | |
| mg | mg | μg | μg | μg | μg | μg | μg | μg | μg | μg | μg | μg | mg | mg | mg | mg | μg | mg | mg | mg | mg | mg | μg | μg | mg | μg | mg | 有有機酸　硝硝酸イオン |
| | | | | | | | | | | | | | | | | | | | | | | | | | | | | 別名あさがおな，えんさい，くうしんさい |
| 0.20 | 1.07 | – | – | – | – | (0) | 78 | 4300 | 0 | 4300 | 360 | (0) | 2.2 | 0 | 0.3 | 0 | 250 | 0.10 | 0.20 | 1.0 | (1.4) | 0.11 | (0) | 120 | 0.40 | – | 19 | 硝0.2g |
| 0.15 | 0.77 | – | – | – | – | (0) | 74 | 3800 | 0 | 3800 | 320 | (0) | 0.6 | 0 | 0.1 | 0 | 260 | 0.06 | 0.10 | 0.6 | (1.0) | 0.05 | (0) | 55 | 0.30 | – | 6 | ゆでた後水冷し，手搾りしたもの 硝0.2g |
| | | | | | | | | | | | | | | | | | | | | | | | | | | | | 別名おはぎ，うはぎ，はぎな若葉 |
| 0.24 | 0.78 | – | – | – | – | (0) | 0 | 6700 | 0 | 6700 | 560 | (0) | 4.1 | Tr | 0.1 | 0 | 440 | 0.23 | 0.32 | 3.2 | (4.2) | 0.10 | (0) | 170 | 0.50 | – | 42 | 硝Tr |
| | | | | | | | | | | | | | | | | | | | | | | | | | | | | 別名もちぐさ，よもぎな |
| 0.29 | 0.84 | – | – | – | – | (0) | 0 | 5300 | 0 | 5300 | 440 | (0) | 3.2 | 0.1 | 0.5 | 0 | 340 | 0.19 | 0.34 | 2.4 | (3.9) | 0.08 | (0) | 190 | 0.55 | – | 35 | 硝Tr |
| 0.28 | 0.75 | – | – | – | – | (0) | 0 | 6000 | 0 | 6000 | 500 | (0) | 3.4 | 0.1 | 0.8 | 0 | 380 | 0.08 | 0.09 | 0.5 | (1.9) | 0.04 | (0) | 51 | 0.13 | – | 2 | ゆでた後水冷し，手搾りしたもの 硝Tr |
| | | | | | | | | | | | | | | | | | | | | | | | | | | | | 別名なんきんまめ，ピーナッツ |
| 0.50 | 0.75 | 0 | 1 | 0 | 58 | (0) | 0 | 5 | 0 | 5 | Tr | (0) | 7.2 | 0.3 | 2.9 | 0.1 | 0 | 0.54 | 0.09 | 10.0 | (12.0) | 0.21 | (0) | 150 | 1.40 | 44.0 | 20 | 廃棄部位：さや 硝0g |
| 0.36 | 0.50 | – | – | – | – | (0) | 0 | 1 | 0 | 1 | Tr | (0) | 6.8 | 0.2 | 2.7 | 0.1 | 0 | 0.30 | 0.13 | 8.2 | (10.0) | 0.19 | (0) | 150 | 0.91 | – | 19 | 廃棄部位：さや 硝Tr |
| | | | | | | | | | | | | | | | | | | | | | | | | | | | | 別名おおにら，さとにら |
| 0.06 | 0.45 | 1 | 1 | 0 | 14 | (0) | (0) | 0 | (0) | (0) | (0) | (0) | 0.8 | Tr | 0 | 0 | 1 | 0.07 | 0.05 | 2.1 | 2.4 | 0.12 | (0) | 29 | 0.56 | 0.9 | 23 | 廃棄部位：根，膜状りん片及び両端 |
| 0.06 | 0.08 | 4 | Tr | 3 | 3 | (0) | 0 | 0 | 0 | 0 | (0) | – | 0.2 | 0 | 0 | 0 | 1 | Tr | Tr | 0.1 | (0.2) | 0.02 | 0 | Tr | 0.03 | 0.4 | 0 | 液汁を除いたもの 有0.6g，硝0g |
| | | | | | | | | | | | | | | | | | | | | | | | | | | | | 別名エシャ，エシャらっきょう |
| 0.06 | 0.37 | – | – | – | – | (0) | 0 | 18 | 0 | 18 | 2 | (0) | 0.4 | Tr | 0 | 0 | 6 | 0.03 | 0.05 | 0.8 | (1.2) | 0.11 | (0) | 55 | 0.33 | – | 21 | 土寄せ軟白若採りのらっきょう 廃棄部位：株元及び緑葉部，硝Tr |
| | | | | | | | | | | | | | | | | | | | | | | | | | | | | 別名西洋ねぎ，ポロねぎ |
| 0.03 | 0.25 | – | – | – | – | (0) | 0 | 45 | 0 | 45 | 4 | (0) | 0.3 | 0 | 0.1 | 0 | 9 | 0.06 | 0.08 | 0.4 | (0.6) | 0.24 | (0) | 76 | 0.17 | – | 11 | 廃棄部位：株元及び緑葉部 硝Tr |
| 0.04 | 0.20 | – | – | – | – | (0) | 0 | 37 | 0 | 37 | 3 | (0) | 0.3 | 0 | 0.1 | 0 | 8 | 0.05 | 0.07 | 0.3 | (0.5) | 0.20 | (0) | 68 | 0.14 | – | 9 | 株元及び緑葉部を除いたもの 硝Tr |
| | | | | | | | | | | | | | | | | | | | | | | | | | | | | 別名ロケットサラダ，エルカ，ルコラ |
| 0.07 | 0.69 | – | – | – | – | (0) | 0 | 3600 | 0 | 3600 | 300 | (0) | 1.4 | Tr | Tr | 0 | 210 | 0.06 | 0.17 | 0.5 | 0.8 | 0.11 | (0) | 170 | 0.55 | – | 66 | 廃棄部位：株元 硝0.4g |
| | | | | | | | | | | | | | | | | | | | | | | | | | | | | 別名しょくようだいおう |
| 0.02 | 0.05 | – | – | – | – | (0) | 0 | 40 | 0 | 40 | 3 | (0) | 0.2 | 0 | 0 | 0 | 7 | 0.04 | 0.05 | 0.2 | 0.3 | 0.02 | (0) | 31 | 0.10 | – | 5 | 廃棄部位：表皮及び両端 硝0.2g |
| 0.02 | 0.05 | – | – | – | – | (0) | 0 | 42 | 0 | 42 | 4 | (0) | 0.2 | 0 | 0 | 0 | 9 | 0.01 | 0.03 | 0.1 | 0.2 | 0.01 | (0) | 22 | 0.10 | – | 4 | 表皮及び両端を除いたもの 硝0.1g |
| | | | | | | | | | | | | | | | | | | | | | | | | | | | | 別名たまちしゃ |
| 0.04 | 0.13 | 1 | 0 | 0 | Tr | (0) | 0 | 240 | 0 | 240 | 20 | (0) | 0.3 | 0 | 0.2 | 0 | 29 | 0.05 | 0.03 | 0.2 | 0.3 | 0.05 | (0) | 73 | 0.20 | 1.2 | 5 | 廃棄部位：株元 硝0.1g |
| 0.01 | 0.38 | – | – | – | – | (0) | 2 | 710 | 2 | 710 | 59 | (0) | 0.3 | 0 | 0.3 | 0 | 58 | 0.03 | 0.03 | 0.3 | (0.4) | 0.05 | (0) | 44 | 0.06 | – | 5 | 廃棄部位：株元 硝0.2g |
| 0.04 | – | – | – | – | – | (0) | 0 | 2200 | 0 | 2200 | 180 | (0) | 1.4 | 0 | 1.1 | 0 | 110 | 0.06 | 0.13 | 0.3 | 0.6 | 0.06 | (0) | 71 | 0.25 | – | 14 | 廃棄部位：株元 硝0.2g |
| | | | | | | | | | | | | | | | | | | | | | | | | | | | | 別名ちりめんちしゃ，あおちりめんちしゃ |
| 0.06 | 0.34 | 7 | Tr | 3 | 5 | (0) | 0 | 2300 | 10 | 2300 | 200 | (0) | 1.3 | 0.1 | 0.9 | Tr | 160 | 0.10 | 0.10 | 0.4 | (0.6) | 0.10 | (0) | 110 | 0.24 | 2.9 | 21 | 廃棄部位：株元 硝0.2g |
| | | | | | | | | | | | | | | | | | | | | | | | | | | | | 別名あかちりめんちしゃ |
| 0.05 | 0.43 | – | – | – | – | (0) | 0 | 2000 | 0 | 2000 | 170 | (0) | 1.2 | Tr | 0.8 | 0 | 160 | 0.10 | 0.10 | 0.3 | (0.6) | 0.08 | (0) | 120 | 0.14 | – | 17 | 廃棄部位：株元 硝0.2g |
| | | | | | | | | | | | | | | | | | | | | | | | | | | | | 別名かきちしゃ |
| 0.01 | 0.69 | – | – | – | – | (0) | 6 | 3800 | 7 | 3800 | 320 | (0) | 0.7 | 0 | 0.8 | 0 | 220 | 0.06 | 0.10 | 0.4 | (0.7) | 0.08 | (0) | 91 | 0.08 | – | 13 | 株元を除いたもの（株元つきの場合，廃棄率：9%），硝0.4g |
| | | | | | | | | | | | | | | | | | | | | | | | | | | | | 別名ロメインレタス，たちちしゃ，たちレタス |
| 0.03 | 0.23 | – | – | – | – | (0) | 0 | 510 | 0 | 510 | 43 | (0) | 0.7 | 0 | 0.5 | 0 | 54 | 0.06 | 0.06 | 0.3 | (0.5) | 0.05 | (0) | 120 | 0.23 | – | 8 | 廃棄部位：株元 硝0.1g |

# 6 野菜類

| 食品番号 | 食品名 | 廃棄率 | エネルギー | 水分 | たんぱく質: アミノ酸組成によるたんぱく質 | たんぱく質: たんぱく質 | 脂質: トリアシルグリセロール当量 | 脂質: コレステロール | 脂質: 脂質 | 脂肪酸: 飽和脂肪酸 | 脂肪酸: n-3系多価不飽和脂肪酸 | 脂肪酸: n-6系多価不飽和脂肪酸 | 炭水化物: 利用可能炭水化物（単糖当量） | 炭水化物: 利用可能炭水化物（質量計） | 炭水化物: 差引法による利用可能炭水化物 | 炭水化物: 食物繊維総量 | 炭水化物: 糖アルコール | 炭水化物: 炭水化物 | 灰分 | 食塩相当量 | 無機質: ナトリウム | 無機質: カリウム | 無機質: カルシウム | 無機質: マグネシウム | 無機質: リン | 無機質: 鉄 | 無機質: 亜鉛 |
|---|---|---|---|---|---|---|---|---|---|---|---|---|---|---|---|---|---|---|---|---|---|---|---|---|---|---|---|
| | | % | kcal | g | g | g | g | mg | g | g | g | g | g | g | g | g | g | g | g | g | mg | mg | mg | mg | mg | mg | mg |
| | **れんこん** | | | | | | | | | | | | | | | | | | | | | | | | | | |
| 06317 | 根茎，生 | 20 | 66 | 81.5 | 1.3 | 1.9 | Tr | 0 | 0.1 | 0.01 | Tr | 0.02 | 14.2 | 13.0 | *14.1 | 2.0 | — | 15.5 | 1.0 | 0.1 | 24 | 440 | 20 | 16 | 74 | 0.5 | 0.3 |
| 06318 | 根茎，ゆで | 0 | 66 | 81.9 | (0.9) | 1.3 | (Tr) | (0) | 0.1 | (0.01) | (Tr) | (0.02) | (13.9) | (12.7) | *14.3 | 2.3 | — | 16.1 | 0.6 | 0 | 15 | 240 | 20 | 13 | 78 | 0.4 | 0.3 |
| 新 06371 | 甘酢れんこん | 0 | 66 | 80.8 | 0.5 | 0.6 | — | (0) | 0.2 | — | — | — | *15.1 | 13.8 | 14.2 | 2.3 | — | 16.5 | 1.5 | 1.4 | 550 | 14 | 6 | 1 | 26 | 0.1 | Tr |
| | **わけぎ** | | | | | | | | | | | | | | | | | | | | | | | | | | |
| 06320 | 葉，生 | 4 | 30 | 90.3 | (1.1) | 1.6 | — | (0) | 0 | — | — | — | — | — | *5.1 | 2.8 | — | 7.4 | 0.7 | 0 | 1 | 230 | 59 | 23 | 25 | 0.4 | 0.2 |
| 06321 | 葉，ゆで | 0 | 29 | 90.4 | (1.3) | 1.9 | — | (0) | 0 | — | — | — | — | — | *4.4 | 3.1 | — | 6.9 | 0.8 | 0 | 1 | 190 | 51 | 23 | 25 | 0.4 | 0.2 |
| | **わさび** | | | | | | | | | | | | | | | | | | | | | | | | | | |
| 06322 | 根茎，生 | 30 | 89 | 74.2 | — | 5.6 | — | (0) | 0.2 | — | — | — | — | — | *14.0 | 4.4 | — | 18.4 | 1.5 | 0.1 | 24 | 500 | 100 | 46 | 79 | 0.8 | 0.7 |
| 06323 | わさび漬 | 0 | 140 | 61.4 | — | 7.1 | — | (0) | 0.5 | — | — | — | — | — | *25.3 | 2.7 | — | 28.0 | 3.0 | 2.5 | 1000 | 140 | 40 | 16 | 72 | 0.9 | 1.1 |
| | **わらび** | | | | | | | | | | | | | | | | | | | | | | | | | | |
| 06324 | 生わらび，生 | 6 | 19 | 92.7 | 1.8 | 2.4 | — | (0) | 0.1 | — | — | — | — | — | *1.0 | 3.6 | — | 4.0 | 0.8 | 0 | Tr | 370 | 12 | 25 | 47 | 0.7 | 0.6 |
| 06325 | 生わらび，ゆで | 0 | 13 | 95.2 | (1.1) | 1.5 | — | (0) | 0.1 | — | — | — | — | — | *0.4 | 3.0 | — | 3.0 | 0.2 | 0 | Tr | 10 | 11 | 10 | 24 | 0.6 | 0.5 |
| 06326 | 干しわらび，乾 | 0 | 216 | 10.4 | (14.5) | 20.0 | — | (0) | 0.7 | — | — | — | — | — | *8.9 | 58.0 | — | 61.4 | 7.5 | 0 | 6 | 3200 | 200 | 330 | 480 | 11.0 | 6.2 |
| | **（その他）** | | | | | | | | | | | | | | | | | | | | | | | | | | |
| | **ミックスベジタブル** | | | | | | | | | | | | | | | | | | | | | | | | | | |
| 新 06382 | 冷凍 | 0 | 67 | 80.5 | — | 3.0 | — | 0 | 0.7 | — | — | — | — | — | *9.2 | 5.9 | — | 15.1 | 0.6 | 0.1 | 22 | 220 | 19 | 21 | 71 | 0.7 | 0.5 |
| 新 06383 | 冷凍，ゆで | 0 | 65 | 80.9 | — | 3.1 | — | 0 | 0.8 | — | — | — | — | — | *8.1 | 6.5 | — | 14.6 | 0.5 | 0 | 16 | 180 | 19 | 20 | 67 | 0.7 | 0.5 |
| 新 06384 | 冷凍，油いため | 0 | 108 | 75.5 | — | 3.3 | — | Tr | 4.9 | — | — | — | — | — | *9.8 | 5.9 | — | 15.7 | 0.7 | 0.1 | 22 | 230 | 20 | 22 | 74 | 0.7 | 0.6 |
| | **野菜ミックスジュース** | | | | | | | | | | | | | | | | | | | | | | | | | | |
| 新 06399 | 通常タイプ | 0 | 21 | 93.9 | — | 0.8 | — | — | 0.1 | — | — | — | 3.1 | 3.1 | *3.7 | 0.9 | — | 4.7 | 0.5 | 0 | 17 | 230 | 10 | 9 | 19 | 0.2 | 0.1 |
| 新 06400 | 濃縮タイプ | 0 | 36 | 90.0 | — | 1.0 | — | — | 0.3 | — | — | — | 5.8 | 5.7 | *6.8 | 1.0 | — | 7.8 | 0.8 | 0.1 | 39 | 310 | 43 | 18 | 30 | 0.3 | 0.1 |

可食部100g当たり

可食部100 g当たり

| 銅 | マンガン | ヨウ素 | セレン | クロム | モリブデン | レチノール | α-カロテン | β-カロテン | β-クリプトキサンチン | β-カロテン当量 | レチノール活性当量 | ビタミンD | α-トコフェロール | β-トコフェロール | γ-トコフェロール | δ-トコフェロール | ビタミンK | ビタミン$B_1$ | ビタミン$B_2$ | ナイアシン | ナイアシン当量 | ビタミン$B_6$ | ビタミン$B_{12}$ | 葉酸 | パントテン酸 | ビオチン | ビタミンC | 備考 |
|---|---|---|---|---|---|---|---|---|---|---|---|---|---|---|---|---|---|---|---|---|---|---|---|---|---|---|---|---|
| 無機質 | | | | | | ビタミン（ビタミンA） | | | | | | ビタミンD | ビタミンE | | | | | | | | | | | | | | | 有 有機酸　ポ ポリフェノール　硝 硝酸イオン　調 調理による脂質の増減　♣食物繊維：AOAC 2011.25 法 |
| mg | mg | μg | μg | μg | μg | μg | μg | μg | μg | μg | μg | μg | mg | mg | mg | mg | μg | mg | mg | mg | mg | mg | μg | μg | mg | μg | mg | |
| 0.09 | 0.78 | 9 | 1 | 0 | 1 | (0) | 0 | 3 | 0 | 3 | Tr | (0) | 0.6 | Tr | 0 | 0 | 0 | 0.10 | 0.01 | 0.4 | 0.7 | 0.09 | 0 | 14 | 0.89 | 2.9 | 48 | 廃棄部位：節部及び皮 硝0g |
| 0.05 | 0.80 | – | – | – | – | (0) | 0 | 3 | 0 | 3 | Tr | (0) | 0.6 | Tr | 0 | 0 | 0 | 0.06 | 0 | 0.2 | (0.4) | 0.07 | 0 | 8 | 0.49 | – | 18 | 節部及び皮を除いたもの 硝0g |
| 0.07 | Tr | * | 0 | 1 | 1 | (0) | (0) | 3 | (0) | 3 | 0 | (0) | 0.8 | 0 | 0 | 0 | 0 | 0 | 0 | 0 | 0.2 | 0 | 0 | 1 | 0 | 0.1 | 7 | *ヨウ素：成分値はヨウ素を含む着色料の添加量に影響されるため，その標準値を定めることを見送った〔参考値（可食部100g当たり〈水分補正前〉），着色料添加品（データ数＝2，単位μg）：1986.2，578.9．着色料無添加品（データ数＝1，単位μg）：0.9〕．有0.5g．硝0g |
| 0.04 | 0.23 | – | – | – | – | (0) | 0 | 2700 | 68 | 2700 | 220 | (0) | 1.4 | Tr | 0.5 | 0 | 170 | 0.06 | 0.10 | 0.3 | (0.7) | 0.18 | (0) | 120 | 0.21 | – | 37 | 廃棄部位：株元 硝Tr |
| 0.04 | 0.28 | – | – | – | – | (0) | 0 | 1800 | 26 | 1800 | 150 | (0) | 1.5 | 0 | 0.4 | 0 | 120 | 0.05 | 0.08 | 0.3 | (0.8) | 0.13 | (0) | 110 | 0.20 | – | 21 | 株元を除いたもの 硝Tr |
| 0.03 | 0.14 | 1 | 9 | 1 | 2 | (0) | (0) | 7 | (0) | 7 | 1 | (0) | 1.4 | 0 | 0 | 0 | 49 | 0.06 | 0.15 | 0.6 | 1.5 | 0.32 | (0) | 50 | 0.20 | 3.5 | 75 | 廃棄部位：側根基部及び葉柄 硝0.1g |
| 0.15 | 0.38 | – | – | – | – | (0) | 0 | 16 | 7 | 20 | 2 | (0) | 0.1 | 0 | 0 | 0 | 9 | 0.08 | 0.17 | 0.6 | 1.8 | 0.38 | (0) | 45 | 0.25 | – | 1 | 硝Tr |
| 0.13 | 0.14 | – | – | – | – | (0) | 6 | 210 | 4 | 220 | 18 | (0) | 1.6 | 0.1 | 0.1 | 0 | 17 | 0.02 | 1.09 | 0.8 | 1.3 | 0.05 | (0) | 130 | 0.45 | – | 11 | 廃棄部位：基部 硝Tr |
| 0.06 | 0.08 | – | – | – | – | (0) | 5 | 160 | 3 | 160 | 13 | (0) | 1.3 | 0.1 | 0.1 | 0 | 15 | Tr | 0.05 | 0.4 | (0.7) | 0 | (0) | 33 | 0 | – | 0 | 基部を除いたもの．ゆでた後水冷し，水切りしたもの．硝0g |
| 1.20 | 1.63 | – | – | – | – | (0) | 55 | 1300 | 31 | 1300 | 110 | (0) | 4.6 | 0.2 | 1.7 | 0 | 180 | 0.12 | 0.46 | 5.1 | (9.3) | 0.06 | (0) | 140 | 2.70 | – | 0 | 硝Tr |
| 0.08 | 0.20 | 0 | 1 | 1 | 24 | 0 | 1300 | 3200 | 18 | 3900 | 320 | 0 | 0.3 | 0 | 0.6 | 0 | 10 | 0.14 | 0.07 | 1.5 | 2.0 | 0.09 | Tr | 50 | 0.35 | 3.4 | 9 | 配合割合：グリンピース冷凍 29，スイートコーン冷凍 37，にんじん冷凍 34 硝0g ♣ |
| 0.07 | 0.20 | 0 | 1 | Tr | 19 | 0 | 1400 | 3500 | 18 | 4200 | 350 | 0 | 0.3 | 0 | 0.6 | 0 | 10 | 0.12 | 0.05 | 1.3 | 1.8 | 0.07 | 0 | 44 | 0.30 | 3.1 | 5 | 配合割合：グリンピース冷凍ゆで 28，スイートコーン冷凍ゆで 39，にんじん冷凍ゆで 33 硝0g ♣ |
| 0.08 | 0.21 | 0 | 1 | 1 | 24 | 0 | 1400 | 3600 | 19 | 4300 | 360 | 0 | 1.0 | Tr | 2.0 | Tr | 16 | 0.14 | 0.07 | 1.5 | 2.1 | 0.09 | 0 | 53 | 0.38 | 3.7 | 6 | 配合割合：グリンピース冷凍油いため 29，スイートコーン冷凍油いため 39，にんじん冷凍油いため 32 植物油（なたね油） 調p. 250，表 14 硝0g ♣ |
| 0.05 | 0.07 | 0 | 0 | 1 | 3 | – | 390 | 730 | 0 | 920 | 77 | – | 1.0 | Tr | Tr | 0 | 3 | 0.03 | 0.02 | 0.8 | 0.9 | 0.07 | – | 11 | 0.14 | 3.1 | 2 | ポTr．硝0g ♣ |
| 0.05 | 0.12 | 3 | 0 | 1 | 2 | – | 1400 | 4100 | 0 | 4800 | 400 | – | 1.2 | Tr | Tr | 0 | 4 | 0.05 | 0.04 | 1.2 | 1.3 | 0.12 | – | 26 | 0.30 | 3.9 | 37 | ポTr．硝Tr ♣ |

# 7 果実類

| 食品番号 | 食品名 | 廃棄率 | エネルギー | 水分 | たんぱく質: アミノ酸組成によるたんぱく質 | たんぱく質: たんぱく質 | 脂質: トリアシルグリセロール当量 | 脂質: コレステロール | 脂質: 脂質 | 脂肪酸: 飽和脂肪酸 | 脂肪酸: n-3系多価不飽和脂肪酸 | 脂肪酸: n-6系多価不飽和脂肪酸 | 炭水化物: 利用可能炭水化物（単糖当量） | 炭水化物: 利用可能炭水化物（質量計） | 炭水化物: 差引き法による利用可能炭水化物 | 炭水化物: 食物繊維総量 | 炭水化物: 糖アルコール | 炭水化物: 炭水化物 | 灰分 | 食塩相当量 | 無機質: ナトリウム | 無機質: カリウム | 無機質: カルシウム | 無機質: マグネシウム | 無機質: リン | 無機質: 鉄 | 無機質: 亜鉛 |
|---|---|---|---|---|---|---|---|---|---|---|---|---|---|---|---|---|---|---|---|---|---|---|---|---|---|---|---|
| | | % | kcal | g | g | g | g | mg | g | g | g | g | g | g | g | g | g | g | g | g | mg | mg | mg | mg | mg | mg | mg |
| | **あけび** | | | | | | | | | | | | | | | | | | | | | | | | | | |
| 07001 | 果肉，生 | 0 | 89 | 77.1 | – | 0.5 | – | 0 | 0.1 | – | – | – | – | – | *20.9 | 1.1 | – | 22.0 | 0.3 | 0 | Tr | 95 | 11 | 14 | 22 | 0.3 | 0.1 |
| 07002 | 果皮，生 | 0 | 32 | 90.4 | – | 0.3 | – | 0 | 0.3 | – | – | – | – | – | *5.5 | 3.1 | – | 8.6 | 0.4 | 0 | 2 | 240 | 18 | 9 | 13 | 0.1 | 0.1 |
| | **アサイー** | | | | | | | | | | | | | | | | | | | | | | | | | | |
| 新 07181 | 冷凍，無糖 | 0 | 62 | 87.7 | – | 0.9 | – | – | 5.3 | – | – | – | *0.2 | 0.2 | 0 | 4.7 | 0 | 5.0 | 0.4 | 0 | 11 | 150 | 45 | 20 | 19 | 0.5 | 0.3 |
| | **アセロラ** | | | | | | | | | | | | | | | | | | | | | | | | | | |
| 07003 | 酸味種，生 | 25 | 36 | 89.9 | – | 0.7 | Tr | 0 | 0.1 | 0.01 | Tr | 0.01 | – | – | *7.2 | 1.9 | – | 9.0 | 0.3 | 0 | 7 | 130 | 11 | 10 | 18 | 0.5 | 0.5 |
| 07159 | 甘味種，生 | 25 | 36 | 89.9 | – | 0.7 | – | 0 | 0.1 | – | – | – | – | – | *7.1 | 1.9 | – | 9.0 | 0.3 | 0 | 7 | 130 | 11 | 10 | 18 | 0.5 | 0.5 |
| 名 07004 | 果実飲料，10％果汁入り飲料 | 0 | 42 | 89.4 | – | 0.1 | – | 0 | 0 | – | – | – | – | – | *10.3 | 0.2 | – | 10.5 | Tr | 0 | 1 | 13 | 1 | 1 | 2 | 0.1 | 0.1 |
| | **アテモヤ** | | | | | | | | | | | | | | | | | | | | | | | | | | |
| 07005 | 生 | 35 | 81 | 77.7 | (1.1) | 1.8 | (0.3) | 0 | 0.4 | (0.14) | (0.09) | (0.02) | – | – | *16.9 | 3.3 | – | 19.4 | 0.7 | 0 | 4 | 340 | 26 | 29 | 24 | 0.3 | 0.2 |
| | **アボカド** | | | | | | | | | | | | | | | | | | | | | | | | | | |
| 変 07006 | 生 | 30 | 176 | 71.3 | 1.6 | 2.1 | 15.5 | Tr | 17.5 | 3.03 | 0.12 | 1.72 | (0.8) | (0.8) | *4.8 | 5.6 | – | 7.9 | 1.2 | 0 | 7 | 590 | 8 | 34 | 52 | 0.6 | 0.7 |
| | **あんず** | | | | | | | | | | | | | | | | | | | | | | | | | | |
| 07007 | 生 | 5 | 37 | 89.8 | (0.8) | 1.0 | (0.2) | (0) | 0.3 | (0.02) | (0) | (0.06) | (4.8) | (4.7) | *6.9 | 1.6 | 0.3 | 8.5 | 0.4 | 0 | 2 | 200 | 9 | 8 | 15 | 0.3 | 0.1 |
| 07008 | 乾 | 0 | 296 | 16.8 | (6.7) | 9.2 | (0.1) | (0) | 0.4 | (0.01) | (0) | (0.06) | (49.9) | (49.0) | *60.0 | 9.8 | 3.4 | 70.4 | 3.2 | 0 | 15 | 1300 | 70 | 45 | 120 | 2.3 | 0.9 |
| 07009 | 缶詰 | 0 | 79 | 79.8 | (0.4) | 0.5 | (0.3) | (0) | 0.4 | (0.03) | (0) | (0.08) | – | – | *18.3 | 0.8 | – | 18.9 | 0.4 | 0 | 4 | 190 | 18 | 7 | 14 | 0.2 | 0.1 |
| 07010 | ジャム，高糖度 | 0 | 252 | 34.5 | (0.2) | 0.3 | (0.1) | (0) | 0.1 | (0.01) | (0) | (0.02) | *(66.5) | (63.4) | 64.3 | 0.7 | – | 64.9 | 0.2 | 0 | 10 | 75 | 8 | 4 | 6 | 0.2 | 0.1 |
| 07011 | ジャム，低糖度 | 0 | 202 | 48.8 | (0.3) | 0.4 | (0.1) | (0) | 0.1 | (0.01) | (0) | (0.02) | – | – | *49.4 | 1.2 | – | 50.5 | 0.2 | 0 | 18 | 80 | 11 | 4 | 7 | 0.3 | 0.1 |
| | **いちご** | | | | | | | | | | | | | | | | | | | | | | | | | | |
| 07012 | 生 | 2 | 31 | 90.0 | 0.7 | 0.9 | 0.1 | 0 | 0.1 | 0.01 | 0.02 | 0.03 | *(6.1) | (5.9) | 6.6 | 1.4 | 0 | 8.5 | 0.5 | 0 | Tr | 170 | 17 | 13 | 31 | 0.3 | 0.2 |
| 07013 | ジャム，高糖度 | 0 | 250 | 36.0 | (0.3) | 0.4 | (0.1) | (0) | 0.1 | (0.01) | (0.02) | (0.03) | *(65.4) | (62.4) | 62.1 | 1.3 | – | 63.3 | 0.2 | 0 | 6 | 67 | 9 | 7 | 13 | 0.2 | 0.1 |
| 07014 | ジャム，低糖度 | 0 | 194 | 50.7 | (0.4) | 0.5 | (0.1) | (0) | 0.1 | (0.01) | (0.02) | (0.03) | – | – | *47.5 | 1.1 | – | 48.4 | 0.3 | 0 | 12 | 79 | 12 | 8 | 14 | 0.4 | 0.1 |
| 07160 | 乾 | 0 | 329 | 15.4 | (0.4) | 0.5 | (0.2) | (0) | 0.2 | (0.02) | (0.05) | (0.07) | – | – | *80.1 | 3.0 | – | 82.8 | 1.0 | 0.7 | 260 | 15 | 140 | 5 | 9 | 0.4 | 0.1 |
| | **いちじく** | | | | | | | | | | | | | | | | | | | | | | | | | | |
| 07015 | 生 | 15 | 57 | 84.6 | 0.4 | 0.6 | (0.1) | (0) | 0.1 | (0.02) | (0) | (0.05) | (11.0) | (11.0) | *12.5 | 1.9 | 0 | 14.3 | 0.4 | 0 | 2 | 170 | 26 | 14 | 16 | 0.3 | 0.2 |
| 07016 | 乾 | 0 | 272 | 18.0 | (2.0) | 3.0 | (0.8) | (0) | 1.1 | (0.17) | (0) | (0.41) | *(62.7) | (62.1) | 65.9 | 10.7 | – | 75.3 | 2.5 | 0.2 | 93 | 840 | 190 | 67 | 75 | 1.7 | 0.6 |
| 07017 | 缶詰 | 0 | 78 | 79.7 | (0.3) | 0.5 | (0.1) | (0) | 0.1 | (0.02) | (0) | (0.05) | – | – | *18.4 | 1.2 | – | 19.4 | 0.3 | 0 | 8 | 110 | 30 | 8 | 13 | 0.1 | 0.1 |
| | **うめ** | | | | | | | | | | | | | | | | | | | | | | | | | | |
| 07019 | 生 | 15 | 33 | 90.4 | 0.4 | 0.7 | (0.4) | 0 | 0.5 | (0.03) | (0) | (0.08) | – | – | *5.8 | 2.5 | – | 7.9 | 0.5 | 0 | 2 | 240 | 12 | 8 | 14 | 0.6 | 0.1 |
| 07020 | 梅漬，塩漬 | 15 | 27 | 72.3 | (0.4) | 0.7 | (0.3) | (0) | 0.4 | (0.02) | (0) | (0.06) | – | – | *4.4 | 2.7 | – | 6.7 | 19.9 | 19.3 | 7600 | 150 | 47 | 32 | 15 | 2.9 | 0.1 |
| 07021 | 梅漬，調味漬 | 20 | 45 | 80.2 | – | 1.5 | (0.4) | (0) | 0.5 | (0.03) | (0) | (0.08) | – | – | *7.2 | 3.4 | – | 10.5 | 7.3 | 6.9 | 2700 | 100 | 87 | 26 | 17 | 1.2 | 0.1 |
| 変 07022 | 梅干し，塩漬 | 25 | 29 | 72.2 | (0.5) | 0.9 | (0.5) | 0 | 0.7 | (0.04) | (0) | (0.11) | *0.9 | 0.9 | 1.1 | 3.3 | 0.4 | 8.6 | 17.6 | 18.2 | 7200 | 220 | 33 | 17 | 21 | 1.1 | 0.1 |
| 07023 | 梅干し，調味漬 | 25 | 90 | 68.7 | – | 1.5 | (0.4) | (0) | 0.6 | (0.04) | (0) | (0.09) | – | – | *18.8 | 2.5 | – | 21.1 | 8.1 | 7.6 | 3000 | 130 | 25 | 15 | 15 | 2.4 | 0.1 |

可食部100 g当たり

可食部100g当たり

| 無機質 | | | | | | ビタミン | | | | | | | | | | | | | | | | | | | | | | 備考 |
|---|---|---|---|---|---|---|---|---|---|---|---|---|---|---|---|---|---|---|---|---|---|---|---|---|---|---|---|---|
| | | | | | | ビタミンA | | | | | | | ビタミンE | | | | | | | | | | | | | | | |
| 銅 | マンガン | ヨウ素 | セレン | クロム | モリブデン | レチノール | α-カロテン | β-カロテン | β-クリプトキサンチン | β-カロテン当量 | レチノール活性当量 | ビタミンD | α-トコフェロール | β-トコフェロール | γ-トコフェロール | δ-トコフェロール | ビタミンK | ビタミン$B_1$ | ビタミン$B_2$ | ナイアシン | ナイアシン当量 | ビタミン$B_6$ | ビタミン$B_{12}$ | 葉酸 | パントテン酸 | ビオチン | ビタミンC | 有有機酸 ポポリフェノール タタンニン ♣食物繊維：AOAC 2011.25法 |
| mg | mg | µg | µg | µg | µg | µg | µg | µg | µg | µg | µg | µg | mg | mg | mg | mg | µg | mg | mg | mg | mg | mg | µg | µg | mg | µg | mg | |
| 0.09 | 0.15 | – | – | – | – | (0) | 0 | 0 | 0 | 0 | (0) | (0) | 0.2 | 0 | 0 | 0 | – | 0.07 | 0.03 | 0.3 | 0.4 | 0.08 | 0 | 30 | 0.29 | – | 65 | 試料：みつばあけび 全果に対する割合：果肉 20%，種子 7% |
| 0.05 | 0.17 | – | – | – | – | (0) | 0 | 0 | 0 | 0 | (0) | (0) | 0.6 | 0 | Tr | 0 | – | 0.03 | 0.06 | 0.1 | 0.2 | 0.09 | 0 | 16 | 0.47 | – | 9 | 試料：みつばあけび 全果に対する割合：果皮 70%，へた 3% |
| 0.19 | 5.91 | 1 | 6 | 60 | 3 | – | 49 | 380 | 3 | 410 | 34 | – | 3.7 | 0 | 0.1 | 0 | 91 | 0.03 | 0.06 | 0.6 | 0.7 | 0.11 | Tr | 13 | 0.10 | 14.0 | 1 | 有0.3g，タ0.4g，ポ0.4g ♣ |
| 0.31 | – | – | – | – | – | 0 | 0 | 370 | – | 370 | 31 | (0) | 0.7 | 0.1 | 1.4 | 0.2 | – | 0.03 | 0.04 | 0.3 | 0.4 | 0 | 0 | 45 | 0.25 | – | 1700 | 試料：冷凍品 廃棄部位：果柄及び種子 |
| 0.31 | – | – | – | – | – | 0 | 0 | 370 | – | 370 | 31 | (0) | 0.7 | 0.1 | 1.4 | 0.2 | – | 0.03 | 0.04 | 0.3 | 0.4 | 0 | 0 | 45 | 0.25 | – | 800 | 試料：冷凍品 廃棄部位：果柄及び種子 |
| 0.04 | – | – | – | – | – | 0 | 0 | 35 | – | 35 | 3 | (0) | 0.1 | Tr | 0.1 | Tr | 0 | Tr | Tr | Tr | Tr | 0 | 0 | 5 | 0.03 | – | 120 | |
| 0.09 | 0.20 | – | – | – | – | (0) | 0 | 0 | 0 | 0 | (0) | (0) | 0.2 | 0 | 0 | 0 | – | 0.08 | 0.12 | 0.9 | (1.5) | 0.28 | 0 | 23 | 0.23 | – | 14 | 廃棄部位：果皮及び種子 |
| | | | | | | | | | | | | | | | | | | | | | | | | | | | | 別名アボガド |
| 0.24 | 0.19 | 0 | 1 | 0 | 2 | (0) | 13 | 67 | 27 | 87 | 7 | (0) | 3.3 | 0.1 | 0.2 | 0 | 21 | 0.09 | 0.20 | 1.8 | 2.3 | 0.29 | (0) | 83 | 1.55 | 5.3 | 12 | 廃棄部位：果皮及び種子 |
| | | | | | | | | | | | | | | | | | | | | | | | | | | | | 別名アプリコット |
| 0.04 | 0.21 | 0 | 0 | 0 | 1 | (0) | 0 | 1400 | 190 | 1500 | 120 | (0) | 1.7 | 0.1 | 0.1 | 0 | – | 0.02 | 0.02 | Tr | (0.2) | 0.05 | (0) | 2 | 0.30 | 0.5 | 3 | 廃棄部位：核及び果柄 |
| 0.43 | 0.32 | – | – | – | – | (0) | 0 | 4800 | 270 | 5000 | 410 | (0) | 1.4 | Tr | 0 | 0 | (4) | 0 | 0.03 | 3.5 | (5.0) | 0.18 | (0) | 10 | 0.53 | – | Tr | 果皮及び核を除いたもの |
| 0.03 | 0.03 | – | – | – | – | (0) | 0 | 520 | 55 | 550 | 46 | (0) | 0.9 | 0 | 0 | 0 | (3) | 0.01 | 0.01 | 0.1 | (0.2) | 0.04 | (0) | 2 | 0 | – | Tr | 試料：ヘビーシラップ漬 液汁を含んだもの（液汁 40%） ビタミンC：酸化防止用として添加品あり |
| 0.02 | 0.02 | – | – | – | – | (0) | 0 | 430 | 96 | 470 | 39 | (0) | 0.4 | 0 | 0 | 0 | (6) | 0.01 | Tr | 0.2 | (0.3) | 0.02 | (0) | 1 | 0 | – | Tr | ビタミンC：酸化防止用として添加品あり (100g：125mL，100mL：80g) |
| 0.03 | 0.03 | – | – | – | – | (0) | 0 | 630 | 120 | 690 | 58 | (0) | 0.5 | 0 | 0 | 0 | (5) | 0.01 | 0.01 | 0.2 | (0.3) | 0.02 | (0) | 2 | 0 | – | Tr | ビタミンC：酸化防止用として添加品あり (100g：125mL，100mL：80g) |
| | | | | | | | | | | | | | | | | | | | | | | | | | | | | 別名オランダイチゴ |
| 0.05 | 0.20 | 1 | Tr | 0 | 9 | (0) | 0 | 17 | 1 | 18 | 1 | (0) | 0.4 | 0 | 0.2 | 0 | (2) | 0.03 | 0.02 | 0.4 | 0.5 | 0.04 | (0) | 90 | 0.33 | 0.8 | 62 | 廃棄部位：へた及び果梗 有0.8g |
| 0.03 | 0.14 | 0 | 0 | 1 | 2 | (0) | 0 | Tr | 0 | Tr | (0) | (0) | 0.1 | 0 | 0 | 0 | (4) | 0.01 | 0.01 | 0.2 | (0.3) | 0.02 | (0) | 23 | 0.08 | 0.4 | 9 | ビタミンC：酸化防止用として添加品あり (100g：125mL，100mL：80g) |
| 0.03 | 0.22 | – | – | – | – | (0) | 0 | Tr | 0 | Tr | (0) | (0) | 0.2 | 0 | Tr | 0 | (3) | 0.01 | 0.01 | 0.2 | (0.3) | 0.03 | (0) | 27 | 0.06 | – | 10 | ビタミンC：酸化防止用として添加品あり (100g：125mL，100mL：80g) |
| 0.07 | 0.22 | (5) | (3) | (0) | (76) | (0) | Tr | 24 | 7 | 28 | 2 | (0) | 0.7 | 0 | 0.3 | 0 | (21) | 0 | 0 | 0.1 | (0.1) | 0.01 | (0) | 4 | 0.02 | (7.0) | 0 | ドライフルーツ |
| 0.06 | 0.08 | 0 | 0 | Tr | 4 | (0) | 0 | 15 | 6 | 18 | 1 | (0) | 0.4 | Tr | 0.1 | 0 | (3) | 0.03 | 0.03 | 0.2 | 0.3 | 0.07 | (0) | 22 | 0.23 | 0.4 | 2 | 廃棄部位：果皮及び果柄 有0.1g |
| 0.31 | 0.48 | – | – | – | – | (0) | 1 | 34 | 25 | 46 | 4 | (0) | 0.6 | Tr | 7.5 | 0.2 | (18) | 0.10 | 0.06 | 0.7 | (1.2) | 0.23 | (0) | 10 | 0.36 | – | 0 | |
| 0.03 | 0.07 | – | – | – | – | 0 | – | – | – | Tr | 0 | (0) | 0.2 | 0 | 0 | 0 | (5) | 0.02 | 0.02 | 0.1 | (0.2) | 0.05 | (0) | 10 | 0 | – | 0 | 試料：ヘビーシラップ漬 液汁を含んだもの（液汁 40%） ビタミンC：酸化防止用として添加品あり |
| 0.05 | 0.07 | 0 | 0 | Tr | 1 | (0) | 7 | 220 | 30 | 240 | 20 | (0) | 3.3 | 0 | 2.0 | 0 | (3) | 0.03 | 0.05 | 0.4 | 0.5 | 0.06 | (0) | 8 | 0.35 | 0.5 | 6 | 未熟果（青梅） 廃棄部位：核 |
| 0.11 | 0.21 | – | – | – | – | 0 | – | – | – | 8 | 1 | (0) | 1.4 | 0.1 | 2.1 | 0.1 | (9) | 0.02 | 0.04 | 0.3 | (0.4) | 0.06 | (0) | 1 | 0.20 | – | 0 | 廃棄部位：核 |
| 0.07 | 0.07 | – | – | – | – | (0) | 0 | 27 | 0 | 27 | 2 | (0) | 0.2 | 0 | 1.2 | 0.1 | (6) | 0.03 | 0.03 | 0.1 | 0.4 | 0.02 | (0) | 2 | 0.07 | – | 0 | 廃棄部位：核 |
| 0.07 | 0.11 | 1 | 0 | 37 | 2 | 0 | 0 | 5 | 2 | 6 | 1 | 0 | 0.2 | Tr | 1.8 | 0.1 | 9 | 0.02 | 0.01 | 0.4 | (0.4) | 0.04 | 0 | Tr | 0.03 | 0.8 | 0 | 廃棄部位：核 有4.3g，ポ0.1g |
| 0.05 | 0.10 | – | – | – | – | (0) | 0 | 4 | 0 | 4 | Tr | (0) | 0.2 | 0 | 1.5 | 0.1 | (10) | 0.01 | 0.01 | 0.1 | 0.4 | 0.03 | (0) | 0 | 0.04 | – | 0 | 廃棄部位：核 |

# 7 果実類

可食部100 g当たり

| 食品番号 | 食品名 | 廃棄率 | エネルギー | 水分 | たんぱく質：アミノ酸組成によるたんぱく質 | たんぱく質 | 脂質：トリアシルグリセロール当量 | コレステロール | 脂質 | 脂肪酸：飽和脂肪酸 | 脂肪酸：n-3系多価不飽和脂肪酸 | 脂肪酸：n-6系多価不飽和脂肪酸 | 炭水化物：利用可能炭水化物（単糖当量） | 利用可能炭水化物（質量計） | 差引法による利用可能炭水化物 | 食物繊維総量 | 糖アルコール | 炭水化物 | 灰分 | 食塩相当量 | 無機質：ナトリウム | カリウム | カルシウム | マグネシウム | リン | 鉄 | 亜鉛 |
|---|---|---|---|---|---|---|---|---|---|---|---|---|---|---|---|---|---|---|---|---|---|---|---|---|---|---|---|
| | | % | kcal | g | g | g | g | mg | g | g | g | g | g | g | g | g | g | g | g | g | mg | mg | mg | mg | mg | mg | mg |
| 07024 | 梅びしお | 0 | 196 | 42.4 | – | 0.7 | (0.4) | (0) | 0.5 | (0.03) | (0) | (0.08) | – | – | *46.9 | 1.3 | – | 48.1 | 8.3 | 7.9 | 3100 | 190 | 27 | 11 | 19 | 7.0 | Tr |
| 名 07025 | 果実飲料，20%果汁入り飲料 | 0 | 49 | 87.6 | – | Tr | – | (0) | Tr | – | – | – | – | – | *12.2 | 0.1 | – | 12.3 | 0.1 | 0.1 | 35 | 30 | 1 | 2 | 2 | 0.2 | Tr |
| | **オリーブ** | | | | | | | | | | | | | | | | | | | | | | | | | | |
| 07037 | 塩漬，グリーンオリーブ | 25 | 148 | 75.6 | (0.7) | 1.0 | (14.6) | (0) | 15.0 | (2.53) | (0.12) | (0.69) | (0) | (0) | *1.9 | 3.3 | – | 4.5 | 3.9 | 3.6 | 1400 | 47 | 79 | 13 | 8 | 0.3 | 0.2 |
| 07038 | 塩漬，ブラックオリーブ | 25 | 121 | 81.6 | (0.6) | 0.8 | 12.0 | Tr | 12.3 | 2.07 | 0.10 | 0.57 | – | – | *1.5 | 2.5 | – | 3.4 | 1.9 | 1.6 | 640 | 10 | 68 | 11 | 5 | 0.8 | 0.2 |
| 07039 | 塩漬，スタッフドオリーブ | 0 | 141 | 75.4 | (0.6) | 0.8 | – | (0) | 14.3 | – | – | – | – | – | *0.7 | 3.7 | – | 4.2 | 5.3 | 5.1 | 2000 | 28 | 83 | 13 | 5 | 0.3 | 0.1 |
| | **かき** | | | | | | | | | | | | | | | | | | | | | | | | | | |
| 07049 | 甘がき，生 | 9 | 63 | 83.1 | 0.3 | 0.4 | 0.1 | 0 | 0.2 | 0.02 | 0.02 | Tr | 13.3 | 13.1 | *14.5 | 1.6 | – | 15.9 | 0.4 | 0 | 1 | 170 | 9 | 6 | 14 | 0.2 | 0.1 |
| 07050 | 渋抜きがき，生 | 15 | 59 | 82.2 | (0.3) | 0.5 | (Tr) | (0) | 0.1 | (0.01) | (0.01) | (Tr) | *13.7 | 13.6 | 14.3 | 2.8 | – | 16.9 | 0.3 | 0 | 1 | 200 | 7 | 6 | 16 | 0.1 | Tr |
| 07051 | 干しがき | 8 | 274 | 24.0 | (1.0) | 1.5 | (0.8) | (0) | 1.7 | (0.15) | (0.19) | (0.04) | – | – | *58.7 | 14.0 | – | 71.3 | 1.5 | 0 | 4 | 670 | 27 | 26 | 62 | 0.6 | 0.2 |
| | **かりん** | | | | | | | | | | | | | | | | | | | | | | | | | | |
| 07053 | 生 | 30 | 58 | 80.7 | – | 0.4 | 0.1 | (0) | 0.1 | – | – | – | – | – | *9.4 | 8.9 | – | 18.3 | 0.5 | 0 | 2 | 270 | 12 | 12 | 17 | 0.3 | 0.2 |
| | **（かんきつ類）** | | | | | | | | | | | | | | | | | | | | | | | | | | |
| | **いよかん** | | | | | | | | | | | | | | | | | | | | | | | | | | |
| 07018 | 砂じょう，生 | 40 | 50 | 86.7 | (0.5) | 0.9 | – | (0) | 0.1 | – | – | – | – | – | *11.1 | 1.1 | – | 11.8 | 0.5 | 0 | 2 | 190 | 17 | 14 | 18 | 0.2 | 0.1 |
| | **うんしゅうみかん** | | | | | | | | | | | | | | | | | | | | | | | | | | |
| 変 07026 | じょうのう，早生，生 | 20 | 49 | 87.2 | (0.3) | 0.5 | (Tr) | (0) | 0.1 | (0.01) | (Tr) | (0.01) | (8.9) | (8.7) | *11.5 | 0.7 | – | 11.9 | 0.3 | 0 | 1 | 130 | 17 | 11 | 12 | 0.1 | 0.1 |
| 07027 | じょうのう，普通，生 | 20 | 49 | 86.9 | 0.4 | 0.7 | Tr | 0 | 0.1 | 0.01 | Tr | 0.01 | 9.2 | 8.9 | *11.3 | 1.0 | – | 12.0 | 0.3 | 0 | 1 | 150 | 21 | 11 | 15 | 0.2 | 0.1 |
| 07028 | 砂じょう，早生，生 | 25 | 47 | 87.8 | (0.3) | 0.5 | (Tr) | (0) | 0.1 | (0.01) | (Tr) | (0.01) | (9.5) | (9.2) | *11.2 | 0.4 | – | 11.3 | 0.3 | 0 | 1 | 130 | 11 | 10 | 12 | 0.1 | 0.1 |
| 07029 | 砂じょう，普通，生 | 25 | 49 | 87.4 | (0.4) | 0.7 | (Tr) | (0) | 0.1 | (0.01) | (Tr) | (0.01) | 9.8 | 9.5 | *11.4 | 0.4 | – | 11.5 | 0.3 | 0 | 1 | 150 | 15 | 10 | 15 | 0.1 | 0.1 |
| 07030 | 果実飲料，ストレートジュース | 0 | 45 | 88.5 | 0.3 | 0.5 | (Tr) | (0) | 0.1 | (0.01) | (Tr) | (0.01) | 9.2 | 9.1 | *10.9 | 0 | – | 10.6 | 0.3 | 0 | 1 | 130 | 8 | 8 | 11 | 0.2 | Tr |
| 07031 | 果実飲料，濃縮還元ジュース | 0 | 42 | 89.3 | 0.3 | 0.5 | (Tr) | (0) | 0.1 | (0.01) | (Tr) | (0.01) | 8.5 | 8.3 | *10.2 | 0 | – | 9.9 | 0.2 | 0 | 1 | 110 | 6 | 9 | 9 | 0.1 | Tr |
| 07032 | 果実飲料，果粒入りジュース | 0 | 53 | 86.7 | (0.1) | 0.2 | (0) | (0) | Tr | (0) | (0) | (0) | – | – | *13.1 | Tr | – | 13.0 | 0.1 | 0 | 4 | 33 | 5 | 3 | 4 | 0.1 | Tr |
| 07033 | 果実飲料，50%果汁入り飲料 | 0 | 59 | 84.9 | (0.1) | 0.2 | (Tr) | (0) | Tr | (Tr) | (Tr) | (Tr) | – | – | *14.7 | 0.1 | – | 14.7 | 0.2 | 0 | 1 | 63 | 4 | 4 | 5 | 0.1 | Tr |
| 07034 | 果実飲料，20%果汁入り飲料 | 0 | 50 | 87.4 | (0.1) | 0.1 | (Tr) | (0) | Tr | (Tr) | (Tr) | (Tr) | – | – | *12.4 | 0 | – | 12.4 | 0.1 | 0 | 1 | 21 | 2 | 2 | 2 | 0.1 | Tr |
| 07035 | 缶詰，果肉 | 0 | 63 | 83.8 | – | 0.5 | (Tr) | (0) | 0.1 | (0.01) | (Tr) | (0.01) | – | – | *14.9 | 0.5 | – | 15.3 | 0.3 | 0 | 4 | 75 | 8 | 7 | 8 | 0.4 | 0.1 |
| 07036 | 缶詰，液汁 | 0 | 63 | 84.1 | – | 0.3 | (Tr) | (0) | 0.1 | (0.01) | (Tr) | (0.01) | – | – | *15.4 | 0 | – | 15.3 | 0.2 | 0 | 4 | 75 | 5 | 6 | 7 | 0.3 | 0.1 |
| | **オレンジ** | | | | | | | | | | | | | | | | | | | | | | | | | | |
| 07040 | ネーブル，砂じょう，生 | 35 | 48 | 86.8 | 0.5 | 0.9 | (0.1) | 0 | 0.1 | (0.01) | (0.01) | (0.02) | 8.3 | 8.1 | *10.3 | 1.0 | – | 11.8 | 0.4 | 0 | 1 | 180 | 24 | 9 | 22 | 0.2 | 0.1 |
| 07041 | バレンシア，米国産，砂じょう，生 | 40 | 42 | 88.7 | (0.7) | 1.0 | (0.1) | 0 | 0.1 | (0.01) | (0.01) | (0.01) | (7.1) | (7.0) | *9.4 | 0.8 | – | 9.8 | 0.4 | 0 | 1 | 140 | 21 | 11 | 24 | 0.3 | 0.2 |
| 変 07042 | バレンシア，果実飲料，ストレートジュース | 0 | 45 | 87.8 | 0.5 | 0.8 | – | Tr | Tr | – | – | – | 9.0 | 8.8 | *9.9 | 0.3 | – | 11.0 | 0.4 | 0 | 1 | 180 | 9 | 10 | 20 | 0.1 | Tr |
| 変 07043 | バレンシア，果実飲料，濃縮還元ジュース | 0 | 46 | 88.1 | (0.3) | 0.7 | (0.1) | 0 | 0.1 | (0.03) | (0.01) | (0.02) | (7.9) | (7.7) | *11.0 | 0.2 | – | 10.7 | 0.4 | 0 | 1 | 190 | 9 | 10 | 18 | 0.1 | 0.1 |

| 可食部100 g当たり | | | | | | | | | | | | | | | | | | | | | | | | | | | | |
|---|---|---|---|---|---|---|---|---|---|---|---|---|---|---|---|---|---|---|---|---|---|---|---|---|---|---|---|---|
| 無機質 | | | | | | ビタミン | | | | | | | | | | | | | | | | | | | | | | 備考 |
| 銅 | マンガン | ヨウ素 | セレン | クロム | モリブデン | ビタミンA | | | | | | ビタミンD | ビタミンE | | | | ビタミンK | ビタミン$B_1$ | ビタミン$B_2$ | ナイアシン | ナイアシン当量 | ビタミン$B_6$ | ビタミン$B_{12}$ | 葉酸 | パントテン酸 | ビオチン | ビタミンC | |
| | | | | | | レチノール | α-カロテン | β-カロテン | β-クリプトキサンチン | β-カロテン当量 | レチノール活性当量 | | α-トコフェロール | β-トコフェロール | γ-トコフェロール | δ-トコフェロール | | | | | | | | | | | | |
| mg | mg | μg | μg | μg | μg | μg | μg | μg | μg | μg | μg | μg | mg | mg | mg | mg | μg | mg | mg | mg | mg | mg | μg | μg | mg | μg | mg | 有 有機酸 |
| 0.05 | 0.10 | – | – | – | – | (0) | 0 | Tr | 0 | Tr | (0) | (0) | 0.1 | Tr | 0.9 | 0 | (18) | 0.03 | 0.03 | 0.2 | 0.3 | 0.02 | (0) | 0 | 0 | – | 0 | |
| 0.01 | 0.01 | – | – | – | – | 0 | – | – | – | Tr | 0 | (0) | 0.1 | 0 | 0.1 | 0 | – | 0 | 0 | 0 | 0 | 0.01 | (0) | 0 | 0 | – | 0 | |
| 0.17 | 0.04 | – | – | – | – | (0) | 0 | 450 | 0 | 450 | 38 | (0) | 5.5 | 0 | 0.2 | 0 | (2) | 0.01 | 0.02 | Tr | (0) | 0.03 | (0) | 3 | 0 | – | 12 | 緑果の塩漬<br>試料：びん詰<br>液汁を除いたもの<br>廃棄部位：種子 |
| 0.17 | 0.08 | – | – | – | – | 0 | – | – | – | Tr | 0 | (0) | 4.6 | 0.1 | 0.1 | 0 | (1) | 0.05 | 0.06 | 0.3 | (0.3) | 0.02 | (0) | 2 | 0 | – | Tr | 別名 ライプオリーブ<br>熟果の塩漬<br>試料：びん詰<br>液汁を除いたもの，廃棄部位：種子 |
| 0.14 | 0.03 | – | – | – | – | (0) | 0 | 490 | 78 | 530 | 44 | (0) | 5.3 | 0 | 0.2 | 0 | (2) | 0.01 | 0.01 | Tr | (0) | 0.02 | (0) | 1 | 0 | – | 11 | 緑果にピメントを詰めた塩漬<br>試料：びん詰<br>液汁を除いたもの |
| 0.03 | 0.50 | 0 | 0 | 1 | 1 | (0) | 17 | 160 | 500 | 420 | 35 | (0) | 0.1 | 0 | 0 | 0 | (2) | 0.03 | 0.02 | 0.3 | 0.4 | 0.06 | (0) | 18 | 0.28 | 2.0 | 70 | 廃棄部位：果皮，種子及びへた |
| 0.02 | 0.60 | 0 | 0 | 0 | Tr | (0) | 11 | 100 | 380 | 300 | 25 | (0) | 0.2 | 0 | 0 | 0 | (2) | 0.02 | 0.02 | 0.3 | (0.4) | 0.05 | (0) | 20 | 0.27 | 1.1 | 55 | 廃棄部位：果皮，種子及びへた |
| 0.08 | 1.48 | – | – | – | – | (0) | 15 | 370 | 2100 | 1400 | 120 | (0) | 0.4 | Tr | 0 | 0 | (10) | 0.02 | 0 | 0.6 | (1.0) | 0.13 | (0) | 35 | 0.85 | – | 2 | つるしがきを含む<br>廃棄部位：種子及びへた |
| 0.09 | 0.05 | – | – | – | – | (0) | 0 | 38 | 200 | 140 | 11 | (0) | 0.6 | 0 | 0 | 0 | – | 0.01 | 0.03 | 0.3 | 0.4 | 0.04 | (0) | 12 | 0.31 | – | 25 | 廃棄部位：果皮及び果しん部 |
| 0.04 | 0.07 | – | – | – | – | (0) | 0 | 21 | 270 | 160 | 13 | (0) | 0.1 | 0 | 0 | 0 | (0) | 0.06 | 0.03 | 0.3 | (0.4) | 0.07 | (0) | 19 | 0.36 | – | 35 | 別名 いよ<br>廃棄部位：果皮，じょうのう膜及び種子 |
| 0.05 | 0.08 | 0 | 0 | 0 | 0 | (0) | 11 | 89 | 1900 | 1000 | 87 | (0) | 0.4 | 0 | 0 | 0 | (0) | 0.07 | 0.04 | 0.2 | (0.2) | 0.07 | (0) | 24 | 0.21 | 0.3 | 35 | 別名 みかん<br>廃棄部位：果皮 |
| 0.03 | 0.07 | 0 | 0 | 0 | Tr | (0) | 0 | 180 | 1700 | 1000 | 84 | (0) | 0.4 | 0 | 0 | 0 | (0) | 0.10 | 0.03 | 0.3 | 0.4 | 0.06 | (0) | 22 | 0.23 | 0.5 | 32 | 別名 みかん<br>廃棄部位：果皮 |
| 0.04 | 0.06 | – | – | – | – | (0) | 11 | 94 | 2000 | 1100 | 92 | (0) | 0.4 | 0 | 0 | 0 | (0) | 0.07 | 0.03 | 0.2 | (0.2) | 0.07 | (0) | 24 | 0.15 | – | 35 | 別名 みかん<br>廃棄部位：果皮及びじょうのう膜 |
| 0.03 | 0.05 | Tr | 0 | 0 | Tr | (0) | 0 | 190 | 1800 | 1100 | 92 | (0) | 0.4 | 0 | 0 | 0 | (0) | 0.09 | 0.03 | 0.3 | (0.4) | 0.05 | (0) | 22 | 0.23 | 0.4 | 33 | 別名 みかん<br>廃棄部位：果皮及びじょうのう膜 |
| 0.02 | 0.03 | 1 | Tr | 1 | Tr | (0) | 2 | 53 | 740 | 420 | 35 | (0) | 0.2 | 0 | 0 | 0 | (0) | 0.06 | 0.01 | 0.2 | 0.2 | 0.03 | (0) | 15 | 0.14 | 0.3 | 29 | 別名 みかんストレートジュース<br>(100g：97mL，100mL：103g) |
| 0.02 | 0.03 | – | – | – | – | (0) | 3 | 81 | 1100 | 610 | 51 | (0) | 0.2 | 0 | 0 | 0 | – | 0.06 | 0.04 | 0.2 | 0.2 | 0.04 | (0) | 20 | 0.26 | – | 30 | 別名 みかん濃縮還元ジュース<br>(100g：97mL，100mL：103g) |
| 0.01 | 0.03 | – | – | – | – | (0) | 0 | 34 | 360 | 220 | 18 | (0) | 0.1 | 0 | 0 | 0 | – | 0.02 | 0.01 | 0.1 | (0.1) | 0.01 | (0) | 0 | 0.08 | – | 12 | 別名 みかん粒入りジュース<br>果粒（砂じょう）20%を含む |
| 0.01 | 0.01 | – | – | – | – | (0) | 0 | 44 | 460 | 280 | 23 | (0) | 0.1 | 0 | 0 | 0 | – | 0.03 | 0.01 | 0.1 | (0.1) | 0.02 | (0) | 8 | 0.10 | – | 18 | 別名 みかん 50%果汁入りジュース |
| 0.01 | Tr | – | – | – | – | (0) | 0 | 21 | 210 | 120 | 10 | (0) | 0.1 | 0 | 0 | 0 | – | 0.01 | 0.01 | Tr | 0 | 0.01 | (0) | 2 | 0 | – | 7 | 別名 みかん 20%果汁入りジュース<br>ビタミンC：酸化防止用として添加品あり |
| 0.02 | 0.03 | – | – | – | – | (0) | 10 | 91 | 640 | 410 | 34 | (0) | 0.5 | 0 | 0 | 0 | (0) | 0.05 | 0.02 | 0.2 | 0.3 | 0.03 | (0) | 12 | 0.09 | – | 15 | 別名 みかん缶詰<br>試料：ライトシラップ漬<br>内容総量に対する果肉分：60% |
| 0.01 | 0.02 | – | – | – | – | 0 | – | – | – | Tr | 0 | (0) | 0 | 0 | 0 | 0 | (0) | 0.04 | 0.02 | 0.2 | 0.3 | 0.03 | (0) | 12 | 0.05 | – | 15 | 別名 みかん缶詰シロップ<br>試料：ライトシラップ漬<br>内容総量に対する液汁分：40% |
| 0.06 | 0.06 | 0 | 0 | 0 | 0 | (0) | 3 | 23 | 210 | 130 | 11 | (0) | 0.3 | 0 | 0 | 0 | (0) | 0.07 | 0.04 | 0.3 | 0.4 | 0.06 | (0) | 34 | 0.28 | 0.6 | 60 | 別名 ネーブルオレンジ<br>廃棄部位：果皮，じょうのう膜及び種子<br>有 0.9g |
| 0.06 | 0.05 | 0 | 0 | 0 | 1 | (0) | 14 | 50 | 130 | 120 | 10 | (0) | 0.3 | 0 | 0 | 0 | (0) | 0.10 | 0.03 | 0.4 | (0.6) | 0.07 | (0) | 32 | 0.36 | 0.9 | 40 | 別名 バレンシアオレンジ<br>廃棄部位：果皮，じょうのう膜及び種子 |
| 0.04 | 0.02 | 0 | 0 | 3 | 1 | (0) | 7 | 12 | 39 | 35 | 3 | (0) | 0.2 | 0 | 0 | 0 | – | 0.07 | 0.01 | 0.2 | 0.3 | 0.06 | (0) | 25 | 0.14 | 0.7 | 22 | 別名 バレンシアオレンジ<br>(100g：97mL，100mL：103g)<br>有 1.1g |
| 0.03 | 0.03 | 1 | 0 | Tr | Tr | (0) | 7 | 17 | 52 | 47 | 4 | (0) | 0.3 | 0 | 0 | 0 | – | 0.07 | 0.02 | 0.3 | (0.3) | 0.06 | (0) | 27 | 0.23 | 0.3 | 42 | 別名 バレンシアオレンジ<br>(100g：97mL，100mL：103g) |

# 7 果実類

可食部100g当たり

| 食品番号 | 食品名 | 廃棄率 | エネルギー | 水分 | たんぱく質: アミノ酸組成によるたんぱく質 | たんぱく質: たんぱく質 | 脂質: トリアシルグリセロール当量 | 脂質: コレステロール | 脂質: 脂質 | 脂肪酸: 飽和脂肪酸 | 脂肪酸: n-3系多価不飽和脂肪酸 | 脂肪酸: n-6系多価不飽和脂肪酸 | 炭水化物: 利用可能炭水化物（単糖当量） | 炭水化物: 利用可能炭水化物（質量計） | 炭水化物: 差引き法による利用可能炭水化物 | 炭水化物: 食物繊維総量 | 炭水化物: 糖アルコール | 炭水化物: 炭水化物 | 灰分 | 食塩相当量 | 無機質: ナトリウム | 無機質: カリウム | 無機質: カルシウム | 無機質: マグネシウム | 無機質: リン | 無機質: 鉄 | 無機質: 亜鉛 |
|---|---|---|---|---|---|---|---|---|---|---|---|---|---|---|---|---|---|---|---|---|---|---|---|---|---|---|---|
| | | % | kcal | g | g | g | g | mg | g | g | g | g | g | g | g | g | g | g | g | g | mg | mg | mg | mg | mg | mg | mg |
| 07044 | バレンシア，果実飲料，50%果汁入り飲料 | 0 | 46 | 88.4 | (0.2) | 0.4 | (0.1) | (0) | 0.2 | (0.02) | (0.01) | (0.03) | – | – | 11.0* | 0.1 | – | 10.8 | 0.2 | 0 | 2 | 99 | 5 | 6 | 10 | 0.1 | Tr |
| 07045 | バレンシア，果実飲料，30%果汁入り飲料 | 0 | 41 | 89.7 | (0.1) | 0.2 | – | (0) | Tr | – | – | – | – | – | 10.1* | Tr | – | 10.0 | 0.1 | 0 | 6 | 57 | 3 | 3 | 6 | Tr | Tr |
| 07046 | バレンシア，マーマレード，高糖度 | 0 | 233 | 36.4 | (0.1) | 0.2 | – | (0) | 0.1 | – | – | – | (61.3)* | (60.2) | 62.6 | 0.7 | – | 63.2 | 0.1 | 0 | 11 | 27 | 16 | 3 | 4 | 0.1 | Tr |
| 07047 | バレンシア，マーマレード，低糖度 | 0 | 190 | 51.7 | (0.2) | 0.3 | – | (0) | 0.1 | – | – | – | – | – | 46.5* | 1.3 | – | 47.7 | 0.2 | 0 | 9 | 49 | 19 | 5 | 5 | 0.2 | Tr |
| 07161 | 福原オレンジ，砂じょう，生 | 50 | 43 | 88.7 | – | 1.0 | – | 0 | 0.1 | – | – | – | – | – | 9.0* | 0.8 | – | 9.8 | 0.4 | 0 | 1 | 140 | 21 | 11 | 24 | 0.3 | 0.2 |
| | **オロブランコ** | | | | | | | | | | | | | | | | | | | | | | | | | | |
| 07048 | 砂じょう，生 | 45 | 43 | 88.7 | (0.5) | 0.8 | – | 0 | 0.1 | – | – | – | – | – | 9.5* | 0.9 | – | 10.1 | 0.3 | 0 | 1 | 150 | 12 | 9 | 19 | 0.2 | 0.1 |
| | **かぼす** | | | | | | | | | | | | | | | | | | | | | | | | | | |
| 07052 | 果汁，生 | 0 | 36 | 90.7 | – | 0.4 | – | (0) | 0.1 | – | – | – | – | – | 8.4* | 0.1 | – | 8.5 | 0.3 | 0 | 1 | 140 | 7 | 8 | 8 | 0.1 | Tr |
| | **かわちばんかん** | | | | | | | | | | | | | | | | | | | | | | | | | | |
| 07162 | 砂じょう，生 | 55 | 38 | 90.0 | (0.4) | 0.7 | – | (0) | 0.2 | – | – | – | – | – | 8.5* | 0.6 | – | 8.8 | 0.3 | 0 | 1 | 160 | 10 | 10 | 21 | 0.1 | 0.1 |
| | **きよみ** | | | | | | | | | | | | | | | | | | | | | | | | | | |
| 07163 | 砂じょう，生 | 40 | 45 | 88.4 | (0.4) | 0.8 | – | (0) | 0.2 | – | – | – | – | – | 10.1* | 0.6 | – | 10.3 | 0.3 | 0 | 1 | 170 | 11 | 11 | 21 | 0.1 | 0.1 |
| | **きんかん** | | | | | | | | | | | | | | | | | | | | | | | | | | |
| 07056 | 全果，生 | 6 | 67 | 80.8 | – | 0.5 | 0.3 | 0 | 0.7 | 0.09 | 0.07 | 0.10 | – | – | 13.3* | 4.6 | – | 17.5 | 0.5 | 0 | 2 | 180 | 80 | 19 | 12 | 0.3 | 0.1 |
| | **グレープフルーツ** | | | | | | | | | | | | | | | | | | | | | | | | | | |
| 07062 | 白肉種，砂じょう，生 | 30 | 40 | 89.0 | 0.5 | 0.9 | (0.1) | 0 | 0.1 | (0.01) | (0.01) | (0.02) | 7.5 | 7.3 | 8.3* | 0.6 | – | 9.6 | 0.4 | 0 | 1 | 140 | 15 | 9 | 17 | Tr | 0.1 |
| 07164 | 紅肉種，砂じょう，生 | 30 | 40 | 89.0 | (0.7) | 0.9 | 0.1 | 0 | 0.1 | – | – | – | (6.5) | (6.3) | 8.1* | 0.6 | – | 9.6 | 0.4 | 0 | 1 | 140 | 15 | 9 | 17 | Tr | 0.1 |
| 07063 | 果実飲料，ストレートジュース | 0 | 44 | 88.7 | – | 0.6 | (0.1) | (0) | 0.1 | (0.01) | (0.01) | (0.02) | (8.8) | (8.7) | 10.2* | 0.1 | – | 10.3 | 0.3 | 0 | 1 | 180 | 9 | 9 | 12 | 0.1 | Tr |
| 07064 | 果実飲料，濃縮還元ジュース | 0 | 38 | 90.1 | – | 0.7 | (0.1) | (0) | 0.1 | (0.01) | (0.01) | (0.02) | (7.8) | (7.7) | 8.6* | 0.2 | – | 8.8 | 0.3 | 0 | 1 | 160 | 9 | 9 | 12 | 0.1 | Tr |
| 07065 | 果実飲料，50%果汁入り飲料 | 0 | 45 | 88.4 | – | 0.3 | – | (0) | Tr | – | – | – | – | – | 11.0* | 0.1 | – | 11.1 | 0.2 | 0 | 4 | 90 | 7 | 6 | 6 | 0.1 | Tr |
| 07066 | 果実飲料，20%果汁入り飲料 | 0 | 39 | 90.1 | – | 0.1 | – | (0) | Tr | – | – | – | – | – | 9.7* | 0 | – | 9.7 | 0.1 | 0 | 2 | 34 | 3 | 2 | 3 | 0.1 | Tr |
| 07067 | 缶詰 | 0 | 60 | 82.1 | – | 0.5 | – | (0) | Tr | – | – | – | (15.2)* | (15.2) | 16.5 | 0.6 | – | 17.1 | 0.3 | 0 | 2 | 110 | 13 | 6 | 10 | 0.1 | 0.1 |
| | **さんぼうかん** | | | | | | | | | | | | | | | | | | | | | | | | | | |
| 07074 | 砂じょう，生 | 55 | 47 | 87.6 | (0.4) | 0.7 | – | (0) | 0.3 | – | – | – | – | – | 10.3* | 0.9 | – | 10.9 | 0.5 | 0 | 2 | 280 | 23 | 11 | 19 | 0.2 | 0.1 |
| | **シークヮーサー** | | | | | | | | | | | | | | | | | | | | | | | | | | |
| 07075 | 果汁，生 | 0 | 35 | 90.9 | – | 0.8 | – | (0) | 0.1 | – | – | – | – | – | 7.6* | 0.3 | – | 7.9 | 0.3 | 0 | 2 | 180 | 17 | 15 | 8 | 0.1 | 0.1 |
| 名 07076 | 果実飲料，10%果汁入り飲料 | 0 | 48 | 88.1 | – | 0.1 | – | (0) | Tr | – | – | – | – | – | 11.8* | 0 | – | 11.8 | Tr | 0 | 2 | 13 | 5 | 1 | 1 | 0.1 | Tr |
| | **しらぬひ** | | | | | | | | | | | | | | | | | | | | | | | | | | |
| 07165 | 砂じょう，生 | 30 | 56 | 85.8 | (0.5) | 0.8 | – | (0) | 0.2 | – | – | – | – | – | 12.6* | 0.6 | – | 12.9 | 0.3 | 0 | Tr | 170 | 9 | 9 | 18 | 0.1 | 0.1 |
| | **すだち** | | | | | | | | | | | | | | | | | | | | | | | | | | |
| 07078 | 果皮，生 | 0 | 55 | 80.7 | – | 1.8 | – | (0) | 0.3 | – | – | – | – | – | 6.3* | 10.1 | – | 16.4 | 0.8 | 0 | 1 | 290 | 150 | 26 | 17 | 0.4 | 0.4 |
| 07079 | 果汁，生 | 0 | 29 | 92.5 | – | 0.5 | – | (0) | 0.1 | – | – | – | – | – | 6.5* | 0.1 | – | 6.6 | 0.3 | 0 | 1 | 140 | 16 | 15 | 11 | 0.2 | 0.2 |
| | **せとか** | | | | | | | | | | | | | | | | | | | | | | | | | | |
| 07166 | 砂じょう，生 | 20 | 50 | 86.9 | (0.5) | 0.8 | – | (0) | 0.2 | – | – | – | – | – | 11.3* | 0.7 | – | 11.7 | 0.3 | 0 | 1 | 170 | 11 | 10 | 17 | 0.1 | 0.1 |
| | **セミノール** | | | | | | | | | | | | | | | | | | | | | | | | | | |
| 07085 | 砂じょう，生 | 40 | 53 | 86.0 | – | 1.1 | – | (0) | 0.1 | – | – | – | – | – | 11.6* | 0.8 | – | 12.4 | 0.4 | 0 | 2 | 200 | 24 | 16 | 18 | 0.2 | 0.1 |
| | **だいだい** | | | | | | | | | | | | | | | | | | | | | | | | | | |
| 07083 | 果汁，生 | 0 | 35 | 91.2 | – | 0.3 | – | (0) | 0.2 | – | – | – | – | – | 8.0* | 0 | – | 8.0 | 0.3 | 0 | 1 | 190 | 10 | 10 | 8 | 0.1 | Tr |

可食部100g当たり

| 無機質 | | | | | | ビタミン | | | | | | | | | | | | | | | | | | | | | | 備考 |
|---|---|---|---|---|---|---|---|---|---|---|---|---|---|---|---|---|---|---|---|---|---|---|---|---|---|---|---|---|
| | | | | | | ビタミンA | | | | | | | ビタミンE | | | | | | | | | | | | | | | |
| 銅 | マンガン | ヨウ素 | セレン | クロム | モリブデン | レチノール | α-カロテン | β-カロテン | β-クリプトキサンチン | β-カロテン当量 | レチノール活性当量 | ビタミンD | α-トコフェロール | β-トコフェロール | γ-トコフェロール | δ-トコフェロール | ビタミンK | ビタミン$B_1$ | ビタミン$B_2$ | ナイアシン | ナイアシン当量 | ビタミン$B_6$ | ビタミン$B_{12}$ | 葉酸 | パントテン酸 | ビオチン | ビタミンC | 有 有機酸 |
| mg | mg | µg | µg | µg | µg | µg | µg | µg | µg | µg | µg | µg | mg | mg | mg | mg | µg | mg | mg | mg | mg | mg | µg | µg | mg | µg | mg | |
| 0.02 | 0.02 | – | – | – | – | (0) | 3 | 2 | 10 | 8 | 1 | (0) | 0.1 | 0 | 0 | 0 | (0) | 0.04 | 0.01 | 0.1 | (0.1) | 0.03 | 0 | 12 | 0.01 | – | 16 | 別名 バレンシアオレンジ |
| 0.01 | 0.01 | – | – | – | – | (0) | 0 | 0 | 0 | 0 | (0) | (0) | 0.1 | 0 | 0 | 0 | (0) | 0.02 | 0.01 | 0.1 | (0.1) | 0.02 | (0) | 8 | 0.04 | – | 10 | 別名 バレンシアオレンジ |
| 0.01 | 0.02 | – | – | – | – | (0) | 0 | 0 | 48 | 24 | 2 | (0) | 0.3 | 0 | 0.1 | 0 | (0) | 0.01 | 0 | 0.1 | (0.1) | 0.02 | (0) | 2 | 0 | – | 5 | 別名 バレンシアオレンジ (100g：74mL，100mL：135g) |
| 0.01 | 0.03 | – | – | – | – | (0) | 0 | 17 | 77 | 56 | 5 | (0) | 0.4 | 0 | 0.1 | 0 | (0) | 0.01 | 0 | 0.1 | (0.2) | 0.02 | (0) | 3 | 0 | – | 4 | 別名 バレンシアオレンジ (100g：74mL，100mL：135g) |
| 0.06 | 0.05 | 0 | 0 | 0 | 1 | (0) | 14 | 50 | 130 | 120 | 10 | (0) | 0.3 | 0 | 0 | 0 | – | 0.10 | 0.03 | 0.4 | 0.6 | 0.07 | (0) | 32 | 0.36 | 0.9 | 60 | 廃棄部位：果皮，じょうのう膜及び種子 |
| | | | | | | | | | | | | | | | | | | | | | | | | | | | | 別名 スイーティー，スウィーティー |
| 0.05 | 0.02 | – | – | – | – | (0) | 1 | 4 | 0 | 5 | Tr | (0) | 0.3 | 0 | 0 | 0 | – | 0.09 | 0.02 | 0.3 | (0.4) | 0.04 | 0 | 34 | 0.47 | – | 38 | 廃棄部位：果皮，じょうのう膜及び種子 |
| 0.03 | 0.04 | – | – | – | – | (0) | 0 | 0 | 21 | 10 | 1 | (0) | 0.1 | 0 | 0 | 0 | – | 0.02 | 0.02 | 0.1 | 0.2 | 0.03 | (0) | 13 | 0.15 | – | 42 | 全果に対する果汁分：35% |
| 0.03 | 0.02 | – | – | – | – | (0) | 2 | 38 | 7 | 43 | 4 | (0) | 0.2 | 0 | 0 | 0 | (0) | 0.06 | 0.02 | 0.3 | (0.4) | 0.05 | (0) | 13 | 0.13 | – | 36 | 廃棄部位：果皮，じょうのう膜及び種子，露地栽培品 |
| 0.04 | 0.05 | (0) | (0) | (1) | (0) | (0) | 9 | 200 | 690 | 540 | 45 | (0) | 0.3 | 0 | 0 | 0 | (0) | 0.10 | 0.02 | 0.3 | (0.4) | 0.08 | (0) | 24 | 0.27 | (0.3) | 42 | 廃棄部位：果皮，じょうのう膜及び種子，露地栽培品 |
| 0.03 | 0.11 | – | – | – | – | (0) | 0 | 28 | 200 | 130 | 11 | (0) | 2.6 | 0 | 0.2 | 0 | (0) | 0.10 | 0.06 | 0.6 | 0.7 | 0.06 | (0) | 20 | 0.29 | – | 49 | 廃棄部位：種子及びへた |
| 0.04 | 0.01 | 0 | 0 | 0 | 1 | (0) | 0 | 0 | 0 | 0 | (0) | (0) | 0.3 | 0 | 0 | 0 | (0) | 0.07 | 0.03 | 0.3 | 0.4 | 0.04 | (0) | 15 | 0.39 | 0.5 | 36 | 廃棄部位：果皮，じょうのう膜及び種子，有 1.1g |
| 0.04 | 0.01 | 0 | 0 | 0 | 1 | (0) | 0 | 400 | 4 | 410 | 34 | (0) | 0.3 | 0 | 0 | 0 | (0) | 0.07 | 0.03 | 0.3 | (0.5) | 0.04 | (0) | 15 | 0.39 | 0.5 | 36 | 廃棄部位：果皮，じょうのう膜及び種子，有 1.1g |
| 0.03 | 0.01 | – | – | – | – | (0) | 0 | 0 | 0 | 0 | (0) | (0) | 0.2 | 0 | 0 | 0 | Tr | 0.04 | 0.01 | 0.2 | 0.3 | 0.03 | (0) | 11 | 0.23 | – | 38 | (100g：97mL，100mL：103g) |
| 0.04 | 0.01 | – | – | – | – | (0) | 1 | 110 | 1 | 110 | 10 | (0) | 0.2 | 0 | 0 | 0 | (0) | 0.06 | 0.02 | 0.3 | 0.4 | 0.03 | (0) | 10 | 0.25 | – | 53 | (100g：97mL，100mL：103g) |
| 0.02 | 0.01 | – | – | – | – | (0) | 0 | 0 | 0 | 0 | (0) | (0) | 0.1 | 0 | 0 | 0 | (0) | 0.02 | Tr | 0.1 | 0.2 | 0.02 | (0) | 5 | 0 | – | 19 | |
| 0.01 | Tr | – | – | – | – | (0) | 0 | 0 | 0 | 0 | (0) | (0) | 0.2 | 0 | 0 | 0 | (0) | 0 | 0 | Tr | Tr | 0.01 | (0) | 2 | 0 | – | 8 | |
| 0.03 | 0.01 | – | – | – | – | 0 | – | – | – | 0 | 0 | (0) | 0.1 | 0 | 0 | 0 | – | 0.03 | Tr | 0.2 | 0.3 | 0.03 | (0) | 9 | 0.16 | – | 26 | 試料：ライトシラップ漬 液汁を含んだもの（液汁40%） |
| | | | | | | | | | | | | | | | | | | | | | | | | | | | | 別名 壺柑（つぼかん），達磨柑（だるまかん） |
| 0.06 | 0.05 | – | – | – | – | (0) | 0 | 16 | 70 | 51 | 4 | (0) | 0.2 | 0 | 0 | 0 | (0) | 0.07 | 0.03 | 0.4 | (0.5) | 0.06 | (0) | 16 | 0.35 | – | 39 | 廃棄部位：果皮，じょうのう膜及び種子 |
| | | | | | | | | | | | | | | | | | | | | | | | | | | | | 別名 ひらみレモン，シークワーサー，シイクワシャー，シィクワーサー |
| 0.06 | 0.06 | – | – | – | – | (0) | 0 | 31 | 120 | 89 | 7 | (0) | 0.5 | 0 | 0 | 0 | – | 0.08 | 0.03 | 0.3 | 0.4 | 0.03 | (0) | 7 | 0.10 | – | 11 | 全果に対する果汁分：20% |
| 0.01 | 0.01 | – | – | – | – | (0) | 0 | 14 | 0 | 14 | 1 | (0) | 0.1 | 0 | 0 | 0 | – | 0 | 0 | 0 | Tr | 0 | (0) | 0 | 0 | – | 2 | |
| | | | | | | | | | | | | | | | | | | | | | | | | | | | | 別名 デコポン（全国糖酸度統一基準を満たすもの），しらぬい，不知火，ヒメポン |
| 0.03 | 0.07 | (0) | (0) | (1) | (0) | (0) | 2 | 48 | 630 | 360 | 30 | (0) | 0.3 | 0 | 0 | 0 | (0) | 0.09 | 0.03 | 0.3 | (0.4) | 0.04 | (0) | 17 | 0.25 | (0.4) | 48 | 廃棄部位：果皮，じょうのう膜及び種子 ハウス栽培品及び露地栽培品 |
| 0.09 | 0.18 | – | – | – | – | (0) | 360 | 330 | 17 | 520 | 44 | (0) | 5.2 | 0 | 0.5 | 0 | – | 0.04 | 0.09 | 0.5 | 0.8 | 0.16 | (0) | 35 | 0.23 | – | 110 | 全果に対する果皮分：30% |
| 0.03 | 0.05 | – | – | – | – | 0 | – | – | – | Tr | 0 | (0) | 0.3 | 0 | 0 | 0 | – | 0.03 | 0.02 | 0.2 | 0.3 | 0.08 | (0) | 13 | 0.13 | – | 40 | 全果に対する果汁分：25% |
| 0.03 | 0.09 | – | – | – | – | (0) | 8 | 250 | 1400 | 930 | 77 | (0) | 0.4 | 0 | 0 | 0 | (0) | 0.08 | 0.03 | 0.3 | (0.4) | 0.05 | (0) | 29 | 0.13 | – | 57 | 廃棄部位：果皮，じょうのう膜及び種子 ハウス栽培品及び露地栽培品 |
| 0.04 | 0.10 | – | – | – | – | (0) | 0 | 410 | 1300 | 1100 | 89 | (0) | 0.3 | 0 | 0 | 0 | (0) | 0.01 | 0.04 | 0.3 | 0.5 | 0.09 | (0) | 27 | 0.45 | – | 41 | 廃棄部位：果皮，じょうのう膜及び種子 |
| 0.02 | 0.02 | – | – | – | – | (0) | 0 | 0 | 36 | 18 | 2 | (0) | 0.1 | 0 | 0 | 0 | – | 0.03 | 0.02 | 0.4 | 0.5 | 0.02 | (0) | 13 | 0.12 | – | 35 | 全果に対する果汁分：30% |

# 7 果実類

| 食品番号 | 食品名 | 廃棄率 | エネルギー | 水分 | たんぱく質 | | 脂質 | | | | | | 炭水化物 | | | | | | 灰分 | 食塩相当量 | 無機質 | | | | | | |
|---|---|---|---|---|---|---|---|---|---|---|---|---|---|---|---|---|---|---|---|---|---|---|---|---|---|---|---|
| | | | | | アミノ酸組成によるたんぱく質 | たんぱく質 | トリアシルグリセロール当量 | コレステロール | 脂質 | 脂肪酸 飽和脂肪酸 | 脂肪酸 $n$-3系多価不飽和脂肪酸 | 脂肪酸 $n$-6系多価不飽和脂肪酸 | 利用可能炭水化物（単糖当量） | 利用可能炭水化物（質量計） | 差引き法による利用可能炭水化物 | 食物繊維総量 | 糖アルコール | 炭水化物 | | | ナトリウム | カリウム | カルシウム | マグネシウム | リン | 鉄 | 亜鉛 |
| | 可食部100g当たり | % | kcal | g | g | g | g | mg | g | g | g | g | g | g | g | g | g | g | g | g | mg | mg | mg | mg | mg | mg | mg |
| | **なつみかん** | | | | | | | | | | | | | | | | | | | | | | | | | | |
| 07093 | 砂じょう，生 | 45 | 42 | 88.6 | 0.5 | 0.9 | – | 0 | 0.1 | – | – | – | – | – | *9.2 | 1.2 | – | 10.0 | 0.4 | 0 | 1 | 190 | 16 | 10 | 21 | 0.2 | 0.1 |
| 07094 | 缶詰 | 0 | 80 | 79.7 | – | 0.5 | – | (0) | 0.1 | – | – | – | – | – | *18.9 | 0.5 | – | 19.4 | 0.3 | 0 | 4 | 92 | 11 | 8 | 12 | 0.1 | 0.1 |
| | **はっさく** | | | | | | | | | | | | | | | | | | | | | | | | | | |
| 07105 | 砂じょう，生 | 35 | 47 | 87.2 | (0.5) | 0.8 | – | (0) | 0.1 | – | – | – | – | – | *10.3 | 1.5 | – | 11.5 | 0.4 | 0 | 1 | 180 | 13 | 10 | 17 | 0.1 | 0.1 |
| | **はるみ** | | | | | | | | | | | | | | | | | | | | | | | | | | |
| 07167 | 砂じょう，生 | 30 | 52 | 86.5 | (0.5) | 0.9 | – | (0) | 0.2 | – | – | – | – | – | *11.7 | 0.8 | – | 12.1 | 0.3 | 0 | 0 | 170 | 9 | 10 | 16 | 0.1 | 0.1 |
| | **ひゅうがなつ** | | | | | | | | | | | | | | | | | | | | | | | | | | |
| 07112 | じょうのう及びアルベド，生 | 30 | 46 | 87.2 | (0.3) | 0.6 | – | (0) | 0.1 | – | – | – | – | – | *9.9 | 2.1 | – | 11.7 | 0.4 | 0 | 1 | 130 | 23 | 8 | 11 | 0.2 | 0.1 |
| 07113 | 砂じょう，生 | 55 | 35 | 90.7 | (0.3) | 0.6 | – | (0) | 0.1 | – | – | – | – | – | *7.9 | 0.7 | – | 8.3 | 0.3 | 0 | 1 | 110 | 5 | 6 | 9 | 0.1 | Tr |
| | **ぶんたん** | | | | | | | | | | | | | | | | | | | | | | | | | | |
| 07126 | 砂じょう，生 | 50 | 41 | 89.0 | (0.4) | 0.7 | – | (0) | 0.1 | – | – | – | – | – | *9.2 | 0.9 | – | 9.8 | 0.4 | 0 | 1 | 180 | 13 | 7 | 19 | 0.1 | 0.1 |
| 07127 | ざぼん漬 | 0 | 338 | 14.0 | (0.1) | 0.2 | – | (0) | 0.1 | – | – | – | – | – | *82.9 | 2.7 | – | 85.5 | 0.2 | 0 | 13 | 8 | 22 | 6 | 3 | 0.3 | Tr |
| | **ぽんかん** | | | | | | | | | | | | | | | | | | | | | | | | | | |
| 07129 | 砂じょう，生 | 35 | 42 | 88.8 | (0.5) | 0.9 | – | (0) | 0.1 | – | – | – | – | – | *9.3 | 1.0 | – | 9.9 | 0.3 | 0 | 1 | 160 | 16 | 9 | 16 | 0.1 | Tr |
| | **ゆず** | | | | | | | | | | | | | | | | | | | | | | | | | | |
| 07142 | 果皮，生 | 0 | 50 | 83.7 | 0.9 | 1.2 | 0.1 | (0) | 0.5 | 0.03 | 0.01 | 0.02 | – | – | *8.0 | 6.9 | – | 14.2 | 0.4 | 0 | 5 | 140 | 41 | 15 | 9 | 0.3 | 0.1 |
| 07143 | 果汁，生 | 0 | 30 | 92.0 | (0.4) | 0.5 | – | (0) | 0.1 | – | – | – | – | – | *6.7 | 0.4 | – | 7.0 | 0.4 | 0 | 1 | 210 | 20 | 11 | 11 | 0.1 | 0.1 |
| | **ライム** | | | | | | | | | | | | | | | | | | | | | | | | | | |
| 07145 | 果汁，生 | 0 | 39 | 89.8 | (0.3) | 0.4 | – | (0) | 0.1 | – | – | – | (1.9) | (1.9) | *9.2 | 0.2 | – | 9.3 | 0.4 | 0 | 1 | 160 | 16 | 9 | 16 | 0.2 | 0.1 |
| | **レモン** | | | | | | | | | | | | | | | | | | | | | | | | | | |
| 07155 | 全果，生 | 3 | 43 | 85.3 | – | 0.9 | 0.2 | 0 | 0.7 | 0.05 | 0.04 | 0.07 | 2.6 | 2.6 | *5.0 | 4.9 | – | 12.5 | 0.6 | 0 | 4 | 130 | 67 | 11 | 15 | 0.2 | 0.1 |
| 変 07156 | 果汁，生 | 0 | 24 | 90.5 | 0.3 | 0.4 | (0.1) | 0 | 0.2 | (0.02) | (0.01) | (0.02) | *1.5 | 1.5 | 2.1 | Tr | – | 8.6 | 0.3 | 0 | 2 | 100 | 7 | 8 | 9 | 0.1 | 0.1 |
| | **キウイフルーツ** | | | | | | | | | | | | | | | | | | | | | | | | | | |
| 変 07054 | 緑肉種，生 | 15 | 51 | 84.7 | 0.8 | 1.0 | 0.2 | 0 | 0.2 | 0.02 | 0.10 | 0.03 | *9.6 | 9.5 | 9.1 | 2.6 | 0 | 13.4 | 0.7 | 0 | 1 | 300 | 26 | 14 | 30 | 0.3 | 0.1 |
| 07168 | 黄肉種，生 | 20 | 63 | 83.2 | – | 1.1 | (0.2) | (0) | 0.2 | (0.05) | (0.04) | (0.05) | (11.9) | (11.9) | *13.6 | 1.4 | – | 14.9 | 0.5 | 0 | 2 | 300 | 17 | 12 | 25 | 0.2 | 0.1 |
| | **きはだ** | | | | | | | | | | | | | | | | | | | | | | | | | | |
| 新 07183 | 実，乾 | 0 | 378 | 13.1 | – | 7.3 | – | – | 9.8 | – | – | – | – | – | *65.1 | – | – | 65.1 | 4.7 | 0 | 17 | 2100 | 230 | 88 | 240 | 1.7 | 0.6 |
| | **キワノ** | | | | | | | | | | | | | | | | | | | | | | | | | | |
| 07055 | 生 | 40 | 41 | 89.2 | – | 1.5 | – | 0 | 0.9 | – | – | – | – | – | *5.4 | 2.6 | – | 8.0 | 0.4 | 0 | 2 | 170 | 10 | 34 | 42 | 0.4 | 0.4 |
| | **グァバ** | | | | | | | | | | | | | | | | | | | | | | | | | | |
| 07057 | 赤肉種，生 | 30 | 33 | 88.9 | (0.3) | 0.6 | 0.1 | (0) | 0.1 | – | – | – | (3.6) | (3.6) | *5.1 | 5.1 | – | 9.9 | 0.5 | 0 | 3 | 240 | 8 | 8 | 16 | 0.1 | 0.1 |
| 07169 | 白肉種，生 | 30 | 33 | 88.9 | (0.3) | 0.6 | 0.1 | (0) | 0.1 | – | – | – | – | – | *5.1 | 5.1 | – | 9.9 | 0.5 | 0 | 3 | 240 | 8 | 8 | 16 | 0.1 | 0.1 |
| 07058 | 果実飲料，20%果汁入り飲料（ネクター） | 0 | 49 | 87.4 | – | 0.1 | – | (0) | 0.1 | – | – | – | (10.0) | (9.9) | *11.5 | 0.8 | – | 12.3 | 0.1 | 0 | 4 | 49 | 3 | 2 | 3 | 0.2 | Tr |
| 07059 | 果実飲料，10%果汁入り飲料 | 0 | 50 | 87.4 | – | 0.1 | – | (0) | 0.1 | – | – | – | – | – | *12.1 | 0.2 | – | 12.3 | 0.1 | 0 | 7 | 28 | 3 | 20 | 2 | 0.1 | Tr |
| | **くこ** | | | | | | | | | | | | | | | | | | | | | | | | | | |
| 新 07185 | 実，乾 | 0 | 387 | 4.8 | (6.6) | 12.3 | – | – | 4.1 | – | – | – | – | – | *81.0 | – | – | 75.3 | 3.5 | 1.3 | 510 | 1400 | 47 | 77 | 180 | 4.0 | 1.2 |

可食部 100 g 当たり

| 無機質 銅 mg | 無機質 マンガン mg | 無機質 ヨウ素 µg | 無機質 セレン µg | 無機質 クロム µg | 無機質 モリブデン µg | ビタミンA レチノール µg | ビタミンA α-カロテン µg | ビタミンA β-カロテン µg | ビタミンA β-クリプトキサンチン µg | ビタミンA β-カロテン当量 µg | ビタミンA レチノール活性当量 µg | ビタミンD µg | ビタミンE α-トコフェロール mg | ビタミンE β-トコフェロール mg | ビタミンE γ-トコフェロール mg | ビタミンE δ-トコフェロール mg | ビタミンK µg | ビタミンB1 mg | ビタミンB2 mg | ナイアシン mg | ナイアシン当量 mg | ビタミンB6 mg | ビタミンB12 µg | 葉酸 µg | パントテン酸 mg | ビオチン µg | ビタミンC mg | 備考 有 有機酸 |
|---|---|---|---|---|---|---|---|---|---|---|---|---|---|---|---|---|---|---|---|---|---|---|---|---|---|---|---|---|
| | | | | | | | | | | | | | | | | | | | | | | | | | | | | 別名 なつだいだい |
| 0.05 | 0.04 | – | – | – | – | (0) | 3 | 22 | 120 | 85 | 7 | (0) | 0.3 | 0 | 0 | 0 | (0) | 0.08 | 0.03 | 0.4 | 0.5 | 0.05 | (0) | 25 | 0.29 | – | 38 | なつかん，あまなつみかんを含む 廃棄部位：果皮，じょうのう膜及び種子 |
| 0.03 | 0.03 | – | – | – | – | (0) | 0 | Tr | 21 | 11 | 1 | (0) | 0.2 | 0 | 0 | 0 | (0) | 0.04 | Tr | 0.2 | 0.3 | 0.03 | (0) | 12 | 0.07 | – | 14 | なつかん，あまなつみかんを含む 試料：ヘビーシラップ漬 液汁を含んだもの（液汁 45%） |
| 0.04 | 0.03 | – | – | – | – | (0) | 0 | 21 | 170 | 110 | 9 | (0) | 0.3 | 0 | 0 | 0 | (0) | 0.06 | 0.03 | 0.2 | (0.3) | 0.07 | (0) | 16 | 0.30 | – | 40 | 廃棄部位：果皮，じょうのう膜及び種子 |
| 0.03 | 0.05 | – | – | – | – | (0) | 2 | 130 | 1100 | 690 | 57 | (0) | 0.3 | 0 | 0 | 0 | (0) | 0.11 | 0.02 | 0.2 | (0.3) | 0.05 | (0) | 19 | 0.21 | – | 40 | 廃棄部位：果皮，じょうのう膜及び種子，露地栽培品 |
| | | | | | | | | | | | | | | | | | | | | | | | | | | | | 別名 ニューサマーオレンジ，小夏みかん |
| 0.03 | 0.08 | – | – | – | – | (0) | 0 | 1 | 19 | 11 | 1 | (0) | 0.3 | 0 | 0 | 0 | (0) | 0.05 | 0.03 | 0.3 | (0.4) | 0.06 | (0) | 16 | 0.23 | – | 26 | 廃棄部位：フラベド（果皮の外側の部分）及び種子 |
| 0.02 | 0.04 | – | – | – | – | (0) | 0 | 0 | 19 | 9 | 1 | (0) | 0.1 | 0 | 0 | 0 | (0) | 0.06 | 0.03 | 0.2 | (0.3) | 0.05 | (0) | 13 | 0.27 | – | 21 | 廃棄部位：果皮（フラベドとアルベド），じょうのう膜及び種子 |
| | | | | | | | | | | | | | | | | | | | | | | | | | | | | 別名 ざぼん，ぼんたん |
| 0.04 | 0.02 | – | – | – | – | (0) | 0 | 15 | 0 | 15 | 1 | (0) | 0.5 | 0 | 0 | 0 | (0) | 0.03 | 0.04 | 0.3 | (0.4) | 0 | (0) | 16 | 0.32 | – | 45 | 廃棄部位：果皮，じょうのう膜及び種子 |
| 0.01 | 0.01 | – | – | – | – | (0) | 0 | 4 | 0 | 4 | Tr | (0) | 0.1 | 0 | 0 | 0 | (0) | 0 | 0.02 | Tr | (Tr) | 0 | (0) | 2 | 0 | – | Tr | |
| 0.02 | 0.09 | – | – | – | – | (0) | 3 | 110 | 1000 | 620 | 52 | (0) | 0.2 | 0 | 0 | 0 | (0) | 0.08 | 0.04 | 0.2 | (0.3) | 0.05 | (0) | 13 | 0.24 | – | 40 | 廃棄部位：果皮，じょうのう膜及び種子 |
| 0.02 | 0.12 | 0 | 0 | 0 | 1 | (0) | 0 | 19 | 440 | 240 | 20 | (0) | 3.4 | 0 | 0.6 | 0 | – | 0.07 | 0.10 | 0.5 | 0.7 | 0.09 | (0) | 21 | 0.89 | 3.6 | 160 | 全果に対する果皮分：40% |
| 0.02 | 0.10 | – | – | – | – | (0) | 0 | 0 | 15 | 7 | 1 | (0) | 0.2 | 0 | 0 | 0 | – | 0.05 | 0.02 | 0.2 | (0.2) | 0.02 | (0) | 11 | 0.29 | – | 40 | 全果に対する果汁分：25% |
| 0.03 | 0.01 | – | – | – | – | (0) | 0 | 0 | 0 | 0 | (0) | (0) | 0.2 | 0 | 0 | 0 | (1) | 0.03 | 0.02 | 0.1 | (0.1) | 0.05 | (0) | 17 | 0.16 | – | 33 | 全果に対する果汁分：35% |
| 0.08 | 0.05 | 0 | 1 | 0 | 1 | (0) | 0 | 7 | 37 | 26 | 2 | (0) | 1.6 | 0 | 0.1 | 0 | (0) | 0.07 | 0.07 | 0.2 | 0.4 | 0.08 | (0) | 31 | 0.39 | 1.2 | 100 | 廃棄部位：種子及びへた 有3.2g |
| 0.02 | 0.03 | 0 | 0 | 0 | 1 | (0) | 0 | 0 | 13 | 6 | 1 | (0) | 0.1 | 0 | 0 | 0 | (0) | 0.04 | 0.02 | 0.1 | 0.1 | 0.05 | (0) | 19 | 0.18 | 0.3 | 50 | 全果に対する果汁分：30% 有6.7g |
| 0.10 | 0.09 | 0 | 1 | 0 | Tr | (0) | 0 | 53 | 0 | 53 | 4 | (0) | 1.3 | 0 | 0 | 0 | 6 | 0.01 | 0.02 | 0.3 | 0.5 | 0.11 | (0) | 37 | 0.31 | 1.4 | 71 | 別名 キウイ 廃棄部位：果皮及び両端，有2.0g |
| 0.07 | 0.04 | – | – | – | – | (0) | 1 | 38 | 4 | 41 | 3 | (0) | 2.5 | 0 | 0 | 0 | (6) | 0.02 | 0.02 | 0.3 | (0.5) | 0.14 | (0) | 32 | 0.26 | – | 140 | 別名 ゴールデンキウイ 廃棄部位：果皮及び両端 |
| 0.36 | 0.69 | 6 | 1 | 3 | 110 | – | 3 | 58 | 2 | 60 | 5 | – | 1.3 | Tr | 0.7 | 0 | 87 | 0.17 | 0.18 | 1.4 | 2.6 | 0.53 | – | 12 | 1.83 | 23.0 | 0 | |
| | | | | | | | | | | | | | | | | | | | | | | | | | | | | 別名 キワノフルーツ，ツノニガウリ |
| 0.09 | 0.13 | – | – | – | – | (0) | 0 | 36 | 0 | 36 | 3 | (0) | 0.7 | 0.1 | 1.2 | 0 | – | 0.03 | 0.01 | 0.2 | 0.5 | 0.04 | 0 | 2 | 0.14 | – | 2 | 廃棄部位：果皮 |
| | | | | | | | | | | | | | | | | | | | | | | | | | | | | 別名 グアバ，ばんじろう，ばんざくろ |
| 0.06 | 0.09 | – | – | – | – | (0) | 5 | 580 | 51 | 600 | 50 | (0) | 0.3 | 0 | 0 | 0 | (2) | 0.03 | 0.04 | 0.8 | (0.9) | 0.06 | (0) | 41 | 0.32 | – | 220 | 廃棄部位：果皮及び種子 |
| 0.06 | 0.09 | – | – | – | – | (0) | – | – | – | 0 | (0) | (0) | 0.3 | 0 | 0 | 0 | (2) | 0.03 | 0.04 | 0.8 | (0.9) | 0.06 | (0) | 41 | 0.32 | – | 220 | 廃棄部位：果皮及び種子 |
| 0.01 | 0.03 | – | – | – | – | (0) | 0 | 24 | 0 | 24 | 2 | (0) | 0.1 | 0 | 0 | 0 | – | 0 | 0.01 | 0.1 | 0.1 | 0.01 | (0) | 9 | 0 | – | 19 | 果肉（ピューレー）分：20% ビタミンC：酸化防止用として添加品あり |
| 0.01 | 0.02 | – | – | – | – | (0) | 0 | 10 | 0 | 10 | 1 | (0) | Tr | 0 | 0 | 0 | – | 0 | 0 | 0.1 | 0.1 | 0.01 | (0) | 3 | 0 | – | 9 | ビタミンC：酸化防止用として添加品あり |
| | | | | | | | | | | | | | | | | | | | | | | | | | | | | 別名 ゴジベリー |
| 0.69 | 0.71 | 2 | 3 | 6 | 13 | – | 33 | 800 | 4400 | 3000 | 250 | 0 | 5.7 | 0.1 | 0.8 | 0 | 10 | 0.28 | 0.40 | 4.6 | (4.6) | 0.32 | Tr | 99 | 0.71 | 24.0 | 9 | ビタミンD：抽出残さの影響により定量下限を変更 |

# 7 果実類

可食部100g当たり

| 食品番号 | 食品名 | 廃棄率 | エネルギー | 水分 | たんぱく質: アミノ酸組成によるたんぱく質 | たんぱく質: たんぱく質 | 脂質: トリアシルグリセロール当量 | 脂質: コレステロール | 脂質: 脂質 | 脂肪酸: 飽和脂肪酸 | 脂肪酸: n-3系多価不飽和脂肪酸 | 脂肪酸: n-6系多価不飽和脂肪酸 | 炭水化物: 利用可能炭水化物(単糖当量) | 炭水化物: 利用可能炭水化物(質量計) | 炭水化物: 差引き法による利用可能炭水化物 | 炭水化物: 食物繊維総量 | 炭水化物: 糖アルコール | 炭水化物: 炭水化物 | 灰分 | 食塩相当量 | 無機質: ナトリウム | 無機質: カリウム | 無機質: カルシウム | 無機質: マグネシウム | 無機質: リン | 無機質: 鉄 | 無機質: 亜鉛 |
|---|---|---|---|---|---|---|---|---|---|---|---|---|---|---|---|---|---|---|---|---|---|---|---|---|---|---|---|
| | | % | kcal | g | g | g | g | mg | g | g | g | g | g | g | g | g | g | g | g | g | mg | mg | mg | mg | mg | mg | mg |
| | **ぐみ** | | | | | | | | | | | | | | | | | | | | | | | | | | |
| 07061 | 生 | 10 | 72 | 81.0 | – | 1.3 | – | (0) | 0.2 | – | – | – | – | – | 15.2* | 2.0 | – | 17.2 | 0.3 | 0 | 2 | 130 | 10 | 4 | 24 | 0.2 | 0.1 |
| | **ココナッツ** | | | | | | | | | | | | | | | | | | | | | | | | | | |
| 07157 | ココナッツウォーター | 0 | 22 | 94.3 | (0.2) | 0.2 | 0.1 | (0) | 0.1 | – | – | – | (7.9) | (7.8) | 5.0* | 0 | – | 5.0 | 0.4 | 0 | 11 | 230 | 11 | 6 | 11 | 0.1 | 0.1 |
| 07158 | ココナッツミルク | 0 | 157 | 78.8 | (1.8) | 1.9 | 14.9 | 0 | 16.0 | 13.20 | 0 | 0.13 | (9.4) | (8.9) | 3.8* | 0.2 | – | 2.8 | 0.5 | 0 | 12 | 230 | 5 | 28 | 49 | 0.8 | 0.3 |
| 07170 | ナタデココ | 0 | 80 | 79.7 | – | 0 | – | (0) | Tr | – | – | – | – | – | 19.7* | 0.5 | – | 20.2 | Tr | 0 | 2 | 0 | 1 | 1 | Tr | 0 | 0 |
| | **さくらんぼ** | | | | | | | | | | | | | | | | | | | | | | | | | | |
| 07070 | 国産，生 | 10 | 64 | 83.1 | (0.8) | 1.0 | (0.1) | (0) | 0.2 | (0.04) | (0.03) | (0.03) | – | – | 14.2* | 1.2 | – | 15.2 | 0.5 | 0 | 1 | 210 | 13 | 6 | 17 | 0.3 | 0.1 |
| 07071 | 米国産，生 | 9 | 64 | 81.1 | (1.0) | 1.2 | (0.1) | (0) | 0.1 | (0.02) | (0.01) | (0.01) | (13.7)* | (13.7) | 13.8 | 1.4 | 2.2 | 17.1 | 0.5 | 0 | 1 | 260 | 15 | 12 | 23 | 0.3 | 0.1 |
| 07072 | 米国産，缶詰 | 15 | 70 | 81.5 | – | 0.6 | (0.1) | (0) | 0.1 | (0.02) | (0.01) | (0.01) | (13.8) | (13.6) | 15.8* | 1.0 | 0.9 | 17.6 | 0.2 | 0 | 3 | 100 | 10 | 5 | 12 | 0.4 | 0.5 |
| | **ざくろ** | | | | | | | | | | | | | | | | | | | | | | | | | | |
| 07073 | 生 | 55 | 63 | 83.9 | – | 0.2 | – | (0) | Tr | – | – | – | – | – | 15.5* | 0 | – | 15.5 | 0.4 | 0 | 1 | 250 | 8 | 6 | 15 | 0.1 | 0.2 |
| | **すいか** | | | | | | | | | | | | | | | | | | | | | | | | | | |
| 07077 | 赤肉種，生 | 40 | 41 | 89.6 | 0.3 | 0.6 | (0.1) | 0 | 0.1 | (0.01) | (0) | (0.03) | – | – | 9.5* | 0.3 | – | 9.5 | 0.2 | 0 | 1 | 120 | 4 | 11 | 8 | 0.2 | 0.1 |
| 07171 | 黄肉種，生 | 40 | 41 | 89.6 | (0.3) | 0.6 | 0.1 | 0 | 0.1 | – | – | – | – | – | 9.5* | 0.3 | – | 9.5 | 0.2 | 0 | 1 | 120 | 4 | 11 | 8 | 0.2 | 0.1 |
| | **(すぐり類)** | | | | | | | | | | | | | | | | | | | | | | | | | | |
| | **赤すぐり** | | | | | | | | | | | | | | | | | | | | | | | | | | |
| [新] 07186 | 冷凍 | 20 | 43 | 86.0 | 0.4 | 0.8 | 0.1 | – | 0.3 | 0.02 | 0.01 | 0.01 | – | – | 7.2* | 2.8 | – | 12.2 | 0.4 | 0 | 1 | 200 | 21 | 6 | 17 | 0.4 | 0.1 |
| | **カシス** | | | | | | | | | | | | | | | | | | | | | | | | | | |
| [新] 07182 | 冷凍 | 0 | 62 | 79.4 | 1.1 | 1.6 | 1.1 | – | 1.6 | 0.17 | 0.17 | 0.60 | 0 | – | 6.4* | 6.4 | – | 13.4 | 0.7 | 0 | Tr | 270 | 40 | 19 | 54 | 0.5 | 0.2 |
| | **グーズベリー** | | | | | | | | | | | | | | | | | | | | | | | | | | |
| [名] 07060 | 生 | 1 | 51 | 85.2 | – | 1.0 | – | 0 | 0.1 | – | – | – | (10.9)* | (10.9) | 10.7 | 2.5 | – | 13.2 | 0.5 | 0 | 1 | 200 | 14 | 10 | 24 | 1.3 | 0.1 |
| | **スターフルーツ** | | | | | | | | | | | | | | | | | | | | | | | | | | |
| 07069 | 生 | 4 | 30 | 91.4 | (0.5) | 0.7 | (0.1) | 0 | 0.1 | (0.01) | (0.01) | (0.05) | – | – | 5.9* | 1.8 | – | 7.5 | 0.3 | 0 | 1 | 140 | 5 | 9 | 10 | 0.2 | 0.2 |
| | **(すもも類)** | | | | | | | | | | | | | | | | | | | | | | | | | | |
| | **にほんすもも** | | | | | | | | | | | | | | | | | | | | | | | | | | |
| 07080 | 生 | 7 | 46 | 88.6 | 0.4 | 0.6 | – | 0 | 1.0 | – | – | – | – | – | 8.0* | 1.6 | – | 9.4 | 0.4 | 0 | 1 | 150 | 5 | 5 | 14 | 0.2 | 0.1 |
| | **プルーン** | | | | | | | | | | | | | | | | | | | | | | | | | | |
| 07081 | 生 | 5 | 49 | 86.2 | (0.5) | 0.7 | (0.1) | 0 | 0.1 | (0.01) | (0) | (0.02) | (10.8)* | (10.7) | 10.2 | 1.9 | 0.7 | 12.6 | 0.4 | 0 | 1 | 220 | 6 | 7 | 14 | 0.2 | 0.1 |
| [変] 07082 | 乾 | 0 | 211 | 33.3 | (1.6) | 2.4 | (0.1) | 0 | 0.2 | (0.04) | (0.01) | (0.02) | (42.2)* | (41.7) | 44.0 | 7.1 | 12.1 | 62.3 | 1.8 | 0 | 1 | 730 | 57 | 40 | 69 | 1.1 | 0.4 |
| | **チェリモヤ** | | | | | | | | | | | | | | | | | | | | | | | | | | |
| 07086 | 生 | 20 | 82 | 78.1 | (0.8) | 1.3 | (0.2) | 0 | 0.3 | (0.10) | (0.07) | (0.01) | (13.7) | (13.7) | 18.2* | 2.2 | – | 19.8 | 0.5 | 0 | 8 | 230 | 9 | 12 | 20 | 0.2 | 0.1 |
| | **ドラゴンフルーツ** | | | | | | | | | | | | | | | | | | | | | | | | | | |
| 07111 | 生 | 35 | 52 | 85.7 | – | 1.4 | – | 0 | 0.3 | – | – | – | – | – | 9.9* | 1.9 | – | 11.8 | 0.8 | 0 | Tr | 350 | 6 | 41 | 29 | 0.3 | 0.3 |
| | **ドリアン** | | | | | | | | | | | | | | | | | | | | | | | | | | |
| 07087 | 生 | 15 | 140 | 66.4 | – | 2.3 | 2.8 | 0 | 3.3 | 1.18 | 0.12 | 0.16 | – | – | 25.5* | 2.1 | – | 27.1 | 0.9 | 0 | Tr | 510 | 5 | 27 | 36 | 0.3 | 0.3 |

| 可食部100g当たり | | | | | | | | | | | | | | | | | | | | | | | | | | | | 備考 |
|---|---|---|---|---|---|---|---|---|---|---|---|---|---|---|---|---|---|---|---|---|---|---|---|---|---|---|---|---|
| 無機質 | | | | | | ビタミン | | | | | | | | | | | | | | | | | | | | | | |
| | | | | | | ビタミンA | | | | | | | ビタミンE | | | | | | | | | | | | | | | |
| 銅 | マンガン | ヨウ素 | セレン | クロム | モリブデン | レチノール | α-カロテン | β-カロテン | β-クリプトキサンチン | β-カロテン当量 | レチノール活性当量 | ビタミンD | α-トコフェロール | β-トコフェロール | γ-トコフェロール | δ-トコフェロール | ビタミンK | ビタミン$B_1$ | ビタミン$B_2$ | ナイアシン | ナイアシン当量 | ビタミン$B_6$ | ビタミン$B_{12}$ | 葉酸 | パントテン酸 | ビオチン | ビタミンC | 有 有機酸　ポ ポリフェノール<br>タ タンニン<br>♣食物繊維：AOAC 2011.25 法 |
| mg | mg | µg | µg | µg | µg | µg | µg | µg | µg | µg | µg | µg | mg | mg | mg | mg | µg | mg | mg | mg | mg | mg | µg | µg | mg | µg | mg | |
| 0.10 | 0.15 | – | – | – | – | (0) | 54 | 330 | 46 | 380 | 32 | (0) | 2.2 | 0.1 | 0.1 | 0 | – | 0.01 | 0.04 | 0.3 | 0.5 | 0.02 | (0) | 15 | 0.45 | – | 5 | 廃棄部位：種子及び果柄 |
| Tr | 0.16 | – | – | – | – | 0 | – | – | – | Tr | 0 | (0) | 0 | 0 | 0 | 0 | – | 0.01 | 0.01 | 0.1 | (0.1) | 0 | (0) | 1 | 0 | – | 2 | 全果に対する割合：20%<br>(100g：98mL，100mL：102g) |
| 0.22 | 0.59 | – | – | – | – | 0 | 0 | 0 | 0 | 0 | 0 | (0) | Tr | 0 | 0 | 0 | – | 0.01 | 0 | 0.4 | (0.8) | 0.02 | 0 | 4 | 0 | – | 0 | 試料：缶詰<br>(100g：98mL，100mL：102g) |
| 0 | 0 | – | – | – | – | (0) | 0 | 0 | 0 | 0 | 0 | (0) | 0 | 0 | 0 | 0 | – | 0 | 0 | 0 | 0 | 0 | (0) | 0 | 0 | – | 0 | シラップ漬（甘味料，酸味料含む）<br>液汁を除いたもの |
| | | | | | | | | | | | | | | | | | | | | | | | | | | | | 別名おうとう，スイートチェリー |
| 0.05 | – | 0 | 0 | Tr | 1 | (0) | 13 | 81 | 21 | 98 | 8 | (0) | 0.5 | Tr | 0 | 0 | (2) | 0.03 | 0.03 | 0.2 | (0.3) | 0.02 | (0) | 38 | 0.24 | 0.7 | 10 | 廃棄部位：核及び果柄 |
| 0.08 | 0.11 | – | – | – | – | (0) | 0 | 20 | 7 | 23 | 2 | (0) | 0.5 | Tr | 0 | 0 | (2) | 0.03 | 0.03 | 0.2 | (0.4) | 0.02 | (0) | 42 | 0.29 | – | 9 | 廃棄部位：核及び果柄 |
| 0.06 | 0.08 | – | – | – | – | (0) | 0 | 41 | 0 | 41 | 3 | (0) | 0.5 | 0 | 0 | 0 | (1) | 0.01 | 0.01 | 0.1 | 0.2 | 0.01 | (0) | 12 | 0 | – | 7 | 試料：ヘビーシラップ漬<br>液汁を除いたもの<br>内容総量に対する果肉分：50%<br>廃棄部位：核及び果柄<br>ビタミンC：酸化防止用として添加品あり |
| 0.06 | 0.05 | – | – | – | – | (0) | 0 | 0 | 0 | 0 | (0) | (0) | 0.1 | 0 | 0 | 0 | (12) | 0.01 | 0.01 | 0.2 | 0.2 | 0.04 | (0) | 6 | 0.32 | – | 10 | 廃棄部位：皮及び種子<br>廃棄率：輸入品（大果）の場合 60% |
| 0.03 | 0.03 | 0 | 0 | 0 | 1 | (0) | 0 | 830 | 0 | 830 | 69 | (0) | 0.1 | 0 | 0 | 0 | 0 | 0.03 | 0.02 | 0.2 | 0.3 | 0.07 | (0) | 3 | 0.22 | 0.9 | 10 | 廃棄部位：果皮及び種子<br>廃棄率：小玉種の場合 50% |
| 0.03 | 0.03 | 0 | 0 | 0 | 1 | (0) | – | – | – | 10 | 1 | (0) | 0.1 | 0 | 0 | 0 | 0 | 0.03 | 0.02 | 0.2 | (0.3) | 0.07 | (0) | 3 | 0.22 | 0.9 | 10 | 廃棄部位：果皮及び種子<br>廃棄率：小玉種の場合 50% |
| | | | | | | | | | | | | | | | | | | | | | | | | | | | | 別名 レッドカーランツ |
| 0.08 | 0.11 | 2 | 0 | 5 | 1 | – | 1 | 10 | Tr | 10 | 1 | – | 1 | 0.3 | 0.1 | 0.2 | 13 | 0.03 | 0.01 | 0.4 | 0.5 | – | – | – | – | 4.3 | 33 | 廃棄部位：果柄及び種子<br>有2.8g，タ0.2g，ポ0.2g ♣ |
| | | | | | | | | | | | | | | | | | | | | | | | | | | | | 別名くろふさすぐり，くろすぐり |
| 0.08 | 0.26 | 0 | 0 | 1 | 4 | – | 2 | 100 | 1 | 110 | 9 | – | 2.1 | Tr | 0.3 | Tr | 30 | 0.03 | 0.03 | 0.3 | 0.6 | – | – | – | – | 5.7 | – | 有3.5g，タ0.8g，ポ0.6g<br>♣ |
| | | | | | | | | | | | | | | | | | | | | | | | | | | | | 別名グズベリー，西洋すぐり，まるすぐり，おおすぐり |
| 0.05 | 0.15 | – | – | – | – | (0) | 2 | 120 | 2 | 130 | 10 | (0) | 1.0 | Tr | 0.1 | 0 | – | 0.02 | 0.02 | 0.2 | 0.4 | 0.02 | 0 | 47 | 0.40 | – | 22 | 廃棄部位：両端 |
| | | | | | | | | | | | | | | | | | | | | | | | | | | | | 別名ごれんし |
| 0.02 | 0.10 | – | – | – | – | (0) | 5 | 64 | 15 | 74 | 6 | (0) | 0.2 | 0.1 | 0.2 | 0.1 | (0) | 0.03 | 0.02 | 0.3 | (0.4) | 0.02 | 0 | 11 | 0.38 | – | 12 | 廃棄部位：種子及びへた |
| | | | | | | | | | | | | | | | | | | | | | | | | | | | | 別名すもも，はたんきょう，プラム |
| 0.03 | 0.07 | 0 | 0 | 1 | 1 | (0) | 0 | 76 | 6 | 79 | 7 | (0) | 0.6 | 0 | 0 | 0 | – | 0.02 | 0.02 | 0.3 | 0.3 | 0.04 | (0) | 37 | 0.14 | 0.2 | 4 | 廃棄部位：核 |
| | | | | | | | | | | | | | | | | | | | | | | | | | | | | 別名ヨーロッパすもも |
| 0.06 | 0.09 | – | – | – | – | (0) | 0 | 450 | 54 | 480 | 40 | (0) | 1.3 | Tr | Tr | 0 | (20) | 0.03 | 0.03 | 0.5 | (0.7) | 0.06 | 0 | 35 | 0.22 | – | 4 | 廃棄部位：核及び果柄 |
| 0.27 | 0.36 | – | – | – | – | (0) | 130 | 1100 | 220 | 1200 | 100 | (0) | 1.3 | 0 | 0.1 | 0 | 92 | 0.07 | 0.07 | 2.1 | (2.6) | 0.34 | (0) | 3 | 0.32 | 0 | 0 | 廃棄率：核付きの場合 20% |
| 0.08 | 0.07 | – | – | – | – | (0) | 0 | 3 | 1 | 4 | Tr | (0) | 0.2 | 0 | 0 | 0 | – | 0.09 | 0.09 | 0.7 | (1.1) | 0.23 | 0 | 90 | 0.36 | – | 34 | 廃棄部位：果皮，種子及びへた |
| | | | | | | | | | | | | | | | | | | | | | | | | | | | | 別名ピタヤ |
| 0.03 | 0.09 | – | – | – | – | (0) | 0 | 0 | 0 | 0 | (0) | (0) | 0.4 | 0 | 0.1 | 0 | – | 0.08 | 0.06 | 0.4 | 0.6 | 0.05 | 0 | 44 | 0.53 | – | 7 | 試料：レッドピタヤ<br>廃棄部位：果皮 |
| 0.19 | 0.31 | 0 | 1 | 0 | 10 | (0) | 0 | 36 | 1 | 36 | 3 | (0) | 2.3 | 0 | 0.1 | 0 | – | 0.33 | 0.20 | 1.4 | 1.8 | 0.25 | 0 | 150 | 0.22 | 5.9 | 31 | 試料：果皮を除いた冷凍品<br>廃棄部位：種子 |

# 7 果実類

| 食品番号 | 食品名 | 廃棄率 | エネルギー | 水分 | たんぱく質: アミノ酸組成によるたんぱく質 | たんぱく質: たんぱく質 | 脂質: トリアシルグリセロール当量 | 脂質: コレステロール | 脂質: 脂質 | 脂肪酸: 飽和脂肪酸 | 脂肪酸: n-3系多価不飽和脂肪酸 | 脂肪酸: n-6系多価不飽和脂肪酸 | 炭水化物: 利用可能炭水化物（単糖当量） | 炭水化物: 利用可能炭水化物（質量計） | 炭水化物: 差引法による利用可能炭水化物 | 炭水化物: 食物繊維総量 | 炭水化物: 糖アルコール | 炭水化物: 炭水化物 | 灰分 | 食塩相当量 | 無機質: ナトリウム | 無機質: カリウム | 無機質: カルシウム | 無機質: マグネシウム | 無機質: リン | 無機質: 鉄 | 無機質: 亜鉛 |
|---|---|---|---|---|---|---|---|---|---|---|---|---|---|---|---|---|---|---|---|---|---|---|---|---|---|---|---|
| | | % | kcal | g | g | g | g | mg | g | g | g | g | g | g | g | g | g | g | g | g | mg | mg | mg | mg | mg | mg | mg |
| | （なし類） | | | | | | | | | | | | | | | | | | | | | | | | | | |
| | 日本なし | | | | | | | | | | | | | | | | | | | | | | | | | | |
| 07088 | 生 | 15 | 38 | 88.0 | 0.2 | 0.3 | (0.1) | 0 | 0.1 | (0.01) | (0) | (0.02) | 8.3* | 8.1 | 9.0 | 0.9 | 1.5 | 11.3 | 0.3 | 0 | Tr | 140 | 2 | 5 | 11 | 0 | 0.1 |
| 07089 | 缶詰 | 0 | 76 | 80.5 | (0.1) | 0.1 | (0.1) | (0) | 0.1 | (0.01) | (0) | (0.02) | – | – | 18.5* | 0.7 | – | 19.1 | 0.2 | 0 | 4 | 75 | 3 | 4 | 6 | 0.2 | 0.1 |
| | 中国なし | | | | | | | | | | | | | | | | | | | | | | | | | | |
| 07090 | 生 | 15 | 49 | 86.8 | (0.1) | 0.2 | (0.1) | (0) | 0.1 | (0.01) | (0) | (0.02) | – | – | 11.4* | 1.4 | – | 12.7 | 0.2 | 0 | 1 | 140 | 2 | 5 | 8 | 0.1 | Tr |
| | 西洋なし | | | | | | | | | | | | | | | | | | | | | | | | | | |
| 07091 | 生 | 15 | 48 | 84.9 | (0.2) | 0.3 | (0.1) | (0) | 0.1 | (0.02) | (0) | (0.07) | (9.2)* | (9.2) | 9.6 | 1.9 | 2.9 | 14.4 | 0.3 | 0 | Tr | 140 | 5 | 4 | 13 | 0.1 | 0.1 |
| 07092 | 缶詰 | 0 | 79 | 78.8 | (0.1) | 0.2 | (0.1) | (0) | 0.1 | (0.01) | (0) | (0.02) | (16.7) | (16.5) | 17.2* | 1.0 | 2.7 | 20.7 | 0.2 | 0 | 1 | 55 | 4 | 4 | 5 | 0.1 | 0.1 |
| | なつめ | | | | | | | | | | | | | | | | | | | | | | | | | | |
| 07095 | 乾 | 15 | 294 | 21.0 | – | 3.9 | – | 0 | 2.0 | – | – | – | – | – | 58.9* | 12.5 | – | 71.4 | 1.7 | 0 | 3 | 810 | 65 | 39 | 80 | 1.5 | 0.8 |
| | なつめやし | | | | | | | | | | | | | | | | | | | | | | | | | | |
| 07096 | 乾 | 5 | 281 | 24.8 | (1.2) | 2.2 | (Tr) | (0) | 0.2 | (0.02) | (Tr) | (0.01) | (59.0) | (59.0) | 65.4* | 7.0 | – | 71.3 | 1.5 | 0 | Tr | 550 | 71 | 60 | 58 | 0.8 | 0.4 |
| | パインアップル | | | | | | | | | | | | | | | | | | | | | | | | | | |
| 変 07097 | 生 | 45 | 54 | 85.2 | 0.4 | 0.6 | (0.1) | 0 | 0.1 | (0.01) | (0.02) | (0.03) | 12.6* | 12.2 | 11.9 | 1.2 | – | 13.7 | 0.4 | 0 | Tr | 150 | 11 | 14 | 9 | 0.2 | 0.1 |
| 新 07177 | 焼き | 0 | 74 | 78.2 | (0.7) | 0.9 | 0.1 | (0) | 0.2 | – | – | – | 17.1* | 16.5 | 17.8 | 1.7 | – | 20.1 | 0.5 | 0 | Tr | 190 | 16 | 18 | 13 | 0.3 | 0.1 |
| 07098 | 果実飲料，ストレートジュース | 0 | 46 | 88.2 | – | 0.3 | (0.1) | (0) | 0.1 | (0.01) | (0.02) | (0.02) | (10.2) | (9.9) | 11.0* | 0 | – | 11.0 | 0.4 | 0 | 1 | 210 | 22 | 10 | 13 | 0.4 | 0.1 |
| 07099 | 果実飲料，濃縮還元ジュース | 0 | 45 | 88.3 | – | 0.1 | (0.1) | (0) | 0.1 | (0.01) | (0.02) | (0.02) | (10.1) | (9.9) | 11.1* | 0 | – | 11.1 | 0.4 | 0 | 1 | 190 | 9 | 10 | 12 | 0.3 | 0.1 |
| 07100 | 果実飲料，50%果汁入り飲料 | 0 | 50 | 87.3 | – | 0.3 | (0.1) | (0) | 0.1 | (0.01) | (0.02) | (0.02) | – | – | 12.1* | 0 | – | 12.1 | 0.2 | 0 | 1 | 95 | 6 | 4 | 5 | 0.1 | Tr |
| 07101 | 果実飲料，10%果汁入り飲料 | 0 | 50 | 87.6 | – | Tr | – | (0) | Tr | – | – | – | – | – | 12.4* | 0 | – | 12.4 | Tr | 0 | 1 | 18 | 2 | 2 | 1 | 0.2 | Tr |
| 07102 | 缶詰 | 0 | 76 | 78.9 | (0.3) | 0.4 | (0.1) | (0) | 0.1 | (0.01) | (0.01) | (0.02) | (19.7)* | (19.4) | 20.0 | 0.5 | – | 20.3 | 0.3 | 0 | 1 | 120 | 7 | 9 | 7 | 0.3 | 0.1 |
| 07103 | 砂糖漬 | 0 | 349 | 12.0 | (0.4) | 0.5 | (0.1) | (0) | 0.2 | (0.02) | (0.03) | (0.04) | (91.9)* | (87.6) | 85.7 | 1.3 | – | 86.8 | 0.5 | 0.1 | 58 | 23 | 31 | 5 | 5 | 2.5 | 0.1 |
| | ハスカップ | | | | | | | | | | | | | | | | | | | | | | | | | | |
| 07104 | 生 | 0 | 55 | 85.5 | – | 0.7 | – | 0 | 0.6 | – | – | – | – | – | 10.7* | 2.1 | – | 12.8 | 0.4 | 0 | Tr | 190 | 38 | 11 | 25 | 0.6 | 0.1 |
| | パッションフルーツ | | | | | | | | | | | | | | | | | | | | | | | | | | |
| 07106 | 果汁，生 | 0 | 67 | 82.0 | – | 0.8 | – | (0) | 0.4 | – | – | – | (4.1) | (4.0) | 13.4* | 0 | – | 16.2 | 0.6 | 0 | 5 | 280 | 4 | 15 | 21 | 0.6 | 0.4 |
| | バナナ | | | | | | | | | | | | | | | | | | | | | | | | | | |
| 07107 | 生 | 40 | 93 | 75.4 | 0.7 | 1.1 | (0.1) | 0 | 0.2 | (0.07) | (0.02) | (0.03) | 19.4 | 18.5 | 21.1* | 1.1 | – | 22.5 | 0.8 | 0 | Tr | 360 | 6 | 32 | 27 | 0.3 | 0.2 |
| 07108 | 乾 | 0 | 314 | 14.3 | (2.4) | 3.8 | (0.2) | (0) | 0.4 | (0.15) | (0.03) | (0.05) | (67.4) | (64.5) | 70.5* | 7.0 | – | 78.5 | 3.0 | 0 | 1 | 1300 | 26 | 92 | 84 | 1.1 | 0.6 |
| | パパイア | | | | | | | | | | | | | | | | | | | | | | | | | | |
| 07109 | 完熟，生 | 35 | 33 | 89.2 | (0.2) | 0.5 | (0.2) | (0) | 0.2 | (0.06) | (0.04) | (0.01) | (7.1)* | (7.1) | 7.6 | 2.2 | – | 9.5 | 0.6 | 0 | 6 | 210 | 20 | 26 | 11 | 0.2 | 0.1 |
| 07110 | 未熟，生 | 25 | 35 | 88.7 | (0.6) | 1.3 | (0.1) | (0) | 0.1 | (0.03) | (0.02) | (Tr) | (7.4)* | (7.4) | 7.9 | 2.2 | – | 9.4 | 0.5 | 0 | 5 | 190 | 36 | 19 | 17 | 0.3 | 0.1 |
| | びわ | | | | | | | | | | | | | | | | | | | | | | | | | | |
| 07114 | 生 | 30 | 41 | 88.6 | (0.2) | 0.3 | (0.1) | (0) | 0.1 | (0.02) | (0.01) | (0.04) | (5.9) | (5.9) | 9.1* | 1.6 | – | 10.6 | 0.4 | 0 | 1 | 160 | 13 | 14 | 9 | 0.1 | 0.2 |
| 07115 | 缶詰 | 0 | 80 | 79.6 | (0.2) | 0.3 | (0.1) | (0) | 0.1 | (0.02) | (0.01) | (0.04) | – | – | 19.3* | 0.6 | – | 19.8 | 0.2 | 0 | 2 | 60 | 22 | 5 | 3 | 0.1 | 0.1 |
| | ぶどう | | | | | | | | | | | | | | | | | | | | | | | | | | |
| 名 07116 | 皮なし，生 | 15 | 58 | 83.5 | 0.2 | 0.4 | Tr | 0 | 0.1 | 0.01 | Tr | 0.01 | (14.4)* | (14.4) | 14.8 | 0.5 | 0 | 15.7 | 0.3 | 0 | 1 | 130 | 6 | 6 | 15 | 0.1 | 0.1 |

可食部100 g当たり

可食部 100 g 当たり

| 無機質 | | | | | | ビタミン | | | | | | | | | | | | | | | | | | | | | | |
|---|---|---|---|---|---|---|---|---|---|---|---|---|---|---|---|---|---|---|---|---|---|---|---|---|---|---|---|---|
| | | | | | | ビタミンA | | | | | | | ビタミンE | | | | | | | | | | | | | | | |
| 銅 mg | マンガン mg | ヨウ素 μg | セレン μg | クロム μg | モリブデン μg | レチノール μg | α-カロテン μg | β-カロテン μg | β-クリプトキサンチン μg | β-カロテン当量 μg | レチノール活性当量 μg | ビタミンD μg | α-トコフェロール mg | β-トコフェロール mg | γ-トコフェロール mg | δ-トコフェロール mg | ビタミンK μg | ビタミン $B_1$ mg | ビタミン $B_2$ mg | ナイアシン mg | ナイアシン当量 mg | ビタミン $B_6$ mg | ビタミン $B_{12}$ μg | 葉酸 μg | パントテン酸 mg | ビオチン μg | ビタミンC mg | 備考 有有機酸 |
| | | | | | | | | | | | | | | | | | | | | | | | | | | | | |
| 0.06 | 0.04 | 0 | 0 | 0 | Tr | (0) | 0 | 0 | 0 | 0 | (0) | (0) | 0.1 | Tr | 0 | 0 | (5) | 0.02 | Tr | 0.2 | 0.2 | 0.02 | (0) | 6 | 0.14 | 0.5 | 3 | 廃棄部位：果皮及び果しん部 |
| 0.04 | 0.02 | – | – | – | – | 0 | – | – | – | 0 | 0 | (0) | 0.1 | 0 | 0 | 0 | (7) | Tr | 0 | 0.1 | (0.1) | 0.02 | (0) | 3 | 0 | – | 0 | 試料：ヘビーシラップ漬<br>液汁を含んだもの（液汁 40%）<br>ビタミンC：酸化防止用として添加品あり |
| | | | | | | | | | | | | | | | | | | | | | | | | | | | | |
| 0.05 | 0.03 | – | – | – | – | 0 | – | – | – | 0 | 0 | (0) | 0.2 | Tr | 0 | 0 | – | 0.02 | 0.01 | 0.2 | (0.2) | 0.02 | (0) | 6 | 0.14 | – | 6 | 廃棄部位：果皮及び果しん部 |
| | | | | | | | | | | | | | | | | | | | | | | | | | | | | 別名洋なし |
| 0.12 | 0.04 | 0 | 0 | 0 | 1 | (0) | 0 | 0 | 0 | 0 | (0) | (0) | 0.3 | Tr | 0 | 0 | (4) | 0.02 | 0.01 | 0.2 | (0.2) | 0.02 | (0) | 4 | 0.09 | 0.3 | 3 | 廃棄部位：果皮及び果しん部 |
| 0.05 | 0.03 | – | – | – | – | 0 | – | – | – | Tr | 0 | (0) | 0.2 | 0 | 0 | 0 | (Tr) | 0.01 | 0.02 | 0.3 | (0.3) | 0.01 | (0) | 4 | 0 | – | Tr | 試料：ヘビーシラップ漬<br>液汁を含んだもの（液汁 40%）<br>ビタミンC：酸化防止用として添加品あり |
| | | | | | | | | | | | | | | | | | | | | | | | | | | | | |
| 0.24 | 0.46 | – | – | – | – | (0) | 0 | 7 | 0 | 7 | 1 | (0) | 0.1 | 0 | 0 | 0 | – | 0.10 | 0.21 | 1.6 | 2.3 | 0.14 | 0 | 140 | 0.86 | – | 1 | 廃棄部位：核 |
| | | | | | | | | | | | | | | | | | | | | | | | | | | | | 別名デーツ |
| 0.40 | 0.38 | – | – | – | – | (0) | 0 | 160 | 0 | 160 | 13 | (0) | 1.4 | Tr | 0.3 | 0 | (3) | 0.07 | 0.04 | 1.8 | (2.0) | 0.16 | (0) | 19 | 0.94 | – | 0 | 廃棄部位：へた及び核 |
| | | | | | | | | | | | | | | | | | | | | | | | | | | | | 別名パイナップル |
| 0.11 | 1.33 | 0 | 0 | 0 | Tr | (0) | Tr | 37 | 2 | 38 | 3 | (0) | Tr | 0 | 0 | 0 | 1 | 0.09 | 0.02 | 0.2 | 0.3 | 0.10 | (0) | 12 | 0.23 | 0.2 | 35 | 廃棄部位：はく皮及び果しん部<br>有0.9g |
| 0.14 | 1.67 | 0 | 0 | Tr | 1 | (0) | Tr | 44 | 4 | 46 | 4 | (0) | 0.1 | 0 | 0 | 0 | 2 | 0.11 | 0.02 | 0.3 | (0.5) | 0.12 | (0) | 14 | 0.64 | 0.3 | 41 | はく皮及び果しん部を除いたもの<br>有1.0g |
| 0.03 | 0.87 | – | – | – | – | (0) | 0 | 9 | 0 | 9 | 1 | (0) | Tr | 0 | 0 | 0 | 0 | 0.04 | 0.01 | 0.2 | 0.3 | 0.07 | (0) | 9 | 0.19 | – | 6 | (100g：98mL、100mL：103g) |
| 0.03 | 1.16 | – | – | – | – | (0) | 0 | 11 | 1 | 12 | 1 | (0) | Tr | 0 | 0 | 0 | 0 | 0.05 | 0.02 | 0.2 | 0.2 | 0.05 | (0) | 7 | 0.17 | – | 5 | (100g：98mL、100mL：103g) |
| 0.02 | 0.33 | – | – | – | – | (0) | 0 | 4 | 0 | 4 | Tr | (0) | Tr | 0 | 0 | 0 | 0 | 0.03 | 0.01 | 0.1 | 0.2 | 0.04 | (0) | 0 | 0.07 | – | 3 | ビタミンC：酸化防止用として添加品あり |
| Tr | 0.18 | – | – | – | – | 0 | – | – | – | Tr | 0 | (0) | Tr | 0 | 0 | 0 | (0) | 0 | 0 | Tr | 0 | 0.01 | (0) | 1 | 0 | – | 0 | ビタミンC：酸化防止用として添加品あり |
| 0.07 | 1.58 | – | – | – | – | 0 | – | – | – | 12 | 1 | (0) | 0 | 0 | 0 | 0 | (Tr) | 0.07 | 0.01 | 0.2 | (0.3) | 0.06 | (0) | 7 | 0.06 | – | 7 | 試料：ヘビーシラップ漬<br>液汁を含んだもの（液汁 37%） |
| 0.06 | 0.45 | – | – | – | – | 0 | – | – | – | 17 | 1 | (0) | 0.1 | 0 | 0 | 0 | (6) | 0 | 0.02 | 0.1 | (0.2) | 0.01 | (0) | 2 | 0 | – | 0 | |
| | | | | | | | | | | | | | | | | | | | | | | | | | | | | 別名くろみのうぐいすかぐら |
| 0.06 | – | – | – | – | – | 0 | – | – | – | 130 | 11 | (0) | 1.1 | 0 | 0.3 | Tr | – | 0.02 | 0.03 | 0.5 | 0.6 | 0.04 | 0 | 7 | 0.29 | – | 44 | 果実全体 |
| | | | | | | | | | | | | | | | | | | | | | | | | | | | | 別名くだものとけいそう |
| 0.08 | 0.10 | – | – | – | – | (0) | 0 | 1100 | 16 | 1100 | 89 | (0) | 0.2 | 0 | 0 | 0 | (1) | 0.01 | 0.09 | 1.9 | 2.0 | 0.18 | (0) | 86 | 0.63 | – | 16 | 全果に対する果汁分：30%<br>有2.8g |
| | | | | | | | | | | | | | | | | | | | | | | | | | | | | |
| 0.09 | 0.26 | 0 | 1 | 0 | 7 | (0) | 28 | 42 | 0 | 56 | 5 | (0) | 0.5 | 0 | 0 | 0 | (Tr) | 0.05 | 0.04 | 0.7 | 0.9 | 0.38 | (0) | 26 | 0.44 | 1.4 | 16 | 廃棄部位：果皮及び果柄<br>有0.7g |
| 0.25 | 1.31 | – | – | – | – | (0) | 330 | 670 | 9 | 840 | 70 | (0) | 1.4 | Tr | 0 | 0 | (2) | 0.07 | 0.12 | 1.4 | (2.0) | 1.04 | (0) | 34 | 1.13 | – | Tr | 有2.5g |
| | | | | | | | | | | | | | | | | | | | | | | | | | | | | 別名パパイヤ |
| 0.05 | 0.04 | 0 | Tr | 0 | 1 | (0) | 0 | 67 | 820 | 480 | 40 | (0) | 0.3 | Tr | 0.3 | 0 | (2) | 0.02 | 0.04 | 0.3 | (0.4) | 0.01 | (0) | 44 | 0.42 | 0.2 | 50 | 廃棄部位：果皮及び種子 |
| 0.03 | 0.02 | – | – | – | – | (0) | 0 | 45 | 140 | 120 | 10 | (0) | 0.1 | 0 | 0.6 | 0 | (2) | 0.03 | 0.04 | 0.3 | (0.7) | 0.01 | (0) | 38 | 0.55 | – | 45 | 廃棄部位：果皮及び種子 |
| | | | | | | | | | | | | | | | | | | | | | | | | | | | | |
| 0.04 | 0.27 | 0 | 0 | 0 | 0 | (0) | 0 | 510 | 600 | 810 | 68 | (0) | 0.1 | 0.1 | 0 | 0 | – | 0.02 | 0.03 | 0.2 | (0.3) | 0.06 | (0) | 9 | 0.22 | 0.1 | 5 | 廃棄部位：果皮及び種子 |
| 0.17 | 0.10 | – | – | – | – | (0) | 0 | 320 | 310 | 470 | 39 | (0) | 0.2 | 0 | 0 | 0 | – | 0.01 | 0.01 | 0.2 | (0.3) | 0.02 | (0) | 9 | 0 | – | Tr | 試料：ヘビーシラップ漬<br>液汁を含んだもの（液汁 45%）<br>ビタミンC：酸化防止用として添加品あり |
| | | | | | | | | | | | | | | | | | | | | | | | | | | | | |
| 0.05 | 0.12 | 0 | 0 | 0 | Tr | (0) | 0 | 21 | 0 | 21 | 2 | (0) | 0.1 | 0 | 0.2 | 0 | – | 0.04 | 0.01 | 0.1 | 0.1 | 0.04 | (0) | 4 | 0.10 | 0.7 | 2 | 廃棄部位：果皮及び種子<br>廃棄率：大粒種の場合 20%、有0.6g |

# 7 果実類

可食部100 g当たり

| 食品番号 | 食品名 | 廃棄率 | エネルギー | 水分 | たんぱく質：アミノ酸組成によるたんぱく質 | たんぱく質 | 脂質：トリアシルグリセロール当量 | コレステロール | 脂質 | 脂肪酸：飽和脂肪酸 | 脂肪酸：n-3系多価不飽和脂肪酸 | 脂肪酸：n-6系多価不飽和脂肪酸 | 炭水化物：利用可能炭水化物（単糖当量） | 利用可能炭水化物（質量計） | 差引き法による利用可能炭水化物 | 食物繊維総量 | 糖アルコール | 炭水化物 | 灰分 | 食塩相当量 | 無機質：ナトリウム | カリウム | カルシウム | マグネシウム | リン | 鉄 | 亜鉛 |
|---|---|---|---|---|---|---|---|---|---|---|---|---|---|---|---|---|---|---|---|---|---|---|---|---|---|---|---|
| | | % | kcal | g | g | g | g | mg | g | g | g | g | g | g | g | g | g | g | g | g | mg | mg | mg | mg | mg | mg | mg |
| 新 07178 | 皮つき，生 | 0 | 69 | 81.7 | 0.4 | 0.6 | Tr | (0) | 0.2 | 0.02 | Tr | 0.02 | *17.0 | 17.0 | 15.7 | 0.9 | 0 | 16.9 | 0.5 | 0 | 0 | 220 | 8 | 7 | 23 | 0.2 | Tr |
| 新 07187 | 皮つき，シャインマスカット，生 | 0 | 61 | 82.5 | 0.4 | 0.7 | Tr | – | 0.2 | 0.01 | Tr | 0.01 | *14.9 | 14.9 | 15.1 | 0.9 | – | 16.1 | 0.4 | 0 | 0 | 210 | 7 | 6 | 23 | 0.2 | Tr |
| 変 07117 | 干しぶどう | 0 | 324 | 14.5 | (2.0) | 2.7 | (0.1) | (0) | 0.2 | (0.03) | (0.01) | (0.02) | (60.3) | (60.3) | *75.9 | 4.1 | 0 | 80.3 | 1.9 | 0 | 12 | 740 | 65 | 31 | 90 | 2.3 | 0.3 |
| 変 07118 | 果実飲料，ストレートジュース | 0 | 54 | 84.8 | (0.3) | 0.3 | (0.1) | (0) | 0.2 | (0.03) | (0.01) | (0.02) | *(13.9) | (13.9) | 14.4 | 0.1 | – | 14.3 | 0.2 | 0 | 1 | 30 | 3 | 14 | 7 | 0.1 | 0.1 |
| 変 07119 | 果実飲料，濃縮還元ジュース | 0 | 46 | 87.2 | (0.3) | 0.3 | (0.1) | (0) | 0.3 | (0.04) | (0.01) | (0.03) | *(11.7) | (11.7) | 12.1 | 0.1 | – | 12.0 | 0.1 | 0 | 2 | 24 | 5 | 9 | 7 | 0.3 | Tr |
| 07120 | 果実飲料，70%果汁入り飲料 | 0 | 52 | 86.8 | (0.2) | 0.2 | (Tr) | (0) | Tr | (0.01) | (Tr) | (Tr) | – | – | *12.8 | 0.1 | – | 12.9 | 0.1 | 0 | 15 | 17 | 4 | 6 | 5 | 0.1 | Tr |
| 07121 | 果実飲料，10%果汁入り飲料 | 0 | 52 | 86.9 | – | Tr | (Tr) | (0) | Tr | (0.01) | (Tr) | (Tr) | – | – | *13.1 | Tr | – | 13.1 | Tr | 0 | 6 | 3 | 3 | 1 | 1 | 0.1 | Tr |
| 07122 | 缶詰 | 0 | 83 | 78.9 | (0.3) | 0.4 | (Tr) | (0) | 0.1 | (0.01) | (Tr) | (0.01) | – | – | *20.4 | 0.2 | – | 20.4 | 0.2 | 0 | 3 | 88 | 10 | 4 | 10 | 0.9 | 0.2 |
| 07123 | ジャム | 0 | 189 | 51.4 | (0.3) | 0.5 | (Tr) | (0) | 0.1 | (0.01) | (Tr) | (0.01) | *(49.1) | (47.2) | 46.3 | 1.5 | – | 47.5 | 0.5 | 0 | 18 | 130 | 16 | 10 | 23 | 3.3 | 0.1 |
| | **ブルーベリー** | | | | | | | | | | | | | | | | | | | | | | | | | | |
| 07124 | 生 | 0 | 48 | 86.4 | (0.3) | 0.5 | (0.1) | 0 | 0.1 | (0.01) | (0.02) | (0.03) | (8.6) | (8.6) | *9.8 | 3.3 | – | 12.9 | 0.1 | 0 | 1 | 70 | 8 | 5 | 9 | 0.2 | 0.1 |
| 07125 | ジャム | 0 | 174 | 55.1 | (0.4) | 0.7 | (0.2) | 0 | 0.3 | (0.03) | (0.05) | (0.08) | *(43.1) | (41.3) | 39.9 | 4.3 | – | 43.8 | 0.1 | 0 | 1 | 75 | 8 | 5 | 12 | 0.3 | 0.1 |
| 変 07172 | 乾 | 0 | 280 | 21.9 | (1.5) | 2.7 | (1.5) | (0) | 1.9 | (0.15) | (0.12) | (0.86) | – | – | *56.4 | 17.6 | – | 72.5 | 1.0 | 0 | 4 | 400 | 43 | 28 | 63 | 1.2 | 0.4 |
| | **ホワイトサポテ** | | | | | | | | | | | | | | | | | | | | | | | | | | |
| 07128 | 生 | 35 | 73 | 79.0 | (1.2) | 1.5 | 0.1 | 0 | 0.1 | – | – | – | *(16.3) | (15.8) | 16.1 | 3.1 | – | 18.9 | 0.5 | 0 | Tr | 220 | 13 | 17 | 28 | 0.2 | 0.2 |
| | **まくわうり** | | | | | | | | | | | | | | | | | | | | | | | | | | |
| 07130 | 黄肉種，生 | 40 | 34 | 90.8 | (0.6) | 0.8 | 0.1 | (0) | 0.1 | – | – | – | *(7.6) | (7.4) | 7.0 | 1.0 | – | 7.8 | 0.5 | 0 | 1 | 280 | 6 | 12 | 8 | 0.2 | 0.1 |
| 07173 | 白肉種，生 | 40 | 34 | 90.8 | (0.6) | 0.8 | 0.1 | (0) | 0.1 | – | – | – | *(7.6) | (7.4) | 7.0 | 1.0 | – | 7.8 | 0.5 | 0 | 1 | 280 | 6 | 12 | 8 | 0.2 | 0.1 |
| | **マルメロ** | | | | | | | | | | | | | | | | | | | | | | | | | | |
| 07131 | 生 | 25 | 48 | 84.2 | – | 0.3 | (0.1) | 0 | 0.1 | (0.01) | (0) | (0.05) | *(9.5) | (9.4) | 10.0 | 5.1 | 0 | 15.1 | 0.3 | 0 | 1 | 160 | 11 | 7 | 14 | 0.1 | 0.2 |
| | **マンゴー** | | | | | | | | | | | | | | | | | | | | | | | | | | |
| 07132 | 生 | 35 | 68 | 82.0 | (0.5) | 0.6 | (0.1) | (0) | 0.1 | (0.02) | (0.01) | (0.01) | (13.8) | (13.4) | *15.7 | 1.3 | – | 16.9 | 0.4 | 0 | 1 | 170 | 15 | 12 | 12 | 0.2 | 0.1 |
| 新 07179 | ドライマンゴー | 0 | 339 | 9.3 | 2.3 | 3.1 | 0.3 | (0) | 0.7 | 0.11 | 0.03 | 0.03 | 68.9 | 66.8 | *76.6 | 6.4 | – | 84.9 | 2.1 | 0 | 1 | 1100 | 37 | 57 | 81 | 0.5 | 0.6 |
| | **マンゴスチン** | | | | | | | | | | | | | | | | | | | | | | | | | | |
| 07133 | 生 | 70 | 71 | 81.5 | – | 0.6 | – | 0 | 0.2 | – | – | – | – | – | *16.1 | 1.4 | – | 17.5 | 0.2 | 0 | 1 | 100 | 6 | 18 | 12 | 0.1 | 0.2 |
| | **メロン** | | | | | | | | | | | | | | | | | | | | | | | | | | |
| 07134 | 温室メロン，生 | 50 | 40 | 87.8 | (0.7) | 1.1 | (0.1) | (0) | 0.1 | (0.03) | (0.02) | (0.02) | *(9.6) | (9.3) | 10.3 | 0.5 | – | 10.3 | 0.7 | 0 | 7 | 340 | 8 | 13 | 21 | 0.3 | 0.2 |
| 07135 | 露地メロン，緑肉種，生 | 45 | 45 | 87.9 | 0.6 | 1.0 | (0.1) | 0 | 0.1 | (0.03) | (0.02) | (0.02) | 9.5 | 9.2 | *10.3 | 0.5 | – | 10.4 | 0.6 | 0 | 6 | 350 | 6 | 12 | 13 | 0.2 | 0.2 |
| 07174 | 露地メロン，赤肉種，生 | 45 | 45 | 87.9 | (0.6) | 1.0 | 0.1 | 0 | 0.1 | – | – | – | (9.5) | (9.2) | *10.3 | 0.5 | – | 10.4 | 0.6 | 0 | 6 | 350 | 6 | 12 | 13 | 0.2 | 0.2 |
| | **（もも類）** | | | | | | | | | | | | | | | | | | | | | | | | | | |
| | **もも** | | | | | | | | | | | | | | | | | | | | | | | | | | |
| 名 07136 | 白肉種，生 | 15 | 38 | 88.7 | 0.4 | 0.6 | (0.1) | 0 | 0.1 | (0.01) | (0) | (0.03) | *8.4 | 8.0 | 8.4 | 1.3 | 0.3 | 10.2 | 0.4 | 0 | 1 | 180 | 4 | 7 | 18 | 0.1 | 0.1 |
| 新 07184 | 黄肉種，生 | 15 | 48 | 85.4 | 0.4 | 0.5 | Tr | – | 0.2 | 0.02 | 0.01 | 0.02 | 11.4 | 11.0 | *8.6 | 1.9 | 2.7 | 13.4 | 0.4 | 0 | 0 | 210 | 3 | 6 | 21 | 0.1 | 0.1 |
| 変 07137 | 果実飲料，30%果汁入り飲料（ネクター） | 0 | 46 | 88.0 | – | 0.2 | (0) | (0) | 0.1 | (0.01) | (0) | (0) | *(11.8) | (11.7) | 11.3 | 0.4 | – | 11.6 | 0.1 | 0 | 3 | 35 | 2 | 2 | 4 | 0.2 | Tr |
| 07138 | 缶詰，白肉種，果肉 | 0 | 82 | 78.5 | (0.3) | 0.5 | (0.1) | (0) | 0.1 | (0.01) | (0) | (0.04) | (16.6) | (16.3) | *19.4 | 1.4 | – | 20.6 | 0.3 | 0 | 4 | 80 | 3 | 4 | 9 | 0.2 | 0.2 |
| 07175 | 缶詰，黄肉種，果肉 | 0 | 83 | 78.5 | (0.4) | 0.5 | – | (0) | 0.1 | – | – | – | (16.6) | (16.3) | *19.3 | 1.4 | – | 20.6 | 0.3 | 0 | 4 | 80 | 3 | 4 | 9 | 0.2 | 0.2 |

可食部100g当たり

| 銅 | マンガン | ヨウ素 | セレン | クロム | モリブデン | ビタミンA レチノール | α-カロテン | β-カロテン | β-クリプトキサンチン | β-カロテン当量 | レチノール活性当量 | ビタミンD | ビタミンE α-トコフェロール | β-トコフェロール | γ-トコフェロール | δ-トコフェロール | ビタミンK | ビタミンB1 | ビタミンB2 | ナイアシン | ナイアシン当量 | ビタミンB6 | ビタミンB12 | 葉酸 | パントテン酸 | ビオチン | ビタミンC | 備考 【有】有機酸 【ポ】ポリフェノール 【タ】タンニン ♣食物繊維：AOAC 2011.25法 |
|---|---|---|---|---|---|---|---|---|---|---|---|---|---|---|---|---|---|---|---|---|---|---|---|---|---|---|---|---|
| mg | mg | µg | µg | µg | µg | µg | µg | µg | µg | µg | µg | µg | mg | mg | mg | mg | µg | mg | mg | mg | mg | mg | µg | µg | mg | µg | mg | |
| 0.07 | 0.03 | 0 | 0 | 0 | 1 | (0) | Tr | 39 | 0 | 39 | 3 | (0) | 0.4 | 0 | 0.2 | 0 | 22 | 0.05 | 0.01 | 0.2 | 0.2 | 0.05 | (0) | 19 | 0.04 | 1.0 | 3 | 【有】0.7g. 【ポ】0.2g |
| 0.06 | 0.05 | 1 | 0 | 0 | 1 | – | Tr | 37 | Tr | 38 | 3 | – | 0.5 | 0 | Tr | 0 | 31 | 0.05 | 0.01 | 0.1 | 0.3 | 0.06 | – | 19 | 0.04 | 0.8 | 2 | 【有】0.6g. 【ポ】Tr ♣ |
| 0.39 | 0.20 | 3 | Tr | 9 | 12 | (0) | 0 | 11 | 0 | 11 | 1 | (0) | 0.5 | 0 | 0.3 | 0 | – | 0.12 | 0.03 | 0.6 | (1.0) | 0.23 | (0) | 9 | 0.17 | 4.3 | Tr | 【別名】レーズン<br>【有】1.2g. 【ポ】0.4g |
| 0.02 | 0.13 | 0 | 0 | 9 | 3 | (0) | 0 | 0 | 0 | 0 | (0) | (0) | 0 | 0 | 0 | 0 | – | 0.02 | 0.01 | 0.1 | (0.1) | 0.05 | (0) | 1 | 0.06 | 1.9 | Tr | (100g：98mL, 100mL：103g)<br>【ポ】0.2g |
| 0.02 | 0.07 | Tr | 0 | 1 | 1 | (0) | 0 | 0 | 0 | 0 | (0) | (0) | 0 | 0 | 0 | 0 | – | 0.02 | Tr | 0.2 | (0.2) | 0.06 | (0) | 1 | 0.04 | 1.7 | Tr | (100g：98mL, 100mL：103g)<br>【ポ】0.1g |
| 0.01 | 0.11 | – | – | – | – | (0) | 0 | 0 | 0 | 0 | (0) | (0) | 0 | 0 | 0 | 0 | (0) | Tr | 0 | Tr | (0) | 0.05 | (0) | Tr | 0 | – | 0 | ビタミンC：酸化防止用として添加品あり |
| 0.01 | 0.08 | – | – | – | – | (0) | 0 | 0 | 0 | 0 | (0) | (0) | 0 | 0 | 0 | 0 | (0) | 0 | 0 | 0 | 0 | 0.01 | (0) | Tr | 0 | – | 0 | ビタミンC：酸化防止用として添加品あり |
| 0.09 | 0.02 | – | – | – | – | 0 | – | – | – | 10 | 1 | (0) | 0.2 | 0 | 0.1 | 0 | – | 0.02 | 0.01 | 0.1 | (0.1) | 0.03 | (0) | 2 | 0 | – | 0 | 試料：ヘビーシラップ漬<br>液汁を含んだもの（液汁 37%） |
| 0.11 | 0.10 | – | – | – | – | (0) | 0 | 0 | 0 | 0 | (0) | (0) | 0.2 | 0 | 0.2 | 0 | – | 0.02 | 0.01 | 0.1 | (0.1) | 0.04 | (0) | 2 | 0.11 | – | 0 | ビタミンC：酸化防止用として添加品あり<br>(100g：80mL, 100mL：125g) |
| 0.04 | 0.26 | 0 | 0 | Tr | 1 | (0) | 0 | 55 | 0 | 55 | 5 | (0) | 1.7 | Tr | 0.6 | Tr | (15) | 0.03 | 0.03 | 0.2 | (0.2) | 0.05 | 0 | 12 | 0.12 | 1.1 | 9 | 試料：ハイブッシュブルーベリー<br>果実全体 |
| 0.06 | 0.62 | – | – | – | – | (0) | 0 | 26 | 0 | 26 | 2 | (0) | 1.9 | Tr | 1.2 | 0 | (23) | 0.03 | 0.02 | 0.4 | (0.4) | 0.04 | 0 | 3 | 0.11 | – | 3 | 試料：ハイブッシュブルーベリー<br>(100g：80mL, 100mL：125g) |
| 0.23 | 1.94 | (0) | (0) | (2) | (4) | (0) | 10 | 72 | 8 | 81 | 7 | (0) | 5.1 | 0.1 | 1.9 | 0.1 | 89 | 0.12 | 0.10 | 1.5 | (1.7) | 0.20 | (0) | 13 | 0.26 | – | Tr | ドライフルーツ<br>試料：有機栽培品含む |
| 0.09 | 0.09 | – | – | – | – | (0) | 0 | 13 | 0 | 13 | 1 | (0) | 0.4 | 0 | 0 | 0 | – | 0.05 | 0.05 | 0.6 | (1.4) | 0.06 | 0 | 36 | 0.22 | – | 18 | 廃棄部位：果皮及び種子 |
| 0.02 | 0.05 | – | – | – | – | (0) | 68 | 140 | 4 | 180 | 15 | (0) | 0.1 | 0 | 0.3 | 0 | – | 0.03 | 0.03 | 0.8 | (0.8) | 0.06 | (0) | 50 | 0.16 | – | 30 | 廃棄部位：果皮及び種子 |
| 0.02 | 0.05 | – | – | – | – | (0) | – | – | – | 0 | (0) | (0) | 0.1 | 0 | 0.3 | 0 | – | 0.03 | 0.03 | 0.8 | (0.8) | 0.06 | (0) | 50 | 0.16 | – | 30 | 廃棄部位：果皮及び種子 |
| 0.05 | 0.02 | – | – | – | – | (0) | 0 | 26 | 51 | 51 | 4 | (0) | 1.0 | Tr | 0 | 0 | – | 0.02 | 0.02 | 0.2 | 0.3 | 0.05 | 0 | 12 | 0.25 | – | 18 | 廃棄部位：果皮及び果しん |
| 0.08 | 0.10 | 0 | 0 | 0 | 0 | (0) | 0 | 610 | 9 | 610 | 51 | (0) | 1.8 | Tr | 0.1 | 0 | (3) | 0.04 | 0.06 | 0.7 | (0.9) | 0.13 | (0) | 84 | 0.22 | 0.8 | 20 | 廃棄部位：果皮及び種子 |
| 0.20 | 0.53 | 2 | 2 | 1 | 2 | (0) | 15 | 5900 | 280 | 6100 | 500 | (0) | 6.8 | 0.2 | 0.1 | 0 | 16 | 0.27 | 0.21 | 3.4 | 4.0 | 0.43 | (0) | 260 | 0.46 | 5.3 | 69 | 【有】3.0g |
| 0.07 | 0.35 | 0 | 1 | 0 | 0 | (0) | 0 | 0 | 0 | 0 | (0) | (0) | 0.6 | 0.1 | 0.1 | 0.1 | – | 0.11 | 0.03 | 0.5 | 0.6 | 0.04 | 0 | 20 | 0.33 | 0.6 | 3 | 試料：冷凍品<br>廃棄部位：果皮及び種子 |
| 0.05 | 0.04 | 0 | 2 | 1 | 4 | (0) | 0 | 32 | 3 | 33 | 3 | (0) | 0.2 | 0 | 0.1 | 0 | (3) | 0.06 | 0.02 | 0.5 | (0.6) | 0.10 | (0) | 32 | 0.19 | 0.9 | 18 | 試料：アールス系（緑肉種）<br>廃棄部位：果皮及び種子 |
| 0.04 | 0.02 | 0 | 1 | 0 | 2 | (0) | 6 | 140 | 0 | 140 | 12 | (0) | 0.2 | 0 | 0.1 | 0 | (3) | 0.05 | 0.02 | 0.8 | 0.9 | 0.11 | (0) | 24 | 0.16 | 0.9 | 25 | 廃棄部位：果皮及び種子 |
| 0.04 | 0.02 | 0 | 1 | 0 | 2 | (0) | 16 | 3600 | 0 | 3600 | 300 | (0) | 0.2 | 0 | 0.1 | 0 | (3) | 0.05 | 0.02 | 0.8 | (0.9) | 0.11 | (0) | 24 | 0.16 | 0.9 | 25 | 廃棄部位：果皮及び種子 |
| | | | | | | | | | | | | | | | | | | | | | | | | | | | | 【別名】毛桃 |
| 0.05 | 0.04 | 0 | 0 | 0 | 1 | (0) | 0 | 0 | 9 | 5 | Tr | (0) | 0.7 | 0 | 0 | 0 | (1) | 0.01 | 0.01 | 0.6 | 0.6 | 0.02 | (0) | 5 | 0.13 | 0.3 | 8 | 試料：白肉種<br>廃棄部位：果皮及び核. 【有】0.4g |
| 0.06 | 0.03 | 0 | 0 | 0 | 2 | – | 1 | 140 | 130 | 210 | 17 | – | 1.3 | 0 | Tr | 0 | 1 | 0.02 | 0.02 | 0.7 | 0.7 | 0.01 | 0 | 8 | 0.15 | 0.2 | 6 | 廃棄部位：果皮及び核<br>【有】0.4g. 【タ】Tr. 【ポ】0.1g ♣ |
| 0.01 | 0.02 | – | – | – | – | 0 | – | – | – | Tr | 0 | (0) | 0.4 | 0 | 0 | 0 | (1) | Tr | 0.01 | 0.2 | 0.2 | Tr | (0) | 2 | 0.10 | – | 2 | 果肉（ピューレー）分：30%<br>ビタミンC：酸化防止用として添加品あり<br>(100g：103mL, 100mL：97g) |
| 0.04 | 0.03 | – | – | – | – | (0) | 0 | Tr | 0 | Tr | (0) | (0) | 1.2 | 0 | 0 | 0 | (3) | 0.01 | 0.02 | 0.3 | (0.3) | 0.01 | (0) | 4 | 0.07 | – | 2 | 試料：ヘビーシラップ漬<br>内容総量に対する果肉分：60%<br>ビタミンC：酸化防止用として添加品あり |
| 0.04 | 0.03 | – | – | – | – | (0) | 0 | 160 | 97 | 210 | 17 | (0) | 1.2 | 0 | 0 | 0 | (3) | 0.01 | 0.02 | 0.3 | (0.4) | 0.01 | (0) | 4 | 0.07 | – | 2 | 内容総量に対する果肉分：60%<br>ビタミンC：酸化防止用として添加品あり |

# 7 果実類

可食部100 g当たり

| 食品番号 | 食品名 | 廃棄率 % | エネルギー kcal | 水分 g | たんぱく質: アミノ酸組成によるたんぱく質 g | たんぱく質: たんぱく質 g | 脂質: トリアシルグリセロール当量 g | 脂質: コレステロール mg | 脂質: 脂質 g | 脂肪酸: 飽和脂肪酸 g | 脂肪酸: n-3系多価不飽和脂肪酸 g | 脂肪酸: n-6系多価不飽和脂肪酸 g | 炭水化物: 利用可能炭水化物(単糖当量) g | 炭水化物: 利用可能炭水化物(質量計) g | 炭水化物: 差引法による利用可能炭水化物 g | 炭水化物: 食物繊維総量 g | 炭水化物: 糖アルコール g | 炭水化物: 炭水化物 g | 灰分 g | 食塩相当量 g | 無機質: ナトリウム mg | 無機質: カリウム mg | 無機質: カルシウム mg | 無機質: マグネシウム mg | 無機質: リン mg | 無機質: 鉄 mg | 無機質: 亜鉛 mg |
|---|---|---|---|---|---|---|---|---|---|---|---|---|---|---|---|---|---|---|---|---|---|---|---|---|---|---|---|
| 07139 | 缶詰，液汁 | 0 | 81 | 79.5 | − | 0.3 | − | (0) | 0.1 | − | − | − | − | − | *19.5 | 0.3 | − | 19.8 | 0.3 | 0 | 4 | 80 | 2 | 4 | 7 | 0.2 | 0.1 |
| | **ネクタリン** | | | | | | | | | | | | | | | | | | | | | | | | | | |
| 07140 | 生 | 15 | 39 | 87.8 | (0.4) | 0.7 | (0.2) | (0) | 0.3 | (0.02) | (Tr) | (0.10) | *(8.0) | (7.7) | 8.7 | 1.7 | 0.6 | 10.7 | 0.5 | 0 | 1 | 210 | 5 | 10 | 16 | 0.2 | 0.1 |
| | **やまもも** | | | | | | | | | | | | | | | | | | | | | | | | | | |
| 07141 | 生 | 10 | 47 | 87.8 | − | 0.5 | − | 0 | 0.2 | − | − | − | − | − | *10.2 | 1.1 | − | 11.3 | 0.2 | 0 | 4 | 120 | 4 | 7 | 5 | 0.4 | 0.1 |
| | **ライチー** | | | | | | | | | | | | | | | | | | | | | | | | | | |
| 07144 | 生 | 30 | 61 | 82.1 | (0.6) | 1.0 | (0.1) | 0 | 0.1 | (0.02) | (0.01) | (0.02) | *(15.0) | (14.9) | 15.9 | 0.9 | − | 16.4 | 0.4 | 0 | Tr | 170 | 2 | 13 | 22 | 0.2 | 0.2 |
| | **ラズベリー** | | | | | | | | | | | | | | | | | | | | | | | | | | |
| 07146 | 生 | 0 | 36 | 88.2 | − | 1.1 | − | 0 | 0.1 | − | − | − | *(5.6) | (5.6) | 5.4 | 4.7 | 0.1 | 10.2 | 0.4 | 0 | 1 | 150 | 22 | 21 | 29 | 0.7 | 0.4 |
| | **りゅうがん** | | | | | | | | | | | | | | | | | | | | | | | | | | |
| 07147 | 乾 | 60 | 310 | 19.4 | (3.2) | 5.1 | (0.3) | (0) | 0.4 | (0.09) | (0.06) | (0.06) | − | − | *72.1 | 2.8 | − | 72.9 | 2.2 | 0 | 2 | 1000 | 30 | 43 | 94 | 1.7 | 0.7 |
| | **りんご** | | | | | | | | | | | | | | | | | | | | | | | | | | |
| 名 07148 | 皮なし，生 | 15 | 53 | 84.1 | 0.1 | 0.1 | Tr | (0) | 0.2 | 0.01 | Tr | 0.03 | *12.4 | 12.2 | 13.0 | 1.4 | 0.7 | 15.5 | 0.2 | 0 | Tr | 120 | 3 | 3 | 12 | 0.1 | Tr |
| 変 07176 | 皮つき，生 | 8 | 56 | 83.1 | (0.1) | 0.2 | (0.1) | (0) | 0.3 | (0.04) | (0.01) | (0.06) | *12.9 | 12.7 | 13.5 | 1.9 | 0.5 | 16.2 | 0.2 | 0 | Tr | 120 | 4 | 5 | 12 | 0.1 | 0.1 |
| 新 07180 | 皮つき，焼き | 0 | 86 | 77.2 | (0.2) | 0.2 | − | (0) | 0.4 | − | − | − | 17.3 | 17.0 | *18.8 | 2.5 | − | 21.9 | 0.3 | 0 | 1 | 170 | 5 | 7 | 17 | 0.1 | 0.1 |
| 07149 | 果実飲料，ストレートジュース | 0 | 43 | 87.7 | − | 0.2 | (Tr) | (0) | 0.1 | (0.01) | (Tr) | (0.02) | *10.8 | 10.7 | 11.4 | Tr | 0.4 | 11.8 | 0.2 | 0 | 3 | 77 | 2 | 3 | 6 | 0.4 | Tr |
| 07150 | 果実飲料，濃縮還元ジュース | 0 | 47 | 88.1 | − | 0.1 | (0.1) | (0) | 0.2 | (0.02) | (Tr) | (0.04) | (10.4) | (10.3) | *11.5 | Tr | − | 11.4 | 0.2 | 0 | 6 | 110 | 3 | 4 | 9 | 0.1 | Tr |
| 07151 | 果実飲料，50%果汁入り飲料 | 0 | 46 | 88.3 | − | 0.1 | (Tr) | (0) | Tr | (Tr) | (0) | (0.01) | − | − | *11.5 | 0 | − | 11.5 | 0.1 | 0 | 2 | 55 | 2 | 2 | 4 | 0.1 | Tr |
| 07152 | 果実飲料，30%果汁入り飲料 | 0 | 46 | 88.5 | − | Tr | (0) | (0) | Tr | (Tr) | (0) | (Tr) | − | − | *11.4 | 0 | − | 11.4 | 0.1 | 0 | 8 | 24 | 2 | 1 | 3 | Tr | Tr |
| 07153 | 缶詰 | 0 | 81 | 79.4 | (0.2) | 0.3 | (Tr) | (0) | 0.1 | (0.01) | (Tr) | (0.02) | − | − | *19.9 | 0.4 | − | 20.1 | 0.1 | 0 | 2 | 30 | 4 | 2 | 4 | 0.2 | 0.1 |
| 07154 | ジャム | 0 | 203 | 46.9 | (0.2) | 0.2 | (Tr) | (0) | 0.1 | (0.01) | (Tr) | (0.02) | *(53.3) | (51.0) | 52.0 | 0.8 | − | 52.7 | 0.1 | 0 | 7 | 33 | 6 | 2 | 4 | 0 | Tr |

| 可食部100g当たり | | | | | | | | | | | | | | | | | | | | | | | | | | | | |
|---|---|---|---|---|---|---|---|---|---|---|---|---|---|---|---|---|---|---|---|---|---|---|---|---|---|---|---|---|
| 無機質 | | | | | | ビタミン | | | | | | | | | | | | | | | | | | | | | | 備考 |
| | | | | | | ビタミンA | | | | | | | ビタミンE | | | | | | | | | | | | | | | |
| 銅 | マンガン | ヨウ素 | セレン | クロム | モリブデン | レチノール | α-カロテン | β-カロテン | β-クリプトキサンチン | β-カロテン当量 | レチノール活性当量 | ビタミンD | α-トコフェロール | β-トコフェロール | γ-トコフェロール | δ-トコフェロール | ビタミンK | ビタミン$B_1$ | ビタミン$B_2$ | ナイアシン | ナイアシン当量 | ビタミン$B_6$ | ビタミン$B_{12}$ | 葉酸 | パントテン酸 | ビオチン | ビタミンC | 有 有機酸 |
| mg | mg | µg | µg | µg | µg | µg | µg | µg | µg | µg | µg | µg | mg | mg | mg | mg | µg | mg | mg | mg | mg | mg | µg | µg | mg | µg | mg | |
| 0.04 | 0.03 | – | – | – | – | 0 | – | – | – | Tr | 0 | (0) | 0 | 0 | 0 | 0 | – | 0.01 | 0.01 | 0.3 | 0.4 | 0.01 | (0) | 3 | 0 | – | 2 | 内容総量に対する液汁分：40%<br>ビタミンC：酸化防止用として添加品あり |
| | | | | | | | | | | | | | | | | | | | | | | | | | | | | 別名 油桃 |
| 0.08 | 0.06 | – | – | – | – | (0) | 0 | 150 | 180 | 240 | 20 | (0) | 1.4 | 0 | 0 | 0 | (2) | 0.02 | 0.03 | 0.7 | (0.8) | 0.01 | (0) | 12 | 0.20 | – | 10 | 廃棄部位：果皮及び核 |
| 0.03 | 0.22 | – | – | – | – | (0) | 0 | 18 | 2 | 19 | 2 | (0) | 0.3 | 0 | 0 | 0 | – | 0.04 | 0.03 | 0.3 | 0.4 | 0.05 | 0 | 26 | 0.21 | – | 4 | 試料：栽培品<br>廃棄部位：種子 |
| | | | | | | | | | | | | | | | | | | | | | | | | | | | | 別名 れいし |
| 0.14 | 0.17 | – | – | – | – | (0) | 0 | 0 | 0 | 0 | (0) | (0) | 0.1 | 0 | 0 | 0 | (Tr) | 0.02 | 0.06 | 1.0 | (1.0) | 0.09 | 0 | 100 | 0 | – | 36 | 試料：冷凍品<br>廃棄部位：果皮及び種子 |
| | | | | | | | | | | | | | | | | | | | | | | | | | | | | 別名 レッドラズベリー，西洋きいちご |
| 0.12 | 0.50 | – | – | – | – | (0) | 19 | 10 | 0 | 19 | 2 | (0) | 0.8 | 0.1 | 1.9 | 1.6 | (6) | 0.02 | 0.04 | 0.6 | 0.8 | 0.07 | 0 | 38 | 0.43 | – | 22 | 果実全体 |
| 0.68 | 0.20 | – | – | – | – | 0 | – | – | – | Tr | 0 | (0) | 0.1 | Tr | 0.4 | 0 | – | 0.03 | 0.74 | 2.5 | (2.5) | 0.20 | (0) | 20 | 0 | – | 0 | 廃棄部位：果皮及び種子 |
| 0.05 | 0.02 | 0 | 0 | 1 | 0 | (0) | 0 | 12 | 7 | 15 | 1 | (0) | 0.1 | 0 | 0 | 0 | Tr | 0.02 | Tr | 0.1 | 0.1 | 0.04 | (0) | 2 | 0.03 | 0.5 | 4 | 廃棄部位：果皮及び果しん部<br>有 0.5g |
| 0.05 | 0.04 | 0 | 0 | 0 | 1 | (0) | 0 | 22 | 10 | 27 | 2 | (0) | 0.4 | 0 | 0 | 0 | 2 | 0.02 | 0.01 | 0.1 | (0.1) | 0.04 | (0) | 3 | 0.05 | 0.7 | 6 | 廃棄部位：果しん部<br>有 0.4g |
| 0.07 | 0.05 | 1 | 0 | Tr | 1 | (0) | 0 | 32 | 14 | 39 | 3 | (0) | 0.7 | 0 | 0 | 0 | 3 | 0.03 | 0.01 | 0.1 | (0.2) | 0.06 | (0) | 4 | 0.05 | 0.9 | 7 | 果しん部を除いたもの<br>有 0.6g |
| 0.03 | 0.03 | 0 | 0 | 1 | Tr | (0) | 0 | 0 | 0 | 0 | (0) | (0) | 0.1 | 0 | 0 | 0 | – | 0.01 | 0.01 | 0.1 | 0.1 | 0.03 | (0) | 3 | 0.21 | 0.5 | 3 | (100g：98mL，100mL：103g) |
| 0.02 | 0.04 | – | – | – | – | (0) | 0 | 0 | 0 | 0 | (0) | (0) | 0.1 | 0 | 0 | 0 | – | Tr | Tr | 0.1 | 0.1 | 0.02 | (0) | 2 | 0.11 | – | 1 | (100g：98mL，100mL：103g) |
| 0.01 | 0.01 | – | – | – | – | 0 | – | – | – | 0 | 0 | (0) | Tr | 0 | 0 | 0 | – | 0 | 0 | 0 | Tr | 0.01 | (0) | 1 | 0 | – | Tr | ビタミンC：酸化防止用として添加品あり |
| 0.01 | 0.01 | – | – | – | – | 0 | – | – | – | 0 | 0 | (0) | 0 | 0 | 0 | 0 | – | 0 | 0 | 0 | 0 | 0.01 | (0) | 0 | 0 | – | Tr | ビタミンC：酸化防止用として添加品あり |
| 0.02 | 0.01 | – | – | – | – | 0 | – | – | – | 9 | 1 | (0) | 0.1 | 0 | 0 | 0 | – | 0.01 | 0.01 | 0.1 | (0.2) | 0.01 | (0) | 3 | 0 | – | Tr | 試料：ヘビーシラップ漬<br>液汁を含んだもの（液汁 50%）<br>ビタミンC：酸化防止用として添加品あり |
| 0.02 | 0.01 | 1 | 0 | 2 | Tr | (0) | 0 | 4 | 0 | 4 | Tr | (0) | 0.1 | 0 | 0 | 0 | – | 0.01 | 0 | 0 | (Tr) | 0.03 | (0) | 1 | 0 | 0.3 | Tr | ビタミンC：酸化防止用として添加品あり<br>(100g：80mL，100mL：125g) |

# 8 きのこ類

可食部100g当たり

| 食品番号 | 食品名 | 廃棄率 % | エネルギー kcal | 水分 g | たんぱく質: アミノ酸組成によるたんぱく質 g | たんぱく質: たんぱく質 g | 脂質: トリアシルグリセロール当量 g | 脂質: コレステロール mg | 脂質: 脂質 g | 脂質: 脂肪酸: 飽和脂肪酸 g | 脂質: 脂肪酸: $n$-3系多価不飽和脂肪酸 g | 脂質: 脂肪酸: $n$-6系多価不飽和脂肪酸 g | 炭水化物: 利用可能炭水化物(単糖当量) g | 炭水化物: 利用可能炭水化物(質量計) g | 炭水化物: 差引き法による利用可能炭水化物 g | 炭水化物: 食物繊維総量 g | 炭水化物: 糖アルコール g | 炭水化物: 炭水化物 g | 灰分 g | 食塩相当量 g | 無機質: ナトリウム mg | 無機質: カリウム mg | 無機質: カルシウム mg | 無機質: マグネシウム mg | 無機質: リン mg | 無機質: 鉄 mg | 無機質: 亜鉛 mg |
|---|---|---|---|---|---|---|---|---|---|---|---|---|---|---|---|---|---|---|---|---|---|---|---|---|---|---|---|
| | **えのきたけ** | | | | | | | | | | | | | | | | | | | | | | | | | | |
| 08001 | 生 | 15 | 34 | 88.6 | 1.6 | 2.7 | 0.1 | 0 | 0.2 | 0.02 | 0.02 | 0.05 | 1.0 | 0.9 | *4.8 | 3.9 | 0.1 | 7.6 | 0.9 | 0 | 2 | 340 | Tr | 15 | 110 | 1.1 | 0.6 |
| 08002 | ゆで | 0 | 34 | 88.6 | (1.6) | 2.8 | (0.1) | (0) | 0.1 | (0.01) | (0.01) | (0.03) | (1.0) | (0.9) | *4.4 | 4.5 | 0.1 | 7.8 | 0.7 | 0 | 2 | 270 | Tr | 11 | 110 | 1.0 | 0.6 |
| 08037 | 油いため | 0 | 71 | 83.3 | (1.7) | 3.0 | (3.7) | (0) | 3.9 | (0.28) | (0.30) | (0.74) | (1.1) | (1.1) | *5.5 | 4.6 | 0.2 | 8.8 | 1.0 | 0 | 3 | 380 | Tr | 16 | 120 | 1.2 | 0.6 |
| 08003 | 味付け瓶詰 | 0 | 76 | 74.1 | 2.4 | 3.6 | (0.2) | (0) | 0.3 | (0.02) | (0.04) | (0.08) | 10.3 | 9.9 | *14.2 | 4.1 | 0 | 16.9 | 5.1 | 4.3 | 1700 | 320 | 10 | 26 | 150 | 0.8 | 0.6 |
| | **(きくらげ類)** | | | | | | | | | | | | | | | | | | | | | | | | | | |
| | **あらげきくらげ** | | | | | | | | | | | | | | | | | | | | | | | | | | |
| 新 08054 | 生 | 4 | 14 | 93.6 | 0.5 | 0.7 | 0.1 | 0 | 0.1 | 0.01 | 0 | 0.02 | *0.1 | 0.1 | 0.1 | 5.6 | – | 5.4 | 0.2 | 0 | 7 | 59 | 10 | 9 | 16 | 0.1 | 0.1 |
| 08004 | 乾 | 0 | 184 | 13.1 | 4.5 | 6.9 | 0.4 | (0) | 0.7 | 0.08 | 0.01 | 0.18 | *0.9 | 0.9 | 0.2 | 79.5 | 0 | 77.0 | 2.2 | 0.1 | 46 | 630 | 82 | 110 | 110 | 10.0 | 0.8 |
| 08005 | ゆで | 0 | 38 | 82.3 | (0.8) | 1.2 | (0.1) | (0) | 0.1 | (0.01) | (Tr) | (0.03) | *(0.4) | (0.4) | 0.3 | 16.3 | – | 16.1 | 0.3 | 0 | 10 | 75 | 35 | 24 | 11 | 1.7 | 0.1 |
| 08038 | 油いため | 0 | 110 | 64.2 | (1.5) | 2.3 | (5.0) | (0) | 5.2 | (0.38) | (0.38) | (0.98) | *(0.7) | (0.6) | 0.2 | 28.6 | – | 27.8 | 0.6 | 0 | 11 | 130 | 29 | 37 | 18 | 4.3 | 0.3 |
| | **きくらげ** | | | | | | | | | | | | | | | | | | | | | | | | | | |
| 08006 | 乾 | 0 | 216 | 14.9 | 5.3 | 7.9 | 1.3 | 0 | 2.1 | 0.29 | 0.01 | 0.60 | 2.7 | 2.6 | *17.1 | 57.4 | 0 | 71.1 | 4.0 | 0.1 | 59 | 1000 | 310 | 210 | 230 | 35.0 | 2.1 |
| 08007 | ゆで | 0 | 14 | 93.8 | (0.4) | 0.6 | (0.1) | (0) | 0.2 | (0.03) | (Tr) | (0.06) | *(0.2) | (0.2) | 0.3 | 5.2 | 0 | 5.2 | 0.2 | 0 | 9 | 37 | 25 | 27 | 10 | 0.7 | 0.2 |
| | **しろきくらげ** | | | | | | | | | | | | | | | | | | | | | | | | | | |
| 08008 | 乾 | 0 | 170 | 14.6 | 3.4 | 4.9 | 0.5 | (0) | 0.7 | 0.10 | Tr | 0.15 | *3.6 | 3.4 | 7.2 | 68.7 | 0.3 | 74.5 | 5.3 | 0.1 | 28 | 1400 | 240 | 67 | 260 | 4.4 | 3.6 |
| 08009 | ゆで | 0 | 15 | 92.6 | (0.3) | 0.4 | – | (0) | Tr | – | – | – | *(0.3) | (0.3) | 0.4 | 6.4 | Tr | 6.7 | 0.3 | 0 | 2 | 79 | 27 | 8 | 11 | 0.2 | 0.3 |
| | **くろあわびたけ** | | | | | | | | | | | | | | | | | | | | | | | | | | |
| 08010 | 生 | 10 | 28 | 90.2 | (2.3) | 3.7 | (0.2) | (0) | 0.4 | (0.03) | (0) | (0.11) | 1.3 | 1.3 | *2.2 | 4.1 | 0.3 | 4.9 | 0.8 | 0 | 3 | 300 | 2 | 18 | 100 | 0.5 | 0.7 |
| | **しいたけ** | | | | | | | | | | | | | | | | | | | | | | | | | | |
| 変 08039 | 生しいたけ，菌床栽培，生 | 20 | 25 | 89.6 | 2.0 | 3.1 | 0.2 | 0 | 0.3 | 0.04 | 0 | 0.15 | *0.7 | 0.7 | 1.3 | 4.9 | 1.2 | 6.4 | 0.6 | 0 | 1 | 290 | 1 | 14 | 87 | 0.4 | 0.9 |
| 08040 | 生しいたけ，菌床栽培，ゆで | 0 | 22 | 91.5 | (1.6) | 2.5 | (0.3) | (0) | 0.4 | (0.05) | (0) | (0.19) | *(0.6) | (0.6) | 0.7 | 4.4 | 0.9 | 5.1 | 0.5 | 0 | 1 | 200 | 1 | 11 | 65 | 0.3 | 0.8 |
| 08041 | 生しいたけ，菌床栽培，油いため | 0 | 65 | 84.7 | (2.0) | 3.3 | (3.8) | (0) | 4.1 | (0.30) | (0.28) | (0.85) | (0.8) | (0.7) | *2.5 | 4.7 | 1.3 | 7.3 | 0.7 | 0 | 1 | 300 | 2 | 16 | 92 | 0.4 | 1.0 |
| 新 08057 | 生しいたけ，菌床栽培，天ぷら | 0 | 201 | 64.1 | – | 3.4 | 13.7 | – | 14.0 | 0.94 | 1.18 | 2.60 | *14.4 | 13.1 | 12.8 | 4.4 | 0.8 | 17.8 | 0.6 | 0.1 | 32 | 230 | 40 | 13 | 84 | 0.3 | 0.7 |
| 08042 | 生しいたけ，原木栽培，生 | 20 | 34 | 88.3 | 1.9 | 3.1 | 0.2 | (0) | 0.4 | 0.04 | 0 | 0.16 | 0.8 | 0.7 | *3.2 | 5.5 | – | 7.6 | 0.7 | 0 | 1 | 270 | 2 | 16 | 61 | 0.4 | 0.7 |
| 08043 | 生しいたけ，原木栽培，ゆで | 0 | 27 | 90.8 | (1.5) | 2.4 | (0.3) | (0) | 0.4 | (0.05) | (0) | (0.19) | (0.6) | (0.6) | *2.1 | 4.8 | – | 5.9 | 0.4 | 0 | Tr | 170 | 1 | 10 | 45 | 0.2 | 0.5 |
| 08044 | 生しいたけ，原木栽培，油いため | 0 | 84 | 81.3 | (2.3) | 3.8 | (5.1) | (Tr) | 5.4 | (0.40) | (0.38) | (1.12) | (0.9) | (0.9) | *3.9 | 6.4 | – | 8.8 | 0.7 | 0 | 1 | 330 | 2 | 18 | 75 | 0.4 | 0.7 |
| 08013 | 乾しいたけ，乾 | 20 | 258 | 9.1 | 14.1 | 21.2 | (1.7) | 0 | 2.8 | (0.33) | (Tr) | (1.22) | 11.8 | 11.2 | *22.1 | 46.7 | – | 62.5 | 4.4 | 0 | 14 | 2200 | 12 | 100 | 290 | 3.2 | 2.7 |
| 08014 | 乾しいたけ，ゆで | 0 | 40 | 86.2 | (2.0) | 3.1 | (0.2) | – | 0.3 | (0.04) | (0) | (0.13) | (1.8) | (1.7) | *4.1 | 6.7 | – | 9.9 | 0.5 | 0 | 3 | 200 | 4 | 9 | 38 | 0.5 | 0.3 |
| 新 08053 | 乾しいたけ，甘煮 | 0 | 116 | 64.7 | 2.4 | 3.3 | – | 0 | 0.4 | – | – | – | 15.8 | 15.2 | *21.1 | 6.7 | 2.0 | 28.9 | 2.7 | 2.6 | 1000 | 90 | 13 | 14 | 44 | 0.7 | 0.9 |
| | **(しめじ類)** | | | | | | | | | | | | | | | | | | | | | | | | | | |
| | **はたけしめじ** | | | | | | | | | | | | | | | | | | | | | | | | | | |
| 08015 | 生 | 15 | 25 | 92.0 | – | 2.6 | – | (0) | 0.3 | – | – | – | – | – | *1.7 | 2.7 | – | 4.5 | 0.7 | 0 | 4 | 260 | 1 | 8 | 64 | 0.6 | 0.4 |
| 08045 | ゆで | 0 | 25 | 91.3 | – | 2.6 | – | (0) | 0.3 | – | – | – | – | – | *0.5 | 4.6 | – | 5.1 | 0.6 | 0 | 3 | 200 | 1 | 8 | 61 | 0.5 | 0.4 |

可食部100 g当たり

| 無機質 | | | | | | ビタミン | | | | | | | | | | | | | | | | | | | | | | 備考 |
|---|---|---|---|---|---|---|---|---|---|---|---|---|---|---|---|---|---|---|---|---|---|---|---|---|---|---|---|---|
| 銅 | マンガン | ヨウ素 | セレン | クロム | モリブデン | ビタミンA レチノール | α-カロテン | β-カロテン | β-クリプトキサンチン | β-カロテン当量 | レチノール活性当量 | ビタミンD | ビタミンE α-トコフェロール | β-トコフェロール | γ-トコフェロール | δ-トコフェロール | ビタミンK | ビタミン$B_1$ | ビタミン$B_2$ | ナイアシン | ナイアシン当量 | ビタミン$B_6$ | ビタミン$B_{12}$ | 葉酸 | パントテン酸 | ビオチン | ビタミンC | 有有機酸 調調理による脂質の増減 ♣食物繊維：AOAC 2011.25 法 |
| mg | mg | µg | µg | µg | µg | µg | µg | µg | µg | µg | µg | µg | mg | mg | mg | mg | µg | mg | mg | mg | mg | mg | µg | µg | mg | µg | mg | |
| | | | | | | | | | | | | | | | | | | | | | | | | | | | | 試料：栽培品 |
| 0.10 | 0.07 | 0 | 1 | 0 | Tr | 0 | (0) | 0 | (0) | (0) | (0) | 0.9 | 0 | 0 | 0 | 0 | 0 | 0.24 | 0.17 | 6.8 | 7.4 | 0.12 | (0) | 75 | 1.40 | 11.0 | 0 | 廃棄部位：柄の基部（いしづき） |
| 0.06 | 0.05 | (0) | 2 | (0) | Tr | 0 | (0) | 0 | (0) | (0) | (0) | 0.8 | (0) | (0) | (0) | (0) | 0 | 0.19 | 0.13 | 3.7 | (4.3) | 0.09 | (0) | 30 | 0.96 | 11.0 | 0 | 柄の基部（いしづき）を除いたもの |
| 0.11 | 0.08 | – | – | – | – | (0) | (0) | (0) | (0) | (0) | (0) | 0.8 | (0.6) | (Tr) | (1.2) | (Tr) | (4) | 0.26 | 0.18 | 7.2 | (7.8) | 0.10 | (0) | 47 | 1.47 | – | 0 | 柄の基部（いしづき）を除いたもの，植物油（なたね油），調p. 250，表 14 |
| 0.08 | 0.24 | – | 3 | – | 6 | 0 | (0) | 0 | (0) | (0) | (0) | 0.1 | (0) | (0) | (0) | (0) | 0 | 0.26 | 0.17 | 4.4 | 4.9 | 0.09 | (0) | 39 | 1.04 | 6.9 | 0 | 別名なめたけ<br>液汁を除いたもの<br>ビタミンC：酸化防止用として添加品あり |
| | | | | | | | | | | | | | | | | | | | | | | | | | | | | 別名裏白きくらげ<br>試料：栽培品 |
| 0.01 | 0.02 | Tr | 1 | 1 | 1 | (0) | (0) | (0) | (0) | (0) | (0) | 0.1 | (0) | (0) | (0) | (0) | (0) | – | 0.05 | 0.4 | 0.6 | 0.01 | Tr | 5 | 0.10 | 1.9 | 0 | 廃棄部位：柄の基部（いしづき） |
| 0.18 | 1.15 | 25 | 10 | 4 | 10 | (0) | (0) | (0) | (0) | (0) | (0) | 130.0 | (0) | (0) | (0) | (0) | 0 | 0.01 | 0.44 | 1.7 | 3.9 | 0.08 | (0) | 15 | 0.61 | 21.0 | (0) | |
| 0.04 | 0.20 | 1 | 2 | 1 | 1 | (0) | (0) | (0) | (0) | (0) | (0) | 25.0 | (0) | (0) | (0) | (0) | 0 | 0 | 0.07 | 0.1 | (0.5) | 0.01 | (0) | 1 | 0 | 1.2 | (0) | |
| 0.06 | 0.33 | – | – | – | – | (0) | (0) | (0) | (0) | (0) | (0) | 38.0 | (0.8) | (Tr) | (1.6) | (Tr) | (6) | 0 | 0.11 | 0.1 | (0.9) | 0.02 | (0) | 4 | 0.06 | – | 0 | 水戻し後，油いため<br>植物油（なたね油），調p. 250，表 14 |
| | | | | | | | | | | | | | | | | | | | | | | | | | | | | 試料：栽培品 |
| 0.31 | 6.18 | 7 | 9 | 27 | 6 | (0) | (0) | (0) | (0) | (0) | (0) | 85.0 | 0 | 0 | 0 | 0 | 0 | 0.19 | 0.87 | 3.2 | 5.5 | 0.10 | (0) | 87 | 1.14 | 27.0 | 0 | |
| 0.03 | 0.53 | 0 | Tr | 2 | Tr | (0) | (0) | (0) | (0) | (0) | (0) | 8.8 | (0) | (0) | (0) | (0) | 0 | 0.01 | 0.06 | Tr | (0.2) | 0.01 | (0) | 2 | 0 | 1.3 | 0 | |
| | | | | | | | | | | | | | | | | | | | | | | | | | | | | 試料：栽培品 |
| 0.10 | 0.18 | 0 | 1 | 7 | 1 | 0 | (0) | 0 | (0) | (0) | (0) | 15.0 | (0) | (0) | (0) | (0) | 0 | 0.12 | 0.70 | 2.2 | 3.7 | 0.10 | (0) | 76 | 1.37 | 87.0 | 0 | |
| 0.01 | 0.01 | 0 | 0 | 0 | 0 | 0 | (0) | 0 | (0) | (0) | (0) | 1.2 | (0) | (0) | (0) | (0) | 0 | 0 | 0.05 | Tr | (0.1) | 0.01 | (0) | 1 | 0 | 4.4 | 0 | |
| 0.15 | 0.07 | 0 | 3 | Tr | 1 | 0 | (0) | 0 | (0) | (0) | (0) | 0.3 | 0 | 0 | 0 | 0 | 0 | 0.21 | 0.22 | 2.9 | (3.6) | 0.09 | (0) | 65 | 1.32 | 10.0 | 0 | 試料：栽培品<br>廃棄部位：柄の基部（いしづき） |
| | | | | | | | | | | | | | | | | | | | | | | | | | | | | 試料：栽培品 |
| 0.10 | 0.21 | 0 | 5 | 1 | 4 | 0 | 0 | 0 | 0 | 0 | 0 | 0.3 | 0 | 0 | 0 | 0 | 0 | 0.13 | 0.21 | 3.4 | 4.0 | 0.21 | 0 | 49 | 1.21 | 7.6 | 0 | 廃棄部位：柄全体<br>廃棄率：柄の基部（いしづき）のみを除いた場合 5%<br>有0.2g ♣ |
| 0.06 | 0.16 | – | – | – | – | (0) | (0) | (0) | (0) | (0) | (0) | 0.5 | (0) | (0) | (0) | (0) | (0) | 0.08 | 0.11 | 2.0 | (2.5) | 0.12 | (0) | 14 | 0.71 | – | 0 | 柄全体を除いた傘のみ<br>有0.2g |
| 0.09 | 0.24 | – | – | – | – | (0) | (0) | (0) | (0) | (0) | (0) | 0.5 | (0.6) | (Tr) | (1.2) | (Tr) | (4) | 0.16 | 0.18 | 3.3 | (4.0) | 0.18 | (0) | 20 | 1.28 | – | 0 | 柄全体を除いた傘のみ<br>植物油（なたね油）<br>調p. 250，表 14，有0.3g |
| 0.08 | 0.25 | 0 | 4 | 1 | 5 | – | – | 15 | – | 15 | 1 | 0.3 | 2.4 | Tr | 5.3 | 0.1 | 17 | 0.11 | 0.18 | 2.4 | 2.9 | 0.13 | 0 | 12 | 0.94 | 5.2 | 0 | 柄全体を除いた傘のみ<br>植物油（なたね油）<br>調p. 249，表 13，有0.2g ♣ |
| 0.06 | 0.27 | 0 | 1 | Tr | 1 | (0) | (0) | (0) | (0) | (0) | (0) | 0.4 | (0) | (0) | (0) | (0) | (0) | 0.13 | 0.22 | 3.4 | 4.0 | 0.19 | (0) | 75 | 0.95 | 7.7 | 0 | 廃棄部位：柄全体<br>廃棄率：柄の基部（いしづき）のみを除いた場合 5%<br>有0.2g |
| 0.05 | 0.19 | – | – | – | – | (0) | (0) | (0) | (0) | (0) | (0) | 0.4 | (0) | (0) | (0) | (0) | (0) | 0.06 | 0.12 | 2.0 | (2.5) | 0.10 | (0) | 25 | 0.56 | – | 0 | 柄全体を除いた傘のみ<br>有0.2g |
| 0.08 | 0.32 | – | – | – | – | (0) | (0) | (0) | (0) | (0) | (0) | 0.5 | (0.8) | (Tr) | (1.6) | 0.1 | (6) | 0.14 | 0.26 | 4.4 | (5.2) | 0.18 | (0) | 51 | 1.15 | – | 0 | 柄全体を除いた傘のみ<br>植物油（なたね油）<br>調p. 250，表 14，有0.3g |
| 0.60 | 0.96 | 4 | 5 | 5 | 3 | 0 | (0) | 0 | (0) | (0) | (0) | 17.0 | 0 | 0 | 0 | 0 | 0 | 0.48 | 1.74 | 19.0 | 23.0 | 0.49 | – | 270 | 8.77 | 41.0 | 20 | どんこ，こうしんを含む<br>廃棄部位：柄全体，有1.9g |
| 0.07 | 0.12 | 0 | 1 | 2 | 1 | 0 | (0) | 0 | (0) | (0) | (0) | 1.4 | – | – | – | – | – | 0.05 | 0.26 | 2.0 | (2.6) | 0.07 | – | 35 | 0.86 | 7.0 | – | どんこ，こうしんを含む<br>柄全体を除いた傘のみ，有0.3g |
| 0.09 | 0.25 | 2 | 3 | 4 | 10 | 0 | 0 | 0 | 0 | 0 | 0 | 0.2 | 0 | 0 | 0 | 0 | 0 | 0.01 | 0.06 | 0.6 | 1.1 | 0.04 | Tr | 11 | 0.10 | 5.5 | 4 | 有Tr |
| | | | | | | | | | | | | | | | | | | | | | | | | | | | | 試料：栽培品及び天然物 |
| 0.13 | 0.14 | – | – | – | – | (0) | (0) | (0) | (0) | (0) | (0) | 0.9 | 0 | 0 | 0 | 0 | (0) | 0.12 | 0.44 | 5.3 | 5.7 | 0.11 | (0) | 20 | 2.08 | – | 0 | 廃棄部位：柄の基部（いしづき） |
| 0.13 | 0.13 | – | – | – | – | (0) | (0) | (0) | (0) | (0) | (0) | 1.1 | (0) | (0) | (0) | (0) | (0) | 0.08 | 0.28 | 3.6 | 4.0 | 0.07 | (0) | 6 | 1.53 | – | 0 | 柄の基部（いしづき）を除いたもの |

# 8 きのこ類

| 食品番号 | 食品名 | 廃棄率 | エネルギー | 水分 | たんぱく質: アミノ酸組成によるたんぱく質 | たんぱく質: たんぱく質 | 脂質: トリアシルグリセロール当量 | 脂質: コレステロール | 脂質: 脂質 | 脂肪酸: 飽和脂肪酸 | 脂肪酸: $n$-3系多価不飽和脂肪酸 | 脂肪酸: $n$-6系多価不飽和脂肪酸 | 炭水化物: 利用可能炭水化物(単糖当量) | 炭水化物: 利用可能炭水化物(質量計) | 炭水化物: 差引き法による利用可能炭水化物 | 炭水化物: 食物繊維総量 | 炭水化物: 糖アルコール | 炭水化物: 炭水化物 | 灰分 | 食塩相当量 | 無機質: ナトリウム | 無機質: カリウム | 無機質: カルシウム | 無機質: マグネシウム | 無機質: リン | 無機質: 鉄 | 無機質: 亜鉛 |
|---|---|---|---|---|---|---|---|---|---|---|---|---|---|---|---|---|---|---|---|---|---|---|---|---|---|---|---|
| | | % | kcal | g | g | g | g | mg | g | g | g | g | g | g | g | g | g | g | g | g | mg | mg | mg | mg | mg | mg | mg |
| | **ぶなしめじ** | | | | | | | | | | | | | | | | | | | | | | | | | | |
| 変 08016 | 生 | 10 | 26 | 91.1 | 1.6 | 2.7 | 0.2 | 0 | 0.5 | 0.05 | 0 | 0.15 | 1.4 | 1.3 | *2.5 | 3.0 | 0.4 | 4.8 | 0.9 | 0 | 2 | 370 | 1 | 11 | 96 | 0.5 | 0.5 |
| 変 08017 | ゆで | 0 | 22 | 91.1 | (1.6) | 2.7 | (0.1) | (0) | 0.2 | (0.02) | (0) | (0.07) | *(1.3) | (1.3) | 1.6 | 4.2 | 0.4 | 5.2 | 0.7 | 0 | 2 | 280 | 2 | 9 | 90 | 0.4 | 0.6 |
| 変 08046 | 油いため | 0 | 65 | 85.9 | (1.7) | 3.0 | (4.9) | (0) | 5.5 | (0.39) | (0.35) | (1.10) | *(1.4) | (1.3) | 2.2 | 3.7 | 0.5 | 4.8 | 0.8 | 0 | 2 | 420 | 1 | 12 | 110 | 0.6 | 0.6 |
| 新 08055 | 素揚げ | 0 | 168 | 70.5 | 2.4 | 3.9 | 13.9 | 1 | 14.3 | 1.00 | 1.18 | 2.82 | 2.2 | 2.1 | *4.7 | 6.2 | 0.7 | 10.1 | 1.2 | 0 | 2 | 570 | 1 | 15 | 130 | 1.1 | 0.8 |
| 新 08056 | 天ぷら | 0 | 248 | 55.5 | 2.5 | 3.4 | 16.5 | 1 | 17.1 | 1.22 | 1.41 | 3.29 | *21.0 | 19.2 | 19.4 | 4.8 | 0.2 | 23.2 | 0.8 | 0.1 | 46 | 230 | 58 | 10 | 78 | 0.5 | 0.3 |
| | **ほんしめじ** | | | | | | | | | | | | | | | | | | | | | | | | | | |
| 08018 | 生 | 20 | 21 | 93.6 | − | 2.5 | − | (0) | 0.4 | − | − | − | − | − | *0.9 | 1.9 | − | 2.8 | 0.6 | 0 | 1 | 310 | 2 | 8 | 76 | 0.6 | 0.7 |
| 08047 | ゆで | 0 | 26 | 92.1 | − | 2.8 | − | (0) | 0.6 | − | − | − | − | − | *0.8 | 3.3 | − | 4.1 | 0.5 | 0 | 1 | 210 | 2 | 8 | 67 | 0.6 | 0.9 |
| | **たもぎたけ** | | | | | | | | | | | | | | | | | | | | | | | | | | |
| 08019 | 生 | 15 | 23 | 91.7 | (2.2) | 3.6 | (0.1) | (0) | 0.3 | (0.02) | (0) | (0.08) | 0.4 | 0.4 | *1.6 | 3.3 | 0.4 | 3.7 | 0.7 | 0 | 1 | 190 | 2 | 11 | 85 | 0.8 | 0.6 |
| | **なめこ** | | | | | | | | | | | | | | | | | | | | | | | | | | |
| 変 08020 | 株採り，生 | 20 | 21 | 92.1 | 1.0 | 1.8 | 0.1 | 1 | 0.2 | 0.02 | 0 | 0.07 | *2.5 | 2.4 | 2.8 | 3.4 | Tr | 5.4 | 0.5 | 0 | 3 | 240 | 4 | 10 | 68 | 0.7 | 0.5 |
| 変 08021 | 株採り，ゆで | 0 | 22 | 92.7 | (0.9) | 1.6 | (0.1) | (0) | 0.1 | (0.01) | (0) | (0.04) | (2.3) | (2.2) | *3.0 | 2.8 | Tr | 5.1 | 0.5 | 0 | 3 | 210 | 4 | 10 | 56 | 0.6 | 0.5 |
| 新 08058 | カットなめこ，生 | 0 | 14 | 94.9 | 0.7 | 1.1 | 0.1 | − | 0.1 | 0.01 | 0 | 0.04 | *1.8 | 1.8 | 2.0 | 1.9 | 0.1 | 3.6 | 0.3 | 0 | 3 | 130 | 2 | 6 | 36 | 0.5 | 0.4 |
| 08022 | 水煮缶詰 | 0 | 13 | 95.5 | (0.6) | 1.0 | (0.1) | (0) | 0.1 | (0.01) | (0) | (0.03) | *(1.4) | (1.4) | 1.2 | 2.5 | Tr | 3.2 | 0.2 | 0 | 8 | 100 | 3 | 5 | 39 | 0.8 | 0.5 |
| | **ぬめりすぎたけ** | | | | | | | | | | | | | | | | | | | | | | | | | | |
| 08023 | 生 | 8 | 23 | 92.6 | (1.3) | 2.3 | (0.2) | (0) | 0.4 | (0.04) | (0) | (0.14) | 2.0 | 1.9 | *2.7 | 2.5 | Tr | 4.1 | 0.6 | 0 | 1 | 260 | 1 | 9 | 65 | 0.6 | 0.4 |
| | **(ひらたけ類)** | | | | | | | | | | | | | | | | | | | | | | | | | | |
| | **うすひらたけ** | | | | | | | | | | | | | | | | | | | | | | | | | | |
| 08024 | 生 | 8 | 37 | 88.0 | (3.7) | 6.1 | (0.1) | (0) | 0.2 | (0.02) | (0) | (0.05) | 1.6 | 1.5 | *3.5 | 3.8 | 0 | 4.8 | 0.9 | 0 | 1 | 220 | 2 | 15 | 110 | 0.6 | 0.9 |
| | **エリンギ** | | | | | | | | | | | | | | | | | | | | | | | | | | |
| 08025 | 生 | 6 | 31 | 90.2 | 1.7 | 2.8 | 0.2 | (0) | 0.4 | 0.04 | 0 | 0.12 | 3.0 | 2.9 | *3.7 | 3.4 | − | 6.0 | 0.7 | 0 | 2 | 340 | Tr | 12 | 89 | 0.3 | 0.6 |
| 08048 | ゆで | 0 | 32 | 89.3 | (2.0) | 3.2 | (0.3) | (0) | 0.5 | (0.05) | (0) | (0.15) | *(3.3) | (3.1) | 3.0 | 4.8 | − | 6.5 | 0.5 | 0 | 2 | 260 | Tr | 10 | 88 | 0.3 | 0.7 |
| 08049 | 焼き | 0 | 41 | 85.3 | (2.6) | 4.2 | (0.3) | (0) | 0.5 | (0.06) | (0) | (0.17) | *(4.5) | (4.3) | 5.5 | 5.4 | − | 9.1 | 1.0 | 0 | 3 | 500 | Tr | 17 | 130 | 0.4 | 0.9 |
| 08050 | 油いため | 0 | 69 | 84.2 | (2.0) | 3.2 | (3.5) | (0) | 3.7 | (0.28) | (0.25) | (0.75) | (3.8) | (3.7) | *5.3 | 4.2 | − | 8.1 | 0.8 | 0 | 3 | 380 | Tr | 13 | 100 | 0.3 | 0.7 |
| | **ひらたけ** | | | | | | | | | | | | | | | | | | | | | | | | | | |
| 08026 | 生 | 8 | 34 | 89.4 | 2.1 | 3.3 | 0.1 | (0) | 0.3 | 0.02 | 0 | 0.08 | 1.3 | 1.3 | *4.8 | 2.6 | 0.2 | 6.2 | 0.8 | 0 | 2 | 340 | 1 | 15 | 100 | 0.7 | 1.0 |
| 08027 | ゆで | 0 | 33 | 89.1 | (2.1) | 3.4 | (0.1) | (0) | 0.2 | (0.02) | (0) | (0.05) | (1.4) | (1.3) | *4.1 | 3.7 | 0.2 | 6.6 | 0.7 | 0 | 2 | 260 | 1 | 10 | 86 | 0.7 | 1.4 |
| | **まいたけ** | | | | | | | | | | | | | | | | | | | | | | | | | | |
| 08028 | 生 | 10 | 22 | 92.7 | 1.2 | 2.0 | 0.3 | (0) | 0.5 | 0.06 | Tr | 0.14 | 0.3 | 0.3 | *1.8 | 3.5 | − | 4.4 | 0.6 | 0 | 0 | 230 | Tr | 10 | 54 | 0.2 | 0.7 |
| 08029 | ゆで | 0 | 27 | 91.1 | (0.9) | 1.6 | (0.3) | (0) | 0.5 | (0.07) | (Tr) | (0.15) | (0.4) | (0.3) | *3.0 | 4.3 | − | 6.4 | 0.3 | 0 | 0 | 110 | Tr | 8 | 36 | 0.2 | 0.6 |
| 08051 | 油いため | 0 | 67 | 85.5 | 1.7 | 2.6 | 4.1 | 0 | 4.4 | 0.34 | 0.32 | 0.84 | (0.4) | (0.4) | *3.3 | 4.7 | − | 6.8 | 0.7 | 0 | 0 | 300 | Tr | 13 | 72 | 0.2 | 0.8 |
| 08030 | 乾 | 0 | 273 | 9.3 | (12.8) | 21.9 | (2.4) | (0) | 3.9 | (0.52) | (0.01) | (1.17) | (3.6) | (3.4) | *29.5 | 40.9 | − | 59.9 | 5.0 | 0 | 3 | 2500 | 2 | 100 | 700 | 2.6 | 6.9 |
| | **マッシュルーム** | | | | | | | | | | | | | | | | | | | | | | | | | | |
| 08031 | 生 | 5 | 15 | 93.9 | 1.7 | 2.9 | 0.1 | 0 | 0.3 | 0.03 | 0 | 0.10 | 0.1 | 0.1 | *0.2 | 2.0 | 1.3 | 2.1 | 0.8 | 0 | 6 | 350 | 3 | 10 | 100 | 0.3 | 0.4 |
| 08032 | ゆで | 0 | 20 | 91.5 | (2.2) | 3.8 | (0.1) | (0) | 0.2 | (0.02) | (0) | (0.07) | *(0.2) | (0.2) | 0.3 | 3.3 | 1.8 | 3.7 | 0.8 | 0 | 6 | 310 | 4 | 11 | 99 | 0.3 | 0.6 |

可食部100 g当たり

可食部100 g当たり

| 無機質 銅 mg | マンガン mg | ヨウ素 µg | セレン µg | クロム µg | モリブデン µg | ビタミン ビタミンA レチノール µg | α-カロテン µg | β-カロテン µg | β-クリプトキサンチン µg | β-カロテン当量 µg | レチノール活性当量 µg | ビタミンD µg | ビタミンE α-トコフェロール mg | β-トコフェロール mg | γ-トコフェロール mg | δ-トコフェロール mg | ビタミンK µg | ビタミン$B_1$ mg | ビタミン$B_2$ mg | ナイアシン mg | ナイアシン当量 mg | ビタミン$B_6$ mg | ビタミン$B_{12}$ µg | 葉酸 µg | パントテン酸 mg | ビオチン µg | ビタミンC mg | 備考 (有 有機酸 / 調 調理による脂質の増減 / ♣食物繊維：AOAC 2011.25法) |
|---|---|---|---|---|---|---|---|---|---|---|---|---|---|---|---|---|---|---|---|---|---|---|---|---|---|---|---|---|
| | | | | | | | | | | | | | | | | | | | | | | | | | | | | 試料：栽培品 |
| 0.06 | 0.16 | 1 | 2 | 0 | 6 | 0 | (0) | 0 | (0) | (0) | (0) | 0.5 | 0 | 0 | 0 | 0 | 0 | 0.15 | 0.17 | 6.1 | 6.4 | 0.09 | 0.1 | 29 | 0.81 | 8.7 | 0 | 廃棄部位：柄の基部（いしづき）<br>有0.3g ♣ |
| 0.05 | 0.16 | 0 | 2 | 0 | 3 | 0 | (0) | 0 | (0) | (0) | (0) | 0.9 | (0) | (0) | (0) | (0) | 0 | 0.12 | 0.10 | 4.2 | (4.6) | 0.06 | (0) | 24 | 1.07 | 7.3 | 0 | 柄の基部（いしづき）を除いたもの<br>有0.3g ♣ |
| 0.06 | 0.18 | – | – | – | – | (0) | (0) | (0) | (0) | (0) | (0) | 0.5 | (0.6) | (Tr) | (1.2) | (Tr) | (5) | 0.17 | 0.19 | 6.5 | (6.8) | 0.09 | (0) | 28 | 0.73 | – | 0 | 柄の基部（いしづき）を除いたもの<br>植物油（なたね油）<br>調p. 250，表 14．有0.3g ♣ |
| 0.07 | 0.24 | 0 | 3 | Tr | 9 | (0) | (0) | (0) | (0) | (0) | (0) | 0.4 | 2.8 | Tr | 6.4 | 0.2 | 28 | 0.20 | 0.26 | 7.0 | 7.8 | 0.11 | Tr | 30 | 1.19 | 11.0 | (0) | 柄の基部（いしづき）を除いたもの<br>植物油（なたね油）<br>調p. 249，表 13．有0.4g ♣ |
| 0.05 | 0.21 | 1 | 1 | Tr | 5 | 0 | 0 | 24 | 0 | 24 | 2 | 0.2 | 3.0 | 0.1 | 6.8 | 0.2 | 27 | 0.09 | 0.18 | 3.0 | 3.6 | 0.06 | 0 | 13 | 0.42 | 4.2 | – | 柄の基部（いしづき）を除いたもの<br>調p. 249，表 13．有0.2g ♣ |
| | | | | | | | | | | | | | | | | | | | | | | | | | | | | 別名だいこくしめじ<br>試料：栽培品及び天然物 |
| 0.32 | 0.18 | – | – | – | – | (0) | (0) | (0) | (0) | (0) | (0) | 0.6 | (0) | (0) | (0) | (0) | (0) | 0.07 | 0.28 | 5.1 | 5.5 | 0.19 | (0) | 24 | 1.59 | – | 0 | 廃棄部位：柄の基部（いしづき） |
| 0.29 | 0.17 | – | – | – | – | (0) | (0) | (0) | (0) | (0) | (0) | 1.2 | (0) | (0) | (0) | (0) | (0) | 0.06 | 0.17 | 3.7 | 4.2 | 0.11 | (0) | 11 | 1.11 | – | 0 | 柄の基部（いしづき）を除いたもの |
| | | | | | | | | | | | | | | | | | | | | | | | | | | | | 別名にれたけ，たもきのこ |
| 0.32 | 0.06 | 1 | 4 | 0 | Tr | 0 | (0) | 0 | (0) | (0) | (0) | 0.8 | 0 | 0 | 0 | 0 | 0 | 0.17 | 0.33 | 12.0 | (13.0) | 0.12 | (0) | 80 | 1.32 | 23.0 | 0 | 試料：栽培品<br>廃棄部位：柄の基部（いしづき） |
| | | | | | | | | | | | | | | | | | | | | | | | | | | | | 別名なめたけ<br>試料：栽培品 |
| 0.11 | 0.06 | Tr | 2 | Tr | 1 | (0) | (0) | (0) | (0) | (0) | (0) | 0 | 0 | 0 | 0 | 0 | (0) | 0.07 | 0.12 | 5.3 | 5.5 | 0.05 | Tr | 60 | 1.29 | 7.4 | 0 | 廃棄部位：柄の基部（いしづき）<br>（柄の基部を除いた市販品の場合：0%） |
| 0.12 | 0.06 | – | – | – | – | (0) | (0) | (0) | (0) | (0) | (0) | 0 | (0) | (0) | (0) | (0) | (0) | 0.06 | 0.10 | 4.7 | (4.8) | 0.04 | (0) | 67 | 1.33 | – | (0) | 柄の基部（いしづき）を除いたもの |
| 0.04 | 0.04 | 0 | 1 | Tr | 1 | 0 | 0 | 0 | 0 | 0 | 0 | 0 | 0 | 0 | 0 | 0 | 0 | 0.03 | 0.08 | 3.5 | 3.7 | 0.04 | 0.1 | 57 | 0.48 | 4.3 | 0 | ♣ |
| 0.04 | 0.08 | 0 | 2 | 1 | 1 | 0 | (0) | 0 | (0) | (0) | (0) | 0.1 | (0) | (0) | (0) | (0) | 0 | 0.03 | 0.07 | 2.1 | (2.2) | 0.02 | (0) | 13 | 0.52 | 3.3 | 0 | 液汁を除いたもの<br>ビタミンC：酸化防止用として添加品あり |
| 0.19 | 0.05 | 1 | 2 | 0 | 1 | 0 | (0) | 0 | (0) | (0) | (0) | 0.4 | 0 | 0 | 0 | 0 | 0 | 0.16 | 0.34 | 5.9 | (6.1) | 0.08 | (0) | 19 | 1.77 | 9.9 | 1 | 試料：栽培品<br>廃棄部位：柄の基部（いしづき） |
| 0.15 | 0.11 | 1 | 7 | 1 | 2 | 0 | (0) | 0 | (0) | (0) | (0) | 2.4 | 0 | 0 | 0 | 0 | 0 | 0.30 | 0.41 | 6.9 | (8.1) | 0.23 | (0) | 100 | 2.44 | 26.0 | 0 | 試料：栽培品<br>廃棄部位：柄の基部（いしづき） |
| | | | | | | | | | | | | | | | | | | | | | | | | | | | | 試料：栽培品 |
| 0.10 | 0.06 | 1 | 2 | 0 | 2 | (0) | (0) | (0) | (0) | (0) | (0) | 1.2 | 0 | 0 | 0 | 0 | (0) | 0.11 | 0.22 | 6.1 | 6.7 | 0.14 | (0) | 65 | 1.16 | 6.9 | 0 | 廃棄部位：柄の基部（いしづき） |
| 0.09 | 0.06 | – | – | – | – | (0) | (0) | (0) | (0) | (0) | (0) | 2.6 | (0) | (0) | (0) | (0) | (0) | 0.08 | 0.16 | 4.2 | (5.0) | 0.10 | (0) | 20 | 1.02 | – | 0 | 柄の基部（いしづき）を除いたもの |
| 0.15 | 0.11 | – | – | – | – | (0) | (0) | (0) | (0) | (0) | (0) | 3.1 | (0) | (0) | (0) | (0) | (0) | 0.18 | 0.31 | 9.1 | (10.0) | 0.17 | (0) | 53 | 1.66 | – | 0 | 柄の基部（いしづき）を除いたもの |
| 0.11 | 0.07 | – | – | – | – | (0) | (0) | (0) | (0) | (0) | (0) | 1.4 | (0.5) | (0) | (1.1) | (Tr) | (4) | 0.13 | 0.24 | 6.8 | (7.5) | 0.13 | (0) | 36 | 1.31 | – | 0 | 柄の基部（いしづき）を除いたもの．植物油（なたね油）．調p. 250，表 14 |
| | | | | | | | | | | | | | | | | | | | | | | | | | | | | 別名かんたけ<br>試料：栽培品 |
| 0.15 | 0.16 | 0 | 6 | 1 | 1 | 0 | (0) | 0 | (0) | (0) | (0) | 0.3 | (0) | (0) | (0) | (0) | 0 | 0.40 | 0.40 | 11.0 | 11.0 | 0.10 | (0) | 92 | 2.40 | 12.0 | 0 | 廃棄部位：柄の基部（いしづき） |
| 0.11 | 0.15 | (0) | – | 0 | 1 | 0 | (0) | 0 | (0) | (0) | (0) | 0.5 | (0) | (0) | (0) | (0) | 0 | 0.30 | 0.27 | 7.0 | (7.6) | 0.06 | (0) | 71 | 2.36 | 13.0 | 0 | 柄の基部（いしづき）を除いたもの |
| | | | | | | | | | | | | | | | | | | | | | | | | | | | | 試料：栽培品 |
| 0.22 | 0.04 | 0 | 2 | 1 | 1 | (0) | (0) | (0) | (0) | (0) | (0) | 4.9 | (0) | (0) | (0) | (0) | (0) | 0.09 | 0.19 | 5.0 | 5.4 | 0.06 | (0) | 53 | 0.56 | 24.0 | 0 | 廃棄部位：柄の基部（いしづき） |
| 0.14 | 0.03 | (0) | 3 | 0 | Tr | (0) | (0) | (0) | (0) | (0) | (0) | 5.9 | (0) | (0) | (0) | (0) | (0) | 0.04 | 0.07 | 1.8 | (2.1) | 0.03 | (0) | 24 | 0.63 | 22.0 | – | 柄の基部（いしづき）を除いたもの |
| 0.27 | 0.06 | – | – | – | – | (0) | (0) | (0) | (0) | (0) | (0) | 7.7 | (0.6) | (Tr) | (1.2) | (Tr) | (5) | 0.11 | 0.21 | 6.1 | 6.7 | 0.07 | (0) | 57 | 0.80 | – | 0 | 柄の基部（いしづき）を除いたもの．植物油（なたね油）．調p. 250，表 14 |
| 1.78 | 0.47 | 1 | 14 | 2 | 9 | (0) | (0) | (0) | (0) | (0) | (0) | 20.0 | (0) | (0) | (0) | (0) | 0 | 1.24 | 1.92 | 64.0 | (69.0) | 0.28 | (0) | 220 | 3.67 | 240.0 | (0) | 柄の基部（いしづき）を除いたもの |
| | | | | | | | | | | | | | | | | | | | | | | | | | | | | 試料：栽培品 |
| 0.32 | 0.04 | 1 | 14 | 0 | 2 | 0 | (0) | 0 | (0) | (0) | (0) | 0.3 | 0 | 0 | 0 | 0 | 0 | 0.06 | 0.29 | 3.0 | 3.6 | 0.11 | (0) | 28 | 1.54 | 11.0 | 0 | 廃棄部位：柄の基部（いしづき） |
| 0.36 | 0.05 | 0 | 11 | (0) | 2 | 0 | (0) | 0 | (0) | (0) | (0) | 0.5 | (0) | (0) | (0) | (0) | 0 | 0.05 | 0.28 | 2.7 | (3.5) | 0.08 | (0) | 19 | 1.43 | 12.0 | 0 | 柄の基部（いしづき）を除いたもの |

# 8 きのこ類

| 食品番号 | 食品名 | 廃棄率 | エネルギー | 水分 | たんぱく質: アミノ酸組成によるたんぱく質 | たんぱく質: たんぱく質 | 脂質: トリアシルグリセロール当量 | 脂質: コレステロール | 脂質: 脂質 | 脂肪酸: 飽和脂肪酸 | 脂肪酸: n-3系多価不飽和脂肪酸 | 脂肪酸: n-6系多価不飽和脂肪酸 | 炭水化物: 利用可能炭水化物（単糖当量） | 炭水化物: 利用可能炭水化物（質量計） | 炭水化物: 差引法による利用可能炭水化物 | 炭水化物: 食物繊維総量 | 炭水化物: 糖アルコール | 炭水化物: 炭水化物 | 灰分 | 食塩相当量 | 無機質: ナトリウム | 無機質: カリウム | 無機質: カルシウム | 無機質: マグネシウム | 無機質: リン | 無機質: 鉄 | 無機質: 亜鉛 |
|---|---|---|---|---|---|---|---|---|---|---|---|---|---|---|---|---|---|---|---|---|---|---|---|---|---|---|---|
| | | % | kcal | g | g | g | g | mg | g | g | g | g | g | g | g | g | g | g | g | g | mg | mg | mg | mg | mg | mg | mg |
| 08052 | 油いため | 0 | 57 | 86.4 | (2.1) | 3.6 | (4.2) | (0) | 4.5 | (0.33) | (0.31) | (0.90) | *(0.2) | (0.2) | 0.9 | 3.4 | 2.0 | 4.5 | 1.0 | 0 | 8 | 450 | 4 | 12 | 120 | 0.4 | 0.5 |
| 新 08059 | ブラウン種，生 | 15 | 18 | 92.7 | 1.9 | 3.2 | 0.2 | – | 0.4 | 0.05 | 0 | 0.17 | *0.3 | 0.3 | 0.7 | 2.5 | 1.2 | 2.9 | 0.9 | 0 | 6 | 390 | 4 | 10 | 100 | 0.2 | 0.5 |
| 08033 | 水煮缶詰 | 0 | 18 | 92.0 | (1.9) | 3.4 | (0.1) | (0) | 0.2 | (0.02) | (0) | (0.07) | *(0.2) | (0.2) | 0 | 3.2 | 1.7 | 3.3 | 1.1 | 0.9 | 350 | 85 | 8 | 5 | 55 | 0.8 | 1.0 |
| | **まつたけ** | | | | | | | | | | | | | | | | | | | | | | | | | | |
| 変 08034 | 生 | 3 | 32 | 88.3 | 1.2 | 2.0 | 0.2 | (0) | 0.6 | 0.06 | 0 | 0.06 | 1.6 | 1.5 | *3.4 | 4.7 | 1.4 | 8.2 | 0.9 | 0 | 2 | 410 | 6 | 8 | 40 | 1.3 | 0.8 |
| | **やなぎまつたけ** | | | | | | | | | | | | | | | | | | | | | | | | | | |
| 08036 | 生 | 10 | 20 | 92.8 | – | 2.4 | (Tr) | (0) | 0.1 | (0.01) | (0) | (0.01) | 0.7 | 0.7 | *1.1 | 3.0 | 0 | 4.0 | 0.7 | 0 | 1 | 360 | Tr | 13 | 110 | 0.5 | 0.6 |

可食部100g当たり

可食部 100 g 当たり

| 無機質 | | | | | | ビタミン | | | | | | | | | | | | | | | | | | | | | | 備考 |
|---|---|---|---|---|---|---|---|---|---|---|---|---|---|---|---|---|---|---|---|---|---|---|---|---|---|---|---|---|
| | | | | | | ビタミンA | | | | | | | ビタミンE | | | | | | | | | | | | | | | |
| 銅 | マンガン | ヨウ素 | セレン | クロム | モリブデン | レチノール | α-カロテン | β-カロテン | β-クリプトキサンチン | β-カロテン当量 | レチノール活性当量 | ビタミンD | α-トコフェロール | β-トコフェロール | γ-トコフェロール | δ-トコフェロール | ビタミンK | ビタミン$B_1$ | ビタミン$B_2$ | ナイアシン | ナイアシン当量 | ビタミン$B_6$ | ビタミン$B_{12}$ | 葉酸 | パントテン酸 | ビオチン | ビタミンC | 調 調理による脂質の増減<br>♣食物繊維：AOAC 2011.25 法 |
| mg | mg | µg | µg | µg | µg | µg | µg | µg | µg | µg | µg | µg | mg | mg | mg | mg | µg | mg | mg | mg | mg | mg | µg | µg | mg | µg | mg | |
| 0.40 | 0.05 | – | – | – | – | (0) | (0) | (0) | (0) | (0) | (0) | 0.8 | (0.6) | (Tr) | (1.3) | (Tr) | (5) | 0.08 | 0.38 | 3.8 | (4.5) | 0.12 | (0) | 23 | 1.67 | – | 0 | 柄の基部（いしづき）を除いたもの．植物油（なたね油）．調 p. 250，表 14 |
| 0.33 | 0.05 | 0 | 16 | Tr | 2 | – | – | – | – | – | 0 | 0 | – | – | – | – | – | 0.12 | 0.47 | 4.2 | 4.8 | 0.15 | – | 38 | 1.17 | 12.0 | – | 試料：栽培品<br>廃棄部位：柄の基部（いしづき） ♣ |
| 0.19 | 0.04 | 1 | 5 | (0) | 2 | 0 | (0) | 0 | (0) | (0) | (0) | 0.4 | (0) | (0) | (0) | (0) | 0 | 0.03 | 0.24 | 1.0 | (1.7) | 0.01 | (0) | 2 | 0.11 | 10.0 | 0 | 液汁を除いたもの<br>ビタミンC：酸化防止用として添加品あり |
| 0.24 | 0.12 | 3 | 82 | 14 | 1 | 0 | (0) | 0 | (0) | (0) | (0) | 0.6 | (0) | (0) | (0) | (0) | 0 | 0.10 | 0.10 | 8.0 | 8.3 | 0.15 | (0) | 63 | 1.91 | 18.0 | 0 | 試料：天然物<br>廃棄部位：柄の基部（いしづき） |
| 0.20 | 0.08 | 1 | 2 | 0 | 2 | 0 | (0) | 0 | (0) | (0) | (0) | 0.4 | 0 | 0 | 0 | 0 | 0 | 0.27 | 0.34 | 6.1 | 6.5 | 0.11 | (0) | 33 | 2.61 | 11.0 | 0 | 試料：栽培品<br>廃棄部位：柄の基部（いしづき） |

# 9 藻類

可食部100 g当たり

| 食品番号 | 食品名 | 廃棄率 | エネルギー | 水分 | たんぱく質: アミノ酸組成によるたんぱく質 | たんぱく質: たんぱく質 | 脂質: トリアシルグリセロール当量 | 脂質: コレステロール | 脂質: 脂質 | 脂肪酸: 飽和脂肪酸 | 脂肪酸: n-3系多価不飽和脂肪酸 | 脂肪酸: n-6系多価不飽和脂肪酸 | 炭水化物: 利用可能炭水化物（単糖当量） | 炭水化物: 利用可能炭水化物（質量計） | 炭水化物: 差引き法による利用可能炭水化物 | 炭水化物: 食物繊維総量 | 炭水化物: 糖アルコール | 炭水化物: 炭水化物 | 灰分 | 食塩相当量 | 無機質: ナトリウム | 無機質: カリウム | 無機質: カルシウム | 無機質: マグネシウム | 無機質: リン | 無機質: 鉄 | 無機質: 亜鉛 |
|---|---|---|---|---|---|---|---|---|---|---|---|---|---|---|---|---|---|---|---|---|---|---|---|---|---|---|---|
| | | % | kcal | g | g | g | g | mg | g | g | g | g | g | g | g | g | g | g | g | g | mg | mg | mg | mg | mg | mg | mg |
| | **あおさ** | | | | | | | | | | | | | | | | | | | | | | | | | | |
| 変 09001 | 素干し | 0 | 201 | 16.9 | 16.9 | 22.1 | 0.4 | 1 | 0.6 | 0.12 | 0.1 | 0.03 | – | – | *18.0 | 29.1 | – | 41.7 | 18.7 | 9.9 | 3900 | 3200 | 490 | 3200 | 160 | 5.3 | 1.2 |
| | **あおのり** | | | | | | | | | | | | | | | | | | | | | | | | | | |
| 変 09002 | 素干し | 0 | 249 | 6.5 | 21.4 | 29.4 | 3.3 | Tr | 5.2 | 0.97 | 1.46 | 0.19 | 0.2 | 0.2 | *15.7 | 35.2 | 0 | 41 | 17.8 | 8.1 | 3200 | 2500 | 750 | 1400 | 390 | 77.0 | 1.6 |
| | **あまのり** | | | | | | | | | | | | | | | | | | | | | | | | | | |
| 変 09003 | ほしのり | 0 | 276 | 8.4 | 30.7 | 39.4 | 2.2 | 21 | 3.7 | 0.55 | 1.19 | 0.20 | 0.5 | 0.4 | *17.7 | 31.2 | 0 | 38.7 | 9.8 | 1.5 | 610 | 3100 | 140 | 340 | 690 | 11.0 | 3.7 |
| 変 09004 | 焼きのり | 0 | 297 | 2.3 | 32.0 | 41.4 | 2.2 | 22 | 3.7 | 0.55 | 1.19 | 0.20 | 1.9 | 1.7 | *19.2 | 36.0 | Tr | 44.3 | 8.3 | 1.3 | 530 | 2400 | 280 | 300 | 700 | 11.0 | 3.6 |
| 変 09005 | 味付けのり | 0 | 303 | 3.4 | 31.5 | 40.0 | 2.5 | 21 | 3.5 | 0.64 | 1.30 | 0.25 | 14.3 | 13.5 | *25.6 | 25.2 | 0.1 | 41.8 | 11.3 | 4.3 | 1700 | 2700 | 170 | 290 | 710 | 8.2 | 3.7 |
| | **あらめ** | | | | | | | | | | | | | | | | | | | | | | | | | | |
| 変 09006 | 蒸し干し | 0 | 184 | 16.7 | 9.8 | 12.4 | 0.5 | 0 | 0.7 | 0.19 | 0.07 | 0.13 | – | – | *10.9 | 48.0 | – | 56.2 | 14.0 | 5.8 | 2300 | 3200 | 790 | 530 | 250 | 3.5 | 1.1 |
| | **いわのり** | | | | | | | | | | | | | | | | | | | | | | | | | | |
| 変 09007 | 素干し | 0 | 228 | 8.4 | 26.8 | 34.8 | 0.6 | 30 | 0.7 | 0.14 | 0.27 | 0.06 | (0.5) | (0.4) | *10.8 | 36.4 | 0 | 39.1 | 17.0 | 5.3 | 2100 | 4500 | 86 | 340 | 530 | 48 | 2.3 |
| | **うみぶどう** | | | | | | | | | | | | | | | | | | | | | | | | | | |
| 09012 | 生 | 0 | 6 | 97.0 | – | 0.5 | Tr | 0 | 0.1 | 0.02 | 0.01 | 0.01 | – | – | *0.5 | 0.8 | – | 1.2 | 1.2 | 0.8 | 330 | 39 | 34 | 51 | 10 | 0.8 | Tr |
| | **えごのり** | | | | | | | | | | | | | | | | | | | | | | | | | | |
| 変 09008 | 素干し | 0 | 179 | 15.2 | – | 9.0 | – | 14 | 0.1 | – | – | – | – | – | *8.9 | 53.3 | – | 62.2 | 13.5 | 6.1 | 2400 | 2300 | 210 | 570 | 110 | 6.8 | 2.0 |
| 変 09009 | おきうと | 0 | 7 | 96.9 | – | 0.3 | – | 1 | 0.1 | – | – | – | – | – | *0 | 2.5 | – | 2.5 | 0.2 | 0.1 | 20 | 22 | 19 | 16 | 3 | 0.6 | 0.1 |
| | **おごのり** | | | | | | | | | | | | | | | | | | | | | | | | | | |
| 09010 | 塩蔵，塩抜き | 0 | 26 | 89.0 | – | 1.3 | – | 11 | 0.1 | – | – | – | – | – | *1.3 | 7.5 | – | 8.8 | 0.8 | 0.3 | 130 | 1 | 54 | 110 | 14 | 4.2 | 0.2 |
| | **かわのり** | | | | | | | | | | | | | | | | | | | | | | | | | | |
| 変 09011 | 素干し | 0 | 247 | 13.7 | (29.7) | 38.1 | (1.0) | 1 | 1.6 | (0.24) | (0.51) | (0.09) | (0.4) | (0.4) | *9.1 | 41.7 | 0 | 41.7 | 4.9 | 0.2 | 85 | 500 | 450 | 250 | 730 | 61.0 | 5.5 |
| | **（こんぶ類）** | | | | | | | | | | | | | | | | | | | | | | | | | | |
| | **えながおにこんぶ** | | | | | | | | | | | | | | | | | | | | | | | | | | |
| 09013 | 素干し | 0 | 224 | 10.4 | (8.8) | 11.0 | 0.7 | Tr | 1.0 | 0.18 | 0.17 | 0.18 | – | – | *33.3 | 24.9 | – | 55.7 | 21.9 | 6.1 | 2400 | 7300 | 650 | 490 | 340 | 2.5 | 1.0 |
| | **がごめこんぶ** | | | | | | | | | | | | | | | | | | | | | | | | | | |
| 09014 | 素干し | 0 | 216 | 8.3 | (6.3) | 7.9 | (0.4) | 0 | 0.5 | (0.13) | (0.04) | (0.08) | – | – | *29.6 | 34.2 | – | 62.1 | 21.2 | 7.6 | 3000 | 5700 | 750 | 660 | 320 | 3.3 | 0.8 |
| | **ながこんぶ** | | | | | | | | | | | | | | | | | | | | | | | | | | |
| 09015 | 素干し | 0 | 205 | 10.0 | (6.7) | 8.3 | (1.1) | 0 | 1.5 | (0.40) | (0.13) | (0.23) | – | – | *23.7 | 36.8 | – | 58.5 | 21.7 | 7.6 | 3000 | 5200 | 430 | 700 | 320 | 3.0 | 0.9 |
| | **ほそめこんぶ** | | | | | | | | | | | | | | | | | | | | | | | | | | |
| 09016 | 素干し | 0 | 227 | 11.3 | (5.5) | 6.9 | (1.3) | 0 | 1.7 | (0.45) | (0.15) | (0.27) | – | – | *31.8 | 32.9 | – | 62.9 | 17.2 | 6.1 | 2400 | 4000 | 900 | 590 | 140 | 9.6 | 1.1 |
| | **まこんぶ** | | | | | | | | | | | | | | | | | | | | | | | | | | |
| 変 09017 | 素干し，乾 | 0 | 170 | 9.5 | 5.1 | 5.8 | 1.0 | 0 | 1.3 | 0.35 | 0.11 | 0.21 | 0.1 | 0.1 | *9.7 | 32.1 | 23.4 | 64.3 | 19.1 | 6.6 | 2600 | 6100 | 780 | 530 | 180 | 3.2 | 0.9 |
| 新 09056 | 素干し，水煮 | 0 | 28 | 83.9 | 1.0 | 1.1 | 0.2 | (0) | 0.3 | 0.08 | 0.02 | 0.05 | *Tr | Tr | 0.3 | 8.7 | 2.8 | 11.6 | 3.1 | 0.9 | 370 | 890 | 200 | 120 | 24 | 0.7 | 0.3 |
| | **みついしこんぶ** | | | | | | | | | | | | | | | | | | | | | | | | | | |
| 09018 | 素干し | 0 | 235 | 9.2 | (6.2) | 7.7 | (1.5) | 0 | 1.9 | (0.50) | (0.16) | (0.30) | – | – | *31.9 | 34.8 | – | 64.7 | 16.5 | 7.6 | 3000 | 3200 | 560 | 670 | 230 | 5.1 | 1.3 |
| | **りしりこんぶ** | | | | | | | | | | | | | | | | | | | | | | | | | | |
| 09019 | 素干し | 0 | 211 | 13.2 | (6.4) | 8.0 | (1.5) | 0 | 2.0 | (0.53) | (0.17) | (0.31) | – | – | *27.2 | 31.4 | – | 56.5 | 20.3 | 6.9 | 2700 | 5300 | 760 | 540 | 240 | 2.4 | 1.0 |
| 09020 | **刻み昆布** | 0 | 119 | 15.5 | (4.3) | 5.4 | 0.2 | 0 | 0.5 | 0.11 | 0.01 | 0.04 | *0.4 | 0.4 | 0 | 39.1 | 12.4 | 50.2 | 28.4 | 10.9 | 4300 | 8200 | 940 | 720 | 300 | 8.6 | 1.1 |
| 09021 | **削り昆布** | 0 | 177 | 24.4 | (5.2) | 6.5 | 0.6 | 0 | 0.9 | 0.27 | 0.01 | 0.06 | – | – | *23.6 | 28.2 | – | 50.2 | 18.0 | 5.3 | 2100 | 4800 | 650 | 520 | 190 | 3.6 | 1.1 |
| 09022 | **塩昆布** | 0 | 193 | 24.1 | – | 16.9 | – | 0 | 0.4 | – | – | – | – | – | *23.9 | 13.1 | – | 37.0 | 21.6 | 18.0 | 7100 | 1800 | 280 | 190 | 170 | 4.2 | 0.7 |

| 可食部100g当たり | | | | | | | | | | | | | | | | | | | | | | | | | | | | |
|---|---|---|---|---|---|---|---|---|---|---|---|---|---|---|---|---|---|---|---|---|---|---|---|---|---|---|---|---|
| 無機質 | | | | | | ビタミン | | | | | | | | | | | | | | | | | | | | | | 備考 |
| | | | | | | ビタミンA | | | | | | | ビタミンE | | | | | | | | | | | | | | | |
| 銅 | マンガン | ヨウ素 | セレン | クロム | モリブデン | レチノール | α-カロテン | β-カロテン | β-クリプトキサンチン | β-カロテン当量 | レチノール活性当量 | ビタミンD | α-トコフェロール | β-トコフェロール | γ-トコフェロール | δ-トコフェロール | ビタミンK | ビタミン$B_1$ | ビタミン$B_2$ | ナイアシン | ナイアシン当量 | ビタミン$B_6$ | ビタミン$B_{12}$ | 葉酸 | パントテン酸 | ビオチン | ビタミンC | 有 有機酸<br>♣食物繊維：AOAC 2011.25 法 |
| mg | mg | µg | µg | µg | µg | µg | µg | µg | µg | µg | µg | µg | mg | mg | mg | mg | µg | mg | mg | mg | mg | mg | µg | µg | mg | µg | mg | |
| 0.80 | 17.00 | 2200 | 8 | 160 | 23 | (0) | 300 | 2500 | 27 | 2700 | 220 | (0) | 1.1 | 0 | 0 | 0 | 5 | 0.07 | 0.48 | 10.0 | 16.0 | 0.09 | 37.2 | 180 | 0.44 | 31.0 | 25 | |
| 0.58 | 13.00 | 2700 | 7 | 39 | 18 | (0) | 2200 | 20000 | 81 | 21000 | 1700 | (0) | 2.5 | 0 | 0 | 0 | 3 | 0.92 | 1.66 | 6.3 | 14.0 | 0.5 | 41.6 | 270 | 0.57 | 71.0 | 62 | |
| 0.62 | 2.51 | 1400 | 7 | 5 | 93 | (0) | 8800 | 38000 | 1900 | 43000 | 3600 | (0) | 4.3 | 0 | 0 | 0 | 2600 | 1.21 | 2.68 | 12.0 | 20.0 | 0.61 | 39.6 | 1200 | 0.93 | 41.0 | 160 | 別名 のり<br>すき干ししたもの |
| 0.55 | 3.72 | 2100 | 9 | 6 | 220 | (0) | 4100 | 25000 | 980 | 27000 | 2300 | (0) | 4.6 | 0 | 0 | 0 | 390 | 0.69 | 2.33 | 12.0 | 20.0 | 0.59 | 56.7 | 1900 | 1.18 | 47.0 | 210 | |
| 0.59 | 2.35 | – | – | – | – | (0) | 5600 | 29000 | 1200 | 32000 | 2700 | (0) | 3.7 | 0 | 0 | 0 | 650 | 0.61 | 2.31 | 12.0 | 20.0 | 0.51 | 67.9 | 1600 | 1.28 | – | 200 | 有 0.4g |
| 0.17 | 0.23 | – | – | – | – | 0 | 0 | 2700 | 33 | 2700 | 220 | (0) | 0.6 | 0 | 0 | 0 | 260 | 0.1 | 0.26 | 2.3 | 4.9 | 0.02 | 0.1 | 110 | 0.28 | – | (0) | |
| 0.39 | 1.58 | – | – | – | – | (0) | 3600 | 25000 | 1900 | 28000 | 2300 | (0) | 4.2 | 0 | 0 | 0 | 1700 | 0.57 | 2.07 | 5.4 | (13.0) | 0.38 | 69.4 | 1500 | 0.71 | – | 3 | すき干ししたもの |
| 0.01 | 0.08 | 80 | 0 | Tr | Tr | (0) | 98 | 74 | – | 120 | 10 | (0) | 0.2 | 0 | 0 | 0 | 35 | Tr | 0.01 | Tr | (0.1) | 0 | 0 | 4 | 0 | 0.1 | Tr | 別名 くびれずた（和名），くびれづた |
| 0.31 | 5.73 | – | – | – | – | (0) | 2 | 7 | 0 | 8 | 1 | (0) | 0.4 | 0 | 0 | 0 | 230 | 0.04 | 0.29 | 0.7 | 2.2 | 0.03 | 6.2 | 44 | 0.38 | – | 0 | |
| 0.01 | 0.34 | – | – | – | – | (0) | 0 | 0 | 0 | 0 | (0) | (0) | Tr | 0 | 0 | 0 | 1 | 0 | 0.01 | 0 | Tr | 0 | 1.3 | 7 | 0 | – | 0 | 別名 おきゅうと |
| 0.03 | 1.63 | – | – | – | – | (0) | 0 | 760 | 54 | 780 | 65 | (0) | 0.1 | 0 | 0 | 0 | 160 | 0.02 | 0.18 | 0.1 | 0.3 | 0 | 0 | 3 | 0 | – | 0 | |
| 0.60 | 2.07 | – | – | – | – | (0) | 2700 | 5600 | 92 | 6900 | 580 | (0) | 3.2 | 0 | 0 | 0 | 4 | 0.38 | 2.10 | 3.0 | (11.0) | 0.36 | 4.2 | 1200 | 1.20 | – | 0 | すき干ししたもの |
| 0.07 | 0.20 | – | – | – | – | 0 | 0 | 1400 | 31 | 1400 | 120 | (0) | 0.7 | 0 | 0 | 0 | 110 | 0.10 | 0.25 | 1.5 | (3.6) | 0.03 | 0.1 | 190 | 0.27 | – | 3 | 別名 らうすこんぶ，おにこんぶ（和名） |
| 0.03 | 0.22 | – | – | – | – | (0) | 0 | 1200 | 29 | 1200 | 98 | (0) | 0.6 | 0 | 0 | 0 | 170 | 0.21 | 0.32 | 1.5 | (3.0) | 0.03 | 0 | 42 | 0.13 | – | 0 | 別名 がごめ（和名） |
| 0.19 | 0.41 | 210000 | 2 | 5 | 15 | (0) | 0 | 780 | 0 | 780 | 65 | (0) | 0.3 | 0 | 0 | 0 | 240 | 0.19 | 0.41 | 2.1 | (3.7) | 0.02 | 0.1 | 38 | 0.20 | 16.0 | 20 | |
| 0.06 | 0.61 | – | – | – | – | (0) | 0 | 1800 | 22 | 1800 | 150 | (0) | 1.5 | 0 | 0 | 0 | 96 | 0.06 | 0.28 | 1.6 | (2.9) | 0.03 | 0 | 310 | 0.24 | – | 25 | |
| 0.11 | 0.21 | 200000 | 2 | 14 | 11 | (0) | 0 | 1600 | 43 | 1600 | 130 | (0) | 2.6 | 0 | 0 | 0 | 110 | 0.26 | 0.31 | 1.3 | 2.3 | 0.03 | (0) | 240 | 0.35 | 9.7 | 29 | 有 0.1g ♣ |
| 0.03 | 0.05 | 19000 | Tr | 2 | 1 | (0) | (0) | 360 | 5 | 360 | 30 | (0) | 0.6 | (0) | (0) | (0) | 32 | 0.03 | 0.03 | 0.2 | 0.4 | Tr | 0 | 16 | 0.04 | 1.8 | 1 | 有 0g ♣ |
| 0.07 | 0.21 | – | – | – | – | (0) | 0 | 2700 | 89 | 2700 | 230 | (0) | 1.3 | 0 | 0 | 0 | 270 | 0.40 | 0.60 | 2.5 | (4.0) | 0.03 | 0 | 310 | 0.28 | – | 10 | 別名 日高こんぶ |
| 0.05 | 0.22 | – | – | – | – | (0) | 0 | 850 | 0 | 850 | 71 | (0) | 1.0 | 0 | 0 | 0 | 110 | 0.80 | 0.35 | 2.0 | (3.5) | 0.02 | 0 | 170 | 0.24 | – | 15 | |
| 0.07 | 0.34 | 230000 | 2 | 33 | 14 | (0) | 0 | 61 | 0 | 61 | 5 | (0) | 0.3 | 0 | 0 | 0 | 91 | 0.15 | 0.33 | 1.2 | (2.2) | 0.01 | 0 | 17 | 0.09 | 12.0 | 0 | |
| 0.08 | 0.19 | – | – | – | – | (0) | 0 | 760 | 19 | 760 | 64 | (0) | 0.8 | 0 | 0 | 0 | 150 | 0.33 | 0.28 | 1.0 | (2.2) | 0.02 | 0 | 32 | 0.14 | – | 19 | 別名 おぼろこんぶ，とろろこんぶ |
| 0.04 | 0.56 | – | – | – | – | (0) | 0 | 390 | 0 | 390 | 33 | (0) | 0.4 | Tr | 0.1 | 0.1 | 74 | 0.04 | 0.23 | 0.8 | 3.6 | 0.07 | 0 | 19 | 0.33 | – | 0 | |

# 9 藻類

可食部100g当たり

| 食品番号 | 食品名 | 廃棄率 | エネルギー | 水分 | たんぱく質: アミノ酸組成によるたんぱく質 | たんぱく質: たんぱく質 | 脂質: トリアシルグリセロール当量 | 脂質: コレステロール | 脂質: 脂質 | 脂肪酸: 飽和脂肪酸 | 脂肪酸: n-3系多価不飽和脂肪酸 | 脂肪酸: n-6系多価不飽和脂肪酸 | 炭水化物: 利用可能炭水化物(単糖当量) | 炭水化物: 利用可能炭水化物(質量計) | 炭水化物: 差引き法による利用可能炭水化物 | 炭水化物: 食物繊維総量 | 炭水化物: 糖アルコール | 炭水化物: 炭水化物 | 灰分 | 食塩相当量 | 無機質: ナトリウム | 無機質: カリウム | 無機質: カルシウム | 無機質: マグネシウム | 無機質: リン | 無機質: 鉄 | 無機質: 亜鉛 |
|---|---|---|---|---|---|---|---|---|---|---|---|---|---|---|---|---|---|---|---|---|---|---|---|---|---|---|---|
| | | % | kcal | g | g | g | g | mg | g | g | g | g | g | g | g | g | g | g | g | g | mg | mg | mg | mg | mg | mg | mg |
| 09023 | つくだ煮 | 0 | 150 | 49.6 | 4.7 | 6.0 | 0.9 | 0 | 1.0 | 0.16 | 0.02 | 0.31 | 20.6 | 19.8 | *25.5 | 6.8 | 2.1 | 33.3 | 9.5 | 7.4 | 2900 | 770 | 150 | 98 | 120 | 1.3 | 0.5 |
| | **すいぜんじのり** | | | | | | | | | | | | | | | | | | | | | | | | | | |
| 09024 | 素干し，水戻し | 0 | 10 | 96.1 | – | 1.5 | – | Tr | Tr | – | – | – | – | – | *0 | 2.1 | – | 2.1 | 0.3 | 0 | 5 | 12 | 63 | 18 | 7 | 2.5 | 0.1 |
| | **てんぐさ** | | | | | | | | | | | | | | | | | | | | | | | | | | |
| 09025 | 素干し | 0 | 194 | 15.2 | – | 16.1 | – | 51 | 1.0 | – | – | – | – | – | *6.5 | 47.3 | – | 53.8 | 13.9 | 4.8 | 1900 | 3100 | 230 | 1100 | 180 | 6.0 | 3.0 |
| 09026 | ところてん | 0 | 2 | 99.1 | (0.1) | 0.2 | – | Tr | 0 | – | – | – | – | – | *0.1 | 0.6 | – | 0.6 | 0.1 | 0 | 3 | 2 | 4 | 4 | 1 | 0.1 | Tr |
| 09027 | 角寒天 | 0 | 159 | 20.5 | (1.0) | 2.4 | (0.1) | Tr | 0.2 | (0.04) | (0.06) | (0.01) | – | – | *1.4 | 74.1 | – | 74.1 | 2.8 | 0.3 | 130 | 52 | 660 | 100 | 34 | 4.5 | 1.5 |
| 09028 | 寒天 | 0 | 3 | 98.5 | – | Tr | – | 0 | Tr | – | – | – | – | – | *0 | 1.5 | – | 1.5 | Tr | 0 | 2 | 1 | 10 | 2 | 1 | 0.2 | Tr |
| 09049 | 粉寒天 | 0 | 160 | 16.7 | 0.1 | 0.2 | (0.2) | 0 | 0.3 | (0.05) | (0.08) | (0.01) | *0.1 | 0.1 | 2.9 | 79.0 | 0 | 81.7 | 1.2 | 0.4 | 170 | 30 | 120 | 39 | 39 | 7.3 | 0.3 |
| | **とさかのり** | | | | | | | | | | | | | | | | | | | | | | | | | | |
| 09029 | 赤とさか，塩蔵，塩抜き | 0 | 19 | 92.1 | – | 1.5 | – | 9 | 0.1 | – | – | – | – | – | *1.1 | 4.0 | – | 5.1 | 1.2 | 0.7 | 270 | 37 | 70 | 31 | 11 | 1.2 | 0.2 |
| 09030 | 青とさか，塩蔵，塩抜き | 0 | 17 | 92.2 | – | 0.9 | – | 9 | 0.2 | – | – | – | – | – | *0.8 | 4.1 | – | 4.9 | 1.8 | 0.8 | 320 | 40 | 160 | 220 | 12 | 0.8 | 0.6 |
| | **ひじき** | | | | | | | | | | | | | | | | | | | | | | | | | | |
| 09050 | ほしひじき，ステンレス釜，乾 | 0 | 180 | 6.5 | 7.4 | 9.2 | 1.7 | Tr | 3.2 | 0.59 | 0.33 | 0.31 | 0.4 | 0.4 | *6.8 | 51.8 | 3.1 | 58.4 | 22.7 | 4.7 | 1800 | 6400 | 1000 | 640 | 93 | 6.2 | 1.0 |
| 09051 | ほしひじき，ステンレス釜，ゆで | 0 | 11 | 94.5 | 0.5 | 0.7 | (0.2) | 0 | 0.3 | (0.06) | (0.03) | (0.03) | *0 | 0 | 0.3 | 3.7 | 0 | 3.4 | 0.8 | 0.1 | 52 | 160 | 96 | 37 | 2 | 0.3 | 0.1 |
| 09052 | ほしひじき，ステンレス釜，油いため | 0 | 51 | 89.0 | 0.6 | 0.8 | (4.4) | 0 | 4.7 | (0.37) | (0.36) | (0.83) | *0 | 0 | 0.4 | 4.5 | Tr | 4.1 | 1.0 | 0.2 | 64 | 200 | 110 | 44 | 3 | 0.3 | 0.1 |
| 09053 | ほしひじき，鉄釜，乾 | 0 | 186 | 6.5 | – | 9.2 | – | Tr | 3.2 | – | – | – | – | – | *4.2 | 51.8 | – | 56.0 | 25.2 | 4.7 | 1800 | 6400 | 1000 | 640 | 93 | 58.0 | 1.0 |
| 09054 | ほしひじき，鉄釜，ゆで | 0 | 13 | 94.5 | – | 0.7 | – | 0 | 0.3 | – | – | – | – | – | *0 | 3.7 | – | 3.4 | 0.8 | 0.1 | 52 | 160 | 96 | 37 | 2 | 2.7 | 0.1 |
| 09055 | ほしひじき，鉄釜，油いため | 0 | 54 | 89.0 | – | 0.8 | – | 0 | 4.7 | – | – | – | – | – | *0 | 4.5 | – | 4.1 | 1.0 | 0.2 | 64 | 200 | 110 | 44 | 3 | 2.9 | 0.1 |
| | **ひとえぐさ** | | | | | | | | | | | | | | | | | | | | | | | | | | |
| 09032 | 素干し | 0 | 172 | 16.0 | – | 16.6 | – | Tr | 1.0 | – | – | – | – | – | *2.1 | 44.2 | – | 46.3 | 20.1 | 11.4 | 4500 | 810 | 920 | 880 | 280 | 3.4 | 0.6 |
| 09033 | つくだ煮 | 0 | 148 | 56.5 | 11.2 | 14.4 | 0.5 | 1 | 1.3 | 0.21 | 0.17 | 0.02 | *23.8 | 22.9 | 20.7 | 4.1 | 0 | 21.1 | 6.7 | 5.8 | 2300 | 160 | 28 | 94 | 63 | 3.6 | 0.9 |
| | **ふのり** | | | | | | | | | | | | | | | | | | | | | | | | | | |
| 09034 | 素干し | 0 | 207 | 14.7 | (10.7) | 13.8 | (0.6) | 24 | 1.0 | (0.15) | (0.32) | (0.05) | – | – | *18.2 | 43.1 | – | 57.8 | 12.7 | 6.9 | 2700 | 600 | 330 | 730 | 130 | 4.8 | 1.8 |
| | **まつも** | | | | | | | | | | | | | | | | | | | | | | | | | | |
| 09035 | 素干し | 0 | 252 | 12.6 | (23.5) | 27.9 | (2.9) | 1 | 4.9 | (1.31) | (0.57) | (0.53) | – | – | *18.6 | 28.5 | – | 40.8 | 13.8 | 3.3 | 1300 | 3800 | 920 | 700 | 530 | 11.0 | 5.2 |
| | **むかでのり** | | | | | | | | | | | | | | | | | | | | | | | | | | |
| 09036 | 塩蔵，塩抜き | 0 | 12 | 93.7 | – | 0.6 | 0.1 | 2 | 0.1 | 0.01 | 0.04 | 0.01 | – | – | *Tr | 4.2 | – | 4.2 | 1.4 | 0.6 | 220 | 6 | 85 | 120 | 9 | 0.8 | 0.1 |
| | **(もずく類)** | | | | | | | | | | | | | | | | | | | | | | | | | | |
| | **おきなわもずく** | | | | | | | | | | | | | | | | | | | | | | | | | | |
| 09037 | 塩蔵，塩抜き | 0 | 7 | 96.7 | 0.2 | 0.3 | 0.1 | Tr | 0.2 | 0.05 | 0.02 | 0.02 | 0 | 0 | *0.1 | 2.0 | 0 | 2.0 | 0.8 | 0.6 | 240 | 7 | 22 | 21 | 2 | 0.2 | Tr |
| | **もずく** | | | | | | | | | | | | | | | | | | | | | | | | | | |
| 09038 | 塩蔵，塩抜き | 0 | 4 | 97.7 | 0.2 | 0.2 | (0.1) | 0 | 0.1 | (0.03) | (0.01) | (0.01) | – | – | *0.1 | 1.4 | – | 1.4 | 0.6 | 0.2 | 90 | 2 | 22 | 12 | 2 | 0.7 | 0.3 |
| | **わかめ** | | | | | | | | | | | | | | | | | | | | | | | | | | |
| 09039 | 原藻，生 | 35 | 24 | 89.0 | (1.4) | 1.9 | (0.1) | 0 | 0.2 | (0.01) | (0.04) | (0.02) | – | – | *2.6 | 3.6 | – | 5.6 | 3.3 | 1.5 | 610 | 730 | 100 | 110 | 36 | 0.7 | 0.3 |
| 変 09040 | 乾燥わかめ，素干し | 0 | 172 | 11.3 | (11.2) | 14.4 | (1.1) | 0 | 2.6 | (0.16) | (0.58) | (0.26) | – | – | *(14.4) | 29.8 | – | 39.6 | 32.2 | 16.2 | 6400 | 6000 | 830 | 1000 | 350 | 5.8 | 1.0 |
| 変 09041 | 乾燥わかめ，素干し，水戻し | 0 | 20 | 91.7 | (1.3) | 1.6 | (0.1) | 0 | 0.3 | (0.02) | (0.07) | (0.03) | – | – | *(1.2) | 4.3 | – | 4.9 | 1.4 | 0.7 | 260 | 440 | 100 | 96 | 35 | 0.4 | 0.1 |
| 新 09060 | 乾燥わかめ，素干し，水戻し，水煮 | 0 | 10 | 95.3 | (0.8) | 1.0 | (0.1) | – | 0.3 | (0.02) | (0.06) | (0.03) | – | – | *(0.1) | 2.9 | – | 2.6 | 0.8 | 0.4 | 150 | 240 | 69 | 66 | 21 | 0.2 | 0.1 |

可食部100g当たり

| 無機質 | | | | | | ビタミン | | | | | | | | | | | | | | | | | | | | | | 備考 |
|---|---|---|---|---|---|---|---|---|---|---|---|---|---|---|---|---|---|---|---|---|---|---|---|---|---|---|---|---|
| | | | | | | ビタミンA | | | | | | | ビタミンE | | | | | | | | | | | | | | | |
| 銅 | マンガン | ヨウ素 | セレン | クロム | モリブデン | レチノール | α-カロテン | β-カロテン | β-クリプトキサンチン | β-カロテン当量 | レチノール活性当量 | ビタミンD | α-トコフェロール | β-トコフェロール | γ-トコフェロール | δ-トコフェロール | ビタミンK | ビタミン$B_1$ | ビタミン$B_2$ | ナイアシン | ナイアシン当量 | ビタミン$B_6$ | ビタミン$B_{12}$ | 葉酸 | パントテン酸 | ビオチン | ビタミンC | 有 有機酸<br>調 調理による脂質の増減<br>♣食物繊維：AOAC 2011.25法 |
| mg | mg | µg | µg | µg | µg | µg | µg | µg | µg | µg | µg | µg | mg | mg | mg | mg | µg | mg | mg | mg | mg | mg | µg | µg | mg | µg | mg | |
| 0.06 | 0.46 | 11000 | 3 | 6 | 19 | 0 | 0 | 56 | 0 | 56 | 5 | 0 | 0.1 | 0 | 0.1 | 0 | 310 | 0.05 | 0.05 | 0.6 | 1.1 | 0.05 | 0 | 15 | 0.12 | 4.7 | Tr | 試料：ごま入り<br>有1.0g |
| 0.02 | 1.57 | − | − | − | − | (0) | 0 | 100 | 18 | 110 | 9 | (0) | 0.1 | 0 | 0 | 0 | 320 | 0.02 | 0.01 | Tr | 0.3 | 0.01 | 0.4 | 2 | 0.07 | − | 0 | |
| | | | | | | | | | | | | | | | | | | | | | | | | | | | | 別名まくさ（和名） |
| 0.24 | 0.63 | − | − | − | − | (0) | 130 | 130 | 13 | 200 | 17 | (0) | 0.2 | 0 | 0 | 0 | 730 | 0.08 | 0.83 | 2.2 | 4.9 | 0.08 | 0.5 | 93 | 0.29 | − | Tr | |
| 0.01 | 0.01 | 240 | Tr | Tr | 1 | (0) | 0 | 0 | 0 | 0 | (0) | (0) | 0 | 0 | 0 | 0 | 0 | 0 | 0 | 0 | 0 | 0 | 0 | 0 | 0 | Tr | Tr | |
| 0.02 | 3.19 | − | − | − | − | (0) | − | − | − | (0) | (0) | (0) | 0 | 0 | 0 | 0 | 0 | 0.01 | 0 | 0.1 | (0.2) | Tr | 0 | 0 | 0.46 | − | 0 | 別名棒寒天<br>細寒天（糸寒天）を含む |
| Tr | 0.04 | 21 | 0 | 1 | 0 | (0) | 0 | 0 | 0 | 0 | (0) | (0) | 0 | 0 | 0 | 0 | 0 | Tr | 0 | 0 | 0 | 0 | 0 | 0 | 0 | 0 | 0 | 角寒天をゼリー状にしたもの<br>角寒天2.2g使用 |
| 0.04 | 1.01 | 81 | 0 | 39 | 5 | (0) | 0 | 0 | 0 | 0 | 0 | (0) | 0 | 0 | 0 | 0 | Tr | 0 | Tr | 0.1 | 0.1 | 0 | 0.2 | 1 | 0 | 0.1 | 0 | 試料：てんぐさ以外の粉寒天も含む |
| 0.02 | 0.10 | 630 | 0 | Tr | 1 | (0) | − | − | − | 15 | 1 | (0) | 0 | 0 | 0 | 0 | 17 | 0 | 0.04 | 0 | 0.3 | Tr | 0.1 | 0 | 0.08 | 0.6 | 0 | |
| 0.02 | 1.47 | − | − | − | − | (0) | 130 | 200 | 35 | 280 | 24 | (0) | 0 | 0 | 0 | 0 | 26 | 0 | 0.02 | 0 | 0.2 | Tr | 0 | 7 | 0.05 | − | 0 | 石灰処理したもの |
| 0.14 | 0.82 | 45000 | 7 | 26 | 17 | (0) | 2 | 4400 | 18 | 4400 | 360 | (0) | 5.0 | 0 | 0.4 | 0 | 580 | 0.09 | 0.42 | 1.8 | 4.4 | 0 | 0 | 93 | 0.30 | 17.0 | 0 | ステンレス釜で煮熟後乾燥したもの |
| 0.01 | 0.06 | 960 | Tr | 1 | 1 | (0) | 0 | 330 | 1 | 330 | 28 | (0) | 0.4 | 0 | Tr | 0 | 40 | Tr | 0 | 0 | 0.2 | 0 | 0 | 1 | 0 | 0.7 | 0 | 09050ほしひじきステンレス釜乾を水もどし後，ゆで |
| 0.01 | 0.08 | 1300 | 0 | 2 | 1 | (0) | 0 | 390 | 2 | 390 | 33 | (0) | 1.3 | 0 | 1.8 | Tr | 43 | 0.01 | Tr | 0 | 0.2 | 0 | 0 | 2 | 0 | 0.9 | 0 | 09050ほしひじきステンレス釜乾を水もどし後，油いため<br>植物油（なたね油）<br>調p. 250，表14 |
| 0.14 | 0.82 | 45000 | 7 | 26 | 17 | (0) | 2 | 4400 | 18 | 4400 | 360 | (0) | 5.0 | 0 | 0.4 | 0 | 580 | 0.09 | 0.42 | 1.8 | 3.4 | 0 | 0 | 93 | 0.30 | 17.0 | 0 | 鉄釜で煮熟後乾燥したもの |
| 0.01 | 0.06 | 960 | Tr | 1 | 1 | (0) | 0 | 330 | 1 | 330 | 28 | (0) | 0.4 | 0 | Tr | 0 | 40 | Tr | 0 | 0 | 0.1 | 0 | 0 | 1 | 0 | 0.7 | 0 | 09053ほしひじき鉄釜乾を水もどし後，ゆで |
| 0.01 | 0.08 | 1300 | 0 | 2 | 1 | (0) | 0 | 390 | 2 | 390 | 33 | (0) | 1.3 | 0 | 1.8 | Tr | 43 | 0.01 | Tr | 0 | 0.1 | 0 | 0 | 2 | 0 | 0.9 | 0 | 09053ほしひじき鉄釜乾を水もどし後，油いため<br>植物油（なたね油）<br>調p. 250，表14 |
| 0.86 | 1.32 | − | − | − | − | (0) | 140 | 8500 | 0 | 8600 | 710 | (0) | 2.5 | 0 | 0 | 0 | 14 | 0.30 | 0.92 | 2.4 | 5.2 | 0.03 | 0.3 | 280 | 0.88 | − | 38 | すき干ししたもの |
| 0.15 | − | − | − | − | − | (0) | 33 | 260 | 0 | 270 | 23 | (0) | 0.1 | 0 | 0 | 0 | 12 | 0.06 | 0.26 | 0.4 | 1.3 | 0.03 | 0 | 23 | 0.19 | − | 0 | 別名のりのつくだ煮<br>有0.3g |
| | | | | | | | | | | | | | | | | | | | | | | | | | | | | 別名のげのり |
| 0.38 | 0.65 | − | − | − | − | (0) | 38 | 670 | 34 | 700 | 59 | (0) | 0.7 | 0 | 0 | 0 | 430 | 0.16 | 0.61 | 1.7 | (4.6) | 0.13 | 0 | 68 | 0.94 | − | 1 | |
| 0.26 | 1.25 | − | − | − | − | (0) | 0 | 30000 | 110 | 30000 | 2500 | (0) | 13.0 | 0.2 | 0.2 | 3.1 | 1100 | 0.48 | 1.61 | 5.0 | (14.0) | 0.06 | 0 | 720 | 1.24 | − | 5 | すき干ししたもの |
| 0.01 | 0.41 | − | − | − | − | (0) | 13 | 23 | − | 30 | 2 | (0) | 0 | 0 | 0 | 0 | 16 | 0 | Tr | 16.0 | 16.0 | 0 | 0 | 0 | 0 | − | 0 | 石灰処理したもの |
| 0.01 | 0.01 | 140 | 1 | 0 | 0 | (0) | 0 | 220 | 4 | 220 | 18 | (0) | 0.1 | 0 | 0 | 0 | 18 | Tr | 0.09 | 0 | 0.1 | 0 | 0 | 2 | 0 | 0.4 | 0 | |
| 0.01 | 0.03 | − | − | − | − | (0) | 0 | 180 | 0 | 180 | 15 | (0) | 0.1 | 0 | 0 | 0 | 14 | Tr | 0.01 | Tr | 0.1 | Tr | 0.1 | 2 | 0 | − | 0 | |
| 0.02 | 0.05 | 1600 | 1 | 1 | 3 | (0) | 0 | 930 | 26 | 940 | 79 | (0) | 0.1 | 0 | 0 | 0 | 140 | 0.07 | 0.18 | 0.9 | (1.5) | 0.03 | 0.3 | 29 | 0.19 | 4.2 | 15 | 基部を除いたもの<br>廃棄部位：茎，中肋及びめかぶ |
| 0.06 | 0.38 | 10000 | 6 | 5 | 20 | (0) | Tr | 4400 | 64 | 4400 | 370 | (0) | 1.2 | 0 | 0 | 0 | 890 | 0.36 | 1.01 | 9.1 | (13.4) | 0.11 | 0.2 | 320 | 0.47 | 23.3 | 19 | ♣ |
| 0.04 | 0.05 | 1300 | 1 | Tr | 2 | (0) | 0 | 880 | 5 | 880 | 74 | (0) | 0.2 | 0 | 0 | 0 | 110 | 0.05 | 0.07 | 0.4 | (0.8) | 0.01 | Tr | 33 | 0.02 | 2.9 | 2 | ♣ |
| 0.05 | 0.03 | 730 | Tr | − | 1 | − | − | 590 | 3 | 590 | 49 | − | 0.1 | − | − | − | 73 | 0.02 | 0.03 | 0.2 | (0.5) | 0.01 | 0.1 | 9 | 0.02 | 1.8 | Tr | 沸騰水で短時間加熱したもの ♣ |

# 9 藻類

| 食品番号 | 食品名 | 廃棄率 | エネルギー | 水分 | たんぱく質: アミノ酸組成によるたんぱく質 | たんぱく質: たんぱく質 | 脂質: トリアシルグリセロール当量 | 脂質: コレステロール | 脂質: 脂質 | 脂肪酸: 飽和脂肪酸 | 脂肪酸: n-3系多価不飽和脂肪酸 | 脂肪酸: n-6系多価不飽和脂肪酸 | 炭水化物: 利用可能炭水化物（単糖当量） | 炭水化物: 利用可能炭水化物（質量計） | 炭水化物: 差引法による利用可能炭水化物 | 炭水化物: 食物繊維総量 | 炭水化物: 糖アルコール | 炭水化物: 炭水化物 | 灰分 | 食塩相当量 | 無機質: ナトリウム | 無機質: カリウム | 無機質: カルシウム | 無機質: マグネシウム | 無機質: リン | 無機質: 鉄 | 無機質: 亜鉛 |
|---|---|---|---|---|---|---|---|---|---|---|---|---|---|---|---|---|---|---|---|---|---|---|---|---|---|---|---|
| | | % | kcal | g | g | g | g | mg | g | g | g | g | g | g | g | g | g | g | g | g | mg | mg | mg | mg | mg | mg | mg |
| 09042 | 乾燥わかめ，板わかめ | 0 | 200 | 7.2 | (13.0) | 16.7 | (0.5) | 1 | 1.2 | (0.08) | (0.27) | (0.12) | – | – | *20.0 | 31.7 | – | 47.4 | 27.5 | 9.9 | 3900 | 7400 | 960 | 620 | 330 | 6.4 | 5.2 |
| 09043 | 乾燥わかめ，灰干し，水戻し | 0 | 9 | 96.0 | (0.9) | 1.1 | (Tr) | 1 | 0.1 | (0.01) | (0.02) | (0.01) | – | – | *0.3 | 2.2 | – | 2.2 | 0.6 | 0.1 | 48 | 60 | 140 | 55 | 16 | 0.7 | 0.3 |
| 変 09044 | カットわかめ，乾 | 0 | 186 | 9.2 | 14.0 | 17.9 | 1.7 | 0 | 4.0 | 0.25 | 0.90 | 0.40 | 0 | 0 | *9.1 | 39.2 | 0 | 42.1 | 26.8 | 23.5 | 9300 | 430 | 870 | 460 | 300 | 6.5 | 2.8 |
| 新 09058 | カットわかめ，水煮（沸騰水で短時間加熱したもの） | 0 | 17 | 93.6 | (1.0) | 1.3 | (0.4) | – | 0.8 | (0.05) | (0.19) | (0.08) | – | – | *0.8 | 3.2 | – | 3.8 | 1.0 | 0.8 | 310 | 15 | 76 | 37 | 22 | 0.6 | 0.3 |
| 新 09059 | カットわかめ，水煮の汁 | 0 | 0 | 99.8 | – | – | – | – | – | – | – | – | – | – | *0.1 | 0 | – | 0.1 | 0.1 | 0.2 | 68 | 3 | 1 | 1 | Tr | 0 | 0 |
| 変 09045 | 湯通し塩蔵わかめ，塩抜き，生 | 0 | 16 | 93.3 | 1.3 | 1.5 | 0.2 | 0 | 0.3 | 0.04 | 0.10 | 0.05 | 0 | 0 | *0.9 | 2.9 | 0 | 3.4 | 1.4 | 1.4 | 530 | 10 | 50 | 16 | 30 | 0.5 | 0.2 |
| 新 09057 | 湯通し塩蔵わかめ，塩抜き，ゆで | 0 | 7 | 97.5 | 0.5 | 0.6 | 0.1 | (0) | 0.1 | 0.02 | 0.05 | 0.02 | 0 | 0 | *0.5 | 1.1 | 0 | 1.4 | 0.3 | 0.3 | 130 | 2 | 19 | 5 | 10 | 0.3 | 0.1 |
| 09046 | くきわかめ，湯通し塩蔵，塩抜き | 0 | 18 | 84.9 | (0.8) | 1.1 | (0.1) | 0 | 0.3 | (0.02) | (0.07) | (0.03) | – | – | *0.9 | 5.1 | – | 5.5 | 8.2 | 7.9 | 3100 | 88 | 86 | 70 | 34 | 0.4 | 0.1 |
| 09047 | めかぶわかめ，生 | 0 | 14 | 94.2 | 0.7 | 0.9 | 0.5 | 0 | 0.6 | 0.22 | 0.02 | 0.08 | *0 | 0 | 0.1 | 3.4 | 0.2 | 3.4 | 0.9 | 0.4 | 170 | 88 | 77 | 61 | 26 | 0.3 | 0.2 |

可食部100g当たり

可食部 100 g 当たり

| 銅 | マンガン | ヨウ素 | セレン | クロム | モリブデン | ビタミンA レチノール | ビタミンA α-カロテン | ビタミンA β-カロテン | ビタミンA β-クリプトキサンチン | ビタミンA β-カロテン当量 | ビタミンA レチノール活性当量 | ビタミンD | ビタミンE α-トコフェロール | ビタミンE β-トコフェロール | ビタミンE γ-トコフェロール | ビタミンE δ-トコフェロール | ビタミンK | ビタミン$B_1$ | ビタミン$B_2$ | ナイアシン | ナイアシン当量 | ビタミン$B_6$ | ビタミン$B_{12}$ | 葉酸 | パントテン酸 | ビオチン | ビタミンC | 備考 | |
|---|---|---|---|---|---|---|---|---|---|---|---|---|---|---|---|---|---|---|---|---|---|---|---|---|---|---|---|---|---|
| (無機質) | | | | | | (ビタミン) | | | | | | | | | | | | | | | | | | | | | | 有 有機酸<br>♣食物繊維：AOAC 2011.25 法 | |
| mg | mg | µg | µg | µg | µg | µg | µg | µg | µg | µg | µg | µg | mg | mg | mg | mg | µg | mg | mg | mg | mg | mg | µg | µg | mg | µg | mg | | |
| 0.13 | 1.59 | – | – | – | – | (0) | 0 | 8400 | 97 | 8500 | 710 | (0) | 2.6 | 0 | 0 | 0 | 1800 | 0.62 | 1.50 | 9.5 | (14.0) | 0.23 | 0.2 | 510 | 0.48 | – | 20 | | |
| 0.08 | – | – | – | – | – | 0 | 0 | 37 | 0 | 37 | 3 | (0) | 0 | 0 | 0 | 0 | 70 | 0 | 0.03 | 0 | (0.3) | 0 | 0.2 | 1 | 0.05 | – | 0 | | |
| 0.13 | 0.46 | 10000 | 9 | 19 | 10 | 0 | 0 | 2200 | 0 | 2200 | 190 | 0 | 0.5 | 0 | 0 | 0 | 1600 | 0.07 | 0.08 | 0.3 | 5.6 | 0.01 | 2.0 | 18 | 0.06 | 25.0 | 0 | | ♣ |
| 0.01 | 0.04 | 720 | 1 | 1 | 0 | – | – | 180 | – | 180 | 15 | – | Tr | – | – | – | – | Tr | 0 | 0 | (0.4) | 0 | 0.1 | 1 | 0 | 2.6 | 0 | | ♣ |
| 0 | 0 | 36 | 0 | 0 | 0 | – | – | 0 | – | – | – | – | 0 | – | – | – | – | Tr | 0 | 0 | 0 | 0 | 0 | 0 | 0 | 0 | 0 | | ♣ |
| 0.04 | 0.03 | 810 | Tr | 1 | Tr | (0) | 0 | 210 | 0 | 210 | 17 | (0) | 0.1 | 0 | 0 | 0 | 110 | 0.01 | 0.01 | 0 | 0.5 | Tr | 0 | 6 | 0.07 | 1.9 | 0 | 別名 生わかめ<br>有 0g | ♣ |
| 0.02 | 0.01 | 200 | 0 | 1 | 0 | (0) | (0) | 63 | (0) | 63 | 5 | (0) | Tr | (0) | (0) | (0) | 50 | 0.01 | 0 | 0 | 0.2 | 0 | (0) | 0 | 0 | 0.6 | (0) | 有 0g | ♣ |
| 0.02 | 0.04 | – | – | – | – | (0) | 0 | 56 | 0 | 56 | 5 | (0) | 0 | 0 | 0 | 0 | 33 | 0.02 | 0.02 | 0.1 | (0.9) | Tr | 0 | 2 | 0.07 | – | 0 | | |
| 0.02 | 0.03 | 390 | Tr | 1 | 2 | (0) | 0 | 240 | 2 | 240 | 20 | (0) | 0.1 | 0 | 0 | 0 | 40 | 0.02 | 0.03 | 0.2 | 0.4 | 0.01 | 0 | 36 | 0.05 | 2.2 | 2 | 別名 めかぶ<br>試料：冷凍品 | |

# 10 魚介類

可食部100g当たり

| 食品番号 | 食品名 | 廃棄率 | エネルギー | 水分 | たんぱく質: アミノ酸組成によるたんぱく質 | たんぱく質: たんぱく質 | 脂質: トリアシルグリセロール当量 | 脂質: コレステロール | 脂質: 脂質 | 脂肪酸: 飽和脂肪酸 | 脂肪酸: n-3系多価不飽和脂肪酸 | 脂肪酸: n-6系多価不飽和脂肪酸 | 炭水化物: 利用可能炭水化物(単糖当量) | 炭水化物: 利用可能炭水化物(質量計) | 炭水化物: 差引法による利用可能炭水化物 | 炭水化物: 食物繊維総量 | 炭水化物: 糖アルコール | 炭水化物: 炭水化物 | 灰分 | 食塩相当量 | 無機質: ナトリウム | 無機質: カリウム | 無機質: カルシウム | 無機質: マグネシウム | 無機質: リン | 無機質: 鉄 | 無機質: 亜鉛 |
|---|---|---|---|---|---|---|---|---|---|---|---|---|---|---|---|---|---|---|---|---|---|---|---|---|---|---|---|
| | | % | kcal | g | g | g | g | mg | g | g | g | g | g | g | g | g | g | g | g | g | mg | mg | mg | mg | mg | mg | mg |
| | **魚類** | | | | | | | | | | | | | | | | | | | | | | | | | | |
| | **あいなめ** | | | | | | | | | | | | | | | | | | | | | | | | | | |
| 10001 | 生 | 50 | 105 | 76.0 | (15.8) | 19.1 | 2.9 | 76 | 3.4 | 0.76 | 0.85 | 0.11 | (0.1) | (0.1) | 3.8* | (0) | – | 0.1 | 1.4 | 0.4 | 150 | 370 | 55 | 39 | 220 | 0.4 | 0.5 |
| | **あこうだい** | | | | | | | | | | | | | | | | | | | | | | | | | | |
| 10002 | 生 | 0 | 86 | 79.8 | 14.6 | 16.8 | 1.8 | 56 | 2.3 | 0.23 | 0.23 | 0.04 | (0.1) | (0.1) | 2.8* | (0) | – | 0.1 | 1.0 | 0.2 | 75 | 310 | 15 | 24 | 170 | 0.3 | 0.4 |
| | (あじ類) | | | | | | | | | | | | | | | | | | | | | | | | | | |
| | **まあじ** | | | | | | | | | | | | | | | | | | | | | | | | | | |
| 10003 | 皮つき，生 | 55 | 112 | 75.1 | 16.8 | 19.7 | 3.5 | 68 | 4.5 | 1.10 | 1.05 | 0.13 | (0.1) | (0.1) | 3.3* | (0) | – | 0.1 | 1.3 | 0.3 | 130 | 360 | 66 | 34 | 230 | 0.6 | 1.1 |
| 名 10389 | 皮なし，生 | 0 | 108 | 75.6 | 16.5 | 19.7 | 3.0 | 56 | 4.1 | 0.97 | 0.89 | 0.10 | (0.2) | (0.2) | 3.7* | (0) | – | 0.2 | 1.2 | 0.3 | 110 | 360 | 12 | 31 | 220 | 0.9 | 0.6 |
| 10004 | 皮つき，水煮 | 40 | 136 | 70.3 | (19.1) | 22.4 | 4.6 | 81 | 5.9 | 1.45 | 1.33 | 0.17 | (0.1) | (0.1) | 4.6* | (0) | – | 0.1 | 1.3 | 0.3 | 130 | 350 | 80 | 36 | 250 | 0.7 | 1.3 |
| 10005 | 皮つき，焼き | 35 | 157 | 65.3 | (22.0) | 25.9 | 5.1 | 94 | 6.4 | 1.57 | 1.51 | 0.20 | (0.1) | (0.1) | 5.8* | (0) | – | 0.1 | 1.8 | 0.4 | 180 | 470 | 100 | 44 | 320 | 0.8 | 1.5 |
| 10390 | 皮つき，フライ | 0 | 270 | 52.3 | 16.6 | 20.1 | 17.0 | 80 | 18.2 | 2.25 | 2.05 | 2.68 | 8.5 | 7.8 | 12.7* | – | – | 7.9 | 1.4 | 0.4 | 160 | 330 | 100 | 35 | 250 | 0.8 | 1.2 |
| 10006 | 開き干し，生 | 35 | 150 | 68.4 | (17.2) | 20.2 | 6.7 | 73 | 8.8 | 2.35 | 1.59 | 0.19 | (0.1) | (0.1) | 5.3* | (0) | – | 0.1 | 2.5 | 1.7 | 670 | 310 | 36 | 27 | 220 | 0.8 | 0.7 |
| 10007 | 開き干し，焼き | 30 | 194 | 60.0 | (20.9) | 24.6 | 9.2 | 96 | 12.3 | 3.23 | 2.21 | 0.26 | (0.1) | (0.1) | 6.9* | (0) | – | 0.1 | 3.0 | 2.0 | 770 | 350 | 57 | 38 | 270 | 0.9 | 0.9 |
| 10391 | 小型，骨付き，生 | 10 | 114 | 73.4 | 15.1 | 17.8 | 3.7 | 130 | 5.0 | 1.16 | 1.18 | 0.12 | (0.1) | (0.1) | 5.0* | (0) | – | 0.1 | 2.9 | 0.3 | 120 | 330 | 780 | 43 | 570 | 1.1 | 1.2 |
| 10392 | 小型，骨付き，から揚げ | 0 | 268 | 50.3 | 19.5 | 24.0 | 16.8 | 140 | 18.6 | 2.25 | 2.58 | 2.26 | 4.4 | 4.0 | 9.8* | – | – | 3.5 | 3.6 | 0.3 | 140 | 420 | 900 | 54 | 700 | 0.9 | 1.5 |
| | **まるあじ** | | | | | | | | | | | | | | | | | | | | | | | | | | |
| 10393 | 生 | 50 | 133 | 71.2 | 18.1 | 22.1 | 4.6 | 66 | 5.6 | 1.76 | 1.33 | 0.20 | (0.2) | (0.1) | 4.8* | (0) | – | 0.2 | 1.3 | 0.2 | 59 | 410 | 53 | 33 | 260 | 1.2 | 1.3 |
| 10394 | 焼き | 25 | 175 | 62.4 | 23.7 | 28.7 | 6.2 | 88 | 7.7 | 2.28 | 1.64 | 0.34 | (0.2) | (0.1) | 6.0* | (0) | – | 0.2 | 1.7 | 0.2 | 93 | 540 | 94 | 41 | 330 | 1.5 | 1.5 |
| | **にしまあじ** | | | | | | | | | | | | | | | | | | | | | | | | | | |
| 変 10008 | 生 | 0 | 156 | 69.9 | 17.5 | 19.6 | 8.1 | 78 | 9.1 | 2.48 | 1.99 | 0.17 | (0.1) | (0.1) | 3.2* | (0) | – | 0.1 | 1.3 | 0.4 | 160 | 360 | 26 | 37 | 230 | 1.0 | 0.9 |
| 変 10009 | 水煮 | 40 | 160 | 68.0 | 18.4 | 21.7 | 7.6 | 94 | 8.8 | 2.42 | 1.86 | 0.17 | (0.1) | (0.1) | 4.7* | (0) | – | 0.1 | 1.4 | 0.5 | 180 | 350 | 30 | 40 | 230 | 1.1 | 0.9 |
| 変 10010 | 焼き | 35 | 186 | 63.0 | 21.3 | 24.7 | 9.1 | 100 | 10.4 | 2.91 | 2.22 | 0.20 | (0.1) | (0.1) | 4.8* | (0) | – | 0.1 | 1.8 | 0.6 | 220 | 440 | 58 | 44 | 300 | 1.2 | 1.2 |
| 新 10457 | 開き干し，生 | 35 | 163 | 68.0 | 17.7 | 20.0 | 8.8 | 83 | 10.2 | 2.87 | 1.83 | 0.18 | (Tr) | (Tr) | 3.1* | – | – | Tr | 2.3 | 1.4 | 560 | 360 | 68 | 40 | 210 | 0.7 | 0.7 |
| 新 10458 | 開き干し，焼き | 30 | 203 | 60.1 | 22.2 | 25.2 | 11.1 | 110 | 12.3 | 3.45 | 2.73 | 0.23 | (0.1) | (Tr) | 3.6* | – | – | 0.1 | 3.1 | 1.9 | 760 | 450 | 75 | 47 | 250 | 0.9 | 0.8 |
| | **むろあじ** | | | | | | | | | | | | | | | | | | | | | | | | | | |
| 10011 | 生 | 45 | 147 | 67.7 | (19.7) | 23.6 | 4.8 | 64 | 6.9 | 1.79 | 1.45 | 0.21 | (0.4) | (0.4) | 6.5* | (0) | – | 0.4 | 1.4 | 0.1 | 56 | 420 | 19 | 35 | 280 | 1.6 | 1.0 |
| 10012 | 焼き | 25 | 167 | 61.9 | (24.7) | 29.7 | 4.1 | 86 | 6.2 | 1.60 | 1.23 | 0.19 | (0.6) | (0.5) | 7.6* | (0) | – | 0.6 | 1.6 | 0.2 | 74 | 480 | 28 | 40 | 330 | 1.8 | 1.2 |
| 10013 | 開き干し | 35 | 140 | 67.9 | (19.1) | 22.9 | 4.7 | 66 | 6.2 | 1.60 | 1.31 | 0.20 | (0.1) | (0.1) | 5.4* | (0) | – | 0.1 | 2.9 | 2.1 | 830 | 320 | 43 | 35 | 260 | 1.4 | 0.8 |
| 10014 | くさや | 30 | 223 | 38.6 | (41.6) | 49.9 | 2.0 | 110 | 3.0 | 0.80 | 0.64 | 0.13 | (0.3) | (0.3) | 9.6* | (0) | – | 0.3 | 8.2 | 4.1 | 1600 | 850 | 300 | 65 | 810 | 3.2 | 3.2 |
| | **あなご** | | | | | | | | | | | | | | | | | | | | | | | | | | |
| 10015 | 生 | 35 | 146 | 72.2 | 14.4 | 17.3 | 8.0 | 140 | 9.3 | 2.26 | 1.42 | 0.21 | (Tr) | (Tr) | 4.2* | (0) | – | Tr | 1.2 | 0.4 | 150 | 370 | 75 | 23 | 210 | 0.8 | 0.7 |
| 10016 | 蒸し | 0 | 173 | 68.5 | (14.7) | 17.6 | 10.4 | 180 | 12.7 | 3.00 | 1.69 | 0.24 | (Tr) | (Tr) | 5.3* | (0) | – | Tr | 1.2 | 0.3 | 120 | 280 | 64 | 26 | 180 | 0.9 | 0.8 |
| | **あまご** | | | | | | | | | | | | | | | | | | | | | | | | | | |
| 10017 | 養殖，生 | 50 | 102 | 76.8 | (15.0) | 18.3 | 2.8 | 66 | 3.6 | 0.68 | 0.52 | 0.42 | (0.1) | (0.1) | 4.2* | (0) | – | 0.1 | 1.2 | 0.1 | 49 | 380 | 27 | 27 | 250 | 0.4 | 0.8 |
| | **あまだい** | | | | | | | | | | | | | | | | | | | | | | | | | | |
| 10018 | 生 | 50 | 102 | 76.5 | 16.0 | 18.8 | 2.5 | 52 | 3.6 | 0.80 | 0.68 | 0.13 | (Tr) | (Tr) | 3.9* | (0) | – | Tr | 1.1 | 0.2 | 73 | 360 | 58 | 29 | 190 | 0.3 | 0.3 |
| 10019 | 水煮 | 0 | 113 | 74.2 | (17.6) | 20.7 | 2.8 | 71 | 4.0 | 0.87 | 0.78 | 0.15 | (Tr) | (Tr) | 4.3* | (0) | – | Tr | 1.1 | 0.2 | 91 | 350 | 34 | 30 | 160 | 0.4 | 0.4 |

可食部100 g当たり

| 無機質 | | | | | | ビタミン | | | | | | | | | | | | | | | | | | | | | | 備考 |
|---|---|---|---|---|---|---|---|---|---|---|---|---|---|---|---|---|---|---|---|---|---|---|---|---|---|---|---|---|
| | | | | | | ビタミンA | | | | | | | ビタミンE | | | | | | | | | | | | | | | |
| 銅 | マンガン | ヨウ素 | セレン | クロム | モリブデン | レチノール | α-カロテン | β-カロテン | β-クリプトキサンチン | β-カロテン当量 | レチノール活性当量 | ビタミンD | α-トコフェロール | β-トコフェロール | γ-トコフェロール | δ-トコフェロール | ビタミンK | ビタミンB1 | ビタミンB2 | ナイアシン | ナイアシン当量 | ビタミンB6 | ビタミンB12 | 葉酸 | パントテン酸 | ビオチン | ビタミンC | 調 調理による脂質の増減 |
| mg | mg | μg | μg | μg | μg | μg | μg | μg | μg | μg | μg | μg | mg | mg | mg | mg | μg | mg | mg | mg | mg | mg | μg | μg | mg | μg | mg | |
| | | | | | | | | | | | | | | | | | | | | | | | | | | | | 別名 あぶらめ，あぶらこ |
| 0.06 | – | – | – | – | – | 6 | 0 | (0) | (0) | (0) | 6 | 9.0 | 1.7 | 0 | 0 | 0 | (0) | 0.24 | 0.26 | 2.6 | (6.1) | 0.18 | 2.2 | 8 | 0.98 | – | 2 | 廃棄部位：頭部，内臓，骨，ひれ等（三枚下ろし） |
| 0.02 | Tr | – | – | – | – | 26 | 0 | 0 | (0) | (0) | 26 | 1.0 | 3.4 | 0 | 0 | 0 | (0) | 0.11 | 0.04 | 1.1 | 4.1 | 0.05 | 0.7 | 3 | 0.35 | – | Tr | 切り身（魚体全体から調理する場合，廃棄率：60%，廃棄部位：頭部，内臓，骨，ひれ等） |
| | | | | | | | | | | | | | | | | | | | | | | | | | | | | 別名 あじ |
| 0.07 | 0.01 | 20 | 46 | 1 | 0 | 7 | 0 | 0 | 0 | 0 | 7 | 8.9 | 0.6 | 0 | 0 | 0 | Tr | 0.13 | 0.13 | 5.5 | 9.2 | 0.30 | 7.1 | 5 | 0.41 | 3.3 | Tr | 廃棄部位：頭部，内臓，骨，ひれ等（三枚下ろし） |
| 0.09 | 0.01 | 20 | 42 | 0 | (0) | 7 | (0) | (0) | (0) | (0) | 7 | 7.9 | 0.9 | 0 | 0 | 0 | (Tr) | 0.14 | 0.20 | 6.4 | 10.0 | 0.41 | 9.8 | 9 | 0.53 | 4.7 | Tr | |
| 0.07 | 0.01 | 14 | 64 | Tr | 0 | 8 | 0 | 0 | 0 | 0 | 8 | 11.0 | 0.3 | 0 | 0 | 0 | Tr | 0.13 | 0.12 | 5.3 | (9.5) | 0.25 | 5.9 | 5 | 0.38 | 5.2 | 0 | 内臓等を除き水煮したもの<br>廃棄部位：頭部，骨，ひれ等 |
| 0.08 | 0.01 | 27 | 78 | 2 | 0 | 8 | 0 | 0 | 0 | 0 | 8 | 12.0 | 0.7 | 0 | 0 | 0 | Tr | 0.15 | 0.15 | 6.8 | (12.0) | 0.27 | 7.1 | 5 | 0.47 | 5.3 | 0 | 内臓等を除き焼いたもの<br>廃棄部位：頭部，骨，ひれ等 |
| 0.08 | 0.11 | – | – | – | – | 16 | 0 | 0 | 1 | 1 | 16 | 7.0 | 3.4 | Tr | 5.9 | 0.1 | 23 | 0.12 | 0.15 | 4.6 | 8.2 | 0.15 | 7.5 | 10 | 0.53 | – | 0 | 三枚におろしたもの<br>調 p. 249，表 13 |
| 0.09 | 0.01 | 24 | 50 | 0 | 0 | Tr | (0) | Tr | (0) | (Tr) | (Tr) | 3.0 | 0.7 | 0 | Tr | 0 | (0) | 0.10 | 0.15 | 3.7 | (7.6) | 0.31 | 6.3 | 6 | 0.81 | 4.5 | (0) | 廃棄部位：頭部，骨，ひれ等 |
| 0.10 | 0.01 | – | – | – | – | Tr | (0) | Tr | (0) | (Tr) | (Tr) | 2.6 | 1.0 | 0 | Tr | 0 | (0) | 0.12 | 0.14 | 4.7 | (9.4) | 0.32 | 8.5 | 6 | 0.75 | – | (0) | 廃棄部位：頭部，骨，ひれ等 |
| 0.07 | 0.05 | 41 | 52 | 2 | (0) | 33 | (0) | (0) | (0) | (0) | 33 | 5.1 | 0.9 | 0 | 0 | 0 | – | 0.19 | 0.17 | 4.6 | 7.9 | 0.26 | 5.6 | 11 | 0.47 | 4.4 | 1 | 廃棄部位：内臓，うろこ等 |
| 0.09 | 0.08 | 30 | 53 | 1 | (0) | 39 | (0) | (0) | (0) | (0) | 39 | 4.8 | 4.0 | 0 | 5.2 | 0.1 | – | 0.19 | 0.21 | 5.5 | 9.7 | 0.16 | 6.7 | 12 | 0.55 | 6.3 | 0 | 内臓，うろこ等を除いて，調理したもの．<br>調 p. 249，表 13 |
| 0.09 | 0.01 | – | – | – | – | 11 | 0 | 0 | 0 | 0 | 11 | 19.0 | 1.2 | 0 | 0 | 0 | 1 | 0.10 | 0.19 | 7.4 | 12.0 | 0.47 | 9.9 | 8 | 0.59 | – | Tr | 廃棄部位：頭部，内臓，骨，ひれ等（三枚おろし） |
| 0.09 | 0.02 | – | – | – | – | 15 | 0 | 0 | 0 | 0 | 15 | 15.0 | 1.3 | 0 | 0 | 0 | 1 | 0.09 | 0.18 | 8.2 | 14.0 | 0.24 | 9.4 | 8 | 0.53 | – | 0 | 内臓等を除き焼いたもの<br>廃棄部位：頭部，骨，ひれ等 |
| 0.08 | 0.01 | 41 | 47 | 0 | 0 | 16 | Tr | Tr | (0) | (Tr) | 16 | 8.0 | 0.3 | Tr | Tr | Tr | (0) | 0.10 | 0.21 | 6.1 | 9.8 | 0.29 | 8.1 | 11 | 0.59 | 4.0 | Tr | 三枚におろしたもの（魚体全体から調理する場合，廃棄率：50%，廃棄部位：頭部，内臓，骨，ひれ等） |
| 0.08 | 0.01 | 41 | 55 | 0 | 0 | 12 | Tr | Tr | (0) | (Tr) | 12 | 9.6 | 0.3 | Tr | Tr | Tr | (0) | 0.11 | 0.18 | 4.8 | 9.0 | 0.24 | 7.0 | 11 | 0.50 | 4.1 | Tr | 廃棄部位：頭部，骨，ひれ等<br>内臓等を除き水煮したもの |
| 0.10 | 0.02 | 49 | 65 | 0 | Tr | 13 | Tr | Tr | (0) | (Tr) | 13 | 7.2 | 0.4 | Tr | Tr | Tr | (0) | 0.12 | 0.21 | 6.2 | 11.0 | 0.34 | 6.3 | 13 | 0.59 | 4.8 | Tr | 廃棄部位：頭部，骨，ひれ等<br>内臓等を除き焼いたもの |
| 0.06 | 0.01 | 33 | 47 | Tr | 0 | 8 | 0 | Tr | 0 | Tr | 8 | 49.8 | 1.1 | 0 | 0 | 0 | 1 | 0.08 | 0.13 | 5.4 | 9.3 | 0.21 | 5.0 | 7 | 0.37 | 3.0 | 7 | 廃棄部位：頭部，骨，ひれ等 |
| 0.08 | 0.01 | 47 | 62 | Tr | Tr | 15 | – | 1 | – | 1 | 15 | 51.6 | 0.9 | – | 0 | – | 1 | 0.11 | 0.18 | 6.5 | 11.5 | 0.16 | 7.1 | 7 | 0.45 | 4.3 | 3 | 廃棄部位：頭部，骨，ひれ等 |
| 0.13 | 0.02 | – | – | – | – | 4 | 0 | 0 | (0) | (0) | 4 | 6.0 | 0.6 | 0 | 0 | 0 | (0) | 0.18 | 0.32 | 15.0 | (20.0) | 0.57 | 13.0 | 5 | 0.74 | – | Tr | 廃棄部位：頭部，内臓，骨，ひれ等（三枚下ろし） |
| 0.15 | 0.03 | – | – | – | – | 5 | 0 | 0 | (0) | (0) | 5 | 7.0 | 0.8 | 0 | 0 | 0 | (0) | 0.28 | 0.30 | 16.0 | (22.0) | 0.52 | 13.0 | 6 | 0.76 | – | Tr | 内臓等を除き焼いたもの<br>廃棄部位：頭部，骨，ひれ等 |
| 0.14 | 0.02 | – | – | – | – | Tr | Tr | Tr | (0) | (Tr) | (Tr) | 7.0 | 0.4 | Tr | 0.1 | Tr | (0) | 0.17 | 0.30 | 14.0 | (18.0) | 0.59 | 9.4 | 5 | 0.62 | – | Tr | 廃棄部位：頭部，骨，ひれ等 |
| 0.26 | – | – | – | – | – | Tr | (0) | (0) | (0) | (0) | (Tr) | 2.0 | 1.2 | Tr | Tr | Tr | (0) | 0.24 | 0.40 | 16.0 | (26.0) | 0.64 | 12.0 | 26 | 1.09 | – | (0) | 廃棄部位：頭部，骨，ひれ等 |
| | | | | | | | | | | | | | | | | | | | | | | | | | | | | 試料：まあなご |
| 0.04 | 0.20 | 15 | 39 | 0 | 0 | 500 | (0) | (0) | (0) | (0) | 500 | 0.4 | 2.3 | 0 | 0 | 0 | Tr | 0.05 | 0.14 | 3.2 | 6.2 | 0.10 | 2.3 | 9 | 0.86 | 3.3 | 2 | 廃棄部位：頭部，内臓，骨，ひれ等 |
| 0.04 | 0.22 | – | – | – | – | 890 | (0) | (0) | (0) | (0) | 890 | 0.8 | 2.9 | 0 | 0 | 0 | Tr | 0.04 | 0.11 | 2.7 | (5.8) | 0.10 | 2.5 | 15 | 0.79 | – | 1 | 切り身 |
| 0.04 | 0.01 | – | – | – | – | 7 | 0 | 0 | (0) | (0) | 7 | 9.0 | 1.5 | 0 | 0 | 0 | (0) | 0.15 | 0.16 | 3.9 | (7.0) | 0.24 | 5.5 | 6 | 0.51 | – | 1 | 廃棄部位：頭部，内臓，骨，ひれ等（三枚下ろし） |
| | | | | | | | | | | | | | | | | | | | | | | | | | | | | 試料：あかあまだい |
| 0.02 | Tr | 41 | 75 | 1 | 0 | 27 | (0) | (0) | (0) | (0) | 27 | 1.0 | 1.3 | 0 | Tr | Tr | (0) | 0.04 | 0.06 | 1.5 | 4.9 | 0.08 | 2.1 | 6 | 0.43 | 1.7 | 1 | 廃棄部位：頭部，内臓，骨，ひれ等（三枚下ろし） |
| 0.03 | Tr | – | – | – | – | 11 | (0) | (0) | (0) | (0) | 11 | 0.3 | 1.1 | 0 | Tr | 0 | (0) | 0.04 | 0.06 | 1.3 | (5.1) | 0.08 | 2.1 | 5 | 0.39 | – | 1 | 切り身 |

# 10 魚介類

| 食品番号 | 食品名 | 廃棄率 | エネルギー | 水分 | たんぱく質: アミノ酸組成によるたんぱく質 | たんぱく質: たんぱく質 | 脂質: トリアシルグリセロール当量 | 脂質: コレステロール | 脂質: 脂質 | 脂肪酸: 飽和脂肪酸 | 脂肪酸: n-3系多価不飽和脂肪酸 | 脂肪酸: n-6系多価不飽和脂肪酸 | 炭水化物: 利用可能炭水化物(単糖当量) | 炭水化物: 利用可能炭水化物(質量計) | 炭水化物: 差引き法による利用可能炭水化物 | 炭水化物: 食物繊維総量 | 炭水化物: 糖アルコール | 炭水化物: 炭水化物 | 灰分 | 食塩相当量 | 無機質: ナトリウム | 無機質: カリウム | 無機質: カルシウム | 無機質: マグネシウム | 無機質: リン | 無機質: 鉄 | 無機質: 亜鉛 |
|---|---|---|---|---|---|---|---|---|---|---|---|---|---|---|---|---|---|---|---|---|---|---|---|---|---|---|---|
| | 可食部100g当たり | % | kcal | g | g | g | g | mg | g | g | g | g | g | g | g | g | g | g | g | g | mg | mg | mg | mg | mg | mg | mg |
| 10020 | 焼き | 0 | 110 | 73.6 | (19.1) | 22.5 | 1.9 | 89 | 2.6 | 0.58 | 0.57 | 0.11 | (Tr) | (Tr) | *4.1 | (0) | − | Tr | 1.3 | 0.3 | 110 | 410 | 54 | 33 | 220 | 0.5 | 0.5 |
| | **あゆ** | | | | | | | | | | | | | | | | | | | | | | | | | | |
| 10021 | 天然，生 | 45 | 93 | 77.7 | 15.0 | 18.3 | 1.9 | 83 | 2.4 | 0.65 | 0.46 | 0.08 | (0.1) | (0.1) | *3.9 | (0) | − | 0.1 | 1.5 | 0.2 | 70 | 370 | 270 | 24 | 310 | 0.9 | 0.8 |
| 10022 | 天然，焼き | 55 | 149 | 64.0 | (21.8) | 26.6 | 3.0 | 140 | 6.8 | 0.98 | 0.74 | 0.13 | (0.1) | (0.1) | *8.7 | (0) | − | 0.1 | 2.5 | 0.3 | 110 | 510 | 480 | 35 | 460 | 5.5 | 1.2 |
| 10023 | 天然，内臓，生 | 0 | 180 | 68.6 | − | 9.5 | 14.2 | 200 | 17.5 | 5.90 | 2.54 | 0.41 | (0.3) | (0.3) | *3.6 | (0) | − | 0.3 | 4.1 | 0.2 | 90 | 210 | 43 | 44 | 180 | 24.0 | 2.0 |
| 10024 | 天然，内臓，焼き | 0 | 161 | 58.6 | − | 23.0 | 7.5 | 230 | 10.1 | 3.26 | 0.96 | 0.19 | *(0.4) | (0.4) | 3.0 | (0) | − | 0.4 | 7.9 | 0.4 | 170 | 520 | 140 | 76 | 470 | 63.0 | 2.7 |
| 10025 | 養殖，生 | 50 | 138 | 72.0 | 14.6 | 17.8 | 6.6 | 110 | 7.9 | 2.44 | 0.82 | 0.58 | (0.6) | (0.5) | *5.1 | (0) | − | 0.6 | 1.7 | 0.1 | 55 | 360 | 250 | 24 | 320 | 0.8 | 0.9 |
| 10026 | 養殖，焼き | 55 | 202 | 59.3 | (18.6) | 22.6 | 9.6 | 170 | 15.1 | 3.43 | 1.16 | 0.82 | (0.8) | (0.7) | *10.3 | (0) | − | 0.8 | 2.2 | 0.2 | 79 | 430 | 450 | 31 | 430 | 2.0 | 1.3 |
| 10027 | 養殖，内臓，生 | 0 | 485 | 36.6 | − | 7.4 | 46.8 | 220 | 55.0 | 17.44 | 5.19 | 4.41 | (0.3) | (0.3) | *8.5 | (0) | − | 0.3 | 0.7 | 0.2 | 75 | 160 | 55 | 11 | 120 | 8.0 | 1.3 |
| 10028 | 養殖，内臓，焼き | 0 | 500 | 31.5 | − | 15.2 | 45.6 | 260 | 52.3 | 16.39 | 5.80 | 4.39 | (0.4) | (0.4) | *7.1 | (0) | − | 0.4 | 0.6 | 0.3 | 100 | 270 | 130 | 9 | 190 | 19.0 | 1.8 |
| 10029 | うるか | 0 | 157 | 59.6 | − | 11.4 | 10.3 | 260 | 13.1 | 3.71 | 0.89 | 1.29 | (1.8) | (1.6) | *4.6 | (0) | − | 1.8 | 14.1 | 13.0 | 5100 | 190 | 16 | 15 | 210 | 4.0 | 1.4 |
| | **アラスカめぬけ** | | | | | | | | | | | | | | | | | | | | | | | | | | |
| 10030 | 生 | 0 | 96 | 78.4 | (14.3) | 17.2 | 2.6 | 52 | 3.4 | 0.49 | 0.52 | 0.07 | (0.1) | (0.1) | *3.8 | (0) | − | 0.1 | 0.9 | 0.2 | 81 | 290 | 22 | 26 | 170 | 0.2 | 0.4 |
| | **あんこう** | | | | | | | | | | | | | | | | | | | | | | | | | | |
| 10031 | 生 | 0 | 54 | 85.4 | (10.8) | 13.0 | 0.1 | 78 | 0.2 | 0.02 | 0.03 | 0.01 | (0.3) | (0.3) | *2.6 | (0) | − | 0.3 | 1.1 | 0.3 | 130 | 210 | 8 | 19 | 140 | 0.2 | 0.6 |
| 変 10032 | きも，生 | 0 | 401 | 45.1 | 7.9 | 10.0 | 36.9 | 560 | 41.9 | 9.29 | 100 | 1.63 | (2.2) | (2.0) | *9.3 | (0) | − | 2.2 | 0.8 | 0.3 | 110 | 220 | 6 | 9 | 140 | 1.2 | 2.2 |
| | **いかなご** | | | | | | | | | | | | | | | | | | | | | | | | | | |
| 10033 | 生 | 0 | 111 | 74.2 | 14.1 | 17.2 | 3.9 | 200 | 5.5 | 1.13 | 1.41 | 0.11 | (0.1) | (0.1) | *4.8 | (0) | − | 0.1 | 3.0 | 0.5 | 190 | 390 | 500 | 39 | 530 | 2.5 | 3.9 |
| 10034 | 煮干し | 0 | 218 | 38.0 | (35.3) | 43.1 | 3.1 | 510 | 6.1 | 0.86 | 1.39 | 0.07 | (1.5) | (1.4) | *12.3 | (0) | − | 1.5 | 11.3 | 7.1 | 2800 | 810 | 740 | 130 | 1200 | 6.6 | 5.9 |
| 10035 | つくだ煮 | 0 | 271 | 26.9 | (24.1) | 29.4 | 2.4 | 280 | 4.6 | 0.66 | 1.09 | 0.06 | − | − | *38.2 | (0) | − | 30.7 | 8.4 | 5.6 | 2200 | 670 | 470 | 80 | 820 | 2.3 | 3.6 |
| 10036 | あめ煮 | 0 | 268 | 28.1 | (21.0) | 25.6 | 1.6 | 270 | 3.7 | 0.48 | 0.63 | 0.03 | − | − | *42.6 | (0) | − | 35.8 | 6.8 | 4.3 | 1700 | 430 | 550 | 92 | 730 | 3.4 | 3.4 |
| | **いさき** | | | | | | | | | | | | | | | | | | | | | | | | | | |
| 10037 | 生 | 45 | 116 | 75.8 | (14.3) | 17.2 | 4.8 | 71 | 5.7 | 1.63 | 1.47 | 0.18 | (0.1) | (0.1) | *4.0 | (0) | − | 0.1 | 1.2 | 0.4 | 160 | 300 | 22 | 32 | 220 | 0.4 | 0.6 |
| | **いしだい** | | | | | | | | | | | | | | | | | | | | | | | | | | |
| 10038 | 生 | 55 | 138 | 71.6 | (16.2) | 19.5 | 5.7 | 56 | 7.8 | 1.89 | 1.13 | 0.28 | (Tr) | (Tr) | *5.4 | (0) | − | Tr | 1.1 | 0.1 | 54 | 390 | 20 | 26 | 240 | 0.3 | 0.6 |
| | **いとよりだい** | | | | | | | | | | | | | | | | | | | | | | | | | | |
| 変 10039 | 生 | 0 | 85 | 78.8 | 15.6 | 18.1 | 1.0 | 70 | 1.7 | 0.32 | 0.38 | 0.11 | (0.1) | (0.1) | *3.3 | (0) | − | 0.1 | 1.3 | 0.2 | 85 | 390 | 46 | 26 | 200 | 0.5 | 0.4 |
| 10040 | すり身 | 0 | 90 | 76.9 | (14.4) | 16.7 | 0.3 | 38 | 0.4 | 0.11 | 0.08 | 0.02 | (5.1) | (4.6) | *7.5 | (0) | − | 5.1 | 0.9 | 0.7 | 290 | 17 | 26 | 12 | 110 | 0.1 | 0.3 |
| | **いぼだい** | | | | | | | | | | | | | | | | | | | | | | | | | | |
| 10041 | 生 | 45 | 132 | 74.0 | (13.6) | 16.4 | 6.4 | 57 | 8.5 | 2.24 | 0.96 | 0.26 | (Tr) | (Tr) | *4.9 | (0) | − | Tr | 1.1 | 0.5 | 190 | 280 | 41 | 30 | 160 | 0.5 | 0.8 |
| | **(いわし類)** | | | | | | | | | | | | | | | | | | | | | | | | | | |
| | **うるめいわし** | | | | | | | | | | | | | | | | | | | | | | | | | | |
| 10042 | 生 | 35 | 124 | 71.7 | 18.4 | 21.3 | 3.6 | 60 | 4.8 | 1.39 | 1.04 | 0.10 | (0.3) | (0.3) | *4.4 | (0) | − | 0.3 | 1.9 | 0.2 | 95 | 440 | 85 | 37 | 290 | 2.3 | 1.3 |
| 10043 | 丸干し | 15 | 219 | 40.1 | (38.8) | 45.0 | 3.6 | 220 | 5.1 | 1.40 | 1.09 | 0.13 | (0.3) | (0.3) | *8.0 | (0) | − | 0.3 | 9.5 | 5.8 | 2300 | 820 | 570 | 110 | 910 | 4.5 | 2.7 |
| | **かたくちいわし** | | | | | | | | | | | | | | | | | | | | | | | | | | |
| 10044 | 生 | 45 | 171 | 68.2 | 15.3 | 18.2 | 9.7 | 70 | 12.1 | 3.79 | 2.24 | 0.30 | (0.3) | (0.3) | *5.7 | (0) | − | 0.3 | 1.2 | 0.2 | 85 | 300 | 60 | 32 | 240 | 0.9 | 1.0 |
| 10045 | 煮干し | 0 | 298 | 15.7 | (54.1) | 64.5 | 2.8 | 550 | 6.2 | 1.27 | 0.66 | 0.10 | (0.3) | (0.3) | *14.0 | (0) | − | 0.3 | 13.3 | 4.3 | 1700 | 1200 | 2200 | 230 | 1500 | 18.0 | 7.2 |
| 10046 | 田作り | 0 | 304 | 14.9 | (55.9) | 66.6 | 2.8 | 720 | 5.7 | 1.18 | 0.90 | 0.10 | (0.3) | (0.3) | *14.0 | (0) | − | 0.3 | 12.5 | 1.8 | 710 | 1600 | 2500 | 190 | 2300 | 3.0 | 7.9 |

| 可食部100 g当たり | | | | | | | | | | | | | | | | | | | | | | | | | | | | |
|---|---|---|---|---|---|---|---|---|---|---|---|---|---|---|---|---|---|---|---|---|---|---|---|---|---|---|---|---|
| 無機質 | | | | | | ビタミン | | | | | | | | | | | | | | | | | | | | | | |
| | | | | | | ビタミンA | | | | | | | ビタミンE | | | | | | | | | | | | | | | |
| 銅 | マンガン | ヨウ素 | セレン | クロム | モリブデン | レチノール | α-カロテン | β-カロテン | β-クリプトキサンチン | β-カロテン当量 | レチノール活性当量 | ビタミンD | α-トコフェロール | β-トコフェロール | γ-トコフェロール | δ-トコフェロール | ビタミンK | ビタミン$B_1$ | ビタミン$B_2$ | ナイアシン | ナイアシン当量 | ビタミン$B_6$ | ビタミン$B_{12}$ | 葉酸 | パントテン酸 | ビオチン | ビタミンC | 備考 |
| mg | mg | µg | µg | µg | µg | µg | µg | µg | µg | µg | µg | µg | mg | mg | mg | mg | µg | mg | mg | mg | mg | mg | µg | µg | mg | µg | mg | |
| 0.04 | Tr | – | – | – | – | 26 | (0) | (0) | (0) | (0) | 26 | 1.0 | 1.1 | 0 | Tr | 0 | (0) | 0.04 | 0.06 | 1.7 | (5.8) | 0.08 | 3.5 | 5 | 0.46 | – | Tr | 切り身 |
| 0.06 | 0.16 | 13 | 14 | 1 | 0 | 35 | (0) | (0) | (0) | (0) | 35 | 1.0 | 1.2 | 0 | 0 | 0 | (0) | 0.13 | 0.15 | 3.1 | (6.5) | 0.17 | 10.0 | 27 | 0.67 | 5.6 | 2 | 廃棄部位：頭部，内臓，骨，ひれ等（三枚下ろし） |
| 0.06 | 0.41 | – | – | – | – | 120 | (0) | (0) | (0) | (0) | 120 | 1.5 | 1.7 | 0 | 0 | 0 | (0) | 0.23 | 0.24 | 3.9 | (8.8) | 0.16 | 12.0 | 33 | 1.34 | – | 2 | 廃棄部位：頭部，内臓，骨，ひれ等 |
| 0.34 | 3.03 | – | – | – | – | 1700 | (0) | Tr | (0) | (Tr) | 1700 | 5.0 | 1.9 | 0 | 0 | 0 | 40 | 0.12 | 0.55 | 3.8 | 5.4 | 0.16 | 60.0 | 220 | 1.56 | – | 5 | |
| 0.44 | 6.19 | – | – | – | – | 2000 | (0) | Tr | (0) | (Tr) | 2000 | 4.0 | 3.2 | 0 | 0 | 0 | 80 | 0.28 | 1.00 | 8.6 | 12.0 | 0.17 | 50.0 | 250 | 1.67 | – | 5 | 魚体全体を焼いた後，取り出したもの |
| 0.05 | Tr | – | – | – | – | 55 | (0) | (0) | (0) | (0) | 55 | 8.0 | 5.0 | 0.1 | 0.1 | 0 | (0) | 0.15 | 0.14 | 3.5 | 6.8 | 0.28 | 2.6 | 28 | 1.22 | – | 2 | 廃棄部位：頭部，内臓，骨，ひれ等（三枚下ろし） |
| 0.07 | Tr | – | – | – | – | 480 | (0) | (0) | (0) | (0) | 480 | 17.0 | 8.2 | 0.2 | 0.2 | 0 | (0) | 0.20 | 0.18 | 4.0 | (8.2) | 0.24 | 6.0 | 38 | 1.67 | – | 2 | 廃棄部位：頭部，内臓，骨，ひれ等 |
| 0.14 | 0.13 | – | – | – | – | 4400 | (0) | Tr | (0) | (Tr) | 4400 | 8.0 | 7.4 | 0.1 | 0.1 | 0 | 11 | 0.16 | 0.44 | 2.6 | 3.8 | 0.11 | 9.6 | 260 | 1.46 | – | 2 | |
| 0.15 | 0.31 | – | – | – | – | 6000 | (0) | Tr | (0) | (Tr) | 6000 | 8.6 | 24.0 | 0.4 | 0.4 | 0 | 16 | 0.34 | 0.68 | 4.1 | 6.6 | 0.15 | 7.8 | 280 | 1.33 | – | 1 | 魚体全体を焼いた後，取り出したもの |
| 0.10 | Tr | – | – | – | – | 2000 | (0) | 14 | (0) | 14 | 2000 | 15.0 | 6.7 | 0.1 | 0.3 | Tr | 6 | 0.06 | 0.38 | 2.0 | 3.9 | 0.11 | 10.0 | 100 | 1.31 | – | 0 | |
| | | | | | | | | | | | | | | | | | | | | | | | | | | | | 別名あかうお |
| 0.02 | 0.01 | – | – | – | – | 20 | 0 | 0 | – | 0 | 20 | 3.0 | 1.0 | 0 | 0 | 0 | (0) | 0.04 | 0.05 | 1.1 | (4.2) | 0.07 | 1.6 | 2 | 0.24 | – | Tr | 切り身 |
| | | | | | | | | | | | | | | | | | | | | | | | | | | | | 試料：きあんこう |
| 0.04 | Tr | – | – | – | – | 13 | 0 | 0 | 0 | 0 | 13 | 1.0 | 0.7 | 0 | 0 | 0 | (0) | 0.04 | 0.16 | 1.7 | (4.1) | 0.11 | 1.2 | 5 | 0.21 | – | 1 | 切り身（魚体全体から調理する場合，廃棄率：65%，廃棄部位：頭部，内臓，骨，ひれ等） |
| 1.00 | – | 96 | 200 | Tr | 5 | 8300 | (0) | (0) | (0) | (0) | 8300 | 110.0 | 14.0 | 0 | 0.1 | 0 | (0) | 0.14 | 0.35 | 1.5 | 3.8 | 0.11 | 39.0 | 88 | 0.89 | 13.0 | 1 | 肝臓 |
| | | | | | | | | | | | | | | | | | | | | | | | | | | | | 別名こうなご |
| 0.08 | 0.49 | – | – | – | – | 200 | 0 | 1 | (0) | 1 | 200 | 21.0 | 0.8 | 0 | Tr | 0 | (0) | 0.19 | 0.81 | 4.6 | 7.9 | 0.15 | 11.0 | 29 | 0.77 | – | 1 | 小型魚全体 |
| 0.13 | 0.37 | – | – | – | – | 10 | (0) | (0) | (0) | (0) | 10 | 54.0 | 0.8 | 0 | Tr | 0 | (0) | 0.27 | 0.18 | 3.3 | (12.0) | 0.06 | 4.6 | 50 | 1.15 | – | 0 | |
| 0.09 | 0.45 | – | – | – | – | Tr | (0) | Tr | (0) | (Tr) | (Tr) | 23.0 | 0.8 | 0 | 0 | 0 | (0) | 0.02 | 0.27 | 10.0 | (16.0) | 0.09 | 7.8 | 85 | 0.76 | – | (0) | |
| 0.11 | 0.51 | – | – | – | – | Tr | (0) | Tr | (0) | (Tr) | (Tr) | 21.0 | 0.4 | 0 | 0 | 0 | (0) | 0.02 | 0.28 | 11.0 | (16.0) | 0.07 | 7.2 | 75 | 0.67 | – | (0) | |
| 0.04 | 0.01 | – | – | – | – | 41 | 0 | 0 | (0) | (0) | 41 | 15.0 | 0.9 | 0 | 0 | 0 | (0) | 0.06 | 0.12 | 4.0 | (7.1) | 0.31 | 5.8 | 12 | 0.77 | – | Tr | 廃棄部位：頭部，内臓，骨，ひれ等（三枚下ろし） |
| | | | | | | | | | | | | | | | | | | | | | | | | | | | | 別名くちぐろ |
| 0.03 | 0.01 | – | – | – | – | 39 | 0 | 0 | (0) | (0) | 39 | 3.0 | 2.1 | 0 | 0 | 0 | (0) | 0.15 | 0.15 | 4.9 | (8.4) | 0.34 | 1.3 | 2 | 0.31 | – | Tr | 廃棄部位：頭部，内臓，骨，ひれ等（三枚下ろし） |
| | | | | | | | | | | | | | | | | | | | | | | | | | | | | 別名いとより |
| 0.05 | 0.02 | 84 | 33 | Tr | 0 | 28 | (0) | (0) | (0) | (0) | 28 | 11.0 | 0.6 | 0 | 0 | 0 | Tr | 0.04 | 0.08 | 2.3 | 5.7 | 0.27 | 3.0 | 5 | 0.50 | 3.7 | 2 | 三枚におろしたもの（魚体全体から調理する場合，廃棄率：50%，廃棄部位：頭部，内臓，骨，ひれ等） |
| 0.01 | 0.01 | – | – | – | – | 2 | 0 | 0 | (0) | (0) | 2 | 3.0 | 0.2 | 0 | 0 | 0 | (0) | Tr | 0.02 | 0.1 | (3.3) | 0.01 | 0.3 | 1 | 0.31 | – | 0 | |
| | | | | | | | | | | | | | | | | | | | | | | | | | | | | 別名えぼだい |
| 0.03 | 0.01 | – | – | – | – | 95 | (0) | (0) | (0) | (0) | 95 | 2.0 | 0.7 | 0 | 0 | 0 | (0) | 0.04 | 0.19 | 4.7 | (7.7) | 0.29 | 2.7 | 7 | 0.57 | – | 1 | 廃棄部位：頭部，内臓，骨，ひれ等（三枚下ろし） |
| 0.16 | – | – | – | – | – | 130 | (0) | (0) | (0) | (0) | 130 | 9.0 | 1.6 | 0 | 0 | 0 | (0) | 0.08 | 0.36 | 8.0 | 12.0 | 0.55 | 14.0 | 16 | 1.25 | – | 1 | 廃棄部位：頭部，内臓，骨，ひれ等（三枚下ろし） |
| 0.23 | 0.12 | – | – | – | – | 0 | (0) | (0) | (0) | (0) | (0) | 8.0 | 0.1 | 0 | 0 | 0 | Tr | 0.25 | 0.43 | 16.0 | (25.0) | 0.69 | 25.0 | 44 | 0.92 | – | Tr | 廃棄部位：頭部，ひれ等 |
| | | | | | | | | | | | | | | | | | | | | | | | | | | | | 別名しこいわし，ひしこ，せぐろ |
| 0.17 | 0.13 | 38 | 40 | 0 | 0 | 11 | 0 | 0 | (0) | (0) | 11 | 4.0 | 0.4 | 0 | 0 | 0 | (0) | 0.03 | 0.16 | 9.7 | 13.0 | 0.58 | 14.0 | 19 | 1.07 | 18.0 | 1 | 廃棄部位：頭部，内臓，骨，ひれ等（三枚下ろし） |
| 0.39 | – | – | – | – | – | Tr | (0) | (0) | (0) | (0) | (Tr) | 18.0 | 0.9 | 0 | 0.1 | 0.1 | (0) | 0.10 | 0.10 | 17.0 | (28.0) | 0.28 | 41.0 | 74 | 1.81 | – | (0) | 別名いりこ，ちりめん<br>魚体全体 |
| 0.39 | 0.79 | – | – | – | – | Tr | (0) | (0) | (0) | (0) | (Tr) | 30.0 | 0.8 | 0 | 0 | 0 | (0) | 0.10 | 0.11 | 17.0 | (29.0) | 0.37 | 65.0 | 230 | 3.74 | – | (0) | 別名ごまめ<br>幼魚の乾燥品（調理前） |

# 10 魚介類

可食部100g当たり

| 食品番号 | 食品名 | 廃棄率 | エネルギー | 水分 | たんぱく質: アミノ酸組成によるたんぱく質 | たんぱく質: たんぱく質 | 脂質: トリアシルグリセロール当量 | 脂質: コレステロール | 脂質: 脂質 | 脂肪酸: 飽和脂肪酸 | 脂肪酸: n-3系多価不飽和脂肪酸 | 脂肪酸: n-6系多価不飽和脂肪酸 | 炭水化物: 利用可能炭水化物（単糖当量） | 炭水化物: 利用可能炭水化物（質量計） | 炭水化物: 差引法による利用可能炭水化物 | 炭水化物: 食物繊維総量 | 炭水化物: 糖アルコール | 炭水化物: 炭水化物 | 灰分 | 食塩相当量 | 無機質: ナトリウム | 無機質: カリウム | 無機質: カルシウム | 無機質: マグネシウム | 無機質: リン | 無機質: 鉄 | 無機質: 亜鉛 |
|---|---|---|---|---|---|---|---|---|---|---|---|---|---|---|---|---|---|---|---|---|---|---|---|---|---|---|---|
| | | % | kcal | g | g | g | g | mg | g | g | g | g | g | g | g | g | g | g | g | g | mg | mg | mg | mg | mg | mg | mg |
| | **まいわし** | | | | | | | | | | | | | | | | | | | | | | | | | | |
| 10047 | 生 | 60 | 156 | 68.9 | 16.4 | 19.2 | 7.3 | 67 | 9.2 | 2.55 | 2.10 | 0.28 | (0.2) | (0.2) | *6.3 | (0) | – | 0.2 | 1.2 | 0.2 | 81 | 270 | 74 | 30 | 230 | 2.1 | 1.6 |
| 10048 | 水煮 | 20 | 182 | 61.7 | (19.1) | 22.4 | 6.8 | 68 | 8.7 | 2.37 | 2.02 | 0.27 | (0.2) | (0.2) | *11.1 | (0) | – | 0.2 | 1.3 | 0.2 | 80 | 280 | 82 | 32 | 250 | 2.3 | 1.7 |
| 10049 | 焼き | 35 | 199 | 57.8 | (21.5) | 25.3 | 7.3 | 80 | 9.4 | 2.53 | 2.23 | 0.29 | (0.2) | (0.2) | *11.7 | (0) | – | 0.2 | 1.6 | 0.3 | 100 | 350 | 98 | 36 | 300 | 2.5 | 2.3 |
| 10395 | フライ | 0 | 384 | 37.8 | 15.9 | 20.0 | 28.0 | 78 | 30.3 | 3.90 | 3.93 | 4.16 | 11.3 | 10.3 | *17.0 | – | – | 10.7 | 1.3 | 0.4 | 150 | 290 | 78 | 33 | 240 | 2.2 | 1.7 |
| 10050 | 塩いわし | 45 | 143 | 66.3 | (14.3) | 16.8 | 7.2 | 74 | 9.6 | 2.43 | 2.39 | 0.22 | (0.4) | (0.4) | *5.3 | (0) | – | 0.4 | 6.9 | 6.1 | 2400 | 300 | 70 | 43 | 210 | 1.7 | 1.4 |
| 10051 | 生干し | 40 | 217 | 59.6 | (17.5) | 20.6 | 13.2 | 68 | 16.0 | 5.02 | 3.12 | 0.36 | (1.1) | (1.0) | *7.0 | (0) | – | 1.1 | 2.7 | 1.8 | 690 | 340 | 65 | 34 | 270 | 1.6 | 0.9 |
| 10052 | 丸干し | 15 | 177 | 54.6 | (27.9) | 32.8 | 4.3 | 110 | 5.5 | 1.48 | 1.36 | 0.14 | (0.7) | (0.6) | *6.8 | (0) | – | 0.7 | 6.4 | 3.8 | 1500 | 470 | 440 | 100 | 570 | 4.4 | 1.8 |
| | **めざし** | | | | | | | | | | | | | | | | | | | | | | | | | | |
| 10053 | 生 | 15 | 206 | 59.0 | (15.2) | 18.2 | 11.0 | 100 | 18.9 | 4.33 | 2.85 | 0.32 | (0.5) | (0.5) | *11.4 | (0) | – | 0.5 | 3.4 | 2.8 | 1100 | 170 | 180 | 31 | 190 | 2.6 | 1.2 |
| 10054 | 焼き | 15 | 200 | 56.2 | (19.7) | 23.7 | 8.4 | 120 | 15.0 | 3.40 | 2.02 | 0.24 | (0.7) | (0.6) | *11.2 | (0) | – | 0.7 | 4.4 | 3.6 | 1400 | 220 | 320 | 50 | 290 | 4.2 | 1.5 |
| | **しらす** | | | | | | | | | | | | | | | | | | | | | | | | | | |
| 10396 | 生 | 0 | 67 | 81.8 | 11.6 | 15.0 | 0.8 | 140 | 1.3 | 0.28 | 0.38 | 0.04 | (0.1) | (0.1) | *3.3 | (0) | – | 0.1 | 2.4 | 1.0 | 380 | 340 | 210 | 67 | 340 | 0.4 | 1.1 |
| 新 10445 | 釜揚げしらす | 0 | 84 | 77.4 | (13.6) | 17.6 | (1.1) | 170 | 1.7 | (0.35) | (0.49) | (0.05) | (Tr) | (Tr) | *5.1 | 0 | – | Tr | 2.9 | 2.1 | 840 | 120 | 190 | 48 | 320 | 0.3 | 1.1 |
| | **しらす干し** | | | | | | | | | | | | | | | | | | | | | | | | | | |
| 変 10055 | 微乾燥品 | 0 | 113 | 67.5 | 19.8 | 24.5 | 1.1 | 250 | 2.1 | 0.34 | 0.56 | 0.04 | (0.1) | (0.1) | *6.0 | 0 | – | 0.1 | 5.6 | 4.2 | 1700 | 170 | 280 | 80 | 480 | 0.6 | 1.7 |
| 10056 | 半乾燥品 | 0 | 187 | 46.0 | 33.1 | 40.5 | 1.8 | 390 | 3.5 | 0.54 | 0.88 | 0.07 | (0.5) | (0.5) | *9.6 | (0) | – | 0.5 | 9.5 | 6.6 | 2600 | 490 | 520 | 130 | 860 | 0.8 | 3.0 |
| 10057 | **たたみいわし** | 0 | 348 | 10.7 | (61.4) | 75.1 | 4.5 | 710 | 5.6 | 1.53 | 1.14 | 0.20 | (0.7) | (0.6) | *15.5 | (0) | – | 0.7 | 7.9 | 2.2 | 850 | 790 | 970 | 190 | 1400 | 2.6 | 6.6 |
| | **みりん干し** | | | | | | | | | | | | | | | | | | | | | | | | | | |
| 10058 | かたくちいわし | 0 | 330 | 18.5 | (37.2) | 44.3 | 5.0 | 110 | 7.0 | 1.40 | 1.07 | 0.94 | – | – | *34.1 | (0) | – | 25.0 | 5.2 | 2.8 | 1100 | 420 | 800 | 73 | 660 | 3.7 | 3.5 |
| 10059 | まいわし | 0 | 314 | 33.5 | (26.7) | 31.4 | 12.1 | 76 | 15.7 | 3.64 | 3.34 | 1.20 | – | – | *24.6 | (0) | – | 16.3 | 3.1 | 1.7 | 670 | 290 | 240 | 54 | 360 | 4.3 | 2.3 |
| | **缶詰** | | | | | | | | | | | | | | | | | | | | | | | | | | |
| 10060 | 水煮 | 0 | 168 | 66.3 | (17.2) | 20.7 | 8.5 | 80 | 10.6 | 2.71 | 2.92 | 0.24 | (0.1) | (0.1) | *5.7 | (0) | – | 0.1 | 2.3 | 0.8 | 330 | 250 | 320 | 44 | 360 | 2.6 | 1.4 |
| 10061 | 味付け | 0 | 203 | 59.1 | (17.0) | 20.4 | 10.3 | 85 | 11.9 | 3.56 | 3.17 | 0.45 | – | – | *10.8 | (0) | – | 5.7 | 2.9 | 1.4 | 560 | 240 | 370 | 38 | 380 | 2.3 | 1.9 |
| 10062 | トマト漬 | 0 | 167 | 68.1 | (14.6) | 17.5 | 9.6 | 85 | 10.8 | 3.32 | 2.89 | 0.43 | – | – | *5.4 | (0) | – | 1.3 | 2.3 | 0.7 | 280 | 310 | 360 | 35 | 320 | 1.9 | 1.7 |
| 10063 | 油漬 | 0 | 351 | 46.2 | (16.9) | 20.3 | 29.1 | 86 | 30.7 | 7.05 | 2.45 | 11.45 | (0.3) | (0.3) | *5.3 | (0) | – | 0.3 | 2.5 | 0.8 | 320 | 280 | 350 | 36 | 370 | 1.4 | 2.1 |
| 10064 | かば焼 | 0 | 234 | 56.1 | (13.5) | 16.2 | 14.0 | 70 | 15.6 | 4.61 | 4.23 | 0.54 | – | – | *13.6 | (0) | – | 9.3 | 2.8 | 1.5 | 610 | 270 | 220 | 31 | 290 | 2.0 | 1.2 |
| 10397 | アンチョビ | 0 | 157 | 54.3 | 21.3 | 24.2 | 6.0 | 89 | 6.8 | 1.09 | 0.80 | 1.03 | (0.1) | (0.1) | *4.4 | (0) | – | 0.1 | 14.0 | 13.1 | 5200 | 140 | 150 | 39 | 180 | 2.6 | 3.7 |
| | **いわな** | | | | | | | | | | | | | | | | | | | | | | | | | | |
| 10065 | 養殖, 生 | 50 | 101 | 76.1 | – | 19.0 | 2.8 | 80 | 3.6 | 0.69 | 0.56 | 0.35 | *(0.1) | (0.1) | 0.9 | (0) | – | 0.1 | 1.2 | 0.1 | 49 | 380 | 39 | 29 | 260 | 0.3 | 0.8 |
| | **うぐい** | | | | | | | | | | | | | | | | | | | | | | | | | | |
| 10066 | 生 | 50 | 93 | 77.0 | (16.7) | 20.1 | 1.2 | 93 | 1.5 | 0.29 | 0.25 | 0.17 | (0.2) | (0.2) | *4.0 | (0) | – | 0.2 | 1.2 | 0.2 | 83 | 340 | 69 | 27 | 240 | 0.7 | 3.4 |
| | **うなぎ** | | | | | | | | | | | | | | | | | | | | | | | | | | |
| 10067 | 養殖, 生 | 25 | 228 | 62.1 | 14.4 | 17.1 | 16.1 | 230 | 19.3 | 4.12 | 2.42 | 0.39 | (0.3) | (0.3) | *6.2 | (0) | – | 0.3 | 1.2 | 0.2 | 74 | 230 | 130 | 20 | 260 | 0.5 | 1.4 |
| 10068 | きも, 生 | 0 | 102 | 77.2 | – | 13.0 | 4.1 | 430 | 5.3 | 1.20 | 0.79 | 0.13 | *(3.5) | (3.2) | 4.7 | (0) | – | 3.5 | 1.0 | 0.4 | 140 | 200 | 19 | 15 | 160 | 4.6 | 2.7 |
| 10069 | 白焼き | 0 | 300 | 52.1 | (17.4) | 20.7 | 22.6 | 220 | 25.8 | 6.59 | 2.27 | 0.75 | (0.1) | (0.1) | *6.6 | (0) | – | 0.1 | 1.3 | 0.3 | 100 | 300 | 140 | 18 | 280 | 1.0 | 1.9 |
| 10070 | かば焼 | 0 | 285 | 50.5 | (19.3) | 23.0 | 19.4 | 230 | 21.0 | 5.32 | 2.87 | 0.53 | – | – | *8.4 | (0) | – | 3.1 | 2.4 | 1.3 | 510 | 300 | 150 | 15 | 300 | 0.8 | 2.7 |
| | **うまづらはぎ** | | | | | | | | | | | | | | | | | | | | | | | | | | |
| 10071 | 生 | 65 | 75 | 80.2 | 15.1 | 18.2 | 0.2 | 47 | 0.3 | 0.05 | 0.08 | 0.02 | (Tr) | (Tr) | *3.2 | (0) | – | Tr | 1.3 | 0.5 | 210 | 320 | 50 | 87 | 160 | 0.4 | 0.5 |

可食部100 g当たり

| 銅 | マンガン | ヨウ素 | セレン | クロム | モリブデン | ビタミンA レチノール | ビタミンA α-カロテン | ビタミンA β-カロテン | ビタミンA β-クリプトキサンチン | ビタミンA β-カロテン当量 | ビタミンA レチノール活性当量 | ビタミンD | ビタミンE α-トコフェロール | ビタミンE β-トコフェロール | ビタミンE γ-トコフェロール | ビタミンE δ-トコフェロール | ビタミンK | ビタミンB1 | ビタミンB2 | ナイアシン | ナイアシン当量 | ビタミンB6 | ビタミンB12 | 葉酸 | パントテン酸 | ビオチン | ビタミンC | 備考 |
|---|---|---|---|---|---|---|---|---|---|---|---|---|---|---|---|---|---|---|---|---|---|---|---|---|---|---|---|---|
| mg | mg | μg | μg | μg | μg | μg | μg | μg | μg | μg | μg | μg | mg | mg | mg | mg | μg | mg | mg | mg | mg | mg | μg | μg | mg | μg | mg | 調 調理による脂質の増減 |
| 0.20 | 0.04 | 24 | 48 | Tr | Tr | 8 | 0 | 0 | 0 | 0 | 8 | 32.0 | 2.5 | 0 | 0 | 0 | 1 | 0.03 | 0.39 | 7.2 | 11.0 | 0.49 | 16.0 | 10 | 1.14 | 15.0 | 0 | 廃棄部位：頭部，内臓，骨，ひれ等（三枚下ろし） |
| 0.23 | 0.06 | — | — | — | — | 5 | 0 | 0 | 0 | 0 | 5 | 13.0 | 1.3 | 0 | 0 | 0 | Tr | 0.05 | 0.29 | 6.3 | (10.0) | 0.35 | 18.0 | 7 | 0.87 | — | 0 | 頭部，内臓等を除き水煮したもの<br>廃棄部位：骨，ひれ等 |
| 0.23 | 0.08 | — | — | — | — | 8 | 0 | 0 | 0 | 0 | 8 | 14.0 | 1.9 | 0 | 0 | 0 | Tr | 0.12 | 0.43 | 9.1 | (14.0) | 0.39 | 22.0 | 12 | 1.33 | — | 0 | 内臓等を除き焼いたもの<br>廃棄部位：頭部，骨，ひれ等 |
| 0.21 | 0.16 | — | — | — | — | 15 | 0 | Tr | 2 | 1 | 15 | 21.0 | 5.7 | Tr | 8.3 | 0.2 | 37 | 0.04 | 0.39 | 6.3 | 10.0 | 0.28 | 14.0 | 14 | 1.15 | — | 0 | 三枚におろしたもの<br>調 p. 249，表 13 |
| 0.20 | 0.05 | — | — | — | — | Tr | (0) | (0) | (0) | (0) | (Tr) | 10.0 | 0.3 | 0 | 0 | 0 | (0) | 0.03 | 0.35 | 8.0 | (11.0) | 0.54 | 17.0 | 22 | 1.46 | — | (0) | 廃棄部位：頭部，内臓，骨，ひれ等 |
| 0.12 | 0.13 | — | — | — | — | 0 | — | — | — | (0) | (0) | 11.0 | 0.2 | 0 | 0 | 0 | Tr | Tr | 0.22 | 12.0 | (16.0) | 0.48 | 16.0 | 11 | 1.21 | — | Tr | 廃棄部位：頭部，内臓，骨，ひれ等 |
| 0.21 | 0.10 | — | — | — | — | 40 | (0) | (0) | (0) | (0) | 40 | 50.0 | 0.7 | 0 | 0 | 0 | 1 | 0.01 | 0.41 | 16.0 | (22.0) | 0.68 | 29.0 | 31 | 1.00 | — | Tr | 廃棄部位：頭部，ひれ等 |
| | | | | | | | | | | | | | | | | | | | | | | | | | | | | 原材料：かたくちいわし，まいわし等 |
| 0.10 | 1.04 | — | — | — | — | 77 | (0) | (0) | (0) | (0) | 77 | 11.0 | 0.3 | 0 | 0 | 0 | (0) | 0.01 | 0.21 | 10.0 | (14.0) | 0.37 | 15.0 | 34 | 1.27 | — | Tr | 廃棄部位：頭部，ひれ等 |
| 0.13 | 1.26 | — | — | — | — | 95 | (0) | (0) | (0) | (0) | 95 | 11.0 | 0.4 | 0 | 0 | 0 | (0) | 0.01 | 0.26 | 12.0 | (17.0) | 0.38 | 13.0 | 36 | 1.71 | — | Tr | 廃棄部位：頭部，ひれ等 |
| 0.02 | 0.07 | — | — | — | — | 110 | 0 | Tr | 0 | Tr | 110 | 6.7 | 0.9 | 0 | 0 | 0 | Tr | 0.02 | 0.07 | 3.7 | 6.4 | 0.17 | 4.2 | 56 | 0.51 | — | 5 | かたくちいわし，まいわし等の稚魚 |
| 0.03 | 0.09 | 13 | 39 | 3 | 1 | 140 | — | — | — | — | 140 | 4.2 | 0.8 | 0 | Tr | — | — | 0.07 | 0.04 | 2.1 | (5.3) | 0.05 | 1.5 | 26 | 0.30 | 9.9 | Tr | 原材料：かたくちいわし，まいわし等の稚魚 |
| | | | | | | | | | | | | | | | | | | | | | | | | | | | | 原材料：かたくちいわし，まいわし等の稚魚 |
| 0.06 | 0.10 | 27 | 61 | 3 | 1 | 190 | 0 | 0 | 0 | 0 | 190 | 12.0 | 1.1 | 0 | Tr | 0 | 0 | 0.11 | 0.03 | 2.6 | 7.5 | 0.05 | 3.2 | 27 | 0.50 | 12.0 | 0 | 主として関東向け |
| 0.07 | 0.17 | — | — | — | — | 240 | 0 | 0 | (0) | (0) | 240 | 61.0 | 1.5 | 0 | Tr | 0 | (0) | 0.22 | 0.06 | 7.4 | 15.0 | 0.04 | 6.3 | 58 | 0.72 | — | Tr | 主として関西向け |
| 0.13 | — | — | — | — | — | 410 | (0) | (0) | (0) | (0) | 410 | 50.0 | 2.7 | Tr | 0.2 | Tr | (0) | 0.15 | 0.33 | 8.2 | (23.0) | 0.27 | 16.0 | 300 | 2.95 | — | (0) | 原材料：かたくちいわし，まいわし等の稚魚<br>ビタミンC：酸化防止用として添加品あり |
| 0.32 | 0.36 | — | — | — | — | 13 | — | — | — | (0) | 13 | 25.0 | 1.1 | 0 | 1.8 | 0.1 | (0) | 0.02 | 0.24 | 8.2 | (16.0) | 0.38 | 15.0 | 23 | 1.77 | — | (0) | |
| 0.27 | 0.11 | — | — | — | — | 16 | (0) | (0) | (0) | (0) | 16 | 53.0 | 0.9 | 0 | 1.2 | Tr | (0) | Tr | 0.50 | 8.9 | (15.0) | 0.37 | 14.0 | 19 | 1.41 | — | (0) | |
| 0.19 | 0.13 | — | — | — | — | 9 | (0) | (0) | (0) | (0) | 9 | 6.0 | 2.6 | 0 | 0 | 0 | (0) | 0.03 | 0.30 | 8.5 | (12.0) | 0.16 | 16.0 | 7 | 0.63 | — | (0) | まいわし製品<br>液汁を除いたもの |
| 0.19 | 0.25 | — | — | — | — | 9 | (0) | (0) | (0) | (0) | 9 | 20.0 | 2.1 | 0 | 0 | 0 | (0) | 0.03 | 0.30 | 8.0 | (12.0) | 0.27 | 13.0 | 6 | 0.61 | — | (0) | まいわし製品<br>液汁を除いたもの |
| 0.19 | 0.18 | — | — | — | — | 12 | (0) | Tr | (0) | (Tr) | 12 | 20.0 | 2.4 | 0 | 0 | 0 | (0) | 0.01 | 0.25 | 6.3 | (9.6) | 0.27 | 10.0 | 14 | 0.68 | — | 0 | まいわし製品<br>液汁を除いたもの |
| 0.20 | 0.22 | — | — | — | — | 25 | (0) | (0) | (0) | (0) | 25 | 7.0 | 8.2 | 0.1 | 9.2 | 0.9 | (0) | 0.08 | 0.32 | 7.8 | (12.0) | 0.34 | 18.0 | 10 | 0.81 | — | 0 | 別名 オイルサーディン<br>まいわし製品，液汁を含んだもの |
| 0.13 | 0.17 | — | — | — | — | 32 | 0 | 0 | (0) | (0) | 32 | 17.0 | 1.8 | 0 | 0 | 0 | (0) | 0.01 | 0.24 | 6.2 | (9.3) | 0.24 | 12.0 | 15 | 0.74 | — | 0 | まいわし製品<br>液汁を含んだもの |
| 0.24 | 0.09 | 62 | 52 | 1 | — | 4 | (0) | (0) | (0) | (0) | 4 | 1.7 | 1.9 | 0.1 | 0.1 | 0 | — | 0 | 0.31 | 4.1 | 11.0 | 0.21 | 14.0 | 23 | 0.48 | 22.0 | 0 | かたくちいわし製品<br>液汁を除いたもの |
| 0.04 | 0.02 | — | — | — | — | 5 | 0 | 2 | (0) | 2 | 5 | 5.0 | 1.6 | 0 | 0 | 0 | (0) | 0.09 | 0.12 | 3.4 | 6.6 | 0.21 | 4.2 | 5 | 0.68 | — | 1 | 廃棄部位：頭部，内臓，骨，ひれ等（三枚下ろし） |
| 0.05 | 0.04 | — | — | — | — | 41 | 0 | 0 | (0) | (0) | 41 | 19.0 | 0.8 | 0 | 0 | 0 | (0) | 0.03 | 0.11 | 3.5 | (7.2) | 0.16 | 8.5 | 8 | 1.11 | — | Tr | 廃棄部位：頭部，内臓，骨，ひれ等（三枚下ろし） |
| 0.04 | 0.04 | 17 | 50 | 0 | 5 | 2400 | 0 | 1 | 0 | 1 | 2400 | 18.0 | 7.4 | 0 | 0.1 | 0 | (0) | 0.37 | 0.48 | 3.0 | 5.3 | 0.13 | 3.5 | 14 | 2.17 | 6.1 | 2 | 廃棄部位：頭部，内臓，骨，ひれ等 |
| 1.08 | 0.08 | — | — | — | — | 4400 | (0) | (0) | (0) | (0) | 4400 | 3.0 | 3.9 | 0 | Tr | 0 | 17 | 0.30 | 0.75 | 4.0 | 6.2 | 0.25 | 2.7 | 380 | 2.95 | — | 2 | 内臓 |
| 0.04 | 0.04 | — | — | — | — | 1500 | (0) | (0) | (0) | (0) | 1500 | 17.0 | 5.3 | 0 | 0.1 | 0 | (0) | 0.55 | 0.45 | 3.5 | (6.2) | 0.09 | 2.7 | 16 | 1.16 | — | Tr | |
| 0.07 | — | 77 | 42 | 2 | 2 | 1500 | (0) | (0) | (0) | (0) | 1500 | 19.0 | 4.9 | 0 | 0.1 | 0 | (0) | 0.75 | 0.74 | 4.1 | (7.1) | 0.09 | 2.2 | 13 | 1.29 | 10.0 | Tr | |
| 0.05 | 0.02 | — | — | — | — | 0 | (0) | (0) | (0) | (0) | (0) | 8.0 | 1.1 | 0 | 0 | 0 | (0) | 0.01 | 0.13 | 3.7 | 7.3 | 0.40 | 1.4 | 4 | 0.50 | — | Tr | 廃棄部位：頭部，内臓，骨，皮，ひれ等（三枚下ろし） |

# 10 魚介類

可食部100g当たり

| 食品番号 | 食品名 | 廃棄率 | エネルギー | 水分 | たんぱく質：アミノ酸組成によるたんぱく質 | たんぱく質：たんぱく質 | 脂質：トリアシルグリセロール当量 | 脂質：コレステロール | 脂質：脂質 | 脂肪酸：飽和脂肪酸 | 脂肪酸：n-3系多価不飽和脂肪酸 | 脂肪酸：n-6系多価不飽和脂肪酸 | 炭水化物：利用可能炭水化物（単糖当量） | 炭水化物：利用可能炭水化物（質量計） | 炭水化物：差引き法による利用可能炭水化物 | 炭水化物：食物繊維総量 | 炭水化物：糖アルコール | 炭水化物：炭水化物 | 灰分 | 食塩相当量 | 無機質：ナトリウム | 無機質：カリウム | 無機質：カルシウム | 無機質：マグネシウム | 無機質：リン | 無機質：鉄 | 無機質：亜鉛 |
|---|---|---|---|---|---|---|---|---|---|---|---|---|---|---|---|---|---|---|---|---|---|---|---|---|---|---|---|
| | | % | kcal | g | g | g | g | mg | g | g | g | g | g | g | g | g | g | g | g | g | mg | mg | mg | mg | mg | mg | mg |
| 10072 | 味付け開き干し | 9 | 289 | 21.5 | (48.9) | 58.9 | 1.1 | 140 | 1.6 | 0.36 | 0.48 | 0.09 | – | – | *20.9 | (0) | – | 10.4 | 7.6 | 6.1 | 2400 | 310 | 190 | 84 | 370 | 1.5 | 2.4 |
| | **えい** | | | | | | | | | | | | | | | | | | | | | | | | | | |
| 10073 | 生 | 0 | 79 | 79.3 | (9.5) | 19.1 | 0.1 | 80 | 0.3 | 0.05 | 0.04 | 0.02 | (0.1) | (0.1) | *9.9 | (0) | – | 0.1 | 1.2 | 0.7 | 270 | 110 | 4 | 18 | 170 | 0.9 | 0.5 |
| | **えそ** | | | | | | | | | | | | | | | | | | | | | | | | | | |
| 変 10074 | 生 | 0 | 87 | 77.6 | 17.6 | 20.1 | 0.6 | 74 | 0.8 | 0.19 | 0.22 | 0.03 | (0.1) | (0.1) | *2.8 | (0) | – | 0.1 | 1.4 | 0.3 | 120 | 380 | 80 | 36 | 260 | 0.3 | 0.4 |
| | **おいかわ** | | | | | | | | | | | | | | | | | | | | | | | | | | |
| 10075 | 生 | 55 | 124 | 73.8 | (15.9) | 19.2 | 4.7 | 91 | 5.8 | 1.21 | 0.96 | 0.19 | (0.1) | (0.1) | *4.5 | (0) | – | 0.1 | 1.1 | 0.1 | 48 | 240 | 45 | 23 | 210 | 0.6 | 2.5 |
| | **おおさが** | | | | | | | | | | | | | | | | | | | | | | | | | | |
| 10076 | 生 | 0 | 131 | 74.7 | (13.5) | 16.3 | 6.6 | 55 | 8.0 | 1.06 | 0.68 | 0.12 | (0.1) | (0.1) | *4.3 | (0) | – | 0.1 | 0.9 | 0.2 | 71 | 310 | 16 | 22 | 160 | 0.2 | 0.4 |
| | **おこぜ** | | | | | | | | | | | | | | | | | | | | | | | | | | |
| 10077 | 生 | 60 | 81 | 78.8 | (16.2) | 19.6 | 0.1 | 75 | 0.2 | 0.03 | 0.04 | 0.01 | (0.2) | (0.2) | *3.7 | (0) | – | 0.2 | 1.2 | 0.2 | 85 | 360 | 31 | 26 | 200 | 0.4 | 0.7 |
| | **おひょう** | | | | | | | | | | | | | | | | | | | | | | | | | | |
| 10078 | 生 | 0 | 93 | 77.0 | (16.5) | 19.9 | 1.2 | 49 | 1.7 | 0.27 | 0.35 | 0.04 | (0.1) | (0.1) | *4.0 | (0) | – | 0.1 | 1.3 | 0.2 | 72 | 400 | 7 | 28 | 260 | 0.1 | 0.5 |
| | **かさご** | | | | | | | | | | | | | | | | | | | | | | | | | | |
| 変 10079 | 生 | 0 | 83 | 79.1 | 16.7 | 19.3 | 0.9 | 45 | 1.1 | 0.27 | 0.28 | 0.06 | (0.1) | (0.1) | *2.1 | (0) | – | 0.1 | 1.2 | 0.3 | 120 | 310 | 57 | 27 | 180 | 0.3 | 0.5 |
| | **かじか** | | | | | | | | | | | | | | | | | | | | | | | | | | |
| 10080 | 生 | 0 | 98 | 76.4 | (12.4) | 15.0 | 3.4 | 220 | 5.0 | 0.86 | 0.74 | 0.40 | (0.2) | (0.2) | *4.3 | (0) | – | 0.2 | 3.4 | 0.3 | 110 | 260 | 520 | 31 | 400 | 2.8 | 1.7 |
| 10081 | 水煮 | 0 | 108 | 73.5 | (13.1) | 15.8 | 4.1 | 250 | 5.8 | 1.01 | 0.86 | 0.47 | (0.2) | (0.2) | *4.6 | (0) | – | 0.2 | 4.7 | 0.2 | 90 | 210 | 630 | 40 | 440 | 2.6 | 2.3 |
| 10082 | つくだ煮 | 0 | 293 | 23.8 | (24.4) | 29.4 | 3.6 | 360 | 5.5 | 0.85 | 1.10 | 0.51 | – | – | *40.7 | (0) | – | 33.8 | 7.5 | 4.3 | 1700 | 460 | 880 | 59 | 670 | 5.8 | 3.0 |
| | **（かじき類）** | | | | | | | | | | | | | | | | | | | | | | | | | | |
| | **くろかじき** | | | | | | | | | | | | | | | | | | | | | | | | | | |
| 10083 | 生 | 0 | 93 | 75.6 | 18.6 | 22.9 | 0.1 | 48 | 0.2 | 0.04 | 0.04 | 0.01 | (0.1) | (0.1) | *4.5 | (0) | – | 0.1 | 1.2 | 0.2 | 70 | 390 | 5 | 34 | 260 | 0.5 | 0.7 |
| | **まかじき** | | | | | | | | | | | | | | | | | | | | | | | | | | |
| 10084 | 生 | 0 | 107 | 73.8 | (18.7) | 23.1 | 1.4 | 46 | 1.8 | 0.47 | 0.44 | 0.09 | (0.1) | (0.1) | *4.9 | (0) | – | 0.1 | 1.2 | 0.2 | 65 | 380 | 5 | 35 | 270 | 0.6 | 0.6 |
| | **めかじき** | | | | | | | | | | | | | | | | | | | | | | | | | | |
| 10085 | 生 | 0 | 139 | 72.2 | 15.2 | 19.2 | 6.6 | 72 | 7.6 | 1.63 | 0.92 | 0.19 | (0.1) | (0.1) | *4.7 | (0) | – | 0.1 | 1.3 | 0.2 | 71 | 440 | 3 | 29 | 260 | 0.5 | 0.7 |
| 10398 | 焼き | 0 | 202 | 59.9 | 22.4 | 27.5 | 9.8 | 99 | 11.1 | 2.44 | 1.37 | 0.28 | 0 | 0 | *6.0 | (0) | – | 0 | 1.9 | 0.3 | 110 | 630 | 5 | 41 | 370 | 0.6 | 0.9 |
| | **（かつお類）** | | | | | | | | | | | | | | | | | | | | | | | | | | |
| | **かつお** | | | | | | | | | | | | | | | | | | | | | | | | | | |
| 変 10086 | 春獲り，生 | 0 | 108 | 72.2 | 20.6 | 25.8 | 0.4 | 60 | 0.5 | 0.12 | 0.17 | 0.02 | (0.1) | (0.1) | *5.4 | (0) | – | 0.1 | 1.4 | 0.1 | 43 | 430 | 11 | 42 | 280 | 1.9 | 0.8 |
| 10087 | 秋獲り，生 | 35 | 150 | 67.3 | 20.5 | 25.0 | 4.9 | 58 | 6.2 | 1.50 | 1.57 | 0.24 | (0.2) | (0.2) | *6.0 | (0) | – | 0.2 | 1.3 | 0.1 | 38 | 380 | 8 | 38 | 260 | 1.9 | 0.9 |
| | **そうだがつお** | | | | | | | | | | | | | | | | | | | | | | | | | | |
| 10088 | 生 | 40 | 126 | 69.9 | (20.9) | 25.7 | 2.1 | 75 | 2.8 | 0.74 | 0.74 | 0.10 | (0.3) | (0.3) | *5.7 | (0) | – | 0.3 | 1.3 | 0.2 | 81 | 350 | 23 | 33 | 230 | 2.6 | 1.2 |

可食部100 g当たり

| 無機質 | | | | | | ビタミン | | | | | | | | | | | | | | | | | | | | | | 備考 |
|---|---|---|---|---|---|---|---|---|---|---|---|---|---|---|---|---|---|---|---|---|---|---|---|---|---|---|---|---|
| | | | | | | ビタミンA | | | | | | | ビタミンE | | | | | | | | | | | | | | | |
| 銅 | マンガン | ヨウ素 | セレン | クロム | モリブデン | レチノール | α-カロテン | β-カロテン | β-クリプトキサンチン | β-カロテン当量 | レチノール活性当量 | ビタミンD | α-トコフェロール | β-トコフェロール | γ-トコフェロール | δ-トコフェロール | ビタミンK | ビタミン$B_1$ | ビタミン$B_2$ | ナイアシン | ナイアシン当量 | ビタミン$B_6$ | ビタミン$B_{12}$ | 葉酸 | パントテン酸 | ビオチン | ビタミンC | |
| mg | mg | µg | µg | µg | µg | µg | µg | µg | µg | µg | µg | µg | mg | mg | mg | mg | µg | mg | mg | mg | mg | mg | µg | µg | mg | µg | mg | |
| 0.10 | 0.10 | – | – | – | – | Tr | (0) | (0) | (0) | (0) | (Tr) | 69.0 | 0.7 | 0 | 0 | 0 | (0) | 0.02 | 0.05 | 8.2 | (20.0) | 0.34 | 4.0 | 16 | 0.74 | – | (0) | 廃棄部位：骨，ひれ等 |
| 0.04 | 0.01 | – | – | – | – | 2 | 0 | 0 | (0) | (0) | 2 | 3.0 | 0.7 | 0 | 0 | 0 | (0) | 0.05 | 0.12 | 2.5 | (4.8) | 0.25 | 3.7 | 3 | 0.55 | – | 1 | 別名かすべ<br>切り身（魚体全体から調理する場合，廃棄率：60%，廃棄部位：頭部，内臓，骨，ひれ等） |
| 0.02 | 0.17 | 17 | 27 | 0 | 0 | 0 | (0) | (0) | (0) | (0) | (0) | 1.0 | 0.1 | 0 | 0 | 0 | (0) | 0.07 | 0.10 | 3.3 | 7.2 | 0.24 | 1.7 | 13 | 0.51 | 1.7 | 2 | 試料：わにえそ，とかげえそ，まえそ等<br>三枚におろしたもの（魚体全体から調理する場合，廃棄率：45%，廃棄部位：頭部，内臓，骨，ひれ等） |
| 0.06 | 0.04 | – | – | – | – | 10 | 0 | 0 | (0) | (0) | 10 | 10.0 | 0.9 | 0 | 0 | 0 | (0) | 0.01 | 0.16 | 4.0 | (7.5) | 0.21 | 11.0 | 21 | 1.02 | – | 2 | 別名はや，やまべ<br>廃棄部位：頭部，内臓，骨，ひれ等（三枚下ろし） |
| 0.02 | 0.01 | – | – | – | – | 85 | 0 | 0 | – | 0 | 85 | 3.0 | 4.9 | 0 | 0 | 0 | (0) | 0.01 | 0.03 | 1.0 | (4.0) | 0.05 | 3.3 | 1 | 0.21 | – | 1 | 別名こうじんめぬけ<br>切り身（魚体全体から調理する場合，廃棄率：60%，廃棄部位：頭部，内臓，骨，ひれ等） |
| 0.03 | 0.21 | – | – | – | – | 2 | 0 | 0 | (0) | (0) | 2 | 1.0 | 0.4 | 0 | 0 | 0 | (0) | 0.01 | 0.12 | 2.4 | (6.0) | 0.08 | 0.6 | 3 | 0.51 | – | 0 | 試料：おにおこぜ<br>廃棄部位：頭部，内臓，骨，ひれ等（三枚下ろし） |
| 0.02 | 0.01 | – | – | – | – | 13 | 0 | 0 | (0) | (0) | 13 | 3.0 | 0.8 | 0 | 0 | 0 | (0) | 0.09 | 0.07 | 7.1 | (11.0) | 0.41 | 2.1 | 12 | 0.47 | – | Tr | 別名おおひらめ<br>切り身 |
| 0.01 | 0.01 | 48 | 50 | 1 | 0 | 3 | 0 | 0 | (0) | (0) | 3 | 2.0 | 0.3 | 0 | 0 | 0 | (0) | 0.03 | 0.06 | 1.8 | 5.1 | 0.06 | 1.2 | 3 | 0.47 | 0.8 | 1 | 三枚におろしたもの（魚体全体から調理する場合，廃棄率：65%，廃棄部位：頭部，内臓，骨，ひれ等） |
| 0.15 | 0.31 | – | – | – | – | 180 | (0) | (0) | (0) | (0) | 180 | 3.0 | 1.3 | 0 | 0 | 0 | 1 | 0.07 | 0.38 | 1.5 | (4.2) | 0.08 | 28.0 | 15 | 0.54 | – | 1 | 別名ごり<br>魚体全体 |
| 0.24 | 0.37 | – | – | – | – | 290 | (0) | (0) | (0) | (0) | 290 | 4.9 | 2.5 | 0 | 0 | 0 | 1 | 0.06 | 0.30 | 1.1 | (4.0) | 0.07 | 28.0 | 21 | 0.42 | – | Tr | 魚体全体を水煮したもの |
| 0.15 | 1.64 | – | – | – | – | 370 | (0) | (0) | (0) | (0) | 370 | 2.0 | 3.4 | 0 | Tr | 0 | (0) | 0.07 | 0.48 | 2.4 | (7.7) | 0.05 | 16.0 | 53 | 0.80 | – | 0 | |
| 0.03 | 0.01 | – | – | – | – | 2 | 0 | 0 | (0) | (0) | 2 | 38.0 | 0.9 | 0 | 0 | 0 | (0) | 0.05 | 0.06 | 14.0 | 18.0 | 0.44 | 1.5 | 6 | 0.29 | – | 1 | 別名くろかわ<br>切り身（皮なし） |
| 0.04 | 0.01 | 11 | 55 | 0 | 0 | 8 | 0 | 0 | (0) | (0) | 8 | 12.0 | 1.2 | 0 | 0 | 0 | (0) | 0.09 | 0.07 | 10.0 | (15.0) | 0.44 | 4.3 | 5 | 1.25 | 13.0 | 2 | 切り身（皮なし） |
| 0.04 | 0 | 16 | 59 | Tr | 0 | 61 | 0 | 0 | 0 | 0 | 61 | 8.8 | 4.4 | 0 | 0 | 0 | 1 | 0.06 | 0.09 | 7.6 | 11.0 | 0.37 | 1.9 | 8 | 0.39 | 2.7 | 1 | 別名めか<br>切り身（皮なし） |
| 0.05 | 0 | – | – | – | – | 85 | 0 | 0 | 0 | 0 | 85 | 10.0 | 6.1 | 0 | 0 | 0 | 1 | 0.07 | 0.11 | 10.0 | 15.0 | 0.35 | 2.4 | 8 | 0.46 | – | 0 | 切り身（皮なし） |
| 0.11 | 0.01 | 11 | 43 | 0 | 0 | 5 | 0 | 0 | 0 | 0 | 5 | 4.0 | 0.3 | 0 | 0 | 0 | (0) | 0.13 | 0.17 | 19.0 | 24.0 | 0.76 | 8.4 | 6 | 0.70 | 2.6 | Tr | 別名ほんがつお，まがつお<br>別名初がつお<br>三枚におろしたもの（魚体全体から調理する場合，廃棄率：35%，廃棄部位：頭部，内臓，骨，ひれ等）<br>試料：背側（背側普通筋） |
| 0.10 | 0.01 | 25 | 100 | Tr | Tr | 20 | 0 | 0 | 0 | 0 | 20 | 9.0 | 0.1 | 0 | 0 | 0 | (0) | 0.10 | 0.16 | 18.0 | 23.0 | 0.76 | 8.6 | 4 | 0.61 | 5.7 | Tr | 別名戻りがつお<br>廃棄部位：頭部，内臓，骨，ひれ等（三枚下ろし） |
| 0.15 | 0.02 | – | – | – | – | 9 | 0 | 0 | – | 0 | 9 | 22.0 | 1.2 | 0 | 0 | 0 | (0) | 0.17 | 0.29 | 16.0 | (21.0) | 0.54 | 12.0 | 14 | 1.29 | – | Tr | 試料：まるそうだ，ひらそうだ<br>廃棄部位：頭部，内臓，骨，ひれ等（三枚下ろし） |

# 10 魚介類

可食部100 g当たり

| 食品番号 | 食品名 | 廃棄率 | エネルギー | 水分 | たんぱく質: アミノ酸組成によるたんぱく質 | たんぱく質: たんぱく質 | 脂質: トリアシルグリセロール当量 | 脂質: コレステロール | 脂質: 脂質 | 脂肪酸: 飽和脂肪酸 | 脂肪酸: $n$-3系多価不飽和脂肪酸 | 脂肪酸: $n$-6系多価不飽和脂肪酸 | 炭水化物: 利用可能炭水化物（単糖当量） | 炭水化物: 利用可能炭水化物（質量計） | 炭水化物: 差引法による利用可能炭水化物 | 炭水化物: 食物繊維総量 | 炭水化物: 糖アルコール | 炭水化物: 炭水化物 | 灰分 | 食塩相当量 | 無機質: ナトリウム | 無機質: カリウム | 無機質: カルシウム | 無機質: マグネシウム | 無機質: リン | 無機質: 鉄 | 無機質: 亜鉛 |
|---|---|---|---|---|---|---|---|---|---|---|---|---|---|---|---|---|---|---|---|---|---|---|---|---|---|---|---|
| | | % | kcal | g | g | g | g | mg | g | g | g | g | g | g | g | g | g | g | g | g | mg | mg | mg | mg | mg | mg | mg |
| | **加工品** | | | | | | | | | | | | | | | | | | | | | | | | | | |
| 10089 | なまり | 0 | 126 | 66.9 | (24.3) | 29.8 | 0.4 | 80 | 0.7 | 0.16 | 0.14 | 0.03 | (0.4) | (0.4) | 6.2* | (0) | — | 0.4 | 2.2 | 0.3 | 110 | 300 | 11 | 32 | 300 | 3.7 | 0.9 |
| 10090 | なまり節 | 0 | 162 | 58.8 | (30.9) | 38.0 | 0.7 | 95 | 1.1 | 0.27 | 0.17 | 0.06 | (0.5) | (0.5) | 8.0* | (0) | — | 0.5 | 1.6 | 0.2 | 95 | 630 | 20 | 40 | 570 | 5.0 | 1.2 |
| 新 10446 | 裸節 | 0 | 309 | 22.6 | (59.6) | 71.6 | (2.1) | 160 | 3.3 | (0.70) | (0.79) | (0.12) | (0.2) | (0.2) | 13.0* | 0 | — | 0.2 | 2.8 | 0.8 | 310 | 780 | 15 | 76 | 570 | 6.5 | 1.9 |
| 10091 | かつお節 | 0 | 332 | 15.2 | 64.2 | 77.1 | 1.8 | 180 | 2.9 | 0.62 | 0.70 | 0.10 | (0.8) | (0.7) | 14.8* | (0) | — | 0.8 | 4.0 | 0.3 | 130 | 940 | 28 | 70 | 790 | 5.5 | 2.8 |
| 10092 | 削り節 | 0 | 327 | 17.2 | 64.0 | 75.7 | 1.9 | 190 | 3.2 | 0.71 | 0.63 | 0.16 | (0.4) | (0.4) | 13.4* | (0) | — | 0.4 | 3.5 | 1.2 | 480 | 810 | 46 | 91 | 680 | 9.0 | 2.5 |
| 10093 | 削り節つくだ煮 | 0 | 233 | 36.1 | (16.5) | 19.5 | 2.6 | 57 | 3.3 | 0.60 | 0.31 | 0.77 | — | — | 36.0* | (0) | — | 32.3 | 8.8 | 7.9 | 3100 | 410 | 54 | 69 | 290 | 8.0 | 1.3 |
| 10094 | 角煮 | 0 | 221 | 41.4 | (25.2) | 31.0 | 1.1 | 56 | 1.6 | 0.35 | 0.31 | 0.09 | — | — | 27.8* | (0) | — | 21.4 | 4.6 | 3.8 | 1500 | 290 | 10 | 40 | 220 | 6.0 | 0.7 |
| 10095 | 塩辛 | 0 | 58 | 72.9 | (9.7) | 12.0 | 0.7 | 210 | 1.5 | 0.33 | 0.18 | 0.06 | (Tr) | (Tr) | 3.0* | (0) | — | Tr | 13.6 | 12.7 | 5000 | 130 | 180 | 37 | 150 | 5.0 | 12.0 |
| | **缶詰** | | | | | | | | | | | | | | | | | | | | | | | | | | |
| 10096 | 味付け，フレーク | 0 | 139 | 65.8 | (14.9) | 18.4 | 2.4 | 53 | 2.7 | 0.78 | 0.83 | 0.11 | — | — | 14.5* | (0) | — | 10.7 | 2.4 | 1.7 | 650 | 280 | 29 | 30 | 190 | 2.6 | 0.7 |
| 10097 | 油漬，フレーク | 0 | 289 | 55.5 | (15.3) | 18.8 | 23.4 | 41 | 24.2 | 3.48 | 1.99 | 11.44 | (0.1) | (0.1) | 4.5* | (0) | — | 0.1 | 1.4 | 0.9 | 350 | 230 | 5 | 23 | 160 | 0.9 | 0.5 |
| | **かます** | | | | | | | | | | | | | | | | | | | | | | | | | | |
| 10098 | 生 | 40 | 137 | 72.7 | 15.5 | 18.9 | 6.4 | 58 | 7.2 | 2.09 | 1.50 | 0.26 | (0.1) | (0.1) | 4.3* | (0) | — | 0.1 | 1.1 | 0.3 | 120 | 320 | 41 | 34 | 140 | 0.3 | 0.5 |
| 10099 | 焼き | 40 | 134 | 70.3 | (19.1) | 23.3 | 4.1 | 83 | 4.9 | 1.36 | 1.03 | 0.17 | (0.1) | (0.1) | 5.1* | (0) | — | 0.1 | 1.4 | 0.4 | 150 | 360 | 59 | 42 | 190 | 0.5 | 0.6 |
| | **（かれい類）** | | | | | | | | | | | | | | | | | | | | | | | | | | |
| | **まがれい** | | | | | | | | | | | | | | | | | | | | | | | | | | |
| 変 10100 | 生 | 0 | 89 | 77.8 | 17.8 | 19.6 | 1.0 | 71 | 1.3 | 0.23 | 0.35 | 0.06 | (0.1) | (0.1) | 2.2* | (0) | — | 0.1 | 1.2 | 0.3 | 110 | 330 | 43 | 28 | 200 | 0.2 | 0.8 |
| 変 10101 | 水煮 | 35 | 97 | 75.6 | (19.5) | 21.4 | 0.9 | 87 | 1.1 | 0.21 | 0.31 | 0.05 | (0.1) | (0.1) | 2.9* | (0) | — | 0.1 | 1.2 | 0.3 | 100 | 320 | 56 | 29 | 200 | 0.3 | 0.9 |
| 変 10102 | 焼き | 35 | 104 | 73.9 | (21.3) | 23.4 | 1.0 | 100 | 1.3 | 0.24 | 0.36 | 0.06 | (0.1) | (0.1) | 2.4* | (0) | — | 0.1 | 1.4 | 0.3 | 130 | 370 | 70 | 32 | 240 | 0.3 | 1.0 |
| | **まこがれい** | | | | | | | | | | | | | | | | | | | | | | | | | | |
| 10103 | 生 | 55 | 86 | 79.0 | 15.6 | 18.0 | 1.3 | 66 | 1.8 | 0.31 | 0.43 | 0.11 | (0.1) | (0.1) | 2.9* | (0) | — | 0.1 | 1.2 | 0.3 | 120 | 320 | 46 | 24 | 190 | 0.4 | 0.8 |
| 10399 | 焼き | 0 | 138 | 66.2 | 23.7 | 28.5 | 2.0 | 110 | 2.8 | 0.50 | 0.68 | 0.18 | (0.2) | (0.1) | 6.3* | (0) | — | 0.2 | 1.8 | 0.5 | 180 | 490 | 75 | 39 | 300 | 0.8 | 1.2 |
| | **子持ちがれい** | | | | | | | | | | | | | | | | | | | | | | | | | | |
| 10104 | 生 | 40 | 123 | 72.7 | — | 19.9 | 4.8 | 120 | 6.2 | 1.13 | 1.51 | 0.13 | (0.1)* | (0.1) | 1.5 | (0) | — | 0.1 | 1.1 | 0.2 | 77 | 290 | 20 | 27 | 200 | 0.2 | 0.8 |
| 10105 | 水煮 | 15 | 137 | 69.3 | — | 22.3 | 5.3 | 140 | 7.2 | 1.33 | 1.52 | 0.15 | (0.1)* | (0.1) | 2.0 | (0) | — | 0.1 | 1.1 | 0.2 | 83 | 270 | 40 | 28 | 210 | 0.3 | 1.0 |
| 10106 | **干しかれい** | 40 | 104 | 74.6 | — | 20.2 | 2.5 | 87 | 3.4 | 0.73 | 0.73 | 0.09 | (Tr)* | (Tr) | 0.9 | (0) | — | Tr | 1.8 | 1.1 | 430 | 280 | 40 | 29 | 170 | 0.1 | 0.4 |
| | **かわはぎ** | | | | | | | | | | | | | | | | | | | | | | | | | | |
| 変 10107 | 生 | 0 | 77 | 79.9 | 16.3 | 18.8 | 0.3 | 47 | 0.4 | 0.08 | 0.10 | 0.04 | (Tr) | (Tr) | 2.3* | (0) | — | Tr | 1.2 | 0.3 | 110 | 380 | 13 | 28 | 240 | 0.2 | 0.4 |
| | **かんぱち** | | | | | | | | | | | | | | | | | | | | | | | | | | |
| 変 10108 | 三枚おろし，生 | 0 | 119 | 73.3 | (17.4) | 21.0 | 3.5 | 62 | 4.2 | 1.12 | 1.07 | 0.15 | (0.1) | (0.1) | 4.4* | (0) | — | 0.1 | 1.4 | 0.2 | 65 | 490 | 15 | 34 | 270 | 0.6 | 0.7 |
| 新 10424 | 背側，生 | 0 | 95 | 76.1 | 18.8 | 22.2 | 0.9 | 48 | 1.2 | 0.30 | 0.26 | 0.05 | (0.1) | (0.1) | 2.9* | (0) | — | 0.1 | 1.3 | 0.1 | 54 | 470 | 6 | 29 | 250 | 0.4 | 0.4 |
| | **きす** | | | | | | | | | | | | | | | | | | | | | | | | | | |
| 10109 | 生 | 55 | 73 | 80.8 | 16.1 | 18.5 | 0.1 | 88 | 0.2 | 0.04 | 0.05 | 0.01 | 0 | 0 | 1.7* | (0) | — | 0 | 1.2 | 0.3 | 100 | 340 | 27 | 29 | 180 | 0.1 | 0.4 |

可食部100 g当たり

| 無機質 | | | | | | ビタミン | | | | | | | | | | | | | | | | | | | | | | 備考 |
|---|---|---|---|---|---|---|---|---|---|---|---|---|---|---|---|---|---|---|---|---|---|---|---|---|---|---|---|---|
| | | | | | | ビタミンA | | | | | | | ビタミンE | | | | | | | | | | | | | | | |
| 銅 mg | マンガン mg | ヨウ素 µg | セレン µg | クロム µg | モリブデン µg | レチノール µg | α-カロテン µg | β-カロテン µg | β-クリプトキサンチン µg | β-カロテン当量 µg | レチノール活性当量 µg | ビタミンD µg | α-トコフェロール mg | β-トコフェロール mg | γ-トコフェロール mg | δ-トコフェロール mg | ビタミンK µg | ビタミン$B_1$ mg | ビタミン$B_2$ mg | ナイアシン mg | ナイアシン当量 mg | ビタミン$B_6$ mg | ビタミン$B_{12}$ µg | 葉酸 µg | パントテン酸 mg | ビオチン µg | ビタミンC mg | |
| 0.17 | 0.02 | — | — | — | — | Tr | — | — | — | (0) | (Tr) | 4.0 | 0.2 | 0 | 0 | 0 | (0) | 0.19 | 0.18 | 16.0 | (22.0) | 0.46 | 21.0 | 16 | 0.58 | — | (0) | |
| 0.20 | 0.03 | — | — | — | — | Tr | — | — | — | (0) | (Tr) | 21.0 | 0.4 | 0 | 0 | 0 | (0) | 0.40 | 0.25 | 35.0 | (42.0) | 0.36 | 11.0 | 10 | 0.70 | — | (0) | |
| 0.29 | 0.03 | 60 | 240 | 3 | 2 | 10 | — | — | — | — | 10 | 6.7 | 1.5 | 0 | 0 | 0 | 1 | 0.01 | 0.35 | 45.0 | (60.0) | 0.65 | 16.0 | 14 | 0.86 | 15.0 | — | |
| 0.27 | — | 45 | 320 | 1 | 1 | Tr | — | — | — | (0) | (Tr) | 6.0 | 1.2 | 0.3 | 0.1 | 0.2 | (0) | 0.55 | 0.35 | 45.0 | 61.0 | 0.53 | 15.0 | 11 | 0.82 | 15.0 | (0) | |
| 0.43 | 0.05 | — | — | — | — | 24 | 0 | 0 | — | 0 | 24 | 4.0 | 1.1 | 0 | 0 | 0 | (0) | 0.38 | 0.57 | 37.0 | 54.0 | 0.53 | 22.0 | 15 | 0.97 | — | Tr | 試料：包装品 |
| 0.18 | 0.35 | — | — | — | — | Tr | (0) | (0) | (0) | (0) | (Tr) | 6.0 | 0.4 | 0.1 | 1.2 | Tr | (0) | 0.13 | 0.10 | 12.0 | (16.0) | 0.19 | 5.3 | 27 | 0.57 | — | (0) | |
| 0.09 | 0.26 | — | — | — | — | Tr | (0) | (0) | (0) | (0) | (Tr) | 5.0 | 0.5 | 0 | 0.1 | 0 | (0) | 0.15 | 0.12 | 17.0 | (23.0) | 0.21 | 4.0 | 15 | 0.42 | — | (0) | |
| 0.07 | 0.07 | — | — | — | — | 90 | — | — | — | (0) | 90 | 120.0 | 0.7 | 0 | 0 | 0 | 2 | 0.10 | 0.25 | 1.7 | (4.0) | 0.05 | 4.5 | 48 | 0.43 | — | (0) | 別名 酒盗 |
| | | | | | | | | | | | | | | | | | | | | | | | | | | | | 別名 ツナ缶 |
| 0.15 | 0.11 | — | — | — | — | Tr | (0) | (0) | (0) | (0) | (Tr) | 9.0 | 1.0 | 0 | 0 | 0 | (0) | 0.14 | 0.13 | 15.0 | (19.0) | 0.29 | 8.3 | 9 | 0.37 | — | (0) | 液汁を含んだもの |
| 0.07 | 0.02 | — | — | — | — | Tr | (0) | (0) | (0) | (0) | (Tr) | 4.0 | 2.6 | 0.4 | 15.0 | 6.0 | (0) | 0.12 | 0.11 | 15.0 | (19.0) | 0.40 | 2.8 | 7 | 0.24 | — | (0) | 液汁を含んだもの |
| | | | | | | | | | | | | | | | | | | | | | | | | | | | | 試料：あかかます |
| 0.04 | 0.01 | — | — | — | — | 12 | (0) | (0) | (0) | (0) | 12 | 11.0 | 0.9 | 0 | 0 | 0 | (0) | 0.03 | 0.14 | 4.5 | 8.0 | 0.31 | 2.3 | 8 | 0.47 | — | Tr | 廃棄部位：頭部，内臓，骨，ひれ等（三枚下ろし） |
| 0.05 | 0.01 | — | — | — | — | 13 | (0) | (0) | (0) | (0) | 13 | 10.0 | 0.9 | 0 | 0 | 0 | (0) | 0.03 | 0.14 | 4.2 | (8.5) | 0.31 | 3.3 | 13 | 0.52 | — | Tr | 内臓等を除き焼いたもの<br>廃棄部位：頭部，骨，ひれ等 |
| 0.03 | 0.01 | 21 | 110 | 0 | 0 | 5 | 0 | 0 | (0) | (0) | 5 | 13.0 | 1.5 | 0 | 0 | 0 | (0) | 0.03 | 0.35 | 2.5 | 6.3 | 0.15 | 3.1 | 4 | 0.66 | 22.0 | 1 | 五枚におろしたもの<br>（魚体全体から調理する場合，廃棄率：50%，廃棄部位：頭部，内臓，骨，ひれ等） |
| 0.03 | 0.02 | 15 | 77 | 0 | 0 | 5 | 0 | 0 | (0) | (0) | 5 | 17.0 | 2.0 | 0 | 0 | 0 | (0) | 0.03 | 0.27 | 2.6 | (6.8) | 0.14 | 3.3 | 4 | 0.73 | 15.0 | Tr | 廃棄部位：頭部，骨，ひれ等<br>内臓等を除き水煮したもの |
| 0.04 | 0.02 | 22 | 97 | Tr | 0 | 7 | 0 | 0 | (0) | (0) | 7 | 18.0 | 2.5 | 0 | 0 | 0 | (0) | 0.03 | 0.41 | 3.1 | (7.6) | 0.13 | 4.1 | 6 | 0.75 | 27.0 | 1 | 廃棄部位：頭部，骨，ひれ等<br>内臓等を除き焼いたもの |
| 0.02 | 0.03 | — | — | — | — | 5 | 0 | 1 | 5 | 4 | 6 | 6.7 | 1.5 | 0 | 0 | 0 | 0 | 0.12 | 0.32 | 3.1 | 6.1 | 0.21 | 1.8 | 8 | 0.67 | — | 1 | 廃棄部位：頭部，内臓，骨，ひれ等（五枚下ろし） |
| 0.03 | 0.06 | — | — | — | — | 6 | 0 | 1 | 2 | 2 | 6 | 9.2 | 2.1 | 0 | 0 | 0 | 1 | 0.17 | 0.44 | 5.0 | 9.7 | 0.15 | 3.0 | 14 | 1.25 | — | 1 | 五枚におろしたもの |
| | | | | | | | | | | | | | | | | | | | | | | | | | | | | 試料：あかがれい及びばばがれい |
| 0.03 | 0.04 | — | — | — | — | 12 | 0 | 0 | 0 | 0 | 12 | 4.0 | 2.9 | 0 | 0 | 0 | Tr | 0.19 | 0.20 | 2.4 | 5.7 | 0.15 | 4.3 | 20 | 2.41 | — | 4 | 廃棄部位：頭部，内臓，骨，ひれ等 |
| 0.04 | 0.04 | — | — | — | — | 11 | 0 | 0 | 0 | 0 | 11 | 4.7 | 4.2 | 0 | 0 | 0 | Tr | 0.25 | 0.22 | 2.7 | 6.4 | 0.15 | 4.9 | 23 | 2.58 | — | 3 | 頭部，内臓等を除き水煮したもの<br>廃棄部位：骨，ひれ等 |
| 0.01 | 0.02 | — | — | — | — | 2 | 0 | 0 | 0 | 0 | 2 | 1.0 | 2.3 | 0 | 0 | 0 | (0) | 0.25 | 0.10 | 5.1 | 8.5 | 0.11 | 1.6 | 11 | 0.71 | — | 1 | 試料（原材料）：やなぎむしがれい及びむしがれい（生干しひと塩品）<br>廃棄部位：頭部，骨，ひれ等 |
| | | | | | | | | | | | | | | | | | | | | | | | | | | | | 別名 はげ |
| 0.03 | 0.02 | 33 | 35 | 0 | 0 | 2 | 0 | 0 | (0) | (0) | 2 | 43.0 | 0.6 | 0 | 0 | 0 | (0) | 0.02 | 0.07 | 3.0 | 6.6 | 0.45 | 1.3 | 6 | 0.17 | 0.9 | Tr | 三枚におろしたもの（魚体全体から調理する場合，廃棄率：65%，廃棄部位：頭部，内臓，骨，皮，ひれ等） |
| 0.05 | 0.01 | 11 | 29 | 0 | 0 | 4 | (0) | (0) | (0) | (0) | 4 | 4.0 | 0.9 | 0 | 0 | 0 | (0) | 0.15 | 0.16 | 8.0 | (12.0) | 0.32 | 5.3 | 10 | 0.52 | 2.4 | Tr | 三枚におろしたもの（魚体全体から調理する場合，廃棄率：40%，廃棄部位：頭部，内臓，骨，ひれ等） |
| 0.04 | Tr | 53 | 63 | 0 | 0 | 4 | 0 | 0 | 0 | 0 | 4 | 1.4 | 1.1 | 0 | 0 | 0 | 0 | 0.15 | 0.08 | 10.0 | 14.0 | 0.56 | 1.0 | 4 | 0.28 | 1.6 | 1 | 三枚におろした後，腹側を除いたもの（魚体全体から調理する場合，廃棄率：80%，廃棄部位：頭部，内臓，骨，ひれ等） |
| 0.02 | 0.01 | 21 | 37 | 1 | — | 1 | 0 | 0 | (0) | (0) | 1 | 0.7 | 0.4 | 0 | 0 | 0 | — | 0.09 | 0.03 | 2.7 | 6.1 | 0.22 | 2.2 | 11 | 0.18 | 2.3 | 1 | 試料：しろぎす<br>廃棄部位：頭部，内臓，骨，ひれ等（三枚下ろし） |

# 10 魚介類

| 食品番号 | 食品名 | 廃棄率 | エネルギー | 水分 | たんぱく質: アミノ酸組成によるたんぱく質 | たんぱく質 | 脂質: トリアシルグリセロール当量 | コレステロール | 脂質 | 脂肪酸: 飽和脂肪酸 | n-3系多価不飽和脂肪酸 | n-6系多価不飽和脂肪酸 | 炭水化物: 利用可能炭水化物(単糖当量) | 利用可能炭水化物(質量計) | 差引法による利用可能炭水化物 | 食物繊維総量 | 糖アルコール | 炭水化物 | 灰分 | 食塩相当量 | 無機質: ナトリウム | カリウム | カルシウム | マグネシウム | リン | 鉄 | 亜鉛 |
|---|---|---|---|---|---|---|---|---|---|---|---|---|---|---|---|---|---|---|---|---|---|---|---|---|---|---|---|
| | | % | kcal | g | g | g | g | mg | g | g | g | g | g | g | g | g | g | g | g | g | mg | mg | mg | mg | mg | mg | mg |
| 10400 | 天ぷら | 2 | 234 | 57.5 | 16.0 | 18.4 | 14.0 | 81 | 15.2 | 1.06 | 1.28 | 2.48 | 8.4 | 7.7 | *10.7 | 0.7 | – | 7.8 | 1.2 | 0.3 | 110 | 330 | 90 | 31 | 210 | 0.2 | 0.5 |
| | **きちじ** | | | | | | | | | | | | | | | | | | | | | | | | | | |
| 変 10110 | 生 | 0 | 238 | 63.9 | 12.2 | 13.6 | 19.4 | 74 | 21.7 | 3.95 | 3.42 | 0.48 | (Tr) | (Tr) | *3.6 | (0) | – | Tr | 0.8 | 0.2 | 75 | 250 | 32 | 32 | 130 | 0.3 | 0.4 |
| | **きびなご** | | | | | | | | | | | | | | | | | | | | | | | | | | |
| 10111 | 生 | 35 | 85 | 78.2 | (15.6) | 18.8 | 0.8 | 75 | 1.4 | 0.33 | 0.21 | 0.03 | (0.1) | (0.1) | *3.9 | (0) | – | 0.1 | 1.5 | 0.4 | 150 | 330 | 100 | 34 | 240 | 1.1 | 1.9 |
| 10112 | 調味干し | 0 | 241 | 32.2 | (39.7) | 47.9 | 3.6 | 370 | 7.4 | 1.74 | 0.78 | 0.12 | (0.5) | (0.5) | *12.5 | (0) | – | 0.5 | 12.0 | 6.6 | 2600 | 660 | 1400 | 170 | 1200 | 5.9 | 0.7 |
| | **キャビア** | | | | | | | | | | | | | | | | | | | | | | | | | | |
| 10113 | 塩蔵品 | 0 | 242 | 51.0 | (22.6) | 26.2 | 13.0 | 500 | 17.1 | 3.15 | 2.36 | 0.54 | (1.1) | (1.0) | *8.8 | (0) | – | 1.1 | 4.6 | 4.1 | 1600 | 200 | 8 | 30 | 450 | 2.4 | 2.5 |
| | **キングクリップ** | | | | | | | | | | | | | | | | | | | | | | | | | | |
| 10114 | 生 | 0 | 73 | 80.5 | (15.1) | 18.2 | 0.1 | 56 | 0.1 | 0.01 | 0.02 | Tr | (Tr) | (Tr) | *3.2 | (0) | – | Tr | 1.2 | 0.4 | 140 | 340 | 47 | 28 | 170 | 0.3 | 0.5 |
| | **ぎんだら** | | | | | | | | | | | | | | | | | | | | | | | | | | |
| 10115 | 生 | 0 | 210 | 67.4 | 12.1 | 13.6 | 16.7 | 50 | 18.6 | 4.50 | 1.13 | 0.29 | (Tr) | (Tr) | *3.0 | (0) | – | Tr | 0.9 | 0.2 | 74 | 340 | 15 | 26 | 180 | 0.3 | 0.3 |
| 10401 | 水煮 | 0 | 253 | 61.2 | 14.6 | 14.9 | 21.6 | 59 | 23.8 | 5.89 | 1.47 | 0.38 | *0 | 0 | 1.8 | (0) | – | 0 | 0.8 | 0.2 | 63 | 280 | 15 | 25 | 150 | 0.3 | 0.3 |
| | **きんめだい** | | | | | | | | | | | | | | | | | | | | | | | | | | |
| 10116 | 生 | 60 | 147 | 72.1 | 14.6 | 17.8 | 7.9 | 60 | 9.0 | 2.15 | 1.37 | 0.22 | (0.1) | (0.1) | *4.5 | (0) | – | 0.1 | 1.0 | 0.1 | 59 | 330 | 31 | 73 | 490 | 0.3 | 0.3 |
| | **ぐち** | | | | | | | | | | | | | | | | | | | | | | | | | | |
| 10117 | 生 | 60 | 78 | 80.1 | 15.3 | 18.0 | 0.6 | 66 | 0.8 | 0.18 | 0.17 | 0.03 | (Tr) | (Tr) | *2.9 | (0) | – | Tr | 1.1 | 0.2 | 95 | 260 | 37 | 28 | 140 | 0.4 | 0.6 |
| 10118 | 焼き | 45 | 100 | 74.3 | (19.9) | 23.4 | 0.6 | 85 | 0.8 | 0.18 | 0.17 | 0.03 | (Tr) | (Tr) | *3.7 | (0) | – | Tr | 1.5 | 0.4 | 140 | 330 | 51 | 34 | 180 | 0.6 | 0.8 |
| | **こい** | | | | | | | | | | | | | | | | | | | | | | | | | | |
| 10119 | 養殖，生 | 50 | 157 | 71.0 | 14.8 | 17.7 | 8.9 | 86 | 10.2 | 2.03 | 1.06 | 0.74 | (0.2) | (0.2) | *4.4 | (0) | – | 0.2 | 0.9 | 0.1 | 49 | 340 | 9 | 22 | 180 | 0.5 | 1.2 |
| 10120 | 養殖，水煮 | 15 | 190 | 66.3 | (16.0) | 19.2 | 11.8 | 100 | 13.4 | 2.65 | 1.03 | 1.42 | (0.2) | (0.2) | *5.0 | (0) | – | 0.2 | 0.9 | 0.1 | 47 | 330 | 13 | 22 | 180 | 0.6 | 1.8 |
| 10121 | 養殖，内臓，生 | 0 | 258 | 62.6 | – | 9.0 | 22.6 | 260 | 25.9 | 5.22 | 2.37 | 3.94 | (1.3) | (1.2) | *4.6 | (0) | – | 1.3 | 1.2 | 0.2 | 95 | 240 | 9 | 19 | 130 | 3.1 | 7.0 |
| | **(こち類)** | | | | | | | | | | | | | | | | | | | | | | | | | | |
| | **まごち** | | | | | | | | | | | | | | | | | | | | | | | | | | |
| 10122 | 生 | 55 | 94 | 75.4 | (18.6) | 22.5 | 0.3 | 57 | 0.5 | 0.10 | 0.12 | 0.02 | (0.2) | (0.2) | *4.2 | (0) | – | 0.2 | 1.4 | 0.3 | 110 | 450 | 51 | 33 | 260 | 0.2 | 0.6 |
| | **めごち** | | | | | | | | | | | | | | | | | | | | | | | | | | |
| 変 10123 | 生 | 0 | 73 | 81.1 | 17.3 | 17.1 | 0.4 | 52 | 0.6 | 0.11 | 0.14 | 0.03 | *(0.1) | (0.1) | 0 | (0) | – | 0.1 | 1.2 | 0.4 | 160 | 280 | 40 | 30 | 160 | 0.2 | 0.6 |
| | **このしろ** | | | | | | | | | | | | | | | | | | | | | | | | | | |
| 10124 | 生 | 50 | 146 | 70.6 | 15.6 | 19.0 | 7.1 | 68 | 8.3 | 2.29 | 1.50 | 0.08 | (0.4) | (0.4) | *5.0 | (0) | – | 0.4 | 1.7 | 0.4 | 160 | 370 | 190 | 27 | 230 | 1.3 | 0.7 |
| 10125 | 甘酢漬 | 0 | 184 | 61.5 | (15.7) | 19.1 | 8.2 | 74 | 10.1 | 3.00 | 1.53 | 0.23 | – | – | *11.7 | (0) | – | 6.4 | 2.9 | 2.3 | 890 | 120 | 160 | 16 | 170 | 1.8 | 0.9 |
| | **(さけ・ます類)** | | | | | | | | | | | | | | | | | | | | | | | | | | |
| | **からふとます** | | | | | | | | | | | | | | | | | | | | | | | | | | |
| 10126 | 生 | 0 | 139 | 70.1 | (18.0) | 21.7 | 5.1 | 58 | 6.6 | 1.23 | 1.42 | 0.15 | (0.1) | (0.1) | *5.3 | (0) | – | 0.1 | 1.5 | 0.2 | 64 | 400 | 13 | 29 | 260 | 0.4 | 0.6 |
| 10127 | 焼き | 0 | 175 | 62.1 | (23.3) | 28.1 | 6.2 | 88 | 7.7 | 1.43 | 1.70 | 0.18 | (0.1) | (0.1) | *6.4 | (0) | – | 0.1 | 2.0 | 0.2 | 85 | 520 | 20 | 41 | 370 | 0.6 | 0.7 |
| 10128 | 塩ます | 30 | 146 | 64.6 | (17.3) | 20.9 | 6.1 | 62 | 7.4 | 1.51 | 1.52 | 0.14 | (0.6) | (0.5) | *5.5 | (0) | – | 0.6 | 6.5 | 5.8 | 2300 | 310 | 27 | 34 | 250 | 0.4 | 0.5 |
| 10129 | 水煮缶詰 | 0 | 145 | 69.7 | (17.2) | 20.7 | 6.5 | 89 | 7.2 | 1.29 | 1.61 | 0.16 | (0.1) | (0.1) | *4.3 | (0) | – | 0.1 | 2.3 | 0.9 | 360 | 300 | 110 | 36 | 320 | 1.5 | 0.9 |

可食部100 g当たり

| 可食部100g当たり | | | | | | | | | | | | | | | | | | | | | | | | | | | | |
|---|---|---|---|---|---|---|---|---|---|---|---|---|---|---|---|---|---|---|---|---|---|---|---|---|---|---|---|---|
| 無機質 | | | | | | ビタミン | | | | | | | | | | | | | | | | | | | | | | 備考 |
| | | | | | | ビタミンA | | | | | | | ビタミンE | | | | | | | | | | | | | | | |
| 銅 | マンガン | ヨウ素 | セレン | クロム | モリブデン | レチノール | α-カロテン | β-カロテン | β-クリプトキサンチン | β-カロテン当量 | レチノール活性当量 | ビタミンD | α-トコフェロール | β-トコフェロール | γ-トコフェロール | δ-トコフェロール | ビタミンK | ビタミン$B_1$ | ビタミン$B_2$ | ナイアシン | ナイアシン当量 | ビタミン$B_6$ | ビタミン$B_{12}$ | 葉酸 | パントテン酸 | ビオチン | ビタミンC | 調 調理による脂質の増減 |
| mg | mg | µg | µg | µg | µg | µg | µg | µg | µg | µg | µg | µg | mg | mg | mg | mg | µg | mg | mg | mg | mg | mg | µg | µg | mg | µg | mg | |
| 0.03 | 0.08 | 22 | 33 | 0 | – | 2 | (0) | 14 | (0) | 14 | 3 | 0.6 | 3.2 | 0 | 6.4 | 0.1 | 18 | 0.09 | 0.06 | 2.4 | 5.9 | 0.15 | 2.0 | 9 | 0.30 | 2.2 | 1 | 頭部、内臓、骨、ひれ等を除いたもの<br>廃棄部位：尾、調p. 249，表13 |
| 0.11 | – | 84 | 58 | 0 | 0 | 65 | (0) | 0 | (0) | (0) | 65 | 4.0 | 2.4 | 0 | 0 | 0 | (0) | 0.03 | 0.07 | 0.8 | 3.1 | 0.04 | 1.0 | 2 | 0.20 | 0.8 | 2 | 別名きんきん、きんき<br>三枚におろしたもの（魚体全体から調理する場合、廃棄率：60%、廃棄部位：頭部、内臓、骨、ひれ等） |
| 0.10 | 0.03 | – | – | – | – | 0 | (0) | (0) | (0) | (0) | (0) | 10.0 | 0.3 | 0 | 0 | 0 | Tr | 0.02 | 0.25 | 6.2 | (9.6) | 0.44 | 8.3 | 8 | 0.87 | – | 3 | 廃棄部位：頭部、内臓、骨、ひれ等（三枚下ろし） |
| 0.19 | 0.41 | – | – | – | – | 0 | (0) | (0) | (0) | (0) | (0) | 24.0 | 0.4 | 0 | 0.1 | 0.1 | (0) | 0.02 | 0.64 | 13.0 | (22.0) | 0.26 | 24.0 | 36 | 1.36 | – | 1 | |
| 0.07 | 0.12 | – | – | – | – | 59 | 0 | 6 | (0) | 6 | 60 | 1.0 | 9.3 | 0 | 0 | 0 | (0) | 0.01 | 1.31 | 0.6 | (6.3) | 0.24 | 19.0 | 49 | 2.38 | – | 4 | |
| 0.02 | 0.01 | – | – | – | – | 5 | (0) | (0) | (0) | (0) | 5 | Tr | 0.2 | 0 | 0 | 0 | (0) | 0.03 | 0.07 | 1.5 | (4.8) | 0.09 | 1.3 | 4 | 0.42 | – | 1 | 切り身 |
| 0.02 | 0 | – | – | – | – | 1500 | 0 | 0 | 0 | 0 | 1500 | 3.5 | 4.6 | 0 | 0 | 0 | 1 | 0.05 | 0.10 | 1.7 | 4.1 | 0.09 | 2.8 | 1 | 0.21 | – | 0 | 切り身 |
| 0.03 | 0 | – | – | – | – | 1800 | 0 | 0 | 0 | 0 | 1800 | 4.2 | 5.4 | 0 | 0 | 0 | 1 | 0.04 | 0.08 | 1.6 | 4.6 | 0.09 | 2.6 | 1 | 0.13 | – | 0 | 切り身 |
| 0.02 | 0.01 | – | – | – | – | 63 | 0 | 0 | (0) | (0) | 63 | 2.0 | 1.7 | 0 | 0 | 0 | (0) | 0.03 | 0.05 | 2.7 | 5.8 | 0.28 | 1.1 | 9 | 0.23 | – | 1 | 別名きんめ<br>廃棄部位：頭部、内臓、骨、ひれ等（三枚下ろし） |
| 0.03 | 0.01 | – | – | – | – | 5 | (0) | (0) | (0) | (0) | 5 | 2.9 | 0.5 | 0 | 0 | 0 | (0) | 0.04 | 0.28 | 2.8 | 6.2 | 0.18 | 2.5 | 6 | 0.46 | – | Tr | 別名いしもち<br>試料：しろぐち<br>廃棄部位：頭部、内臓、骨、ひれ等（三枚下ろし） |
| 0.03 | 0.01 | – | – | – | – | 7 | (0) | (0) | (0) | (0) | 7 | 3.3 | 0.7 | 0 | 0 | 0 | (0) | 0.05 | 0.25 | 3.0 | (7.5) | 0.11 | 2.8 | 9 | 0.45 | – | Tr | 別名にべ<br>内臓等を除き焼いたもの<br>廃棄部位：頭部、骨、ひれ等 |
| 0.05 | 0.01 | – | – | – | – | 4 | 0 | 0 | (0) | (0) | 4 | 14.0 | 2.0 | Tr | Tr | 0 | (0) | 0.46 | 0.18 | 3.3 | 6.3 | 0.13 | 10.0 | 10 | 1.48 | – | Tr | 廃棄部位：頭部、内臓、骨、ひれ等（三枚下ろし） |
| 0.06 | 0.01 | – | – | – | – | 3 | 0 | 0 | (0) | (0) | 3 | 12.0 | 2.0 | Tr | Tr | 0 | (0) | 0.37 | 0.17 | 3.1 | (6.4) | 0.11 | 7.5 | 9 | 1.51 | – | 1 | 頭部、尾及び内臓等を除き水煮したもの<br>廃棄部位：骨、ひれ等 |
| 0.31 | 0.10 | – | – | – | – | 500 | (0) | Tr | (0) | (Tr) | 500 | 9.0 | 3.8 | Tr | 0.1 | 0 | 1 | 0.07 | 0.54 | 5.3 | 6.8 | 0.05 | 16.0 | 110 | 2.53 | – | 2 | 胆のうを除いたもの |
| 0.02 | 0.01 | – | – | – | – | 1 | 0 | 0 | (0) | (0) | 1 | 1.0 | 0.1 | 0 | 0 | 0 | (0) | 0.07 | 0.17 | 4.5 | (8.6) | 0.34 | 1.7 | 4 | 0.38 | – | 1 | 別名こち、がらごち、ぜにごち、ほんごち<br>廃棄部位：頭部、内臓、骨、ひれ等（三枚下ろし） |
| 0.01 | 0.04 | 26 | 44 | Tr | 0 | 2 | 0 | 3 | (0) | 3 | 2 | 11.0 | 0 | 0 | 0 | 0 | (0) | 0.02 | 0.08 | 2.4 | 5.8 | 0.14 | 3.0 | 6 | 0.16 | 1.1 | Tr | 関東で流通するめごち（ネズミゴチ）とは別種<br>三枚におろしたもの（魚体全体から調理する場合、廃棄率：60%、廃棄部位：頭部、内臓、骨、ひれ等） |
| 0.16 | – | 35 | 31 | 1 | 0 | Tr | (0) | (0) | (0) | (0) | (Tr) | 9.0 | 2.5 | 0 | 0 | 0 | (0) | Tr | 0.17 | 2.1 | 5.6 | 0.33 | 10.0 | 8 | 1.13 | 7.4 | 0 | 別名こはだ（小型魚）、つなし<br>廃棄部位：頭部、内臓、骨、ひれ等（三枚下ろし） |
| 0.06 | 0.09 | – | – | – | – | Tr | (0) | (0) | (0) | (0) | (Tr) | 7.0 | 0.5 | 0 | 0 | 0 | (0) | Tr | 0.17 | 2.1 | (5.7) | 0.15 | 8.1 | 1 | 0.41 | – | (0) | |
| 0.07 | 0.01 | – | – | – | – | 13 | 0 | 0 | (0) | (0) | 13 | 22.0 | 0.7 | 0 | 0 | 0 | (0) | 0.25 | 0.18 | 8.0 | (12.0) | 0.49 | 4.6 | 16 | 1.30 | – | 1 | 別名あおます<br>切り身 |
| 0.09 | 0.01 | – | – | – | – | 15 | 0 | 0 | (0) | (0) | 15 | 31.0 | 0.9 | 0 | 0 | 0 | (0) | 0.24 | 0.27 | 10.0 | (15.0) | 0.36 | 7.9 | 19 | 1.60 | – | 1 | 切り身 |
| 0.06 | 0.01 | – | – | – | – | 19 | 0 | 0 | 0 | 0 | 19 | 20.0 | 0.4 | 0 | 0 | 0 | (0) | 0.21 | 0.17 | 6.8 | (11.0) | 0.48 | 2.1 | 10 | 1.07 | – | 1 | 廃棄部位：頭部、骨、ひれ等 |
| 0.10 | 0.08 | – | – | – | – | Tr | (0) | (0) | (0) | (0) | (Tr) | 7.0 | 0.7 | 0 | 0 | 0 | (0) | 0.15 | 0.13 | 6.0 | (9.8) | 0.25 | 3.4 | 15 | 0.66 | – | (0) | 液汁を除いたもの |

# 10 魚介類

可食部100 g当たり

| 食品番号 | 食品名 | 廃棄率 | エネルギー | 水分 | たんぱく質: アミノ酸組成によるたんぱく質 | たんぱく質: たんぱく質 | 脂質: トリアシルグリセロール当量 | 脂質: コレステロール | 脂質: 脂質 | 脂肪酸: 飽和脂肪酸 | 脂肪酸: $n$-3系多価不飽和脂肪酸 | 脂肪酸: $n$-6系多価不飽和脂肪酸 | 炭水化物: 利用可能炭水化物(単糖当量) | 炭水化物: 利用可能炭水化物(質量計) | 炭水化物: 差引法による利用可能炭水化物 | 炭水化物: 食物繊維総量 | 炭水化物: 糖アルコール | 炭水化物: 炭水化物 | 灰分 | 食塩相当量 | 無機質: ナトリウム | 無機質: カリウム | 無機質: カルシウム | 無機質: マグネシウム | 無機質: リン | 無機質: 鉄 | 無機質: 亜鉛 |
|---|---|---|---|---|---|---|---|---|---|---|---|---|---|---|---|---|---|---|---|---|---|---|---|---|---|---|---|
| | | % | kcal | g | g | g | g | mg | g | g | g | g | g | g | g | g | g | g | g | g | mg | mg | mg | mg | mg | mg | mg |
| | **ぎんざけ** | | | | | | | | | | | | | | | | | | | | | | | | | | |
| 変 10130 | 養殖，生 | 0 | 188 | 66.0 | 16.8 | 19.6 | 11.4 | 60 | 12.8 | 2.30 | 2.03 | 1.65 | (0.3) | (0.3) | 4.5* | (0) | – | 0.3 | 1.3 | 0.1 | 48 | 350 | 12 | 25 | 290 | 0.3 | 0.6 |
| 変 10131 | 養殖，焼き | 0 | 236 | 56.7 | 21.0 | 25.2 | 14.1 | 88 | 15.8 | 2.84 | 2.47 | 2.07 | (0.4) | (0.4) | 6.2* | (0) | – | 0.4 | 1.9 | 0.2 | 61 | 460 | 16 | 34 | 320 | 0.4 | 0.8 |
| | **さくらます** | | | | | | | | | | | | | | | | | | | | | | | | | | |
| 10132 | 生 | 0 | 146 | 69.8 | (17.3) | 20.9 | 6.2 | 54 | 7.7 | 1.60 | 1.72 | 0.17 | (0.1) | (0.1) | 5.2* | (0) | – | 0.1 | 1.5 | 0.1 | 53 | 390 | 15 | 28 | 260 | 0.4 | 0.5 |
| 10133 | 焼き | 0 | 208 | 57.4 | (23.5) | 28.4 | 9.1 | 77 | 12.0 | 2.42 | 2.48 | 0.25 | (0.1) | (0.1) | 7.9* | (0) | – | 0.1 | 2.1 | 0.2 | 71 | 520 | 26 | 38 | 370 | 0.5 | 0.7 |
| | **しろさけ** | | | | | | | | | | | | | | | | | | | | | | | | | | |
| 変 10134 | 生 | 0 | 124 | 72.3 | 18.9 | 22.3 | 3.7 | 59 | 4.1 | 0.80 | 0.92 | 0.07 | (0.1) | (0.1) | 3.9* | (0) | – | 0.1 | 1.2 | 0.2 | 66 | 350 | 14 | 28 | 240 | 0.5 | 0.5 |
| 変 10135 | 水煮 | 0 | 142 | 68.5 | 21.0 | 25.5 | 4.1 | 78 | 4.7 | 0.91 | 0.98 | 0.08 | (0.1) | (0.1) | 5.2* | (0) | – | 0.1 | 1.2 | 0.2 | 63 | 340 | 19 | 29 | 250 | 0.6 | 0.6 |
| 変 10136 | 焼き | 0 | 160 | 64.2 | 23.7 | 29.1 | 4.6 | 85 | 5.1 | 1.01 | 1.12 | 0.09 | (0.1) | (0.1) | 6.0* | (0) | – | 0.1 | 1.5 | 0.2 | 82 | 440 | 19 | 35 | 310 | 0.6 | 0.7 |
| 10137 | 新巻き，生 | 0 | 138 | 67.0 | (19.3) | 22.8 | 4.4 | 70 | 6.1 | 0.98 | 1.35 | 0.08 | (0.1) | (0.1) | 5.2* | (0) | – | 0.1 | 4.0 | 3.0 | 1200 | 380 | 28 | 29 | 230 | 1.0 | 0.4 |
| 10138 | 新巻き，焼き | 0 | 177 | 59.5 | (24.9) | 29.3 | 5.5 | 95 | 7.9 | 1.22 | 1.64 | 0.10 | (0.1) | (0.1) | 6.9* | (0) | – | 0.1 | 3.2 | 2.1 | 830 | 480 | 44 | 36 | 300 | 1.7 | 0.6 |
| 変 10139 | 塩ざけ | 0 | 183 | 63.6 | 19.4 | 22.4 | 9.7 | 64 | 11.1 | 2.19 | 2.56 | 0.19 | (0.1) | (0.1) | 4.4* | (0) | – | 0.1 | 2.8 | 1.8 | 720 | 320 | 16 | 30 | 270 | 0.3 | 0.4 |
| 10140 | イクラ | 0 | 252 | 48.4 | (28.8) | 32.6 | 11.7 | 480 | 15.6 | 2.42 | 4.70 | 0.27 | (0.2) | (0.2) | 7.9* | (0) | – | 0.2 | 3.2 | 2.3 | 910 | 210 | 94 | 95 | 530 | 2.0 | 2.1 |
| 10141 | すじこ | 0 | 263 | 45.7 | 27.0 | 30.5 | 13.5 | 510 | 17.4 | 2.72 | 5.83 | 0.35 | (0.9) | (0.8) | 8.4* | (0) | – | 0.9 | 5.5 | 4.8 | 1900 | 180 | 62 | 80 | 490 | 2.7 | 2.2 |
| 10142 | めふん | 0 | 74 | 65.4 | – | 16.9 | 0.5 | 300 | 0.9 | 0.18 | 0.16 | 0.02 | (0.4)* | (0.4) | 0.8 | (0) | – | 0.4 | 16.4 | 14.7 | 5800 | 300 | 35 | 28 | 220 | 6.8 | 1.5 |
| 10143 | 水煮缶詰 | 0 | 156 | 68.2 | (18.0) | 21.2 | 7.5 | 66 | 8.5 | 1.79 | 1.37 | 0.19 | (0.1) | (0.1) | 4.4* | (0) | – | 0.1 | 2.0 | 0.6 | 230 | 290 | 190 | 34 | 310 | 0.4 | 0.8 |
| 新 10447 | サケ節，削り節 | 0 | 346 | 14.3 | (65.7) | 77.4 | (3.0) | 290 | 3.4 | (0.66) | (0.76) | (0.06) | (0.2) | (0.2) | 14.1* | 0 | – | 0.2 | 2.9 | 0.8 | 300 | 840 | 51 | 81 | 620 | 2.0 | 1.8 |
| | **たいせいようさけ** | | | | | | | | | | | | | | | | | | | | | | | | | | |
| 変 10144 | 養殖，皮つき，生 | 0 | 218 | 62.1 | 17.3 | 20.1 | 14.4 | 72 | 16.5 | 2.18 | 1.94 | 2.44 | (0.1) | (0.1) | 4.9* | (0) | – | 0.1 | 1.4 | 0.1 | 43 | 370 | 9 | 27 | 240 | 0.3 | 0.5 |
| 新 10433 | 養殖，皮つき，水煮 | 0 | 236 | 58.6 | 19.8 | 22.5 | 17.4 | 82 | 18.4 | 2.69 | 2.33 | 2.87 | (0.1)* | (0.1) | 2.8 | (0) | – | 0.1 | 1.4 | 0.1 | 40 | 330 | 12 | 27 | 230 | 0.3 | 0.4 |
| 新 10434 | 養殖，皮つき，蒸し | 0 | 230 | 60.2 | 20.0 | 23.8 | 15.3 | 79 | 15.8 | 2.41 | 2.18 | 2.43 | (0.1) | (0.1) | 3.1* | (0) | – | 0.1 | 1.4 | 0.1 | 49 | 360 | 10 | 28 | 250 | 0.3 | 0.3 |
| 新 10435 | 養殖，皮つき，電子レンジ調理 | 0 | 223 | 61.2 | 19.0 | 22.9 | 14.8 | 72 | 15.4 | 2.40 | 2.09 | 2.40 | (0.1) | (0.1) | 3.5* | (0) | – | 0.1 | 1.5 | 0.1 | 47 | 380 | 8 | 29 | 260 | 0.3 | 0.3 |
| 変 10145 | 養殖，皮つき，焼き | 0 | 270 | 54.6 | 19.8 | 24.5 | 19.1 | 93 | 19.7 | 3.06 | 2.66 | 3.05 | (0.3) | (0.3) | 4.9* | (0) | – | 0.3 | 1.7 | 0.1 | 55 | 460 | 17 | 34 | 310 | 0.3 | 0.5 |
| 新 10436 | 養殖，皮つき，ソテー | 0 | 266 | 54.6 | 22.3 | 25.2 | 19.6 | 79 | 20.4 | 2.83 | 2.57 | 3.36 | (0.1)* | (0.1) | 1.9 | (0) | – | 0.1 | 1.7 | 0.1 | 55 | 450 | 10 | 33 | 300 | 0.3 | 0.3 |
| 新 10437 | 養殖，皮つき，天ぷら | 0 | 282 | 52.6 | 18.2 | 21.0 | 19.5 | 65 | 20.1 | 2.32 | 2.30 | 3.44 | – | – | 8.5* | – | – | 5.1 | 1.2 | 0.2 | 66 | 410 | 27 | 26 | 240 | 0.4 | 0.5 |
| 新 10438 | 養殖，皮なし，生 | 0 | 223 | 62.5 | 16.7 | 19.6 | 15.7 | 64 | 17.0 | 2.38 | 2.11 | 2.64 | (0.1) | (0.1) | 3.6* | (0) | – | 0.1 | 1.4 | 0.1 | 43 | 380 | 5 | 28 | 250 | 0.3 | 0.4 |
| 新 10439 | 養殖，皮なし，水煮 | 10 | 244 | 58.7 | 19.1 | 22.7 | 16.8 | 75 | 17.9 | 2.61 | 2.26 | 2.79 | (0.1) | (0.1) | 4.0* | (0) | – | 0.1 | 1.4 | 0.1 | 39 | 350 | 5 | 28 | 240 | 0.3 | 0.3 |
| 新 10440 | 養殖，皮なし，蒸し | 8 | 228 | 60.3 | 19.4 | 23.2 | 15.1 | 70 | 15.8 | 2.31 | 2.13 | 2.40 | (0.1) | (0.1) | 3.8* | (0) | – | 0.1 | 1.4 | 0.1 | 49 | 360 | 13 | 29 | 250 | 0.3 | 0.3 |
| 新 10441 | 養殖，皮なし，電子レンジ調理 | 8 | 231 | 60.2 | 18.5 | 22.7 | 15.7 | 70 | 16.5 | 2.56 | 2.21 | 2.54 | (0.1) | (0.1) | 3.9* | (0) | – | 0.1 | 1.6 | 0.1 | 47 | 400 | 6 | 30 | 270 | 0.3 | 0.3 |
| 新 10442 | 養殖，皮なし，焼き | 10 | 229 | 59.8 | 19.2 | 23.9 | 15.0 | 72 | 15.7 | 2.36 | 2.10 | 2.38 | (0.1) | (0.1) | 4.2* | (0) | – | 0.1 | 1.7 | 0.1 | 52 | 440 | 5 | 31 | 280 | 0.3 | 0.3 |
| 新 10443 | 養殖，皮なし，ソテー | 10 | 269 | 53.2 | 22.3 | 25.8 | 20.0 | 78 | 21.0 | 2.84 | 2.61 | 3.44 | (0.1)* | (0.1) | 2.8 | (0) | – | 0.1 | 1.7 | 0.1 | 54 | 450 | 7 | 34 | 300 | 0.3 | 0.3 |
| 新 10444 | 養殖，皮なし，天ぷら | 10 | 266 | 54.8 | 17.3 | 20.0 | 17.9 | 58 | 18.6 | 2.15 | 2.11 | 3.19 | – | – | 8.9* | – | – | 5.5 | 1.1 | 0.2 | 62 | 390 | 27 | 25 | 230 | 0.3 | 0.4 |

可食部100 g当たり

| 銅 (mg) | マンガン (mg) | ヨウ素 (μg) | セレン (μg) | クロム (μg) | モリブデン (μg) | ビタミンA レチノール (μg) | ビタミンA α-カロテン (μg) | ビタミンA β-カロテン (μg) | ビタミンA β-クリプトキサンチン (μg) | ビタミンA β-カロテン当量 (μg) | ビタミンA レチノール活性当量 (μg) | ビタミンD (μg) | ビタミンE α-トコフェロール (mg) | ビタミンE β-トコフェロール (mg) | ビタミンE γ-トコフェロール (mg) | ビタミンE δ-トコフェロール (mg) | ビタミンK (μg) | ビタミン$B_1$ (mg) | ビタミン$B_2$ (mg) | ナイアシン (mg) | ナイアシン当量 (mg) | ビタミン$B_6$ (mg) | ビタミン$B_{12}$ (μg) | 葉酸 (μg) | パントテン酸 (mg) | ビオチン (μg) | ビタミンC (mg) | 備考 (調 調理による脂質の増減) |
|---|---|---|---|---|---|---|---|---|---|---|---|---|---|---|---|---|---|---|---|---|---|---|---|---|---|---|---|---|
| | | | | | | | | | | | | | | | | | | | | | | | | | | | | 別名ぎんます |
| 0.05 | 0.01 | 9 | 29 | 1 | 0 | 36 | — | — | — | Tr | 36 | 15.0 | 1.8 | Tr | Tr | Tr | (0) | 0.15 | 0.14 | 5.3 | 9.0 | 0.32 | 5.2 | 9 | 1.37 | 4.5 | 1 | 切り身（魚体全体から調理する場合，廃棄率：35%，廃棄部位：頭部，内臓，骨，ひれ等） |
| 0.07 | 0.01 | 10 | 37 | Tr | 0 | 37 | — | — | — | Tr | 37 | 21.0 | 2.7 | Tr | Tr | Tr | (0) | 0.13 | 0.19 | 7.4 | 12.0 | 0.31 | 7.5 | 10 | 1.65 | 6.1 | 1 | 切り身 |
| | | | | | | | | | | | | | | | | | | | | | | | | | | | | 別名ます |
| 0.06 | 0.01 | — | — | — | — | 63 | 0 | 0 | (0) | (0) | 63 | 10.0 | 2.3 | 0 | 0 | 0 | (0) | 0.11 | 0.14 | 8.8 | (13.0) | 0.52 | 7.6 | 21 | 0.97 | — | 1 | 切り身（魚体全体から調理する場合，廃棄率：30%，廃棄部位：頭部，内臓，骨，ひれ等） |
| 0.08 | 0.01 | — | — | — | — | 55 | 0 | 0 | (0) | (0) | 55 | 15.0 | 3.3 | 0 | 0 | 0 | (0) | 0.12 | 0.23 | 10.0 | (15.0) | 0.32 | 9.2 | 26 | 1.28 | — | 1 | 切り身 |
| | | | | | | | | | | | | | | | | | | | | | | | | | | | | 別名さけ（標準和名），あきさけ，あきあじ |
| 0.07 | 0.01 | 5 | 31 | 1 | 0 | 11 | 0 | 0 | (0) | (0) | 11 | 32.0 | 1.2 | 0 | Tr | 0 | (0) | 0.15 | 0.21 | 6.7 | 11.0 | 0.64 | 5.9 | 20 | 1.27 | 9.0 | 1 | 切り身（魚体全体から調理する場合，廃棄率：40%，廃棄部位：頭部，内臓，骨，ひれ等） |
| 0.08 | 0.01 | 6 | 34 | 2 | 0 | 13 | 0 | 0 | (0) | (0) | 13 | 34.0 | 1.1 | 0 | Tr | 0 | (0) | 0.15 | 0.23 | 6.6 | 12.0 | 0.51 | 5.3 | 21 | 1.21 | 10.0 | Tr | 切り身 |
| 0.08 | 0.01 | 5 | 41 | 3 | 0 | 14 | 0 | 0 | (0) | (0) | 14 | 39.0 | 1.4 | 0 | Tr | 0 | (0) | 0.17 | 0.26 | 8.7 | 14.0 | 0.57 | 6.0 | 24 | 1.67 | 12.0 | 1 | 切り身 |
| 0.07 | 0.02 | — | — | — | — | Tr | (0) | 0 | (0) | (0) | (Tr) | 21.0 | 0.7 | 0 | 0 | 0 | (0) | 0.18 | 0.20 | 6.2 | (11.0) | 0.56 | 6.0 | 24 | 1.45 | — | 1 | 切り身（魚体全体から調理する場合，廃棄率：30%，廃棄部位：頭部，骨，ひれ等） |
| 0.08 | 0.03 | — | — | — | — | Tr | (0) | 0 | (0) | (0) | (Tr) | 25.0 | 1.0 | 0 | 0 | 0 | (0) | 0.22 | 0.24 | 7.7 | (13.0) | 0.52 | 6.3 | 40 | 1.80 | — | 1 | 切り身 |
| 0.05 | 0.01 | 18 | 43 | 0 | 0 | 24 | 0 | 0 | (0) | (0) | 24 | 23.0 | 0.4 | 0 | 0 | 0 | (0) | 0.14 | 0.15 | 7.1 | 12.0 | 0.58 | 6.9 | 11 | 0.95 | 11.0 | 1 | 切り身（魚体全体から調理する場合，廃棄率：20%，廃棄部位：頭部，骨，ひれ等） |
| 0.76 | 0.06 | — | — | — | — | 330 | 0 | 0 | (0) | (0) | 330 | 44.0 | 9.1 | 0 | 0 | 0 | (0) | 0.42 | 0.55 | 0.1 | (6.1) | 0.06 | 47.0 | 100 | 2.36 | — | 6 | |
| 0.73 | 0.07 | — | — | — | — | 670 | 0 | 0 | 0 | 0 | 670 | 47.0 | 11.0 | 0 | Tr | 0 | Tr | 0.42 | 0.61 | 0.4 | 6.0 | 0.23 | 54.0 | 160 | 2.40 | — | 9 | 卵巣を塩蔵したもの |
| 0.13 | 0.03 | — | — | — | — | 250 | 0 | 0 | (0) | (0) | 250 | 20.0 | 0.4 | 0 | 0 | 0 | 1 | Tr | 6.38 | 2.7 | 5.5 | 0.07 | 330.0 | 60 | 0.91 | — | (0) | 腎臓を塩辛にしたもの |
| 0.07 | 0.03 | — | — | — | — | Tr | (0) | (0) | (0) | (0) | (Tr) | 8.0 | 0.6 | 0 | 0 | 0 | (0) | 0.15 | 0.12 | 7.0 | (11.0) | 0.10 | 6.0 | 10 | 0.41 | — | (0) | 液汁を除いたもの |
| 0.24 | 0.05 | 31 | 120 | 1 | 1 | 3 | — | — | — | — | 3 | 33.0 | 2.0 | 0 | 0 | 0 | 0 | 0.04 | 0.52 | 12.0 | (27.0) | 0.46 | 22.0 | 27 | 1.95 | 33.0 | — | 試料：包装品 |
| | | | | | | | | | | | | | | | | | | | | | | | | | | | | 別名アトランティックサーモン |
| 0.05 | 0.01 | 5 | 19 | 0 | 0 | 14 | 0 | 0 | 0 | 0 | 14 | 8.3 | 3.8 | 0 | 0.1 | 0 | 6 | 0.23 | 0.10 | 7.4 | 11.0 | 0.45 | 7.2 | 27 | 1.31 | 6.3 | 2 | 切り身 |
| 0.05 | 0.01 | 5 | 20 | 0 | Tr | 15 | (0) | (0) | (0) | (0) | 15 | 7.5 | 4.9 | (0) | (0) | (0) | 8 | 0.26 | 0.10 | 6.2 | 11.0 | 0.50 | 7.3 | 17 | 1.16 | 5.7 | 1 | 切り身 |
| 0.06 | 0.01 | 8 | 24 | 0 | Tr | 16 | (0) | (0) | (0) | (0) | 16 | 7.5 | 3.4 | (0) | (0) | (0) | 6 | 0.25 | 0.11 | 7.0 | 12.0 | 0.52 | 8.4 | 18 | 1.11 | 7.1 | 2 | 切り身 |
| 0.06 | 0.01 | 7 | 23 | Tr | Tr | 18 | (0) | (0) | (0) | (0) | 18 | 6.1 | 2.9 | (0) | (0) | (0) | 6 | 0.29 | 0.11 | 7.5 | 12.0 | 0.61 | 8.9 | 17 | 1.24 | 6.5 | 2 | 切り身 |
| 0.05 | 0.01 | 8 | 26 | 0 | Tr | 17 | 0 | 0 | 0 | 0 | 17 | 11.0 | 4.4 | 0 | 0.2 | 0 | 8 | 0.24 | 0.13 | 8.2 | 13.0 | 0.43 | 5.6 | 28 | 1.69 | 8.8 | 3 | 切り身 |
| 0.06 | 0.01 | 8 | 23 | 0 | Tr | 22 | (0) | (0) | (0) | (0) | 22 | 6.9 | 5.8 | Tr | 2.5 | 0.1 | 9 | 0.31 | 0.13 | 8.8 | 14.0 | 0.51 | 7.9 | 23 | 1.61 | 7.6 | 2 | 切り身，植物油（なたね油）<br>調 p. 250，表 14 |
| 0.05 | 0.05 | 5 | 18 | 0 | 1 | 5 | 0 | 8 | 0 | 8 | 6 | 5.6 | 5.7 | Tr | 4.3 | 0.1 | 19 | 0.27 | 0.14 | 7.5 | 12.0 | 0.45 | 4.2 | 23 | 1.26 | 6.1 | 2 | 切り身<br>調 p. 249，表 13 |
| 0.05 | 0.01 | 6 | 17 | 0 | 0 | 14 | (0) | (0) | (0) | (0) | 14 | 7.3 | 3.6 | — | — | — | 6 | 0.24 | 0.08 | 7.7 | 12.0 | 0.49 | 8.0 | 25 | 1.30 | 6.1 | 2 | 切り身<br>刺身と同等 |
| 0.05 | 0.01 | 5 | 21 | 0 | 0 | 16 | (0) | (0) | (0) | (0) | 16 | 7.0 | 4.7 | (0) | (0) | (0) | 8 | 0.27 | 0.10 | 6.5 | 11.0 | 0.55 | 7.5 | 17 | 1.25 | 5.9 | 2 | 切り身<br>廃棄部位：皮，小骨 |
| 0.06 | 0.01 | 7 | 24 | 0 | Tr | 17 | (0) | (0) | (0) | (0) | 17 | 7.3 | 3.4 | (0) | (0) | (0) | 6 | 0.25 | 0.10 | 6.9 | 12.0 | 0.57 | 9.3 | 18 | 1.09 | 7.7 | 2 | 切り身<br>廃棄部位：皮，小骨 |
| 0.07 | 0.01 | 7 | 24 | 0 | Tr | 22 | (0) | (0) | (0) | (0) | 22 | 6.4 | 3.1 | (0) | (0) | (0) | 7 | 0.29 | 0.11 | 7.2 | 12.0 | 0.58 | 9.7 | 21 | 1.12 | 6.8 | 2 | 切り身<br>廃棄部位：皮，小骨 |
| 0.07 | 0.01 | 7 | 24 | 0 | Tr | 21 | (0) | (0) | (0) | (0) | 21 | 7.7 | 3.7 | (0) | (0) | (0) | 7 | 0.25 | 0.11 | 8.3 | 13.0 | 0.52 | 9.4 | 17 | 1.22 | 8.7 | 1 | 切り身<br>廃棄部位：皮，小骨 |
| 0.06 | 0.01 | 7 | 23 | 0 | Tr | 22 | (0) | (0) | (0) | (0) | 22 | 6.6 | 6.0 | Tr | 2.8 | 0.1 | 10 | 0.31 | 0.13 | 9.1 | 15.0 | 0.50 | 7.9 | 24 | 1.56 | 7.8 | 2 | 切り身，廃棄部位：皮，小骨<br>植物油（なたね油），調 p. 250，表 14 |
| 0.05 | 0.05 | 5 | 17 | 0 | 1 | 4 | 0 | 8 | 0 | 8 | 5 | 5.3 | 5.4 | Tr | 4.0 | 0.1 | 19 | 0.27 | 0.13 | 7.5 | 12.0 | 0.51 | 3.7 | 18 | 1.15 | 5.7 | 2 | 切り身，廃棄部位：皮，小骨<br>調 p. 249，表 13 |

# 10 魚介類

| 食品番号 | 食品名 | 廃棄率 | エネルギー | 水分 | たんぱく質: アミノ酸組成によるたんぱく質 | たんぱく質: たんぱく質 | 脂質: トリアシルグリセロール当量 | 脂質: コレステロール | 脂質: 脂質 | 脂肪酸: 飽和脂肪酸 | 脂肪酸: $n$-3系多価不飽和脂肪酸 | 脂肪酸: $n$-6系多価不飽和脂肪酸 | 炭水化物: 利用可能炭水化物(単糖当量) | 炭水化物: 利用可能炭水化物(質量計) | 炭水化物: 差引き法による利用可能炭水化物 | 炭水化物: 食物繊維総量 | 炭水化物: 糖アルコール | 炭水化物: 炭水化物 | 灰分 | 食塩相当量 | 無機質: ナトリウム | 無機質: カリウム | 無機質: カルシウム | 無機質: マグネシウム | 無機質: リン | 無機質: 鉄 | 無機質: 亜鉛 |
|---|---|---|---|---|---|---|---|---|---|---|---|---|---|---|---|---|---|---|---|---|---|---|---|---|---|---|---|
| | | % | kcal | g | g | g | g | mg | g | g | g | g | g | g | g | g | g | g | g | g | mg | mg | mg | mg | mg | mg | mg |
| | **にじます** | | | | | | | | | | | | | | | | | | | | | | | | | | |
| 10146 | 海面養殖，皮つき，生 | 0 | 201 | 63.0 | 18.7 | 21.4 | 11.7 | 69 | 14.2 | 3.09 | 2.56 | 0.51 | (0.1) | (0.1) | 5.2* | (0) | — | 0.1 | 1.3 | 0.2 | 64 | 390 | 13 | 28 | 250 | 0.3 | 0.5 |
| 名 10402 | 海面養殖，皮なし，生 | 0 | 176 | 67.5 | 17.8 | 20.5 | 10.1 | 52 | 10.8 | 1.65 | 1.70 | 1.57 | (0.2) | (0.2) | 3.5* | (0) | — | 0.2 | 1.2 | 0.1 | 50 | 420 | 8 | 29 | 250 | 0.3 | 0.4 |
| 10147 | 海面養殖，皮つき，焼き | 0 | 238 | 55.3 | (23.9) | 27.2 | 13.3 | 98 | 15.8 | 3.58 | 2.81 | 0.57 | (0.4) | (0.4) | 5.7* | (0) | — | 0.4 | 1.8 | 0.2 | 68 | 490 | 22 | 55 | 350 | 0.3 | 0.6 |
| 10148 | 淡水養殖，皮つき，生 | 45 | 116 | 74.5 | 16.2 | 19.7 | 3.7 | 72 | 4.6 | 0.94 | 0.85 | 0.41 | (0.1) | (0.1) | 4.5* | (0) | — | 0.1 | 1.1 | 0.1 | 50 | 370 | 24 | 28 | 240 | 0.2 | 0.6 |
| | **べにざけ** | | | | | | | | | | | | | | | | | | | | | | | | | | |
| 10149 | 生 | 0 | 127 | 71.4 | (18.6) | 22.5 | 3.7 | 51 | 4.5 | 0.81 | 0.92 | 0.11 | (0.1) | (0.1) | 4.7* | (0) | — | 0.1 | 1.5 | 0.1 | 57 | 380 | 10 | 31 | 260 | 0.4 | 0.5 |
| 10150 | 焼き | 0 | 163 | 63.4 | (23.6) | 28.5 | 4.9 | 76 | 6.0 | 1.06 | 1.16 | 0.14 | (0.1) | (0.1) | 6.1* | (0) | — | 0.1 | 2.0 | 0.2 | 72 | 490 | 16 | 39 | 340 | 0.5 | 0.7 |
| 10151 | くん製 | 0 | 143 | 64.0 | — | 25.7 | 4.4 | 50 | 5.5 | 0.97 | 1.09 | 0.12 | (0.1)* | (0.1) | 1.2 | (0) | — | 0.1 | 4.7 | 3.8 | 1500 | 250 | 19 | 20 | 240 | 0.8 | 0.5 |
| | **ますのすけ** | | | | | | | | | | | | | | | | | | | | | | | | | | |
| 10152 | 生 | 0 | 176 | 66.5 | (16.2) | 19.5 | 9.7 | 54 | 12.5 | 2.50 | 1.59 | 0.37 | (Tr) | (Tr) | 6.2* | (0) | — | Tr | 1.5 | 0.1 | 38 | 380 | 18 | 28 | 250 | 0.3 | 0.4 |
| 10153 | 焼き | 0 | 238 | 54.9 | (21.9) | 26.4 | 13.1 | 79 | 16.7 | 3.44 | 2.06 | 0.50 | (Tr) | (Tr) | 8.1* | (0) | — | Tr | 2.0 | 0.1 | 48 | 520 | 30 | 33 | 330 | 0.4 | 0.6 |
| | **(さば類)** | | | | | | | | | | | | | | | | | | | | | | | | | | |
| | **まさば** | | | | | | | | | | | | | | | | | | | | | | | | | | |
| 10154 | 生 | 50 | 211 | 62.1 | 17.8 | 20.6 | 12.8 | 61 | 16.8 | 4.57 | 2.12 | 0.43 | (0.3) | (0.3) | 6.2* | (0) | — | 0.3 | 1.1 | 0.3 | 110 | 330 | 6 | 30 | 220 | 1.2 | 1.1 |
| 10155 | 水煮 | 0 | 253 | 57.4 | (19.6) | 22.6 | 17.3 | 80 | 22.6 | 6.12 | 3.04 | 0.60 | (0.3) | (0.3) | 4.8* | (0) | — | 0.3 | 1.0 | 0.2 | 94 | 280 | 7 | 29 | 210 | 1.3 | 1.1 |
| 10156 | 焼き | 0 | 264 | 54.1 | (21.8) | 25.2 | 17.1 | 79 | 22.4 | 5.87 | 3.10 | 0.61 | (0.4) | (0.3) | 5.6* | (0) | — | 0.4 | 1.3 | 0.3 | 120 | 370 | 10 | 34 | 280 | 1.6 | 1.4 |
| 10403 | フライ | 0 | 316 | 47.2 | 16.7 | 20.0 | 21.9 | 70 | 25.1 | 4.68 | 3.95 | 2.13 | 6.8 | 6.2 | 13.1* | — | — | 6.5 | 1.1 | 0.3 | 130 | 310 | 14 | 30 | 210 | 1.3 | 1.1 |
| | **ごまさば** | | | | | | | | | | | | | | | | | | | | | | | | | | |
| 10404 | 生 | 50 | 131 | 70.7 | 19.9 | 23.0 | 3.7 | 59 | 5.1 | 1.20 | 1.21 | 0.26 | (0.3) | (0.2) | 4.5* | (0) | — | 0.3 | 1.3 | 0.2 | 66 | 420 | 12 | 33 | 260 | 1.6 | 1.1 |
| 10405 | 水煮 | 0 | 139 | 68.8 | 20.9 | 24.8 | 3.8 | 62 | 5.2 | 1.23 | 1.20 | 0.27 | (0.2) | (0.2) | 5.4* | (0) | — | 0.2 | 1.2 | 0.1 | 56 | 350 | 13 | 31 | 240 | 1.8 | 1.2 |
| 10406 | 焼き | 0 | 174 | 60.8 | 25.5 | 31.1 | 4.7 | 74 | 6.6 | 1.55 | 1.52 | 0.34 | (0.3) | (0.3) | 7.4* | (0) | — | 0.3 | 1.6 | 0.2 | 88 | 540 | 19 | 46 | 350 | 2.2 | 1.4 |
| 10157 | さば節 | 0 | 330 | 14.6 | (64.0) | 73.9 | 2.8 | 300 | 5.1 | 1.02 | 0.73 | 0.16 | (Tr) | (Tr) | 12.1* | (0) | — | Tr | 6.4 | 0.9 | 370 | 1100 | 860 | 140 | 1200 | 7.2 | 8.4 |
| | **たいせいようさば** | | | | | | | | | | | | | | | | | | | | | | | | | | |
| 変 10158 | 生 | 0 | 295 | 54.5 | 15.3 | 17.2 | 23.4 | 68 | 26.8 | 5.19 | 6.56 | 0.64 | (0.4) | (0.4) | 5.6* | (0) | — | 0.4 | 1.1 | 0.3 | 99 | 320 | 7 | 28 | 210 | 0.9 | 0.9 |
| 変 10159 | 水煮 | 0 | 310 | 51.4 | 16.3 | 18.6 | 24.0 | 78 | 28.5 | 5.54 | 6.13 | 0.66 | (0.4) | (0.4) | 7.3* | (0) | — | 0.4 | 1.1 | 0.2 | 96 | 280 | 9 | 27 | 210 | 1.0 | 1.0 |
| 変 10160 | 焼き | 0 | 326 | 47.0 | 18.2 | 21.8 | 23.8 | 80 | 29.3 | 5.67 | 5.66 | 0.64 | (0.5) | (0.5) | 9.6* | (0) | — | 0.5 | 1.4 | 0.3 | 120 | 390 | 12 | 33 | 260 | 1.2 | 1.1 |
| | **加工品** | | | | | | | | | | | | | | | | | | | | | | | | | | |
| 変 10161 | 塩さば | 0 | 263 | 52.1 | 22.8 | 26.2 | 16.3 | 59 | 19.1 | 3.79 | 4.62 | 0.49 | (0.1) | (0.1) | 6.3* | (0) | — | 0.1 | 2.5 | 1.8 | 720 | 300 | 27 | 35 | 200 | 2.0 | 0.6 |
| 変 10162 | 開き干し | 25 | 303 | 50.1 | 16.4 | 18.7 | 22.7 | 65 | 28.5 | 6.57 | 5.58 | 0.84 | (0.2) | (0.2) | 8.3* | (0) | — | 0.2 | 2.5 | 1.7 | 680 | 300 | 25 | 25 | 200 | 2.0 | 1.0 |
| 変 10163 | しめさば | 0 | 292 | 50.6 | 17.5 | 18.6 | 20.6 | 65 | 26.9 | 5.79 | 4.87 | 0.68 | — | — | 9.1* | (0) | — | 1.7 | 2.2 | 1.6 | 640 | 200 | 9 | 24 | 160 | 1.1 | 0.4 |
| | **缶詰** | | | | | | | | | | | | | | | | | | | | | | | | | | |
| 10164 | 水煮 | 0 | 174 | 66.0 | (17.4) | 20.9 | 9.3 | 84 | 10.7 | 2.42 | 2.73 | 0.30 | (0.2) | (0.2) | 5.1* | (0) | — | 0.2 | 2.2 | 0.9 | 340 | 260 | 260 | 31 | 190 | 1.6 | 1.7 |
| 10165 | みそ煮 | 0 | 210 | 61.0 | (13.6) | 16.3 | 12.5 | 70 | 13.9 | 3.70 | 3.33 | 0.52 | — | — | 10.7* | (0) | — | 6.6 | 2.2 | 1.1 | 430 | 250 | 210 | 29 | 250 | 2.0 | 1.2 |
| 10166 | 味付け | 0 | 208 | 59.6 | (17.8) | 21.4 | 11.2 | 95 | 12.6 | 3.35 | 3.08 | 0.42 | — | — | 8.9* | (0) | — | 4.0 | 2.4 | 1.3 | 530 | 260 | 180 | 35 | 300 | 2.0 | 1.3 |
| | **(さめ類)** | | | | | | | | | | | | | | | | | | | | | | | | | | |
| | **あぶらつのざめ** | | | | | | | | | | | | | | | | | | | | | | | | | | |
| 10167 | 生 | 0 | 138 | 72.4 | (8.3) | 16.8 | 6.6 | 50 | 9.4 | 1.72 | 1.43 | 0.30 | (Tr) | (Tr) | 11.2* | (0) | — | Tr | 1.4 | 0.3 | 100 | 450 | 6 | 19 | 200 | 1.0 | 0.3 |

可食部100 g当たり

可食部100 g当たり

| 無機質 | | | | | | ビタミン | | | | | | | | | | | | | | | | | | | | | | 備考 |
|---|---|---|---|---|---|---|---|---|---|---|---|---|---|---|---|---|---|---|---|---|---|---|---|---|---|---|---|---|
| | | | | | | ビタミンA | | | | | | | ビタミンE | | | | | | | | | | | | | | | |
| 銅 | マンガン | ヨウ素 | セレン | クロム | モリブデン | レチノール | α-カロテン | β-カロテン | β-クリプトキサンチン | β-カロテン当量 | レチノール活性当量 | ビタミンD | α-トコフェロール | β-トコフェロール | γ-トコフェロール | δ-トコフェロール | ビタミンK | ビタミン$B_1$ | ビタミン$B_2$ | ナイアシン | ナイアシン当量 | ビタミン$B_6$ | ビタミン$B_{12}$ | 葉酸 | パントテン酸 | ビオチン | ビタミンC | 調調理による脂質の増減 |
| mg | mg | µg | µg | µg | µg | µg | µg | µg | µg | µg | µg | µg | mg | mg | mg | mg | µg | mg | mg | mg | mg | mg | µg | µg | mg | µg | mg | |
| | | | | | | | | | | | | | | | | | | | | | | | | | | | | 別名スチールヘッドトラウト，サーモントラウト |
| 0.04 | 0.01 | 4 | 22 | 0 | (0) | 57 | (0) | 0 | (0) | (0) | 57 | 11.0 | 5.5 | 0 | 1.1 | 0 | − | 0.17 | 0.10 | 6.8 | 11.0 | 0.45 | 5.2 | 12 | 1.78 | 5.4 | 2 | 切り身 |
| 0.04 | 0.01 | 3 | 21 | 0 | (0) | 27 | (0) | (0) | (0) | (0) | 27 | 7.0 | 3.8 | 0 | 0.9 | 0 | − | 0.21 | 0.12 | 6.7 | 11.0 | 0.59 | 3.8 | 9 | 1.74 | 5.5 | 3 | |
| 0.05 | 0.01 | − | − | − | (0) | 74 | (0) | 0 | (0) | (0) | 74 | 12.0 | 5.9 | 0 | − | 0 | − | 0.20 | 0.15 | 7.0 | (12.0) | 0.30 | 2.8 | 15 | 2.68 | − | 5 | 切り身 |
| 0.04 | 0.01 | − | − | − | − | 17 | 0 | 0 | 0 | 0 | 17 | 12.0 | 1.2 | Tr | 0 | 0 | (0) | 0.21 | 0.10 | 4.0 | 7.3 | 0.36 | 6.0 | 13 | 1.63 | − | 2 | 廃棄部位：頭部，内臓，骨，ひれ等（三枚下ろし） |
| 0.07 | 0.01 | − | − | − | − | 27 | 0 | 0 | (0) | (0) | 27 | 33.0 | 1.3 | 0 | 0 | 0 | (0) | 0.26 | 0.15 | 6.0 | (10.0) | 0.41 | 9.4 | 13 | 1.23 | − | Tr | 切り身 |
| 0.08 | 0.01 | − | − | − | − | 35 | 0 | 0 | (0) | (0) | 35 | 38.0 | 1.8 | 0 | 0 | 0 | (0) | 0.27 | 0.22 | 7.2 | (12.0) | 0.39 | 3.8 | 15 | 1.49 | − | 2 | 切り身 |
| 0.07 | 0.01 | − | − | − | − | 43 | − | − | − | (0) | 43 | 28.0 | 1.2 | 0 | 0 | 0 | (0) | 0.23 | 0.23 | 8.5 | 13.0 | 0.52 | 8.0 | 10 | 1.50 | − | (0) | 切り身<br>皮の割合：10% |
| | | | | | | | | | | | | | | | | | | | | | | | | | | | | 別名キングサーモン |
| 0.06 | 0.01 | − | − | − | − | 160 | 0 | 0 | − | 0 | 160 | 16.0 | 3.3 | 0 | 0 | 0 | (0) | 0.13 | 0.12 | 7.7 | (11.0) | 0.43 | 3.4 | 12 | 1.38 | − | 1 | 切り身 |
| 0.05 | 0.01 | − | − | − | − | 200 | 0 | 0 | − | 0 | 200 | 17.0 | 3.8 | 0 | 0 | 0 | (0) | 0.14 | 0.20 | 8.1 | (13.0) | 0.36 | 4.1 | 15 | 1.77 | − | Tr | 切り身 |
| | | | | | | | | | | | | | | | | | | | | | | | | | | | | 別名さば |
| 0.12 | 0.01 | 21 | 70 | 2 | 0 | 37 | 0 | 1 | 0 | 1 | 37 | 5.1 | 1.3 | 0 | 0 | 0 | 2 | 0.21 | 0.31 | 12.0 | 16.0 | 0.59 | 13.0 | 11 | 0.66 | 4.9 | 1 | 廃棄部位：頭部，内臓，骨，ひれ等（三枚下ろし） |
| 0.14 | 0.01 | 23 | 66 | 6 | 0 | 31 | 0 | 0 | 0 | 0 | 31 | 4.3 | 2.0 | 0 | 0 | 0 | − | 0.25 | 0.30 | 11.0 | (15.0) | 0.48 | 19.0 | 13 | 0.75 | 8.5 | 0 | 切り身 |
| 0.16 | 0.01 | 24 | 21 | 6 | 1 | 34 | 0 | 0 | 0 | 0 | 34 | 4.9 | 2.1 | 0 | 0 | 0 | 4 | 0.30 | 0.37 | 13.0 | (18.0) | 0.54 | 22.0 | 13 | 0.79 | 8.2 | 0 | 切り身 |
| 0.13 | 0.08 | − | − | − | − | 42 | 0 | 1 | 1 | 1 | 42 | 3.5 | 3.2 | 0 | 3.7 | 0.1 | 19 | 0.20 | 0.30 | 9.9 | 14.0 | 0.33 | 11.0 | 16 | 0.70 | − | 0 | 切り身<br>調p. 249，表13 |
| 0.13 | 0.01 | − | − | − | − | 8 | 0 | 0 | 0 | 0 | 8 | 4.3 | 1.2 | 0 | 0 | 0 | 4 | 0.17 | 0.28 | 15.0 | 20.0 | 0.65 | 13.0 | 10 | 0.72 | − | Tr | 廃棄部位：頭部，内臓，骨，ひれ等（三枚おろし） |
| 0.15 | 0.01 | − | − | − | − | 8 | 0 | 0 | 0 | 0 | 8 | 4.9 | 1.1 | 0 | 0 | 0 | 4 | 0.15 | 0.28 | 13.0 | 18.0 | 0.51 | 14.0 | 12 | 0.76 | − | 0 | 切り身 |
| 0.14 | 0.01 | − | − | − | − | 11 | 0 | 0 | 0 | 0 | 11 | 5.7 | 1.7 | 0 | 0 | 0 | 5 | 0.21 | 0.36 | 19.0 | 24.0 | 0.55 | 17.0 | 18 | 1.01 | − | 0 | 切り身 |
| 0.43 | 0.05 | − | − | − | − | Tr | (0) | (0) | (0) | (0) | (Tr) | 12.0 | 0.9 | 0 | 0 | 0 | (0) | 0.25 | 0.85 | 15.0 | (29.0) | 0.68 | 6.0 | 30 | 1.55 | − | (0) | |
| | | | | | | | | | | | | | | | | | | | | | | | | | | | | 別名ノルウェーさば |
| 0.06 | 0.01 | 69 | 45 | 0 | 0 | 44 | 0 | 0 | 0 | 0 | 44 | 10.0 | 0.7 | 0 | 0 | 0 | (0) | 0.14 | 0.35 | 6.5 | 10.0 | 0.35 | 8.1 | 12 | 0.72 | 6.6 | 1 | 三枚におろしたもの（魚体全体から調理する場合，廃棄率：35%，廃棄部位：頭部，内臓，骨，ひれ等） |
| 0.07 | 0.01 | 67 | 45 | 0 | 0 | 42 | 0 | 0 | 0 | 0 | 42 | 6.6 | 0.6 | 0 | 0 | 0 | (0) | 0.19 | 0.34 | 5.3 | 9.1 | 0.28 | 12.0 | 13 | 0.72 | 8.2 | Tr | 切り身 |
| 0.09 | 0.01 | 89 | 59 | 0 | 0 | 63 | 0 | 0 | 0 | 0 | 63 | 11.0 | 0.8 | 0 | 0 | 0 | (0) | 0.22 | 0.38 | 7.6 | 12.0 | 0.33 | 8.8 | 16 | 0.93 | 10.0 | Tr | 切り身 |
| 0.07 | 0.02 | 110 | 78 | 1 | 0 | 9 | (0) | (0) | (0) | (0) | 9 | 11.0 | 0.5 | 0 | 0 | 0 | (0) | 0.16 | 0.59 | 12.0 | 17.0 | 0.41 | 7.1 | 10 | 0.59 | 5.9 | (0) | 切り身 |
| 0.09 | − | 110 | 110 | 0 | 0 | 9 | (0) | (0) | (0) | (0) | 9 | 12.0 | 2.4 | 0 | 0 | 0 | (0) | 0.13 | 0.59 | 8.5 | 12.0 | 0.42 | 11.0 | 11 | 0.63 | 8.9 | 0 | 廃棄部位：頭部，骨，ひれ等 |
| 0.18 | 0.01 | 430 | 73 | 1 | Tr | 14 | 0 | 0 | (0) | (0) | 14 | 8.0 | 0.5 | 0 | 0 | 0 | (0) | 0.13 | 0.28 | 7.7 | 12.0 | 0.36 | 11.0 | 4 | 0.71 | 7.6 | Tr | |
| 0.14 | 0.02 | − | − | − | − | Tr | (0) | (0) | (0) | (0) | (Tr) | 11.0 | 3.2 | 0 | 0 | 0 | (0) | 0.15 | 0.40 | 8.0 | (12.0) | 0.36 | 12.0 | 12 | 0.55 | − | (0) | 液汁を除いたもの |
| 0.14 | 0.09 | − | − | − | − | 42 | (0) | (0) | (0) | (0) | 42 | 5.0 | 1.9 | Tr | 0.3 | 0.2 | (0) | 0.04 | 0.37 | 5.9 | (9.0) | 0.30 | 9.6 | 21 | 0.50 | − | 0 | 液汁を含んだもの |
| 0.16 | 0.09 | − | − | − | − | 31 | (0) | (0) | (0) | (0) | 31 | 5.0 | 2.4 | 0 | 0 | 0 | (0) | 0.03 | 0.27 | 7.4 | (11.0) | 0.33 | 11.0 | 24 | 0.52 | − | 0 | 液汁を除いたもの |
| | | | | | | | | | | | | | | | | | | | | | | | | | | | | 別名ふか，あぶらざめ |
| 0.04 | 0.01 | − | − | − | − | 210 | − | − | − | (0) | 210 | 1.0 | 2.2 | 0 | 0 | 0 | (0) | 0.04 | 0.08 | 1.0 | (3.0) | 0.33 | 1.7 | 2 | 0.73 | − | Tr | 切り身 |

# 10 魚介類

| 食品番号 | 食品名 | 廃棄率 | エネルギー | 水分 | たんぱく質: アミノ酸組成によるたんぱく質 | たんぱく質: たんぱく質 | 脂質: トリアシルグリセロール当量 | 脂質: コレステロール | 脂質: 脂質 | 脂肪酸: 飽和脂肪酸 | 脂肪酸: n-3系多価不飽和脂肪酸 | 脂肪酸: n-6系多価不飽和脂肪酸 | 炭水化物: 利用可能炭水化物(単糖当量) | 炭水化物: 利用可能炭水化物(質量計) | 炭水化物: 差引法による利用可能炭水化物 | 炭水化物: 食物繊維総量 | 炭水化物: 糖アルコール | 炭水化物: 炭水化物 | 灰分 | 食塩相当量 | 無機質: ナトリウム | 無機質: カリウム | 無機質: カルシウム | 無機質: マグネシウム | 無機質: リン | 無機質: 鉄 | 無機質: 亜鉛 |
|---|---|---|---|---|---|---|---|---|---|---|---|---|---|---|---|---|---|---|---|---|---|---|---|---|---|---|---|
| | 可食部100g当たり | % | kcal | g | g | g | g | mg | g | g | g | g | g | g | g | g | g | g | g | g | mg | mg | mg | mg | mg | mg | mg |
| | **よしきりざめ** | | | | | | | | | | | | | | | | | | | | | | | | | | |
| 10168 | 生 | 0 | 79 | 79.2 | 9.4 | 18.9 | 0.2 | 54 | 0.6 | 0.07 | 0.07 | 0.02 | (Tr) | (Tr) | *9.9 | (0) | – | Tr | 1.3 | 0.5 | 210 | 290 | 5 | 19 | 150 | 0.4 | 0.5 |
| 10169 | **ふかひれ** | 0 | 344 | 13.0 | (41.7) | 83.9 | 0.5 | 250 | 1.6 | 0.17 | 0.11 | 0.05 | (Tr) | (Tr) | *43.4 | (0) | – | Tr | 1.5 | 0.5 | 180 | 3 | 65 | 94 | 36 | 1.2 | 3.1 |
| | **さより** | | | | | | | | | | | | | | | | | | | | | | | | | | |
| 10170 | 生 | 40 | 88 | 77.9 | (16.2) | 19.6 | 0.9 | 100 | 1.3 | 0.26 | 0.37 | 0.05 | (Tr) | (Tr) | *3.7 | (0) | – | Tr | 1.2 | 0.5 | 190 | 290 | 41 | 37 | 190 | 0.3 | 1.9 |
| | **さわら** | | | | | | | | | | | | | | | | | | | | | | | | | | |
| 10171 | 生 | 0 | 161 | 68.6 | 18.0 | 20.1 | 8.4 | 60 | 9.7 | 2.51 | 1.70 | 0.31 | (0.1) | (0.1) | *3.5 | (0) | – | 0.1 | 1.5 | 0.2 | 65 | 490 | 13 | 32 | 220 | 0.8 | 1.0 |
| 10172 | 焼き | 0 | 184 | 63.8 | (21.1) | 23.6 | 9.2 | 87 | 10.8 | 2.75 | 1.84 | 0.34 | (0.1) | (0.1) | *4.1 | (0) | – | 0.1 | 1.7 | 0.2 | 90 | 610 | 22 | 36 | 310 | 0.9 | 1.1 |
| | **さんま** | | | | | | | | | | | | | | | | | | | | | | | | | | |
| 変 10173 | 皮つき，生 | 0 | 287 | 55.6 | 16.3 | 18.1 | 22.7 | 68 | 25.6 | 4.84 | 5.59 | 0.55 | (0.1) | (0.1) | *4.4 | (0) | – | 0.1 | 1.0 | 0.4 | 140 | 200 | 28 | 28 | 180 | 1.4 | 0.8 |
| 変 10407 | 皮なし，生 | 0 | 277 | 57.0 | 15.7 | 17.8 | 21.7 | 54 | 25.0 | 4.72 | 5.38 | 0.52 | (0.2) | (0.1) | *4.7 | (0) | – | 0.2 | 0.8 | 0.3 | 120 | 200 | 15 | 25 | 160 | 1.3 | 0.6 |
| 変 10174 | 皮つき，焼き | 35 | 281 | 53.2 | 19.3 | 23.3 | 19.8 | 72 | 22.8 | 4.31 | 4.95 | 0.48 | (0.2) | (0.2) | *6.5 | (0) | – | 0.2 | 1.2 | 0.3 | 130 | 260 | 37 | 30 | 220 | 1.7 | 0.9 |
| 10175 | 開き干し | 30 | 232 | 59.7 | (17.5) | 19.3 | 15.8 | 80 | 19.0 | 3.49 | 3.54 | 0.41 | (0.1) | (0.1) | *5.2 | (0) | – | 0.1 | 1.9 | 1.3 | 500 | 260 | 60 | 28 | 140 | 1.1 | 0.7 |
| 10176 | みりん干し | 15 | 382 | 25.1 | (21.6) | 23.9 | 20.3 | 98 | 25.8 | 4.56 | 3.90 | 0.63 | – | – | *28.1 | (0) | – | 20.4 | 4.8 | 3.6 | 1400 | 370 | 120 | 50 | 250 | 2.2 | 1.3 |
| 10177 | 缶詰，味付け | 0 | 259 | 53.9 | (17.1) | 18.9 | 17.2 | 98 | 18.9 | 3.77 | 4.16 | 0.49 | – | – | *9.1 | (0) | – | 5.6 | 2.7 | 1.4 | 540 | 160 | 280 | 37 | 350 | 1.9 | 1.1 |
| 10178 | 缶詰，かば焼 | 0 | 219 | 57.0 | (15.7) | 17.4 | 11.7 | 80 | 13.0 | 2.55 | 2.67 | 0.34 | – | – | *12.6 | (0) | – | 9.7 | 2.9 | 1.5 | 600 | 250 | 250 | 37 | 260 | 2.9 | 0.1 |
| | **しいら** | | | | | | | | | | | | | | | | | | | | | | | | | | |
| 10179 | 生 | 0 | 100 | 75.5 | (17.7) | 21.3 | 1.4 | 55 | 1.9 | 0.50 | 0.47 | 0.07 | (Tr) | (Tr) | *4.1 | (0) | – | Tr | 1.3 | 0.1 | 50 | 480 | 13 | 31 | 250 | 0.7 | 0.5 |
| | (ししゃも類) | | | | | | | | | | | | | | | | | | | | | | | | | | |
| | **ししゃも** | | | | | | | | | | | | | | | | | | | | | | | | | | |
| 10180 | 生干し，生 | 10 | 152 | 67.6 | (17.4) | 21.0 | 7.1 | 230 | 8.1 | 1.62 | 1.47 | 0.15 | (0.2) | (0.2) | *4.8 | (0) | – | 0.2 | 3.1 | 1.2 | 490 | 380 | 330 | 48 | 430 | 1.6 | 1.8 |
| 10181 | 生干し，焼き | 10 | 162 | 64.1 | (20.1) | 24.3 | 6.6 | 300 | 7.8 | 1.53 | 1.41 | 0.14 | (0.2) | (0.2) | *5.6 | (0) | – | 0.2 | 3.6 | 1.6 | 640 | 400 | 360 | 57 | 540 | 1.7 | 2.1 |
| | **からふとししゃも** | | | | | | | | | | | | | | | | | | | | | | | | | | |
| 10182 | 生干し，生 | 0 | 160 | 69.3 | 12.6 | 15.6 | 9.9 | 290 | 11.6 | 1.95 | 1.73 | 0.19 | (0.5) | (0.5) | *5.2 | (0) | – | 0.5 | 3.0 | 1.5 | 590 | 200 | 350 | 55 | 360 | 1.4 | 2.0 |
| 10183 | 生干し，焼き | 0 | 170 | 66.4 | (14.7) | 18.2 | 9.9 | 370 | 11.3 | 2.01 | 1.76 | 0.20 | (0.6) | (0.5) | *5.5 | (0) | – | 0.6 | 3.5 | 2.0 | 770 | 210 | 380 | 65 | 450 | 1.6 | 2.4 |
| | **したびらめ** | | | | | | | | | | | | | | | | | | | | | | | | | | |
| 10184 | 生 | 45 | 89 | 78.0 | (15.9) | 19.2 | 1.2 | 75 | 1.6 | 0.34 | 0.38 | 0.06 | (Tr) | (Tr) | *3.7 | (0) | – | Tr | 1.2 | 0.4 | 140 | 310 | 36 | 31 | 160 | 0.3 | 0.5 |
| | **しまあじ** | | | | | | | | | | | | | | | | | | | | | | | | | | |
| 10185 | 養殖，生 | 55 | 153 | 68.9 | (18.2) | 21.9 | 6.6 | 71 | 8.0 | 1.88 | 1.63 | 0.41 | (0.1) | (0.1) | *5.2 | (0) | – | 0.1 | 1.1 | 0.1 | 53 | 390 | 16 | 29 | 250 | 0.7 | 1.1 |
| | **しらうお** | | | | | | | | | | | | | | | | | | | | | | | | | | |
| 10186 | 生 | 0 | 70 | 82.6 | (11.3) | 13.6 | 1.4 | 220 | 2.0 | 0.34 | 0.62 | 0.05 | (0.1) | (0.1) | *3.0 | (0) | – | 0.1 | 1.7 | 0.4 | 170 | 250 | 150 | 39 | 270 | 0.4 | 1.2 |
| | **シルバー** | | | | | | | | | | | | | | | | | | | | | | | | | | |
| 10187 | 生 | 0 | 138 | 72.4 | (15.4) | 18.6 | 6.5 | 46 | 7.9 | 1.85 | 1.36 | 0.13 | (Tr) | (Tr) | *4.6 | (0) | – | Tr | 1.1 | 0.2 | 85 | 440 | 11 | 31 | 220 | 0.6 | 0.5 |
| | **すずき** | | | | | | | | | | | | | | | | | | | | | | | | | | |
| 10188 | 生 | 0 | 113 | 74.8 | (16.4) | 19.8 | 3.5 | 67 | 4.2 | 1.04 | 0.87 | 0.13 | (Tr) | (Tr) | *4.1 | (0) | – | Tr | 1.2 | 0.2 | 81 | 370 | 12 | 29 | 210 | 0.2 | 0.5 |

可食部100 g当たり

| 無機質 銅 | 無機質 マンガン | 無機質 ヨウ素 | 無機質 セレン | 無機質 クロム | 無機質 モリブデン | ビタミンA レチノール | ビタミンA α-カロテン | ビタミンA β-カロテン | ビタミンA β-クリプトキサンチン | ビタミンA β-カロテン当量 | ビタミンA レチノール活性当量 | ビタミンD | ビタミンE α-トコフェロール | ビタミンE β-トコフェロール | ビタミンE γ-トコフェロール | ビタミンE δ-トコフェロール | ビタミンK | ビタミン$B_1$ | ビタミン$B_2$ | ナイアシン | ナイアシン当量 | ビタミン$B_6$ | ビタミン$B_{12}$ | 葉酸 | パントテン酸 | ビオチン | ビタミンC | 備考 |
|---|---|---|---|---|---|---|---|---|---|---|---|---|---|---|---|---|---|---|---|---|---|---|---|---|---|---|---|---|
| mg | mg | µg | µg | µg | µg | µg | µg | µg | µg | µg | µg | µg | mg | mg | mg | mg | µg | mg | mg | mg | mg | mg | µg | µg | mg | µg | mg | |
| | | | | | | | | | | | | | | | | | | | | | | | | | | | | 別名ふか |
| 0.06 | – | – | – | – | – | 9 | – | – | – | (0) | 9 | 0 | 0.9 | 0 | 0 | 0 | (0) | 0.11 | 0.11 | 0.9 | 3.2 | 0.24 | 0.3 | 4 | 0.49 | – | Tr | 切り身 |
| 0.06 | 0.09 | – | – | – | – | (0) | (0) | (0) | (0) | (0) | (0) | 1.0 | 0.4 | 0 | 0 | 0 | (0) | Tr | Tr | 0.5 | (11.0) | 0.02 | 0.9 | 23 | 0.24 | – | (0) | 別名さめひれ，きんし |
| 0.03 | 0.02 | – | – | – | – | Tr | (0) | (0) | (0) | (0) | (Tr) | 3.0 | 0.9 | 0 | 0 | 0 | (0) | Tr | 0.12 | 5.2 | (8.8) | 0.33 | 5.5 | 10 | 0.44 | – | 2 | 廃棄部位：頭部，内臓，骨，ひれ等（三枚下ろし） |
| 0.03 | 0.01 | – | – | – | – | 12 | (0) | (0) | (0) | (0) | 12 | 7.0 | 0.3 | 0 | 0 | 0 | (0) | 0.09 | 0.35 | 9.5 | 13.0 | 0.40 | 5.3 | 8 | 1.16 | – | Tr | 切り身（魚体全体から調理する場合，廃棄率：30%，廃棄部位：頭部，内臓，骨，ひれ等） |
| 0.05 | 0.01 | – | – | – | – | 16 | (0) | (0) | (0) | (0) | 16 | 12.0 | 1.1 | 0 | 0 | 0 | (0) | 0.09 | 0.34 | 12.0 | (16.0) | 0.29 | 5.3 | 8 | 1.12 | – | Tr | 切り身 |
| | | | | | | | | | | | | | | | | | | | | | | | | | | | | 別名さいら |
| 0.12 | 0.02 | 22 | 32 | 2 | 1 | 16 | 0 | 0 | 0 | 0 | 16 | 16.0 | 1.7 | 0 | 0 | 0 | 1 | 0.01 | 0.28 | 7.4 | 11.0 | 0.54 | 16.0 | 15 | 0.74 | 7.4 | 0 | 三枚におろしたもの（魚体全体から調理する場合，廃棄率：35%，廃棄部位：頭部，内臓，骨，ひれ等） |
| 0.13 | 0.01 | 30 | 25 | Tr | – | 26 | (0) | (0) | (0) | (0) | 26 | 11.0 | 2.6 | 0 | Tr | 0 | – | 0 | 0.32 | 7.9 | 11.0 | 0.58 | 15.0 | 12 | 0.57 | 8.4 | 1 | |
| 0.15 | 0.03 | 25 | 45 | 1 | 1 | 11 | 0 | 0 | 0 | 0 | 11 | 13.0 | 1.0 | 0 | 0 | 0 | Tr | Tr | 0.30 | 9.8 | 14.0 | 0.42 | 16.0 | 17 | 0.93 | 9.4 | 0 | 廃棄部位：頭部，内臓，骨，ひれ等<br>魚体全体を焼いたもの |
| 0.12 | 0.02 | – | – | – | – | 25 | (0) | (0) | (0) | (0) | 25 | 14.0 | 1.5 | 0 | 0 | 0 | (0) | Tr | 0.30 | 4.0 | (8.0) | 0.54 | 10.0 | 10 | 0.84 | – | (0) | 廃棄部位：頭部，骨，ひれ等 |
| 0.22 | 0.07 | – | – | – | – | 31 | (0) | (0) | (0) | (0) | 31 | 20.0 | 0.5 | 0 | 0.1 | 0 | (0) | Tr | 0.30 | 3.0 | (7.9) | 0.35 | 11.0 | 14 | 1.34 | – | (0) | 廃棄部位：骨，ひれ等 |
| 0.16 | 0.08 | – | – | – | – | 25 | (0) | (0) | (0) | (0) | 25 | 13.0 | 2.8 | 0 | 0 | 0 | (0) | Tr | 0.20 | 3.5 | (7.4) | 0.30 | 12.0 | 29 | 0.55 | – | (0) | 液汁を除いたもの |
| 0.14 | 0.09 | – | – | – | – | 28 | (0) | (0) | (0) | (0) | 28 | 12.0 | 2.4 | 0 | 0 | 0 | (0) | Tr | 0.27 | 6.2 | (9.8) | 0.28 | 12.0 | 12 | 0.55 | – | (0) | 液汁を含んだもの |
| | | | | | | | | | | | | | | | | | | | | | | | | | | | | 別名まんびき |
| 0.05 | 0.01 | – | – | – | – | 8 | (0) | (0) | (0) | (0) | 8 | 5.0 | 0.5 | 0 | 0 | 0 | (0) | 0.20 | 0.15 | 9.0 | (13.0) | 0.46 | 2.6 | 3 | 0.36 | – | 1 | 切り身（魚体全体から調理する場合，廃棄率：55%，廃棄部位：頭部，内臓，骨，ひれ等） |
| | | | | | | | | | | | | | | | | | | | | | | | | | | | | 試料：ひと塩品 |
| 0.10 | 0.11 | 74 | 35 | 1 | 1 | 100 | 0 | 6 | 0 | 6 | 100 | 0.6 | 0.8 | 0 | Tr | 0 | 1 | 0.02 | 0.25 | 1.7 | (5.5) | 0.07 | 7.5 | 37 | 1.95 | 18.0 | 1 | 廃棄部位：頭部及び尾 |
| 0.11 | 0.18 | – | – | – | – | 75 | 0 | 11 | 0 | 11 | 76 | 0.6 | 1.1 | 0 | Tr | 0 | 1 | 0.04 | 0.29 | 0.9 | (5.3) | 0.07 | 8.7 | 36 | 1.93 | – | 1 | 廃棄部位：頭部及び尾 |
| | | | | | | | | | | | | | | | | | | | | | | | | | | | | 別名カペリン<br>試料：ひと塩品 |
| 0.06 | 0.04 | 27 | 41 | 1 | 1 | 120 | 0 | 0 | 0 | 0 | 120 | 0.4 | 1.6 | 0 | 0.1 | 0 | Tr | Tr | 0.31 | 1.5 | 4.8 | 0.08 | 8.7 | 21 | 1.20 | 17.0 | 1 | 魚体全体 |
| 0.07 | 0.06 | – | – | – | – | 90 | 0 | 0 | 0 | 0 | 90 | 0.5 | 2.1 | 0 | 0.1 | 0 | Tr | 0.01 | 0.37 | 0.8 | (4.6) | 0.08 | 10.0 | 20 | 1.19 | – | 1 | 魚体全体 |
| | | | | | | | | | | | | | | | | | | | | | | | | | | | | 試料：くろうしのした，あかしたびらめ |
| 0.02 | 0.02 | – | – | – | – | 30 | 0 | 0 | 0 | 0 | 30 | 2.0 | 0.6 | 0 | 0 | 0 | (0) | 0.06 | 0.14 | 3.3 | (6.8) | 0.20 | 2.6 | 12 | 0.26 | – | 1 | 廃棄部位：頭部，内臓，骨，ひれ等（五枚下ろし） |
| 0.04 | 0.01 | – | – | – | – | 10 | 0 | 0 | – | 0 | 10 | 18.0 | 1.6 | 0 | 0 | 0 | (0) | 0.25 | 0.15 | 8.3 | (12.0) | 0.52 | 3.2 | 2 | 0.88 | – | Tr | 廃棄部位：頭部，内臓，骨，ひれ等（三枚下ろし） |
| 0.03 | 0.09 | – | – | – | – | 50 | (0) | (0) | (0) | (0) | 50 | 1.0 | 1.8 | 0 | Tr | 0 | (0) | 0.08 | 0.10 | 1.8 | (4.3) | 0.12 | 3.3 | 58 | 0.94 | – | 4 | |
| | | | | | | | | | | | | | | | | | | | | | | | | | | | | 別名銀ひらす，銀ワレフー |
| 0.06 | 0.01 | – | – | – | – | 100 | (0) | (0) | (0) | (0) | 100 | 3.0 | 3.1 | 0 | 0 | 0 | (0) | 0.08 | 0.18 | 7.6 | (11.0) | 0.50 | 1.8 | 4 | 0.48 | – | 0 | 切り身 |
| 0.02 | 0.01 | – | – | – | – | 180 | 0 | 0 | 0 | 0 | 180 | 10.0 | 1.2 | 0 | 0 | 0 | (0) | 0.02 | 0.20 | 3.9 | (7.5) | 0.27 | 2.0 | 8 | 0.93 | – | 3 | 切り身（魚体全体から調理する場合，廃棄率：55%，廃棄部位：頭部，内臓，骨，ひれ等） |

# 10 魚介類

| 食品番号 | 食品名 | 廃棄率 | エネルギー | 水分 | たんぱく質: アミノ酸組成によるたんぱく質 | たんぱく質: たんぱく質 | 脂質: トリアシルグリセロール当量 | 脂質: コレステロール | 脂質: 脂質 | 脂肪酸: 飽和脂肪酸 | 脂肪酸: n-3系多価不飽和脂肪酸 | 脂肪酸: n-6系多価不飽和脂肪酸 | 炭水化物: 利用可能炭水化物（単糖当量） | 炭水化物: 利用可能炭水化物（質量計） | 炭水化物: 差引法による利用可能炭水化物 | 炭水化物: 食物繊維総量 | 炭水化物: 糖アルコール | 炭水化物: 炭水化物 | 灰分 | 食塩相当量 | 無機質: ナトリウム | 無機質: カリウム | 無機質: カルシウム | 無機質: マグネシウム | 無機質: リン | 無機質: 鉄 | 無機質: 亜鉛 |
|---|---|---|---|---|---|---|---|---|---|---|---|---|---|---|---|---|---|---|---|---|---|---|---|---|---|---|---|
| | 可食部100 g当たり | % | kcal | g | g | g | g | mg | g | g | g | g | g | g | g | g | g | g | g | g | mg | mg | mg | mg | mg | mg | mg |
| | **（たい類）** | | | | | | | | | | | | | | | | | | | | | | | | | | |
| | **きだい** | | | | | | | | | | | | | | | | | | | | | | | | | | |
| 10189 | 生 | 60 | 100 | 76.9 | (15.4) | 18.6 | 2.5 | 67 | 3.1 | 0.87 | 0.57 | 0.10 | (0.2) | (0.2) | *4.0 | (0) | — | 0.2 | 1.2 | 0.2 | 73 | 390 | 23 | 30 | 210 | 0.2 | 0.4 |
| | **くろだい** | | | | | | | | | | | | | | | | | | | | | | | | | | |
| 10190 | 生 | 55 | 137 | 71.4 | (16.9) | 20.4 | 5.4 | 78 | 6.7 | 1.78 | 0.89 | 0.15 | (0.3) | (0.3) | *5.1 | (0) | — | 0.3 | 1.2 | 0.1 | 59 | 400 | 13 | 36 | 250 | 0.3 | 0.8 |
| | **ちだい** | | | | | | | | | | | | | | | | | | | | | | | | | | |
| 変 10191 | 生 | 0 | 97 | 76.8 | 16.6 | 19.4 | 1.9 | 74 | 2.4 | 0.66 | 0.49 | 0.08 | (0.1) | (0.1) | *3.3 | (0) | — | 0.1 | 1.3 | 0.2 | 75 | 390 | 33 | 32 | 230 | 0.6 | 0.4 |
| | **まだい** | | | | | | | | | | | | | | | | | | | | | | | | | | |
| 10192 | 天然，生 | 50 | 129 | 72.2 | 17.8 | 20.6 | 4.6 | 65 | 5.8 | 1.47 | 1.16 | 0.17 | (0.1) | (0.1) | *4.1 | (0) | — | 0.1 | 1.3 | 0.1 | 55 | 440 | 11 | 31 | 220 | 0.2 | 0.4 |
| 10193 | 養殖，皮つき，生 | 55 | 160 | 68.5 | 18.1 | 20.9 | 7.8 | 69 | 9.4 | 2.26 | 1.78 | 0.54 | (0.1) | (0.1) | *4.4 | (0) | — | 0.1 | 1.3 | 0.1 | 52 | 450 | 12 | 32 | 240 | 0.2 | 0.5 |
| 10194 | 養殖，皮つき，水煮 | 20 | 182 | 65.0 | (19.1) | 22.2 | 9.3 | 90 | 11.9 | 2.88 | 2.23 | 0.48 | (0.1) | (0.1) | *5.3 | (0) | — | 0.1 | 1.2 | 0.1 | 50 | 440 | 20 | 29 | 220 | 0.2 | 0.5 |
| 10195 | 養殖，皮つき，焼き | 35 | 186 | 63.8 | (19.6) | 22.7 | 9.4 | 91 | 12.0 | 2.88 | 2.24 | 0.56 | (0.1) | (0.1) | *5.7 | (0) | — | 0.1 | 1.4 | 0.1 | 55 | 500 | 24 | 32 | 260 | 0.2 | 0.5 |
| 名 10408 | 養殖，皮なし，生 | 0 | 131 | 71.9 | 18.5 | 21.2 | 4.8 | 60 | 5.9 | 1.29 | 0.99 | 0.49 | (0.2) | (0.1) | *3.5 | (0) | — | 0.2 | 1.3 | 0.1 | 43 | 490 | 7 | 33 | 260 | 0.2 | 0.4 |
| | **たかさご** | | | | | | | | | | | | | | | | | | | | | | | | | | |
| 10196 | 生 | 40 | 93 | 76.7 | (16.7) | 20.2 | 1.1 | 50 | 1.5 | 0.43 | 0.31 | 0.05 | (0.1) | (0.1) | *4.0 | (0) | — | 0.1 | 1.5 | 0.1 | 48 | 510 | 51 | 36 | 290 | 0.5 | 0.7 |
| | **たかべ** | | | | | | | | | | | | | | | | | | | | | | | | | | |
| 10197 | 生 | 40 | 148 | 71.0 | (15.5) | 18.7 | 7.4 | 70 | 9.0 | 2.71 | 1.74 | 0.35 | (Tr) | (Tr) | *4.8 | (0) | — | Tr | 1.3 | 0.3 | 120 | 380 | 41 | 34 | 210 | 0.6 | 1.3 |
| | **たちうお** | | | | | | | | | | | | | | | | | | | | | | | | | | |
| 10198 | 生 | 35 | 238 | 61.6 | 14.6 | 16.5 | 17.7 | 72 | 20.9 | 5.83 | 3.15 | 0.42 | (Tr) | (Tr) | *5.1 | (0) | — | Tr | 1.0 | 0.2 | 88 | 290 | 12 | 29 | 180 | 0.2 | 0.5 |
| | **（たら類）** | | | | | | | | | | | | | | | | | | | | | | | | | | |
| | **すけとうだら** | | | | | | | | | | | | | | | | | | | | | | | | | | |
| 変 10199 | 生 | 0 | 72 | 81.6 | 14.2 | 17.4 | 0.5 | 76 | 1.0 | 0.12 | 0.25 | 0.02 | (0.1) | (Tr) | *2.6 | (0) | — | 0.1 | 1.1 | 0.3 | 100 | 350 | 13 | 24 | 180 | 0.2 | 0.5 |
| 10409 | フライ | 0 | 195 | 61.9 | 16.5 | 19.2 | 11.3 | 89 | 11.9 | 1.00 | 1.13 | 2.03 | *7.2 | 6.5 | 9.1 | — | — | 5.7 | 1.2 | 0.4 | 140 | 340 | 34 | 27 | 190 | 0.4 | 0.7 |
| 10200 | すり身 | 0 | 98 | 75.1 | (14.3) | 17.5 | 0.1 | 27 | 0.2 | 0.03 | 0.07 | Tr | — | — | *9.9 | (0) | — | 6.6 | 0.6 | 0.3 | 120 | 130 | 7 | 21 | 130 | 0.1 | 0.3 |
| 10201 | すきみだら | 0 | 165 | 38.2 | (33.0) | 40.5 | 0.2 | 140 | 0.3 | 0.06 | 0.11 | 0.01 | (0.1) | (0.1) | *7.7 | (0) | — | 0.1 | 20.9 | 18.8 | 7400 | 540 | 130 | 54 | 340 | 1.9 | 0.1 |
| 10202 | たらこ，生 | 0 | 131 | 65.2 | 21.0 | 24.0 | 2.9 | 350 | 4.7 | 0.71 | 1.19 | 0.07 | (0.4) | (0.4) | *5.2 | (0) | — | 0.4 | 5.7 | 4.6 | 1800 | 300 | 24 | 13 | 390 | 0.6 | 3.1 |
| 10203 | たらこ，焼き | 0 | 158 | 58.6 | (24.8) | 28.3 | 3.7 | 410 | 6.1 | 0.91 | 1.54 | 0.09 | (0.5) | (0.5) | *6.4 | (0) | — | 0.5 | 6.5 | 5.3 | 2100 | 340 | 27 | 15 | 470 | 0.7 | 3.8 |
| 10204 | からしめんたいこ | 0 | 121 | 66.6 | (18.4) | 21.0 | 2.3 | 280 | 3.3 | 0.54 | 1.01 | 0.07 | — | — | *6.6 | (0) | — | 3.0 | 6.1 | 5.6 | 2200 | 180 | 23 | 11 | 290 | 0.7 | 2.7 |
| | **まだら** | | | | | | | | | | | | | | | | | | | | | | | | | | |
| 10205 | 生 | 0 | 72 | 80.9 | 14.2 | 17.6 | 0.1 | 58 | 0.2 | 0.03 | 0.07 | 0.01 | (0.1) | (0.1) | *3.5 | (0) | — | 0.1 | 1.2 | 0.3 | 110 | 350 | 32 | 24 | 230 | 0.2 | 0.5 |
| 10206 | 焼き | 0 | 103 | 72.8 | (20.4) | 25.2 | 0.2 | 100 | 0.2 | 0.05 | 0.10 | 0.01 | (0.2) | (0.2) | *5.0 | (0) | — | 0.2 | 1.6 | 0.4 | 140 | 480 | 48 | 33 | 280 | 0.4 | 0.9 |
| 10207 | しらこ，生 | 0 | 60 | 83.8 | (7.3) | 13.4 | 0.4 | 360 | 0.8 | 0.09 | 0.19 | 0.02 | (0.2) | (0.2) | *6.6 | (0) | — | 0.2 | 1.8 | 0.3 | 110 | 390 | 6 | 23 | 430 | 0.2 | 0.7 |
| 10208 | 塩だら | 0 | 61 | 82.1 | (12.3) | 15.2 | Tr | 60 | 0.1 | 0.01 | 0.02 | Tr | (Tr) | (Tr) | *3.0 | (0) | — | Tr | 2.6 | 2.0 | 790 | 290 | 23 | 22 | 170 | 0.3 | 0.4 |
| 10209 | 干しだら | 45 | 299 | 18.5 | (59.1) | 73.2 | 0.6 | 240 | 0.8 | 0.16 | 0.22 | 0.02 | (0.1) | (0.1) | *14.4 | (0) | — | 0.1 | 7.4 | 3.8 | 1500 | 1600 | 80 | 89 | 840 | 0.1 | 1.8 |
| | **加工品** | | | | | | | | | | | | | | | | | | | | | | | | | | |
| 変 10210 | でんぶ | 0 | 276 | 26.9 | (20.6) | 25.5 | 0.6 | 130 | 1.1 | 0.17 | 0.28 | 0.02 | — | — | *46.8 | (0) | — | 41.5 | 5.0 | 4.2 | 1600 | 120 | 260 | 31 | 220 | 1.3 | 1.0 |

可食部 100 g 当たり

| 銅 | マンガン | ヨウ素 | セレン | クロム | モリブデン | レチノール | α-カロテン | β-カロテン | β-クリプトキサンチン | β-カロテン当量 | レチノール活性当量 | ビタミンD | α-トコフェロール | β-トコフェロール | γ-トコフェロール | δ-トコフェロール | ビタミンK | ビタミン$B_1$ | ビタミン$B_2$ | ナイアシン | ナイアシン当量 | ビタミン$B_6$ | ビタミン$B_{12}$ | 葉酸 | パントテン酸 | ビオチン | ビタミンC | 備考 |
|---|---|---|---|---|---|---|---|---|---|---|---|---|---|---|---|---|---|---|---|---|---|---|---|---|---|---|---|---|
| 無機質 | | | | | | ビタミン | | | | | | | | | | | | | | | | | | | | | | |
| | | | | | | ビタミンA | | | | | | | ビタミンE | | | | | | | | | | | | | | | |
| mg | mg | µg | µg | µg | µg | µg | µg | µg | µg | µg | µg | µg | mg | mg | mg | mg | µg | mg | mg | mg | mg | mg | µg | µg | mg | µg | mg | 調 調理による脂質の増減 |
| 0.02 | 0.01 | – | – | – | – | 50 | 0 | 0 | 0 | 0 | 50 | 4.0 | 1.5 | 0 | 0 | 0 | (0) | 0.03 | 0.04 | 2.8 | (6.2) | 0.20 | 3.2 | 8 | 0.38 | – | 1 | 別名 れんこだい<br>廃棄部位：頭部，内臓，骨，ひれ等（三枚下ろし） |
| 0.03 | 0.01 | – | – | – | – | 12 | 0 | 0 | 0 | 0 | 12 | 4.0 | 1.4 | 0 | 0 | 0 | (0) | 0.12 | 0.30 | 5.5 | (9.2) | 0.42 | 3.7 | 14 | 0.62 | – | 3 | 別名 ちぬ<br>廃棄部位：頭部，内臓，骨，ひれ等（三枚下ろし） |
| 0.03 | 0.01 | 24 | 43 | Tr | 0 | 21 | (0) | 0 | (0) | (0) | 21 | 2.0 | 1.3 | 0 | 0 | 0 | (0) | 0.03 | 0.10 | 4.7 | 8.6 | 0.33 | 3.0 | 3 | 0.49 | 4.3 | 2 | 別名 はなだい<br>三枚におろしたもの（魚体全体から調理する場合，廃棄率：55%，廃棄部位：頭部，内臓，骨，ひれ等） |
| 0.02 | 0.01 | – | – | – | – | 8 | 0 | 0 | 0 | 0 | 8 | 5.0 | 1.0 | 0 | 0 | 0 | (0) | 0.09 | 0.05 | 6.0 | 9.8 | 0.31 | 1.2 | 5 | 0.64 | – | 1 | 廃棄部位：頭部，内臓，骨，ひれ等（三枚下ろし） |
| 0.02 | 0 | 6 | 36 | 1 | 0 | 11 | 0 | 0 | 0 | 0 | 11 | 7.0 | 2.4 | 0 | 0 | 0 | – | 0.32 | 0.08 | 5.6 | 9.6 | 0.40 | 1.5 | 4 | 1.34 | 7.7 | 3 | 廃棄部位：頭部，内臓，骨，ひれ等（三枚下ろし） |
| 0.03 | 0 | 11 | 44 | Tr | 1 | 10 | 0 | 0 | 0 | 0 | 10 | 4.7 | 3.4 | 0 | 0 | 0 | – | 0.16 | 0.07 | 5.7 | (10.0) | 0.35 | 2.6 | 3 | 1.23 | 8.2 | 2 | 頭部，内臓等を除き水煮したもの<br>廃棄部位：骨，ひれ等 |
| 0.02 | 0.01 | 8 | 46 | Tr | Tr | 17 | 0 | 0 | 0 | 0 | 17 | 5.6 | 4.6 | 0 | 0 | 0 | – | 0.14 | 0.09 | 6.3 | (11.0) | 0.32 | 2.6 | 3 | 1.25 | 9.4 | 3 | 内臓等を除き焼いたもの<br>廃棄部位：頭部，骨，ひれ等 |
| 0.02 | 0 | 9 | 32 | Tr | – | 10 | (0) | (0) | (0) | (0) | 10 | 4.5 | 2.6 | 0 | 0 | 0 | – | 0.31 | 0.08 | 7.2 | 12.0 | 0.56 | 1.8 | 4 | 1.40 | 9.0 | 3 | |
| 0.04 | 0.01 | – | – | – | – | 7 | 0 | 0 | – | 0 | 7 | 2.0 | 0.1 | 0 | 0 | 0 | (0) | 0.03 | 0.07 | 4.3 | (8.0) | 0.20 | 4.4 | 3 | 0.46 | – | Tr | 別名 ぐるくん<br>廃棄部位：頭部，内臓，骨，ひれ等（三枚下ろし） |
| 0.04 | 0.01 | – | – | – | – | 16 | – | – | – | (0) | 16 | 4.0 | 1.4 | 0 | 0 | 0 | (0) | 0.06 | 0.18 | 3.7 | (7.1) | 0.23 | 2.0 | 3 | 0.48 | – | 1 | 廃棄部位：頭部，内臓，骨，ひれ等（三枚下ろし） |
| 0.02 | 0.02 | – | – | – | – | 52 | 0 | 0 | 0 | 0 | 52 | 14.0 | 1.2 | 0 | 0 | 0 | (0) | 0.01 | 0.07 | 3.9 | 6.9 | 0.20 | 0.9 | 2 | 0.56 | – | 1 | 廃棄部位：頭部，内臓，骨，ひれ等（三枚下ろし） |
| 0.03 | 0 | 160 | 25 | 0 | 0 | 10 | 0 | 0 | 0 | 0 | 10 | 0.5 | 0.9 | 0 | 0 | 0 | 0 | 0.05 | 0.11 | 1.4 | 4.4 | 0.09 | 2.9 | 12 | 0.20 | 2.5 | 1 | 別名 すけそう，すけそうだら，すけとう<br>三枚におろしたもの（魚体全体から調理する場合，廃棄率：65%，廃棄部位：頭部，内臓，骨，ひれ等） |
| 0.05 | 0.08 | – | – | – | – | 18 | 0 | 0 | 1 | 1 | 18 | 0.4 | 3.2 | 0 | 4.5 | 0.1 | 18 | 0.05 | 0.13 | 1.5 | 5.0 | 0.08 | 2.5 | 19 | 0.31 | – | Tr | 切り身<br>調 p. 249，表 13 |
| 0.03 | 0.01 | – | – | – | – | 5 | 0 | 0 | – | 0 | 5 | 1.0 | 0.6 | 0 | 0 | 0 | (0) | 0.03 | 0.05 | 0.4 | (3.4) | 0.01 | 0.6 | 4 | 0.19 | – | 0 | |
| 0.09 | 0.02 | – | – | – | – | Tr | – | – | – | (0) | (Tr) | 1.0 | 1.1 | 0 | 0 | 0 | (0) | 0.13 | 0.18 | 2.2 | (9.2) | 0.10 | 2.5 | 7 | 0.43 | – | 0 | |
| 0.08 | 0.04 | 130 | 130 | 1 | Tr | 24 | 0 | 0 | 0 | 0 | 24 | 1.7 | 7.1 | 0 | Tr | 0 | Tr | 0.71 | 0.43 | 50.0 | 54.0 | 0.25 | 18.0 | 52 | 3.68 | 18.0 | 33 | 別名 もみじこ |
| 0.10 | 0.05 | – | – | – | – | 34 | 0 | 0 | 0 | 0 | 34 | 1.6 | 8.1 | 0 | Tr | 0 | Tr | 0.77 | 0.53 | 57.0 | (62.0) | 0.27 | 23.0 | 50 | 3.68 | – | 21 | 別名 もみじこ |
| 0.08 | 0.04 | – | – | – | – | 37 | 0 | 37 | 18 | 46 | 41 | 1.0 | 6.5 | 0 | 0 | 0 | 1 | 0.34 | 0.33 | 20.0 | (24.0) | 0.17 | 11.0 | 43 | 2.16 | – | 76 | ビタミンC：添加品を含む |
| 0.04 | 0.01 | 350 | 31 | 0 | 0 | 10 | 0 | 0 | – | 0 | 10 | 1.0 | 0.8 | 0 | 0 | 0 | (0) | 0.10 | 0.10 | 1.4 | 4.4 | 0.07 | 1.3 | 5 | 0.44 | 2.5 | Tr | 別名 たら<br>切り身（魚体全体から調理する場合，廃棄率：65%，廃棄部位：頭部，内臓，骨，ひれ等） |
| 0.05 | 0.02 | – | – | – | – | 9 | 0 | 0 | – | 0 | 9 | 0.7 | 1.3 | 0 | 0 | 0 | (0) | 0.09 | 0.12 | 1.4 | (5.6) | 0.09 | 3.9 | 7 | 0.53 | – | Tr | 切り身 |
| 0.03 | 0.01 | – | – | – | – | 8 | 0 | 0 | – | 0 | 8 | 2.0 | 1.8 | 0 | 0 | 0 | (0) | 0.24 | 0.13 | 1.5 | (2.2) | 0.01 | 3.1 | 11 | 0.68 | – | 2 | |
| 0.02 | 0.01 | – | – | – | – | Tr | – | – | – | (0) | (Tr) | 3.0 | 0.7 | 0 | 0 | 0 | (0) | 0.13 | 0.20 | 2.0 | (4.6) | 0.11 | 1.4 | 6 | 0.26 | – | Tr | 切り身 |
| 0.16 | 0.03 | – | – | – | – | Tr | – | – | – | (0) | (Tr) | 6.0 | 0.3 | 0 | 0 | 0 | (0) | 0.20 | 0.30 | 4.0 | (16.0) | 0.34 | 8.6 | 22 | 1.37 | – | (0) | 試料：無頭開き干し品<br>廃棄部位：骨，皮等 |
| 0.44 | 0.19 | – | – | – | – | Tr | – | – | – | (0) | (Tr) | 0.5 | 0.8 | 0 | 0 | 0 | (0) | 0.04 | 0.08 | 1.9 | (6.2) | 0.04 | 0.4 | 16 | 0.15 | – | (0) | 別名 茶でんぶ，しょうゆでんぶ<br>試料：しょうゆ添加品 |

# 10 魚介類

| 食品番号 | 食品名 | 廃棄率 | エネルギー | 水分 | たんぱく質: アミノ酸組成によるたんぱく質 | たんぱく質: たんぱく質 | 脂質: トリアシルグリセロール当量 | 脂質: コレステロール | 脂質: 脂質 | 脂肪酸: 飽和脂肪酸 | 脂肪酸: n-3系多価不飽和脂肪酸 | 脂肪酸: n-6系多価不飽和脂肪酸 | 炭水化物: 利用可能炭水化物(単糖当量) | 炭水化物: 利用可能炭水化物(質量計) | 炭水化物: 差引法による利用可能炭水化物 | 炭水化物: 食物繊維総量 | 炭水化物: 糖アルコール | 炭水化物: 炭水化物 | 灰分 | 食塩相当量 | 無機質: ナトリウム | 無機質: カリウム | 無機質: カルシウム | 無機質: マグネシウム | 無機質: リン | 無機質: 鉄 | 無機質: 亜鉛 |
|---|---|---|---|---|---|---|---|---|---|---|---|---|---|---|---|---|---|---|---|---|---|---|---|---|---|---|---|
| | | % | kcal | g | g | g | g | mg | g | g | g | g | g | g | g | g | g | g | g | g | mg | mg | mg | mg | mg | mg | mg |
| 新 10448 | 桜でんぶ | 0 | 351 | 5.6 | 9.6 | 10.6 | 0.1 | 73 | 0.5 | 0.03 | 0.02 | Tr | 83.1* | 79.4 | 81.6 | 0 | – | 80.2 | 3.1 | 2.4 | 930 | 43 | 300 | 17 | 180 | 0.4 | 0.6 |
| | **ちか** | | | | | | | | | | | | | | | | | | | | | | | | | | |
| 10211 | 生 | 45 | 82 | 78.3 | (16.2) | 19.5 | 0.4 | 89 | 0.6 | 0.09 | 0.19 | 0.01 | (Tr) | (Tr) | 3.6* | (0) | – | Tr | 1.6 | 0.6 | 250 | 340 | 35 | 41 | 240 | 0.3 | 1.3 |
| | **どじょう** | | | | | | | | | | | | | | | | | | | | | | | | | | |
| 10213 | 生 | 0 | 72 | 79.1 | 13.5 | 16.1 | 0.6 | 210 | 1.2 | 0.16 | 0.09 | 0.13 | (Tr) | (Tr) | 3.2* | (0) | – | Tr | 3.6 | 0.2 | 96 | 290 | 1100 | 42 | 690 | 5.6 | 2.9 |
| 10214 | 水煮 | 0 | 76 | 77.9 | (14.3) | 17.1 | 0.5 | 220 | 1.2 | 0.15 | 0.09 | 0.12 | (Tr) | (Tr) | 3.4* | (0) | – | Tr | 3.8 | 0.3 | 100 | 330 | 1200 | 47 | 750 | 6.4 | 3.1 |
| | **とびうお** | | | | | | | | | | | | | | | | | | | | | | | | | | |
| 10215 | 生 | 40 | 89 | 76.9 | 18.0 | 21.0 | 0.5 | 59 | 0.7 | 0.15 | 0.20 | 0.02 | (0.1) | (0.1) | 3.3* | (0) | – | 0.1 | 1.3 | 0.2 | 64 | 320 | 13 | 37 | 340 | 0.5 | 0.8 |
| 新 10421 | 煮干し | 0 | 325 | 12.5 | 68.0 | 80.0 | 1.1 | 280 | 2.2 | 0.37 | 0.46 | 0.07 | (0.1) | (0.1) | 10.9* | (0) | – | 0.1 | 7.5 | 1.5 | 610 | 1200 | 1200 | 170 | 1300 | 2.2 | 3.3 |
| 新 10422 | 焼き干し | 0 | 309 | 11.8 | 61.5 | 73.4 | 1.5 | 300 | 3.3 | 0.56 | 0.49 | 0.08 | (0.1) | (0.1) | 12.5* | (0) | – | 0.1 | 12.7 | 1.8 | 690 | 1100 | 3200 | 200 | 2300 | 2.7 | 5.4 |
| | **ナイルティラピア** | | | | | | | | | | | | | | | | | | | | | | | | | | |
| 10212 | 生 | 0 | 124 | 73.5 | 17.0 | 19.8 | 4.6 | 59 | 5.3 | 1.41 | 0.46 | 0.61 | (0.2) | (0.2) | 3.7* | (0) | – | 0.2 | 1.2 | 0.2 | 60 | 370 | 29 | 24 | 180 | 0.5 | 0.4 |
| | **なまず** | | | | | | | | | | | | | | | | | | | | | | | | | | |
| 10216 | 生 | 55 | 145 | 72.0 | (15.5) | 18.4 | 7.3 | 73 | 8.6 | 1.76 | 0.96 | 0.75 | (Tr) | (Tr) | 4.2* | (0) | – | Tr | 1.0 | 0.1 | 46 | 320 | 18 | 23 | 170 | 0.4 | 0.6 |
| | **にぎす** | | | | | | | | | | | | | | | | | | | | | | | | | | |
| 10217 | 生 | 45 | 84 | 78.5 | (15.5) | 18.7 | 0.9 | 120 | 1.2 | 0.25 | 0.32 | 0.04 | (0.1) | (0.1) | 3.6* | (0) | – | 0.1 | 1.5 | 0.5 | 190 | 320 | 70 | 27 | 220 | 0.4 | 0.4 |
| | **にしん** | | | | | | | | | | | | | | | | | | | | | | | | | | |
| 10218 | 生 | 45 | 196 | 66.1 | 14.8 | 17.4 | 13.1 | 68 | 15.1 | 2.97 | 2.13 | 0.26 | (0.1) | (0.1) | 4.7* | (0) | – | 0.1 | 1.3 | 0.3 | 110 | 350 | 27 | 33 | 240 | 1.0 | 1.1 |
| 10219 | 身欠きにしん | 9 | 224 | 60.6 | (17.8) | 20.9 | 14.6 | 230 | 16.7 | 3.46 | 1.70 | 0.48 | (0.2) | (0.2) | 5.4* | (0) | – | 0.2 | 1.6 | 0.4 | 170 | 430 | 66 | 38 | 290 | 1.5 | 1.3 |
| 10220 | 開き干し | 25 | 239 | 59.8 | (15.7) | 18.5 | 17.1 | 85 | 19.7 | 3.85 | 2.77 | 0.26 | (0.2) | (0.2) | 5.5* | (0) | – | 0.2 | 1.8 | 0.9 | 360 | 350 | 25 | 33 | 260 | 1.9 | 1.0 |
| 10221 | くん製 | 45 | 280 | 43.9 | (19.6) | 23.1 | 19.9 | 86 | 22.1 | 4.53 | 2.52 | 0.39 | (Tr) | (Tr) | 5.6* | (0) | – | Tr | 10.9 | 9.9 | 3900 | 280 | 150 | 36 | 400 | 3.5 | 1.1 |
| 10222 | かずのこ，生 | 0 | 139 | 66.1 | (27.1) | 25.2 | 3.4 | 370 | 6.7 | 0.85 | 1.37 | 0.08 | (0.2)* | (0.2) | 1.7 | (0) | – | 0.2 | 1.8 | 0.8 | 320 | 210 | 50 | 34 | 140 | 1.2 | 2.3 |
| 10223 | かずのこ，乾 | 0 | 358 | 16.5 | (70.1) | 65.2 | 8.4 | 1000 | 13.6 | 2.37 | 3.39 | 0.13 | (0.5)* | (0.5) | 0.8 | (0) | – | 0.5 | 4.2 | 3.6 | 1400 | 46 | 65 | 150 | 500 | 1.9 | 5.4 |
| 10224 | かずのこ，塩蔵，水戻し | 0 | 80 | 80.0 | (16.1) | 15.0 | 1.6 | 230 | 3.0 | 0.52 | 0.48 | 0.03 | (0.6)* | (0.5) | 1.0 | (0) | – | 0.6 | 1.4 | 1.2 | 480 | 2 | 8 | 4 | 94 | 0.4 | 1.3 |
| | **はぜ** | | | | | | | | | | | | | | | | | | | | | | | | | | |
| 10225 | 生 | 60 | 78 | 79.4 | 16.1 | 19.1 | 0.1 | 92 | 0.2 | 0.03 | 0.03 | 0.01 | (0.1) | (0.1) | 3.2* | (0) | – | 0.1 | 1.2 | 0.2 | 93 | 350 | 42 | 27 | 190 | 0.2 | 0.6 |
| 10226 | つくだ煮 | 0 | 277 | 23.2 | (20.5) | 24.3 | 1.6 | 270 | 3.0 | 0.53 | 0.46 | 0.19 | – | – | 45.1* | (0) | – | 39.9 | 9.6 | 5.6 | 2200 | 480 | 1200 | 73 | 820 | 12.0 | 3.2 |
| 10227 | 甘露煮 | 0 | 260 | 29.5 | (17.8) | 21.1 | 1.1 | 210 | 2.2 | 0.38 | 0.28 | 0.10 | – | – | 44.8* | (0) | – | 40.3 | 6.9 | 3.8 | 1500 | 200 | 980 | 58 | 650 | 4.2 | 2.7 |
| | **はたはた** | | | | | | | | | | | | | | | | | | | | | | | | | | |
| 変 10228 | 生 | 0 | 101 | 78.8 | 12.8 | 14.1 | 4.4 | 100 | 5.7 | 0.92 | 1.09 | 0.24 | (Tr) | (Tr) | 2.6* | (0) | – | Tr | 1.4 | 0.5 | 180 | 250 | 60 | 18 | 120 | 0.5 | 0.6 |
| 変 10229 | 生干し | 50 | 154 | 71.1 | 14.8 | 16.7 | 9.2 | 130 | 10.3 | 2.01 | 2.61 | 0.37 | (Tr) | (Tr) | 3.0* | (0) | – | Tr | 1.9 | 1.3 | 510 | 240 | 17 | 23 | 180 | 0.3 | 0.8 |
| | **はまふえふき** | | | | | | | | | | | | | | | | | | | | | | | | | | |
| 10230 | 生 | 55 | 85 | 77.7 | (17.0) | 20.5 | 0.2 | 47 | 0.3 | 0.07 | 0.04 | 0.03 | (0.1) | (0.1) | 3.7* | (0) | – | 0.1 | 1.4 | 0.2 | 80 | 450 | 43 | 29 | 250 | 0.3 | 0.5 |
| | **はも** | | | | | | | | | | | | | | | | | | | | | | | | | | |
| 10231 | 生 | 0 | 132 | 71.0 | 18.9 | 22.3 | 4.3 | 75 | 5.3 | 1.36 | 1.25 | 0.20 | (Tr) | (Tr) | 4.4* | (0) | – | Tr | 1.4 | 0.2 | 66 | 450 | 79 | 29 | 280 | 0.2 | 0.6 |

可食部100 g当たり

可食部100 g当たり

| 銅 | マンガン | ヨウ素 | セレン | クロム | モリブデン | レチノール | α-カロテン | β-カロテン | β-クリプトキサンチン | β-カロテン当量 | レチノール活性当量 | ビタミンD | α-トコフェロール | β-トコフェロール | γ-トコフェロール | δ-トコフェロール | ビタミンK | ビタミン$B_1$ | ビタミン$B_2$ | ナイアシン | ナイアシン当量 | ビタミン$B_6$ | ビタミン$B_{12}$ | 葉酸 | パントテン酸 | ビオチン | ビタミンC | 備考 |
|---|---|---|---|---|---|---|---|---|---|---|---|---|---|---|---|---|---|---|---|---|---|---|---|---|---|---|---|---|
| 無機質 | | | | | | ビタミン（ビタミンA） | | | | | | | ビタミンE | | | | | | | | | | | | | | | |
| mg | mg | µg | µg | µg | µg | µg | µg | µg | µg | µg | µg | µg | mg | mg | mg | mg | µg | mg | mg | mg | mg | mg | µg | µg | mg | µg | mg | |
| 0.03 | 0.03 | 58 | 14 | 4 | Tr | 2 | — | — | — | — | 2 | 0 | 0.1 | — | — | — | — | 0.01 | 0.01 | 0.2 | 2.3 | Tr | 0.6 | 3 | 0.06 | 0.9 | — | |
| 0.08 | 0.03 | — | — | — | — | 4 | 0 | 0 | (0) | (0) | 4 | 1.0 | 0.9 | 0 | 0 | 0 | (0) | 0 | 0.14 | 2.7 | (6.2) | 0.19 | 5.4 | 7 | 0.71 | — | Tr | 廃棄部位：頭部，内臓，骨，ひれ等（三枚下ろし） |
| 0.08 | 0.38 | — | — | — | — | 13 | 0 | 25 | 0 | 25 | 15 | 4.0 | 0.6 | 0 | 0 | 0 | 1 | 0.09 | 1.09 | 4.0 | 6.7 | 0.10 | 8.5 | 16 | 0.66 | — | 1 | 魚体全体 |
| 0.06 | 0.43 | — | — | — | — | 13 | 0 | 23 | 0 | 23 | 15 | 5.5 | 0.4 | 0 | 0 | 0 | 1 | 0.08 | 1.00 | 4.2 | (7.1) | 0.08 | 6.3 | 11 | 0.43 | — | Tr | 魚体全体 |
| 0.06 | 0.01 | — | — | — | — | 3 | 0 | 0 | 0 | 0 | 3 | 2.0 | 2.3 | 0 | 0 | 0 | (0) | 0.01 | 0.10 | 7.1 | 11.0 | 0.47 | 3.3 | 8 | 0.42 | — | 1 | 廃棄部位：頭部，内臓，骨，ひれ等（三枚下ろし） |
| 0.20 | 0.10 | 42 | 120 | 1 | 2 | 9 | 0 | 0 | 0 | 0 | 9 | 3.9 | 4.0 | 0 | 0 | 0 | 1 | 0 | 0.32 | 17.0 | 32.0 | 0.24 | 13.0 | 22 | 0.62 | 14.0 | 0 | 別名 あご<br>頭部等を除いたもの |
| 0.23 | 0.26 | 62 | 140 | 4 | 4 | 17 | 0 | 0 | 0 | 0 | 17 | 3.3 | 2.4 | 0 | 0 | 0 | 1 | Tr | 0.32 | 16.0 | 29.0 | 0.21 | 15.0 | 40 | 0.82 | 14.0 | 0 | 別名 あご，焼きあご<br>頭部等を除いたもの |
| 0.02 | 0.01 | — | — | — | — | 3 | — | — | — | 0 | 3 | 11.0 | 1.9 | 0.1 | 0.1 | 0 | (0) | 0.04 | 0.20 | 3.1 | 6.8 | 0.67 | 2.3 | 5 | 1.08 | — | 1 | 別名 いずみだい，ちかだい，テラピア<br>切り身（魚体全体から調理する場合，廃棄率：55%，廃棄部位：頭部，内臓，骨，ひれ等） |
| 0.03 | 0.02 | — | — | — | — | 70 | — | — | — | 7 | 71 | 4.0 | 6.3 | Tr | 0.1 | 0 | (0) | 0.33 | 0.10 | 1.8 | (4.2) | 0.16 | 2.3 | 10 | 0.81 | — | 0 | 試料：なまず（国産），アメリカなまず<br>廃棄部位：頭部，内臓，骨，ひれ等（三枚下ろし） |
| 0.03 | 0.01 | — | — | — | — | 75 | — | — | — | (0) | 75 | Tr | 0.5 | 0 | 0 | 0 | (0) | 0.12 | 0.26 | 3.5 | (6.9) | 0.15 | 3.4 | 8 | 0.77 | — | 1 | 廃棄部位：頭部，内臓，骨，ひれ等（三枚下ろし） |
| 0.09 | 0.02 | — | — | — | — | 18 | 0 | 0 | 0 | 0 | 18 | 22.0 | 3.1 | 0 | 0 | 0 | (0) | 0.01 | 0.23 | 4.0 | 7.3 | 0.42 | 17.0 | 13 | 1.06 | — | Tr | 別名 かどいわし<br>廃棄部位：頭部，内臓，骨，ひれ等（三枚下ろし） |
| 0.10 | 0.04 | — | — | — | — | Tr | — | — | — | (0) | (Tr) | 50.0 | 2.7 | 0 | 0.3 | 0 | (0) | 0.01 | 0.03 | 4.7 | (8.6) | 0.21 | 13.0 | 12 | 1.24 | — | (0) | 廃棄部位：頭部，内臓，骨，ひれ等 |
| 0.11 | 0.02 | — | — | — | — | Tr | — | — | — | (0) | (Tr) | 36.0 | 2.1 | 0 | 0 | 0 | (0) | 0.01 | 0.03 | 4.7 | (8.2) | 0.25 | 9.0 | 7 | 1.28 | — | (0) | 廃棄部位：頭部，骨，ひれ等 |
| 0.16 | 0.03 | — | — | — | — | Tr | — | — | — | (0) | (Tr) | 48.0 | 0.5 | 0 | 0 | 0 | (0) | 0.01 | 0.35 | 5.0 | (9.3) | 0.10 | 15.0 | 16 | 1.74 | — | (0) | 廃棄部位：頭部，骨，ひれ等 |
| 0.07 | 0.06 | — | — | — | — | 15 | — | — | — | (0) | 15 | 13.0 | 5.1 | 0 | 0 | 0 | Tr | 0.15 | 0.22 | 1.4 | (10.0) | 0.26 | 11.0 | 120 | 1.37 | — | Tr | |
| 0.08 | 0.07 | — | — | — | — | 7 | 0 | 0 | 0 | 0 | 7 | 32.0 | 6.4 | 0 | 0 | 0 | 0 | Tr | 0.07 | 0.4 | (22.0) | 0.28 | 4.8 | 23 | 1.13 | — | 0 | |
| 0.06 | 0.02 | — | — | — | — | 2 | 0 | 0 | 0 | 0 | 2 | 17.0 | 0.9 | 0 | 0 | 0 | 0 | Tr | 0.01 | Tr | (5.2) | 0.04 | 4.5 | 0 | 0 | — | 0 | |
| 0.02 | 0.10 | — | — | — | — | 6 | 0 | 7 | 4 | 9 | 7 | 3.0 | 1.0 | 0 | 0 | 0 | (0) | 0.04 | 0.04 | 1.4 | 4.8 | 0.07 | 2.7 | 8 | 0.42 | — | 1 | 廃棄部位：頭部，内臓，骨，ひれ等（三枚下ろし） |
| 0.08 | 1.20 | — | — | — | — | 150 | 0 | 39 | 24 | 51 | 160 | 5.0 | 2.4 | 0 | 0 | 0 | (0) | 0.11 | 0.41 | 2.4 | (6.7) | 0.06 | 6.8 | 230 | 0.79 | — | 0 | |
| 0.05 | 1.27 | — | — | — | — | 21 | 0 | 8 | 3 | 10 | 22 | 6.0 | 0.6 | 0 | 0 | 0 | (0) | 0.05 | 0.11 | 0.9 | (4.7) | 0.03 | 5.8 | 15 | 0.23 | — | 0 | |
| 0.06 | — | 32 | 37 | Tr | 0 | 20 | — | — | — | (0) | 20 | 2.0 | 2.2 | 0 | 0 | 0 | (0) | 0.02 | 0.14 | 3.0 | 5.6 | 0.08 | 1.7 | 7 | 0.50 | 3.3 | 0 | 三枚におろしたもの（魚体全体から調理する場合，廃棄率：60%，廃棄部位：頭部，内臓，骨，ひれ等） |
| 0.04 | 0.01 | 37 | 37 | 1 | 0 | 22 | 0 | 0 | 0 | 0 | 22 | 1.0 | 2.8 | 0 | 0 | 0 | (0) | 0.05 | 0.05 | 0.9 | 3.7 | 0.08 | 3.5 | 11 | 0.50 | 3.6 | 3 | 廃棄部位：頭部，骨，ひれ等 |
| 0.03 | 0 | — | — | — | — | 8 | 0 | 0 | — | 0 | 8 | 11.0 | 0.6 | 0 | 0 | 0 | (0) | 0.15 | 0.07 | 6.4 | (10.0) | 0.30 | 3.7 | 3 | 0.40 | — | Tr | 別名 たまみ<br>廃棄部位：頭部，内臓，骨，ひれ等（三枚下ろし） |
| 0.03 | 0.07 | — | — | — | — | 59 | 0 | 0 | 0 | 0 | 59 | 5.0 | 1.1 | 0 | 0 | 0 | (0) | 0.04 | 0.18 | 3.8 | 7.8 | 0.23 | 1.9 | 21 | 0.46 | — | 1 | 切り身（魚体全体から調理する場合，廃棄率：40%，廃棄部位：頭部，内臓，骨，ひれ等） |

# 10 魚介類

| 食品番号 | 食品名 | 廃棄率 | エネルギー | 水分 | たんぱく質: アミノ酸組成によるたんぱく質 | たんぱく質: たんぱく質 | 脂質: トリアシルグリセロール当量 | 脂質: コレステロール | 脂質: 脂質 | 脂肪酸: 飽和脂肪酸 | 脂肪酸: *n*-3系多価不飽和脂肪酸 | 脂肪酸: *n*-6系多価不飽和脂肪酸 | 炭水化物: 利用可能炭水化物(単糖当量) | 炭水化物: 利用可能炭水化物(質量計) | 炭水化物: 差引き法による利用可能炭水化物 | 炭水化物: 食物繊維総量 | 炭水化物: 糖アルコール | 炭水化物: 炭水化物 | 灰分 | 食塩相当量 | 無機質: ナトリウム | 無機質: カリウム | 無機質: カルシウム | 無機質: マグネシウム | 無機質: リン | 無機質: 鉄 | 無機質: 亜鉛 |
|---|---|---|---|---|---|---|---|---|---|---|---|---|---|---|---|---|---|---|---|---|---|---|---|---|---|---|---|
| | | % | kcal | g | g | g | g | mg | g | g | g | g | g | g | g | g | g | g | g | g | mg | mg | mg | mg | mg | mg | mg |
| | **ひらまさ** | | | | | | | | | | | | | | | | | | | | | | | | | | |
| 10233 | 生 | 0 | 128 | 71.1 | (18.8) | 22.6 | 3.6 | 68 | 4.9 | 1.09 | 1.04 | 0.14 | (0.1) | (0.1) | 5.2* | (0) | – | 0.1 | 1.3 | 0.1 | 47 | 450 | 12 | 36 | 300 | 0.4 | 0.7 |
| | **ひらめ** | | | | | | | | | | | | | | | | | | | | | | | | | | |
| 10234 | 天然，生 | 40 | 96 | 76.8 | (17.6) | 20.0 | 1.6 | 55 | 2.0 | 0.43 | 0.51 | 0.08 | (Tr) | (Tr) | 2.8* | (0) | – | Tr | 1.2 | 0.1 | 46 | 440 | 22 | 26 | 240 | 0.1 | 0.4 |
| 10235 | 養殖，皮つき，生 | 40 | 115 | 73.7 | 19.0 | 21.6 | 3.1 | 62 | 3.7 | 0.80 | 0.89 | 0.25 | (Tr) | (Tr) | 3.0* | (0) | – | Tr | 1.3 | 0.1 | 43 | 440 | 30 | 30 | 240 | 0.1 | 0.5 |
| 名 10410 | 養殖，皮なし，生 | 0 | 100 | 76.0 | 17.5 | 21.2 | 1.9 | 53 | 2.5 | 0.49 | 0.55 | 0.16 | (0.1) | (0.1) | 3.4* | (0) | – | 0.1 | 1.2 | 0.1 | 41 | 470 | 8 | 31 | 230 | 0.1 | 0.3 |
| | **(ふぐ類)** | | | | | | | | | | | | | | | | | | | | | | | | | | |
| | **とらふぐ** | | | | | | | | | | | | | | | | | | | | | | | | | | |
| 10236 | 養殖，生 | 0 | 80 | 78.9 | (15.9) | 19.3 | 0.2 | 65 | 0.3 | 0.06 | 0.08 | 0.02 | (0.2) | (0.2) | 3.7* | (0) | – | 0.2 | 1.3 | 0.3 | 100 | 430 | 6 | 25 | 250 | 0.2 | 0.9 |
| | **まふぐ** | | | | | | | | | | | | | | | | | | | | | | | | | | |
| 10237 | 生 | 0 | 78 | 79.3 | 15.6 | 18.9 | 0.3 | 55 | 0.4 | 0.07 | 0.11 | 0.02 | (Tr) | (Tr) | 3.5* | (0) | – | Tr | 1.4 | 0.2 | 83 | 470 | 5 | 24 | 260 | 0.2 | 1.5 |
| | **ふな** | | | | | | | | | | | | | | | | | | | | | | | | | | |
| 10238 | 生 | 50 | 93 | 78.0 | 15.3 | 18.2 | 2.0 | 64 | 2.5 | 0.52 | 0.50 | 0.12 | (0.1) | (0.1) | 3.4* | (0) | – | 0.1 | 1.2 | 0.1 | 30 | 340 | 100 | 23 | 160 | 1.5 | 1.9 |
| 10239 | 水煮 | 35 | 104 | 75.6 | (17.1) | 20.3 | 2.3 | 84 | 2.8 | 0.59 | 0.52 | 0.14 | (0.1) | (0.1) | 3.8* | (0) | – | 0.1 | 1.2 | 0.1 | 46 | 310 | 140 | 24 | 230 | 1.5 | 2.1 |
| 10240 | 甘露煮 | 0 | 266 | 28.7 | (13.1) | 15.5 | 2.4 | 160 | 3.6 | 0.60 | 0.33 | 0.71 | – | – | 48.0* | (0) | – | 44.4 | 7.8 | 3.3 | 1300 | 240 | 1200 | 58 | 710 | 6.5 | 5.2 |
| 新 10449 | ふなずし | 20 | 181 | 57.0 | 19.1 | 21.3 | 5.6 | 300 | 7.9 | 1.50 | 1.18 | 0.74 | – | – | 13.6* | 0 | – | 9.2 | 4.7 | 3.9 | 1500 | 64 | 350 | 20 | 240 | 0.9 | 2.9 |
| | **ぶり** | | | | | | | | | | | | | | | | | | | | | | | | | | |
| 10241 | 成魚，生 | 0 | 222 | 59.6 | 18.6 | 21.4 | 13.1 | 72 | 17.6 | 4.42 | 3.35 | 0.37 | (0.3) | (0.3) | 7.7* | (0) | – | 0.3 | 1.1 | 0.1 | 32 | 380 | 5 | 26 | 130 | 1.3 | 0.7 |
| 10242 | 成魚，焼き | 0 | 260 | 51.8 | (22.7) | 26.2 | 14.5 | 89 | 20.4 | 4.87 | 3.73 | 0.41 | (0.3) | (0.3) | 9.7* | (0) | – | 0.3 | 1.3 | 0.1 | 40 | 440 | 6 | 28 | 170 | 2.3 | 0.9 |
| 10243 | はまち，養殖，皮つき，生 | 0 | 217 | 61.5 | 17.8 | 20.7 | 13.4 | 77 | 17.2 | 3.96 | 1.88 | 1.08 | (0.3) | (0.3) | 6.2* | (0) | – | 0.3 | 1.1 | 0.1 | 38 | 340 | 19 | 29 | 210 | 1.0 | 0.8 |
| 名 10411 | はまち，養殖，皮なし，生 | 0 | 180 | 66.4 | 17.6 | 21.0 | 9.9 | 78 | 12.0 | 2.81 | 1.66 | 0.84 | (0.3) | (0.3) | 5.0* | (0) | – | 0.3 | 1.1 | 0.1 | 36 | 390 | 5 | 29 | 220 | 1.1 | 0.5 |
| | **ほうぼう** | | | | | | | | | | | | | | | | | | | | | | | | | | |
| 10244 | 生 | 50 | 110 | 74.9 | (16.2) | 19.6 | 3.0 | 55 | 4.2 | 0.96 | 0.73 | 0.12 | (Tr) | (Tr) | 4.6* | (0) | – | Tr | 1.3 | 0.3 | 110 | 380 | 42 | 34 | 200 | 0.4 | 0.5 |
| | **ホキ** | | | | | | | | | | | | | | | | | | | | | | | | | | |
| 10245 | 生 | 0 | 78 | 80.4 | (14.1) | 17.0 | 1.0 | 49 | 1.3 | 0.24 | 0.26 | 0.03 | (Tr) | (Tr) | 3.2* | (0) | – | Tr | 1.3 | 0.4 | 160 | 330 | 20 | 24 | 160 | 0.3 | 0.4 |
| | **ほっけ** | | | | | | | | | | | | | | | | | | | | | | | | | | |
| 10246 | 生 | 50 | 103 | 77.1 | 15.4 | 17.3 | 3.2 | 73 | 4.4 | 0.70 | 1.09 | 0.10 | (0.1) | (0.1) | 3.1* | (0) | – | 0.1 | 1.1 | 0.2 | 81 | 360 | 22 | 33 | 220 | 0.4 | 1.1 |
| 10247 | 塩ほっけ | 40 | 113 | 72.4 | (16.1) | 18.1 | 4.1 | 60 | 4.9 | 1.03 | 0.97 | 0.11 | (0.1) | (0.1) | 2.9* | (0) | – | 0.1 | 4.5 | 3.6 | 1400 | 350 | 20 | 30 | 220 | 0.5 | 0.4 |
| 10248 | 開き干し，生 | 35 | 161 | 67.0 | 18.0 | 20.6 | 8.3 | 86 | 9.4 | 1.99 | 2.14 | 0.20 | (0.1) | (0.1) | 3.7* | (0) | – | 0.1 | 3.0 | 1.8 | 690 | 390 | 170 | 37 | 330 | 0.5 | 0.9 |
| 10412 | 開き干し，焼き | 25 | 179 | 63.7 | 19.6 | 23.1 | 9.4 | 100 | 10.9 | 2.21 | 2.40 | 0.23 | (0.2) | (0.2) | 4.0* | (0) | – | 0.2 | 3.3 | 2.0 | 770 | 410 | 180 | 41 | 360 | 0.6 | 1.0 |
| | **ぼら** | | | | | | | | | | | | | | | | | | | | | | | | | | |
| 10249 | 生 | 50 | 119 | 74.7 | 15.5 | 19.2 | 4.3 | 65 | 5.0 | 1.18 | 1.37 | 0.19 | (0.1) | (0.1) | 4.5* | (0) | – | 0.1 | 1.0 | 0.2 | 87 | 330 | 17 | 24 | 170 | 0.7 | 0.5 |
| 10250 | からすみ | 0 | 353 | 25.9 | – | 40.4 | 14.9 | 860 | 28.9 | 2.68 | 4.47 | 1.10 | (0.3) | (0.3) | 14.3* | (0) | – | 0.3 | 4.5 | 3.6 | 1400 | 170 | 9 | 23 | 530 | 1.5 | 9.3 |

可食部100 g当たり

| 可食部100 g当たり | | | | | | | | | | | | | | | | | | | | | | | | | | | | |
|---|---|---|---|---|---|---|---|---|---|---|---|---|---|---|---|---|---|---|---|---|---|---|---|---|---|---|---|---|
| 無機質 | | | | | | ビタミン | | | | | | | | | | | | | | | | | | | | | | |
| | | | | | | ビタミンA | | | | | | | ビタミンE | | | | | | | | | | | | | | | |
| 銅 | マンガン | ヨウ素 | セレン | クロム | モリブデン | レチノール | α-カロテン | β-カロテン | β-クリプトキサンチン | β-カロテン当量 | レチノール活性当量 | ビタミンD | α-トコフェロール | β-トコフェロール | γ-トコフェロール | δ-トコフェロール | ビタミンK | ビタミン$B_1$ | ビタミン$B_2$ | ナイアシン | ナイアシン当量 | ビタミン$B_6$ | ビタミン$B_{12}$ | 葉酸 | パントテン酸 | ビオチン | ビタミンC | 備考 |
| mg | mg | µg | µg | µg | µg | µg | µg | µg | µg | µg | µg | µg | mg | mg | mg | mg | µg | mg | mg | mg | mg | mg | µg | µg | mg | µg | mg | |
| 0.04 | 0.01 | – | – | – | – | 19 | 0 | 0 | – | 0 | 19 | 5.0 | 1.4 | 0 | 0 | 0 | (0) | 0.20 | 0.14 | 7.6 | (12.0) | 0.52 | 2.1 | 8 | 0.26 | – | 3 | 切り身（魚体全体から調理する場合，廃棄率：40%，廃棄部位：頭部，内臓，骨，ひれ等） |
| 0.03 | 0.01 | – | – | – | – | 12 | 0 | 0 | 0 | 0 | 12 | 3.0 | 0.6 | 0 | 0 | 0 | (0) | 0.04 | 0.11 | 5.0 | (8.6) | 0.33 | 1.0 | 16 | 0.82 | – | 3 | 廃棄部位：頭部，内臓，骨，ひれ等（五枚下ろし） |
| 0.02 | 0.03 | 8 | 47 | Tr | 0 | 19 | 0 | 0 | 0 | 0 | 19 | 1.9 | 1.6 | 0 | 0 | 0 | – | 0.12 | 0.34 | 6.2 | 10.0 | 0.44 | 1.5 | 13 | 0.89 | 10.0 | 5 | 廃棄部位：頭部，内臓，骨，ひれ等（五枚下ろし） |
| 0.02 | 0.01 | 11 | 41 | 0 | (0) | 9 | (0) | (0) | (0) | (0) | 9 | 2.3 | 1.6 | 0 | 0 | 0 | – | 0.22 | 0.07 | 6.7 | 11.0 | 0.48 | 1.1 | 12 | 0.86 | 8.4 | 10 | |
| 0.02 | 0.01 | – | – | – | – | 3 | 0 | 0 | – | 0 | 3 | 4.0 | 0.8 | 0 | 0 | 0 | (0) | 0.06 | 0.21 | 5.9 | (9.6) | 0.45 | 1.9 | 3 | 0.36 | – | Tr | 切り身（皮なし）（魚体全体から調理する場合，廃棄率：80%，廃棄部位：頭部，内臓，骨，皮，ひれ等） |
| 0.02 | 0 | – | – | – | – | 7 | 0 | 0 | – | 0 | 7 | 6.0 | 0.6 | 0 | 0 | 0 | (0) | 0.04 | 0.17 | 7.0 | 11.0 | 0.50 | 3.0 | 3 | 0.23 | – | 0 | 切り身（皮なし）（魚体全体から調理する場合，廃棄率：75%，廃棄部位：頭部，内臓，骨，皮，ひれ等） |
| 0.04 | 0.02 | – | – | – | – | 12 | – | – | – | (0) | 12 | 4.0 | 1.5 | 0 | 0 | 0 | (0) | 0.55 | 0.14 | 2.3 | 5.3 | 0.11 | 5.5 | 14 | 0.69 | – | 1 | 廃棄部位：頭部，内臓，骨，ひれ等（三枚下ろし） |
| 0.04 | 0.02 | – | – | – | – | 15 | – | – | – | (0) | 15 | 3.8 | 1.5 | 0 | 0 | 0 | (0) | 0.49 | 0.12 | 1.6 | (5.0) | 0.10 | 4.4 | 8 | 0.71 | – | Tr | 内臓等を除去後水煮したもの 廃棄部位：頭部，骨，ひれ等 |
| 0.11 | 0.62 | – | – | – | – | 60 | – | – | – | 10 | 61 | 2.0 | 0.5 | 0 | 0.7 | 0.3 | (0) | 0.16 | 0.16 | 1.3 | (3.9) | 0.03 | 6.7 | 13 | 0.24 | – | 0 | |
| 0.23 | 0.34 | 24 | 48 | 1 | 36 | 43 | – | – | – | – | 43 | 3.6 | 4.6 | 0 | 0 | 0 | 4 | Tr | 0.07 | 0.3 | 4.1 | 0.03 | 7.4 | 15 | 0.14 | 28.0 | 0 | 廃棄部位：頭部，ひれ，尾 試料：魚の表面に付着した飯をヘラ等で軽く拭ったもの |
| 0.08 | 0.01 | 24 | 57 | Tr | 0 | 50 | – | – | – | (0) | 50 | 8.0 | 2.0 | 0 | 0 | 0 | (0) | 0.23 | 0.36 | 9.5 | 14.0 | 0.42 | 3.8 | 7 | 1.01 | 7.7 | 2 | 切り身（魚体全体から調理する場合，廃棄率：40%，廃棄部位：頭部，内臓，骨，ひれ等） |
| 0.10 | 0.01 | – | – | – | – | 42 | – | – | – | (0) | 42 | 5.4 | 2.1 | 0 | 0 | 0 | (0) | 0.24 | 0.39 | 10.0 | (15.0) | 0.38 | 3.8 | 6 | 1.38 | – | 2 | 切り身 |
| 0.09 | 0.01 | 14 | 32 | Tr | 0 | 32 | 0 | 0 | 0 | 0 | 32 | 4.0 | 4.6 | 0 | 0.1 | 0 | – | 0.16 | 0.21 | 9.0 | 13.0 | 0.45 | 4.6 | 9 | 0.99 | 6.4 | 2 | 切り身（魚体全体から調理する場合，廃棄率：40%，廃棄部位：頭部，内臓，骨，ひれ等） |
| 0.10 | 0.01 | 14 | 35 | 0 | (0) | 41 | (0) | (0) | (0) | (0) | 41 | 4.4 | 5.5 | 0 | 0.2 | 0 | – | 0.17 | 0.23 | 7.9 | 12.0 | 0.53 | 6.6 | 9 | 0.99 | 6.4 | 3 | |
| 0.04 | 0.05 | – | – | – | – | 9 | – | – | – | (0) | 9 | 3.0 | 0.5 | 0 | 0 | 0 | (0) | 0.09 | 0.15 | 5.0 | (8.6) | 0.44 | 2.2 | 5 | 0.82 | – | 3 | 廃棄部位：頭部，内臓，骨，ひれ等（三枚下ろし） |
| 0.02 | 0.01 | – | – | – | – | 43 | – | – | – | (0) | 43 | 1.0 | 0.9 | 0 | 0 | 0 | (0) | 0.03 | 0.16 | 1.3 | (4.4) | 0.07 | 0.7 | 13 | 0.42 | – | 0 | 切り身 |
| 0.10 | 0.01 | – | – | – | – | 25 | 0 | 0 | 0 | 0 | 25 | 3.0 | 1.7 | 0 | 0 | 0 | (0) | 0.09 | 0.17 | 2.5 | 5.5 | 0.17 | 11.0 | 9 | 1.16 | – | 1 | 廃棄部位：頭部，内臓，骨，ひれ等（三枚下ろし） |
| 0.04 | 0.01 | – | – | – | – | 20 | – | – | – | (0) | 20 | 3.0 | 0.7 | 0 | 0 | 0 | (0) | 0.10 | 0.27 | 2.9 | (6.0) | 0.18 | 7.3 | 2 | 0.79 | – | Tr | 廃棄部位：骨，ひれ，皮等 |
| 0.05 | 0.03 | 15 | 31 | 1 | 0 | 30 | 0 | 0 | 0 | 0 | 30 | 4.6 | 1.3 | 0 | 0 | 0 | – | 0.10 | 0.24 | 3.5 | 7.1 | 0.21 | 5.3 | 7 | 0.65 | 3.7 | 4 | 廃棄部位：頭部，骨，ひれ等 |
| 0.06 | 0.03 | 17 | 34 | 1 | (0) | 39 | (0) | (0) | (0) | (0) | 39 | 3.5 | 1.6 | 0 | 0 | 0 | – | 0.14 | 0.26 | 3.7 | 7.7 | 0.17 | 5.3 | 11 | 0.65 | 4.5 | 2 | 廃棄部位：頭部，骨，ひれ等 |
| 0.06 | 0.01 | – | – | – | – | 8 | 0 | 0 | 0 | 0 | 8 | 10.0 | 1.6 | 0 | 0 | 0 | (0) | 0.16 | 0.26 | 4.5 | 8.1 | 0.43 | 4.7 | 4 | 0.66 | – | 1 | 廃棄部位：頭部，内臓，骨，ひれ等（三枚下ろし） |
| 0.19 | 0.04 | – | – | – | – | 350 | 0 | 8 | 2 | 8 | 350 | 33.0 | 9.7 | 0 | 0 | 0 | 7 | 0.01 | 0.93 | 2.7 | 9.4 | 0.26 | 28.0 | 62 | 5.17 | – | 10 | |

# 10 魚介類

可食部100 g当たり

| 食品番号 | 食品名 | 廃棄率 | エネルギー | 水分 | たんぱく質：アミノ酸組成によるたんぱく質 | たんぱく質：たんぱく質 | 脂質：トリアシルグリセロール当量 | 脂質：コレステロール | 脂質：脂質 | 脂肪酸：飽和脂肪酸 | 脂肪酸：n-3系多価不飽和脂肪酸 | 脂肪酸：n-6系多価不飽和脂肪酸 | 炭水化物：利用可能炭水化物（単糖当量） | 炭水化物：利用可能炭水化物（質量計） | 炭水化物：差引法による利用可能炭水化物 | 炭水化物：食物繊維総量 | 炭水化物：糖アルコール | 炭水化物：炭水化物 | 灰分 | 食塩相当量 | 無機質：ナトリウム | 無機質：カリウム | 無機質：カルシウム | 無機質：マグネシウム | 無機質：リン | 無機質：鉄 | 無機質：亜鉛 |
|---|---|---|---|---|---|---|---|---|---|---|---|---|---|---|---|---|---|---|---|---|---|---|---|---|---|---|---|
| | | % | kcal | g | g | g | g | mg | g | g | g | g | g | g | g | g | g | g | g | g | mg | mg | mg | mg | mg | mg | mg |
| | **ほんもろこ** | | | | | | | | | | | | | | | | | | | | | | | | | | |
| 10251 | 生 | 0 | 103 | 75.1 | (14.8) | 17.5 | 3.2 | 210 | 4.1 | 0.82 | 0.69 | 0.36 | (0.1) | (0.1) | *3.7 | (0) | — | 0.1 | 3.2 | 0.2 | 86 | 320 | 850 | 39 | 640 | 1.3 | 3.4 |
| | **（まぐろ類）** | | | | | | | | | | | | | | | | | | | | | | | | | | |
| | **きはだ** | | | | | | | | | | | | | | | | | | | | | | | | | | |
| 変 10252 | 生 | 0 | 102 | 74.0 | 20.6 | 24.3 | 0.6 | 37 | 1.0 | 0.21 | 0.21 | 0.04 | (Tr) | (Tr) | *3.4 | (0) | — | Tr | 1.3 | 0.1 | 43 | 450 | 5 | 37 | 290 | 2.0 | 0.5 |
| | **くろまぐろ** | | | | | | | | | | | | | | | | | | | | | | | | | | |
| 名 10253 | 天然，赤身，生 | 0 | 115 | 70.4 | 22.3 | 26.4 | 0.8 | 50 | 1.4 | 0.25 | 0.17 | 0.03 | (0.1) | (0.1) | *4.9 | (0) | — | 0.1 | 1.7 | 0.1 | 49 | 380 | 5 | 45 | 270 | 1.1 | 0.4 |
| 名 10254 | 天然，脂身，生 | 0 | 308 | 51.4 | 16.7 | 20.1 | 23.5 | 55 | 27.5 | 5.91 | 5.81 | 0.60 | (0.1) | (0.1) | *7.5 | (0) | — | 0.1 | 0.9 | 0.2 | 71 | 230 | 7 | 35 | 180 | 1.6 | 0.5 |
| 新 10450 | 養殖，赤身，生 | 0 | 153 | 68.8 | 20.5 | 24.8 | 6.7 | 53 | 7.6 | 1.73 | 1.87 | 0.27 | (0.3) | (0.3) | *2.8 | 0 | — | 0.3 | 1.3 | 0.1 | 28 | 430 | 3 | 38 | 270 | 0.8 | 0.5 |
| 新 10451 | 養殖，赤身，水煮 | 0 | 173 | 64.1 | 22.5 | 27.2 | 6.8 | 59 | 8.3 | 1.92 | 1.62 | 0.26 | (0.3) | (0.2) | *5.4 | 0 | — | 0.3 | 1.2 | 0.1 | 25 | 400 | 3 | 38 | 270 | 1.0 | 0.6 |
| 新 10452 | 養殖，赤身，蒸し | 0 | 187 | 62.0 | 22.9 | 28.0 | 8.1 | 62 | 9.9 | 2.29 | 1.81 | 0.30 | (0.2) | (0.2) | *5.8 | 0 | — | 0.2 | 1.2 | 0.1 | 26 | 410 | 3 | 39 | 270 | 0.9 | 0.6 |
| 新 10453 | 養殖，赤身，電子レンジ調理 | 0 | 191 | 60.0 | 24.9 | 30.4 | 7.2 | 65 | 8.7 | 1.96 | 1.82 | 0.28 | (0.3) | (0.3) | *6.6 | 0 | — | 0.3 | 1.4 | 0.1 | 33 | 490 | 4 | 44 | 310 | 1.1 | 0.6 |
| 新 10454 | 養殖，赤身，焼き | 0 | 202 | 59.6 | 24.0 | 29.0 | 9.2 | 66 | 10.6 | 2.49 | 2.36 | 0.36 | (0.3) | (0.2) | *5.8 | 0 | — | 0.3 | 1.4 | 0.1 | 33 | 500 | 3 | 42 | 290 | 0.9 | 0.6 |
| 新 10455 | 養殖，赤身，ソテー | 0 | 194 | 61.6 | 23.1 | 28.0 | 9.2 | 61 | 10.2 | 2.20 | 2.30 | 0.54 | (0.3) | (0.3) | *4.7 | 0 | — | 0.3 | 1.4 | 0.1 | 29 | 470 | 3 | 43 | 300 | 0.9 | 0.6 |
| 新 10456 | 養殖，赤身，天ぷら | 0 | 222 | 57.8 | 20.7 | 25.1 | 11.6 | 57 | 12.6 | 2.11 | 2.24 | 1.16 | — | — | *8.6 | 0 | — | 3.2 | 1.3 | 0.1 | 38 | 440 | 13 | 40 | 280 | 1.0 | 0.5 |
| 新 10459 | 養殖，脂身，生 | 0 | 321 | 52.6 | 16.0 | 18.6 | 27.0 | 73 | 28.9 | 6.8 | 8.14 | 1.19 | (0.3) | (0.2) | *3.4 | — | — | 0.3 | 0.9 | 0.1 | 41 | 330 | 4 | 26 | 190 | 0.6 | 0.6 |
| 新 10460 | 養殖，脂身，水煮 | 0 | 330 | 47.8 | 18.2 | 21.4 | 24.9 | 110 | 27.1 | 6.44 | 7.22 | 1.07 | (0.3) | (0.2) | *8.3 | — | — | 0.3 | 0.9 | 0.1 | 33 | 290 | 3 | 26 | 190 | 0.7 | 0.6 |
| 新 10461 | 養殖，脂身，蒸し | 0 | 313 | 50.2 | 17.4 | 21.8 | 25.3 | 81 | 27.3 | 6.4 | 7.50 | 1.10 | (0.1) | (Tr) | *4.1 | — | — | 0.1 | 3.1 | 1.9 | 760 | 450 | 75 | 47 | 250 | 0.9 | 0.8 |
| 新 10462 | 養殖，脂身，電子レンジ調理 | 0 | 307 | 48.1 | 19.6 | 23.1 | 20.7 | 78 | 22.7 | 5.25 | 6.04 | 0.90 | (0.2) | (0.2) | *10.6 | — | — | 0.2 | 1.1 | 0.1 | 40 | 350 | 4 | 31 | 220 | 0.8 | 0.6 |
| 新 10463 | 養殖，脂身，焼き | 0 | 342 | 46.4 | 18.8 | 23.0 | 26.5 | 83 | 28.4 | 6.7 | 7.86 | 1.16 | (0.2) | (0.2) | *7.2 | — | — | 0.2 | 1.1 | 0.1 | 39 | 360 | 4 | 31 | 230 | 0.7 | 0.7 |
| 新 10464 | 養殖，脂身，ソテー | 0 | 339 | 45.7 | 20.3 | 24.3 | 25.4 | 83 | 27.8 | 6.24 | 7.18 | 1.24 | (0.2) | (0.2) | *7.4 | — | — | 0.2 | 1.2 | 0.1 | 43 | 380 | 4 | 33 | 240 | 0.7 | 0.8 |
| 新 10465 | 養殖，脂身，天ぷら | 0 | 345 | 42.0 | 17.8 | 22.0 | 23.5 | 74 | 25.4 | 4.99 | 5.85 | 1.77 | (2.4) | (2.2) | *15.6 | — | — | 2.4 | 1.1 | 0.1 | 53 | 350 | 17 | 30 | 220 | 0.7 | 0.6 |
| | **びんなが** | | | | | | | | | | | | | | | | | | | | | | | | | | |
| 変 10255 | 生 | 0 | 111 | 71.8 | 21.6 | 26.0 | 0.6 | 49 | 0.7 | 0.15 | 0.21 | 0.03 | (0.2) | (0.2) | *4.7 | (0) | — | 0.2 | 1.3 | 0.1 | 38 | 440 | 9 | 41 | 310 | 0.9 | 0.5 |
| | **みなみまぐろ** | | | | | | | | | | | | | | | | | | | | | | | | | | |
| 変 10256 | 赤身，生 | 0 | 88 | 77.0 | 16.9 | 21.6 | 0.2 | 52 | 0.4 | 0.06 | 0.08 | 0.01 | (0.1) | (0.1) | *4.7 | (0) | — | 0.1 | 1.2 | 0.1 | 43 | 400 | 5 | 27 | 240 | 1.8 | 0.4 |
| 変 10257 | 脂身，生 | 0 | 322 | 50.3 | 16.6 | 20.3 | 25.4 | 59 | 28.3 | 6.06 | 6.77 | 0.84 | (0.1) | (0.1) | *6.6 | (0) | — | 0.1 | 1.0 | 0.1 | 44 | 280 | 9 | 29 | 210 | 0.6 | 0.4 |
| | **めじまぐろ** | | | | | | | | | | | | | | | | | | | | | | | | | | |
| 10258 | 生 | 0 | 139 | 68.7 | (20.4) | 25.2 | 3.8 | 58 | 4.8 | 1.09 | 1.36 | 0.17 | (0.1) | (0.1) | *5.9 | (0) | — | 0.1 | 1.2 | 0.1 | 42 | 410 | 9 | 40 | 290 | 1.8 | 0.5 |
| | **めばち** | | | | | | | | | | | | | | | | | | | | | | | | | | |
| 新 10425 | 赤身，生 | 0 | 115 | 72.2 | 21.9 | 25.4 | 1.7 | 41 | 2.3 | 0.49 | 0.49 | 0.07 | (0.3) | (0.3) | *3.0 | (0) | — | 0.3 | 1.3 | 0.1 | 39 | 440 | 3 | 35 | 270 | 0.9 | 0.4 |
| 新 10426 | 脂身，生 | 0 | 158 | 67.8 | 20.0 | 23.9 | 6.8 | 52 | 7.5 | 1.78 | 1.79 | 0.27 | (0.4) | (0.3) | *4.2 | (0) | — | 0.4 | 1.2 | 0.3 | 100 | 400 | 4 | 31 | 240 | 0.7 | 0.4 |
| | **缶詰** | | | | | | | | | | | | | | | | | | | | | | | | | | |
| 10260 | 水煮，フレーク，ライト | 0 | 70 | 82.0 | (13.0) | 16.0 | 0.5 | 35 | 0.7 | 0.18 | 0.15 | 0.03 | (0.2) | (0.2) | *3.4 | (0) | — | 0.2 | 1.1 | 0.5 | 210 | 230 | 5 | 26 | 160 | 0.6 | 0.7 |
| 10261 | 水煮，フレーク，ホワイト | 0 | 96 | 77.6 | (14.8) | 18.3 | 2.2 | 34 | 2.5 | 0.64 | 0.62 | 0.11 | (0.4) | (0.4) | *4.2 | (0) | — | 0.4 | 1.2 | 0.7 | 260 | 280 | 6 | 34 | 200 | 1.0 | 0.7 |
| 10262 | 味付け，フレーク | 0 | 134 | 65.7 | (15.4) | 19.0 | 1.8 | 58 | 2.3 | 0.58 | 0.57 | 0.11 | — | — | *14.0 | (0) | — | 9.9 | 3.1 | 1.9 | 760 | 280 | 24 | 31 | 350 | 4.0 | 1.0 |
| 10263 | 油漬，フレーク，ライト | 0 | 265 | 59.1 | (14.4) | 17.7 | 21.3 | 32 | 21.7 | 3.37 | 1.40 | 10.76 | (0.1) | (0.1) | *3.8 | (0) | — | 0.1 | 1.4 | 0.9 | 340 | 230 | 4 | 25 | 160 | 0.5 | 0.3 |
| 10264 | 油漬，フレーク，ホワイト | 0 | 279 | 56.0 | (15.3) | 18.8 | 21.8 | 38 | 23.6 | 4.85 | 0.55 | 11.18 | (0.1) | (0.1) | *5.5 | (0) | — | 0.1 | 1.5 | 0.9 | 370 | 190 | 2 | 27 | 270 | 1.8 | 0.4 |
| | **マジェランあいなめ** | | | | | | | | | | | | | | | | | | | | | | | | | | |
| 10265 | 生 | 0 | 243 | 62.8 | (11.0) | 13.3 | 19.6 | 59 | 22.9 | 4.15 | 1.00 | 0.31 | (0.1) | (0.1) | *5.6 | (0) | — | 0.1 | 0.9 | 0.2 | 65 | 300 | 10 | 18 | 210 | 0.1 | 0.3 |

可食部100 g当たり

| 無機質 銅 (mg) | 無機質 マンガン (mg) | 無機質 ヨウ素 (µg) | 無機質 セレン (µg) | 無機質 クロム (µg) | 無機質 モリブデン (µg) | ビタミンA レチノール (µg) | ビタミンA α-カロテン (µg) | ビタミンA β-カロテン (µg) | ビタミンA β-クリプトキサンチン (µg) | ビタミンA β-カロテン当量 (µg) | ビタミンA レチノール活性当量 (µg) | ビタミンD (µg) | ビタミンE α-トコフェロール (mg) | ビタミンE β-トコフェロール (mg) | ビタミンE γ-トコフェロール (mg) | ビタミンE δ-トコフェロール (mg) | ビタミンK (µg) | ビタミン$B_1$ (mg) | ビタミン$B_2$ (mg) | ナイアシン (mg) | ナイアシン当量 (mg) | ビタミン$B_6$ (mg) | ビタミン$B_{12}$ (µg) | 葉酸 (µg) | パントテン酸 (mg) | ビオチン (µg) | ビタミンC (mg) | 備考 (調調理による脂質の増減) |
|---|---|---|---|---|---|---|---|---|---|---|---|---|---|---|---|---|---|---|---|---|---|---|---|---|---|---|---|---|
| | | | | | | | | | | | | | | | | | | | | | | | | | | | | 別名もろこ |
| 0.07 | 0.21 | — | — | — | — | 250 | 0 | 0 | — | 0 | 250 | 5.0 | 2.9 | 0 | 0 | 0 | (0) | 0.03 | 0.20 | 2.5 | (5.4) | 0.13 | 9.0 | 37 | 0.73 | — | 2 | 魚体全体 |
| | | | | | | | | | | | | | | | | | | | | | | | | | | | | 別名きはだまぐろ，きわだ |
| 0.06 | 0.01 | 14 | 74 | 1 | 0 | 2 | Tr | Tr | — | Tr | 2 | 6.0 | 0.4 | 0 | 0 | 0 | (0) | 0.15 | 0.09 | 18.0 | 22.0 | 0.64 | 5.8 | 5 | 0.36 | 1.4 | 0 | 切り身（皮なし） |
| | | | | | | | | | | | | | | | | | | | | | | | | | | | | 別名まぐろ，ほんまぐろ，しび |
| 0.04 | 0.01 | 14 | 110 | 0 | 0 | 83 | 0 | 0 | 0 | 0 | 83 | 5.0 | 0.8 | 0 | 0 | 0 | Tr | 0.10 | 0.05 | 14.0 | 19.0 | 0.85 | 1.3 | 8 | 0.41 | 1.9 | 2 | 切り身（皮なし） |
| 0.04 | Tr | — | — | — | — | 270 | 0 | 0 | 0 | 0 | 270 | 18.0 | 1.5 | 0 | 0 | 0 | (0) | 0.04 | 0.07 | 9.8 | 14.0 | 0.82 | 1.0 | 8 | 0.47 | — | 4 | 別名とろ<br>切り身（皮なし） |
| 0.02 | Tr | 31 | 79 | 0 | 0 | 840 | — | — | — | — | 840 | 4.0 | 1.5 | — | — | — | — | 0.16 | 0.05 | 15.0 | 20.0 | 0.51 | 2.5 | 10 | 0.27 | 1.1 | 2 | 蓄養を含む<br>切り身 |
| 0.02 | Tr | 34 | 88 | 0 | 0 | 900 | — | — | — | — | 900 | 4.1 | 1.8 | — | — | — | — | 0.16 | 0.04 | 14.0 | 20.0 | 0.40 | 3.2 | 12 | 0.28 | 1.3 | 2 | 蓄養を含む<br>切り身 |
| 0.02 | 0.01 | 38 | 91 | 0 | 0 | 990 | — | — | — | — | 990 | 4.3 | 1.9 | — | — | — | — | 0.17 | 0.04 | 15.0 | 20.0 | 0.31 | 3.4 | 11 | 0.27 | 1.3 | 2 | 蓄養を含む<br>切り身 |
| 0.02 | 0.01 | 39 | 94 | 0 | 0 | 970 | — | — | — | — | 970 | 4.3 | 1.8 | — | — | — | — | 0.19 | 0.05 | 18.0 | 24.0 | 0.29 | 3.4 | 9 | 0.25 | 1.4 | 2 | 蓄養を含む<br>切り身 |
| 0.02 | 0.01 | 42 | 94 | Tr | 0 | 1100 | — | — | — | — | 1100 | 5.0 | 2.0 | — | — | — | — | 0.19 | 0.04 | 19.0 | 24.0 | 0.33 | 3.3 | 11 | 0.33 | 1.5 | 2 | 蓄養を含む<br>切り身 |
| 0.02 | 0.01 | 36 | 90 | Tr | 0 | 910 | — | — | — | — | 910 | 4.4 | 1.9 | — | — | — | — | 0.18 | 0.05 | 17.0 | 23.0 | 0.42 | 3.2 | 10 | 0.25 | 1.4 | 2 | 蓄養を含む，切り身．植物油（なたね油）<br>調p. 250，表 14 |
| 0.04 | 0.04 | 33 | 88 | 0 | 1 | 820 | — | — | — | — | 820 | 4.1 | 2.5 | — | — | — | — | 0.17 | 0.06 | 15.0 | 20.0 | 0.25 | 3.1 | 6 | 0.30 | 1.5 | 1 | 蓄養を含む，切り身．植物油（なたね油）<br>調p. 249，表 13 |
| 0.01 | 0.01 | 73 | 73 | 0 | 0 | 580 | 0 | 0 | 0 | 0 | 580 | 20.8 | 7.2 | 0 | 0 | 0 | 5 | 0.14 | 0.05 | 11.4 | 14.8 | 0.43 | 1.9 | 9 | 0.47 | 1.0 | 3 | 蓄養を含む<br>切り身 |
| 0.02 | 0.01 | 93 | 78 | Tr | — | 15 | — | 1 | — | 1 | 15 | 51.6 | 0.9 | — | 0 | — | 1 | 0.11 | 0.18 | 6.5 | 10.6 | 0.16 | 7.1 | 7 | 0.45 | 4.3 | 3 | 蓄養を含む<br>切り身 |
| 0.08 | 0.01 | 47 | 62 | Tr | Tr | 15 | — | 1 | — | 1 | 15 | 18.9 | 7.1 | — | — | — | 4 | 0.16 | 0.05 | 11.6 | 15.4 | 0.27 | 2.1 | 5 | 0.46 | 1.4 | 2 | 蓄養を含む<br>切り身 |
| 0.02 | 0.01 | 87 | 89 | Tr | — | 750 | — | — | — | — | 750 | 21.2 | 5.6 | — | — | — | 4 | 0.15 | 0.05 | 12.9 | 17.2 | 0.30 | 2.0 | 4 | 0.62 | 1.3 | 2 | 蓄養を含む<br>切り身 |
| 0.02 | 0.01 | 100 | 83 | — | — | 800 | — | — | — | — | 800 | 20.7 | 7.0 | — | — | — | 6 | 0.16 | 0.05 | 12.9 | 17.1 | 0.32 | 2.2 | 5 | 0.48 | 1.5 | 3 | 蓄養を含む<br>切り身 |
| 0.02 | 0.01 | 89 | 89 | — | — | 710 | — | — | — | — | 710 | 20.4 | 6.6 | — | 0.3 | — | 6 | 0.15 | 0.05 | 13.0 | 17.5 | 0.31 | 2.2 | 6 | 0.45 | 1.3 | 3 | 蓄養を含む，切り身．植物油（なたね油）<br>調p. 250，表 14 |
| 0.02 | 0.04 | 76 | 70 | Tr | 1 | 670 | 0 | 0 | 0 | 0 | 670 | 19.5 | 7.0 | Tr | 2.9 | 0.1 | 15 | 0.14 | 0.06 | 11.4 | 15.3 | 0.25 | 2.0 | 6 | 0.58 | 1.3 | 2 | 蓄養を含む，切り身．植物油（なたね油）<br>調p. 249，表 13 |
| | | | | | | | | | | | | | | | | | | | | | | | | | | | | 別名びんちょう，とんぼ，びんながまぐろ |
| 0.05 | 0.01 | 12 | 71 | 1 | 0 | 4 | 0 | 0 | — | 0 | 4 | 7.0 | 0.7 | 0 | 0 | 0 | (0) | 0.13 | 0.10 | 21.0 | 26.0 | 0.94 | 2.8 | 4 | 0.31 | 1.2 | 1 | 切り身（皮なし） |
| | | | | | | | | | | | | | | | | | | | | | | | | | | | | 別名インドまぐろ |
| 0.04 | 0.01 | 5 | 73 | 0 | 0 | 6 | 0 | 0 | 0 | 0 | 6 | 4.0 | 1.0 | 0 | 0 | 0 | (0) | 0.03 | 0.05 | 11.0 | 15.0 | 1.08 | 2.2 | 5 | 0.30 | 2.2 | Tr | 切り身（皮なし） |
| 0.05 | 0.01 | 38 | 120 | 1 | 0 | 34 | 0 | 0 | 0 | 0 | 34 | 5.0 | 1.5 | 0 | 0 | 0 | (0) | 0.10 | 0.06 | 11.0 | 15.0 | 1.00 | 1.5 | 4 | 0.29 | 4.4 | 5 | 別名とろ<br>切り身（皮なし） |
| | | | | | | | | | | | | | | | | | | | | | | | | | | | | 別名まめじ |
| 0.09 | 0.01 | — | — | — | — | 61 | 0 | 0 | — | 0 | 61 | 12.0 | 1.2 | 0 | 0 | 0 | (0) | 0.19 | 0.19 | 19.0 | (24.0) | 0.73 | 6.9 | 6 | 0.59 | — | 1 | くろまぐろの幼魚<br>切り身（皮なし） |
| | | | | | | | | | | | | | | | | | | | | | | | | | | | | 別名ばちまぐろ，めばちまぐろ |
| 0.03 | Tr | 18 | 75 | Tr | 0 | 17 | 0 | 0 | 0 | 0 | 17 | 3.6 | 0.9 | 0 | 0 | 0 | Tr | 0.09 | 0.05 | 15.0 | 20.0 | 0.76 | 1.4 | 5 | 0.15 | 1.5 | 1 | 切り身（皮なし） |
| 0.03 | Tr | 42 | 74 | Tr | 0 | 37 | 0 | Tr | 0 | Tr | 37 | 8.1 | 2.0 | 0 | Tr | 0 | 1 | 0.07 | 0.05 | 13.0 | 18.0 | 0.80 | 1.0 | 5 | 0.17 | 1.5 | 1 | 別名とろ<br>切り身（皮なし） |
| | | | | | | | | | | | | | | | | | | | | | | | | | | | | 別名ツナ缶 |
| 0.05 | 0.01 | — | — | — | — | 10 | 0 | 0 | — | 0 | 10 | 3.0 | 0.4 | 0 | 0 | 0 | (0) | 0.01 | 0.04 | 9.5 | (13.0) | 0.26 | 1.1 | 4 | 0.13 | — | 0 | 原材料：きはだ<br>液汁を含んだもの |
| 0.04 | 0.02 | — | — | — | — | Tr | — | — | — | (0) | (Tr) | 2.0 | 0.4 | 0 | 0 | 0 | (0) | 0.07 | 0.03 | 11.0 | (15.0) | 0.15 | 1.4 | 7 | 0.13 | — | (0) | 原材料：びんなが<br>液汁を含んだもの |
| 0.12 | 0.13 | — | — | — | — | Tr | — | — | — | (0) | (Tr) | 5.0 | 0.7 | 0 | 0 | 0 | (0) | 0.07 | 0.03 | 8.0 | (12.0) | 0.16 | 3.7 | 13 | 0.23 | — | (0) | 液汁を含んだもの |
| 0.04 | 0.01 | — | — | — | — | 8 | 0 | 0 | — | 0 | 8 | 2.0 | 2.8 | 0.4 | 17.0 | 6.1 | 44 | 0.01 | 0.03 | 8.8 | (12.0) | 0.26 | 1.1 | 3 | 0.09 | — | 0 | 原材料：きはだ<br>液汁を含んだもの |
| 0.03 | 0.02 | — | — | — | — | Tr | — | — | — | (0) | (Tr) | 4.0 | 8.3 | 0.1 | 7.6 | 0.1 | — | 0.05 | 0.13 | 12.0 | (16.0) | 0.15 | 2.0 | 2 | 0.12 | — | (0) | 原材料：びんなが<br>液汁を含んだもの |
| | | | | | | | | | | | | | | | | | | | | | | | | | | | | 別名メロ，おおくち，マゼランあいなめ |
| 0.01 | 0.01 | — | — | — | — | 1800 | 0 | 0 | — | 0 | 1800 | 17.0 | 2.2 | 0 | 0 | 0 | (0) | 0.02 | 0.08 | 0.9 | (3.3) | 0.04 | 0.6 | 5 | 0.29 | — | Tr | 切り身 |

# 10 魚介類

| 食品番号 | 食品名 | 廃棄率 | エネルギー | 水分 | たんぱく質: アミノ酸組成によるたんぱく質 | たんぱく質: たんぱく質 | 脂質: トリアシルグリセロール当量 | 脂質: コレステロール | 脂質: 脂質 | 脂肪酸: 飽和脂肪酸 | 脂肪酸: n-3系多価不飽和脂肪酸 | 脂肪酸: n-6系多価不飽和脂肪酸 | 炭水化物: 利用可能炭水化物(単糖当量) | 炭水化物: 利用可能炭水化物(質量計) | 炭水化物: 差引き法による利用可能炭水化物 | 炭水化物: 食物繊維総量 | 炭水化物: 糖アルコール | 炭水化物: 炭水化物 | 灰分 | 食塩相当量 | 無機質: ナトリウム | 無機質: カリウム | 無機質: カルシウム | 無機質: マグネシウム | 無機質: リン | 無機質: 鉄 | 無機質: 亜鉛 |
|---|---|---|---|---|---|---|---|---|---|---|---|---|---|---|---|---|---|---|---|---|---|---|---|---|---|---|---|
| | | % | kcal | g | g | g | g | mg | g | g | g | g | g | g | g | g | g | g | g | g | mg | mg | mg | mg | mg | mg | mg |
| | **まながつお** | | | | | | | | | | | | | | | | | | | | | | | | | | |
| 10266 | 生 | 40 | 161 | 70.8 | (13.9) | 17.1 | 9.7 | 70 | 10.9 | 3.80 | 1.23 | 0.28 | (Tr) | (Tr) | 4.4* | (0) | – | Tr | 1.2 | 0.4 | 160 | 370 | 21 | 25 | 190 | 0.3 | 0.5 |
| | **みなみくろたち** | | | | | | | | | | | | | | | | | | | | | | | | | | |
| 10232 | 生 | 0 | 112 | 73.8 | (18.0) | 21.7 | 2.6 | 63 | 3.0 | 0.75 | 0.95 | 0.09 | (0.1) | (0.1) | 4.2* | (0) | – | 0.1 | 1.4 | 0.3 | 120 | 460 | 22 | 34 | 240 | 0.6 | 0.5 |
| | **みなみだら** | | | | | | | | | | | | | | | | | | | | | | | | | | |
| 10267 | 生 | 0 | 68 | 81.9 | (13.6) | 16.4 | 0.2 | 65 | 0.3 | 0.05 | 0.10 | 0.01 | (Tr) | (Tr) | 2.9* | (0) | – | Tr | 1.4 | 0.6 | 220 | 320 | 23 | 41 | 160 | 0.3 | 0.3 |
| | **むつ** | | | | | | | | | | | | | | | | | | | | | | | | | | |
| 10268 | 生 | 0 | 175 | 69.7 | 14.5 | 16.7 | 11.6 | 59 | 12.6 | 1.69 | 0.63 | 0.16 | (Tr) | (Tr) | 3.2* | (0) | – | Tr | 1.0 | 0.2 | 85 | 390 | 25 | 20 | 180 | 0.5 | 0.4 |
| 10269 | 水煮 | 0 | 161 | 68.3 | (19.3) | 22.2 | 7.7 | 70 | 8.4 | 1.14 | 0.43 | 0.11 | (Tr) | (Tr) | 3.6* | (0) | – | Tr | 1.1 | 0.2 | 80 | 410 | 49 | 23 | 230 | 0.6 | 0.4 |
| | **めじな** | | | | | | | | | | | | | | | | | | | | | | | | | | |
| 10270 | 生 | 0 | 113 | 74.7 | (16.1) | 19.4 | 3.4 | 56 | 4.5 | 1.17 | 0.84 | 0.17 | (0.1) | (0.1) | 4.5* | (0) | – | 0.1 | 1.3 | 0.2 | 91 | 380 | 27 | 30 | 240 | 0.3 | 0.9 |
| | **めばる** | | | | | | | | | | | | | | | | | | | | | | | | | | |
| 10271 | 生 | 55 | 100 | 77.2 | 15.6 | 18.1 | 2.8 | 75 | 3.5 | 0.79 | 0.87 | 0.08 | (Tr) | (Tr) | 3.2* | (0) | – | Tr | 1.2 | 0.2 | 75 | 350 | 80 | 27 | 200 | 0.4 | 0.4 |
| | **メルルーサ** | | | | | | | | | | | | | | | | | | | | | | | | | | |
| 10272 | 生 | 5 | 73 | 81.1 | 14.6 | 17.0 | 0.5 | 45 | 0.6 | 0.11 | 0.17 | 0.01 | (Tr) | (Tr) | 2.5* | (0) | – | Tr | 1.3 | 0.4 | 140 | 320 | 12 | 38 | 150 | 0.2 | 0.4 |
| | **やつめうなぎ** | | | | | | | | | | | | | | | | | | | | | | | | | | |
| 10273 | 生 | 55 | 245 | 61.5 | – | 15.8 | 18.8 | 150 | 21.8 | 3.76 | 3.80 | 0.74 | (0.2) | (0.2) | 3.2* | (0) | – | 0.2 | 0.7 | 0.1 | 49 | 150 | 7 | 15 | 180 | 2.0 | 1.6 |
| 10274 | 干しやつめ | 20 | 449 | 14.3 | – | 50.3 | 24.3 | 480 | 31.2 | 6.57 | 6.66 | 0.84 | (0.5) | (0.5) | 7.4* | (0) | – | 0.5 | 3.7 | 0.3 | 130 | 650 | 16 | 49 | 240 | 32.0 | 5.9 |
| | **やまめ** | | | | | | | | | | | | | | | | | | | | | | | | | | |
| 10275 | 養殖，生 | 45 | 110 | 75.6 | (15.1) | 18.4 | 3.7 | 65 | 4.3 | 0.91 | 0.73 | 0.45 | (0.3) | (0.3) | 4.2* | (0) | – | 0.3 | 1.4 | 0.1 | 50 | 420 | 85 | 28 | 280 | 0.5 | 0.8 |
| | **わかさぎ** | | | | | | | | | | | | | | | | | | | | | | | | | | |
| 10276 | 生 | 0 | 71 | 81.8 | 11.8 | 14.4 | 1.2 | 210 | 1.7 | 0.29 | 0.45 | 0.09 | (0.1) | (0.1) | 3.1* | (0) | – | 0.1 | 2.0 | 0.5 | 200 | 120 | 450 | 25 | 350 | 0.9 | 2.0 |
| 10277 | つくだ煮 | 0 | 308 | 19.3 | (23.6) | 28.7 | 3.6 | 450 | 5.5 | 1.02 | 1.08 | 0.47 | – | – | 45.2* | (0) | – | 38.2 | 8.3 | 4.8 | 1900 | 480 | 970 | 69 | 780 | 2.6 | 4.4 |
| 10278 | あめ煮 | 0 | 301 | 21.0 | (21.6) | 26.3 | 2.8 | 400 | 5.1 | 0.87 | 0.90 | 0.38 | – | – | 47.4* | (0) | – | 40.4 | 7.2 | 4.1 | 1600 | 410 | 960 | 66 | 740 | 2.1 | 5.2 |
| | **貝類** | | | | | | | | | | | | | | | | | | | | | | | | | | |
| | **あかがい** | | | | | | | | | | | | | | | | | | | | | | | | | | |
| 10279 | 生 | 75 | 70 | 80.4 | 10.6 | 13.5 | 0.1 | 46 | 0.3 | 0.03 | 0.03 | 0.01 | (3.5) | (3.2) | 6.6* | (0) | – | 3.5 | 2.3 | 0.8 | 300 | 290 | 40 | 55 | 140 | 5.0 | 1.5 |
| | **あげまき** | | | | | | | | | | | | | | | | | | | | | | | | | | |
| 10280 | 生 | 35 | 44 | 87.1 | (5.9) | 8.1 | 0.3 | 38 | 0.6 | 0.10 | 0.13 | 0.02 | (2.0) | (1.8) | 4.5* | (0) | – | 2.0 | 2.2 | 1.5 | 600 | 120 | 66 | 49 | 120 | 4.1 | 1.5 |
| | **あさり** | | | | | | | | | | | | | | | | | | | | | | | | | | |
| 変 10281 | 生 | 70 | 29 | 90.3 | 4.4 | 5.7 | 0.2 | 33 | 0.7 | 0.08 | 0.06 | 0.03 | – | (0.3) | 2.3* | (0) | – | 0.4 | 2.7 | 2.0 | 800 | 140 | 66 | 92 | 82 | 2.2 | 0.9 |
| 新 10466 | 蒸し | 60 | 32 | 89.5 | (3.8) | 4.9 | 0.3 | 25 | 0.8 | 0.08 | 0.10 | 0.03 | (0.6) | (0.5) | (3.7)* | – | – | 0.4 | 2.8 | 2.0 | 790 | 130 | 64 | 94 | 79 | 2.1 | 0.9 |
| 10282 | つくだ煮 | 0 | 218 | 38.0 | (16.1) | 20.8 | 1.0 | 61 | 2.4 | 0.32 | 0.38 | 0.07 | – | – | 36.2* | (0) | – | 30.1 | 8.7 | 7.4 | 2900 | 270 | 260 | 79 | 300 | 19.0 | 2.8 |
| 10283 | 缶詰，水煮 | 0 | 102 | 73.2 | (15.7) | 20.3 | 0.9 | 89 | 2.2 | 0.34 | 0.23 | 0.08 | (1.9) | (1.7) | 7.8* | (0) | – | 1.9 | 2.4 | 1.0 | 390 | 9 | 110 | 46 | 260 | 30.0 | 3.4 |
| 10284 | 缶詰，味付け | 0 | 124 | 67.2 | (12.8) | 16.6 | 0.9 | 77 | 1.9 | 0.24 | 0.29 | 0.06 | – | – | 16.3* | (0) | – | 11.5 | 2.8 | 1.6 | 640 | 35 | 87 | 44 | 180 | 28.0 | 3.2 |
| | **あわび** | | | | | | | | | | | | | | | | | | | | | | | | | | |
| 新 10427 | くろあわび，生 | 55 | 76 | 79.5 | 11.2 | 14.3 | 0.3 | 110 | 0.8 | 0.09 | 0.05 | 0.06 | 3.7 | 3.3 | 7.2* | (0) | – | 3.6 | 1.7 | 1.1 | 430 | 160 | 25 | 69 | 82 | 2.2 | – |
| 新 10428 | まだかあわび，生 | 55 | 74 | 80.0 | (11.5) | 14.6 | 0.1 | 100 | 0.4 | 0.04 | 0.03 | 0.02 | (3.3) | (2.9) | 6.8* | (0) | – | 3.3 | 1.5 | 0.8 | 330 | 250 | 21 | 58 | 130 | 1.8 | – |

可食部100 g当たり

可食部100g当たり

| 銅 | マンガン | ヨウ素 | セレン | クロム | モリブデン | レチノール | α-カロテン | β-カロテン | β-クリプトキサンチン | β-カロテン当量 | レチノール活性当量 | ビタミンD | α-トコフェロール | β-トコフェロール | γ-トコフェロール | δ-トコフェロール | ビタミンK | ビタミン$B_1$ | ビタミン$B_2$ | ナイアシン | ナイアシン当量 | ビタミン$B_6$ | ビタミン$B_{12}$ | 葉酸 | パントテン酸 | ビオチン | ビタミンC | 備考 |
|---|---|---|---|---|---|---|---|---|---|---|---|---|---|---|---|---|---|---|---|---|---|---|---|---|---|---|---|---|
| 無機質 | | | | | | ビタミン(ビタミンA) | | | | | | | ビタミンE | | | | | | | | | | | | | | | 有 有機酸 |
| mg | mg | μg | μg | μg | μg | μg | μg | μg | μg | μg | μg | μg | mg | mg | mg | mg | μg | mg | mg | mg | mg | mg | μg | μg | mg | μg | mg | |
| 0.02 | 0.01 | – | – | – | – | 90 | – | – | – | (0) | 90 | 5.0 | 1.4 | 0 | 0 | 0 | (0) | 0.22 | 0.13 | 3.6 | (6.9) | 0.30 | 1.4 | 7 | 1.37 | – | 1 | 廃棄部位：頭部，内臓，骨，ひれ等（三枚下ろし） |
| 0.05 | 0.03 | – | – | – | – | 55 | – | – | – | (0) | 55 | 2.0 | 1.9 | 0 | 0 | 0 | (0) | 0.06 | 0.20 | 7.5 | (11.0) | 0.50 | 6.5 | 4 | 0.85 | – | 1 | 別名 パラクータ，みなみおおすみやき，おおしびかます<br>切り身 |
| 0.04 | 0.02 | – | – | – | – | 6 | – | – | – | (0) | 6 | 7.0 | 0.8 | 0 | 0 | 0 | (0) | 0.03 | 0.27 | 1.7 | (4.7) | 0.09 | 1.6 | 11 | 0.44 | – | 0 | 切り身 |
| 0.03 | 0.01 | – | – | – | – | 8 | – | – | – | (0) | 8 | 4.0 | 0.9 | 0 | 0 | 0 | (0) | 0.03 | 0.16 | 2.4 | 5.5 | 0.10 | 1.9 | 6 | 0.31 | – | Tr | 切り身（魚体全体から調理する場合，廃棄率：50%，廃棄部位：頭部，内臓，骨，ひれ等） |
| 0.03 | 0.01 | – | – | – | – | 11 | – | – | – | (0) | 11 | 3.6 | 0.6 | 0 | 0 | 0 | (0) | 0.04 | 0.16 | 2.8 | (6.9) | 0.13 | 2.5 | 4 | 0.25 | – | Tr | 切り身 |
| 0.03 | 0.01 | – | – | – | – | 55 | 0 | 0 | – | 0 | 55 | 1.0 | 0.8 | 0 | 0 | 0 | (0) | 0.05 | 0.38 | 2.7 | (6.2) | 0.16 | 1.8 | 2 | 0.44 | – | 0 | 別名 ぐれ<br>切り身（魚体全体から調理する場合，廃棄率：55%，廃棄部位：頭部，内臓，骨，ひれ等） |
| 0.05 | – | – | – | – | – | 11 | – | – | – | (0) | 11 | 1.0 | 1.5 | 0 | 0 | 0 | (0) | 0.07 | 0.17 | 1.6 | 5.0 | 0.11 | 1.5 | 5 | 0.37 | – | 2 | 廃棄部位：頭部，内臓，骨，ひれ等（三枚下ろし） |
| 0.02 | 0.01 | – | – | – | – | 5 | – | – | – | (0) | 5 | 1.0 | 1.3 | 0 | 0 | 0 | (0) | 0.09 | 0.04 | 1.0 | 4.1 | 0.07 | 0.8 | 5 | 0.32 | – | Tr | 別名 ヘイク<br>切り身<br>廃棄部位：皮 |
| 0.15 | 0.03 | – | – | – | – | 8200 | 0 | 0 | 0 | 0 | 8200 | 3.0 | 3.8 | 0 | 0 | 0 | (0) | 0.25 | 0.85 | 3.0 | 5.6 | 0.20 | 4.9 | 19 | 1.18 | – | 2 | 試料：かわやつめ<br>廃棄部位：頭部，内臓，骨，ひれ等 |
| 1.80 | 0.10 | – | – | – | – | 1900 | 0 | 0 | 0 | 0 | 1900 | 12.0 | 2.4 | 0 | 0 | 0 | (0) | 0.33 | 1.69 | 7.0 | 15.0 | 0.14 | 55.0 | 100 | 5.76 | – | (0) | 内臓を含んだもの<br>廃棄部位：頭部，皮等 |
| 0.04 | 0.01 | – | – | – | – | 15 | – | – | – | Tr | 15 | 8.0 | 2.2 | 0 | 0 | 0 | (0) | 0.15 | 0.16 | 3.8 | (6.9) | 0.22 | 6.6 | 13 | 1.48 | – | 3 | 別名 やまべ<br>廃棄部位：頭部，内臓，骨，ひれ等（三枚下ろし） |
| 0.19 | 0.13 | 29 | 22 | 1 | 1 | 99 | 0 | 2 | – | 2 | 99 | 2.0 | 0.7 | 0 | Tr | 0 | Tr | 0.01 | 0.14 | 1.6 | 4.0 | 0.17 | 7.9 | 21 | 0.51 | 4.0 | 1 | |
| 0.11 | 1.74 | – | – | – | – | 460 | 0 | 15 | 34 | 32 | 460 | 8.0 | 4.2 | 0 | 0 | 0 | (0) | 0.24 | 0.32 | 3.4 | (8.3) | 0.06 | 9.4 | 59 | 0.77 | – | Tr | |
| 0.08 | 2.29 | – | – | – | – | 420 | 0 | 16 | 75 | 53 | 420 | 9.0 | 3.6 | 0 | 0 | 0 | (0) | 0.28 | 0.35 | 3.6 | (8.1) | 0.06 | 11.0 | 52 | 0 | – | 0 | |
| 0.06 | – | – | – | – | – | 30 | – | – | – | 60 | 35 | (0) | 0.9 | 0 | 0 | 0 | 1 | 0.20 | 0.20 | 2.5 | 4.6 | 0.10 | 59.0 | 20 | 1.02 | – | 2 | 廃棄部位：貝殻及び内臓 |
| 0.40 | 0.20 | – | – | – | – | 20 | 0 | 85 | – | 85 | 27 | 1.0 | 0.8 | 0 | 0 | 0 | (0) | 0.30 | 0.14 | 1.3 | (2.5) | 0.04 | 59.0 | 11 | 0.37 | – | 1 | 廃棄部位：貝殻 |
| 0.05 | 0.07 | 56 | 35 | 3 | 8 | 2 | 2 | 14 | Tr | 15 | 4 | 0.1 | 0.4 | 0 | 0 | 0 | 1 | 0.01 | 0.16 | 1.3 | 2.2 | 0.03 | 44.8 | 11 | 0.37 | 21.6 | 1 | 廃棄部位：貝殻 |
| 0.05 | 0.10 | 59 | 35 | 3 | 8 | 3 | 2 | 20 | 1 | 21 | 5 | 0.1 | 0.4 | – | – | – | 1 | 0.01 | 0.15 | 1.2 | (2.0) | 0.02 | 45.2 | 8 | 0.21 | 20.9 | Tr | 廃棄部位：貝殻 |
| 0.18 | 0.94 | – | – | – | – | 26 | 25 | 190 | 0 | 200 | 43 | (0) | 1.4 | 0 | 0 | 0 | 4 | 0.02 | 0.18 | 1.1 | (4.4) | 0.09 | 15.0 | 42 | 0.40 | – | 0 | |
| 0.29 | 1.24 | – | – | – | – | 3 | – | – | – | 35 | 6 | (0) | 2.7 | 0.1 | 0 | 0 | 3 | Tr | 0.09 | 0.8 | (4.0) | 0.01 | 64.0 | 10 | 0 | – | (0) | 液汁を除いたもの |
| 0.24 | 1.23 | – | – | – | – | 3 | – | – | – | 36 | 6 | (0) | 2.3 | 0 | 0 | 0 | 4 | Tr | 0.06 | 1.2 | (3.9) | 0.01 | 36.0 | 1 | 0 | – | (0) | 液汁を除いたもの |
| – | 0.01 | 200 | 8 | 6 | 15 | 0 | 0 | 17 | – | 17 | 1 | (0) | 0.3 | 0 | 0 | 0 | – | 0.15 | 0.09 | 0.8 | 2.6 | 0.02 | 0.4 | 20 | 2.44 | 1.2 | 1 | 廃棄部位：貝殻及び内蔵<br>有 0.1g |
| – | 0.01 | 190 | 8 | 5 | 14 | 0 | 0 | 28 | – | 28 | 2 | (0) | 1.1 | 0 | 0 | 0 | – | 0.02 | 0.10 | 1.5 | (3.4) | 0.02 | 0.4 | 22 | 2.05 | 1.1 | 2 | 廃棄部位：貝殻及び内蔵 |

# 10 魚介類

可食部100g当たり

| 食品番号 | 食品名 | 廃棄率 | エネルギー | 水分 | たんぱく質: アミノ酸組成によるたんぱく質 | たんぱく質: たんぱく質 | 脂質: トリアシルグリセロール当量 | 脂質: コレステロール | 脂質: 脂質 | 脂肪酸: 飽和脂肪酸 | 脂肪酸: n-3系多価不飽和脂肪酸 | 脂肪酸: n-6系多価不飽和脂肪酸 | 炭水化物: 利用可能炭水化物(単糖当量) | 炭水化物: 利用可能炭水化物(質量計) | 炭水化物: 差引き法による利用可能炭水化物 | 炭水化物: 食物繊維総量 | 炭水化物: 糖アルコール | 炭水化物: 炭水化物 | 灰分 | 食塩相当量 | 無機質: ナトリウム | 無機質: カリウム | 無機質: カルシウム | 無機質: マグネシウム | 無機質: リン | 無機質: 鉄 | 無機質: 亜鉛 |
|---|---|---|---|---|---|---|---|---|---|---|---|---|---|---|---|---|---|---|---|---|---|---|---|---|---|---|---|
| | | % | kcal | g | g | g | g | mg | g | g | g | g | g | g | g | g | g | g | g | g | mg | mg | mg | mg | mg | mg | mg |
| 新 10429 | めがいあわび，生 | 55 | 74 | 80.1 | 8.8 | 12.2 | 0.1 | 110 | 0.3 | 0.04 | 0.02 | 0.02 | (6.8) | (6.1) | 9.4* | (0) | — | 6.8 | 1.4 | 0.8 | 320 | 230 | 19 | 50 | 110 | 0.7 | — |
| 10286 | 干し | 0 | 257 | 27.9 | (29.7) | 38.0 | 0.6 | 390 | 1.6 | 0.22 | 0.13 | 0.10 | (23.8) | (21.4) | 33.0* | (0) | — | 23.8 | 8.7 | 7.4 | 2900 | 490 | 39 | 110 | 300 | 2.0 | 1.6 |
| 10287 | 塩辛 | 0 | 93 | 72.5 | (11.6) | 14.8 | 2.6 | 190 | 3.9 | 0.91 | 0.35 | 0.32 | (1.4) | (1.3) | 5.9* | (0) | — | 1.4 | 7.4 | 6.6 | 2600 | 180 | 55 | 88 | 160 | 34.0 | 2.2 |
| 10288 | 水煮缶詰 | 0 | 85 | 77.2 | (15.2) | 19.4 | 0.3 | 140 | 0.4 | 0.07 | 0.06 | 0.03 | (1.0) | (0.9) | 5.3* | (0) | — | 1.0 | 2.0 | 1.4 | 570 | 130 | 20 | 58 | 230 | 1.8 | 0.6 |
| | **いがい** | | | | | | | | | | | | | | | | | | | | | | | | | | |
| 変 10289 | 生 | 60 | 63 | 82.9 | 7.5 | 10.3 | 0.8 | 47 | 1.6 | 0.24 | 0.32 | 0.07 | 3.1 | 2.8 | 6.6* | (0) | — | 3.2 | 2.2 | 1.4 | 540 | 230 | 43 | 73 | 160 | 3.5 | 1.0 |
| | **いたやがい** | | | | | | | | | | | | | | | | | | | | | | | | | | |
| 10290 | 養殖，生 | 65 | 55 | 84.9 | (7.8) | 10.8 | 0.4 | 33 | 0.8 | 0.13 | 0.18 | 0.03 | (1.5) | (1.4) | 4.8* | (0) | — | 1.5 | 2.0 | 1.1 | 450 | 260 | 48 | 74 | 170 | 2.0 | 6.1 |
| | **エスカルゴ** | | | | | | | | | | | | | | | | | | | | | | | | | | |
| 10291 | 水煮缶詰 | 0 | 75 | 79.9 | (12.0) | 16.5 | 0.4 | 240 | 1.0 | 0.07 | 0.03 | 0.17 | (0.8) | (0.7) | 6.0* | (0) | — | 0.8 | 1.8 | 0.7 | 260 | 5 | 400 | 37 | 130 | 3.9 | 1.5 |
| | **かき** | | | | | | | | | | | | | | | | | | | | | | | | | | |
| 変 10292 | 養殖，生 | 75 | 58 | 85.0 | 4.9 | 6.9 | 1.3 | 38 | 2.2 | 0.41 | 0.52 | 0.07 | 2.5 | 2.3 | 6.7* | (0) | — | 4.9 | 2.1 | 1.2 | 460 | 190 | 84 | 65 | 100 | 2.1 | 14.0 |
| 変 10293 | 養殖，水煮 | 0 | 90 | 78.7 | 7.3 | 9.9 | 2.2 | 60 | 3.6 | 0.64 | 0.99 | 0.12 | 7.1 | 6.5 | 10.1* | (0) | — | 7.1 | 1.7 | 0.9 | 350 | 180 | 59 | 42 | 140 | 2.9 | 18.0 |
| 新 10430 | 養殖，フライ | 0 | 256 | 46.6 | 5.5 | 7.6 | 10.0 | 36 | 11.1 | 1.01 | 1.35 | 1.73 | 15.6 | 14.2 | 36.0* | — | — | 32.9 | 1.8 | 1.0 | 380 | 180 | 67 | 53 | 110 | 1.8 | 12.0 |
| 10294 | くん製油漬缶詰 | 0 | 294 | 51.2 | (8.8) | 12.5 | 21.7 | 110 | 22.6 | 6.18 | 1.09 | 9.51 | (11.2) | (10.1) | 15.7* | (0) | — | 11.2 | 2.5 | 0.8 | 300 | 140 | 35 | 42 | 260 | 4.5 | 25.0 |
| | **さざえ** | | | | | | | | | | | | | | | | | | | | | | | | | | |
| 10295 | 生 | 85 | 83 | 78.0 | 14.2 | 19.4 | 0.1 | 140 | 0.4 | 0.05 | 0.03 | 0.03 | (0.8) | (0.7) | 6.3* | (0) | — | 0.8 | 1.4 | 0.6 | 240 | 250 | 22 | 54 | 140 | 0.8 | 2.2 |
| 10296 | 焼き | 85 | 91 | 75.6 | (15.6) | 21.3 | 0.1 | 170 | 0.4 | 0.05 | 0.02 | 0.03 | (0.9) | (0.8) | 6.9* | (0) | — | 0.9 | 1.8 | 0.7 | 280 | 220 | 29 | 67 | 120 | 0.9 | 2.5 |
| | **さるぼう** | | | | | | | | | | | | | | | | | | | | | | | | | | |
| 10318 | 味付け缶詰 | 0 | 131 | 66.1 | (12.3) | 15.9 | 1.3 | 110 | 2.2 | 0.37 | 0.48 | 0.06 | (12.9) | (11.6) | 17.4* | (0) | — | 12.9 | 2.9 | 2.2 | 870 | 55 | 60 | 41 | 140 | 11.0 | 4.1 |
| | **しじみ** | | | | | | | | | | | | | | | | | | | | | | | | | | |
| 10297 | 生 | 75 | 54 | 86.0 | 5.8 | 7.5 | 0.6 | 62 | 1.4 | 0.24 | 0.14 | 0.04 | (4.5) | (4.1) | 6.4* | (0) | — | 4.5 | 1.2 | 0.4 | 180 | 83 | 240 | 10 | 120 | 8.3 | 2.3 |
| 10413 | 水煮 | 80 | 95 | 76.0 | 12.3 | 15.4 | 1.2 | 130 | 2.7 | 0.45 | 0.35 | 0.08 | (5.5) | (5.0) | 8.7* | (0) | — | 5.5 | 1.8 | 0.3 | 100 | 66 | 250 | 11 | 200 | 15.0 | 4.0 |
| | **たいらがい** | | | | | | | | | | | | | | | | | | | | | | | | | | |
| 10298 | 貝柱，生 | 0 | 94 | 75.2 | (15.8) | 21.8 | 0.1 | 23 | 0.2 | 0.02 | 0.03 | 0.01 | (1.5) | (1.4) | 7.6* | (0) | — | 1.5 | 1.3 | 0.7 | 260 | 260 | 16 | 36 | 150 | 0.6 | 4.3 |
| | **たにし** | | | | | | | | | | | | | | | | | | | | | | | | | | |
| 10299 | 生 | 30 | 73 | 78.8 | (9.4) | 13.0 | 0.3 | 72 | 1.1 | 0.08 | 0.05 | 0.10 | (3.6) | (3.2) | 7.9* | (0) | — | 3.6 | 3.5 | 0.1 | 23 | 70 | 1300 | 77 | 140 | 19.0 | 6.2 |
| | **つぶ** | | | | | | | | | | | | | | | | | | | | | | | | | | |
| 10300 | 生 | 0 | 82 | 78.2 | 13.6 | 17.8 | 0.1 | 110 | 0.2 | 0.02 | 0.04 | 0.01 | (2.3) | (2.1) | 6.6* | (0) | — | 2.3 | 1.5 | 1.0 | 380 | 160 | 60 | 92 | 120 | 1.3 | 1.2 |
| | **とこぶし** | | | | | | | | | | | | | | | | | | | | | | | | | | |
| 10301 | 生 | 60 | 78 | 78.9 | (11.6) | 16.0 | 0.1 | 150 | 0.4 | 0.04 | 0.02 | 0.02 | (3.0) | (2.7) | 7.7* | (0) | — | 3.0 | 1.7 | 0.7 | 260 | 250 | 24 | 55 | 160 | 1.8 | 1.4 |
| | **とりがい** | | | | | | | | | | | | | | | | | | | | | | | | | | |
| 10303 | 斧足，生 | 0 | 81 | 78.6 | 10.1 | 12.9 | 0.1 | 22 | 0.3 | 0.04 | 0.01 | Tr | (6.9) | (6.2) | 9.9* | (0) | — | 6.9 | 1.3 | 0.3 | 100 | 150 | 19 | 43 | 120 | 2.9 | 1.6 |
| | **ばい** | | | | | | | | | | | | | | | | | | | | | | | | | | |
| 10304 | 生 | 55 | 81 | 78.5 | (11.8) | 16.3 | 0.3 | 110 | 0.6 | 0.06 | 0.12 | 0.03 | (3.1) | (2.8) | 7.9* | (0) | — | 3.1 | 1.5 | 0.6 | 220 | 320 | 44 | 84 | 160 | 0.7 | 1.3 |
| | **ばかがい** | | | | | | | | | | | | | | | | | | | | | | | | | | |
| 10305 | 生 | 65 | 56 | 84.6 | 8.5 | 10.9 | 0.2 | 120 | 0.5 | 0.06 | 0.06 | 0.02 | (2.4) | (2.2) | 5.1* | (0) | — | 2.4 | 1.6 | 0.8 | 300 | 220 | 42 | 51 | 150 | 1.1 | 1.8 |

可食部100 g当たり

| 無機質 | | | | | | ビタミン | | | | | | | | | | | | | | | | | | | | | | 備考 |
|---|---|---|---|---|---|---|---|---|---|---|---|---|---|---|---|---|---|---|---|---|---|---|---|---|---|---|---|---|
| | | | | | | ビタミンA | | | | | | | ビタミンE | | | | | | | | | | | | | | | |
| 銅 | マンガン | ヨウ素 | セレン | クロム | モリブデン | レチノール | α-カロテン | β-カロテン | β-クリプトキサンチン | β-カロテン当量 | レチノール活性当量 | ビタミンD | α-トコフェロール | β-トコフェロール | γ-トコフェロール | δ-トコフェロール | ビタミンK | ビタミンB1 | ビタミンB2 | ナイアシン | ナイアシン当量 | ビタミンB6 | ビタミンB12 | 葉酸 | パントテン酸 | ビオチン | ビタミンC | 有 有機酸<br>調 調理による脂質の増減 |
| mg | mg | µg | µg | µg | µg | µg | µg | µg | µg | µg | µg | µg | mg | mg | mg | mg | µg | mg | mg | mg | mg | mg | µg | µg | mg | µg | mg | |
| — | 0.01 | 190 | 8 | 5 | 14 | 0 | 0 | 9 | — | 9 | 1 | (0) | 0.3 | 0 | 0 | 0 | — | 0.16 | 0.09 | 1.1 | 2.5 | 0.02 | 0.4 | 29 | 1.71 | 1.1 | 1 | 廃棄部位：貝殻及び内臓 |
| 0.74 | 0.05 | — | — | — | — | 0 | 0 | 45 | 2 | 47 | 4 | (0) | 1.2 | 0 | 0 | 0 | 3 | 0.36 | 0.11 | 3.3 | (8.2) | 0.05 | 2.4 | 87 | 0.71 | — | Tr | |
| 0.25 | 0.11 | — | — | — | — | Tr | — | — | — | 700 | 58 | (0) | 2.5 | 0 | 0 | 0 | 92 | 0.20 | 0.70 | 1.5 | (3.4) | 0.10 | 12.0 | 130 | 1.13 | — | (0) | |
| 0.42 | 0.02 | — | — | — | — | Tr | — | — | — | Tr | Tr | (0) | 1.5 | 0 | 0 | 0 | 0 | 0.04 | 0.04 | 1.0 | (3.5) | 0.02 | 0.7 | 3 | 0.23 | — | (0) | 液汁を除いたもの |
| | | | | | | | | | | | | | | | | | | | | | | | | | | | | 別名 ムール貝 |
| 0.05 | 0.86 | 65 | 37 | 5 | 9 | 34 | — | — | — | Tr | 34 | (0) | 1.1 | 0 | 0 | 0 | Tr | 0.01 | 0.37 | 1.4 | 3.7 | 0.02 | 10.0 | 42 | 0.63 | 6.4 | 5 | 廃棄部位：貝殻，足糸等<br>有 Tr |
| | | | | | | | | | | | | | | | | | | | | | | | | | | | | 別名 しゃくしがい |
| 0.10 | 4.90 | — | — | — | — | 5 | 0 | 9 | — | 9 | 6 | (0) | 0.4 | 0 | 0 | 0 | (0) | 0 | 0.20 | 1.4 | (2.9) | 0.07 | 13.0 | 14 | 0.24 | — | Tr | 廃棄部位：貝殻 |
| 3.07 | 0.38 | — | — | — | — | 0 | — | — | — | — | (0) | 0 | 0.6 | 0 | 0 | 0 | 5 | 0 | 0.09 | 0 | (2.3) | 0 | 0.6 | 1 | 0 | — | 0 | 液汁を除いたもの |
| | | | | | | | | | | | | | | | | | | | | | | | | | | | | 試料：まがき |
| 1.04 | 0.39 | 67 | 46 | 3 | 4 | 24 | 1 | 6 | 0 | 6 | 24 | 0.1 | 1.3 | 0 | Tr | 0 | 0 | 0.07 | 0.14 | 1.5 | 2.6 | 0.07 | 23.0 | 39 | 0.54 | 4.8 | 3 | 廃棄部位：貝殻<br>有 0.1g |
| 1.44 | 0.37 | 71 | 62 | 4 | 5 | 42 | 1 | 10 | 0 | 11 | 43 | 0.1 | 2.9 | 0 | Tr | 0 | Tr | 0.07 | 0.15 | 1.6 | 3.3 | 0.07 | 24.0 | 31 | 0.41 | 7.4 | 3 | むき身<br>有 0.1g |
| 0.87 | 0.37 | 50 | 44 | 3 | 6 | 18 | 1 | 11 | 0 | 12 | 19 | 0.1 | 3.1 | 0.1 | 4.0 | 0.2 | 21 | 0.07 | 0.16 | 1.4 | 2.6 | 0.07 | 30.0 | 33 | 0.39 | 4.4 | 2 | むき身<br>調 p. 249，表 13. 有 0.1g |
| 2.81 | 1.03 | — | — | — | — | Tr | — | — | — | 18 | 2 | (0) | 9.5 | 0 | 6.7 | 0.9 | 0 | 0.05 | 0.09 | 1.6 | (3.5) | 0.02 | 32.0 | 25 | 0.56 | — | (0) | 液汁を含んだもの |
| 0.39 | 0.02 | 97 | 19 | 6 | 5 | Tr | 44 | 340 | 11 | 360 | 31 | (0) | 2.3 | 0 | 0 | 0 | 3 | 0.04 | 0.09 | 1.7 | 4.1 | 0.05 | 1.3 | 16 | 0.24 | 1.9 | 1 | 廃棄部位：貝殻及び内臓 |
| 0.73 | 0.03 | — | — | — | — | Tr | 64 | 490 | 16 | 530 | 44 | (0) | 2.8 | 0 | 0 | 0 | 2 | 0.04 | 0.10 | 1.5 | (4.1) | 0.06 | 1.1 | 22 | 0.30 | — | 1 | 廃棄部位：貝殻及び内臓 |
| | | | | | | | | | | | | | | | | | | | | | | | | | | | | 別名 もがい，赤貝（さるぼう）味付け缶詰 |
| 0.13 | 1.39 | — | — | — | — | Tr | — | — | — | 90 | 8 | (0) | 2.5 | 0 | 0 | 0 | (0) | 0.01 | 0.07 | 1.6 | (4.1) | 0.04 | 25.0 | 11 | 0.19 | — | (0) | 液汁を除いたもの |
| 0.41 | 2.78 | — | — | — | — | 25 | 13 | 97 | 1 | 100 | 33 | 0.2 | 1.7 | 0 | 0 | 0 | 2 | 0.02 | 0.44 | 1.5 | 3.1 | 0.10 | 68.0 | 26 | 0.53 | — | 2 | 廃棄部位：貝殻 |
| 0.61 | 7.30 | — | — | — | — | 57 | 29 | 220 | 1 | 230 | 76 | 0.6 | 3.9 | 0 | 0 | 0 | 5 | 0.02 | 0.57 | 1.5 | 5.0 | 0.04 | 82.0 | 37 | 0.35 | — | 1 | 廃棄部位：貝殻 |
| | | | | | | | | | | | | | | | | | | | | | | | | | | | | 別名 たいらぎ（標準和名） |
| 0.01 | 0.03 | — | — | — | — | Tr | — | — | — | Tr | Tr | (0) | 0.8 | 0 | 0 | 0 | (0) | 0.01 | 0.09 | 1.5 | (4.6) | 0.06 | — | 25 | 0.51 | — | 2 | |
| 1.90 | 2.10 | — | — | — | — | 15 | — | — | — | 960 | 95 | (0) | 0.5 | 0 | 0 | 0 | 1 | 0.11 | 0.32 | 2.0 | (3.8) | 0.05 | 18.0 | 28 | 0.52 | — | Tr | 試料：まるたにし，ひめたにし<br>廃棄部位：貝殻 |
| | | | | | | | | | | | | | | | | | | | | | | | | | | | | 別名 ばい |
| 0.06 | 0.04 | — | — | — | — | 0 | — | — | — | 19 | 2 | (0) | 1.8 | 0 | 0 | 0 | (0) | Tr | 0.12 | 0.9 | 3.4 | 0.11 | 6.5 | 15 | 0.59 | — | Tr | 試料：えぞぼら，ひめえぞぼら，えぞばい<br>むき身（貝全体の場合，廃棄率：70%，廃棄部位：貝殻及び内臓） |
| 0.30 | 0.06 | — | — | — | — | 0 | 7 | 54 | 0 | 58 | 5 | (0) | 1.3 | 0 | 0 | 0 | (0) | 0.15 | 0.14 | 1.7 | (4.0) | 0.07 | 3.2 | 24 | 1.57 | — | 1 | 廃棄部位：貝殻及び内臓 |
| 0.05 | 0.11 | — | — | — | — | Tr | — | — | — | Tr | Tr | (0) | 1.2 | 0 | 0 | 0 | (0) | 0.16 | 0.06 | 1.7 | 3.7 | 0.04 | 10.0 | 18 | 1.10 | — | 1 | |
| | | | | | | | | | | | | | | | | | | | | | | | | | | | | 別名 つぶ |
| 0.09 | 0.04 | — | — | — | — | 0 | — | — | — | 10 | 1 | (0) | 2.2 | 0 | 0 | 0 | 0 | 0.03 | 0.14 | 1.3 | (3.6) | 0.11 | 4.3 | 14 | 1.02 | — | 2 | 試料：ちぢみえぞぼら，おおえっちゅうばい等，廃棄部位：貝殻及び内臓 |
| | | | | | | | | | | | | | | | | | | | | | | | | | | | | 別名 あおやぎ |
| 0.05 | 0.07 | — | — | — | — | 4 | 0 | 5 | 0 | 5 | 5 | (0) | 0.8 | 0 | 0 | 0 | (0) | 0.14 | 0.06 | 2.1 | 3.8 | 0.08 | 7.9 | 18 | 0.79 | — | 1 | 廃棄部位：貝殻及び内臓 |

# 10 魚介類

可食部100 g当たり

| 食品番号 | 食品名 | 廃棄率 | エネルギー | 水分 | たんぱく質：アミノ酸組成によるたんぱく質 | たんぱく質：たんぱく質 | 脂質：トリアシルグリセロール当量 | 脂質：コレステロール | 脂質：脂質 | 脂肪酸：飽和脂肪酸 | 脂肪酸：n-3系多価不飽和脂肪酸 | 脂肪酸：n-6系多価不飽和脂肪酸 | 炭水化物：利用可能炭水化物（単糖当量） | 炭水化物：利用可能炭水化物（質量計） | 炭水化物：差引き法による利用可能炭水化物 | 炭水化物：食物繊維総量 | 炭水化物：糖アルコール | 炭水化物：炭水化物 | 灰分 | 食塩相当量 | 無機質：ナトリウム | 無機質：カリウム | 無機質：カルシウム | 無機質：マグネシウム | 無機質：リン | 無機質：鉄 | 無機質：亜鉛 |
|---|---|---|---|---|---|---|---|---|---|---|---|---|---|---|---|---|---|---|---|---|---|---|---|---|---|---|---|
| | | % | kcal | g | g | g | g | mg | g | g | g | g | g | g | g | g | g | g | g | g | mg | mg | mg | mg | mg | mg | mg |
| | （はまぐり類） | | | | | | | | | | | | | | | | | | | | | | | | | | |
| | はまぐり | | | | | | | | | | | | | | | | | | | | | | | | | | |
| 10306 | 生 | 60 | 35 | 88.8 | 4.5 | 6.1 | 0.3 | 25 | 0.6 | 0.09 | 0.10 | 0.03 | (1.8) | (1.6) | 3.7* | (0) | – | 1.8 | 2.8 | 2.0 | 780 | 160 | 130 | 81 | 96 | 2.1 | 1.7 |
| 10307 | 水煮 | 75 | 79 | 78.6 | (10.9) | 14.9 | 0.6 | 79 | 1.5 | 0.19 | 0.23 | 0.06 | (2.9) | (2.6) | 7.6* | (0) | – | 2.9 | 2.3 | 1.2 | 490 | 180 | 130 | 69 | 190 | 3.9 | 2.5 |
| 10308 | 焼き | 70 | 70 | 79.8 | (9.7) | 13.3 | 0.4 | 65 | 1.0 | 0.13 | 0.15 | 0.04 | (2.8) | (2.5) | 7.0* | (0) | – | 2.8 | 3.1 | 2.0 | 770 | 230 | 140 | 87 | 140 | 3.3 | 2.4 |
| 10309 | つくだ煮 | 0 | 211 | 40.1 | (19.7) | 27.0 | 1.2 | 100 | 2.8 | 0.41 | 0.41 | 0.09 | – | – | 30.2* | (0) | – | 21.4 | 8.7 | 7.1 | 2800 | 320 | 120 | 95 | 340 | 7.2 | 4.2 |
| | ちょうせんはまぐり | | | | | | | | | | | | | | | | | | | | | | | | | | |
| 変 10310 | 生 | 60 | 41 | 88.1 | 4.6 | 6.5 | 0.5 | 27 | 1.0 | 0.18 | 0.19 | 0.04 | 1.3 | 1.2 | 4.4* | (0) | – | 2.7 | 2.3 | 1.3 | 510 | 170 | 160 | 69 | 94 | 5.1 | 1.2 |
| | ほたてがい | | | | | | | | | | | | | | | | | | | | | | | | | | |
| 10311 | 生 | 50 | 66 | 82.3 | 10.0 | 13.5 | 0.4 | 33 | 0.9 | 0.18 | 0.12 | 0.01 | (1.5) | (1.4) | 5.5* | (0) | – | 1.5 | 1.8 | 0.8 | 320 | 310 | 22 | 59 | 210 | 2.2 | 2.7 |
| 10312 | 水煮 | 60 | 89 | 76.8 | (13.0) | 17.6 | 0.8 | 52 | 1.9 | 0.27 | 0.26 | 0.02 | (1.9) | (1.7) | 7.6* | (0) | – | 1.9 | 1.8 | 0.6 | 250 | 330 | 24 | 57 | 250 | 2.8 | 3.1 |
| 10313 | 貝柱，生 | 0 | 82 | 78.4 | 12.3 | 16.9 | 0.1 | 35 | 0.3 | 0.03 | 0.05 | 0.01 | (3.5) | (3.1) | 7.9* | (0) | – | 3.5 | 1.3 | 0.3 | 120 | 380 | 7 | 41 | 230 | 0.2 | 1.5 |
| 10414 | 貝柱，焼き | 0 | 123 | 67.8 | 18.0 | 23.8 | 0.1 | 52 | 0.3 | 0.02 | 0.05 | 0.01 | (4.6) | (4.2) | 12.4* | (0) | – | 4.6 | 1.7 | 0.4 | 150 | 480 | 13 | 56 | 320 | 0.3 | 2.2 |
| 10314 | 貝柱，煮干し | 0 | 301 | 17.1 | (49.9) | 65.7 | 0.5 | 150 | 1.4 | 0.13 | 0.23 | 0.03 | (7.6) | (6.8) | 24.3* | (0) | – | 7.6 | 8.2 | 6.4 | 2500 | 810 | 34 | 120 | 610 | 1.2 | 6.1 |
| 10315 | 貝柱，水煮缶詰 | 0 | 87 | 76.4 | (14.8) | 19.5 | 0.2 | 62 | 0.6 | 0.06 | 0.09 | 0.01 | (1.5) | (1.4) | 6.6* | (0) | – | 1.5 | 2.0 | 1.0 | 390 | 250 | 50 | 37 | 170 | 0.7 | 2.7 |
| | ほっきがい | | | | | | | | | | | | | | | | | | | | | | | | | | |
| 10316 | 生 | 65 | 66 | 82.1 | (8.1) | 11.1 | 0.3 | 51 | 1.1 | 0.10 | 0.08 | 0.02 | (3.8) | (3.4) | 7.6* | (0) | – | 3.8 | 1.9 | 0.6 | 250 | 260 | 62 | 75 | 160 | 4.4 | 1.8 |
| | みるがい | | | | | | | | | | | | | | | | | | | | | | | | | | |
| 10317 | 水管，生 | 80 | 77 | 78.9 | (13.3) | 18.3 | 0.1 | 36 | 0.4 | 0.04 | 0.04 | 0.01 | (0.3) | (0.3) | 5.6* | (0) | – | 0.3 | 2.1 | 0.8 | 330 | 420 | 55 | 75 | 160 | 3.3 | 1.0 |
| | **えび・かに類** | | | | | | | | | | | | | | | | | | | | | | | | | | |
| | （えび類） | | | | | | | | | | | | | | | | | | | | | | | | | | |
| | あまえび | | | | | | | | | | | | | | | | | | | | | | | | | | |
| 変 10319 | 生 | 65 | 85 | 78.2 | 15.2 | 19.8 | 0.7 | 130 | 1.5 | 0.17 | 0.30 | 0.04 | (0.1) | (0.1) | 4.2* | (0) | – | 0.1 | 1.6 | 0.8 | 300 | 310 | 50 | 42 | 240 | 0.1 | 1.0 |
| | アルゼンチンあかえび | | | | | | | | | | | | | | | | | | | | | | | | | | |
| 新 10467 | 生 | 60 | 73 | 80.1 | 13.9 | 19.1 | 0.4 | 160 | 0.7 | 0.09 | 0.14 | 0.02 | (Tr) | (Tr) | 3.7* | – | – | Tr | 2.0 | 0.8 | 330 | 390 | 41 | 47 | 300 | 0.3 | 1.3 |
| 新 10468 | ゆで | 60 | 95 | 75.4 | 17.1 | 22.5 | 0.9 | 210 | 1.8 | 0.21 | 0.34 | 0.05 | (Tr) | (Tr) | 4.7* | – | – | Tr | 1.9 | 0.8 | 310 | 350 | 56 | 55 | 300 | 0.7 | 1.8 |
| 新 10469 | 焼き | 60 | 82 | 78.3 | 15.7 | 21.0 | 0.6 | 170 | 1.4 | 0.15 | 0.25 | 0.04 | (0.1) | (0.1) | 3.3* | – | – | 0.1 | 2.1 | 0.9 | 360 | 400 | 47 | 49 | 300 | 0.7 | 1.5 |
| | いせえび | | | | | | | | | | | | | | | | | | | | | | | | | | |
| 10320 | 生 | 70 | 86 | 76.6 | 17.4 | 20.9 | 0.1 | 93 | 0.4 | 0.03 | 0.05 | 0.02 | (Tr) | (Tr) | 3.7* | (0) | – | Tr | 2.1 | 0.9 | 350 | 400 | 37 | 39 | 330 | 0.1 | 1.8 |
| | くるまえび | | | | | | | | | | | | | | | | | | | | | | | | | | |
| 10321 | 養殖，生 | 55 | 90 | 76.1 | 18.2 | 21.6 | 0.3 | 170 | 0.6 | 0.08 | 0.08 | 0.04 | (Tr) | (Tr) | 3.7* | (0) | – | Tr | 1.7 | 0.4 | 170 | 430 | 41 | 46 | 310 | 0.7 | 1.4 |
| 10322 | 養殖，ゆで | 55 | 116 | 69.3 | (23.8) | 28.2 | 0.2 | 240 | 0.5 | 0.06 | 0.07 | 0.03 | (Tr) | (Tr) | 4.7* | (0) | – | Tr | 2.0 | 0.5 | 200 | 500 | 61 | 57 | 390 | 1.0 | 1.8 |
| 10323 | 養殖，焼き | 55 | 97 | 74.4 | (19.9) | 23.5 | 0.2 | 200 | 0.4 | 0.06 | 0.06 | 0.03 | (Tr) | (Tr) | 3.9* | (0) | – | Tr | 1.7 | 0.5 | 180 | 400 | 55 | 49 | 330 | 1.4 | 1.6 |
| | さくらえび | | | | | | | | | | | | | | | | | | | | | | | | | | |
| 新 10431 | 生 | 0 | 78 | 78.9 | 12.0 | 16.6 | 1.2 | 200 | 2.0 | 0.34 | 0.37 | 0.07 | (0.1) | (0.1) | 4.9* | – | – | 0.1 | 3.1 | 0.7 | 270 | 310 | 630 | 69 | 330 | 0.3 | 1.3 |
| 10324 | ゆで | 0 | 82 | 75.6 | (13.2) | 18.2 | 0.7 | 230 | 1.5 | 0.19 | 0.21 | 0.04 | (Tr) | (Tr) | 5.8* | – | – | Tr | 4.7 | 2.1 | 830 | 250 | 690 | 92 | 360 | 0.5 | 1.4 |
| 10325 | 素干し | 0 | 286 | 19.4 | (46.9) | 64.9 | 2.1 | 700 | 4.0 | 0.59 | 0.60 | 0.14 | (0.1) | (0.1) | 20.0* | – | – | 0.1 | 11.6 | 3.0 | 1200 | 1200 | 2000 | 310 | 1200 | 3.2 | 4.9 |
| 10326 | 煮干し | 0 | 252 | 23.2 | (42.8) | 59.1 | 1.1 | 700 | 2.5 | 0.35 | 0.31 | 0.06 | (0.1) | (0.1) | 17.8* | – | – | 0.1 | 15.1 | 8.6 | 3400 | 680 | 1500 | 260 | 860 | 3.0 | 4.1 |
| | 大正えび | | | | | | | | | | | | | | | | | | | | | | | | | | |
| 10327 | 生 | 55 | 89 | 76.3 | (17.9) | 21.7 | 0.1 | 160 | 0.3 | 0.04 | 0.04 | 0.01 | (0.1) | (0.1) | 4.1* | (0) | – | 0.1 | 1.6 | 0.5 | 200 | 360 | 34 | 45 | 300 | 0.1 | 1.4 |

可食部100g当たり

| 無機質 銅 | 無機質 マンガン | 無機質 ヨウ素 | 無機質 セレン | 無機質 クロム | 無機質 モリブデン | ビタミンA レチノール | ビタミンA α-カロテン | ビタミンA β-カロテン | ビタミンA β-クリプトキサンチン | ビタミンA β-カロテン当量 | ビタミンA レチノール活性当量 | ビタミンD | ビタミンE α-トコフェロール | ビタミンE β-トコフェロール | ビタミンE γ-トコフェロール | ビタミンE δ-トコフェロール | ビタミンK | ビタミンB$_1$ | ビタミンB$_2$ | ナイアシン | ナイアシン当量 | ビタミンB$_6$ | ビタミンB$_{12}$ | 葉酸 | パントテン酸 | ビオチン | ビタミンC | 備考 (有 有機酸) |
|---|---|---|---|---|---|---|---|---|---|---|---|---|---|---|---|---|---|---|---|---|---|---|---|---|---|---|---|---|
| mg | mg | µg | µg | µg | µg | µg | µg | µg | µg | µg | µg | µg | mg | mg | mg | mg | µg | mg | mg | mg | mg | mg | µg | µg | mg | µg | mg | |
| 0.10 | 0.14 | – | – | – | – | 7 | 0 | 25 | – | 25 | 9 | (0) | 0.6 | 0 | 0 | 0 | Tr | 0.08 | 0.16 | 1.1 | 2.1 | 0.08 | 28.0 | 20 | 0.37 | – | 1 | 廃棄部位：貝殻 |
| 0.23 | 0.30 | – | – | – | – | 12 | 0 | 50 | – | 50 | 16 | (0) | 2.8 | 0 | 0 | 0 | 1 | 0.15 | 0.27 | 1.6 | (4.1) | 0.05 | 20.0 | 23 | 0.45 | – | 1 | 廃棄部位：貝殻 |
| 0.20 | 0.30 | – | – | – | – | 12 | 0 | 48 | – | 48 | 16 | (0) | 2.3 | 0 | 0 | 0 | Tr | 0.13 | 0.29 | 1.9 | (4.1) | 0.12 | 33.0 | 27 | 0.57 | – | 2 | 液汁を含んだもの 廃棄部位：貝殻 |
| 0.20 | 1.03 | – | – | – | – | Tr | – | – | – | Tr | Tr | (0) | 1.9 | 0 | 0 | 0 | 2 | 0.02 | 0.10 | 1.6 | (6.1) | 0.11 | 45.0 | 49 | 0.34 | – | (0) | |
| 0.11 | 0.22 | 27 | 21 | 4 | 6 | 3 | 4 | 28 | 0 | 30 | 6 | (0) | 0.5 | 0 | 0 | 0 | 0 | 0.13 | 0.12 | 1.2 | 2.2 | 0.07 | 19.0 | 21 | 0.57 | 13.0 | 1 | 廃棄部位：貝殻 有0.1g |
| 0.13 | 0.12 | – | – | – | – | 10 | 1 | 150 | 0 | 150 | 23 | (0) | 0.9 | 0 | 0 | 0 | 1 | 0.05 | 0.29 | 1.7 | 3.4 | 0.07 | 11.0 | 87 | 0.66 | – | 3 | 廃棄部位：貝殻 |
| 0.17 | 0.12 | – | – | – | – | 15 | 2 | 230 | 0 | 230 | 34 | (0) | 1.7 | 0 | 0 | 0 | 2 | 0.04 | 0.29 | 1.9 | (4.1) | 0.06 | 18.0 | 83 | 0.64 | – | 2 | 廃棄部位：貝殻 |
| 0.03 | 0.02 | 2 | 18 | 3 | 1 | 1 | 0 | 0 | 0 | 0 | 1 | 0 | 0.8 | 0 | 0 | 0 | 0 | 0.01 | 0.06 | 1.9 | 4.1 | 0.11 | 1.7 | 61 | 0.28 | 1.7 | 2 | |
| 0.04 | 0.03 | – | – | – | – | 1 | 0 | 0 | 0 | 0 | 1 | 0 | 1.1 | 0 | 0 | 0 | Tr | 0.01 | 0.08 | 2.7 | 5.9 | 0.14 | 2.1 | 41 | 0.34 | – | 1 | |
| 0.08 | 0.10 | – | – | – | – | Tr | – | – | – | Tr | Tr | (0) | 2.5 | 0 | 0 | 0 | (0) | 0.12 | 0.30 | 4.6 | (14.0) | 0.12 | 5.2 | 22 | 0.75 | – | (0) | |
| 0.03 | 0.07 | – | – | – | – | Tr | – | – | – | Tr | Tr | (0) | 1.1 | 0 | 0 | 0 | (0) | Tr | 0.05 | 1.0 | (3.7) | 0.09 | 2.6 | 7 | 0 | – | (0) | 液汁を除いたもの |
| | | | | | | | | | | | | | | | | | | | | | | | | | | | | 別名うばがい（標準和名） |
| 0.15 | 0.11 | – | – | – | – | 6 | – | – | – | 10 | 7 | (0) | 1.4 | 0 | 0 | 0 | (0) | 0.01 | 0.16 | 1.9 | (3.5) | 0.12 | 48.0 | 45 | 0.20 | – | 2 | 廃棄部位：貝殻 |
| | | | | | | | | | | | | | | | | | | | | | | | | | | | | 別名みるくい（標準和名） |
| 0.04 | 0.16 | – | – | – | – | Tr | – | – | – | Tr | Tr | (0) | 0.6 | 0 | 0 | 0 | (0) | Tr | 0.14 | 2.0 | (4.6) | 0.05 | 9.1 | 13 | 0.64 | – | 1 | 廃棄部位：貝殻及び内臓 |
| | | | | | | | | | | | | | | | | | | | | | | | | | | | | 別名ほっこくあかえび（標準和名） |
| 0.44 | 0.02 | 18 | 33 | Tr | 1 | 3 | 0 | 0 | 0 | 0 | 3 | (0) | 3.4 | 0 | 0 | 0 | (0) | 0.02 | 0.03 | 1.1 | 4.4 | 0.04 | 2.4 | 25 | 0.21 | 2.1 | Tr | 廃棄部位：頭部、殻、内臓、尾部等 |
| 0.37 | 0.03 | 26 | 66 | 1 | 2 | 0 | Tr | 4 | 0 | 5 | Tr | – | 1.4 | 0 | 0 | 0 | – | 0.04 | 0.04 | 2.0 | 4.6 | 0.05 | 3.3 | 61 | 0.76 | 3.4 | 1 | 廃棄部位：頭部、殻、内臓、尾部等 |
| 0.58 | 0.05 | 44 | 79 | 1 | 4 | 0 | 1 | 9 | – | 10 | 1 | – | 2.1 | – | 0 | – | – | 0.04 | 0.06 | 1.8 | 5.4 | 0.05 | 5.4 | 39 | 0.55 | 4.7 | Tr | 廃棄部位：頭部、殻、内臓、尾部等 |
| 0.63 | 0.03 | 49 | 79 | 1 | 4 | 0 | 1 | 7 | – | 7 | 1 | – | 1.6 | – | – | – | – | 0.03 | 0.06 | 2.0 | 5.1 | 0.06 | 5.0 | 35 | 0.62 | 3.9 | 1 | 廃棄部位：頭部、殻、内臓、尾部等 |
| 0.65 | 0.02 | – | – | – | – | 0 | 0 | 0 | 0 | 0 | 0 | (0) | 3.8 | 0 | 0 | 0 | (0) | 0.01 | 0.03 | 2.1 | 5.2 | 0.14 | 0.3 | 15 | 0.41 | – | 1 | 廃棄部位：頭部、殻、内臓、尾部等 |
| 0.42 | 0.02 | 4 | 35 | 0 | 1 | 0 | 0 | 49 | 0 | 49 | 4 | (0) | 1.6 | 0 | 0 | 0 | (0) | 0.11 | 0.06 | 3.8 | 7.0 | 0.12 | 1.9 | 23 | 1.11 | 2.6 | Tr | 廃棄部位：頭部、殻、内臓、尾部等 |
| 0.62 | 0.03 | – | – | – | – | 0 | 0 | 56 | 0 | 56 | 5 | (0) | 2.3 | 0 | 0 | 0 | (0) | 0.09 | 0.05 | 4.5 | (8.6) | 0.08 | 2.0 | 17 | 1.07 | – | Tr | 廃棄部位：頭部、殻、内臓、尾部等 |
| 0.58 | 0.02 | – | – | – | – | 0 | 0 | 53 | 0 | 53 | 4 | (0) | 2.7 | 0 | 0 | 0 | (0) | 0.11 | 0.05 | 3.6 | (7.0) | 0.08 | 2.3 | 15 | 1.06 | – | 1 | 廃棄部位：頭部、殻、内臓、尾部等 |
| 0.90 | 0.05 | 110 | 64 | 1 | 3 | 1 | Tr | 6 | 0 | 6 | 2 | 0.1 | 2.3 | 0 | Tr | 0 | 0 | 0.10 | 0.08 | 2.3 | 5.1 | 0.10 | 4.5 | 94 | 0.29 | 5.2 | 1 | 殻つき |
| 2.05 | 0.09 | – | – | – | – | 6 | 0 | 3 | 0 | 3 | 7 | (0) | 2.8 | 0 | 0 | 0 | 0 | 0.10 | 0.08 | 1.1 | (4.2) | 0.09 | 4.3 | 41 | 0.37 | – | 0 | 殻つき |
| 3.34 | 0.23 | – | – | – | – | Tr | – | – | – | (0) | (Tr) | (0) | (7.2) | 0 | (0.1) | 0 | (0) | 0.17 | 0.15 | 5.5 | (17.0) | 0.21 | 11.0 | 230 | 1.16 | – | 0 | 殻つき |
| 2.61 | 0.20 | – | – | – | – | Tr | – | – | – | (0) | (Tr) | (0) | (3.4) | 0 | (0.1) | 0 | (0) | 0.16 | 0.11 | 3.5 | (14.0) | 0.05 | 3.5 | 82 | 0.51 | – | 0 | 殻つき |
| | | | | | | | | | | | | | | | | | | | | | | | | | | | | 別名こうらいえび（標準和名） |
| 0.61 | 0.02 | – | – | – | – | 6 | 0 | 4 | 0 | 4 | 6 | (0) | 1.8 | 0 | 0 | 0 | (0) | 0.03 | 0.04 | 2.4 | (5.8) | 0.07 | 2.1 | 45 | 0.61 | – | 1 | 廃棄部位：頭部、殻、内臓、尾部等 |

# 10 魚介類

| 食品番号 | 食品名 | 廃棄率 | エネルギー | 水分 | たんぱく質: アミノ酸組成によるたんぱく質 | たんぱく質: たんぱく質 | 脂質: トリアシルグリセロール当量 | 脂質: コレステロール | 脂質: 脂質 | 脂肪酸: 飽和脂肪酸 | 脂肪酸: $n$-3系多価不飽和脂肪酸 | 脂肪酸: $n$-6系多価不飽和脂肪酸 | 炭水化物: 利用可能炭水化物（単糖当量） | 炭水化物: 利用可能炭水化物（質量計） | 炭水化物: 差引き法による利用可能炭水化物 | 炭水化物: 食物繊維総量 | 炭水化物: 糖アルコール | 炭水化物: 炭水化物 | 灰分 | 食塩相当量 | 無機質: ナトリウム | 無機質: カリウム | 無機質: カルシウム | 無機質: マグネシウム | 無機質: リン | 無機質: 鉄 | 無機質: 亜鉛 |
|---|---|---|---|---|---|---|---|---|---|---|---|---|---|---|---|---|---|---|---|---|---|---|---|---|---|---|---|
| | | % | kcal | g | g | g | g | mg | g | g | g | g | g | g | g | g | g | g | g | g | mg | mg | mg | mg | mg | mg | mg |
| | **しばえび** | | | | | | | | | | | | | | | | | | | | | | | | | | |
| 10328 | 生 | 50 | 78 | 79.3 | 15.7 | 18.7 | 0.2 | 170 | 0.4 | 0.06 | 0.07 | 0.01 | (0.1) | (0.1) | 3.3* | (0) | — | 0.1 | 1.5 | 0.6 | 250 | 260 | 56 | 30 | 270 | 1.0 | 1.0 |
| | **バナメイえび** | | | | | | | | | | | | | | | | | | | | | | | | | | |
| 名 10415 | 養殖，生 | 20 | 82 | 78.6 | 16.5 | 19.6 | 0.3 | 160 | 0.6 | 0.10 | 0.08 | 0.07 | (0.7) | (0.6) | 3.3* | (0) | — | 0.7 | 1.3 | 0.3 | 140 | 270 | 68 | 37 | 220 | 1.4 | 1.2 |
| 名 10416 | 養殖，天ぷら | 10 | 194 | 62.0 | 17.1 | 20.0 | 9.6 | 160 | 10.3 | 0.79 | 0.80 | 1.72 | 7.1 | 6.5 | 9.2* | 0.9 | — | 6.5 | 1.2 | 0.3 | 140 | 250 | 96 | 36 | 200 | 0.5 | 1.3 |
| | **ブラックタイガー** | | | | | | | | | | | | | | | | | | | | | | | | | | |
| 10329 | 養殖，生 | 15 | 77 | 79.9 | (15.2) | 18.4 | 0.1 | 150 | 0.3 | 0.04 | 0.04 | 0.02 | (0.3) | (0.3) | 3.7* | (0) | — | 0.3 | 1.1 | 0.4 | 150 | 230 | 67 | 36 | 210 | 0.2 | 1.4 |
| | **加工品** | | | | | | | | | | | | | | | | | | | | | | | | | | |
| 10330 | 干しえび | 0 | 213 | 24.2 | (40.0) | 48.6 | 1.2 | 510 | 2.8 | 0.45 | 0.29 | 0.11 | (0.3) | (0.3) | 10.4* | — | — | 0.3 | 24.1 | 3.8 | 1500 | 740 | 7100 | 520 | 990 | 15.0 | 3.9 |
| 10331 | つくだ煮 | 0 | 239 | 31.8 | (21.3) | 25.9 | 1.3 | 230 | 2.2 | 0.36 | 0.28 | 0.20 | — | — | 35.6* | — | — | 30.1 | 10.0 | 4.8 | 1900 | 350 | 1800 | 110 | 440 | 3.9 | 3.1 |
| | **（かに類）** | | | | | | | | | | | | | | | | | | | | | | | | | | |
| | **がざみ** | | | | | | | | | | | | | | | | | | | | | | | | | | |
| 10332 | 生 | 65 | 61 | 83.1 | (10.8) | 14.4 | 0.1 | 79 | 0.3 | 0.04 | 0.04 | 0.01 | (0.3) | (0.3) | 4.1* | (0) | — | 0.3 | 1.9 | 0.9 | 360 | 300 | 110 | 60 | 200 | 0.3 | 3.7 |
| | **毛がに** | | | | | | | | | | | | | | | | | | | | | | | | | | |
| 10333 | 生 | 70 | 67 | 81.9 | 12.1 | 15.8 | 0.3 | 47 | 0.5 | 0.05 | 0.14 | 0.01 | (0.2) | (0.2) | 4.1* | (0) | — | 0.2 | 1.6 | 0.6 | 220 | 340 | 61 | 38 | 260 | 0.5 | 3.3 |
| 10334 | ゆで | 60 | 78 | 79.2 | (13.8) | 18.4 | 0.3 | 53 | 0.5 | 0.05 | 0.13 | 0.01 | (0.2) | (0.2) | 5.1* | (0) | — | 0.2 | 1.7 | 0.6 | 240 | 280 | 66 | 39 | 200 | 0.6 | 3.8 |
| | **ずわいがに** | | | | | | | | | | | | | | | | | | | | | | | | | | |
| 10335 | 生 | 70 | 59 | 84.0 | 10.6 | 13.9 | 0.2 | 44 | 0.4 | 0.03 | 0.11 | 0.02 | (0.1) | (0.1) | 3.6* | (0) | — | 0.1 | 1.6 | 0.8 | 310 | 310 | 90 | 42 | 170 | 0.5 | 2.6 |
| 10336 | ゆで | 55 | 65 | 82.5 | (11.2) | 15.0 | 0.3 | 61 | 0.6 | 0.05 | 0.16 | 0.03 | (0.1) | (0.1) | 4.1* | (0) | — | 0.1 | 1.8 | 0.6 | 240 | 240 | 120 | 55 | 150 | 0.7 | 3.1 |
| 10337 | 水煮缶詰 | 0 | 69 | 81.1 | (12.2) | 16.3 | 0.2 | 70 | 0.4 | 0.04 | 0.08 | 0.02 | (0.2) | (0.2) | 4.5* | (0) | — | 0.2 | 2.0 | 1.7 | 670 | 21 | 68 | 29 | 120 | 0.5 | 4.7 |
| | **たらばがに** | | | | | | | | | | | | | | | | | | | | | | | | | | |
| 変 10338 | 生 | 70 | 56 | 84.7 | 10.1 | 13.0 | 0.5 | 34 | 0.9 | 0.09 | 0.22 | 0.04 | (0.2) | (0.2) | 2.9* | (0) | — | 0.2 | 1.8 | 0.9 | 340 | 280 | 51 | 41 | 220 | 0.3 | 3.2 |
| 変 10339 | ゆで | 60 | 77 | 80.0 | 14.3 | 17.5 | 0.8 | 53 | 1.5 | 0.14 | 0.37 | 0.05 | (0.3) | (0.3) | 3.2* | (0) | — | 0.3 | 1.7 | 0.8 | 310 | 230 | 48 | 51 | 190 | 0.2 | 4.2 |
| 10340 | 水煮缶詰 | 0 | 85 | 77.0 | (15.4) | 20.6 | 0.1 | 60 | 0.3 | 0.03 | 0.06 | 0.01 | (0.1) | (0.1) | 5.5* | (0) | — | 0.1 | 2.0 | 1.5 | 580 | 90 | 52 | 34 | 220 | 0.2 | 6.3 |
| | **加工品** | | | | | | | | | | | | | | | | | | | | | | | | | | |
| 10341 | がん漬 | 0 | 58 | 54.7 | (6.3) | 8.4 | 0.2 | 36 | 0.4 | 0.07 | 0.04 | 0.05 | — | — | 7.7* | — | — | 5.4 | 31.1 | 19.1 | 7500 | 250 | 4000 | 530 | 200 | 1.7 | 2.4 |
| | **いか・たこ類** | | | | | | | | | | | | | | | | | | | | | | | | | | |
| | **（いか類）** | | | | | | | | | | | | | | | | | | | | | | | | | | |
| | **あかいか** | | | | | | | | | | | | | | | | | | | | | | | | | | |
| 変 10342 | 生 | 25 | 81 | 79.3 | 13.4 | 17.9 | 0.8 | 280 | 1.5 | 0.21 | 0.43 | 0.01 | (Tr) | (Tr) | 5.1* | (0) | — | Tr | 1.4 | 0.5 | 200 | 330 | 12 | 46 | 280 | 0.1 | 1.2 |
| | **けんさきいか** | | | | | | | | | | | | | | | | | | | | | | | | | | |
| 10343 | 生 | 20 | 77 | 80.0 | (12.7) | 17.5 | 0.4 | 350 | 1.0 | 0.16 | 0.19 | 0.03 | (0.1) | (0.1) | 5.5* | (0) | — | 0.1 | 1.4 | 0.5 | 210 | 330 | 12 | 46 | 260 | 0.1 | 1.3 |
| | **こういか** | | | | | | | | | | | | | | | | | | | | | | | | | | |
| 変 10344 | 生 | 35 | 64 | 83.4 | 10.6 | 14.9 | 0.6 | 210 | 1.3 | 0.19 | 0.28 | 0.05 | (0.1) | (0.1) | 4.1* | (0) | — | 0.1 | 1.3 | 0.7 | 280 | 220 | 17 | 48 | 170 | 0.1 | 1.5 |
| | **するめいか** | | | | | | | | | | | | | | | | | | | | | | | | | | |
| 10345 | 生 | 30 | 76 | 80.2 | (13.4) | 17.9 | 0.3 | 250 | 0.8 | 0.11 | 0.18 | 0.01 | (0.1) | (0.1) | 4.7* | (0) | — | 0.1 | 1.3 | 0.5 | 210 | 300 | 11 | 46 | 250 | 0.1 | 1.5 |
| 10346 | 水煮 | 0 | 98 | 74.6 | (16.4) | 21.9 | 0.4 | 310 | 0.9 | 0.11 | 0.20 | 0.01 | (0.1) | (0.1) | 7.1* | (0) | — | 0.1 | 1.4 | 0.6 | 230 | 310 | 14 | 52 | 280 | 0.1 | 1.8 |
| 10347 | 焼き | 0 | 108 | 71.8 | (17.7) | 23.6 | 0.4 | 350 | 1.0 | 0.12 | 0.21 | 0.01 | (0.1) | (0.1) | 8.5* | (0) | — | 0.1 | 1.6 | 0.8 | 330 | 360 | 14 | 57 | 300 | 0.2 | 1.9 |
| 10417 | 胴，皮つき，生 | 0 | 78 | 79.8 | 13.8 | 18.6 | 0.4 | 210 | 0.7 | 0.12 | 0.25 | 0.01 | (0.1) | (0.1) | 4.7* | (0) | — | 0.1 | 1.4 | 0.5 | 200 | 330 | 10 | 48 | 280 | 0.1 | 1.4 |

可食部 100 g 当たり

| 無機質 | | | | | | ビタミン | | | | | | | | | | | | | | | | | | | | | | 備考 |
|---|---|---|---|---|---|---|---|---|---|---|---|---|---|---|---|---|---|---|---|---|---|---|---|---|---|---|---|---|
| | | | | | | ビタミンA | | | | | | | ビタミンE | | | | | | | | | | | | | | | |
| 銅 | マンガン | ヨウ素 | セレン | クロム | モリブデン | レチノール | α-カロテン | β-カロテン | β-クリプトキサンチン | β-カロテン当量 | レチノール活性当量 | ビタミンD | α-トコフェロール | β-トコフェロール | γ-トコフェロール | δ-トコフェロール | ビタミンK | ビタミン$B_1$ | ビタミン$B_2$ | ナイアシン | ナイアシン当量 | ビタミン$B_6$ | ビタミン$B_{12}$ | 葉酸 | パントテン酸 | ビオチン | ビタミンC | 調 調理による脂質の増減 |
| mg | mg | µg | µg | µg | µg | µg | µg | µg | µg | µg | µg | µg | mg | mg | mg | mg | µg | mg | mg | mg | mg | mg | µg | µg | mg | µg | mg | |
| 0.35 | 0.11 | – | – | – | – | 3 | 0 | 20 | 0 | 20 | 4 | (0) | 1.7 | 0 | 0 | 0 | (0) | 0.02 | 0.06 | 2.2 | 5.5 | 0.10 | 1.1 | 57 | 0.38 | – | 2 | 廃棄部位：頭部，殻，内臓，尾部等 |
| 0.33 | 0.10 | 10 | 27 | 2 | – | 0 | (0) | (0) | (0) | (0) | 0 | 0 | 1.7 | 0 | 0.3 | 0 | (0) | 0.03 | 0.04 | 3.6 | 6.8 | 0.14 | 1.2 | 38 | 0.23 | 1.9 | 1 | 廃棄部位：殻及び尾部 |
| 0.29 | 0.11 | 9 | 28 | 1 | – | 0 | (0) | 16 | (0) | 16 | 1 | 0 | 3.6 | 0 | 4.7 | 0.1 | 13 | 0.04 | 0.06 | 3.3 | 6.8 | 0.10 | 1.1 | 34 | 0.23 | 1.8 | Tr | 頭部，殻，内臓等除いたもの<br>廃棄部位：殻及び尾部<br>調 p. 249，表 13 |
| | | | | | | | | | | | | | | | | | | | | | | | | | | | | 別名 うしえび（標準和名） |
| 0.39 | 0.02 | 4 | 26 | 2 | 1 | 1 | 0 | 0 | – | 0 | 1 | (0) | 1.4 | 0 | 0.1 | 0 | (0) | 0.07 | 0.03 | 2.6 | (5.5) | 0.07 | 0.9 | 15 | 0.59 | 1.9 | Tr | 無頭，殻つき<br>廃棄部位：殻及び尾部 |
| 5.17 | 3.93 | – | – | – | – | 14 | 0 | 5 | 0 | 5 | 14 | (0) | 2.5 | 0 | 0 | 0 | (0) | 0.10 | 0.19 | 4.3 | (12.0) | 0.19 | 11.0 | 46 | 0.72 | – | 0 | 試料（原材料）：さるえび |
| 1.56 | 1.24 | – | – | – | – | Tr | – | – | – | (0) | (Tr) | (0) | 6.3 | 0 | 0.2 | 0 | (0) | 0.14 | 0.11 | 5.0 | (9.1) | 0.08 | 6.3 | 35 | 0.65 | – | (0) | |
| | | | | | | | | | | | | | | | | | | | | | | | | | | | | 別名 わたりがに |
| 1.10 | 0.06 | – | – | – | – | 0 | 0 | 7 | 0 | 7 | 1 | (0) | 1.8 | 0 | 0 | 0 | (0) | 0.02 | 0.15 | 4.2 | (6.3) | 0.18 | 4.7 | 22 | 0.78 | – | Tr | 廃棄部位：殻，内臓等 |
| 0.47 | 0.03 | – | – | – | – | Tr | – | – | – | (0) | (Tr) | (0) | 2.2 | 0 | 0 | 0 | (0) | 0.07 | 0.23 | 2.3 | 4.5 | 0.16 | 1.9 | 13 | 0.41 | – | Tr | 廃棄部位：殻，内臓等 |
| 0.46 | 0.02 | – | – | – | – | Tr | – | – | – | (0) | (Tr) | (0) | 3.7 | 0 | 0 | 0 | (0) | 0.07 | 0.23 | 2.4 | (5.1) | 0.13 | 2.5 | 10 | 0.40 | – | Tr | 殻つきでゆでたもの<br>廃棄部位：殻，内臓等 |
| | | | | | | | | | | | | | | | | | | | | | | | | | | | | 別名 まつばがに |
| 0.35 | 0.02 | 58 | 97 | 1 | 2 | Tr | – | – | – | (0) | (Tr) | (0) | 2.1 | 0 | 0 | 0 | (0) | 0.24 | 0.60 | 8.0 | 10.0 | 0.13 | 4.3 | 15 | 0.48 | 3.0 | Tr | 廃棄部位：殻，内臓等 |
| 0.56 | 0.02 | – | – | – | – | Tr | – | – | – | (0) | (Tr) | (0) | 2.6 | 0 | 0 | 0 | (0) | 0.21 | 0.57 | 6.1 | (8.3) | 0.11 | 7.2 | 9 | 0.54 | – | Tr | 殻つきでゆでたもの<br>廃棄部位：殻，内臓等 |
| 0.35 | 0.10 | – | – | – | – | 0 | – | – | – | (0) | (0) | (0) | 2.0 | 0 | 0 | 0 | (0) | 0 | 0.03 | 0.1 | (2.5) | Tr | 0.2 | 1 | 0 | – | 0 | 液汁を除いたもの |
| 0.43 | 0.03 | 43 | 25 | 1 | 1 | 0 | 0 | 7 | 0 | 7 | 1 | (0) | 1.9 | 0 | 0 | 0 | (0) | 0.05 | 0.07 | 2.1 | 4.3 | 0.14 | 5.8 | 21 | 0.65 | 4.9 | 1 | 廃棄部位：殻，内臓等 |
| 0.41 | 0.04 | 62 | 35 | 1 | 2 | 0 | 0 | 8 | 0 | 8 | 1 | (0) | 3.0 | 0 | 0 | 0 | (0) | 0.07 | 0.06 | 1.8 | 5.1 | 0.13 | 9.9 | 15 | 0.48 | 5.4 | Tr | 廃棄部位：殻，内臓等<br>殻つきでゆでたもの |
| 0.58 | 0.06 | – | – | – | – | Tr | – | – | – | (0) | (Tr) | (0) | 2.9 | 0 | 0 | 0 | (0) | 0.02 | 0.10 | 0.2 | (3.3) | 0.04 | 6.1 | 4 | 0.26 | – | (0) | 液汁を除いたもの |
| 1.36 | 4.43 | – | – | – | – | Tr | – | – | – | Tr | Tr | (0) | 1.8 | 0 | 0.2 | 0 | 1 | 0.10 | 0.50 | 2.0 | (3.2) | 0.07 | 2.2 | 7 | 0.26 | – | (0) | しおまねきの塩辛 |
| | | | | | | | | | | | | | | | | | | | | | | | | | | | | 別名 ばかいか，むらさきいか |
| 0.21 | 0.02 | 5 | 28 | 1 | 1 | 4 | 0 | 0 | 0 | 0 | 4 | (0) | 2.2 | 0 | 0 | 0 | (0) | 0.01 | 0.02 | 2.1 | 4.7 | 0.10 | 2.3 | 2 | 0.31 | 4.0 | 1 | 廃棄部位：内臓等 |
| 0.16 | 0.02 | – | – | – | – | 7 | 0 | 0 | 0 | 0 | 7 | (0) | 1.6 | 0 | 0 | 0 | (0) | 0.01 | 0.02 | 2.5 | (5.0) | 0.11 | 2.5 | 4 | 0.28 | – | 2 | 廃棄部位：内臓等 |
| | | | | | | | | | | | | | | | | | | | | | | | | | | | | 別名 すみいか |
| 0.45 | 0.02 | 4 | 23 | 0 | 0 | 5 | Tr | Tr | – | Tr | 5 | (0) | 2.2 | Tr | Tr | Tr | (0) | 0.03 | 0.05 | 1.3 | 3.3 | 0.06 | 1.4 | 3 | 0.52 | 1.6 | 1 | 廃棄部位：内臓等 |
| 0.29 | Tr | 7 | 41 | Tr | 1 | 13 | 0 | 0 | 0 | 0 | 13 | 0.3 | 2.1 | 0 | Tr | 0 | – | 0.07 | 0.05 | 4.0 | (6.5) | 0.21 | 4.9 | 5 | 0.34 | 4.9 | 1 | 廃棄部位：内臓等<br>胴 55.9%，足・耳 44.1% |
| 0.40 | 0.01 | 10 | 42 | 0 | 0 | 16 | 0 | 0 | 0 | 0 | 16 | 0 | 2.5 | 0 | Tr | 0 | – | 0.05 | 0.06 | 4.9 | (8.0) | 0.23 | 5.3 | 5 | 0.42 | 5.4 | 1 | 内臓等を除き水煮したもの |
| 0.41 | Tr | 10 | 46 | 0 | Tr | 22 | 0 | 0 | 0 | 0 | 22 | 0 | 2.5 | 0 | Tr | 0 | – | 0.09 | 0.07 | 5.8 | (9.1) | 0.26 | 5.4 | 7 | 0.44 | 6.3 | 1 | 内臓等を除き焼いたもの |
| 0.27 | 0.01 | 6 | 40 | Tr | – | 12 | (0) | (0) | (0) | (0) | 12 | 0.3 | 1.9 | 0 | Tr | 0 | – | 0.06 | 0.04 | 5.1 | 7.8 | 0.27 | 4.4 | 6 | 0.36 | 5.3 | 2 | |

# 10 魚介類

可食部100g当たり

| 食品番号 | 食品名 | 廃棄率 | エネルギー | 水分 | たんぱく質: アミノ酸組成によるたんぱく質 | たんぱく質: たんぱく質 | 脂質: トリアシルグリセロール当量 | 脂質: コレステロール | 脂質: 脂質 | 脂肪酸: 飽和脂肪酸 | 脂肪酸: $n$-3系多価不飽和脂肪酸 | 脂肪酸: $n$-6系多価不飽和脂肪酸 | 炭水化物: 利用可能炭水化物（単糖当量） | 炭水化物: 利用可能炭水化物（質量計） | 炭水化物: 差引き法による利用可能炭水化物 | 炭水化物: 食物繊維総量 | 炭水化物: 糖アルコール | 炭水化物: 炭水化物 | 灰分 | 食塩相当量 | 無機質: ナトリウム | 無機質: カリウム | 無機質: カルシウム | 無機質: マグネシウム | 無機質: リン | 無機質: 鉄 | 無機質: 亜鉛 |
|---|---|---|---|---|---|---|---|---|---|---|---|---|---|---|---|---|---|---|---|---|---|---|---|---|---|---|---|
| | | % | kcal | g | g | g | g | mg | g | g | g | g | g | g | g | g | g | g | g | g | mg | mg | mg | mg | mg | mg | mg |
| 名 10418 | 胴，皮なし，生 | 0 | 80 | 79.1 | 13.8 | 18.6 | 0.3 | 180 | 0.6 | 0.09 | 0.18 | 0.01 | (0.1) | (0.1) | *5.4 | (0) | – | 0.1 | 1.4 | 0.5 | 200 | 340 | 10 | 48 | 270 | 0.1 | 1.5 |
| 10419 | 胴，皮なし，天ぷら | 0 | 175 | 64.9 | 13.1 | 16.7 | 9.8 | 150 | 10.8 | 0.82 | 1.06 | 1.63 | *9.0 | 8.2 | 10.2 | 0.8 | – | 6.3 | 1.2 | 0.4 | 180 | 280 | 26 | 40 | 230 | 0.1 | 1.3 |
| 新 10470 | 胴，皮なし，フライ | 0 | 352 | 37.5 | – | 24.8 | 22.0 | 210 | 23.4 | 1.73 | 2.17 | 3.97 | (1.1) | (1.0) | *13.6 | – | – | 1.1 | 2.1 | 0.9 | 350 | 480 | 22 | 62 | 350 | 0.4 | 1.9 |
| 10420 | 耳・足，生 | 0 | 75 | 80.8 | 13.0 | 16.9 | 0.6 | 290 | 0.9 | 0.16 | 0.33 | 0.02 | 0 | 0 | *4.4 | (0) | – | 0 | 1.3 | 0.6 | 230 | 270 | 13 | 45 | 210 | 0.1 | 1.6 |
| | **ほたるいか** | | | | | | | | | | | | | | | | | | | | | | | | | | |
| 10348 | 生 | 0 | 74 | 83.0 | 7.8 | 11.8 | 2.3 | 240 | 3.5 | 0.58 | 0.83 | 0.10 | (0.2) | (0.2) | *5.4 | (0) | – | 0.2 | 1.5 | 0.7 | 270 | 290 | 14 | 39 | 170 | 0.8 | 1.3 |
| 10349 | ゆで | 0 | 91 | 78.1 | (11.7) | 17.7 | 1.5 | 380 | 2.9 | 0.36 | 0.67 | 0.07 | (0.4) | (0.4) | *7.8 | (0) | – | 0.4 | 0.9 | 0.6 | 240 | 240 | 22 | 32 | 200 | 1.1 | 1.9 |
| 10350 | くん製 | 0 | 305 | 23.0 | (28.6) | 43.1 | 3.4 | 930 | 7.5 | 1.15 | 0.68 | 0.13 | – | – | *39.9 | (0) | – | 21.3 | 5.1 | 3.8 | 1500 | 240 | 55 | 56 | 650 | 10.0 | 5.2 |
| 10351 | つくだ煮 | 0 | 245 | 39.8 | (17.9) | 27.0 | 3.8 | 390 | 6.7 | 1.02 | 1.13 | 0.15 | – | – | *34.9 | (0) | – | 22.9 | 3.6 | 3.0 | 1200 | 96 | 26 | 31 | 270 | 2.7 | 3.3 |
| | **やりいか** | | | | | | | | | | | | | | | | | | | | | | | | | | |
| 10352 | 生 | 25 | 79 | 79.7 | 13.1 | 17.6 | 0.5 | 320 | 1.0 | 0.18 | 0.25 | 0.01 | (0.4) | (0.4) | *5.3 | (0) | – | 0.4 | 1.3 | 0.4 | 170 | 300 | 10 | 42 | 280 | 0.1 | 1.2 |
| | **加工品** | | | | | | | | | | | | | | | | | | | | | | | | | | |
| 10353 | するめ | 0 | 304 | 20.2 | (50.2) | 69.2 | 1.7 | 980 | 4.3 | 0.60 | 0.80 | 0.09 | (0.4) | (0.4) | *22.0 | (0) | – | 0.4 | 5.9 | 2.3 | 890 | 1100 | 43 | 170 | 1100 | 0.8 | 5.4 |
| 10354 | さきいか | 0 | 268 | 26.4 | (34.2) | 45.5 | 0.8 | 370 | 3.1 | 0.25 | 0.41 | 0.02 | – | – | *31.0 | (0) | – | 17.3 | 7.7 | 6.9 | 2700 | 230 | 23 | 82 | 430 | 1.6 | 2.8 |
| 10355 | くん製 | 0 | 202 | 43.5 | (26.4) | 35.2 | 0.7 | 280 | 1.5 | 0.24 | 0.39 | 0.01 | – | – | *22.3 | (0) | – | 12.8 | 7.0 | 6.1 | 2400 | 240 | 9 | 34 | 330 | 0.7 | 2.1 |
| 10356 | 切りいかあめ煮 | 0 | 310 | 22.8 | (16.5) | 22.7 | 3.1 | 360 | 4.7 | 0.71 | 0.69 | 0.79 | – | – | *53.9 | (0) | – | 46.1 | 3.7 | 2.8 | 1100 | 210 | 65 | 81 | 300 | 0.8 | 2.2 |
| 10357 | いかあられ | 0 | 289 | 26.7 | (14.5) | 20.0 | 1.0 | 190 | 1.8 | 0.28 | 0.40 | 0.17 | – | – | *55.4 | (0) | – | 49.1 | 2.4 | 1.8 | 700 | 230 | 18 | 41 | 260 | 0.4 | 1.3 |
| 10358 | 塩辛 | 0 | 114 | 67.3 | (11.0) | 15.2 | 2.7 | 230 | 3.4 | 0.74 | 1.15 | 0.08 | – | – | *11.4 | (0) | – | 6.5 | 7.6 | 6.9 | 2700 | 170 | 16 | 48 | 210 | 1.1 | 1.7 |
| 10359 | 味付け缶詰 | 0 | 127 | 66.9 | (15.5) | 21.4 | 0.7 | 420 | 1.8 | 0.25 | 0.35 | 0.02 | – | – | *14.6 | (0) | – | 7.7 | 2.2 | 1.8 | 700 | 110 | 16 | 38 | 220 | 0.6 | 2.5 |
| | **（たこ類）** | | | | | | | | | | | | | | | | | | | | | | | | | | |
| | **いいだこ** | | | | | | | | | | | | | | | | | | | | | | | | | | |
| 10360 | 生 | 0 | 64 | 83.2 | (10.6) | 14.6 | 0.4 | 150 | 0.8 | 0.11 | 0.17 | 0.03 | (0.1) | (0.1) | *4.5 | (0) | – | 0.1 | 1.3 | 0.6 | 250 | 200 | 20 | 43 | 190 | 2.2 | 3.1 |
| | **まだこ** | | | | | | | | | | | | | | | | | | | | | | | | | | |
| 変 10361 | 皮つき，生 | 15 | 70 | 81.1 | 11.4 | 16.1 | 0.3 | 110 | 0.9 | 0.09 | 0.07 | 0.03 | (0.2) | (0.2) | *5.5 | (0) | – | 0.2 | 1.7 | 1.0 | 390 | 300 | 15 | 55 | 160 | 0.6 | 1.6 |
| 新 10471 | 皮なし，生 | 40 | 88 | 76.1 | 13.7 | 19.0 | 0.4 | 100 | 1.0 | 0.12 | 0.21 | 0.05 | (0.4) | (0.3) | *7.2 | – | – | 0.4 | 2.5 | 1.8 | 700 | 340 | 15 | 54 | 210 | 0.1 | 1.8 |
| 10362 | ゆで | 0 | 91 | 76.2 | (15.4) | 21.7 | 0.2 | 150 | 0.7 | 0.06 | 0.10 | 0.02 | (0.1) | (0.1) | *6.9 | (0) | – | 0.1 | 1.3 | 0.6 | 230 | 240 | 19 | 52 | 120 | 0.2 | 1.8 |
| 新 10472 | 蒸しだこ | 20 | 75 | 80.3 | 12.1 | 16.8 | 0.5 | 130 | 1.2 | 0.13 | 0.23 | 0.05 | (0.2) | (0.1) | *5.5 | – | – | 0.2 | 1.6 | 1.2 | 460 | 160 | 15 | 42 | 160 | 0.1 | 1.8 |
| 新 10473 | 蒸しだこ，油いため | 0 | 112 | 72.7 | 16.6 | 22.4 | 1.9 | 190 | 3.0 | 0.28 | 0.45 | 0.30 | (0.2) | (0.1) | *7.0 | – | – | 0.2 | 1.8 | 1.2 | 480 | 170 | 18 | 47 | 180 | 0.1 | 2.6 |
| 新 10474 | 蒸しだこ，素揚げ | 0 | 131 | 68.6 | 19.3 | 26.0 | 2.7 | 220 | 4.0 | 0.30 | 0.48 | 0.45 | (0.2) | (0.1) | *7.4 | – | – | 0.2 | 2.1 | 1.4 | 560 | 200 | 22 | 58 | 210 | 0.1 | 2.9 |
| | **みずだこ** | | | | | | | | | | | | | | | | | | | | | | | | | | |
| 新 10432 | 生 | 20 | 61 | 83.5 | 9.4 | 13.4 | 0.4 | 100 | 0.9 | 0.09 | 0.19 | 0.04 | (0.1) | (0.1) | *5.0 | (0) | – | 0.1 | 1.8 | 1.1 | 430 | 270 | 19 | 60 | 150 | 0.1 | 1.6 |
| | **その他** | | | | | | | | | | | | | | | | | | | | | | | | | | |
| | **あみ** | | | | | | | | | | | | | | | | | | | | | | | | | | |
| 10363 | つくだ煮 | 0 | 230 | 35.0 | (13.0) | 19.1 | 1.1 | 120 | 1.8 | 0.30 | 0.46 | 0.06 | – | – | *41.9 | – | – | 35.1 | 9.0 | 6.9 | 2700 | 350 | 490 | 100 | 410 | 7.1 | 1.7 |
| 10364 | 塩辛 | 0 | 62 | 63.7 | (8.8) | 12.9 | 0.6 | 140 | 1.1 | 0.18 | 0.21 | 0.04 | – | – | *5.4 | – | – | 0.8 | 21.5 | 19.8 | 7800 | 280 | 460 | 82 | 270 | 0.5 | 0.8 |
| | **うに** | | | | | | | | | | | | | | | | | | | | | | | | | | |
| 10365 | 生うに | 0 | 109 | 73.8 | 11.7 | 16.0 | 2.5 | 290 | 4.8 | 0.63 | 0.73 | 0.29 | (3.3) | (3.0) | *9.8 | (0) | – | 3.3 | 2.1 | 0.6 | 220 | 340 | 12 | 27 | 390 | 0.9 | 2.0 |

可食部100 g当たり

| 銅 | マンガン | ヨウ素 | セレン | クロム | モリブデン | ビタミンA レチノール | α-カロテン | β-カロテン | β-クリプトキサンチン | β-カロテン当量 | レチノール活性当量 | ビタミンD | ビタミンE α-トコフェロール | β-トコフェロール | γ-トコフェロール | δ-トコフェロール | ビタミンK | ビタミン$B_1$ | ビタミン$B_2$ | ナイアシン | ナイアシン当量 | ビタミン$B_6$ | ビタミン$B_{12}$ | 葉酸 | パントテン酸 | ビオチン | ビタミンC | 備考 |
|---|---|---|---|---|---|---|---|---|---|---|---|---|---|---|---|---|---|---|---|---|---|---|---|---|---|---|---|---|
| (無機質) | | | | | | (ビタミン) | | | | | | | | | | | | | | | | | | | | | | 調 調理による脂質の増減 |
| mg | mg | μg | μg | μg | μg | μg | μg | μg | μg | μg | μg | μg | mg | mg | mg | mg | μg | mg | mg | mg | mg | mg | μg | μg | mg | μg | mg | |
| 0.27 | 0.01 | 6 | 38 | 1 | — | 11 | (0) | (0) | (0) | (0) | 11 | 0.2 | 1.5 | 0 | Tr | 0 | — | 0.06 | 0.04 | 4.7 | 7.4 | 0.29 | 4.3 | 2 | 0.31 | 5.3 | 2 | |
| 0.16 | 0.06 | 5 | 31 | Tr | — | 10 | (0) | 13 | (0) | 13 | 11 | 0.2 | 3.0 | 0 | 4.0 | 0.1 | 6 | 0.07 | 0.07 | 4.1 | 6.6 | 0.24 | 3.8 | 3 | 0.31 | 4.4 | 1 | 調p. 249，表13 |
| 0.30 | 0.11 | 5 | 46 | 1 | 4 | 7 | 0 | 2 | 0 | 2 | 7 | 0.1 | 5.8 | 0.1 | 10.1 | 0.4 | 24 | 0.07 | 0.06 | 5.9 | 10 | 0.24 | 4.0 | 6 | 0.39 | 7.1 | 1 | 植物油（なたね油）<br>調p. 249，表13 |
| 0.31 | 0 | 8 | 42 | Tr | — | 15 | (0) | (0) | (0) | (0) | 15 | 0.4 | 2.4 | 0 | Tr | 0 | — | 0.09 | 0.06 | 2.6 | 5.0 | 0.14 | 5.6 | 4 | 0.32 | 4.4 | 1 | |
| 3.42 | 0.05 | — | — | — | — | 1500 | — | — | — | Tr | 1500 | (0) | 4.3 | 0 | 0.1 | 0 | Tr | 0.19 | 0.27 | 2.6 | 4.6 | 0.15 | 14.0 | 34 | 1.09 | — | 5 | 内臓等を含んだもの |
| 2.97 | 0.08 | — | — | — | — | 1900 | — | — | — | Tr | 1900 | (0) | 4.5 | 0 | 0.1 | 0 | 1 | 0.20 | 0.30 | 2.3 | (5.3) | 0.09 | 14.0 | 29 | 0.64 | — | Tr | 内臓等を含んだもの |
| 12.00 | 0.34 | — | — | — | — | 150 | — | — | — | Tr | 150 | (0) | 2.3 | 0 | 0.1 | 0 | 1 | 0.40 | 0.50 | 4.5 | (12.0) | 0.04 | 27.0 | 25 | 1.28 | — | 0 | |
| 6.22 | 0.19 | — | — | — | — | 690 | — | — | — | Tr | 690 | (0) | 1.9 | 0 | 0.1 | 0 | 1 | 0.09 | 0.21 | 1.3 | (5.9) | 0.03 | 17.0 | 10 | 0.64 | — | 0 | |
| 0.25 | 0.02 | — | — | — | — | 8 | 0 | 0 | 0 | 0 | 8 | (0) | 1.4 | 0 | 0 | 0 | (0) | 0.04 | 0.03 | 3.5 | 5.9 | 0.10 | 1.1 | 5 | 0.27 | — | 2 | 廃棄部位：内臓等 |
| 0.99 | 0.06 | — | — | — | — | 22 | 0 | 0 | 0 | 0 | 22 | (0) | 4.4 | 0 | Tr | 0 | (0) | 0.10 | 0.10 | 14.0 | (24.0) | 0.34 | 12.0 | 11 | 1.57 | — | 0 | |
| 0.27 | 0.07 | — | — | — | — | 3 | — | — | — | (0) | 3 | (0) | 1.7 | 0 | 0 | 0 | (0) | 0.06 | 0.09 | 8.9 | (15.0) | 0.32 | 6.9 | 1 | 0.47 | — | 0 | |
| 0.26 | 0.02 | — | — | — | — | Tr | — | — | — | (0) | (Tr) | (0) | 1.8 | 0 | 0.1 | 0 | (0) | 0.10 | 0.15 | 9.0 | (14.0) | 0.10 | 5.3 | 2 | 0.17 | — | (0) | |
| 0.50 | 0.12 | — | — | — | — | Tr | — | — | — | (0) | (Tr) | (0) | 1.9 | 0 | 0.3 | 0 | (0) | 0.06 | 0.10 | 7.0 | (10.0) | 0.10 | 10.0 | 12 | 0.17 | — | (0) | |
| 0.02 | 0.12 | — | — | — | — | Tr | — | — | — | (0) | (Tr) | (0) | 1.1 | 0 | 0.1 | 0 | (0) | 0.07 | 0.10 | 7.0 | (9.8) | 0.14 | 3.3 | 6 | 0.31 | — | (0) | |
| 1.91 | 0.03 | — | — | — | — | 200 | Tr | Tr | 0 | 1 | 200 | (0) | 3.3 | 0 | 0.1 | 0 | Tr | Tr | 0.10 | 3.3 | (5.5) | 0.31 | 17.0 | 13 | 0.61 | — | Tr | 試料：赤作り |
| 1.12 | 0.05 | — | — | — | — | 7 | — | — | — | (0) | 7 | (0) | 2.8 | 0 | 0 | 0 | (0) | 0.02 | 0.07 | 2.2 | (5.2) | 0.11 | 3.8 | 4 | 0.20 | — | 0 | 液汁を除いたもの |
| 2.96 | 0.06 | — | — | — | — | 35 | 0 | 9 | 0 | 9 | 36 | (0) | 2.7 | 0 | 0 | 0 | (0) | 0.01 | 0.08 | 3.2 | (5.3) | 0.11 | 2.0 | 37 | 0.70 | — | 1 | 内臓等を含んだもの |
| 0.38 | 0.03 | 6 | 22 | 0 | 1 | 1 | 0 | 0 | 0 | 0 | 1 | 0 | 0.8 | 0 | 0 | 0 | 0 | 0.03 | 0.08 | 2.1 | 4.1 | 0.08 | 1.3 | 3 | 0.23 | 8.8 | 1 | 廃棄部位：内臓等 |
| 0.17 | 0.02 | 6 | 24 | 0 | Tr | 1 | 0 | 0 | 0 | 0 | 1 | 0 | 0.9 | 0 | 0 | 0 | Tr | 0.04 | 0.04 | 2.9 | 6.0 | 0.12 | 1.4 | 4 | 0.15 | 6.1 | 2 | 廃棄部位：頭部，内臓等 |
| 0.43 | 0.04 | 8 | 28 | 1 | 1 | 5 | 0 | 0 | 0 | 0 | 5 | (0) | 1.9 | 0 | 0 | 0 | (0) | 0.03 | 0.05 | 1.9 | (4.6) | 0.07 | 1.2 | 2 | 0.17 | 5.6 | Tr | 内臓等を除きゆでたもの |
| 0.28 | 0.03 | 8 | 26 | 1 | 1 | 2 | 0 | 0 | 0 | 0 | 2 | 0 | 1.2 | 0 | 0 | 0 | 1 | 0.03 | 0.04 | 1.5 | 4.2 | 0.07 | 1.5 | 2 | 0.11 | 6.9 | 1 | 廃棄部位：頭部等 |
| 0.40 | 0.04 | 10 | 32 | 1 | 1 | 4 | — | — | — | — | 4 | — | 2.1 | — | 0.5 | 0 | 2 | 0.03 | 0.04 | 1.6 | 5.3 | 0.08 | 1.8 | 1 | 0.12 | 7.7 | 1 | 廃棄部位：頭部等<br>植物油（なたね油）<br>調p. 250，表14 |
| 0.41 | 0.04 | 10 | 35 | 1 | 1 | 4 | — | — | — | — | 4 | — | 2.5 | — | 1 | Tr | 4 | 0.04 | 0.05 | 1.9 | 6.2 | 0.08 | 1.9 | 1 | 0.16 | 9.1 | 1 | 廃棄部位：頭部等<br>植物油（なたね油）<br>調p. 249，表13 |
| 0.64 | 0.04 | 8 | 46 | 0 | 1 | 4 | 0 | 0 | 0 | 0 | 4 | 0.1 | 1.1 | 0 | 0 | 0 | 0 | 0.04 | 0.05 | 1.9 | 3.7 | 0.05 | 0.8 | 6 | 0.43 | 2.4 | 1 | 廃棄部位：頭部，内臓 |
| | | | | | | | | | | | | | | | | | | | | | | | | | | | | 別名 にほんいさざあみ（標準和名） |
| 0.97 | 0.63 | — | — | — | — | 170 | 0 | 16 | 0 | 16 | 170 | (0) | 4.7 | 0 | 0 | 0 | 7 | 0.13 | 0.21 | 1.8 | (4.7) | 0.08 | 7.0 | 35 | 0.78 | — | 0 | |
| 0.70 | 0.13 | — | — | — | — | 65 | 0 | 0 | 0 | 0 | 65 | (0) | 2.4 | 0 | 0 | 0 | 0 | 0.07 | 0.07 | 1.8 | (3.8) | 0.09 | 2.7 | 22 | 0.61 | — | 0 | |
| 0.05 | 0.05 | — | — | — | — | 0 | 63 | 650 | 23 | 700 | 58 | (0) | 3.6 | 0 | Tr | 0 | 27 | 0.10 | 0.44 | 1.1 | 4.4 | 0.15 | 1.3 | 360 | 0.72 | — | 3 | 試料：むらさきうに，ばふんうに<br>生殖巣のみ（うに全体の場合，廃棄率：95%，廃棄部位：殻等） |

# 10 魚介類

| 食品番号 | 食品名 | 廃棄率 | エネルギー | 水分 | たんぱく質: アミノ酸組成によるたんぱく質 | たんぱく質: たんぱく質 | 脂質: トリアシルグリセロール当量 | 脂質: コレステロール | 脂質: 脂質 | 脂肪酸: 飽和脂肪酸 | 脂肪酸: n-3系多価不飽和脂肪酸 | 脂肪酸: n-6系多価不飽和脂肪酸 | 炭水化物: 利用可能炭水化物(単糖当量) | 炭水化物: 利用可能炭水化物(質量計) | 炭水化物: 差引き法による利用可能炭水化物 | 炭水化物: 食物繊維総量 | 炭水化物: 糖アルコール | 炭水化物: 炭水化物 | 灰分 | 食塩相当量 | 無機質: ナトリウム | 無機質: カリウム | 無機質: カルシウム | 無機質: マグネシウム | 無機質: リン | 無機質: 鉄 | 無機質: 亜鉛 |
|---|---|---|---|---|---|---|---|---|---|---|---|---|---|---|---|---|---|---|---|---|---|---|---|---|---|---|---|
| | | % | kcal | g | g | g | g | mg | g | g | g | g | g | g | g | g | g | g | g | g | mg | mg | mg | mg | mg | mg | mg |
| 10366 | 粒うに | 0 | 172 | 51.8 | (12.6) | 17.2 | 3.5 | 280 | 5.8 | 1.40 | 0.49 | 0.39 | – | – | 22.5* | (0) | – | 15.6 | 9.6 | 8.4 | 3300 | 280 | 46 | 63 | 310 | 1.1 | 1.9 |
| 10367 | 練りうに | 0 | 166 | 53.1 | (9.9) | 13.5 | 2.1 | 250 | 2.9 | 0.96 | 0.17 | 0.21 | – | – | 26.8* | (0) | – | 22.4 | 8.1 | 7.1 | 2800 | 230 | 38 | 41 | 220 | 1.8 | 1.3 |
| | **おきあみ** | | | | | | | | | | | | | | | | | | | | | | | | | | |
| 10368 | 生 | 0 | 84 | 78.5 | 10.2 | 15.0 | 2.1 | 60 | 3.2 | 0.70 | 0.65 | 0.05 | (0.2) | (0.2) | 6.1* | – | – | 0.2 | 3.1 | 1.1 | 420 | 320 | 360 | 85 | 310 | 0.8 | 1.0 |
| 10369 | ゆで | 0 | 78 | 79.8 | (9.4) | 13.8 | 2.1 | 62 | 3.0 | 0.69 | 0.70 | 0.06 | (Tr) | (Tr) | 5.4* | – | – | Tr | 3.4 | 1.6 | 620 | 200 | 350 | 110 | 310 | 0.6 | 0.9 |
| | **くらげ** | | | | | | | | | | | | | | | | | | | | | | | | | | |
| 10370 | 塩蔵，塩抜き | 0 | 21 | 94.2 | – | 5.2 | Tr | 31 | 0.1 | 0.03 | 0 | 0 | (Tr)* | (Tr) | 0.1 | (0) | – | Tr | 0.5 | 0.3 | 110 | 1 | 2 | 4 | 26 | 0.3 | Tr |
| | **しゃこ** | | | | | | | | | | | | | | | | | | | | | | | | | | |
| 10371 | ゆで | 0 | 89 | 77.2 | 15.3 | 19.2 | 0.8 | 150 | 1.7 | 0.25 | 0.26 | 0.06 | (0.2) | (0.2) | 5.0* | (0) | – | 0.2 | 1.7 | 0.8 | 310 | 230 | 88 | 40 | 250 | 0.8 | 3.3 |
| | **なまこ** | | | | | | | | | | | | | | | | | | | | | | | | | | |
| 10372 | 生 | 20 | 22 | 92.2 | 3.6 | 4.6 | 0.1 | 1 | 0.3 | 0.04 | 0.03 | 0.02 | (0.5) | (0.5) | 1.7* | (0) | – | 0.5 | 2.4 | 1.7 | 680 | 54 | 72 | 160 | 25 | 0.1 | 0.2 |
| 10373 | このわた | 0 | 54 | 80.2 | – | 11.4 | 0.7 | 3 | 1.8 | 0.10 | 0.23 | 0.10 | (0.5)* | (0.5) | 1.6 | (0) | – | 0.5 | 6.1 | 4.6 | 1800 | 330 | 41 | 95 | 170 | 4.0 | 1.4 |
| | **ほや** | | | | | | | | | | | | | | | | | | | | | | | | | | |
| 10374 | 生 | 80 | 27 | 88.8 | – | 5.0 | 0.5 | 33 | 0.8 | 0.14 | 0.21 | 0.01 | (0.8)* | (0.7) | 1.1 | (0) | – | 0.8 | 4.6 | 3.3 | 1300 | 570 | 32 | 41 | 55 | 5.7 | 5.3 |
| 10375 | 塩辛 | 0 | 69 | 79.7 | – | 11.6 | 0.6 | 34 | 1.1 | 0.16 | 0.25 | 0.03 | – | – | 4.3* | (0) | – | 3.8 | 3.8 | 3.6 | 1400 | 79 | 14 | 25 | 75 | 3.0 | 2.5 |
| | **水産練り製品** | | | | | | | | | | | | | | | | | | | | | | | | | | |
| 10376 | **かに風味かまぼこ** | 0 | 89 | 75.6 | (11.3) | 12.1 | 0.4 | 17 | 0.5 | 0.11 | 0.11 | 0.05 | – | – | 10.2* | (0) | – | 9.2 | 2.6 | 2.2 | 850 | 76 | 120 | 19 | 77 | 0.2 | 0.2 |
| 新 10423 | **黒はんぺん** | 0 | 119 | 70.4 | 9.5 | 11.2 | 2.0 | 35 | 2.9 | 0.68 | 0.41 | 0.08 | 14.0 | 12.9 | 15.2* | 0.9 | 0.1 | 13.7 | 1.9 | 1.4 | 560 | 110 | 110 | 17 | 150 | 1.0 | 0.6 |
| 10377 | **昆布巻きかまぼこ** | 0 | 83 | 76.4 | – | 8.9 | 0.3 | 17 | 0.5 | 0.20 | 0.05 | 0.01 | – | – | 11.2* | – | – | 11.0 | 3.2 | 2.4 | 950 | 430 | 70 | 39 | 55 | 0.3 | 0.2 |
| 10378 | **す巻きかまぼこ** | 0 | 89 | 75.8 | (11.2) | 12.0 | 0.6 | 19 | 0.8 | 0.25 | 0.11 | 0.14 | – | – | 9.7* | (0) | – | 8.7 | 2.7 | 2.2 | 870 | 85 | 25 | 13 | 60 | 0.2 | 0.2 |
| 10379 | **蒸しかまぼこ** | 0 | 93 | 74.4 | 11.2 | 12.0 | 0.5 | 15 | 0.9 | 0.13 | 0.21 | 0.01 | – | – | 11.0* | (0) | – | 9.7 | 3.0 | 2.5 | 1000 | 110 | 25 | 14 | 60 | 0.3 | 0.2 |
| 10380 | **焼き抜きかまぼこ** | 0 | 102 | 72.8 | (15.1) | 16.2 | 0.8 | 27 | 1.0 | 0.38 | 0.16 | 0.03 | – | – | 8.7* | (0) | – | 7.4 | 2.6 | 2.4 | 930 | 100 | 25 | 16 | 60 | 0.2 | 0.2 |
| 変 10381 | **焼き竹輪** | 0 | 107 | 70.2 | 12.3 | 13.2 | 0.4 | 21 | 0.4 | 0.14 | 0.12 | 0.05 | 10.0 | 9.4 | 12.1* | (0) | 2.3 | 13.3 | 2.7 | 2.5 | 990 | 57 | 48 | 17 | 100 | 0.2 | 0.3 |
| 10382 | **だて巻** | 0 | 190 | 58.8 | – | 14.6 | 6.3 | 180 | 7.5 | 1.78 | 0.23 | 1.03 | – | – | 18.8* | (0) | – | 17.6 | 1.5 | 0.9 | 350 | 110 | 25 | 11 | 120 | 0.5 | 0.6 |
| 10383 | **つみれ** | 0 | 104 | 75.4 | – | 12.0 | 2.6 | 40 | 4.3 | 0.89 | 0.71 | 0.13 | – | – | 8.2* | (0) | – | 6.5 | 1.8 | 1.4 | 570 | 180 | 60 | 17 | 120 | 1.0 | 0.6 |
| 10384 | **なると** | 0 | 80 | 77.8 | – | 7.6 | 0.3 | 17 | 0.4 | 0.15 | 0.07 | 0.01 | – | – | 11.7* | (0) | – | 11.6 | 2.6 | 2.0 | 800 | 160 | 15 | 11 | 110 | 0.5 | 0.2 |
| 10385 | **はんぺん** | 0 | 93 | 75.7 | – | 9.9 | 0.9 | 15 | 1.0 | 0.18 | 0.08 | 0.36 | – | – | 11.5* | (0) | – | 11.4 | 2.0 | 1.5 | 590 | 160 | 15 | 13 | 110 | 0.5 | 0.1 |
| 変 10386 | **さつま揚げ** | 0 | 116 | 70.0 | 10.0 | 11.3 | 2.2 | 18 | 2.4 | 0.37 | 0.24 | 0.99 | 8.8 | 8.2 | 12.0* | (0) | 3.3 | 12.6 | 2.4 | 2 | 800 | 79 | 20 | 16 | 110 | 0.1 | 0.2 |
| 10387 | **魚肉ハム** | 0 | 155 | 66.0 | (12.0) | 13.4 | 6.1 | 28 | 6.7 | 2.22 | 0.21 | 0.79 | – | – | 13.1* | (0) | – | 11.1 | 2.8 | 2.3 | 900 | 110 | 45 | 15 | 50 | 1.0 | 0.7 |
| 10388 | **魚肉ソーセージ** | 0 | 158 | 66.1 | 10.3 | 11.5 | 6.5 | 30 | 7.2 | 2.53 | 0.10 | 0.81 | – | – | 14.5* | (0) | – | 12.6 | 2.6 | 2.1 | 810 | 70 | 100 | 11 | 200 | 1.0 | 0.4 |

可食部100g当たり

可食部100 g当たり

| 銅 | マンガン | ヨウ素 | セレン | クロム | モリブデン | レチノール | α-カロテン | β-カロテン | β-クリプトキサンチン | β-カロテン当量 | レチノール活性当量 | ビタミンD | α-トコフェロール | β-トコフェロール | γ-トコフェロール | δ-トコフェロール | ビタミンK | ビタミンB1 | ビタミンB2 | ナイアシン | ナイアシン当量 | ビタミンB6 | ビタミンB12 | 葉酸 | パントテン酸 | ビオチン | ビタミンC | 備考 |
|---|---|---|---|---|---|---|---|---|---|---|---|---|---|---|---|---|---|---|---|---|---|---|---|---|---|---|---|---|
| 無機質 | | | | | | ビタミン | | | | | | | | | | | | | | | | | | | | | | 有 有機酸 |
| | | | | | | ビタミンA | | | | | | | ビタミンE | | | | | | | | | | | | | | | |
| mg | mg | μg | μg | μg | μg | μg | μg | μg | μg | μg | μg | μg | mg | mg | mg | mg | μg | mg | mg | mg | mg | mg | μg | μg | mg | μg | mg | |
| 0.10 | 0.05 | – | – | – | – | Tr | – | – | – | 1000 | 83 | (0) | 3.6 | 0.1 | 4.9 | 4.1 | 22 | 0.14 | 0.65 | 1.4 | (4.9) | 0.07 | 5.4 | 98 | 1.32 | – | 0 | |
| 0.06 | 0.05 | – | – | – | – | Tr | – | – | – | 300 | 25 | (0) | 4.4 | 0.3 | 7.7 | 3.8 | 15 | Tr | 0.30 | 0.7 | (3.5) | 0.06 | 4.8 | 87 | 1.22 | – | 0 | |
| 2.30 | 0.15 | – | – | – | – | 180 | – | – | – | 16 | 180 | (0) | 2.5 | 0 | 0 | 0 | (0) | 0.15 | 0.26 | 1.9 | 4.2 | 0.09 | 6.2 | 49 | 0.50 | – | 2 | 試料：なんきょくおきあみ，冷凍品（殻つき） |
| 1.83 | 0.11 | – | – | – | – | 150 | – | – | – | 13 | 150 | (0) | 2.2 | 0 | 0 | 0 | (0) | 0.21 | 0.25 | 1.4 | (3.5) | 0.07 | 4.0 | 36 | 0.30 | – | 1 | 試料：なんきょくおきあみ<br>海水でゆでた後冷凍したもの |
| 0.06 | Tr | – | – | – | – | 0 | 0 | 0 | 0 | 0 | 0 | (0) | 0 | 0 | 0 | 0 | (0) | Tr | 0.01 | 0 | 0.9 | 0 | 0.2 | 3 | 0 | – | 0 | |
| 3.46 | 0.13 | – | – | – | – | 180 | 0 | 15 | 0 | 15 | 180 | (0) | 2.8 | 0 | 0 | 0 | (0) | 0.26 | 0.13 | 1.2 | 4.8 | 0.06 | 13.0 | 15 | 0.30 | – | 0 | ゆでしゃこ（むきみ） |
| 0.04 | 0.03 | 78 | 37 | 2 | 3 | 0 | 0 | 5 | 0 | 5 | Tr | (0) | 0.4 | 0 | 0 | 0 | (0) | 0.05 | 0.02 | 0.1 | 0.7 | 0.04 | 2.3 | 4 | 0.71 | 2.6 | 0 | 廃棄部位：内臓等 |
| 0.10 | 0.44 | – | – | – | – | 60 | – | – | – | 75 | 66 | (0) | 0.4 | 0 | 0 | 0 | 23 | 0.20 | 0.50 | 4.6 | 6.5 | 0.13 | 11.0 | 78 | 2.13 | – | 0 | 内臓を塩辛にしたもの |
| 0.19 | – | – | – | – | – | Tr | – | – | – | 0 | Tr | (0) | 1.2 | 0 | 0 | 0 | (0) | 0.01 | 0.13 | 0.5 | 1.3 | 0.02 | 3.8 | 32 | 0.33 | – | 3 | 試料：まぼや，あかぼや<br>廃棄部位：外皮及び内臓 |
| 0.10 | 0.08 | – | – | – | – | Tr | – | – | – | (0) | (Tr) | (0) | 1.3 | 0 | 0 | 0 | (0) | 0.01 | 0.18 | 0.6 | 2.5 | 0.03 | 5.6 | 13 | 0.07 | – | (0) | |
| 0.04 | 0.02 | – | – | – | – | 21 | 0 | 0 | – | 0 | 21 | 1.0 | 0.9 | 0 | 0.4 | 0.3 | 0 | 0.01 | 0.04 | 0.2 | (2.5) | 0.01 | 0.7 | 3 | 0.08 | – | 1 | 別名 かにかま |
| 0.07 | 0.05 | 13 | 30 | 2 | 2 | 4 | 0 | 0 | 0 | 0 | 4 | 4.8 | 0.1 | 0 | 0 | 0 | Tr | Tr | 0.10 | 2.4 | 4.6 | 0.10 | 4.8 | 3 | 0.25 | 4.2 | 0 | |
| 0.03 | 0.03 | – | – | – | – | Tr | – | – | – | 75 | 6 | Tr | 0.3 | 0 | 0 | 0 | (0) | 0.03 | 0.08 | 0.4 | 1.9 | 0.01 | 0 | 7 | 0.05 | – | Tr | 昆布10%を使用したもの |
| 0.03 | 0.03 | – | – | – | – | Tr | – | – | – | (0) | (Tr) | 1.0 | 0.3 | 0 | 0.3 | 0.1 | (0) | Tr | 0.01 | 0.5 | (2.8) | 0.01 | 0.5 | 2 | 0.06 | – | (0) | |
| 0.03 | 0.03 | – | – | – | – | Tr | – | – | – | (0) | (Tr) | 2.0 | 0.2 | 0 | 0 | 0 | (0) | Tr | 0.01 | 0.5 | 2.8 | 0.01 | 0.3 | 5 | 0 | – | 0 | 蒸し焼きかまぼこを含む |
| 0.02 | 0.05 | – | – | – | – | Tr | – | – | – | (0) | (Tr) | 2.0 | 0.3 | 0 | 0 | 0 | (0) | 0.05 | 0.08 | 0.7 | (3.8) | 0.02 | 0.1 | 2 | 0.04 | – | (0) | |
| 0.02 | 0.02 | 11 | 30 | 3 | 1 | 11 | 0 | 0 | 0 | 0 | 11 | 1.0 | 0.3 | 0 | 0.2 | 0.1 | Tr | 0.01 | 0.05 | 0.3 | 3.0 | 0.01 | 0.8 | 2 | 0.04 | 1.6 | 36 | 有 Tr |
| 0.04 | 0.03 | – | – | – | – | 60 | – | – | – | Tr | 60 | 1.0 | 1.8 | 0 | 0.8 | 0.1 | (0) | 0.04 | 0.20 | 0.2 | 2.6 | 0.03 | 0.3 | 16 | 0.52 | – | (0) | |
| 0.06 | 0.06 | – | – | – | – | Tr | – | – | – | (0) | (Tr) | 5.0 | 0.2 | 0 | 0.1 | 0.3 | (0) | 0.02 | 0.20 | 4.5 | 6.5 | 0.09 | 2.2 | 3 | 0.15 | – | (0) | |
| 0.01 | 0.02 | – | – | – | – | Tr | – | – | – | (0) | (Tr) | Tr | 0.1 | 0 | 0 | 0 | (0) | Tr | 0.01 | 0.7 | 2.0 | Tr | 0.4 | 1 | 0.04 | – | (0) | |
| 0.02 | 0.01 | – | – | – | – | Tr | – | – | – | (0) | (Tr) | Tr | 0.4 | 0 | 0.7 | 0.2 | (0) | Tr | 0.01 | 0.7 | 2.4 | 0.07 | 0.4 | 7 | 0.10 | – | (0) | |
| 0.03 | 0.03 | 18 | 15 | 3 | Tr | 6 | 0 | 0 | 0 | 0 | 6 | 0.9 | 0.4 | Tr | 0.5 | 0.2 | 2 | 0.01 | 0.03 | 0.8 | 2.9 | 0.02 | 0.9 | 3 | 0.05 | 1.0 | 0 | 別名 あげはん<br>有 0.1 g |
| 0.06 | 0.11 | – | – | – | – | Tr | – | – | – | (0) | (Tr) | 1.6 | 0.6 | 0.1 | 0.6 | 0.2 | (0) | 0.20 | 0.60 | 5.0 | (7.3) | 0.05 | 0.4 | 5 | 0.21 | – | (0) | 別名 フィッシュハム |
| 0.06 | 0.11 | – | – | – | – | Tr | – | – | – | (0) | (Tr) | 0.9 | 0.2 | 0 | 0.1 | 0 | (0) | 0.20 | 0.60 | 5.0 | 7.0 | 0.02 | 0.3 | 4 | 0.06 | – | (0) | 別名 フィッシュソーセージ |

# 11 肉類

可食部100g当たり

| 食品番号 | 食品名 | 廃棄率 | エネルギー | 水分 | たんぱく質：アミノ酸組成によるたんぱく質 | たんぱく質 | 脂質：トリアシルグリセロール当量 | コレステロール | 脂質 | 脂肪酸：飽和脂肪酸 | 脂肪酸：n-3系多価不飽和脂肪酸 | 脂肪酸：n-6系多価不飽和脂肪酸 | 炭水化物：利用可能炭水化物（単糖当量） | 利用可能炭水化物（質量計） | 差引法による利用可能炭水化物 | 食物繊維総量 | 糖アルコール | 炭水化物 | 灰分 | 食塩相当量 | 無機質：ナトリウム | カリウム | カルシウム | マグネシウム | リン | 鉄 | 亜鉛 |
|---|---|---|---|---|---|---|---|---|---|---|---|---|---|---|---|---|---|---|---|---|---|---|---|---|---|---|---|
| | | % | kcal | g | g | g | g | mg | g | g | g | g | g | g | g | g | g | g | g | g | mg | mg | mg | mg | mg | mg | mg |
| | **畜肉類** | | | | | | | | | | | | | | | | | | | | | | | | | | |
| | **いのしし** | | | | | | | | | | | | | | | | | | | | | | | | | | |
| 11001 | 肉，脂身つき，生 | 0 | 249 | 60.1 | (16.7) | 18.8 | 18.6 | 86 | 19.8 | 5.83 | 0.05 | 2.50 | (0.5) | (0.5) | *3.8 | (0) | – | 0.5 | 0.8 | 0.1 | 45 | 270 | 4 | 20 | 170 | 2.5 | 3.2 |
| | **いのぶた** | | | | | | | | | | | | | | | | | | | | | | | | | | |
| 11002 | 肉，脂身つき，生 | 0 | 275 | 56.7 | (16.1) | 18.1 | 23.2 | 66 | 24.1 | 9.23 | 0.29 | 2.51 | *(0.3) | (0.3) | 3.2 | (0) | – | 0.3 | 0.8 | 0.1 | 50 | 280 | 4 | 19 | 150 | 0.8 | 1.8 |
| | **うさぎ** | | | | | | | | | | | | | | | | | | | | | | | | | | |
| 11003 | 肉，赤肉，生 | 0 | 131 | 72.2 | 18.0 | 20.5 | 4.7 | 63 | 6.3 | 1.92 | 0.13 | 1.16 | (Tr) | (Tr) | *4.1 | (0) | – | Tr | 1.0 | 0.1 | 35 | 400 | 5 | 27 | 300 | 1.3 | 1.0 |
| | **うし** | | | | | | | | | | | | | | | | | | | | | | | | | | |
| | **［和牛肉］** | | | | | | | | | | | | | | | | | | | | | | | | | | |
| 11004 | かた，脂身つき，生 | 0 | 258 | 58.8 | – | 17.7 | 20.6 | 72 | 22.3 | 7.12 | 0.03 | 0.64 | *(0.3) | (0.3) | 2.0 | (0) | – | 0.3 | 0.9 | 0.1 | 47 | 280 | 4 | 19 | 150 | 0.9 | 4.9 |
| 11005 | かた，皮下脂肪なし，生 | 0 | 239 | 60.7 | – | 18.3 | 18.3 | 71 | 19.8 | 6.35 | 0.02 | 0.59 | *(0.3) | (0.3) | 1.8 | (0) | – | 0.3 | 0.9 | 0.1 | 48 | 290 | 4 | 19 | 160 | 0.8 | 5.1 |
| 11006 | かた，赤肉，生 | 0 | 183 | 66.3 | – | 20.2 | 11.2 | 66 | 12.2 | 4.01 | 0.01 | 0.43 | *(0.3) | (0.3) | 1.3 | (0) | – | 0.3 | 1.0 | 0.1 | 52 | 320 | 4 | 21 | 170 | 2.7 | 5.7 |
| 11007 | かた，脂身，生 | 0 | 692 | 17.8 | – | 4.0 | 72.8 | 110 | 78.0 | 24.27 | 0.10 | 1.80 | 0 | 0 | *5.2 | (0) | – | 0 | 0.2 | 0 | 19 | 81 | 2 | 4 | 35 | 0.6 | 0.4 |
| 11008 | かたロース，脂身つき，生 | 0 | 380 | 47.9 | (11.8) | 13.8 | (35.0) | 89 | 37.4 | (12.19) | (0.04) | (1.01) | (0.2) | (0.2) | *4.6 | (0) | – | 0.2 | 0.7 | 0.1 | 42 | 210 | 3 | 14 | 120 | 0.7 | 4.6 |
| 11009 | かたロース，皮下脂肪なし，生 | 0 | 373 | 48.6 | (11.9) | 14.0 | (34.1) | 88 | 36.5 | (11.88) | (0.04) | (0.99) | (0.2) | (0.2) | *4.6 | (0) | – | 0.2 | 0.7 | 0.1 | 42 | 210 | 3 | 14 | 120 | 0.7 | 4.6 |
| 11010 | かたロース，赤肉，生 | 0 | 293 | 56.4 | (13.9) | 16.5 | 24.4 | 84 | 26.1 | 8.28 | 0.03 | 0.80 | (0.2) | (0.2) | *4.5 | (0) | – | 0.2 | 0.8 | 0.1 | 49 | 240 | 3 | 16 | 140 | 2.4 | 5.6 |
| 11011 | リブロース，脂身つき，生 | 0 | 514 | 34.5 | 8.4 | 9.7 | 53.4 | 86 | 56.5 | 19.81 | 0.07 | 1.32 | *(0.1) | (0.1) | 3.4 | (0) | – | 0.1 | 0.4 | 0.1 | 39 | 150 | 2 | 10 | 84 | 1.2 | 2.6 |
| 11249 | リブロース，脂身つき，ゆで | 0 | 539 | 29.2 | 11.3 | 12.6 | 54.8 | 92 | 58.2 | 20.33 | 0.07 | 1.33 | *(0.1) | (0.1) | 4.4 | (0) | – | 0.1 | 0.3 | 0.1 | 20 | 75 | 2 | 8 | 62 | 1.4 | 3.2 |
| 11248 | リブロース，脂身つき，焼き | 0 | 541 | 27.7 | 12.9 | 14.6 | 54.3 | 95 | 56.8 | 20.33 | 0.06 | 1.27 | *(0.2) | (0.2) | 4.5 | (0) | – | 0.2 | 0.6 | 0.1 | 50 | 200 | 3 | 13 | 110 | 1.6 | 3.6 |
| 11012 | リブロース，皮下脂肪なし，生 | 0 | 502 | 36.1 | 9.4 | 10.3 | 51.5 | 85 | 54.4 | 19.18 | 0.06 | 1.27 | *(0.1) | (0.1) | 2.5 | (0) | – | 0.1 | 0.5 | 0.1 | 41 | 160 | 3 | 10 | 88 | 1.3 | 2.8 |
| 11013 | リブロース，赤肉，生 | 0 | 395 | 47.2 | 12.1 | 14.0 | 38.5 | 76 | 40.0 | 14.75 | 0.04 | 0.93 | *(0.2) | (0.2) | 1.6 | (0) | – | 0.2 | 0.6 | 0.1 | 53 | 210 | 3 | 14 | 120 | 1.7 | 3.9 |
| 11014 | リブロース，脂身，生 | 0 | 674 | 17.7 | 4.6 | 4.2 | 72.9 | 100 | 78.0 | 26.44 | 0.10 | 1.83 | *0 | 0 | 4.6 | (0) | – | 0 | 0.2 | 0.1 | 20 | 69 | 2 | 4 | 39 | 0.6 | 0.9 |
| 11015 | サーロイン，脂身つき，生 | 0 | 460 | 40.0 | (10.2) | 11.7 | (44.4) | 86 | 47.5 | (16.29) | (0.05) | (1.07) | (0.3) | (0.3) | *4.9 | (0) | – | 0.3 | 0.5 | 0.1 | 32 | 180 | 3 | 12 | 100 | 0.9 | 2.8 |
| 11016 | サーロイン，皮下脂肪なし，生 | 0 | 422 | 43.7 | 11.4 | 12.9 | (39.8) | 83 | 42.5 | (14.64) | (0.05) | (0.96) | (0.3) | (0.3) | *4.6 | (0) | – | 0.3 | 0.6 | 0.1 | 34 | 200 | 3 | 13 | 110 | 0.8 | 3.1 |
| 11017 | サーロイン，赤肉，生 | 0 | 294 | 55.9 | (14.5) | 17.1 | 24.1 | 72 | 25.8 | 9.14 | 0.03 | 0.59 | (0.4) | (0.4) | *4.7 | (0) | – | 0.4 | 0.8 | 0.1 | 42 | 260 | 4 | 18 | 150 | 2.0 | 4.2 |
| 11018 | ばら，脂身つき，生 | 0 | 472 | 38.4 | (9.6) | 11.0 | 45.6 | 98 | 50.0 | 15.54 | 0.05 | 1.07 | (0.1) | (0.1) | *6.0 | (0) | – | 0.1 | 0.5 | 0.1 | 44 | 160 | 4 | 10 | 87 | 1.4 | 3.0 |
| 11019 | もも，脂身つき，生 | 0 | 235 | 61.2 | (16.2) | 19.2 | 16.8 | 75 | 18.7 | 6.01 | 0.02 | 0.51 | (0.5) | (0.5) | *4.8 | (0) | – | 0.5 | 1.0 | 0.1 | 45 | 320 | 4 | 22 | 160 | 2.5 | 4.0 |
| 11020 | もも，皮下脂肪なし，生 | 0 | 212 | 63.4 | 17.4 | 20.2 | 13.9 | 73 | 15.5 | 5.34 | 0.01 | 0.39 | (0.6) | (0.5) | *4.3 | (0) | – | 0.6 | 1.0 | 0.1 | 47 | 330 | 4 | 23 | 170 | 2.7 | 4.3 |
| 11251 | もも，皮下脂肪なし，ゆで | 0 | 302 | 50.1 | 23.1 | 25.7 | 20.9 | 110 | 23.3 | 7.89 | 0.03 | 0.66 | (0.2) | (0.2) | *5.4 | (0) | – | 0.2 | 0.6 | 0.1 | 23 | 120 | 4 | 15 | 120 | 3.4 | 6.4 |
| 11250 | もも，皮下脂肪なし，焼き | 0 | 300 | 49.5 | 23.9 | 27.7 | 20.5 | 100 | 22.7 | 7.64 | 0.03 | 0.64 | (0.5) | (0.5) | *4.9 | (0) | – | 0.5 | 1.1 | 0.1 | 50 | 350 | 5 | 25 | 190 | 3.8 | 6.3 |
| 11021 | もも，赤肉，生 | 0 | 176 | 67.0 | (17.9) | 21.3 | 9.7 | 70 | 10.7 | 3.53 | 0.01 | 0.38 | (0.6) | (0.5) | *4.4 | (0) | – | 0.6 | 1.0 | 0.1 | 48 | 350 | 4 | 24 | 180 | 2.8 | 4.5 |
| 11022 | もも，脂身，生 | 0 | 664 | 20.3 | (4.1) | 4.4 | 69.2 | 110 | 75.4 | 24.22 | 0.09 | 1.50 | 0 | 0 | *6.1 | (0) | – | 0 | 0.3 | 0.1 | 24 | 99 | 2 | 5 | 44 | 0.8 | 0.6 |
| 11023 | そともも，脂身つき，生 | 0 | 244 | 60.8 | (15.5) | 17.8 | (18.2) | 68 | 20.0 | (6.29) | (0.02) | (0.49) | (0.5) | (0.5) | *4.6 | (0) | – | 0.5 | 0.9 | 0.1 | 46 | 310 | 3 | 20 | 170 | 1.1 | 3.7 |
| 11024 | そともも，皮下脂肪なし，生 | 0 | 219 | 63.3 | (16.2) | 18.7 | (15.1) | 66 | 16.6 | (5.19) | (0.02) | (0.43) | (0.5) | (0.5) | *4.5 | (0) | – | 0.5 | 0.9 | 0.1 | 47 | 320 | 3 | 21 | 180 | 1.0 | 3.9 |
| 11025 | そともも，赤肉，生 | 0 | 159 | 69.0 | (17.9) | 20.7 | 7.8 | 59 | 8.7 | 2.63 | 0.01 | 0.28 | (0.6) | (0.5) | *4.3 | (0) | – | 0.6 | 1.0 | 0.1 | 50 | 360 | 3 | 23 | 200 | 2.4 | 4.3 |
| 11026 | ランプ，脂身つき，生 | 0 | 319 | 53.8 | (13.2) | 15.1 | (27.5) | 81 | 29.9 | (9.71) | (0.03) | (0.73) | (0.4) | (0.4) | *4.7 | (0) | – | 0.4 | 0.8 | 0.1 | 40 | 260 | 3 | 17 | 150 | 1.4 | 3.8 |
| 11027 | ランプ，皮下脂肪なし，生 | 0 | 293 | 56.3 | (14.0) | 16.0 | (24.3) | 78 | 26.4 | (8.59) | (0.03) | (0.67) | (0.4) | (0.4) | *4.6 | (0) | – | 0.4 | 0.9 | 0.1 | 42 | 270 | 3 | 18 | 150 | 1.3 | 4.0 |
| 11028 | ランプ，赤肉，生 | 0 | 196 | 65.7 | (16.6) | 19.2 | 12.5 | 69 | 13.6 | 4.51 | 0.01 | 0.46 | (0.5) | (0.5) | *4.1 | (0) | – | 0.5 | 1.0 | 0.1 | 47 | 320 | 3 | 22 | 180 | 2.9 | 4.9 |
| 11029 | ヒレ，赤肉，生 | 0 | 207 | 64.6 | (16.6) | 19.1 | 13.8 | 66 | 15.0 | 5.79 | 0.02 | 0.47 | (0.3) | (0.3) | *4.0 | (0) | – | 0.3 | 1.0 | 0.1 | 40 | 340 | 3 | 22 | 180 | 2.5 | 4.2 |

可食部100g当たり

| 無機質 銅 | マンガン | ヨウ素 | セレン | クロム | モリブデン | ビタミンA レチノール | α-カロテン | β-カロテン | β-クリプトキサンチン | β-カロテン当量 | レチノール活性当量 | ビタミンD | ビタミンE α-トコフェロール | β-トコフェロール | γ-トコフェロール | δ-トコフェロール | ビタミンK | ビタミンB1 | ビタミンB2 | ナイアシン | ナイアシン当量 | ビタミンB6 | ビタミンB12 | 葉酸 | パントテン酸 | ビオチン | ビタミンC | 備考 |
|---|---|---|---|---|---|---|---|---|---|---|---|---|---|---|---|---|---|---|---|---|---|---|---|---|---|---|---|---|
| mg | mg | μg | μg | μg | μg | μg | μg | μg | μg | μg | μg | μg | mg | mg | mg | mg | μg | mg | mg | mg | mg | mg | μg | μg | mg | μg | mg | |
| | | | | | | | | | | | | | | | | | | | | | | | | | | | | 別名ぼたん肉 |
| 0.12 | 0.01 | 0 | 11 | Tr | 1 | 4 | – | – | – | Tr | 4 | 0.4 | 0.5 | 0 | 0.1 | 0 | 1 | 0.24 | 0.29 | 5.2 | (9.0) | 0.35 | 1.7 | 1 | 1.02 | 5.0 | 1 | |
| 0.06 | 0.01 | – | – | – | – | 11 | – | – | – | (0) | 11 | 1.1 | 0.4 | 0 | Tr | 0 | 3 | 0.62 | 0.16 | 6.2 | (9.9) | 0.48 | 0.7 | Tr | 1.23 | – | 1 | |
| 0.05 | 0.01 | – | – | – | – | 3 | – | – | – | Tr | 3 | 0 | 0.5 | 0 | 0 | 0 | 1 | 0.10 | 0.19 | 8.5 | 12.0 | 0.53 | 5.6 | 7 | 0.74 | – | 1 | 試料：家うさぎ |
| | | | | | | | | | | | | | | | | | | | | | | | | | | | | 試料：黒毛和種（去勢） |
| 0.07 | 0 | – | – | – | – | Tr | – | – | – | Tr | Tr | 0 | 0.4 | 0 | Tr | 0 | 7 | 0.08 | 0.21 | 4.3 | 7.3 | 0.32 | 1.5 | 6 | 1.00 | – | 1 | 皮下脂肪：4.3%．筋間脂肪：11.0% |
| 0.08 | 0 | – | – | – | – | Tr | – | – | – | Tr | Tr | 0 | 0.4 | 0 | Tr | 0 | 6 | 0.08 | 0.22 | 4.5 | 7.6 | 0.33 | 1.6 | 6 | 1.04 | – | 1 | 筋間脂肪：11.5% |
| 0.09 | 0 | – | – | – | – | 0 | – | – | – | Tr | 0 | 0 | 0.3 | 0 | 0 | 0 | 4 | 0.09 | 0.24 | 4.9 | 8.3 | 0.37 | 1.7 | 7 | 1.14 | – | 1 | 皮下脂肪及び筋間脂肪を除いたもの |
| 0.02 | 0 | – | – | – | – | 3 | – | – | – | (0) | 3 | 0 | 0.9 | Tr | 0.1 | 0 | 23 | 0.02 | 0.03 | 1.0 | 1.7 | 0.06 | 0.5 | 1 | 0.24 | – | 0 | 皮下脂肪及び筋間脂肪 |
| 0.06 | 0.01 | – | – | – | – | 3 | – | – | – | 1 | 3 | 0 | 0.5 | 0 | Tr | 0 | 8 | 0.06 | 0.17 | 3.2 | (5.9) | 0.18 | 1.1 | 6 | 0.90 | – | 1 | 皮下脂肪：1.8%．筋間脂肪：17.0% |
| 0.06 | 0.01 | – | – | – | – | 3 | – | – | – | 1 | 3 | 0 | 0.5 | 0 | Tr | 0 | 8 | 0.06 | 0.17 | 3.3 | (6.1) | 0.18 | 1.1 | 6 | 0.91 | – | 1 | 筋間脂肪：17.4% |
| 0.07 | 0.01 | – | – | – | – | 3 | – | – | – | Tr | 3 | 0 | 0.4 | 0 | Tr | 0 | 7 | 0.07 | 0.21 | 3.8 | (7.1) | 0.21 | 1.2 | 7 | 1.07 | – | 1 | 皮下脂肪及び筋間脂肪を除いたもの |
| 0.03 | 0 | 1 | 8 | 0 | 1 | 10 | 0 | 3 | – | 3 | 11 | 0 | 0.6 | 0 | 0.1 | 0 | 8 | 0.04 | 0.09 | 2.4 | 4.2 | 0.15 | 1.1 | 3 | 0.35 | 1.1 | 1 | 皮下脂肪：8.8%．筋間脂肪：34.6% |
| 0.03 | 0 | 1 | 9 | 0 | Tr | 8 | 0 | 3 | – | 3 | 8 | 0 | 0.7 | 0 | 0.1 | 0 | 8 | 0.03 | 0.08 | 1.6 | 3.9 | 0.13 | 1.2 | 3 | 0.20 | 1.2 | 0 | |
| 0.04 | 0 | 1 | 11 | Tr | 1 | 7 | 0 | 3 | – | 3 | 8 | 0 | 0.7 | 0 | 0.1 | 0 | 9 | 0.05 | 0.12 | 3.2 | 5.6 | 0.19 | 1.7 | 5 | 0.49 | 1.5 | 1 | |
| 0.03 | 0 | 1 | 8 | 0 | 1 | 10 | 0 | 3 | – | 3 | 10 | 0 | 0.6 | 0 | 0.1 | 0 | 8 | 0.04 | 0.09 | 2.6 | 4.5 | 0.16 | 1.2 | 4 | 0.37 | 1.1 | 1 | 筋間脂肪：37.9% |
| 0.04 | 0 | 1 | 11 | 0 | 1 | 6 | 0 | 2 | – | 2 | 7 | 0 | 0.4 | 0 | Tr | 0 | 7 | 0.05 | 0.13 | 3.5 | 6.3 | 0.23 | 1.5 | 5 | 0.50 | 1.4 | 1 | 皮下脂肪及び筋間脂肪を除いたもの |
| 0.01 | 0 | Tr | 4 | 1 | Tr | 15 | 0 | 4 | – | 4 | 16 | 0 | 0.9 | 0 | 0.1 | 0 | 10 | 0.02 | 0.03 | 1.0 | 1.6 | 0.05 | 0.7 | 2 | 0.15 | 0.7 | Tr | 皮下脂肪及び筋間脂肪 |
| 0.05 | 0 | – | – | – | – | 3 | – | – | – | 1 | 3 | 0 | 0.6 | 0 | 0.1 | 0 | 10 | 0.05 | 0.12 | 3.6 | (5.8) | 0.23 | 1.1 | 5 | 0.66 | – | 1 | 皮下脂肪：11.5%．筋間脂肪：24.5% |
| 0.05 | 0 | – | – | – | – | 3 | – | – | – | 1 | 3 | 0 | 0.5 | 0 | 0.1 | 0 | 9 | 0.05 | 0.13 | 4.0 | 6.5 | 0.26 | 1.1 | 6 | 0.72 | – | 1 | 筋間脂肪：27.7% |
| 0.07 | 0 | – | – | – | – | 2 | – | – | – | Tr | 2 | 0 | 0.4 | 0 | 0.1 | 0 | 7 | 0.07 | 0.17 | 5.3 | (8.7) | 0.35 | 1.4 | 8 | 0.93 | – | 1 | 皮下脂肪及び筋間脂肪を除いたもの |
| 0.09 | 0 | – | – | – | – | 3 | – | – | – | Tr | 3 | 0 | 0.6 | 0 | 0.1 | 0 | 16 | 0.04 | 0.11 | 3.1 | (5.2) | 0.16 | 1.2 | 2 | 0.74 | – | 1 | 別名カルビ |
| 0.07 | 0.01 | – | – | – | – | Tr | 0 | 0 | 0 | 0 | Tr | 0 | 0.3 | 0 | Tr | 0 | 6 | 0.09 | 0.20 | 5.6 | (9.6) | 0.34 | 1.2 | 8 | 1.09 | – | 1 | 皮下脂肪：5.6%．筋間脂肪：6.8% |
| 0.08 | 0.01 | 1 | 14 | Tr | Tr | 0 | 0 | 0 | 0 | 0 | 0 | 0 | 0.2 | 0 | 0 | 0 | 5 | 0.09 | 0.21 | 5.9 | 10.0 | 0.36 | 1.2 | 9 | 1.14 | 2.1 | 1 | 筋間脂肪：7.2% |
| 0.10 | 0 | Tr | 19 | 1 | 1 | 0 | 0 | 0 | 0 | 0 | 0 | 0 | 0.4 | 0 | 0 | 0 | 11 | 0.05 | 0.19 | 3.3 | 9.0 | 0.23 | 1.3 | 6 | 0.89 | 2.5 | 0 | |
| 0.10 | 0 | Tr | 19 | 1 | 1 | 0 | 0 | 0 | 0 | 0 | 0 | 0 | 0.4 | 0 | 0 | 0 | 10 | 0.09 | 0.24 | 6.6 | 12.0 | 0.35 | 1.9 | 7 | 1.18 | 2.9 | 1 | |
| 0.08 | 0.01 | – | – | – | – | 0 | 0 | 0 | 0 | 0 | 0 | 0 | 0.2 | 0 | 0 | 0 | 4 | 0.10 | 0.22 | 6.2 | (11.0) | 0.38 | 1.3 | 9 | 1.19 | – | 1 | 皮下脂肪及び筋間脂肪を除いたもの |
| 0.02 | 0 | – | – | – | – | 3 | 0 | 0 | 0 | 0 | 3 | 0 | 0.7 | 0 | 0.1 | 0 | 24 | 0.02 | 0.02 | 1.3 | (1.7) | 0.07 | 0.4 | 1 | 0.35 | – | 1 | 皮下脂肪及び筋間脂肪 |
| 0.07 | 0 | – | – | – | – | 1 | – | – | – | 0 | 1 | 0 | 0.3 | 0 | Tr | 0 | 8 | 0.08 | 0.18 | 5.7 | (9.4) | 0.39 | 1.1 | 5 | 0.89 | – | 1 | 皮下脂肪：6.0%．筋間脂肪：11.4% |
| 0.08 | 0 | – | – | – | – | Tr | – | – | – | 0 | Tr | 0 | 0.2 | 0 | Tr | 0 | 7 | 0.08 | 0.19 | 6.0 | (9.9) | 0.41 | 1.1 | 5 | 0.92 | – | 1 | 筋間脂肪：12.2% |
| 0.09 | 0 | – | – | – | – | 0 | – | – | – | Tr | 0 | 0 | 0.2 | 0 | 0 | 0 | 5 | 0.09 | 0.22 | 6.6 | (11.0) | 0.46 | 1.2 | 6 | 1.00 | – | 1 | 皮下脂肪及び筋間脂肪を除いたもの |
| 0.08 | 0 | – | – | – | – | 2 | – | – | – | 0 | 2 | 0 | 0.5 | 0 | Tr | 0 | 10 | 0.08 | 0.19 | 4.3 | (7.3) | 0.33 | 1.2 | 7 | 1.22 | – | 1 | 皮下脂肪：7.4%．筋間脂肪：19.8% |
| 0.08 | 0 | – | – | – | – | 2 | – | – | – | 0 | 2 | 0 | 0.4 | 0 | Tr | 0 | 9 | 0.09 | 0.20 | 4.5 | (7.7) | 0.35 | 1.3 | 8 | 1.29 | – | 1 | 筋間脂肪：21.4% |
| 0.10 | 0 | – | – | – | – | 1 | – | – | – | Tr | 1 | 0 | 0.4 | 0 | 0 | 0 | 5 | 0.10 | 0.25 | 5.4 | (9.5) | 0.42 | 1.6 | 9 | 1.54 | – | 1 | 皮下脂肪及び筋間脂肪を除いたもの |
| 0.09 | 0.01 | – | – | – | – | 1 | – | – | – | Tr | 1 | 0 | 0.4 | 0 | 0 | 0 | 4 | 0.09 | 0.24 | 4.3 | (8.4) | 0.37 | 1.6 | 8 | 1.28 | – | 1 | |

# 11 肉類

可食部100 g当たり

| 食品番号 | 食品名 | 廃棄率 | エネルギー | 水分 | たんぱく質: アミノ酸組成によるたんぱく質 | たんぱく質: たんぱく質 | 脂質: トリアシルグリセロール当量 | 脂質: コレステロール | 脂質: 脂質 | 脂肪酸: 飽和脂肪酸 | 脂肪酸: $n$-3系多価不飽和脂肪酸 | 脂肪酸: $n$-6系多価不飽和脂肪酸 | 炭水化物: 利用可能炭水化物(単糖当量) | 炭水化物: 利用可能炭水化物(質量計) | 炭水化物: 差引き法による利用可能炭水化物 | 炭水化物: 食物繊維総量 | 炭水化物: 糖アルコール | 炭水化物: 炭水化物 | 灰分 | 食塩相当量 | 無機質: ナトリウム | 無機質: カリウム | 無機質: カルシウム | 無機質: マグネシウム | 無機質: リン | 無機質: 鉄 | 無機質: 亜鉛 |
|---|---|---|---|---|---|---|---|---|---|---|---|---|---|---|---|---|---|---|---|---|---|---|---|---|---|---|---|
| | | % | kcal | g | g | g | g | mg | g | g | g | g | g | g | g | g | g | g | g | g | mg | mg | mg | mg | mg | mg | mg |
| | [乳用肥育牛肉] | | | | | | | | | | | | | | | | | | | | | | | | | | |
| 変 11030 | かた，脂身つき，生 | 0 | 231 | 62.0 | – | 17.1 | 18.0 | 66 | 19.8 | 7.23 | 0.03 | 0.80 | (0.3)* | (0.3) | 2.1 | 0 | – | 0.3 | 0.9 | 0.2 | 59 | 290 | 4 | 18 | 160 | 2.1 | 4.5 |
| 新 11309 | かた，脂身つき，ゆで | 0 | 298 | 54.9 | – | 20.8 | – | 75 | 23.8 | – | – | – | (0.1)* | (0.1) | 0.1 | 0 | – | 0.1 | 0.4 | 0.1 | 22 | 88 | 3 | 12 | 89 | 2.3 | 5.5 |
| 新 11310 | かた，脂身つき，焼き | 0 | 322 | 50.3 | – | 23.0 | – | 77 | 25.5 | – | – | – | (0.1)* | (0.1) | 0.3 | 0 | – | 0.2 | 1.0 | 0.1 | 67 | 290 | 4 | 20 | 170 | 2.8 | 5.8 |
| 11031 | かた，皮下脂肪なし，生 | 0 | 193 | 65.9 | – | 17.9 | 13.4 | 60 | 14.9 | 5.39 | 0.02 | 0.64 | (0.2)* | (0.2) | 1.9 | (0) | – | 0.4 | 0.9 | 0.1 | 59 | 310 | 4 | 20 | 170 | 0.9 | 4.5 |
| 変 11032 | かた，赤肉，生 | 0 | 138 | 71.7 | 17.4 | 20.4 | 5.7 | 57 | 6.7 | 2.20 | 0.02 | 0.37 | (0.2) | (0.1) | 3.4* | 0 | – | 0.2 | 1.0 | 0.2 | 69 | 340 | 4 | 22 | 190 | 2.5 | 5.5 |
| 新 11301 | かた，赤肉，ゆで | 0 | 174 | 63.2 | 24.5 | 27.9 | 6.0 | 77 | 7.1 | 2.14 | 0.02 | 0.36 | (1.0) | (0.9) | 5.6* | 0 | – | 1.0 | 0.7 | 0.1 | 43 | 220 | 4 | 19 | 160 | 3.4 | 7.2 |
| 新 11302 | かた，赤肉，焼き | 0 | 175 | 63.4 | 23.6 | 26.9 | 6.7 | 71 | 7.7 | 2.48 | 0.02 | 0.43 | (0.8) | (0.7) | 5.2* | 0 | – | 0.8 | 1.1 | 0.2 | 71 | 380 | 4 | 25 | 220 | 3.1 | 6.3 |
| 11033 | かた，脂身，生 | 0 | 650 | 21.9 | – | 4.5 | 67.7 | 110 | 73.3 | 27.48 | 0.12 | 2.47 | 0 | 0 | 5.6* | (0) | – | 0 | 0.3 | 0.1 | 21 | 84 | 2 | 5 | 44 | 0.7 | 0.5 |
| 11034 | かたロース，脂身つき，生 | 0 | 295 | 56.4 | (13.7) | 16.2 | (24.7) | 71 | 26.4 | (10.28) | (0.08) | (0.93) | (0.2) | (0.2) | 4.4* | (0) | – | 0.2 | 0.8 | 0.1 | 50 | 260 | 4 | 16 | 140 | 0.9 | 4.7 |
| 11035 | かたロース，皮下脂肪なし，生 | 0 | 285 | 57.3 | (13.9) | 16.5 | (23.5) | 70 | 25.2 | (9.78) | (0.08) | (0.89) | (0.2) | (0.2) | 4.4* | (0) | – | 0.2 | 0.8 | 0.1 | 51 | 270 | 4 | 17 | 140 | 0.9 | 4.8 |
| 11036 | かたロース，赤肉，生 | 0 | 196 | 65.9 | (16.1) | 19.1 | 12.7 | 67 | 13.9 | 5.10 | 0.06 | 0.53 | (0.2) | (0.2) | 4.4* | (0) | – | 0.2 | 0.9 | 0.1 | 57 | 310 | 4 | 19 | 160 | 2.4 | 5.7 |
| 11037 | リブロース，脂身つき，生 | 0 | 380 | 47.9 | 12.5 | 14.1 | 35.0 | 81 | 37.1 | 15.10 | 0.07 | 1.25 | (0.2) | (0.2) | 3.9* | (0) | – | 0.2 | 0.7 | 0.1 | 40 | 230 | 4 | 14 | 120 | 1.0 | 3.7 |
| 11039 | リブロース，脂身つき，ゆで | 0 | 428 | 39.1 | 16.8 | 17.2 | 40.0 | 100 | 43.0 | 17.08 | 0.08 | 1.44 | (0.3)* | (0.3) | 3.7 | (0) | – | 0.3 | 0.4 | 0.1 | 26 | 130 | 5 | 12 | 96 | 1.2 | 4.9 |
| 11038 | リブロース，脂身つき，焼き | 0 | 457 | 33.4 | 18.9 | 20.4 | 42.3 | 110 | 45.0 | 18.21 | 0.08 | 1.60 | (0.3)* | (0.3) | 4.5 | (0) | – | 0.3 | 0.9 | 0.1 | 53 | 290 | 4 | 18 | 160 | 1.4 | 5.3 |
| 11040 | リブロース，皮下脂肪なし，生 | 0 | 351 | 50.7 | (13.0) | 15.0 | 31.4 | 81 | 33.4 | 13.60 | 0.06 | 1.14 | (0.2) | (0.2) | 4.2* | (0) | – | 0.2 | 0.7 | 0.1 | 42 | 240 | 4 | 15 | 130 | 0.9 | 4.0 |
| 11041 | リブロース，赤肉，生 | 0 | 230 | 62.2 | 16.2 | 18.8 | 16.4 | 78 | 17.8 | 7.27 | 0.04 | 0.63 | (0.3) | (0.3) | 4.3* | (0) | – | 0.3 | 0.9 | 0.1 | 51 | 300 | 4 | 19 | 160 | 2.1 | 5.2 |
| 11042 | リブロース，脂身，生 | 0 | 703 | 15.6 | 3.2 | 3.7 | 76.7 | 89 | 80.5 | 32.71 | 0.13 | 2.65 | 0* | 0 | 4.3 | (0) | – | 0 | 0.2 | 0 | 18 | 72 | 3 | 4 | 37 | 0.6 | 0.5 |
| 11043 | サーロイン，脂身つき，生 | 0 | 313 | 54.4 | (14.0) | 16.5 | (26.7) | 69 | 27.9 | (11.36) | (0.05) | (0.97) | (0.4) | (0.4) | 4.1* | (0) | – | 0.4 | 0.8 | 0.1 | 48 | 270 | 4 | 16 | 150 | 1.0 | 2.9 |
| 11044 | サーロイン，皮下脂肪なし，生 | 0 | 253 | 60.0 | 16.0 | 18.4 | (19.3) | 66 | 20.2 | (8.23) | (0.03) | (0.72) | (0.5) | (0.5) | 3.8* | (0) | – | 0.5 | 0.9 | 0.1 | 53 | 300 | 4 | 17 | 170 | 0.8 | 3.3 |
| 11045 | サーロイン，赤肉，生 | 0 | 167 | 68.2 | (18.0) | 21.1 | 8.8 | 62 | 9.1 | 3.73 | 0.01 | 0.37 | (0.6) | (0.5) | 4.1* | (0) | – | 0.6 | 1.0 | 0.2 | 60 | 340 | 4 | 20 | 190 | 2.1 | 3.8 |
| 11046 | ばら，脂身つき，生 | 0 | 381 | 47.4 | 11.1 | 12.8 | 37.3 | 79 | 39.4 | 12.79 | 0.03 | 0.95 | (0.3)* | (0.2) | 3.5 | (0) | – | 0.3 | 0.6 | 0.1 | 56 | 190 | 3 | 12 | 110 | 1.4 | 2.8 |
| 11252 | ばら，脂身つき，焼き | 0 | 451 | 38.7 | 13.8 | 15.9 | 41.7 | 88 | 44.2 | 14.56 | 0.04 | 1.13 | (0.3) | (0.2) | 5.0* | (0) | – | 0.3 | 0.7 | 0.2 | 60 | 220 | 3 | 14 | 120 | 1.8 | 3.6 |
| 11047 | もも，脂身つき，生 | 0 | 196 | 65.8 | (16.0) | 19.5 | 12.6 | 69 | 13.3 | 5.11 | 0.02 | 0.54 | (0.4) | (0.4) | 4.6* | (0) | – | 0.4 | 1.0 | 0.1 | 49 | 330 | 4 | 22 | 180 | 1.4 | 4.5 |
| 11048 | もも，皮下脂肪なし，生 | 0 | 169 | 68.2 | 17.1 | 20.5 | 9.2 | 67 | 9.9 | 3.68 | 0.02 | 0.43 | (0.4) | (0.4) | 4.4* | (0) | – | 0.4 | 1.0 | 0.1 | 50 | 340 | 4 | 23 | 190 | 1.3 | 4.7 |
| 11050 | もも，皮下脂肪なし，ゆで | 0 | 235 | 56.4 | 25.0 | 28.4 | 12.8 | 94 | 13.8 | 5.07 | 0.02 | 0.54 | (0.6) | (0.5) | 5.0* | (0) | – | 0.6 | 0.8 | 0.1 | 35 | 220 | 5 | 20 | 160 | 1.7 | 6.6 |
| 11049 | もも，皮下脂肪なし，焼き | 0 | 227 | 56.9 | 23.4 | 28.0 | 12.0 | 87 | 13.2 | 4.84 | 0.02 | 0.45 | (0.6) | (0.5) | 6.4* | (0) | – | 0.6 | 1.3 | 0.2 | 65 | 430 | 5 | 28 | 230 | 1.7 | 6.4 |
| 11051 | もも，赤肉，生 | 0 | 130 | 71.7 | (17.9) | 21.9 | 4.2 | 65 | 4.9 | 1.56 | 0.01 | 0.27 | (0.4) | (0.4) | 5.2* | (0) | – | 0.4 | 1.1 | 0.1 | 52 | 360 | 4 | 24 | 200 | 2.7 | 5.1 |
| 11052 | もも，脂身，生 | 0 | 594 | 30.2 | (4.8) | 5.1 | 63.8 | 92 | 64.1 | 26.54 | 0.11 | 2.14 | (0.2)* | (0.2) | 0.8 | (0) | – | 0.2 | 0.4 | 0.1 | 30 | 140 | 2 | 7 | 56 | 1.1 | 0.7 |
| 11053 | そともも，脂身つき，生 | 0 | 220 | 64.0 | (15.0) | 18.2 | (15.9) | 68 | 16.3 | (6.46) | (0.03) | (0.64) | (0.6) | (0.5) | 4.2* | (0) | – | 0.6 | 0.9 | 0.1 | 55 | 310 | 4 | 20 | 150 | 1.4 | 3.2 |
| 11054 | そともも，皮下脂肪なし，生 | 0 | 179 | 67.8 | (16.0) | 19.6 | (10.7) | 66 | 11.1 | (4.28) | (0.02) | (0.47) | (0.6) | (0.5) | 4.5* | (0) | – | 0.6 | 0.9 | 0.1 | 57 | 330 | 4 | 21 | 160 | 1.3 | 3.5 |
| 11055 | そともも，赤肉，生 | 0 | 131 | 72.0 | (17.4) | 21.3 | 4.6 | 63 | 5.0 | 1.71 | 0.01 | 0.28 | (0.7) | (0.6) | 5.0* | (0) | – | 0.7 | 1.0 | 0.2 | 61 | 360 | 4 | 23 | 170 | 2.4 | 3.8 |
| 11056 | ランプ，脂身つき，生 | 0 | 234 | 62.1 | (15.3) | 18.6 | (17.1) | 65 | 17.8 | (7.05) | (0.03) | (0.72) | (0.6) | (0.5) | 4.6* | (0) | – | 0.6 | 0.9 | 0.1 | 54 | 300 | 4 | 20 | 150 | 1.4 | 3.7 |
| 11057 | ランプ，皮下脂肪なし，生 | 0 | 203 | 64.9 | (16.1) | 19.7 | (13.2) | 63 | 13.9 | (5.41) | (0.02) | (0.60) | (0.6) | (0.5) | 4.9* | (0) | – | 0.6 | 0.9 | 0.1 | 56 | 310 | 4 | 21 | 160 | 1.3 | 3.9 |
| 11058 | ランプ，赤肉，生 | 0 | 142 | 70.2 | (17.9) | 22.0 | 5.3 | 59 | 6.1 | 2.13 | 0.01 | 0.36 | (0.7) | (0.6) | 5.5* | (0) | – | 0.7 | 1.0 | 0.2 | 60 | 340 | 4 | 23 | 180 | 2.7 | 4.4 |
| 11059 | ヒレ，赤肉，生 | 0 | 177 | 67.3 | 17.7 | 20.8 | 10.1 | 60 | 11.2 | 4.35 | 0.02 | 0.48 | (0.5) | (0.4) | 3.8* | (0) | – | 0.5 | 1.0 | 0.1 | 56 | 380 | 4 | 23 | 200 | 2.4 | 3.4 |
| 11253 | ヒレ，赤肉，焼き | 0 | 238 | 56.3 | 24.8 | 27.2 | 13.6 | 74 | 15.2 | 5.74 | 0.02 | 0.52 | (0.4) | (0.4) | 4.0* | (0) | – | 0.4 | 1.3 | 0.2 | 74 | 440 | 5 | 28 | 230 | 3.5 | 6.0 |
| | [交雑牛肉] | | | | | | | | | | | | | | | | | | | | | | | | | | |
| 11254 | リブロース，脂身つき，生 | 0 | 489 | 36.2 | 10.3 | 12.0 | 49.6 | 88 | 51.8 | 18.15 | 0.07 | 1.47 | (0.3)* | (0.2) | 3.3 | (0) | – | 0.3 | 0.6 | 0.1 | 42 | 190 | 3 | 11 | 99 | 1.2 | 3.0 |
| 11256 | リブロース，脂身つき，ゆで | 0 | 540 | 29.1 | 12.4 | 13.2 | 54.5 | 100 | 56.5 | 19.84 | 0.08 | 1.50 | (0.1)* | (0.1) | 3.8 | (0) | – | 0.1 | 0.2 | 0 | 16 | 58 | 2 | 7 | 56 | 1.3 | 3.7 |

可食部100g当たり

| 無機質 | | | | | | ビタミン | | | | | | | | | | | | | | | | | | | | | | 備考 |
|---|---|---|---|---|---|---|---|---|---|---|---|---|---|---|---|---|---|---|---|---|---|---|---|---|---|---|---|---|
| | | | | | | ビタミンA | | | | | | | ビタミンE | | | | | | | | | | | | | | | |
| 銅 | マンガン | ヨウ素 | セレン | クロム | モリブデン | レチノール | α-カロテン | β-カロテン | β-クリプトキサンチン | β-カロテン当量 | レチノール活性当量 | ビタミンD | α-トコフェロール | β-トコフェロール | γ-トコフェロール | δ-トコフェロール | ビタミンK | ビタミン$B_1$ | ビタミン$B_2$ | ナイアシン | ナイアシン当量 | ビタミン$B_6$ | ビタミン$B_{12}$ | 葉酸 | パントテン酸 | ビオチン | ビタミンC | 有 有機酸 |
| mg | mg | µg | µg | µg | µg | µg | µg | µg | µg | µg | µg | µg | mg | mg | mg | mg | µg | mg | mg | mg | mg | mg | µg | µg | mg | µg | mg | |
| | | | | | | | | | | | | | | | | | | | | | | | | | | | | 試料：ホルスタイン種（去勢，肥育牛） |
| 0.07 | 0.01 | Tr | 14 | 0 | 1 | 5 | 0 | 1 | 0 | 1 | 5 | 0 | 0.4 | 0 | Tr | 0 | 9 | 0.08 | 0.20 | 3.9 | 6.7 | 0.33 | 2.8 | 6 | 1.00 | 1.7 | 1 | 皮下脂肪：7.9%，筋間脂肪：12.2% |
| 0.08 | 0 | 0 | 15 | 0 | 0 | Tr | 0 | Tr | 0 | 1 | 1 | 0 | 0.5 | 0 | Tr | 0 | 12 | 0.05 | 0.16 | 1.7 | 5.2 | 0.22 | 3.1 | 3 | 0.56 | 2.1 | 0 | |
| 0.10 | 0 | 1 | 15 | 0 | 0 | 0 | 0 | 1 | 0 | 1 | 0 | 0 | 0.5 | 0 | Tr | 0 | 13 | Tr | 0.01 | 6.1 | 9.9 | 0.05 | 4.0 | 50 | 0.40 | 2.6 | 0 | |
| 0.09 | Tr | – | – | – | – | 4 | – | – | – | 0 | 4 | 0 | 0.4 | 0 | Tr | 0 | 6 | 0.09 | 0.21 | 4.3 | 7.3 | 0.34 | 2.3 | 7 | 1.15 | – | 1 | 筋間脂肪：13.1% |
| 0.08 | 0.01 | 1 | 17 | 0 | 1 | 3 | 0 | 1 | 0 | 1 | 3 | 0 | 0.3 | 0 | 0 | 0 | 5 | 0.10 | 0.24 | 4.6 | 8.9 | 0.40 | 3.4 | 8 | 1.16 | 2.2 | 1 | 皮下脂肪及び筋間脂肪を除いたもの 有0.6g |
| 0.12 | 0.01 | 1 | 25 | 0 | Tr | 1 | – | – | – | – | 1 | 0.1 | 0.5 | 0 | Tr | 0 | 8 | 0.08 | 0.26 | 4.2 | 11.0 | 0.34 | 2.9 | 9 | 0.82 | 2.9 | 1 | 皮下脂肪及び筋間脂肪を除いたもの |
| 0.10 | 0.01 | 1 | 23 | 0 | 1 | 1 | – | – | – | – | 1 | 0.1 | 0.5 | 0 | Tr | 0 | 8 | 0.12 | 0.30 | 6.2 | 12.0 | 0.48 | 3.3 | 11 | 1.27 | 2.8 | 1 | 皮下脂肪及び筋間脂肪を除いたもの |
| 0.02 | 0.01 | – | – | – | – | 17 | – | – | – | (0) | 17 | 0 | 0.8 | 0 | 0.2 | 0 | 23 | 0.02 | 0.03 | 1.3 | 2.1 | 0.08 | 0.5 | 1 | 0.42 | – | 1 | 皮下脂肪及び筋間脂肪 |
| 0.06 | 0.01 | – | – | – | – | 7 | – | – | – | 3 | 7 | 0.1 | 0.5 | 0 | Tr | 0 | 8 | 0.06 | 0.17 | 3.6 | (6.7) | 0.21 | 1.7 | 7 | 0.84 | – | 1 | 皮下脂肪：2.2%，筋間脂肪：16.6% |
| 0.07 | 0.01 | – | – | – | – | 7 | – | – | – | 3 | 7 | 0.1 | 0.5 | 0 | Tr | 0 | 8 | 0.06 | 0.17 | 3.7 | (6.9) | 0.22 | 1.7 | 7 | 0.85 | – | 1 | 筋間脂肪：16.9% |
| 0.08 | 0.01 | – | – | – | – | 5 | – | – | – | Tr | 5 | 0.1 | 0.5 | 0 | Tr | 0 | 6 | 0.07 | 0.20 | 4.1 | (7.9) | 0.25 | 2.0 | 8 | 0.97 | – | 1 | 皮下脂肪及び筋間脂肪を除いたもの |
| 0.05 | 0.01 | Tr | 10 | 2 | Tr | 12 | 0 | 8 | 0 | 8 | 13 | 0.1 | 0.5 | 0 | 0.1 | 0 | 10 | 0.05 | 0.12 | 4.0 | 6.6 | 0.22 | 1.0 | 6 | 0.64 | 1.1 | 1 | 皮下脂肪：7.7%，筋間脂肪：23.1% |
| 0.04 | 0 | Tr | 13 | 2 | Tr | 13 | 0 | 9 | 0 | 9 | 14 | 0.1 | 0.4 | 0 | 0 | 0 | 12 | 0.04 | 0.11 | 3.2 | 6.9 | 0.17 | 1.0 | 7 | 0.38 | 1.3 | 0 | |
| 0.06 | 0.01 | 1 | 15 | 4 | Tr | 13 | 0 | 10 | 0 | 10 | 14 | 0.1 | 0.6 | 0 | 0 | 0 | 12 | 0.07 | 0.17 | 5.1 | 9.3 | 0.25 | 1.4 | 10 | 0.58 | 1.7 | 1 | |
| 0.05 | 0.01 | Tr | 11 | 2 | 0 | 12 | 0 | 7 | 0 | 7 | 12 | 0.1 | 0.4 | 0 | 0.1 | 0 | 9 | 0.05 | 0.13 | 4.2 | (7.1) | 0.23 | 1.1 | 6 | 0.67 | 1.1 | 1 | 筋間脂肪：24.9% |
| 0.06 | 0.01 | Tr | 14 | 2 | Tr | 10 | 0 | 4 | 0 | 4 | 10 | 0.2 | 0.3 | 0 | 0 | 0 | 7 | 0.06 | 0.17 | 5.2 | 9.0 | 0.29 | 1.3 | 8 | 0.81 | 1.1 | 2 | 皮下脂肪及び筋間脂肪を除いたもの |
| 0.02 | 0.01 | 0 | 2 | 1 | 0 | 17 | 0 | 15 | 0 | 15 | 18 | 0 | 0.8 | Tr | 0.2 | 0 | 17 | 0.02 | 0.02 | 1.3 | 1.6 | 0.05 | 0.4 | 1 | 0.26 | 0.9 | 1 | 皮下脂肪及び筋間脂肪 |
| 0.06 | Tr | – | – | – | – | 8 | – | – | – | 4 | 8 | 0 | 0.4 | 0 | 0.1 | 0 | 7 | 0.06 | 0.10 | 5.3 | (8.4) | 0.38 | 0.8 | 6 | 0.66 | – | 1 | 皮下脂肪：12.7%，筋間脂肪：13.7% |
| 0.06 | Tr | – | – | – | – | 7 | – | – | – | 2 | 7 | 0 | 0.4 | 0 | Tr | 0 | 6 | 0.06 | 0.11 | 5.9 | 9.5 | 0.43 | 0.8 | 7 | 0.72 | – | 1 | 筋間脂肪：15.6% |
| 0.07 | 0 | – | – | – | – | 5 | – | – | – | Tr | 5 | 0 | 0.3 | 0 | 0 | 0 | 4 | 0.07 | 0.12 | 6.7 | (11.0) | 0.50 | 0.9 | 8 | 0.80 | – | 2 | 皮下脂肪及び筋間脂肪を除いたもの |
| 0.04 | 0 | Tr | 10 | 1 | Tr | 13 | 0 | 1 | 1 | 2 | 13 | 0 | 0.6 | 0 | 0.1 | 0 | 11 | 0.05 | 0.12 | 3.2 | 5.4 | 0.21 | 1.9 | 3 | 0.60 | 1.5 | 1 | 別名 カルビ |
| 0.05 | 0 | 1 | 13 | 1 | 1 | 12 | 0 | 1 | 1 | 2 | 12 | 0 | 0.8 | 0 | 0.1 | 0 | 13 | 0.06 | 0.14 | 4.0 | 6.9 | 0.26 | 2.1 | 5 | 0.60 | 1.9 | Tr | 別名 カルビ |
| 0.08 | 0.01 | – | – | – | – | 3 | 0 | 0 | 0 | 0 | 3 | 0 | 0.6 | 0 | Tr | 0 | 5 | 0.08 | 0.20 | 4.9 | (8.9) | 0.32 | 1.2 | 9 | 1.02 | – | 1 | 皮下脂肪：6.2%，筋間脂肪：8.0% |
| 0.08 | 0.01 | Tr | 20 | 1 | Tr | 2 | 0 | 0 | 0 | 0 | 2 | 0 | 0.5 | 0 | Tr | 0 | 4 | 0.08 | 0.21 | 5.1 | 9.4 | 0.33 | 1.2 | 9 | 1.06 | 2.1 | 1 | 筋間脂肪：8.5% |
| 0.11 | 0.01 | Tr | 25 | 0 | 0 | 0 | 0 | 0 | 0 | 0 | 0 | 0 | 0.1 | 0 | 0 | 0 | 7 | 0.07 | 0.23 | 4.1 | 10.0 | 0.40 | 1.5 | 11 | 0.78 | 2.5 | 0 | |
| 0.11 | 0.02 | 1 | 24 | Tr | 1 | 0 | 0 | 0 | 0 | 0 | 0 | 0 | 0.2 | 0 | 0 | 0 | 6 | 0.10 | 0.27 | 7.6 | 13.0 | 0.39 | 1.9 | 12 | 1.08 | 2.5 | 1 | |
| 0.09 | 0.01 | – | – | – | – | 1 | 0 | 0 | 0 | 0 | 1 | 0 | 0.4 | 0 | 0 | 0 | 2 | 0.09 | 0.22 | 5.4 | (10.0) | 0.35 | 1.3 | 10 | 1.12 | – | 1 | 皮下脂肪及び筋間脂肪を除いたもの |
| 0.02 | 0.01 | – | – | – | – | 17 | 0 | 0 | 0 | 0 | 17 | 0 | 1.9 | Tr | 0.1 | 0 | 23 | 0.03 | 0.03 | 1.9 | (2.4) | 0.11 | 0.4 | 2 | 0.43 | – | 1 | 皮下脂肪及び筋間脂肪 |
| 0.06 | Tr | – | – | – | – | 5 | – | – | – | 0 | 5 | 0 | 0.5 | 0 | Tr | 0 | 8 | 0.08 | 0.17 | 4.4 | (8.1) | 0.34 | 1.6 | 6 | 0.91 | – | 1 | 皮下脂肪：9.9%，筋間脂肪：9.3% |
| 0.07 | Tr | – | – | – | – | 4 | – | – | – | 0 | 4 | 0 | 0.4 | 0 | Tr | 0 | 6 | 0.09 | 0.19 | 4.6 | (8.7) | 0.37 | 1.7 | 6 | 0.96 | – | 1 | 筋間脂肪：10.4% |
| 0.07 | 0 | – | – | – | – | 2 | – | – | – | Tr | 2 | 0 | 0.2 | 0 | 0 | 0 | 5 | 0.09 | 0.21 | 5.0 | (9.5) | 0.40 | 1.9 | 7 | 1.02 | – | 1 | 皮下脂肪及び筋間脂肪を除いたもの |
| 0.08 | Tr | – | – | – | – | 6 | – | – | – | 0 | 6 | 0 | 0.7 | 0 | 0.1 | 0 | 8 | 0.08 | 0.19 | 3.7 | (7.5) | 0.30 | 1.6 | 6 | 0.93 | – | 1 | 皮下脂肪：7.7%，筋間脂肪：12.4% |
| 0.09 | Tr | – | – | – | – | 5 | – | – | – | 0 | 5 | 0 | 0.6 | 0 | 0.1 | 0 | 6 | 0.09 | 0.20 | 3.9 | (8.0) | 0.31 | 1.7 | 6 | 0.98 | – | 1 | 筋間脂肪：13.4% |
| 0.10 | 0 | – | – | – | – | 3 | – | – | – | Tr | 3 | 0 | 0.4 | 0 | 0.1 | 0 | 4 | 0.10 | 0.23 | 4.2 | (8.8) | 0.34 | 1.9 | 7 | 1.06 | – | 2 | 皮下脂肪及び筋間脂肪を除いたもの |
| 0.08 | 0.01 | 1 | 15 | 0 | 1 | 4 | 0 | 1 | Tr | 2 | 4 | 0 | 0.5 | 0 | 0 | 0 | 4 | 0.12 | 0.26 | 4.7 | 9.2 | 0.43 | 3.0 | 11 | 0.90 | 2.1 | 1 | |
| 0.12 | 0.01 | 1 | 19 | 1 | 1 | 3 | 0 | 1 | 0 | 1 | 3 | 0 | 0.3 | 0 | 0 | 0 | 6 | 0.16 | 0.35 | 6.2 | 12.0 | 0.45 | 4.9 | 10 | 1.16 | 3.9 | Tr | |
| | | | | | | | | | | | | | | | | | | | | | | | | | | | | |
| 0.03 | 0 | 1 | 10 | 1 | 1 | 3 | 0 | 2 | 1 | 2 | 3 | 0 | 0.6 | 0 | 0.1 | 0 | 7 | 0.05 | 0.10 | 3.2 | 5.4 | 0.21 | 1.1 | 6 | 0.45 | 1.4 | 1 | 皮下脂肪：15.8%，筋間脂肪：20.0% |
| 0.03 | 0 | Tr | 11 | 1 | Tr | 0 | 0 | 2 | 1 | 2 | Tr | 0 | 0.7 | 0 | 0.1 | 0 | 9 | 0.03 | 0.08 | 1.4 | 4.1 | 0.14 | 1.3 | 3 | 0.25 | 1.6 | 0 | |

# 11 肉類

可食部100g当たり

| 食品番号 | 食品名 | 廃棄率 | エネルギー | 水分 | たんぱく質：アミノ酸組成によるたんぱく質 | たんぱく質：たんぱく質 | 脂質：トリアシルグリセロール当量 | 脂質：コレステロール | 脂質：脂質 | 脂肪酸：飽和脂肪酸 | 脂肪酸：n-3系多価不飽和脂肪酸 | 脂肪酸：n-6系多価不飽和脂肪酸 | 炭水化物：利用可能炭水化物（単糖当量） | 炭水化物：利用可能炭水化物（質量計） | 炭水化物：差引法による利用可能炭水化物 | 炭水化物：食物繊維総量 | 炭水化物：糖アルコール | 炭水化物：炭水化物 | 灰分 | 食塩相当量 | 無機質：ナトリウム | 無機質：カリウム | 無機質：カルシウム | 無機質：マグネシウム | 無機質：リン | 無機質：鉄 | 無機質：亜鉛 |
|---|---|---|---|---|---|---|---|---|---|---|---|---|---|---|---|---|---|---|---|---|---|---|---|---|---|---|---|
| | | % | kcal | g | g | g | g | mg | g | g | g | g | g | g | g | g | g | g | g | g | mg | mg | mg | mg | mg | mg | mg |
| 11255 | リブロース，脂身つき，焼き | 0 | 575 | 26.4 | 12.6 | 14.5 | 58.2 | 100 | 60.1 | 21.12 | 0.09 | 1.61 | *(0.2) | (0.2) | 2.2 | (0) | – | 0.2 | 0.6 | 0.1 | 47 | 190 | 3 | 12 | 100 | 1.5 | 3.8 |
| 11257 | リブロース，皮下脂肪なし，生 | 0 | 438 | 41.0 | 11.7 | 13.6 | 43.3 | 84 | 45.2 | 15.98 | 0.06 | 1.29 | *(0.3) | (0.3) | 3.3 | (0) | – | 0.3 | 0.6 | 0.1 | 48 | 220 | 3 | 13 | 110 | 1.3 | 3.5 |
| 11258 | リブロース，赤肉，生 | 0 | 338 | 50.5 | 14.5 | 16.7 | 31.0 | 75 | 32.3 | 11.75 | 0.04 | 0.94 | *(0.4) | (0.4) | 3.2 | (0) | – | 0.4 | 0.8 | 0.1 | 59 | 270 | 3 | 16 | 140 | 1.7 | 4.5 |
| 11259 | リブロース，脂身，生 | 0 | 759 | 10.6 | 2.9 | 3.6 | 83.0 | 110 | 86.7 | 29.61 | 0.12 | 2.43 | *0 | 0 | 3.3 | (0) | – | 0 | 0.2 | 0 | 13 | 39 | 2 | 2 | 25 | 0.3 | 0.3 |
| 11260 | ばら，脂身つき，生 | 0 | 445 | 41.4 | 10.8 | 12.2 | 42.6 | 98 | 44.4 | 14.13 | 0.08 | 1.20 | (0.3) | (0.3) | *4.6 | (0) | – | 0.3 | 0.5 | 0.2 | 59 | 200 | 3 | 12 | 110 | 1.4 | 3.0 |
| 11261 | もも，脂身つき，生 | 0 | 312 | 53.9 | 14.6 | 16.4 | 28.0 | 85 | 28.9 | 9.63 | 0.04 | 0.92 | *(0.4) | (0.3) | 2.7 | (0) | – | 0.4 | 0.8 | 0.2 | 63 | 270 | 3 | 17 | 140 | 2.1 | 3.9 |
| 11262 | もも，皮下脂肪なし，生 | 0 | 250 | 59.5 | 16.2 | 18.3 | 20.4 | 76 | 21.6 | 6.92 | 0.03 | 0.73 | *(0.4) | (0.4) | 3.0 | (0) | – | 0.4 | 0.9 | 0.2 | 68 | 300 | 3 | 19 | 160 | 2.3 | 4.5 |
| 11264 | もも，皮下脂肪なし，ゆで | 0 | 331 | 49.8 | 22.7 | 25.7 | 26.6 | 98 | 28.2 | 8.99 | 0.03 | 0.71 | *(0.2) | (0.2) | 0.5 | (0) | – | 0.2 | 0.4 | 0.1 | 29 | 130 | 3 | 15 | 120 | 2.8 | 5.8 |
| 11263 | もも，皮下脂肪なし，焼き | 0 | 313 | 49.7 | 21.4 | 25.0 | 25.0 | 93 | 27.6 | 8.77 | 0.03 | 0.65 | *(0.5) | (0.4) | 2.8 | (0) | – | 0.5 | 1.0 | 0.2 | 63 | 320 | 4 | 21 | 190 | 2.9 | 5.6 |
| 11265 | もも，赤肉，生 | 0 | 222 | 62.7 | 17.1 | 19.3 | 16.9 | 71 | 17.5 | 5.73 | 0.02 | 0.62 | *(0.5) | (0.4) | 2.4 | (0) | – | 0.5 | 0.9 | 0.2 | 71 | 320 | 4 | 20 | 170 | 2.4 | 4.8 |
| 11266 | もも，脂身，生 | 0 | 682 | 17.6 | 4.6 | 4.8 | 73.7 | 140 | 75.8 | 25.62 | 0.11 | 2.14 | *(0.1) | (0.1) | 3.9 | (0) | – | 0.1 | 0.2 | 0.1 | 29 | 81 | 2 | 4 | 37 | 0.5 | 0.4 |
| 11267 | ヒレ，赤肉，生 | 0 | 229 | 62.3 | 16.8 | 19.0 | 16.4 | 60 | 18.0 | 6.59 | 0.02 | 0.61 | (0.4) | (0.4) | *3.6 | (0) | – | 0.4 | 0.9 | 0.1 | 56 | 330 | 4 | 21 | 180 | 2.7 | 3.8 |
| | [輸入牛肉] | | | | | | | | | | | | | | | | | | | | | | | | | | |
| 11060 | かた，脂身つき，生 | 0 | 160 | 69.4 | – | 19.0 | 9.3 | 59 | 10.6 | 4.35 | 0.12 | 0.18 | *(0.1) | (0.1) | 1.4 | (0) | – | 0.1 | 0.9 | 0.1 | 54 | 320 | 4 | 20 | 170 | 1.1 | 5.0 |
| 11061 | かた，皮下脂肪なし，生 | 0 | 138 | 71.5 | – | 19.6 | 6.6 | 59 | 7.8 | 3.06 | 0.10 | 0.15 | *(0.1) | (0.1) | 1.3 | (0) | – | 0.1 | 1.0 | 0.1 | 56 | 330 | 4 | 21 | 180 | 1.0 | 5.3 |
| 11062 | かた，赤肉，生 | 0 | 114 | 73.9 | – | 20.4 | 3.6 | 59 | 4.6 | 1.59 | 0.08 | 0.12 | *(0.1) | (0.1) | 1.1 | (0) | – | 0.1 | 1.0 | 0.1 | 58 | 340 | 4 | 22 | 180 | 2.4 | 5.5 |
| 11063 | かた，脂身，生 | 0 | 537 | 32.0 | – | 7.1 | 56.5 | 65 | 60.5 | 27.32 | 0.45 | 0.65 | *0 | 0 | 4.0 | (0) | – | 0 | 0.4 | 0.1 | 24 | 140 | 6 | 7 | 65 | 0.9 | 1.1 |
| 11064 | かたロース，脂身つき，生 | 0 | 221 | 63.8 | (15.1) | 17.9 | (15.8) | 69 | 17.4 | (7.54) | (0.11) | (0.37) | (0.1) | (0.1) | *4.5 | (0) | – | 0.1 | 0.8 | 0.1 | 49 | 300 | 4 | 18 | 150 | 1.2 | 5.8 |
| 11065 | かたロース，皮下脂肪なし，生 | 0 | 219 | 64.0 | (15.2) | 18.0 | (15.5) | 69 | 17.1 | (7.39) | (0.11) | (0.37) | (0.1) | (0.1) | *4.5 | (0) | – | 0.1 | 0.8 | 0.1 | 49 | 300 | 4 | 18 | 150 | 1.2 | 5.8 |
| 11066 | かたロース，赤肉，生 | 0 | 160 | 69.8 | (16.6) | 19.7 | 8.6 | 69 | 9.5 | 3.72 | 0.06 | 0.32 | (0.1) | (0.1) | *4.1 | (0) | – | 0.1 | 0.9 | 0.1 | 54 | 320 | 4 | 20 | 170 | 2.4 | 6.4 |
| 11067 | リブロース，脂身つき，生 | 0 | 212 | 63.8 | 17.3 | 20.1 | 14.2 | 66 | 15.4 | 7.15 | 0.07 | 0.32 | (0.4) | (0.3) | *3.8 | (0) | – | 0.4 | 0.9 | 0.1 | 44 | 330 | 4 | 20 | 170 | 2.2 | 4.7 |
| 11269 | リブロース，脂身つき，ゆで | 0 | 307 | 50.2 | 23.0 | 25.8 | 21.9 | 94 | 23.9 | 11.03 | 0.09 | 0.48 | (0.1) | (0.1) | *4.4 | (0) | – | 0.1 | 0.5 | 0 | 18 | 130 | 2 | 14 | 110 | 2.7 | 6.5 |
| 11268 | リブロース，脂身つき，焼き | 0 | 306 | 49.8 | 21.6 | 25.0 | 21.9 | 89 | 23.9 | 11.05 | 0.10 | 0.46 | (0.3) | (0.3) | *5.7 | (0) | – | 0.3 | 1.0 | 0.1 | 41 | 320 | 3 | 21 | 180 | 2.9 | 6.3 |
| 11068 | リブロース，皮下脂肪なし，生 | 0 | 203 | 64.5 | (17.1) | 20.3 | 13.1 | 66 | 14.4 | 6.38 | 0.09 | 0.29 | (0.4) | (0.3) | *4.3 | (0) | – | 0.4 | 0.9 | 0.1 | 45 | 330 | 4 | 20 | 170 | 2.2 | 4.8 |
| 11069 | リブロース，赤肉，生 | 0 | 163 | 68.6 | (18.3) | 21.7 | 8.2 | 65 | 9.1 | 3.80 | 0.05 | 0.27 | (0.4) | (0.4) | *3.9 | (0) | – | 0.4 | 1.0 | 0.1 | 47 | 350 | 4 | 21 | 180 | 2.3 | 5.2 |
| 11070 | リブロース，脂身，生 | 0 | 653 | 19.9 | (4.7) | 5.7 | 66.7 | 71 | 73.1 | 34.40 | 0.47 | 0.72 | (0.1) | (0.1) | *8.3 | (0) | – | 0.1 | 0.3 | 0 | 17 | 130 | 1 | 6 | 53 | 1.1 | 1.1 |
| 11071 | サーロイン，脂身つき，生 | 0 | 273 | 57.7 | (14.7) | 17.4 | (21.5) | 59 | 23.7 | (10.85) | (0.17) | (0.26) | (0.4) | (0.4) | *5.4 | (0) | – | 0.4 | 0.8 | 0.1 | 39 | 290 | 3 | 18 | 150 | 1.4 | 3.1 |
| 11072 | サーロイン，皮下脂肪なし，生 | 0 | 218 | 63.1 | (16.1) | 19.1 | (14.9) | 57 | 16.5 | (7.42) | (0.12) | (0.19) | (0.4) | (0.4) | *5.0 | (0) | – | 0.4 | 0.9 | 0.1 | 42 | 320 | 4 | 20 | 170 | 1.3 | 3.4 |
| 11073 | サーロイン，赤肉，生 | 0 | 127 | 72.1 | (18.5) | 22.0 | 3.8 | 55 | 4.4 | 1.65 | 0.05 | 0.08 | (0.5) | (0.5) | *4.5 | (0) | – | 0.5 | 1.0 | 0.1 | 48 | 360 | 4 | 23 | 190 | 2.2 | 3.9 |
| 11074 | ばら，脂身つき，生 | 0 | 338 | 51.8 | – | 14.4 | 31.0 | 67 | 32.9 | 13.05 | 0.20 | 0.34 | *(0.2) | (0.2) | 2.1 | (0) | – | 0.2 | 0.7 | 0.1 | 52 | 230 | 4 | 14 | 130 | 1.5 | 3.0 |
| 11075 | もも，脂身つき，生 | 0 | 148 | 71.4 | (16.5) | 19.6 | 7.5 | 61 | 8.6 | 3.22 | 0.05 | 0.20 | (0.4) | (0.4) | *3.6 | (0) | – | 0.4 | 1.0 | 0.1 | 41 | 310 | 3 | 21 | 170 | 2.4 | 3.8 |
| 11076 | もも，皮下脂肪なし，生 | 0 | 133 | 73.0 | 17.2 | 20.0 | 5.7 | 61 | 6.7 | 2.44 | 0.10 | 0.25 | (0.4) | (0.4) | *3.1 | (0) | – | 0.4 | 1.0 | 0.1 | 42 | 320 | 3 | 22 | 170 | 2.5 | 3.9 |
| 11271 | もも，皮下脂肪なし，ゆで | 0 | 204 | 60.0 | 27.1 | 30.0 | 9.2 | 96 | 11.0 | 3.93 | 0.14 | 0.42 | (0.2) | (0.2) | *3.1 | (0) | – | 0.2 | 0.6 | 0 | 19 | 130 | 3 | 16 | 130 | 3.5 | 7.5 |
| 11270 | もも，皮下脂肪なし，焼き | 0 | 205 | 60.4 | 24.1 | 28.0 | 11.9 | 89 | 14.1 | 5.37 | 0.16 | 0.47 | *(0.4) | (0.4) | 2.5 | (0) | – | 0.4 | 1.1 | 0.1 | 41 | 320 | 4 | 23 | 190 | 3.3 | 6.6 |
| 11077 | もも，赤肉，生 | 0 | 117 | 74.2 | (17.8) | 21.2 | 3.6 | 62 | 4.3 | 1.48 | 0.03 | 0.16 | (0.4) | (0.4) | *3.4 | (0) | – | 0.4 | 1.0 | 0.1 | 44 | 340 | 4 | 23 | 180 | 2.6 | 4.1 |
| 11078 | もも，脂身，生 | 0 | 580 | 28.1 | (6.0) | 6.3 | 58.7 | 77 | 64.4 | 25.71 | 0.37 | 0.73 | (0.2) | (0.1) | *6.9 | (0) | – | 0.2 | 0.4 | 0 | 19 | 120 | 2 | 7 | 61 | 0.9 | 0.8 |
| 11079 | そともも，脂身つき，生 | 0 | 197 | 65.8 | (15.8) | 18.7 | (12.7) | 65 | 14.3 | (5.51) | (0.10) | (0.19) | (0.3) | (0.3) | *4.8 | (0) | – | 0.3 | 0.9 | 0.1 | 48 | 320 | 4 | 20 | 170 | 1.1 | 2.9 |
| 11080 | そともも，皮下脂肪なし，生 | 0 | 178 | 67.6 | (16.3) | 19.3 | (10.5) | 64 | 11.9 | (4.54) | (0.09) | (0.16) | (0.3) | (0.3) | *4.7 | (0) | – | 0.3 | 0.9 | 0.1 | 49 | 330 | 4 | 20 | 180 | 1.0 | 3.0 |
| 11081 | そともも，赤肉，生 | 0 | 117 | 73.6 | (17.8) | 21.2 | 3.1 | 62 | 3.9 | 1.31 | 0.05 | 0.07 | (0.3) | (0.3) | *4.4 | (0) | – | 0.3 | 1.0 | 0.1 | 53 | 360 | 4 | 22 | 190 | 1.9 | 3.3 |
| 11082 | ランプ，脂身つき，生 | 0 | 214 | 63.8 | (15.6) | 18.4 | (14.7) | 64 | 16.4 | (6.47) | (0.13) | (0.24) | (0.4) | (0.4) | *4.9 | (0) | – | 0.4 | 1.0 | 0.1 | 45 | 310 | 3 | 20 | 170 | 1.3 | 3.4 |

可食部100 g当たり

| 無機質 銅 | 無機質 マンガン | 無機質 ヨウ素 | 無機質 セレン | 無機質 クロム | 無機質 モリブデン | ビタミンA レチノール | ビタミンA α-カロテン | ビタミンA β-カロテン | ビタミンA β-クリプトキサンチン | ビタミンA β-カロテン当量 | ビタミンA レチノール活性当量 | ビタミンD | ビタミンE α-トコフェロール | ビタミンE β-トコフェロール | ビタミンE γ-トコフェロール | ビタミンE δ-トコフェロール | ビタミンK | ビタミン$B_1$ | ビタミン$B_2$ | ナイアシン | ナイアシン当量 | ビタミン$B_6$ | ビタミン$B_{12}$ | 葉酸 | パントテン酸 | ビオチン | ビタミンC | 備考 |
|---|---|---|---|---|---|---|---|---|---|---|---|---|---|---|---|---|---|---|---|---|---|---|---|---|---|---|---|---|
| mg | mg | μg | μg | μg | μg | μg | μg | μg | μg | μg | μg | μg | mg | mg | mg | mg | μg | mg | mg | mg | mg | mg | μg | μg | mg | μg | mg | |
| 0.04 | 0 | 1 | 11 | 1 | 1 | 0 | 0 | 2 | 1 | 2 | 0 | 0 | 0.7 | 0 | 0.1 | 0 | 10 | 0.06 | 0.11 | 3.3 | 5.8 | 0.20 | 1.8 | 14 | 0.50 | 1.8 | Tr | |
| 0.04 | 0 | 1 | 11 | 1 | 1 | 3 | 0 | 1 | 1 | 2 | 3 | 0 | 0.5 | 0 | 0.1 | 0 | 6 | 0.05 | 0.11 | 3.6 | 6.2 | 0.24 | 1.2 | 6 | 0.50 | 1.5 | 1 | 筋間脂肪：23.7% |
| 0.04 | 0 | 1 | 14 | 1 | 2 | 2 | 0 | 1 | Tr | 1 | 2 | 0 | 0.4 | 0 | 0.1 | 0 | 4 | 0.07 | 0.14 | 4.6 | 7.9 | 0.31 | 1.4 | 7 | 0.61 | 1.6 | 1 | 皮下脂肪及び筋間脂肪を除いたもの |
| 0.01 | 0 | 1 | 2 | 1 | Tr | 4 | 0 | 3 | 1 | 4 | 5 | 0 | 0.9 | 0 | 0.1 | 0 | 11 | 0.01 | 0.02 | 0.6 | 0.9 | 0.02 | 0.7 | 5 | 0.16 | 0.9 | Tr | 皮下脂肪及び筋間脂肪 |
| 0.03 | 0 | 1 | 10 | 1 | Tr | 3 | 0 | 2 | 1 | 2 | 3 | 0 | 0.5 | 0 | Tr | 0 | 10 | 0.05 | 0.10 | 3.2 | 5.5 | 0.23 | 1.7 | 6 | 0.40 | 1.6 | 1 | |
| 0.06 | 0 | 1 | 14 | 1 | 1 | 2 | 0 | 1 | 0 | 1 | 2 | 0 | 0.3 | 0 | Tr | 0 | 8 | 0.08 | 0.16 | 3.9 | 7.3 | 0.31 | 2.1 | 12 | 0.62 | 2.0 | 1 | 皮下脂肪：13.5%．筋間脂肪：6.0% |
| 0.07 | 0 | 1 | 16 | 1 | 1 | 1 | 0 | 1 | 0 | 1 | 1 | 0 | 0.2 | 0 | 0 | 0 | 6 | 0.09 | 0.18 | 4.3 | 8.2 | 0.35 | 2.3 | 14 | 0.69 | 2.2 | 1 | 筋間脂肪：7.0% |
| 0.08 | 0 | 1 | 27 | 1 | Tr | 0 | 0 | 1 | 0 | 1 | 0 | 0 | 0.6 | 0 | 0.1 | 0 | 7 | 0.05 | 0.15 | 3.3 | 8.8 | 0.32 | 1.6 | 12 | 0.38 | 2.6 | 0 | |
| 0.08 | 0 | 1 | 23 | 1 | 1 | 1 | 0 | 1 | 0 | 1 | 1 | 0 | 0.5 | 0 | 0.1 | 0 | 6 | 0.09 | 0.18 | 5.1 | 10.0 | 0.40 | 2.1 | 15 | 0.77 | 2.7 | 1 | |
| 0.07 | 0 | 1 | 17 | 1 | 1 | 1 | 0 | 1 | 0 | 1 | 1 | 0 | 0.2 | 0 | 0 | 0 | 5 | 0.10 | 0.19 | 4.5 | 8.7 | 0.38 | 2.4 | 15 | 0.73 | 2.3 | 1 | 皮下脂肪及び筋間脂肪を除いたもの |
| 0.01 | 0 | 1 | 3 | 2 | 1 | 4 | 0 | 4 | 1 | 4 | 5 | 0 | 0.8 | 0 | 0.1 | 0 | 19 | 0.02 | 0.02 | 1.1 | 1.6 | 0.04 | 0.8 | 3 | 0.17 | 1.1 | Tr | 皮下脂肪及び筋間脂肪 |
| 0.07 | 0 | Tr | 15 | 0 | 1 | 2 | 0 | 1 | 0 | 1 | 2 | 0 | 0.1 | 0 | 0 | 0 | 2 | 0.11 | 0.23 | 4.4 | 8.6 | 0.39 | 2.0 | 9 | 0.85 | 1.8 | 1 | |
| | | | | | | | | | | | | | | | | | | | | | | | | | | | | |
| 0.08 | Tr | — | — | — | — | 7 | — | — | — | 0 | 7 | 0.3 | 0.6 | 0 | 0 | 0 | 3 | 0.08 | 0.22 | 3.0 | 6.2 | 0.26 | 2.2 | 5 | 0.89 | — | 1 | 皮下脂肪：5.3%．筋間脂肪：5.4% |
| 0.09 | Tr | — | — | — | — | 5 | — | — | — | 0 | 5 | 0.3 | 0.6 | 0 | 0 | 0 | 2 | 0.08 | 0.23 | 3.1 | 6.4 | 0.27 | 2.3 | 6 | 0.92 | — | 1 | 筋間脂肪：5.7% |
| 0.09 | 0 | — | — | — | — | 4 | — | — | — | Tr | 4 | 0.2 | 0.6 | 0 | 0 | 0 | 1 | 0.09 | 0.25 | 3.2 | 6.6 | 0.27 | 2.4 | 6 | 0.95 | — | 1 | 皮下脂肪及び筋間脂肪を除いたもの |
| 0.03 | 0.01 | — | — | — | — | 30 | — | — | — | (0) | 30 | 1.2 | 1.2 | 0 | 0 | 0 | 15 | 0.03 | 0.04 | 1.6 | 2.8 | 0.14 | 0.5 | 3 | 0.36 | — | 1 | 皮下脂肪及び筋間脂肪 |
| 0.07 | 0.01 | — | — | — | — | 10 | — | — | — | 2 | 10 | 0.4 | 0.7 | 0 | 0 | 0 | 5 | 0.07 | 0.20 | 3.5 | (7.1) | 0.25 | 1.8 | 7 | 1.00 | — | 1 | 皮下脂肪：0.5%．筋間脂肪：12.1% |
| 0.07 | 0.01 | — | — | — | — | 10 | — | — | — | 2 | 10 | 0.4 | 0.7 | 0 | 0 | 0 | 5 | 0.07 | 0.20 | 3.5 | (7.2) | 0.25 | 1.8 | 8 | 1.00 | — | 1 | 筋間脂肪：12.1% |
| 0.08 | 0.01 | — | — | — | — | 7 | — | — | — | Tr | 7 | 0.2 | 0.5 | 0 | Tr | 0 | 3 | 0.07 | 0.23 | 3.8 | (7.9) | 0.27 | 2.1 | 8 | 1.11 | — | 2 | 皮下脂肪及び筋間脂肪を除いたもの |
| 0.07 | 0.01 | 1 | 20 | 0 | 1 | 9 | 0 | 2 | 0 | 2 | 9 | 0.4 | 0.7 | 0 | 0 | 0 | 4 | 0.08 | 0.16 | 5.0 | 9.1 | 0.37 | 1.3 | 7 | 0.85 | 1.4 | 2 | 皮下脂肪：1.8%．筋間脂肪：8.2% |
| 0.08 | 0 | 1 | 24 | Tr | 1 | 14 | 0 | 2 | 0 | 2 | 14 | 0.5 | 1.0 | 0 | — | 0 | 5 | 0.04 | 0.14 | 2.7 | 8.2 | 0.26 | 1.3 | 6 | 0.50 | 1.7 | 0 | |
| 0.08 | Tr | 1 | 23 | Tr | 1 | 12 | 0 | 2 | 0 | 2 | 12 | 0.5 | 1.1 | 0 | 0 | 0 | 5 | 0.08 | 0.18 | 5.0 | 10.0 | 0.40 | 1.6 | 7 | 1.07 | 1.9 | 1 | |
| 0.07 | 0.01 | 1 | 21 | 0 | 1 | 9 | 0 | 1 | 0 | 1 | 9 | 0.4 | 0.7 | 0 | 0 | 0 | 4 | 0.08 | 0.16 | 5.1 | (9.2) | 0.38 | 1.4 | 7 | 0.87 | 1.4 | 2 | 筋間脂肪：8.3% |
| 0.07 | 0.01 | 1 | 22 | 0 | 1 | 7 | 0 | 0 | 0 | 0 | 7 | 0.2 | 0.6 | 0 | 0 | 0 | 3 | 0.09 | 0.17 | 5.4 | (9.9) | 0.40 | 1.5 | 7 | 0.93 | 1.5 | 2 | 皮下脂肪及び筋間脂肪を除いたもの |
| 0.02 | 0 | Tr | 4 | Tr | 0 | 28 | 0 | 17 | 0 | 17 | 29 | 2.2 | 1.6 | 0 | 0 | 0 | 16 | 0.01 | 0.02 | 1.6 | (2.0) | 0.11 | 0.3 | 2 | 0.21 | 0.5 | 0 | 皮下脂肪及び筋間脂肪 |
| 0.06 | 0 | — | — | — | — | 10 | — | — | — | 5 | 11 | 0.6 | 0.7 | 0 | 0 | 0 | 5 | 0.05 | 0.12 | 4.9 | (8.4) | 0.42 | 0.6 | 5 | 0.52 | — | 1 | 皮下脂肪：12.8%．筋間脂肪：15.5% |
| 0.07 | 0 | — | — | — | — | 8 | — | — | — | 3 | 8 | 0.4 | 0.6 | 0 | 0 | 0 | 4 | 0.06 | 0.13 | 5.4 | (9.3) | 0.46 | 0.7 | 5 | 0.57 | — | 1 | 筋間脂肪：17.8% |
| 0.08 | 0 | — | — | — | — | 4 | — | — | — | Tr | 4 | 0 | 0.4 | 0 | 0 | 0 | 1 | 0.06 | 0.16 | 6.2 | (11.0) | 0.54 | 0.8 | 6 | 0.65 | — | 2 | 皮下脂肪及び筋間脂肪を除いたもの |
| 0.05 | 0 | — | — | — | — | 24 | — | — | — | Tr | 24 | 0.4 | 1.1 | 0 | 0 | 0 | 13 | 0.05 | 0.12 | 3.9 | 6.3 | 0.28 | 1.3 | 5 | 0.50 | — | 1 | 別名 カルビ |
| 0.08 | 0.01 | — | — | — | — | 5 | 0 | 2 | 0 | 2 | 5 | 0.2 | 0.5 | 0 | 0 | 0 | 4 | 0.08 | 0.19 | 5.0 | (9.0) | 0.44 | 1.5 | 8 | 0.78 | — | 1 | 皮下脂肪：3.4%．筋間脂肪：4.0% |
| 0.08 | 0.01 | 1 | 12 | 0 | 1 | 4 | 0 | 1 | 0 | 1 | 4 | 0.1 | 0.4 | 0 | 0 | 0 | 4 | 0.09 | 0.20 | 5.1 | 9.2 | 0.45 | 1.5 | 8 | 0.78 | 1.9 | 1 | 筋間脂肪：4.2% |
| 0.10 | 0.01 | 1 | 19 | 1 | Tr | 8 | 0 | 2 | 0 | 2 | 8 | 0 | 0.7 | 0 | 0 | 0 | 5 | 0.05 | 0.18 | 3.2 | 9.7 | 0.35 | 1.2 | 7 | 0.62 | 2.5 | Tr | |
| 0.09 | 0.02 | 1 | 17 | 1 | 1 | 8 | 0 | 1 | 0 | 1 | 8 | 0 | 0.6 | 0 | 0 | 0 | 8 | 0.08 | 0.22 | 5.6 | 11.0 | 0.53 | 1.7 | 10 | 0.88 | 2.6 | 1 | |
| 0.08 | 0.01 | — | — | — | — | 3 | 0 | 0 | 0 | 0 | 3 | 0.1 | 0.4 | 0 | 0 | 0 | 3 | 0.09 | 0.21 | 5.4 | (9.7) | 0.48 | 1.6 | 8 | 0.82 | — | 1 | 皮下脂肪及び筋間脂肪を除いたもの |
| 0.02 | 0.01 | — | — | — | — | 35 | 0 | 31 | 0 | 31 | 38 | 0.9 | 1.2 | 0 | 0 | 0 | 19 | 0.02 | 0.03 | 1.6 | (2.2) | 0.13 | 0.4 | 2 | 0.46 | — | 1 | 皮下脂肪及び筋間脂肪 |
| 0.08 | Tr | — | — | — | — | 9 | — | — | — | 6 | 9 | 0.3 | 0.7 | 0 | 0 | 0 | 6 | 0.06 | 0.16 | 4.3 | (8.1) | 0.37 | 1.3 | 6 | 0.80 | — | 1 | 皮下脂肪：4.5%．筋間脂肪：12.2% |
| 0.08 | Tr | — | — | — | — | 7 | — | — | — | 4 | 8 | 0.3 | 0.7 | 0 | 0 | 0 | 5 | 0.06 | 0.17 | 4.4 | (8.3) | 0.38 | 1.4 | 6 | 0.82 | — | 1 | 筋間脂肪：12.8% |
| 0.09 | 0 | — | — | — | — | 3 | — | — | — | Tr | 3 | 0.2 | 0.7 | 0 | 0 | 0 | 3 | 0.07 | 0.19 | 4.9 | (9.3) | 0.42 | 1.5 | 7 | 0.87 | — | 1 | 皮下脂肪及び筋間脂肪を除いたもの |
| 0.10 | Tr | — | — | — | — | 10 | — | — | — | 7 | 11 | 0.4 | 0.8 | 0 | 0 | 0 | 5 | 0.09 | 0.24 | 4.0 | (7.7) | 0.44 | 1.9 | 7 | 0.91 | — | 1 | 皮下脂肪：9.7%．筋間脂肪：11.5% |

# 11 肉類

可食部100 g当たり

| 食品番号 | 食品名 | 廃棄率 | エネルギー | 水分 | たんぱく質: アミノ酸組成によるたんぱく質 | たんぱく質: たんぱく質 | 脂質: トリアシルグリセロール当量 | 脂質: コレステロール | 脂質: 脂質 | 脂肪酸: 飽和脂肪酸 | 脂肪酸: n-3系多価不飽和脂肪酸 | 脂肪酸: n-6系多価不飽和脂肪酸 | 炭水化物: 利用可能炭水化物(単糖当量) | 炭水化物: 利用可能炭水化物(質量計) | 炭水化物: 差引法による利用可能炭水化物 | 炭水化物: 食物繊維総量 | 炭水化物: 糖アルコール | 炭水化物: 炭水化物 | 灰分 | 食塩相当量 | 無機質: ナトリウム | 無機質: カリウム | 無機質: カルシウム | 無機質: マグネシウム | 無機質: リン | 無機質: 鉄 | 無機質: 亜鉛 |
|---|---|---|---|---|---|---|---|---|---|---|---|---|---|---|---|---|---|---|---|---|---|---|---|---|---|---|---|
| | | % | kcal | g | g | g | g | mg | g | g | g | g | g | g | g | g | g | g | g | g | mg | mg | mg | mg | mg | mg | mg |
| 11083 | ランプ，皮下脂肪なし，生 | 0 | 174 | 67.7 | (16.6) | 19.7 | (9.8) | 62 | 11.1 | (4.34) | (0.10) | (0.18) | (0.5) | (0.5) | *4.8 | (0) | – | 0.5 | 1.0 | 0.1 | 47 | 330 | 4 | 21 | 190 | 1.1 | 3.7 |
| 11084 | ランプ，赤肉，生 | 0 | 112 | 73.8 | (18.2) | 21.6 | 2.4 | 60 | 3.0 | 1.10 | 0.06 | 0.10 | (0.5) | (0.5) | *4.5 | (0) | – | 0.5 | 1.1 | 0.1 | 52 | 360 | 4 | 23 | 210 | 2.6 | 4.1 |
| 11085 | ヒレ，赤肉，生 | 0 | 123 | 73.3 | (18.5) | 20.5 | 4.2 | 62 | 4.8 | 1.99 | 0.08 | 0.14 | (0.3) | (0.3) | *2.9 | (0) | – | 0.3 | 1.1 | 0.1 | 45 | 370 | 4 | 24 | 180 | 2.8 | 2.8 |
| | [子牛肉] | | | | | | | | | | | | | | | | | | | | | | | | | | |
| 11086 | リブロース，皮下脂肪なし，生 | 0 | 94 | 76.0 | (17.9) | 21.7 | 0.5 | 64 | 0.9 | 0.19 | 0.01 | 0.13 | (0.3) | (0.3) | *4.5 | (0) | – | 0.3 | 1.1 | 0.2 | 67 | 360 | 5 | 23 | 190 | 1.6 | 2.8 |
| 11087 | ばら，皮下脂肪なし，生 | 0 | 113 | 74.5 | (17.2) | 20.9 | 2.9 | 71 | 3.6 | 1.31 | 0.01 | 0.24 | 0 | 0 | *4.4 | (0) | – | 0 | 1.0 | 0.3 | 100 | 320 | 6 | 19 | 160 | 1.7 | 3.6 |
| 11088 | もも，皮下脂肪なし，生 | 0 | 107 | 74.8 | (17.4) | 21.2 | 2.1 | 71 | 2.7 | 0.90 | 0.01 | 0.20 | (0.2) | (0.2) | *4.6 | (0) | – | 0.2 | 1.1 | 0.1 | 54 | 390 | 5 | 23 | 200 | 1.3 | 2.3 |
| | [ひき肉] | | | | | | | | | | | | | | | | | | | | | | | | | | |
| 11089 | 生 | 0 | 251 | 61.4 | 14.4 | 17.1 | 19.8 | 64 | 21.1 | 7.25 | 0.24 | 0.39 | (0.3) | (0.3) | *3.6 | (0) | – | 0.3 | 0.8 | 0.2 | 64 | 260 | 6 | 17 | 100 | 2.4 | 5.2 |
| 11272 | 焼き | 0 | 280 | 52.2 | 22.7 | 25.9 | 18.8 | 83 | 21.3 | 6.61 | 0.09 | 0.43 | (0.4) | (0.3) | *5.1 | (0) | – | 0.4 | 1.2 | 0.2 | 92 | 390 | 8 | 26 | 150 | 3.4 | 7.6 |
| | [副生物] | | | | | | | | | | | | | | | | | | | | | | | | | | |
| 11090 | 舌，生 | 0 | 318 | 54.0 | 12.3 | 13.3 | 29.7 | 97 | 31.8 | 11.19 | 0.06 | 1.18 | *(0.2) | (0.2) | 3.2 | (0) | – | 0.2 | 0.7 | 0.2 | 60 | 230 | 3 | 15 | 130 | 2.0 | 2.8 |
| 11273 | 舌，焼き | 0 | 401 | 41.4 | 17.9 | 20.2 | 34.1 | 120 | 37.1 | 12.61 | 0.07 | 1.32 | (0.2) | (0.2) | *5.7 | (0) | – | 0.2 | 1.0 | 0.2 | 78 | 320 | 4 | 22 | 180 | 2.9 | 4.6 |
| 11091 | 心臓，生 | 0 | 128 | 74.8 | 13.7 | 16.5 | 6.2 | 110 | 7.6 | 3.11 | Tr | 0.32 | (0.1) | (0.1) | *4.3 | (0) | – | 0.1 | 1.0 | 0.2 | 70 | 260 | 5 | 23 | 170 | 3.3 | 2.1 |
| 11092 | 肝臓，生 | 0 | 119 | 71.5 | 17.4 | 19.6 | 2.1 | 240 | 3.7 | 0.93 | 0.07 | 0.57 | (3.7) | (3.3) | *7.4 | (0) | – | 3.7 | 1.5 | 0.1 | 55 | 300 | 5 | 17 | 330 | 4.0 | 3.8 |
| 11093 | じん臓，生 | 0 | 118 | 75.7 | 13.6 | 16.7 | 5.0 | 310 | 6.4 | 2.59 | 0.03 | 0.42 | (0.2) | (0.2) | *4.6 | (0) | – | 0.2 | 1.0 | 0.2 | 80 | 280 | 6 | 12 | 200 | 4.5 | 1.5 |
| 11094 | 第一胃，ゆで | 0 | 166 | 66.6 | (19.2) | 24.5 | 6.9 | 240 | 8.4 | 2.73 | 0.08 | 0.39 | 0 | 0 | *6.8 | (0) | – | 0 | 0.5 | 0.1 | 51 | 130 | 11 | 14 | 82 | 0.7 | 4.2 |
| 11095 | 第二胃，ゆで | 0 | 186 | 71.6 | (9.7) | 12.4 | 14.7 | 130 | 15.7 | 5.69 | 0.05 | 0.40 | 0 | 0 | *3.7 | (0) | – | 0 | 0.3 | 0.1 | 39 | 64 | 7 | 6 | 55 | 0.6 | 1.5 |
| 11096 | 第三胃，生 | 0 | 57 | 86.6 | (9.2) | 11.7 | 0.9 | 120 | 1.3 | 0.38 | Tr | 0.09 | 0 | 0 | *2.9 | (0) | – | 0 | 0.4 | 0.1 | 50 | 83 | 16 | 10 | 80 | 6.8 | 2.6 |
| 11097 | 第四胃，ゆで | 0 | 308 | 58.5 | (8.7) | 11.1 | 28.7 | 190 | 30.0 | 12.78 | 0.08 | 0.67 | 0 | 0 | *3.7 | (0) | – | 0 | 0.4 | 0.1 | 38 | 51 | 8 | 8 | 86 | 1.8 | 1.4 |
| 11098 | 小腸，生 | 0 | 268 | 63.3 | (7.8) | 9.9 | 24.7 | 210 | 26.1 | 11.82 | 0.08 | 0.30 | 0 | 0 | *3.5 | (0) | – | 0 | 0.7 | 0.2 | 77 | 180 | 7 | 10 | 140 | 1.2 | 1.2 |
| 11099 | 大腸，生 | 0 | 150 | 77.2 | (7.3) | 9.3 | 12.2 | 150 | 13.0 | 3.94 | 0.05 | 0.35 | 0 | 0 | *2.8 | (0) | – | 0 | 0.5 | 0.2 | 61 | 120 | 9 | 8 | 77 | 0.8 | 1.3 |
| 11100 | 直腸，生 | 0 | 106 | 80.7 | (9.1) | 11.6 | 6.4 | 160 | 7.0 | 2.13 | 0.01 | 0.20 | 0 | 0 | *3.1 | (0) | – | 0 | 0.7 | 0.2 | 87 | 190 | 9 | 10 | 100 | 0.6 | 1.7 |
| 変 11101 | 腱，ゆで | 0 | 157 | 65.4 | 28.8 | 31.0 | 4.7 | 69 | 5.1 | 1.00 | 0.01 | 0.08 | *(Tr) | (Tr) | 0.8 | (0) | – | Tr | 0.3 | 0.2 | 86 | 18 | 14 | 4 | 23 | 0.4 | 1.0 |
| 11102 | 子宮，ゆで | 0 | 95 | 78.2 | – | 18.4 | 2.4 | 150 | 3.0 | 0.99 | 0.01 | 0.13 | *0 | 0 | 0.6 | (0) | – | 0 | 0.4 | 0.2 | 79 | 74 | 8 | 7 | 63 | 1.2 | 1.7 |
| 11103 | 尾，生 | 40 | 440 | 40.7 | – | 11.6 | 43.7 | 76 | 47.1 | 13.20 | 0 | 1.30 | *(Tr) | (Tr) | 3.4 | (0) | – | Tr | 0.6 | 0.1 | 50 | 110 | 7 | 13 | 85 | 2.0 | 4.3 |
| 変 11274 | 横隔膜，生 | 0 | 288 | 57.0 | 13.1 | 14.8 | 25.9 | 70 | 27.3 | 9.95 | 0.06 | 0.91 | *(0.3) | (0.3) | 2.8 | (0) | – | 0.3 | 0.7 | 0.1 | 48 | 250 | 2 | 16 | 140 | 3.2 | 3.7 |
| 新 11296 | 横隔膜，ゆで | 0 | 414 | 39.6 | 20.2 | 21.3 | 35.0 | 100 | 36.7 | 13.24 | 0.07 | 1.20 | (0.2) | (0.2) | *4.5 | (0) | – | 0.2 | 0.5 | 0.1 | 25 | 120 | 3 | 14 | 130 | 4.2 | 5.6 |
| 新 11297 | 横隔膜，焼き | 0 | 401 | 39.4 | 19.8 | 21.1 | 35.5 | 100 | 37.2 | 13.45 | 0.08 | 1.26 | *(0.3) | (0.2) | 4.0 | (0) | – | 0.3 | 0.8 | 0.1 | 49 | 270 | 3 | 19 | 170 | 4.1 | 5.3 |
| | [加工品] | | | | | | | | | | | | | | | | | | | | | | | | | | |
| 変 11104 | ローストビーフ | 0 | 190 | 64.0 | 18.9 | 21.7 | 10.7 | 70 | 11.7 | 4.28 | 0.06 | 0.34 | 1.4 | 1.4 | *4.1 | (0) | 0 | 0.9 | 1.7 | 0.8 | 310 | 260 | 6 | 24 | 200 | 2.3 | 4.1 |
| 変 11105 | コンビーフ缶詰 | 0 | 191 | 63.4 | 18.1 | 19.8 | 12.6 | 68 | 13.0 | 6.35 | 0.07 | 0.25 | *1.0 | 0.9 | 3.4 | (0) | 0 | 1.7 | 2.1 | 1.8 | 690 | 110 | 15 | 13 | 120 | 3.5 | 4.1 |
| 変 11106 | 味付け缶詰 | 0 | 156 | 64.3 | 17.4 | 19.2 | 4.1 | 48 | 4.4 | 1.83 | 0.05 | 0.11 | *12.9 | 12.3 | 11.6 | (0) | 0 | 9.9 | 2.2 | 1.8 | 720 | 180 | 8 | 16 | 110 | 3.4 | 4.0 |
| | | | | | | | | | | | | | | | | | | | | | | | | | | | |
| 変 11107 | ビーフジャーキー | 0 | 304 | 24.4 | 47.5 | 54.8 | 5.8 | 150 | 7.8 | 2.11 | 0.16 | 0.50 | 9.6 | 9.2 | *14.1 | (0) | 0 | 6.4 | 6.6 | 4.8 | 1900 | 760 | 13 | 54 | 420 | 6.4 | 8.8 |
| 変 11108 | スモークタン | 0 | 273 | 55.9 | 16.0 | 18.1 | 21.0 | 120 | 23.0 | 8.97 | 0.14 | 0.69 | 1.2 | 1.2 | *4.5 | (0) | 0 | 0.9 | 2.1 | 1.6 | 630 | 190 | 6 | 16 | 150 | 2.6 | 4.2 |
| | **うま** | | | | | | | | | | | | | | | | | | | | | | | | | | |
| 11109 | 肉，赤肉，生 | 0 | 102 | 76.1 | 17.6 | 20.1 | 2.2 | 65 | 2.5 | 0.80 | 0.09 | 0.20 | (0.3) | (0.3) | *3.1 | (0) | – | 0.3 | 1.0 | 0.1 | 50 | 300 | 11 | 18 | 170 | 4.3 | 2.8 |
| | **くじら** | | | | | | | | | | | | | | | | | | | | | | | | | | |
| 11110 | 肉，赤肉，生 | 0 | 100 | 74.3 | 19.9 | 24.1 | 0.3 | 38 | 0.4 | 0.08 | 0.04 | 0.02 | (0.2) | (0.2) | *4.5 | (0) | – | 0.2 | 1.0 | 0.2 | 62 | 260 | 3 | 29 | 210 | 2.5 | 1.1 |

可食部100g当たり

| 無機質 | | | | | | ビタミン | | | | | | | | | | | | | | | | | | | | | | |
|---|---|---|---|---|---|---|---|---|---|---|---|---|---|---|---|---|---|---|---|---|---|---|---|---|---|---|---|---|
| | | | | | | ビタミンA | | | | | | | ビタミンE | | | | | | | | | | | | | | | |
| 銅 | マンガン | ヨウ素 | セレン | クロム | モリブデン | レチノール | α-カロテン | β-カロテン | β-クリプトキサンチン | β-カロテン当量 | レチノール活性当量 | ビタミンD | α-トコフェロール | β-トコフェロール | γ-トコフェロール | δ-トコフェロール | ビタミンK | ビタミン$B_1$ | ビタミン$B_2$ | ナイアシン | ナイアシン当量 | ビタミン$B_6$ | ビタミン$B_{12}$ | 葉酸 | パントテン酸 | ビオチン | ビタミンC | 備考 |
| mg | mg | μg | μg | μg | μg | μg | μg | μg | μg | μg | μg | μg | mg | mg | mg | mg | μg | mg | mg | mg | mg | mg | μg | μg | mg | μg | mg | 有有機酸 |
| 0.11 | Tr | – | – | – | – | 8 | – | – | – | 4 | 8 | 0.3 | 0.8 | 0 | 0 | 0 | 4 | 0.10 | 0.26 | 4.2 | (8.2) | 0.47 | 2.0 | 7 | 0.96 | – | 1 | 筋間脂肪：12.8% |
| 0.12 | 0 | – | – | – | – | 4 | – | – | – | Tr | 4 | 0.2 | 0.7 | 0 | 0 | 0 | 1 | 0.11 | 0.29 | 4.6 | (9.0) | 0.52 | 2.3 | 8 | 1.03 | – | 1 | 皮下脂肪及び筋間脂肪を除いたもの |
| 0.11 | 0.02 | – | – | – | – | 4 | – | – | – | Tr | 4 | 0.4 | 0.7 | 0 | 0 | 0 | 2 | 0.10 | 0.25 | 4.7 | (8.7) | 0.39 | 2.0 | 5 | 1.26 | – | 1 | |
| 0.07 | 0 | – | – | – | – | 0 | – | – | – | Tr | 0 | 0 | 0.1 | 0 | 0 | 0 | Tr | 0.09 | 0.17 | 8.9 | (13.0) | 0.48 | 1.2 | 6 | 0.72 | – | 1 | |
| 0.07 | 0 | – | – | – | – | 3 | – | – | – | Tr | 3 | 0 | 0.2 | 0 | 0 | 0 | 3 | 0.10 | 0.18 | 6.2 | (9.7) | 0.26 | 1.6 | 3 | 0.84 | – | 1 | |
| 0.06 | 0 | – | – | – | – | 3 | – | – | – | Tr | 3 | 0 | 0.1 | 0 | 0 | 0 | 1 | 0.08 | 0.16 | 9.3 | (13.0) | 0.44 | 0.8 | 5 | 0.72 | – | 1 | |
| 0.06 | Tr | 1 | 11 | 2 | 1 | 12 | 0 | 11 | 0 | 11 | 13 | 0.1 | 0.5 | 0 | 0 | 0 | 9 | 0.08 | 0.19 | 4.2 | 7.5 | 0.25 | 1.6 | 5 | 0.72 | 1.8 | 1 | |
| 0.09 | 0.01 | 1 | 15 | 3 | 2 | 5 | 0 | 13 | 0 | 13 | 6 | 0.1 | 0.7 | 0 | 0 | 0 | 9 | 0.11 | 0.26 | 6.3 | 11.0 | 0.34 | 1.7 | 7 | 1.02 | 2.9 | Tr | |
| 0.09 | 0.01 | 1 | 10 | 0 | 2 | 3 | 0 | 4 | 1 | 5 | 3 | 0 | 0.9 | 0 | 0 | 0 | 9 | 0.10 | 0.23 | 3.8 | 6.4 | 0.14 | 3.8 | 14 | 0.68 | 1.9 | 1 | 別名たん |
| 0.12 | 0.01 | 1 | 16 | 0 | 2 | 3 | 0 | 6 | 1 | 6 | 3 | 0 | 1.2 | 0 | 0.1 | 0 | 11 | 0.11 | 0.36 | 5.2 | 9.1 | 0.16 | 5.4 | 14 | 0.99 | 3.1 | 1 | 別名たん焼き |
| 0.42 | – | – | – | – | – | 9 | – | – | – | Tr | 9 | 0 | 0.6 | 0 | 0.1 | 0 | 5 | 0.42 | 0.90 | 5.8 | 9.4 | 0.29 | 12.0 | 16 | 2.16 | – | 4 | 別名はつ |
| 5.30 | – | 4 | 50 | Tr | 94 | 1100 | – | – | – | 40 | 1100 | 0 | 0.3 | 0 | 0 | 0 | 1 | 0.22 | 3.00 | 14.0 | 18.0 | 0.89 | 53.0 | 1000 | 6.40 | 76.0 | 30 | 別名レバー<br>試料：和牛 |
| 0.28 | – | 6 | 210 | 0 | 43 | 4 | – | – | – | 14 | 5 | 0 | 0.3 | 0 | 0 | 0 | 6 | 0.46 | 0.85 | 5.5 | 9.8 | 0.45 | 22.0 | 250 | 4.08 | 90.0 | 3 | 別名まめ |
| 0.08 | 0.03 | – | – | – | – | 1 | – | – | – | (Tr) | 1 | Tr | 0.4 | 0 | 0 | 0 | 6 | 0.04 | 0.14 | 1.7 | (5.6) | 0.01 | 2.0 | 3 | 0.49 | – | 2 | 別名みの，がつ |
| 0.04 | 0.07 | – | – | – | – | 3 | – | – | – | (Tr) | 3 | 0.1 | 0.3 | 0 | 0 | 0 | 16 | 0.02 | 0.10 | 1.0 | (3.0) | 0.01 | 2.0 | 12 | 0.44 | – | 0 | 別名はちのす |
| 0.08 | 0.07 | – | – | – | – | 4 | – | – | – | (Tr) | 4 | 0 | 0.1 | 0 | 0 | 0 | 4 | 0.04 | 0.32 | 1.7 | (3.6) | 0.02 | 4.6 | 33 | 0.64 | – | 4 | 別名せんまい |
| 0.11 | 0.07 | – | – | – | – | 5 | – | – | – | (Tr) | 5 | 0.2 | 0.5 | 0 | 0 | 0 | 35 | 0.05 | 0.14 | 0.6 | (2.4) | 0.01 | 3.6 | 10 | 0.34 | – | 0 | 別名あかせんまい，ギアラ，あぼみ |
| 0.07 | 0.10 | – | – | – | – | 2 | – | – | – | (Tr) | 2 | 0 | 0.3 | 0 | 0 | 0 | 9 | 0.07 | 0.23 | 3.1 | (4.7) | 0.05 | 21.0 | 15 | 1.21 | – | 15 | 別名ひも |
| 0.05 | 0.05 | – | – | – | – | 2 | – | – | – | (Tr) | 2 | 0 | 0.2 | 0 | 0 | 0 | 15 | 0.04 | 0.14 | 2.1 | (3.6) | 0.01 | 1.3 | 8 | 0.66 | – | 6 | 別名しまちょう，てっちゃん |
| 0.05 | 0.04 | – | – | – | – | 2 | – | – | – | (Tr) | 2 | 0 | 0.2 | 0 | 0 | 0 | 12 | 0.05 | 0.15 | 2.3 | (4.2) | 0.01 | 1.7 | 24 | 0.85 | – | 6 | 別名てっぽう |
| 0.02 | 0.01 | 1 | 9 | 1 | 1 | 1 | 0 | 1 | 0 | 1 | 1 | 0 | 0.1 | 0 | 0 | 0 | 9 | Tr | 0.04 | 0.2 | 0.8 | Tr | 0.5 | 2 | 0.1 | 0.4 | 0 | 別名すじ<br>有Tr |
| 0.06 | 0.02 | – | – | – | – | 0 | – | – | – | (Tr) | (0) | 0 | 0.2 | 0 | 0 | 0 | 5 | 0.01 | 0.10 | 0.5 | 3.6 | 0.01 | 1.7 | 10 | 0.35 | – | 0 | 別名こぶくろ |
| 0.08 | – | – | – | – | – | 20 | – | – | – | Tr | 20 | 0 | 0.3 | 0 | 0.1 | 0 | Tr | 0.06 | 0.17 | 2.6 | 4.5 | 0.26 | 1.8 | 3 | 1.95 | – | 1 | 別名テール<br>皮を除いたもの．廃棄部位：骨 |
| 0.13 | 0.01 | 1 | 14 | 0 | 1 | 4 | 0 | 3 | 1 | 3 | 4 | 0 | 0.7 | 0 | 0.1 | 0 | 5 | 0.14 | 0.35 | 4.0 | 7.1 | 0.18 | 3.8 | 6 | 1.06 | 2.9 | 1 | 別名はらみ，さがり<br>有0.4g |
| 0.19 | 0.01 | 2 | 20 | (0) | 1 | 5 | (0) | 2 | 1 | 2 | 5 | (0) | 1.0 | (0) | 0.1 | (0) | 7 | 0.08 | 0.35 | 2.7 | 7.4 | 0.13 | 3.9 | 7 | 0.71 | – | Tr | 別名はらみ，さがり<br>有0.2g |
| 0.19 | 0.01 | 2 | 19 | (0) | 1 | 4 | (0) | 3 | 1 | 3 | 5 | (0) | 1.1 | (0) | 0.1 | (0) | 7 | 0.15 | 0.46 | 5.0 | 9.6 | 0.21 | 6.3 | 9 | 1.29 | – | 1 | 別名はらみ，さがり<br>有0.4g |
| 0.10 | 0.01 | 1 | 15 | 1 | 1 | Tr | – | – | – | Tr | Tr | 0.1 | 0.3 | 0 | 0 | 0 | 4 | 0.08 | 0.25 | 6.3 | 11.0 | 0.47 | 1.6 | 9 | 0.98 | 2.1 | 0 | ビタミンC：酸化防止用として添加された食品を含む．有0.7g |
| 0.11 | 0.04 | 9 | 10 | 4 | 1 | Tr | – | – | – | Tr | Tr | 0 | 0.8 | 0 | 0.3 | 0.2 | 5 | 0.02 | 0.14 | 7.6 | 12.0 | 0.04 | 1.3 | 5 | 0.20 | 1.6 | 0 | 有0.3g |
| 0.09 | 0.09 | 2 | 11 | 2 | 3 | Tr | – | – | – | Tr | Tr | 0 | 0.7 | 0 | 0 | 0 | 3 | 0.33 | 0.19 | 2.4 | 6.1 | 0.06 | 1.4 | 8 | 0.22 | 1.5 | 0 | 試料：大和煮缶詰<br>液汁を含んだもの（液汁36%）<br>有0.3g |
| 0.25 | 0.13 | 5 | 38 | 11 | 3 | 5 | – | – | – | (0) | 5 | 0.3 | 2.2 | 0 | 0.2 | 0.1 | 8 | 0.13 | 0.45 | 12.0 | 23.0 | 0.85 | 3.5 | 12 | 1.25 | 4.5 | 1 | ビタミンE及びビタミンC：酸化防止用として添加された食品を含む．有1.6g |
| 0.12 | 0.02 | 3 | 18 | 2 | 3 | 18 | – | – | – | (0) | 18 | 0.3 | 0.6 | 0 | 0.1 | 0 | 16 | 0.08 | 0.27 | 3.4 | 6.9 | 0.13 | 4.7 | 4 | 1.12 | 4.5 | 1 | ビタミンE及びビタミンC：酸化防止用として添加された食品を含む．有0.5g |
| | | | | | | | | | | | | | | | | | | | | | | | | | | | | 別名さくら肉 |
| 0.11 | – | 0 | 17 | 0 | 1 | 9 | – | – | – | Tr | 9 | – | 0.9 | 0 | 0 | 0 | 2 | 0.10 | 0.24 | 5.8 | 9.9 | 0.02 | 7.1 | 4 | 1.01 | 1.1 | 1 | 皮下脂肪及び筋間脂肪を除いたもの |
| | | | | | | | | | | | | | | | | | | | | | | | | | | | | 試料：ミンクくじら |
| 0.06 | 0.01 | 2 | 32 | Tr | 0 | 7 | – | – | – | (0) | 7 | 0.1 | 0.6 | Tr | Tr | Tr | Tr | 0.06 | 0.23 | 12.0 | 17.0 | 0.46 | 2.0 | 4 | 0.31 | 1.6 | 1 | 皮下脂肪及び筋間脂肪を除いたもの |

# 11 肉類

| 食品番号 | 食品名 | 廃棄率 | エネルギー | 水分 | アミノ酸組成によるたんぱく質 | たんぱく質 | トリアシルグリセロール当量 | コレステロール | 脂質 | 飽和脂肪酸 | n-3系多価不飽和脂肪酸 | n-6系多価不飽和脂肪酸 | 利用可能炭水化物（単糖当量） | 利用可能炭水化物（質量計） | 差引き法による利用可能炭水化物 | 食物繊維総量 | 糖アルコール | 炭水化物 | 灰分 | 食塩相当量 | ナトリウム | カリウム | カルシウム | マグネシウム | リン | 鉄 | 亜鉛 |
|---|---|---|---|---|---|---|---|---|---|---|---|---|---|---|---|---|---|---|---|---|---|---|---|---|---|---|---|
| | | 可食部100 g当たり | | | たんぱく質 | | 脂質 | | | 脂肪酸 | | | 炭水化物 | | | | | | 灰分 | | 無機質 | | | | | | |
| | | % | kcal | g | g | g | g | mg | g | g | g | g | g | g | g | g | g | g | g | g | mg | mg | mg | mg | mg | mg | mg |
| 11111 | うねす，生 | 0 | 328 | 49.0 | – | 18.8 | 28.1 | 190 | 31.4 | 6.27 | 5.80 | 1.21 | *(0.2) | (0.2) | 3.5 | (0) | – | 0.2 | 0.6 | 0.4 | 150 | 70 | 8 | 10 | 98 | 0.4 | 3.3 |
| 11112 | 本皮，生 | 0 | 577 | 21.0 | – | 9.7 | 52.4 | 120 | 68.8 | 12.49 | 11.20 | 2.18 | (0.2) | (0.2) | *16.6 | (0) | – | 0.2 | 0.3 | 0.1 | 59 | 44 | 6 | 3 | 33 | 0.2 | 0.2 |
| 11113 | さらしくじら | 0 | 28 | 93.7 | – | 5.3 | 0.8 | 16 | 0.9 | 0.11 | 0.11 | 0.03 | *0 | 0 | 0.1 | (0) | – | 0 | 0.1 | 0 | 1 | Tr | 1 | Tr | 13 | 0 | Tr |
| | **しか** | | | | | | | | | | | | | | | | | | | | | | | | | | |
| 11114 | あかしか，赤肉，生 | 0 | 102 | 74.6 | (18.9) | 22.3 | 0.9 | 69 | 1.5 | 0.44 | 0.09 | 0.11 | (0.5) | (0.5) | *4.5 | (0) | – | 0.5 | 1.1 | 0.1 | 58 | 350 | 4 | 26 | 200 | 3.1 | 3.1 |
| 変 11275 | にほんじか，赤肉，生 | 0 | 119 | 71.4 | 22.0 | 23.9 | 3.0 | 59 | 4.0 | 1.41 | 0.12 | 0.30 | *(0.3) | (0.3) | 1.8 | (0) | – | 0.3 | 1.2 | 0.1 | 55 | 390 | 4 | 27 | 230 | 3.9 | 2.9 |
| 新 11294 | にほんじか，えぞしか，赤肉，生 | 0 | 126 | 71.4 | 20.8 | 22.6 | 4.5 | 59 | 5.2 | 2.08 | 0.12 | 0.22 | *(0.6) | (0.6) | 2.3 | (0) | – | 0.6 | 1.1 | 0.1 | 52 | 350 | 4 | 26 | 210 | 3.4 | 2.8 |
| 名 11295 | にほんじか，きゅうしゅうじか，赤肉，生 | 0 | 107 | 74.4 | 18.5 | 22.6 | 1.8 | 52 | 2.5 | 0.77 | 0.09 | 0.27 | (0.1) | (0.1) | *3.6 | (0) | – | 0.1 | 1.1 | 0.1 | 51 | 380 | 3 | 26 | 220 | 3.9 | 2.7 |
| 新 11311 | にほんじか，ほんしゅうじか，赤肉，生 | 0 | 90 | 77.1 | 17.6 | 21.4 | 0.6 | 60 | 1.0 | 0.24 | 0.05 | 0.14 | (0.1) | (0.1) | *3.0 | – | – | 0.1 | 1.1 | 0.2 | 60 | 370 | 4 | 25 | 210 | 3.3 | 2.3 |
| | **ぶた** | | | | | | | | | | | | | | | | | | | | | | | | | | |
| | ［大型種肉］ | | | | | | | | | | | | | | | | | | | | | | | | | | |
| 11115 | かた，脂身つき，生 | 0 | 201 | 65.7 | – | 18.5 | 14.0 | 65 | 14.6 | 5.25 | 0.10 | 1.55 | *(0.2) | (0.2) | 0.8 | (0) | – | 0.2 | 1.0 | 0.1 | 53 | 320 | 4 | 21 | 180 | 0.5 | 2.7 |
| 11116 | かた，皮下脂肪なし，生 | 0 | 158 | 69.8 | – | 19.7 | 8.8 | 64 | 9.3 | 3.25 | 0.06 | 0.98 | *(0.2) | (0.2) | 0.7 | (0) | – | 0.2 | 1.0 | 0.1 | 55 | 340 | 4 | 22 | 190 | 0.4 | 2.9 |
| 11117 | かた，赤肉，生 | 0 | 114 | 74.0 | – | 20.9 | 3.3 | 64 | 3.8 | 1.17 | 0.02 | 0.38 | *(0.2) | (0.2) | 0.7 | (0) | – | 0.2 | 1.1 | 0.1 | 58 | 360 | 4 | 24 | 200 | 1.1 | 3.1 |
| 11118 | かた，脂身，生 | 0 | 663 | 22.0 | – | 5.3 | 71.3 | 68 | 72.4 | 27.09 | 0.49 | 7.82 | *0 | 0 | 1.1 | (0) | – | 0 | 0.3 | 0.1 | 23 | 98 | 2 | 5 | 54 | 0.4 | 0.4 |
| 11119 | かたロース，脂身つき，生 | 0 | 237 | 62.6 | (14.7) | 17.1 | 18.4 | 69 | 19.2 | 7.26 | 0.12 | 1.99 | (0.1) | (0.1) | *3.4 | (0) | – | 0.1 | 1.0 | 0.1 | 54 | 300 | 4 | 18 | 160 | 0.6 | 2.7 |
| 11120 | かたロース，皮下脂肪なし，生 | 0 | 212 | 65.1 | (15.2) | 17.8 | 15.2 | 69 | 16.0 | 6.00 | 0.09 | 1.61 | (0.1) | (0.1) | *3.5 | (0) | – | 0.1 | 1.0 | 0.1 | 56 | 310 | 4 | 19 | 170 | 0.5 | 2.9 |
| 11121 | かたロース，赤肉，生 | 0 | 146 | 71.3 | (16.7) | 19.7 | 7.1 | 68 | 7.8 | 2.77 | 0.03 | 0.63 | (0.1) | (0.1) | *3.8 | (0) | – | 0.1 | 1.1 | 0.2 | 61 | 340 | 4 | 21 | 190 | 1.1 | 3.2 |
| 11122 | かたロース，脂身，生 | 0 | 644 | 23.6 | (5.4) | 5.4 | 69.1 | 73 | 70.7 | 27.57 | 0.50 | 8.09 | *0 | 0 | 1.5 | (0) | – | 0 | 0.3 | 0.1 | 21 | 110 | 2 | 5 | 56 | 0.4 | 0.6 |
| 11123 | ロース，脂身つき，生 | 0 | 248 | 60.4 | 17.2 | 19.3 | 18.5 | 61 | 19.2 | 7.84 | 0.11 | 2.10 | (0.2) | (0.2) | *3.0 | (0) | – | 0.2 | 0.9 | 0.1 | 42 | 310 | 4 | 22 | 180 | 0.3 | 1.6 |
| 11125 | ロース，脂身つき，ゆで | 0 | 299 | 51.0 | 21.7 | 23.9 | 23.4 | 77 | 24.1 | 9.90 | 0.14 | 2.64 | *(0.3) | (0.3) | 3.1 | (0) | – | 0.3 | 0.7 | 0.1 | 25 | 180 | 5 | 19 | 140 | 0.4 | 2.2 |
| 11124 | ロース，脂身つき，焼き | 0 | 310 | 49.1 | 23.2 | 26.7 | 22.1 | 76 | 22.7 | 9.32 | 0.12 | 2.42 | (0.3) | (0.3) | *4.4 | (0) | – | 0.3 | 1.2 | 0.1 | 52 | 400 | 6 | 29 | 250 | 0.4 | 2.2 |
| 11276 | ロース，脂身つき，とんかつ | 0 | 429 | 31.2 | 19.0 | 22.0 | 35.1 | 60 | 35.9 | 8.90 | 1.40 | 4.63 | *9.6 | 8.8 | 12.9 | 0.7 | – | 9.8 | 1.1 | 0.3 | 110 | 340 | 14 | 27 | 200 | 0.6 | 1.9 |
| 11126 | ロース，皮下脂肪なし，生 | 0 | 190 | 65.7 | (18.4) | 21.1 | 11.3 | 61 | 11.9 | 4.74 | 0.06 | 1.22 | (0.3) | (0.3) | *3.6 | (0) | – | 0.3 | 1.0 | 0.1 | 45 | 340 | 5 | 24 | 200 | 0.3 | 1.8 |
| 11127 | ロース，赤肉，生 | 0 | 140 | 70.3 | 19.7 | 22.7 | 5.1 | 61 | 5.6 | 2.07 | 0.02 | 0.45 | (0.3) | (0.3) | *3.8 | (0) | – | 0.3 | 1.1 | 0.1 | 48 | 360 | 5 | 26 | 210 | 0.7 | 1.9 |
| 11128 | ロース，脂身，生 | 0 | 695 | 18.3 | 5.3 | 5.1 | 74.9 | 62 | 76.3 | 32.03 | 0.48 | 9.00 | *0 | 0 | 1.3 | (0) | – | 0 | 0.3 | 0 | 15 | 110 | 1 | 5 | 54 | 0.2 | 0.3 |
| 11129 | ばら，脂身つき，生 | 0 | 366 | 49.4 | 12.8 | 14.4 | 34.9 | 70 | 35.4 | 14.60 | 0.18 | 3.32 | *(0.1) | (0.1) | 2.2 | (0) | – | 0.1 | 0.7 | 0.1 | 50 | 240 | 3 | 15 | 130 | 0.6 | 1.8 |
| 11277 | ばら，脂身つき，焼き | 0 | 444 | 37.1 | 16.5 | 19.6 | 41.9 | 81 | 43.9 | 17.59 | 0.19 | 3.68 | *(0.1) | (0.1) | 3.6 | (0) | – | 0.1 | 0.8 | 0.1 | 56 | 270 | 4 | 17 | 140 | 0.7 | 2.2 |
| 11130 | もも，脂身つき，生 | 0 | 171 | 68.1 | (16.9) | 20.5 | 9.5 | 67 | 10.2 | 3.59 | 0.06 | 1.18 | (0.2) | (0.2) | *4.6 | (0) | – | 0.2 | 1.0 | 0.1 | 47 | 350 | 4 | 24 | 200 | 0.7 | 2.0 |
| 11131 | もも，皮下脂肪なし，生 | 0 | 138 | 71.2 | 18.0 | 21.5 | 5.4 | 66 | 6.0 | 2.01 | 0.03 | 0.65 | (0.2) | (0.2) | *4.3 | (0) | – | 0.2 | 1.1 | 0.1 | 49 | 360 | 4 | 25 | 210 | 0.7 | 2.1 |
| 11133 | もも，皮下脂肪なし，ゆで | 0 | 185 | 61.8 | 25.2 | 28.9 | 7.1 | 91 | 8.1 | 2.68 | 0.04 | 0.82 | (0.3) | (0.3) | *4.9 | (0) | – | 0.3 | 0.9 | 0.1 | 27 | 200 | 5 | 24 | 190 | 0.9 | 3.0 |
| 11132 | もも，皮下脂肪なし，焼き | 0 | 186 | 60.4 | 26.8 | 30.2 | 6.7 | 88 | 7.6 | 2.52 | 0.04 | 0.74 | (0.3) | (0.3) | *4.6 | (0) | – | 0.3 | 1.5 | 0.1 | 58 | 450 | 5 | 33 | 270 | 1.0 | 3.1 |
| 11134 | もも，赤肉，生 | 0 | 119 | 73.0 | (18.0) | 22.1 | 3.1 | 66 | 3.6 | 1.12 | 0.02 | 0.35 | (0.2) | (0.2) | *4.8 | (0) | – | 0.2 | 1.1 | 0.1 | 50 | 370 | 4 | 26 | 220 | 0.9 | 2.2 |
| 11135 | もも，脂身，生 | 0 | 611 | 25.5 | (6.5) | 6.5 | 65.0 | 79 | 67.6 | 25.07 | 0.41 | 8.43 | *0 | 0 | 2.5 | (0) | – | 0 | 0.4 | 0.1 | 22 | 140 | 1 | 8 | 73 | 0.7 | 0.5 |
| 11136 | そともも，脂身つき，生 | 0 | 221 | 63.5 | (15.6) | 18.8 | 15.9 | 69 | 16.5 | 5.80 | 0.10 | 1.90 | (0.2) | (0.2) | *4.0 | (0) | – | 0.2 | 1.0 | 0.1 | 51 | 320 | 4 | 22 | 190 | 0.5 | 1.9 |
| 11137 | そともも，皮下脂肪なし，生 | 0 | 175 | 67.9 | (16.6) | 20.2 | 10.1 | 69 | 10.7 | 3.69 | 0.06 | 1.15 | (0.2) | (0.2) | *4.4 | (0) | – | 0.2 | 1.0 | 0.1 | 54 | 340 | 4 | 23 | 200 | 0.5 | 2.1 |
| 11138 | そともも，赤肉，生 | 0 | 133 | 71.8 | (17.5) | 21.4 | 5.0 | 68 | 5.5 | 1.79 | 0.02 | 0.47 | (0.2) | (0.2) | *4.7 | (0) | – | 0.2 | 1.1 | 0.1 | 57 | 360 | 4 | 25 | 210 | 0.9 | 2.3 |
| 11139 | そともも，脂身，生 | 0 | 631 | 24.9 | (6.6) | 6.6 | 67.2 | 76 | 68.1 | 24.63 | 0.43 | 8.61 | *0 | 0 | 0.9 | (0) | – | 0 | 0.4 | 0.1 | 22 | 130 | 1 | 7 | 64 | 0.5 | 0.4 |
| 11140 | ヒレ，赤肉，生 | 0 | 118 | 73.4 | 18.5 | 22.2 | 3.3 | 59 | 3.7 | 1.29 | 0.03 | 0.43 | (0.3) | (0.3) | *3.7 | (0) | – | 0.3 | 1.2 | 0.1 | 56 | 430 | 3 | 27 | 230 | 0.9 | 2.2 |
| 11278 | ヒレ，赤肉，焼き | 0 | 202 | 53.8 | 33.2 | 39.3 | 4.9 | 100 | 5.9 | 2.04 | 0.03 | 0.50 | (0.4) | (0.4) | *6.1 | (0) | – | 0.4 | 2.0 | 0.2 | 92 | 690 | 6 | 45 | 380 | 1.6 | 3.6 |

可食部 100 g 当たり

| 無機質 | | | | | | ビタミン | | | | | | | | | | | | | | | | | | | | | | 備考 |
|---|---|---|---|---|---|---|---|---|---|---|---|---|---|---|---|---|---|---|---|---|---|---|---|---|---|---|---|---|
| | | | | | | ビタミンA | | | | | | | ビタミンE | | | | | | | | | | | | | | | |
| 銅 | マンガン | ヨウ素 | セレン | クロム | モリブデン | レチノール | α-カロテン | β-カロテン | β-クリプトキサンチン | β-カロテン当量 | レチノール活性当量 | ビタミンD | α-トコフェロール | β-トコフェロール | γ-トコフェロール | δ-トコフェロール | ビタミンK | ビタミン $B_1$ | ビタミン $B_2$ | ナイアシン | ナイアシン当量 | ビタミン $B_6$ | ビタミン $B_{12}$ | 葉酸 | パントテン酸 | ビオチン | ビタミンC | 有 有機酸<br>調 調理による脂質の増減 |
| mg | mg | µg | µg | µg | µg | µg | µg | µg | µg | µg | µg | µg | mg | mg | mg | mg | µg | mg | mg | mg | mg | mg | µg | µg | mg | µg | mg | |
| 0.03 | Tr | — | — | — | — | 130 | — | — | — | (0) | 130 | 0.8 | 3.1 | Tr | Tr | Tr | 2 | 0.11 | 0.20 | 2.4 | 5.5 | 0.06 | 0.7 | 3 | 0.29 | — | 6 | |
| 0.02 | Tr | — | — | — | — | 130 | — | — | — | (0) | 130 | 0.3 | 4.8 | Tr | Tr | Tr | 3 | 0.11 | 0.05 | 0.5 | 2.1 | 0.01 | 0.4 | 1 | 0.11 | — | 5 | |
| 0.01 | 0 | — | — | — | — | 8 | — | — | — | Tr | 8 | 0 | 0.1 | 0 | 0 | 0 | Tr | 0 | 0 | 0 | 0.9 | 0 | 0 | 0 | 0 | — | 0 | |
| | | | | | | | | | | | | | | | | | | | | | | | | | | | | |
| 0.18 | 0.02 | — | — | — | — | 3 | — | — | — | (0) | 3 | Tr | 0.5 | 0 | 0 | 0 | 4 | 0.21 | 0.35 | 8.0 | (8.0) | 0.54 | 0.6 | 1 | 0.81 | — | 1 | 試料：冷凍品，ニュージーランド産 |
| 0.15 | 0.02 | 1 | 7 | 0 | 0 | 4 | 0 | 0 | 0 | 0 | 4 | 0 | 0.8 | 0 | 0 | 0 | 1 | 0.20 | 0.35 | 6.9 | 12.0 | 0.60 | 1.3 | 4 | 0.76 | 2.2 | 1 | 試料：えぞしか，ほんしゅうじか・きゅうしゅうじか．有0.5g |
| 0.14 | 0.01 | 1 | 6 | 0 | 0 | 5 | 0 | 0 | 0 | 0 | 5 | 0 | 0.6 | 0 | 0 | 0 | 0 | 0.21 | 0.32 | 7.9 | 13.0 | 0.55 | 1.3 | 4 | 0.75 | 2.1 | 1 | 試料：えぞしか |
| 0.15 | 0.02 | Tr | 6 | Tr | 0 | 3 | 0 | 0 | 0 | 0 | 3 | 0 | 0.8 | 0 | 0 | 0 | 2 | 0.18 | 0.34 | 5.2 | 10.0 | 0.58 | 1.1 | 3 | 0.70 | 2.0 | 1 | 試料：きゅうしゅうじか．有0.5g |
| 0.17 | 0.01 | 1 | 4 | 0 | Tr | 2 | — | — | — | — | 2 | 0 | 0.8 | 0 | Tr | 0 | 1 | 0.17 | 0.30 | 5.5 | 10.2 | 0.48 | 1.7 | 3 | 0.58 | 1.5 | 1 | 試料：ほんしゅうじか．有0.6g |
| | | | | | | | | | | | | | | | | | | | | | | | | | | | | |
| | | | | | | | | | | | | | | | | | | | | | | | | | | | | |
| 0.09 | 0.01 | — | — | — | — | 5 | — | — | — | 0 | 5 | 0.2 | 0.3 | 0 | Tr | 0 | 1 | 0.66 | 0.23 | 4.9 | 8.0 | 0.32 | 0.4 | 2 | 1.16 | — | 2 | 皮下脂肪：8.2%，筋間脂肪：7.5% |
| 0.09 | 0.01 | — | — | — | — | 4 | — | — | — | 0 | 4 | 0.2 | 0.3 | 0 | Tr | 0 | 1 | 0.71 | 0.25 | 5.3 | 8.6 | 0.34 | 0.4 | 2 | 1.23 | — | 2 | 筋間脂肪：8.0% |
| 0.10 | 0.01 | — | — | — | — | 3 | — | — | — | Tr | 3 | 0.1 | 0.3 | 0 | 0 | 0 | 1 | 0.75 | 0.27 | 5.6 | 9.1 | 0.37 | 0.4 | 2 | 1.29 | — | 2 | 皮下脂肪及び筋間脂肪を除いたもの |
| 0.03 | 0.01 | — | — | — | — | 16 | — | — | — | (0) | 16 | 0.7 | 0.5 | 0 | 0.1 | 0 | 4 | 0.20 | 0.05 | 1.4 | 2.3 | 0.06 | 0.5 | 2 | 0.48 | — | 1 | 皮下脂肪及び筋間脂肪 |
| 0.09 | 0.01 | — | — | — | — | 6 | — | — | — | 0 | 6 | 0.3 | 0.4 | 0 | Tr | 0 | 2 | 0.63 | 0.23 | 3.6 | (7.0) | 0.28 | 0.5 | 2 | 1.18 | — | 2 | 皮下脂肪：5.7%，筋間脂肪：12.4% |
| 0.09 | 0.01 | — | — | — | — | 6 | — | — | — | 0 | 6 | 0.3 | 0.4 | 0 | Tr | 0 | 2 | 0.66 | 0.25 | 3.7 | (7.2) | 0.30 | 0.4 | 2 | 1.23 | — | 2 | 筋間脂肪：13.1% |
| 0.10 | 0.01 | — | — | — | — | 4 | — | — | — | Tr | 4 | 0.2 | 0.3 | 0 | 0 | 0 | 1 | 0.72 | 0.28 | 4.0 | (8.0) | 0.33 | 0.4 | 2 | 1.34 | — | 2 | 皮下脂肪及び筋間脂肪を除いたもの |
| 0.03 | 0 | — | — | — | — | 16 | — | — | — | (0) | 16 | 0.7 | 0.8 | 0 | 0.1 | 0 | 4 | 0.23 | 0.05 | 1.5 | (2.0) | 0.07 | 0.5 | 2 | 0.48 | — | 1 | 皮下脂肪及び筋間脂肪 |
| 0.05 | 0.01 | 1 | 21 | 3 | Tr | 6 | — | — | — | 0 | 6 | 0.1 | 0.3 | 0 | Tr | 0 | 3 | 0.69 | 0.15 | 7.3 | 11.0 | 0.32 | 0.3 | 1 | 0.98 | 3.7 | 1 | 皮下脂肪：11.4%，筋間脂肪：7.9% |
| 0.06 | 0.01 | Tr | 26 | 3 | Tr | 3 | — | — | — | 0 | 3 | 0.1 | Tr | 0 | 0 | 0 | 3 | 0.54 | 0.16 | 4.9 | 10.0 | 0.32 | 0.6 | 1 | 0.67 | 4.3 | Tr | |
| 0.07 | 0.01 | 2 | 29 | 2 | 1 | 2 | — | — | — | 0 | 2 | 0.1 | 0.1 | 0 | 0 | 0 | 3 | 0.90 | 0.21 | 9.2 | 15.0 | 0.33 | 0.5 | 1 | 1.19 | 5.2 | 1 | |
| 0.07 | 0.12 | Tr | 23 | Tr | 4 | 11 | (0) | 6 | 0 | 6 | 11 | 0.7 | 3.5 | 0 | 7.5 | 0.2 | 16 | 0.75 | 0.15 | 7.0 | 11.0 | 0.31 | 0.5 | 6 | 0.79 | 5.0 | 1 | 調p. 249，表 13 |
| 0.06 | 0.01 | 1 | 23 | 3 | Tr | 5 | — | — | — | 0 | 5 | 0.1 | 0.3 | 0 | Tr | 0 | 2 | 0.75 | 0.16 | 8.0 | (12.0) | 0.35 | 0.3 | 1 | 1.05 | 3.3 | 1 | 筋間脂肪：8.9% |
| 0.06 | 0.01 | 1 | 25 | 3 | 1 | 4 | — | — | — | Tr | 4 | 0.1 | 0.3 | 0 | 0 | 0 | 2 | 0.80 | 0.18 | 8.6 | 13.0 | 0.38 | 0.3 | 1 | 1.11 | 3.0 | 1 | 皮下脂肪及び筋間脂肪を除いたもの |
| 0.03 | 0 | 0 | 4 | 1 | 0 | 15 | — | — | — | (0) | 15 | 0.2 | 0.4 | 0 | 0.1 | 0 | 4 | 0.22 | 0.05 | 1.8 | 2.3 | 0.07 | 0.6 | 1 | 0.44 | 6.9 | 1 | 皮下脂肪及び筋間脂肪 |
| 0.04 | 0.01 | 0 | 13 | 0 | Tr | 11 | 0 | 0 | 0 | 0 | 11 | 0.5 | 0.5 | 0 | 0.1 | 0 | 6 | 0.51 | 0.13 | 4.7 | 7.3 | 0.22 | 0.5 | 2 | 0.64 | 3.7 | 1 | |
| 0.05 | 0 | Tr | 18 | 1 | 1 | 11 | 0 | 0 | 0 | 0 | 11 | 0.6 | 0.6 | 0 | 0.1 | 0 | 8 | 0.57 | 0.14 | 6.5 | 10.0 | 0.27 | 0.7 | 1 | 0.68 | 4.7 | Tr | |
| 0.08 | 0.01 | — | — | — | — | 4 | — | — | — | 0 | 4 | 0.1 | 0.3 | 0 | Tr | 0 | 2 | 0.90 | 0.21 | 6.2 | (10.0) | 0.31 | 0.3 | 2 | 0.84 | — | 1 | 皮下脂肪：6.9%，筋間脂肪：3.4% |
| 0.08 | 0.01 | 0 | 23 | 0 | 1 | 3 | — | — | — | 0 | 3 | 0.1 | 0.3 | 0 | Tr | 0 | 2 | 0.94 | 0.22 | 6.5 | 11.0 | 0.32 | 0.3 | 2 | 0.87 | 2.7 | 1 | 筋間脂肪：3.7% |
| 0.12 | 0.01 | 0 | 34 | Tr | 1 | 1 | — | — | — | 0 | 1 | 0.1 | Tr | 0 | 0 | 0 | 3 | 0.82 | 0.23 | 5.8 | 12.0 | 0.38 | 0.4 | 2 | 0.74 | 3.4 | 1 | |
| 0.11 | 0.02 | Tr | 31 | 1 | 1 | 1 | — | — | — | 0 | 1 | 0.1 | Tr | 0 | 0 | 0 | 3 | 1.19 | 0.28 | 9.4 | 16.0 | 0.43 | 0.5 | 1 | 1.07 | 3.8 | 1 | |
| 0.08 | 0.01 | — | — | — | — | 3 | — | — | — | Tr | 3 | 0.1 | 0.3 | 0 | 0 | 0 | 2 | 0.96 | 0.23 | 6.6 | (11.0) | 0.33 | 0.3 | 2 | 0.88 | — | 1 | 皮下脂肪及び筋間脂肪を除いたもの |
| 0.04 | 0.01 | — | — | — | — | 13 | — | — | — | (0) | 13 | 0.5 | 0.7 | Tr | 0.1 | 0 | 6 | 0.34 | 0.05 | 2.5 | (3.2) | 0.13 | 0.5 | 1 | 0.49 | — | 1 | 皮下脂肪及び筋間脂肪 |
| 0.07 | 0.01 | — | — | — | — | 5 | — | — | — | 0 | 5 | 0.2 | 0.4 | 0 | Tr | 0 | 2 | 0.79 | 0.18 | 5.1 | (9.0) | 0.36 | 0.3 | 1 | 0.97 | — | 1 | 皮下脂肪：10.2%，筋間脂肪：7.4% |
| 0.07 | 0.01 | — | — | — | — | 4 | — | — | — | 0 | 4 | 0.2 | 0.4 | 0 | Tr | 0 | 2 | 0.85 | 0.20 | 5.4 | (9.6) | 0.39 | 0.3 | 1 | 1.04 | — | 2 | 筋間脂肪：8.3% |
| 0.08 | 0.01 | — | — | — | — | 3 | — | — | — | Tr | 3 | 0.2 | 0.4 | 0 | 0 | 0 | 2 | 0.90 | 0.21 | 5.7 | (10.0) | 0.41 | 0.3 | 1 | 1.10 | — | 2 | 皮下脂肪及び筋間脂肪を除いたもの |
| 0.03 | 0 | — | — | — | — | 16 | — | — | — | (0) | 16 | 0.4 | 0.5 | Tr | 0.1 | 0 | 5 | 0.27 | 0.05 | 2.2 | (2.9) | 0.11 | 0.4 | 2 | 0.38 | — | 1 | 皮下脂肪及び筋間脂肪 |
| 0.07 | 0.01 | 1 | 21 | 1 | 1 | 3 | (0) | 0 | (0) | (0) | 3 | 0.3 | 0.3 | 0 | 0 | 0 | 3 | 1.32 | 0.25 | 6.9 | 12.0 | 0.54 | 0.5 | 1 | 0.93 | 3.0 | 1 | |
| 0.12 | 0.01 | 1 | 40 | 0 | 1 | 2 | 0 | 0 | 0 | 0 | 2 | 0.3 | 0.3 | 0 | Tr | 0 | 6 | 2.09 | 0.44 | 13.0 | 21.0 | 0.76 | 0.9 | 1 | 1.55 | 6.4 | 1 | |

# 11 肉類

| 食品番号 | 食品名 | 廃棄率 | エネルギー | 水分 | たんぱく質: アミノ酸組成によるたんぱく質 | たんぱく質: たんぱく質 | 脂質: トリアシルグリセロール当量 | 脂質: コレステロール | 脂質: 脂質 | 脂肪酸: 飽和脂肪酸 | 脂肪酸: $n$-3系多価不飽和脂肪酸 | 脂肪酸: $n$-6系多価不飽和脂肪酸 | 炭水化物: 利用可能炭水化物(単糖当量) | 炭水化物: 利用可能炭水化物(質量計) | 炭水化物: 差引き法による利用可能炭水化物 | 炭水化物: 食物繊維総量 | 炭水化物: 糖アルコール | 炭水化物: 炭水化物 | 灰分 | 食塩相当量 | 無機質: ナトリウム | 無機質: カリウム | 無機質: カルシウム | 無機質: マグネシウム | 無機質: リン | 無機質: 鉄 | 無機質: 亜鉛 |
|---|---|---|---|---|---|---|---|---|---|---|---|---|---|---|---|---|---|---|---|---|---|---|---|---|---|---|---|
| | | % | kcal | g | g | g | g | mg | g | g | g | g | g | g | g | g | g | g | g | g | mg | mg | mg | mg | mg | mg | mg |
| 11279 | ヒレ，赤肉，とんかつ | 0 | 379 | 33.3 | 21.8 | 25.1 | 24.0 | 71 | 25.3 | 2.72 | 1.62 | 4.19 | 15.6 | 14.2 | *18.5 | 0.9 | – | 14.9 | 1.4 | 0.4 | 140 | 440 | 17 | 33 | 260 | 1.3 | 2.7 |
| | [中型種肉] | | | | | | | | | | | | | | | | | | | | | | | | | | |
| 11141 | かた，脂身つき，生 | 0 | 224 | 63.6 | – | 18.3 | 16.8 | 69 | 17.2 | 6.24 | 0.11 | 1.64 | *0 | 0 | 0.4 | (0) | – | 0 | 0.9 | 0.1 | 53 | 320 | 4 | 20 | 180 | 0.5 | 3.0 |
| 11142 | かた，皮下脂肪なし，生 | 0 | 172 | 68.5 | – | 19.7 | 10.4 | 67 | 10.8 | 3.82 | 0.07 | 1.05 | *0 | 0 | 0.4 | (0) | – | 0 | 1.0 | 0.1 | 57 | 350 | 5 | 22 | 190 | 0.5 | 3.3 |
| 11143 | かた，赤肉，生 | 0 | 113 | 74.0 | – | 21.4 | 3.1 | 66 | 3.5 | 1.06 | 0.02 | 0.36 | *0 | 0 | 0.4 | (0) | – | 0 | 1.1 | 0.2 | 61 | 380 | 5 | 24 | 210 | 1.2 | 3.6 |
| 11144 | かた，脂身，生 | 0 | 698 | 19.1 | – | 4.9 | 75.4 | 80 | 75.7 | 28.38 | 0.47 | 7.10 | *0 | 0 | 0.3 | (0) | – | 0 | 0.3 | 0.1 | 20 | 91 | 2 | 5 | 50 | 0.4 | 0.4 |
| 11145 | かたロース，脂身つき，生 | 0 | 241 | 62.0 | (15.2) | 17.7 | 18.6 | 76 | 19.3 | 7.37 | 0.12 | 1.89 | 0 | 0 | *3.2 | (0) | – | 0 | 1.0 | 0.1 | 55 | 310 | 4 | 20 | 180 | 0.7 | 3.2 |
| 11146 | かたロース，皮下脂肪なし，生 | 0 | 212 | 64.8 | (15.8) | 18.5 | 15.0 | 75 | 15.7 | 5.91 | 0.09 | 1.51 | 0 | 0 | *3.4 | (0) | – | 0 | 1.0 | 0.1 | 57 | 330 | 4 | 21 | 180 | 0.6 | 3.4 |
| 11147 | かたロース，赤肉，生 | 0 | 140 | 71.5 | (17.4) | 20.6 | 6.1 | 73 | 6.8 | 2.32 | 0.03 | 0.58 | 0 | 0 | *3.9 | (0) | – | 0 | 1.1 | 0.2 | 63 | 360 | 4 | 23 | 200 | 1.3 | 3.8 |
| 11148 | かたロース，脂身，生 | 0 | 663 | 22.3 | (5.4) | 5.4 | 71.3 | 88 | 71.9 | 28.60 | 0.47 | 7.37 | *0 | 0 | 0.6 | (0) | – | 0 | 0.4 | 0.1 | 22 | 110 | 2 | 6 | 59 | 0.5 | 0.7 |
| 11149 | ロース，脂身つき，生 | 0 | 275 | 58.0 | (15.6) | 18.3 | 22.1 | 62 | 22.6 | 8.97 | 0.13 | 2.12 | (0.2) | (0.2) | *3.5 | (0) | – | 0.2 | 0.9 | 0.1 | 39 | 310 | 3 | 20 | 170 | 0.3 | 1.6 |
| 11150 | ロース，皮下脂肪なし，生 | 0 | 203 | 64.6 | 17.8 | 20.6 | 13.1 | 62 | 13.6 | 5.26 | 0.08 | 1.24 | (0.2) | (0.2) | *3.5 | (0) | – | 0.2 | 1.0 | 0.1 | 43 | 340 | 4 | 23 | 190 | 0.2 | 1.8 |
| 11151 | ロース，赤肉，生 | 0 | 131 | 71.2 | (19.3) | 22.9 | 4.1 | 61 | 4.6 | 1.55 | 0.02 | 0.37 | (0.2) | (0.2) | *4.3 | (0) | – | 0.2 | 1.1 | 0.1 | 47 | 380 | 4 | 26 | 210 | 0.6 | 2.0 |
| 11152 | ロース，脂身，生 | 0 | 716 | 17.3 | (4.1) | 4.1 | 77.7 | 66 | 78.3 | 31.96 | 0.48 | 7.54 | *0 | 0 | 0.6 | (0) | – | 0 | 0.3 | 0 | 15 | 82 | 1 | 5 | 45 | 0.2 | 0.3 |
| 11153 | ばら，脂身つき，生 | 0 | 398 | 45.8 | (11.6) | 13.4 | 39.0 | 70 | 40.1 | 15.39 | 0.19 | 3.31 | *0 | 0 | 2.8 | (0) | – | 0 | 0.7 | 0.1 | 43 | 220 | 3 | 14 | 120 | 0.6 | 1.6 |
| 11154 | もも，脂身つき，生 | 0 | 211 | 64.2 | (16.1) | 19.5 | 14.3 | 71 | 15.1 | 5.47 | 0.09 | 1.43 | (0.2) | (0.2) | *4.4 | (0) | – | 0.2 | 1.0 | 0.1 | 48 | 330 | 4 | 22 | 190 | 0.5 | 2.0 |
| 11155 | もも，皮下脂肪なし，生 | 0 | 153 | 69.6 | (17.4) | 21.3 | 7.1 | 70 | 7.8 | 2.69 | 0.04 | 0.70 | (0.2) | (0.2) | *4.8 | (0) | – | 0.2 | 1.1 | 0.1 | 51 | 360 | 4 | 24 | 200 | 0.5 | 2.2 |
| 11156 | もも，赤肉，生 | 0 | 133 | 71.5 | (17.9) | 21.9 | 4.7 | 70 | 5.3 | 1.74 | 0.03 | 0.46 | (0.2) | (0.2) | *4.9 | (0) | – | 0.2 | 1.1 | 0.1 | 53 | 370 | 4 | 25 | 210 | 0.9 | 2.3 |
| 11157 | もも，脂身，生 | 0 | 672 | 20.7 | (5.2) | 5.2 | 72.3 | 81 | 73.8 | 27.78 | 0.47 | 7.26 | *0 | 0 | 1.5 | (0) | – | 0 | 0.3 | 0 | 18 | 110 | 1 | 6 | 58 | 0.5 | 0.4 |
| 11158 | そともも，脂身つき，生 | 0 | 252 | 60.6 | (14.9) | 18.0 | 19.6 | 70 | 20.3 | 7.05 | 0.12 | 1.83 | (0.2) | (0.2) | *4.0 | (0) | – | 0.2 | 0.9 | 0.1 | 49 | 320 | 4 | 21 | 170 | 0.6 | 2.2 |
| 11159 | そともも，皮下脂肪なし，生 | 0 | 159 | 69.2 | (17.2) | 21.0 | 8.0 | 68 | 8.5 | 2.83 | 0.05 | 0.75 | (0.2) | (0.2) | *4.5 | (0) | – | 0.2 | 1.1 | 0.1 | 55 | 360 | 4 | 25 | 190 | 0.5 | 2.6 |
| 11160 | そともも，赤肉，生 | 0 | 129 | 72.0 | (17.9) | 21.9 | 4.3 | 68 | 4.8 | 1.50 | 0.02 | 0.41 | (0.2) | (0.2) | *4.7 | (0) | – | 0.2 | 1.1 | 0.1 | 57 | 380 | 4 | 26 | 200 | 1.1 | 2.7 |
| 11161 | そともも，脂身，生 | 0 | 660 | 22.2 | (4.9) | 4.9 | 71.1 | 79 | 72.5 | 25.75 | 0.44 | 6.61 | *0 | 0 | 1.4 | (0) | – | 0 | 0.4 | 0.1 | 21 | 120 | 1 | 6 | 63 | 0.5 | 0.5 |
| 11162 | ヒレ，赤肉，生 | 0 | 105 | 74.2 | (18.5) | 22.7 | 1.3 | 65 | 1.7 | 0.48 | 0.01 | 0.22 | (0.1) | (0.1) | *4.7 | (0) | – | 0.1 | 1.3 | 0.1 | 48 | 400 | 4 | 28 | 220 | 1.2 | 2.3 |
| | [ひき肉] | | | | | | | | | | | | | | | | | | | | | | | | | | |
| 11163 | 生 | 0 | 209 | 64.8 | 15.9 | 17.7 | 16.1 | 74 | 17.2 | 6.24 | 0.10 | 1.52 | *(0.1) | (0.1) | 2.3 | (0) | – | 0.1 | 0.9 | 0.1 | 57 | 290 | 6 | 20 | 120 | 1.0 | 2.8 |
| 11280 | 焼き | 0 | 289 | 51.5 | 22.3 | 25.7 | 19.9 | 94 | 21.5 | 7.64 | 0.08 | 1.74 | (0.1) | (0.1) | *5.0 | (0) | – | 0.1 | 1.3 | 0.2 | 80 | 440 | 7 | 29 | 170 | 1.6 | 3.7 |
| | [副生物] | | | | | | | | | | | | | | | | | | | | | | | | | | |
| 新 11312 | 頭部，ジョウルミート，生 | 0 | 256 | 59.8 | 15.1 | 17.4 | 21.5 | 61 | 22.3 | 8.26 | 0.09 | 1.49 | *(0.1) | (0.1) | 2.2 | – | – | 0.1 | 0.9 | 0.2 | 64 | 290 | 3 | 17 | 150 | 0.5 | 1.8 |
| 新 11313 | 頭部，ジョウルミート，焼き | 0 | 351 | 45.1 | 21.9 | 25.0 | 27.3 | 85 | 28.6 | 10.52 | 0.10 | 1.76 | (0.1) | (0.1) | *3.8 | – | – | 0.1 | 1.2 | 0.2 | 85 | 410 | 5 | 25 | 210 | 0.7 | 2.6 |
| 11164 | 舌，生 | 0 | 205 | 66.7 | 12.6 | 15.9 | 15.2 | 110 | 16.3 | 5.79 | 0.04 | 1.33 | (0.1) | (0.1) | *4.6 | (0) | – | 0.1 | 1.0 | 0.2 | 80 | 220 | 8 | 15 | 160 | 2.3 | 2.0 |
| 11165 | 心臓，生 | 0 | 118 | 75.7 | 13.4 | 16.2 | 5.0 | 110 | 7.0 | 2.10 | 0.03 | 0.95 | (0.1) | (0.1) | *4.8 | (0) | – | 0.1 | 1.0 | 0.2 | 80 | 270 | 5 | 17 | 170 | 3.5 | 1.7 |
| 11166 | 肝臓，生 | 0 | 114 | 72.0 | 17.3 | 20.4 | 1.9 | 250 | 3.4 | 0.78 | 0.15 | 0.60 | (2.5) | (2.3) | *7.1 | (0) | – | 2.5 | 1.7 | 0.1 | 55 | 290 | 5 | 20 | 340 | 13.0 | 6.9 |
| 11167 | じん臓，生 | 0 | 96 | 79.0 | 11.4 | 14.1 | 3.3 | 370 | 5.8 | 1.30 | 0.11 | 0.88 | (Tr) | (Tr) | *5.2 | (0) | – | Tr | 1.1 | 0.4 | 160 | 200 | 7 | 11 | 220 | 3.7 | 2.4 |
| 11168 | 胃，ゆで | 0 | 111 | 76.8 | (13.9) | 17.4 | 4.1 | 250 | 5.1 | 2.02 | 0.04 | 0.39 | 0 | 0 | *4.4 | (0) | – | 0 | 0.7 | 0.3 | 100 | 150 | 9 | 15 | 140 | 1.5 | 2.4 |
| 11169 | 小腸，ゆで | 0 | 159 | 73.7 | (11.2) | 14.0 | 11.1 | 240 | 11.9 | 5.93 | 0.08 | 0.76 | 0 | 0 | *3.5 | (0) | – | 0 | 0.4 | 0 | 13 | 14 | 21 | 13 | 130 | 1.4 | 2.0 |
| 11170 | 大腸，ゆで | 0 | 166 | 74.1 | (9.4) | 11.7 | 12.9 | 210 | 13.8 | 6.68 | 0.12 | 1.10 | 0 | 0 | *3.2 | (0) | – | 0 | 0.4 | 0.1 | 21 | 27 | 15 | 10 | 93 | 1.6 | 1.8 |
| 11171 | 子宮，生 | 0 | 64 | 83.8 | (11.7) | 14.6 | 0.5 | 170 | 0.9 | 0.18 | 0.01 | 0.09 | 0 | 0 | *3.3 | (0) | – | 0 | 0.7 | 0.3 | 130 | 150 | 7 | 8 | 100 | 1.9 | 1.3 |
| 11172 | 豚足，ゆで | 40 | 227 | 62.7 | – | 20.1 | 16.3 | 110 | 16.8 | 4.99 | 0.14 | 1.21 | *(Tr) | (Tr) | 0.5 | (0) | – | Tr | 0.4 | 0.3 | 110 | 50 | 12 | 5 | 32 | 1.4 | 1.0 |
| 11173 | 軟骨，ゆで | 0 | 229 | 63.5 | (15.1) | 17.8 | 17.3 | 140 | 17.9 | 7.11 | 0.17 | 1.91 | 0 | 0 | *3.3 | (0) | – | 0 | 0.8 | 0.3 | 120 | 110 | 100 | 13 | 120 | 1.6 | 1.5 |

可食部100 g当たり

可食部100g当たり

| 無機質 | | | | | | ビタミン | | | | | | | | | | | | | | | | | | | | | | 備考 |
|---|---|---|---|---|---|---|---|---|---|---|---|---|---|---|---|---|---|---|---|---|---|---|---|---|---|---|---|---|
| | | | | | | ビタミンA | | | | | | | ビタミンE | | | | | | | | | | | | | | | |
| 銅 mg | マンガン mg | ヨウ素 µg | セレン µg | クロム µg | モリブデン µg | レチノール µg | α-カロテン µg | β-カロテン µg | β-クリプトキサンチン µg | β-カロテン当量 µg | レチノール活性当量 µg | ビタミンD µg | α-トコフェロール mg | β-トコフェロール mg | γ-トコフェロール mg | δ-トコフェロール mg | ビタミンK µg | ビタミン$B_1$ mg | ビタミン$B_2$ mg | ナイアシン mg | ナイアシン当量 mg | ビタミン$B_6$ mg | ビタミン$B_{12}$ µg | 葉酸 µg | パントテン酸 mg | ビオチン µg | ビタミンC mg | 有 有機酸<br>調 調理による脂質の増減 |
| 0.12 | 0.15 | Tr | 30 | Tr | 6 | 3 | (0) | 7 | 0 | 7 | 3 | 0.3 | 4.1 | 0 | 9.3 | 0.2 | 32 | 1.09 | 0.32 | 7.1 | 13.0 | 0.33 | 0.6 | 6 | 1.16 | 4.6 | 1 | 調 p. 249，表 13 |
| | | | | | | | | | | | | | | | | | | | | | | | | | | | | 別名 黒豚<br>試料：バークシャー種 |
| 0.08 | 0.02 | − | − | − | − | 5 | − | − | − | 0 | 5 | Tr | 0.3 | 0 | Tr | 0 | Tr | 0.70 | 0.22 | 4.8 | 7.9 | 0.30 | 0.3 | 1 | 0.92 | − | 1 | 皮下脂肪：9.9%，筋間脂肪：9.1% |
| 0.08 | 0.02 | − | − | − | − | 3 | − | − | − | 0 | 3 | Tr | 0.3 | 0 | Tr | 0 | Tr | 0.75 | 0.24 | 5.2 | 8.5 | 0.33 | 0.3 | 1 | 0.99 | − | 1 | 筋間脂肪：10.1% |
| 0.09 | 0.02 | − | − | − | − | 2 | − | − | − | Tr | 2 | 0 | 0.3 | 0 | 0 | 0 | 0 | 0.82 | 0.27 | 5.6 | 9.2 | 0.36 | 0.3 | 1 | 1.07 | − | 2 | 皮下脂肪及び筋間脂肪を除いたもの |
| 0.04 | 0 | − | − | − | − | 15 | − | − | − | (0) | 15 | 0.2 | 0.4 | 0 | 0.1 | 0 | 1 | 0.19 | 0.04 | 1.4 | 2.2 | 0.07 | 0.3 | 1 | 0.28 | − | 1 | 皮下脂肪及び筋間脂肪 |
| 0.09 | 0.01 | − | − | − | − | 4 | − | − | − | 0 | 4 | Tr | 0.3 | 0 | Tr | 0 | Tr | 0.70 | 0.24 | 4.8 | (8.3) | 0.33 | 0.4 | 1 | 0.98 | − | 1 | 皮下脂肪：6.6%，筋間脂肪：12.6% |
| 0.09 | 0.01 | − | − | − | − | 4 | − | − | − | 0 | 4 | Tr | 0.3 | 0 | Tr | 0 | Tr | 0.74 | 0.25 | 5.0 | (8.7) | 0.35 | 0.4 | 1 | 1.01 | − | 1 | 筋間脂肪：13.6% |
| 0.10 | 0.01 | − | − | − | − | 3 | − | − | − | Tr | 3 | 0 | 0.3 | 0 | 0 | 0 | Tr | 0.82 | 0.29 | 5.4 | (9.6) | 0.39 | 0.4 | 1 | 1.10 | − | 2 | 皮下脂肪及び筋間脂肪を除いたもの |
| 0.03 | 0 | − | − | − | − | 11 | − | − | − | (0) | 11 | 0.2 | 0.6 | 0 | 0.1 | 0 | 1 | 0.21 | 0.04 | 2.2 | (2.7) | 0.09 | 0.3 | 1 | 0.47 | − | 0 | 皮下脂肪及び筋間脂肪 |
| 0.05 | 0.01 | Tr | 22 | 0 | 1 | 6 | − | − | − | 0 | 6 | 0.1 | 0.3 | 0 | Tr | 0 | 2 | 0.77 | 0.13 | 7.1 | (11.0) | 0.35 | 0.3 | 1 | 0.66 | 4.4 | 1 | 皮下脂肪：13.8%，筋間脂肪：10.6% |
| 0.05 | 0.01 | Tr | 24 | 0 | 1 | 5 | − | − | − | 0 | 5 | 0.1 | 0.3 | 0 | Tr | 0 | 3 | 0.86 | 0.14 | 7.9 | 12.0 | 0.39 | 0.3 | 1 | 0.71 | 4.0 | 1 | 筋間脂肪：12.2% |
| 0.05 | 0.01 | Tr | 27 | 0 | 1 | 4 | − | − | − | Tr | 4 | 0.1 | 0.3 | 0 | 0 | 0 | 3 | 0.96 | 0.15 | 8.8 | (13.0) | 0.43 | 0.3 | 1 | 0.77 | 3.6 | 1 | 皮下脂肪及び筋間脂肪を除いたもの |
| 0.02 | 0 | 0 | 7 | 0 | 1 | 14 | − | − | − | (0) | 14 | 0.1 | 0.4 | 0 | 0.1 | 0 | 1 | 0.19 | 0.04 | 2.0 | (2.4) | 0.08 | 0.4 | 1 | 0.31 | 7.1 | 1 | 皮下脂肪及び筋間脂肪 |
| 0.04 | 0.01 | − | − | − | − | 9 | − | − | − | Tr | 9 | 0.1 | 0.4 | 0 | 0.1 | 0 | 1 | 0.45 | 0.11 | 4.2 | (6.6) | 0.23 | 0.3 | 2 | 0.62 | − | 1 | |
| 0.07 | 0.01 | − | − | − | − | 5 | − | − | − | 0 | 5 | 0.1 | 0.3 | 0 | Tr | 0 | 3 | 0.90 | 0.19 | 7.2 | (11.0) | 0.37 | 0.3 | 1 | 0.92 | − | 1 | 皮下脂肪：11.1%，筋間脂肪：3.2% |
| 0.07 | 0.01 | − | − | − | − | 4 | − | − | − | 0 | 4 | 0.1 | 0.3 | 0 | Tr | 0 | 4 | 0.98 | 0.20 | 7.8 | (12.0) | 0.40 | 0.3 | 1 | 0.99 | − | 1 | 筋間脂肪：3.6% |
| 0.07 | 0.01 | − | − | − | − | 4 | − | − | − | Tr | 4 | 0.1 | 0.3 | 0 | Tr | 0 | 4 | 1.01 | 0.21 | 8.1 | (13.0) | 0.42 | 0.3 | 1 | 1.02 | − | 1 | 皮下脂肪及び筋間脂肪を除いたもの |
| 0.03 | 0.01 | − | − | − | − | 13 | − | − | − | (0) | 13 | 0.1 | 0.3 | 0 | 0.1 | 0 | 1 | 0.23 | 0.04 | 2.0 | (2.5) | 0.08 | 0.3 | 1 | 0.30 | − | 0 | 皮下脂肪及び筋間脂肪 |
| 0.08 | 0.02 | − | − | − | − | 4 | − | − | − | 0 | 4 | Tr | 0.3 | 0 | Tr | 0 | Tr | 0.70 | 0.18 | 5.7 | (9.4) | 0.34 | 0.3 | 1 | 0.76 | − | 1 | 皮下脂肪：18.4%，筋間脂肪：4.5% |
| 0.09 | 0.02 | − | − | − | − | 3 | − | − | − | 0 | 3 | Tr | 0.3 | 0 | Tr | 0 | Tr | 0.81 | 0.21 | 6.5 | (11.0) | 0.41 | 0.3 | 1 | 0.86 | − | 1 | 筋間脂肪：5.5% |
| 0.09 | 0.02 | − | − | − | − | 3 | − | − | − | Tr | 3 | 0 | 0.3 | 0 | 0 | 0 | 0 | 0.84 | 0.22 | 6.7 | (11.0) | 0.43 | 0.3 | 1 | 0.89 | − | 1 | 皮下脂肪及び筋間脂肪を除いたもの |
| 0.03 | 0 | − | − | − | − | 10 | − | − | − | (0) | 10 | 0.1 | 0.3 | 0 | 0.1 | 0 | 1 | 0.24 | 0.05 | 2.5 | (3.0) | 0.01 | 0.3 | 1 | 0.31 | − | 0 | 皮下脂肪及び筋間脂肪 |
| 0.09 | 0.02 | − | − | − | − | 2 | − | − | − | Tr | 2 | 0 | 0.3 | 0 | 0 | 0 | 0 | 1.22 | 0.25 | 5.4 | (10.0) | 0.48 | 0.2 | 1 | 0.90 | − | 1 | |
| | | | | | | | | | | | | | | | | | | | | | | | | | | | | |
| 0.07 | 0.01 | 1 | 19 | 2 | 1 | 9 | 0 | 0 | 0 | 0 | 9 | 0.4 | 0.5 | 0 | 0 | 0 | 5 | 0.69 | 0.22 | 5.5 | 8.9 | 0.36 | 0.6 | 2 | 1.22 | 3.3 | 1 | |
| 0.09 | 0.03 | 1 | 28 | 2 | 1 | 10 | 0 | 0 | 0 | 0 | 10 | 0.4 | 0.5 | 0 | Tr | 0 | 5 | 0.94 | 0.30 | 8.1 | 13.0 | 0.42 | 0.9 | 1 | 1.61 | 5.0 | 1 | |
| | | | | | | | | | | | | | | | | | | | | | | | | | | | | |
| 0.04 | Tr | 0 | 23 | 2 | 1 | 12 | 0 | 0 | 0 | 0 | 12 | 0.5 | 0.3 | 0 | Tr | 0 | 5 | 0.64 | 0.13 | 6.6 | 9.8 | 0.32 | 0.3 | 2 | 0.72 | 4.0 | 1 | 別名 カシラニク，豚トロ<br>有 0.5g |
| 0.06 | Tr | − | 33 | 1 | 1 | 8 | − | − | − | − | 8 | 0.5 | 0.4 | − | Tr | − | 9 | 0.80 | 0.18 | 8.9 | 13.5 | 0.39 | 0.5 | 2 | 0.89 | 5.9 | 1 | 別名 カシラニク，豚トロ<br>有 0.7g |
| 0.20 | − | − | − | − | − | 7 | − | − | − | Tr | 7 | 2.0 | 0.3 | 0 | 0 | 0 | Tr | 0.37 | 0.43 | 4.5 | 7.8 | 0.21 | 2.2 | 4 | 1.49 | − | 3 | 別名 たん |
| 0.35 | − | − | − | − | − | 9 | − | − | − | Tr | 9 | 0.7 | 0.4 | 0 | 0 | 0 | 1 | 0.38 | 0.95 | 6.0 | 9.5 | 0.32 | 2.5 | 5 | 2.70 | − | 4 | 別名 はつ |
| 0.99 | − | 1 | 67 | 0 | 120 | 13000 | − | − | − | Tr | 13000 | 1.3 | 0.4 | 0 | 0 | 0 | Tr | 0.34 | 3.60 | 14.0 | 19.0 | 0.57 | 25.0 | 810 | 7.19 | 80.0 | 20 | 別名 レバー |
| 0.41 | − | 2 | 240 | 0 | 72 | 75 | − | − | − | Tr | 75 | 1.7 | 0.2 | 0 | 0 | 0 | 8 | 0.33 | 1.75 | 6.0 | 9.7 | 0.43 | 15.0 | 130 | 4.36 | 100.0 | 15 | 別名 まめ |
| 0.19 | 0.05 | − | − | − | − | 4 | − | − | − | (0) | 4 | 0.5 | 0.4 | 0 | 0 | 0 | 14 | 0.10 | 0.23 | 2.9 | (6.4) | 0.04 | 0.9 | 31 | 0.59 | − | 5 | 別名 がつ，ぶたみの |
| 0.08 | 0.04 | − | − | − | − | 15 | − | − | − | (0) | 15 | 0.3 | 0.3 | 0 | 0 | 0 | 5 | 0.01 | 0.03 | 0.1 | (2.9) | 0 | 0.4 | 17 | 0.24 | − | 0 | 別名 ひも |
| 0.12 | 0.03 | − | − | − | − | 8 | − | − | − | (0) | 8 | 0.5 | 0.5 | 0 | 0 | 0 | 26 | 0.03 | 0.07 | 0.1 | (2.4) | 0 | 1.0 | 25 | 0.27 | − | 0 | 別名 しろ，しろころ |
| 0.11 | 0.01 | − | − | − | − | 8 | − | − | − | (0) | 8 | 0.2 | 0.2 | 0 | 0 | 0 | 5 | 0.06 | 0.14 | 2.2 | (5.1) | 0.01 | 3.8 | 8 | 0.38 | − | 11 | 別名 こぶくろ |
| 0.07 | − | − | − | − | − | 6 | − | − | − | (0) | 6 | 1.0 | 0.4 | 0 | 0 | 0 | 1 | 0.05 | 0.12 | 0.7 | 4.1 | 0.02 | 0.4 | 1 | 0.16 | − | 0 | 皮付きのもの<br>廃棄部位：骨 |
| 0.11 | 0.02 | − | − | − | − | 7 | − | − | − | (0) | 7 | 0.5 | 0.1 | 0 | 0 | 0 | 13 | 0.08 | 0.15 | 1.7 | (2.3) | 0.05 | 0.6 | 2 | 0.47 | − | 2 | 別名 ふえがらみ |

# 11 肉類

可食部 100 g 当たり

| 食品番号 | 食品名 | 廃棄率 | エネルギー | 水分 | たんぱく質: アミノ酸組成によるたんぱく質 | たんぱく質: たんぱく質 | 脂質: トリアシルグリセロール当量 | 脂質: コレステロール | 脂質: 脂質 | 脂肪酸: 飽和脂肪酸 | 脂肪酸: $n$-3系多価不飽和脂肪酸 | 脂肪酸: $n$-6系多価不飽和脂肪酸 | 炭水化物: 利用可能炭水化物（単糖当量） | 炭水化物: 利用可能炭水化物（質量計） | 炭水化物: 差引き法による利用可能炭水化物 | 炭水化物: 食物繊維総量 | 炭水化物: 糖アルコール | 炭水化物: 炭水化物 | 灰分 | 食塩相当量 | 無機質: ナトリウム | 無機質: カリウム | 無機質: カルシウム | 無機質: マグネシウム | 無機質: リン | 無機質: 鉄 | 無機質: 亜鉛 |
|---|---|---|---|---|---|---|---|---|---|---|---|---|---|---|---|---|---|---|---|---|---|---|---|---|---|---|---|
| | | % | kcal | g | g | g | g | mg | g | g | g | g | g | g | g | g | g | g | g | g | mg | mg | mg | mg | mg | mg | mg |
| | **[ハム類]** | | | | | | | | | | | | | | | | | | | | | | | | | | |
| 変 11174 | 骨付きハム | 10 | 208 | 62.9 | 14.4 | 16.7 | 14.4 | 64 | 16.6 | 5.15 | 0.13 | 1.57 | 0.9 | 0.9 | 5.0* | (0) | – | 0.8 | 3.0 | 2.5 | 970 | 200 | 6 | 19 | 210 | 0.7 | 1.6 |
| 変 11175 | ボンレスハム | 0 | 115 | 72.0 | 15.8 | 18.7 | 3.4 | 49 | 4.0 | 1.18 | 0.06 | 0.50 | 1.2 | 1.1 | 4.8* | (0) | – | 1.8 | 3.5 | 2.8 | 1100 | 260 | 8 | 20 | 340 | 0.7 | 1.6 |
| 変 11176 | ロースハム，ロースハム | 0 | 211 | 61.1 | 16.0 | 18.6 | 13.5 | 61 | 14.5 | 5.35 | 0.10 | 1.50 | 1.2 | 1.1 | 6.0* | 0 | – | 2.0 | 3.0 | 2.3 | 910 | 290 | 4 | 20 | 280 | 0.5 | 1.6 |
| 新 11303 | ロースハム，ゆで | 0 | 233 | 58.9 | 17.4 | 19.7 | 15.6 | 69 | 16.6 | 6.15 | 0.09 | 1.42 | 0.9 | 0.9 | 5.8* | 0 | – | 1.6 | 2.3 | 1.9 | 730 | 220 | 4 | 21 | 250 | 0.5 | 1.8 |
| 新 11304 | ロースハム，焼き | 0 | 240 | 54.6 | 20.6 | 23.6 | 14.5 | 77 | 15.1 | 5.67 | 0.09 | 1.45 | 1.3 | 1.3 | 6.6* | 0 | – | 2.4 | 3.6 | 2.8 | 1100 | 370 | 5 | 24 | 340 | 0.6 | 1.8 |
| 新 11305 | ロースハム，フライ | 0 | 432 | 27.8 | 15.4 | 17.3 | 30.6 | 50 | 32.3 | 3.84 | 2.22 | 5.31 | 1.2 | 1.2 | 23.2* | 0 | – | 20.0 | 2.5 | 2.1 | 820 | 260 | 24 | 22 | 240 | 0.6 | 1.3 |
| 変 11177 | ショルダーハム | 0 | 221 | 62.7 | 13.9 | 16.1 | 16.2 | 56 | 18.2 | 5.91 | 0.17 | 2.04 | 1.1 | 1.1 | 4.4* | (0) | – | 0.6 | 2.4 | 1.6 | 640 | 290 | 7 | 19 | 270 | 1.0 | 2.0 |
| 変 11181 | 生ハム，促成 | 0 | 243 | 55.0 | 20.6 | 24.0 | 16.0 | 78 | 16.6 | 6.47 | 0.12 | 1.79 | 3.4 | 3.3 | 3.3 | (0) | – | 0.5 | 3.9 | 5.8 | 2300 | 470 | 6 | 27 | 200 | 0.7 | 2.2 |
| 変 11182 | 生ハム，長期熟成 | 0 | 253 | 49.5 | 22.0 | 25.7 | 18.0 | 98 | 18.4 | 6.51 | 0.11 | 1.64 | 0.1* | 0.1 | 3.4 | (0) | – | 0 | 6.4 | 5.6 | 2200 | 480 | 11 | 25 | 200 | 1.2 | 3.0 |
| | **[プレスハム類]** | | | | | | | | | | | | | | | | | | | | | | | | | | |
| 変 11178 | プレスハム | 0 | 113 | 73.3 | 12.9 | 15.4 | 3.7 | 43 | 4.5 | 1.51 | 0.08 | 0.36 | 4.9 | 4.5 | 6.8* | (0) | – | 3.9 | 2.9 | 2.4 | 930 | 150 | 8 | 13 | 260 | 1.2 | 1.5 |
| 変 11180 | チョップドハム | 0 | 132 | 68.0 | 10.1 | 11.7 | 3.6 | 39 | 4.2 | 1.14 | 0.07 | 0.71 | 8.8 | 8.1 | 14.6* | (0) | – | 12.7 | 3.4 | 2.5 | 1000 | 290 | 15 | 17 | 260 | 0.8 | 1.5 |
| | **[ベーコン類]** | | | | | | | | | | | | | | | | | | | | | | | | | | |
| 変 11183 | ばらベーコン，ばらベーコン | 0 | 244 | 58.8 | 13.5 | 15.4 | 17.9 | 60 | 19.4 | 6.94 | 0.17 | 1.75 | 2.0* | 1.9 | 3.9 | (0) | – | 3.2 | 3.2 | 2.6 | 1000 | 230 | 4 | 15 | 210 | 0.4 | 1.4 |
| 新 11314 | ばらベーコン，ゆで | 0 | 232 | 57.9 | 20.0 | 21.6 | 14.6 | 82 | 15.7 | 5.44 | 0.15 | 1.48 | (1.3)* | (1.2) | 4.1 | – | – | 1.3 | 0.8 | 0.7 | 280 | 45 | 4 | 17 | 120 | 0.6 | 2.2 |
| 新 11315 | ばらベーコン，焼き | 0 | 288 | 45.9 | 20.9 | 24.3 | 16.9 | 87 | 24.9 | 3.04 | 0.24 | 2.38 | (4.4) | (4.0) | 8.6* | – | – | 4.4 | 4.5 | 3.7 | 1500 | 340 | 6 | 22 | 300 | 0.6 | 2.1 |
| 新 11316 | ばらベーコン，油いため | 0 | 271 | 52.3 | 18.7 | 21.6 | 18.1 | 71 | 18.9 | 7.01 | 0.17 | 1.80 | (3.7)* | (3.4) | 3.7 | – | – | 3.7 | 4.0 | 3.3 | 1300 | 320 | 5 | 18 | 270 | 0.5 | 2.1 |
| 変 11184 | ロースベーコン | 0 | 202 | 62.5 | 14.6 | 16.8 | 12.8 | 50 | 14.6 | 4.92 | 0.19 | 2.01 | 1.3 | 1.3 | 6.7* | (0) | – | 3.2 | 2.9 | 2.2 | 870 | 260 | 6 | 19 | 270 | 0.5 | 1.2 |
| 変 11185 | ショルダーベーコン | 0 | 178 | 65.4 | 16.2 | 17.2 | 10.4 | 51 | 11.9 | 3.85 | 0.10 | 1.11 | 1.6 | 1.6 | 4.3* | (0) | – | 2.5 | 3.0 | 2.4 | 940 | 240 | 12 | 17 | 290 | 0.8 | 1.6 |
| | **[ソーセージ類]** | | | | | | | | | | | | | | | | | | | | | | | | | | |
| 変 11186 | ウインナーソーセージ，ウインナーソーセージ | 0 | 319 | 52.3 | 10.5 | 11.5 | 29.3 | 60 | 30.6 | 10.98 | 0.24 | 3.35 | 3.4* | 3.1 | 5.4 | 0 | – | 3.3 | 2.3 | 1.9 | 740 | 180 | 6 | 12 | 200 | 0.5 | 1.3 |

| 銅 | マンガン | ヨウ素 | セレン | クロム | モリブデン | レチノール | α-カロテン | β-カロテン | β-クリプトキサンチン | β-カロテン当量 | レチノール活性当量 | ビタミンD | α-トコフェロール | β-トコフェロール | γ-トコフェロール | δ-トコフェロール | ビタミンK | ビタミン$B_1$ | ビタミン$B_2$ | ナイアシン | ナイアシン当量 | ビタミン$B_6$ | ビタミン$B_{12}$ | 葉酸 | パントテン酸 | ビオチン | ビタミンC | 備考 |
|---|---|---|---|---|---|---|---|---|---|---|---|---|---|---|---|---|---|---|---|---|---|---|---|---|---|---|---|---|
| 無機質 | | | | | | ビタミン（ビタミンA） | | | | | | | ビタミンE | | | | | | | | | | | | | | | 有 有機酸<br>調 調理による脂質の増減 |
| mg | mg | μg | μg | μg | μg | μg | μg | μg | μg | μg | μg | μg | mg | mg | mg | mg | μg | mg | mg | mg | mg | mg | μg | μg | mg | μg | mg | |
| 0.05 | 0.01 | 1 | 24 | 6 | 1 | 4 | – | – | – | (0) | 4 | 0.5 | 0.2 | Tr | Tr | Tr | 4 | 0.24 | 0.24 | 3.5 | 7.0 | 0.25 | 1.1 | Tr | 0.66 | 3.9 | 39 | 廃棄部位：皮及び骨<br>ビタミンC：酸化防止用として添加された食品を含む. 有0.4g |
| 0.07 | 0.01 | 1 | 19 | 4 | 1 | Tr | – | – | – | (0) | (Tr) | 0.6 | 0.2 | 0 | Tr | Tr | 2 | 0.90 | 0.28 | 6.5 | 10.0 | 0.24 | 1.3 | 1 | 0.70 | 2.1 | 49 | ビタミンC：酸化防止用として添加された食品を含む. 有0.5g |
| 0.04 | 0.01 | 0 | 21 | 12 | 1 | 3 | 0 | 0 | 0 | 0 | 3 | 0.2 | 0.1 | 0 | 0 | 0 | 6 | 0.70 | 0.12 | 7.3 | 11.0 | 0.28 | 0.5 | 1 | 0.71 | 3.8 | 25 | ビタミンC：酸化防止用として添加された食品を含む. 有0.5g |
| 0.04 | 0.01 | 0 | 24 | 11 | 1 | 3 | – | – | – | – | 3 | 0.3 | 0.1 | 0 | 0 | 0 | 5 | 0.64 | 0.12 | 6.1 | 10.0 | 0.28 | 0.6 | 1 | 0.72 | 4.0 | 19 | ビタミンC：添加品を含む |
| 0.05 | 0.01 | 0 | 30 | 11 | 1 | 3 | – | – | – | – | 3 | 0.2 | 0.1 | 0 | 0 | 0 | 4 | 0.86 | 0.16 | 9.5 | 15.0 | 0.32 | 0.6 | 1 | 1.03 | 4.2 | 27 | ビタミンC：添加品を含む |
| 0.07 | 0.19 | 0 | 20 | 8 | 6 | 1 | – | 0 | 0 | 0 | 1 | 0.1 | 0.7 | 0 | 0 | 0 | 2 | 0.52 | 0.13 | 5.4 | 9.0 | 0.20 | 0.3 | 9 | 0.59 | 3.8 | 15 | ビタミンC：添加品を含む<br>植物油（なたね油）<br>調p. 249，表 13. 有0.4g |
| 0.09 | 0.02 | 1 | 17 | 1 | 1 | 4 | – | – | – | (0) | 4 | 0.2 | 0.3 | 0 | 0.1 | Tr | 2 | 0.70 | 0.35 | 5.7 | 9.0 | 0.27 | 1.9 | 2 | 0.92 | 3.9 | 55 | ビタミンC：酸化防止用として添加された食品を含む. 有0.3g |
| 0.08 | 0.02 | 180 | 19 | 1 | 1 | 5 | – | – | – | (0) | 5 | 0.3 | 0.3 | 0 | 0.1 | 0 | 7 | 0.92 | 0.18 | 9.9 | 15.0 | 0.43 | 0.4 | 3 | 1.36 | 3.3 | 18 | ラックスハムを含む<br>ビタミンC：酸化防止用として添加された食品を含む<br>ヨウ素：成分値が比較的高い値を示した要因は，一部製品において副資材として昆布エキスを用いているためと推測される. 有1.1g |
| 0.11 | 0.03 | 1 | 28 | 1 | 1 | 5 | – | – | – | (0) | 5 | 0.8 | 0.3 | 0 | 0 | 0 | 12 | 0.90 | 0.27 | 7.6 | 13.0 | 0.52 | 0.6 | 2 | 1.81 | 5.6 | Tr | プロシュートを含む<br>有0.7g |
| 0.09 | 0.03 | 41 | 21 | 5 | 3 | Tr | – | – | – | (0) | (Tr) | 0.3 | 0.3 | 0 | 0.1 | 0.1 | 3 | 0.55 | 0.18 | 3.8 | 7.0 | 0.14 | 1.8 | 3 | 0.50 | 2.0 | 43 | ビタミンC：酸化防止用として添加された食品を含む. 有0.5g |
| 0.06 | 0.03 | 100 | 14 | 16 | 6 | Tr | – | – | – | (0) | (Tr) | 0.3 | 0.2 | Tr | 0.6 | 0.2 | 6 | 0.17 | 0.20 | 1.8 | 4.2 | 0.16 | 0.8 | 2 | 0.50 | 3.5 | 32 | ビタミンC：酸化防止用として添加された食品を含む<br>ヨウ素：成分値については，一部の製品で用いられていた着色料の影響によるものと推測される. 有0.3g |
| 0.04 | Tr | 25 | 11 | 1 | 1 | Tr | – | – | – | (0) | Tr | Tr | 0.6 | 0 | 0 | 0 | 10 | 0.54 | 0.11 | 5.7 | 8.6 | 0.20 | 0.3 | 1 | 0.58 | 4.9 | 69 | 別名ベーコン<br>ビタミンC：酸化防止用として添加された食品を含む<br>ヨウ素：成分値については，一部の製品が原材料としていた昆布エキスの影響によるものと推測される. 有0.5g |
| 0.05 | 0.01 | 5 | 15 | 1 | 1 | 1 | – | – | – | – | 1 | 0.1 | 0.6 | 0 | 0 | 0 | 11 | 0.25 | 0.07 | 2.1 | 6.7 | 0.13 | 0.3 | Tr | 0.27 | 5.9 | 24 | 別名ベーコン<br>ビタミンC：酸化防止用として添加された食品を含む<br>ヨウ素：成分値については，一部の製品が原材料としていた昆布エキスの影響によるものと推測される. 有0.2g |
| 0.06 | 0.01 | 32 | 16 | 2 | 1 | Tr | – | – | – | – | Tr | 0.1 | 0.7 | 0 | 0 | 0 | 13 | 0.79 | 0.16 | 8.4 | 13.0 | 0.29 | 0.5 | 1 | 0.76 | 6.9 | 87 | 別名ベーコン<br>ビタミンC：酸化防止用として添加された食品を含む<br>ヨウ素：成分値については，一部の製品が原材料としていた昆布エキスの影響によるものと推測される. 有0.7g |
| 0.05 | 0.01 | 33 | 17 | 1 | 1 | 1 | – | – | – | – | 1 | 0.1 | 0.6 | 0 | 0 | 0 | 15 | 0.74 | 0.15 | 7.6 | 11.8 | 0.25 | 0.4 | 1 | 0.75 | 6.4 | 75 | 別名ベーコン<br>ビタミンC：酸化防止用として添加された食品を含む<br>ヨウ素：成分値については，一部の製品が原材料としていた昆布エキスの影響によるものと推測される.<br>有0.6g. 調p. 250，表 14 |
| 0.04 | 0.01 | 2 | 23 | 1 | 1 | 4 | – | – | – | (0) | 4 | 0.6 | 0.3 | 0 | 0.1 | Tr | 6 | 0.59 | 0.19 | 5.6 | 9.1 | 0.22 | 0.9 | 1 | 0.62 | 2.9 | 50 | ビタミンC：酸化防止用として添加された食品を含む. 有0.6g |
| 0.07 | 0.02 | 130 | 28 | 2 | 4 | 4 | – | – | – | (0) | 4 | 0.4 | 0.2 | 0 | 0.1 | Tr | 2 | 0.58 | 0.34 | 4.0 | 7.9 | 0.18 | 1.0 | 4 | 0.74 | 3.4 | 39 | ビタミンC：酸化防止用として添加された食品を含む<br>ヨウ素：成分値については，一部製品で副資材として用いられた昆布エキスの影響によるものと推測される<br>有0.7g |
| 0.05 | 0.03 | 3 | 17 | 2 | 2 | 2 | 0 | Tr | 0 | Tr | 2 | 0.4 | 0.4 | 0 | 0.1 | 0 | 9 | 0.35 | 0.12 | 3.6 | 5.7 | 0.14 | 0.6 | 1 | 0.60 | 4.0 | 32 | ビタミンC：添加品を含む<br>有0.2g |

可食部 100 g 当たり

# 11 肉類

可食部100g当たり

| 食品番号 | 食品名 | 廃棄率 % | エネルギー kcal | 水分 g | たんぱく質: アミノ酸組成によるたんぱく質 g | たんぱく質 g | 脂質: トリアシルグリセロール当量 g | コレステロール mg | 脂質 g | 脂肪酸: 飽和脂肪酸 g | n-3系多価不飽和脂肪酸 g | n-6系多価不飽和脂肪酸 g | 炭水化物: 利用可能炭水化物(単糖当量) g | 利用可能炭水化物(質量計) g | 差引き法による利用可能炭水化物 g | 食物繊維総量 g | 糖アルコール g | 炭水化物 g | 灰分 g | 食塩相当量 g | 無機質: ナトリウム mg | カリウム mg | カルシウム mg | マグネシウム mg | リン mg | 鉄 mg | 亜鉛 mg |
|---|---|---|---|---|---|---|---|---|---|---|---|---|---|---|---|---|---|---|---|---|---|---|---|---|---|---|---|
| 新 11306 | ウインナーソーセージ，ゆで | 0 | 328 | 52.3 | 10.9 | 12.1 | 30.7 | 62 | 32.0 | 11.58 | 0.25 | 3.47 | *1.8 | 1.8 | 3.6 | 0 | – | 1.4 | 2.2 | 1.8 | 700 | 170 | 5 | 12 | 200 | 0.6 | 1.4 |
| 新 11307 | ウインナーソーセージ，焼き | 0 | 345 | 50.2 | 11.8 | 13.0 | 31.2 | 64 | 31.8 | 11.69 | 0.26 | 3.59 | 0 | – | *4.1 | 0 | – | 2.4 | 2.5 | 2.0 | 810 | 200 | 6 | 13 | 220 | 0.6 | 1.5 |
| 新 11308 | ウインナーソーセージ，フライ | 0 | 376 | 45.8 | 11.2 | 12.8 | 33.8 | 60 | 34.9 | 11.10 | 0.67 | 4.32 | 0 | – | *6.5 | – | – | 4.2 | 2.3 | 1.9 | 730 | 180 | 9 | 13 | 210 | 0.6 | 1.4 |
| 変 11187 | セミドライソーセージ | 0 | 335 | 46.8 | 14.6 | 16.9 | 28.9 | 81 | 29.7 | 11.17 | 0.43 | 3.06 | *3.9 | 3.7 | 5.6 | (0) | – | 2.9 | 3.7 | 2.9 | 1200 | 240 | 34 | 17 | 210 | 2.2 | 2.7 |
| 変 11188 | ドライソーセージ | 0 | 467 | 23.5 | 23.1 | 26.7 | 39.8 | 95 | 42.0 | 15.61 | 0.57 | 3.83 | *3.5 | 3.3 | 7.4 | (0) | – | 2.6 | 5.3 | 4.4 | 1700 | 430 | 27 | 22 | 250 | 2.6 | 3.9 |
| 変 11189 | フランクフルトソーセージ | 0 | 295 | 54.0 | 11.0 | 12.7 | 24.2 | 59 | 24.7 | 8.78 | 0.24 | 2.82 | 4.9 | 4.5 | *8.0 | (0) | – | 6.2 | 2.4 | 1.9 | 740 | 200 | 12 | 13 | 170 | 0.9 | 1.8 |
| 変 11190 | ボロニアソーセージ | 0 | 242 | 60.9 | 11.0 | 12.5 | 20.5 | 64 | 21.0 | 7.70 | 0.22 | 2.16 | *3.2 | 3.0 | 4.6 | (0) | – | 2.9 | 2.7 | 2.1 | 830 | 180 | 9 | 13 | 210 | 1.0 | 1.5 |
| 変 11191 | リオナソーセージ | 0 | 188 | 65.2 | 13.4 | 14.9 | 12.4 | 49 | 13.1 | 4.55 | 0.19 | 1.64 | 1.6 | 1.5 | *5.8 | (0) | – | 3.7 | 3.1 | 2.3 | 910 | 200 | 13 | 16 | 240 | 1.0 | 1.7 |
| 変 11192 | レバーソーセージ | 0 | 324 | 47.7 | 12.8 | 14.7 | 24.7 | 86 | 33.5 | 9.43 | 0.23 | 3.08 | 2.0 | 2.0 | *12.4 | (0) | – | 1.9 | 2.2 | 1.7 | 650 | 150 | 16 | 14 | 200 | 3.2 | 2.2 |
| 変 11193 | 混合ソーセージ | 0 | 231 | 58.2 | 10.2 | 11.8 | 16.6 | 39 | 22.7 | 6.75 | 0.34 | 1.55 | *10.6 | 9.7 | 12.1 | (0) | – | 4.7 | 2.6 | 2.2 | 850 | 110 | 17 | 13 | 190 | 1.3 | 1.4 |
| 変 11194 | 生ソーセージ | 0 | 269 | 58.6 | 12.2 | 14.0 | 24.0 | 66 | 24.4 | 8.91 | 0.23 | 2.61 | *0.6 | 0.6 | 2.6 | (0) | – | 0.8 | 2.2 | 1.7 | 680 | 200 | 8 | 14 | 140 | 0.9 | 1.7 |
| 新 11317 | ランチョンミート | 0 | 279 | 55.5 | 11.6 | 14.0 | 22.6 | 63 | 23.8 | 8.42 | 0.21 | 2.82 | 4.9 | 4.5 | *7.1 | – | 0.2 | 0.7 | 2.7 | 2.3 | 920 | 200 | 16 | 15 | 200 | 0.7 | 1.3 |
| | [その他] | | | | | | | | | | | | | | | | | | | | | | | | | | |
| 変 11195 | 焼き豚 | 0 | 166 | 64.3 | 16.3 | 19.4 | 7.2 | 46 | 8.2 | 2.51 | 0.08 | 0.94 | 4.9 | 4.7 | *8.4 | (0) | 0.2 | 5.1 | 3.0 | 2.4 | 930 | 290 | 9 | 20 | 260 | 0.7 | 1.3 |
| 変 11196 | レバーペースト | 0 | 370 | 45.8 | 11.0 | 12.9 | 33.1 | 130 | 34.7 | 12.93 | 0.43 | 3.97 | 2.9 | 2.7 | *6.9 | (0) | 0 | 3.6 | 3.0 | 2.2 | 880 | 160 | 27 | 15 | 260 | 7.7 | 2.9 |
| 変 11197 | スモークレバー | 0 | 182 | 57.6 | 24.9 | 29.6 | 4.5 | 480 | 7.7 | 1.86 | 0.26 | 1.39 | 2.9 | 2.9 | *10.3 | (0) | 0 | 2.6 | 2.5 | 1.8 | 690 | 280 | 8 | 24 | 380 | 20.0 | 8.7 |
| 変 11198 | ゼラチン | 0 | 347 | 11.3 | 86.0 | 87.6 | – | 2 | 0.3 | – | – | – | *0 | 0 | 1.6 | (0) | – | 0 | 0.8 | 0.7 | 260 | 8 | 16 | 3 | 7 | 0.7 | 0.1 |
| | **めんよう** | | | | | | | | | | | | | | | | | | | | | | | | | | |
| | [マトン] | | | | | | | | | | | | | | | | | | | | | | | | | | |
| 11199 | ロース，脂身つき，生 | 0 | 192 | 68.2 | 17.7 | 19.3 | 13.4 | 65 | 15.0 | 6.80 | 0.16 | 0.34 | *(0.2) | (0.2) | 0 | (0) | – | 0.2 | 0.8 | 0.2 | 62 | 330 | 3 | 17 | 180 | 2.7 | 2.5 |
| 11281 | ロース，脂身つき，焼き | 0 | 305 | 52.3 | 23.7 | 25.8 | 23.3 | 97 | 24.9 | 11.79 | 0.29 | 0.72 | *(0.2) | (0.2) | 0 | (0) | – | 0.2 | 0.9 | 0.2 | 69 | 370 | 4 | 20 | 220 | 3.6 | 3.9 |
| 変 11245 | ロース，皮下脂肪なし，生 | 0 | 139 | 72.3 | 17.6 | 22.2 | 6.3 | 66 | 7.4 | 3.11 | 0.13 | 0.19 | 0.1 | 0.1 | *2.3 | 0 | – | 0 | 0.9 | 0.2 | 61 | 350 | 3 | 23 | 190 | 2.8 | 3.1 |
| 11200 | もも，脂身つき，生 | 0 | 205 | 65.0 | 17.2 | 18.8 | 13.6 | 78 | 15.3 | 6.88 | 0.19 | 0.38 | (0.1) | (0.1) | *3.4 | (0) | – | 0.1 | 0.8 | 0.1 | 37 | 230 | 4 | 21 | 140 | 2.5 | 3.4 |
| | [ラム] | | | | | | | | | | | | | | | | | | | | | | | | | | |
| 11201 | かた，脂身つき，生 | 0 | 214 | 64.8 | 14.9 | 17.1 | 15.3 | 80 | 17.1 | 7.62 | 0.19 | 0.41 | (0.1) | (0.1) | *4.1 | (0) | – | 0.1 | 0.9 | 0.2 | 70 | 310 | 4 | 23 | 120 | 2.2 | 5.0 |
| 11202 | ロース，脂身つき，生 | 0 | 287 | 56.5 | 13.6 | 15.6 | 23.2 | 66 | 25.9 | 11.73 | 0.32 | 0.55 | (0.2) | (0.2) | *5.9 | (0) | – | 0.2 | 0.8 | 0.2 | 72 | 250 | 10 | 17 | 140 | 1.2 | 2.6 |
| 11282 | ロース，脂身つき，焼き | 0 | 358 | 43.5 | 19.0 | 21.8 | 27.2 | 88 | 31.4 | 14.26 | 0.45 | 0.73 | (0.2) | (0.1) | *9.4 | (0) | – | 0.2 | 1.0 | 0.2 | 80 | 290 | 11 | 21 | 160 | 1.7 | 3.3 |
| 変 11246 | ロース，皮下脂肪なし，生 | 0 | 128 | 72.3 | 18.0 | 22.3 | 4.3 | 67 | 5.2 | 2.06 | 0.10 | 0.19 | 0 | 0 | *3.7 | 0 | – | 0 | 1.0 | 0.2 | 77 | 330 | 7 | 23 | 190 | 1.9 | 2.7 |
| 11203 | もも，脂身つき，生 | 0 | 164 | 69.7 | 17.6 | 20.0 | 10.3 | 64 | 12.0 | 4.91 | 0.18 | 0.34 | *(0.3) | (0.3) | 1.4 | (0) | – | 0.3 | 1.0 | 0.2 | 59 | 340 | 3 | 22 | 200 | 2.0 | 3.1 |
| 11283 | もも，脂身つき，焼き | 0 | 267 | 53.5 | 25.0 | 28.6 | 18.4 | 99 | 20.3 | 9.19 | 0.36 | 0.59 | *(0.3) | (0.2) | 2.1 | (0) | – | 0.3 | 1.0 | 0.2 | 64 | 370 | 4 | 24 | 220 | 2.5 | 4.5 |
| 11179 | 混合プレスハム | 0 | 100 | 75.8 | – | 14.4 | 3.4 | 31 | 4.1 | 1.32 | 0.13 | 0.45 | *(3.0) | (2.7) | 3.7 | (0) | – | 3.0 | 2.7 | 2.2 | 880 | 140 | 11 | 12 | 210 | 1.1 | 1.7 |
| | **やぎ** | | | | | | | | | | | | | | | | | | | | | | | | | | |
| 11204 | 肉，赤肉，生 | 0 | 99 | 75.4 | 18.9 | 21.9 | 1.0 | 70 | 1.5 | 0.38 | 0.05 | 0.14 | (0.2) | (0.2) | *3.8 | (0) | – | 0.2 | 1.0 | 0.1 | 45 | 310 | 7 | 25 | 170 | 3.8 | 4.7 |

可食部 100 g 当たり

| 無機質 銅 mg | マンガン mg | ヨウ素 µg | セレン µg | クロム µg | モリブデン µg | ビタミンA レチノール µg | α-カロテン µg | β-カロテン µg | β-クリプトキサンチン µg | β-カロテン当量 µg | レチノール活性当量 µg | ビタミンD µg | ビタミンE α-トコフェロール mg | β-トコフェロール mg | γ-トコフェロール mg | δ-トコフェロール mg | ビタミンK µg | ビタミン$B_1$ mg | ビタミン$B_2$ mg | ナイアシン mg | ナイアシン当量 mg | ビタミン$B_6$ mg | ビタミン$B_{12}$ µg | 葉酸 µg | パントテン酸 mg | ビオチン µg | ビタミンC mg | 備考 (有 有機酸 調 調理による脂質の増減) |
|---|---|---|---|---|---|---|---|---|---|---|---|---|---|---|---|---|---|---|---|---|---|---|---|---|---|---|---|---|
| 0.05 | 0.03 | 3 | 16 | 2 | 2 | 2 | 0 | 0 | 0 | 0 | 2 | 0.3 | 0.4 | 0 | 0.1 | 0 | 8 | 0.36 | 0.12 | 3.3 | 5.6 | 0.14 | 0.6 | 1 | 0.48 | 4.2 | 30 | ビタミンC：添加品を含む 有0.3g |
| 0.06 | 0.03 | 3 | 18 | 2 | 2 | 2 | 0 | 0 | 0 | 0 | 2 | 0.4 | 0.5 | 0 | 0.1 | 0 | 9 | 0.38 | 0.13 | 4.0 | 6.4 | 0.15 | 0.6 | 1 | 0.71 | 4.6 | 32 | ビタミンC：添加品を含む 有0.3g |
| 0.05 | 0.05 | 2 | 17 | 2 | 3 | 2 | 0 | Tr | 0 | Tr | 2 | 0.3 | 1.1 | 0 | 1.8 | Tr | 10 | 0.35 | 0.13 | 3.3 | 5.6 | 0.12 | 0.6 | 3 | 0.49 | 4.5 | 30 | ビタミンC：添加品を含む 植物油（なたね油） 調p. 249，表 13．有0.3g |
| 0.12 | 0.08 | 1 | 17 | 2 | 2 | 8 | – | – | – | (0) | 8 | 0.7 | 0.8 | 0 | 0.1 | 0 | 12 | 0.26 | 0.23 | 11.0 | 14.0 | 0.20 | 1.3 | 4 | 0.61 | 4.3 | 14 | ソフトサラミを含む ビタミンC：酸化防止用として添加された食品を含む．有0.4g |
| 0.12 | 0.10 | 2 | 25 | 2 | 3 | 3 | – | – | – | (0) | 3 | 0.5 | 1.1 | 0 | 0.1 | Tr | 11 | 0.64 | 0.39 | 6.7 | 12.0 | 0.24 | 1.6 | 4 | 0.85 | 6.2 | 3 | サラミを含む ビタミンC：酸化防止用として添加された食品を含む．有0.8g |
| 0.08 | 0.05 | 36 | 15 | 4 | 4 | 5 | – | – | – | (0) | 5 | 0.4 | 0.4 | Tr | 0.1 | 0 | 6 | 0.21 | 0.13 | 2.1 | 4.6 | 0.15 | 0.4 | 2 | 0.61 | 4.3 | 10 | ビタミンC：酸化防止用として添加された食品を含む．有0.4g |
| 0.10 | 0.05 | 3 | 13 | 2 | 3 | 5 | – | – | – | (0) | 5 | 0.3 | 0.4 | Tr | 0.1 | 0 | 5 | 0.20 | 0.13 | 2.4 | 4.9 | 0.15 | 0.4 | 4 | 0.88 | 3.8 | 10 | ビタミンC：酸化防止用として添加された食品を含む．有0.3g |
| 0.11 | 0.06 | 9 | 13 | 1 | 2 | 4 | 0 | 0 | 0 | 0 | 4 | 0.4 | 0.4 | 0 | 0.1 | 0 | 4 | 0.33 | 0.14 | 3.1 | 5.9 | 0.20 | 0.4 | 5 | 0.68 | 3.1 | 43 | ビタミンC：酸化防止用として添加された食品を含む．有0.2g |
| 0.14 | 0.16 | 6 | 36 | 13 | 60 | 2800 | – | – | – | (0) | 2800 | 0.5 | 0.4 | Tr | 0.1 | Tr | 4 | 0.23 | 1.42 | 6.5 | 9.8 | 0.16 | 4.7 | 15 | 1.36 | 34.0 | 5 | 有0.2g |
| 0.10 | 0.12 | 2 | 17 | 2 | 4 | 3 | – | – | – | (0) | 3 | 1.2 | 0.3 | Tr | 0.1 | Tr | 6 | 0.12 | 0.10 | 1.8 | 3.9 | 0.08 | 1.0 | 9 | 0.42 | 2.5 | 35 | ビタミンC：酸化防止用として添加された食品を含む．有0.3g |
| 0.08 | 0.06 | 1 | 18 | 5 | 1 | 12 | – | – | – | (0) | 12 | 0.7 | 0.4 | Tr | 0 | 0 | 4 | 0.51 | 0.14 | 3.3 | 5.9 | 0.25 | 0.4 | 1 | 0.74 | 3.8 | 2 | 別名フレッシュソーセージ 有0.3g |
| 0.05 | 0.02 | 2 | 19 | 1 | 2 | 11 | – | – | – | – | 11 | 0.3 | 0.5 | 0 | 0.1 | 0 | 13 | 0.06 | 0.11 | 4.1 | 6.7 | 0.11 | 0.4 | 4 | 0.56 | 4.1 | 18 | ビタミンC：酸化防止用として添加された食品を含む．有0.4g |
| 0.06 | 0.04 | 6 | 17 | 2 | 5 | Tr | – | – | – | Tr | Tr | 0.6 | 0.3 | 0 | 0.3 | 0.1 | 6 | 0.85 | 0.20 | 14.0 | 17.0 | 0.20 | 1.2 | 3 | 0.64 | 3.3 | 20 | 試料：蒸し焼きしたもの ビタミンC：酸化防止用として添加された食品を含む．有0.7g |
| 0.33 | 0.26 | 3 | 28 | 3 | 48 | 4300 | – | – | – | Tr | 4300 | 0.3 | 0.4 | Tr | 0.4 | 0.2 | 6 | 0.18 | 1.45 | 6.8 | 9.5 | 0.23 | 7.8 | 140 | 2.35 | 29.0 | 3 | 有0.1g |
| 0.92 | 0.30 | 4 | 81 | 1 | 190 | 17000 | – | – | – | (0) | 17000 | 0.9 | 0.6 | 0 | 0 | 0 | 1 | 0.29 | 5.17 | 18.0 | 26.0 | 0.66 | 24.0 | 310 | 7.28 | 130.0 | 10 | 有0.1g |
| 0.01 | 0.03 | 2 | 7 | 6 | 2 | (0) | – | – | – | (0) | (0) | 0 | 0 | 0 | 0 | 0 | 0 | (0) | (0) | (0) | (0.1) | 0 | 0.2 | 2 | 0.08 | 0.4 | (0) | 試料：家庭用（100g：154mL，100mL：65g） |
| | | | | | | | | | | | | | | | | | | | | | | | | | | | | 別名ひつじ |
| 0.08 | 0.01 | 1 | 8 | 1 | 1 | 12 | 0 | 0 | 0 | 0 | 12 | 0.7 | 0.7 | 0 | 0 | 0 | 19 | 0.16 | 0.21 | 5.9 | 9.8 | 0.32 | 1.3 | 1 | 0.51 | 1.4 | 1 | 試料：ニュージーランド及びオーストラリア産 |
| 0.11 | 0 | 1 | 7 | 1 | 1 | 14 | 0 | 0 | 0 | 0 | 14 | 0.7 | 1.0 | 0 | 0 | 0 | 22 | 0.16 | 0.26 | 6.2 | 12.0 | 0.37 | 1.5 | Tr | 0.66 | 1.9 | Tr | 試料：ニュージーランド及びオーストラリア産 |
| 0.10 | 0.01 | 1 | 10 | 0 | 1 | 8 | – | – | – | – | 8 | 0.2 | 0.5 | 0 | 0 | 0 | 14 | 0.14 | 0.24 | 7.2 | 12.0 | 0.33 | 1.5 | 2 | 0.75 | 1.5 | 1 | 試料：オーストラリア産 有0.6g |
| 0.13 | 0.01 | – | – | – | – | 7 | – | – | – | (0) | 7 | 0.4 | 1.3 | 0 | 0 | 0 | 18 | 0.14 | 0.33 | 4.6 | 8.5 | 0.30 | 1.6 | 1 | 1.12 | – | 1 | 試料：ニュージーランド及びオーストラリア産 |
| | | | | | | | | | | | | | | | | | | | | | | | | | | | | 試料：ニュージーランド及びオーストラリア産 |
| 0.13 | – | – | – | – | – | 8 | – | – | – | (0) | 8 | 0.9 | 0.5 | 0 | 0 | 0 | 23 | 0.13 | 0.26 | 4.2 | 7.5 | 0.12 | 2.0 | 2 | 0.94 | – | 1 | |
| 0.08 | 0.01 | 1 | 8 | 1 | Tr | 30 | 0 | 0 | 0 | 0 | 30 | 0 | 0.6 | 0 | 0 | 0 | 22 | 0.12 | 0.16 | 4.2 | 7.3 | 0.23 | 1.4 | 1 | 0.64 | 2.0 | 1 | |
| 0.11 | 0 | 1 | 5 | 1 | 1 | 37 | 0 | Tr | 0 | Tr | 37 | 0 | 0.6 | 0 | 0 | 0 | 29 | 0.13 | 0.21 | 5.4 | 9.8 | 0.27 | 2.1 | 1 | 0.69 | 2.7 | 1 | |
| 0.12 | 0.01 | 1 | 11 | 0 | Tr | 7 | – | – | – | – | 7 | 0 | 0.1 | 0 | 0 | 0 | 11 | 0.15 | 0.25 | 8.1 | 13.0 | 0.36 | 1.6 | 1 | 0.77 | 1.8 | 1 | 筋間脂肪：6.4 % 有0.7g |
| 0.10 | 0.01 | 1 | 9 | Tr | 1 | 9 | 0 | 0 | 0 | 0 | 9 | 0.1 | 0.4 | 0 | 0 | 0 | 15 | 0.18 | 0.27 | 6.9 | 11.0 | 0.29 | 1.8 | 1 | 0.80 | 2.0 | 1 | |
| 0.15 | 0 | 1 | 13 | 1 | 1 | 14 | 0 | 0 | 0 | 0 | 14 | 0 | 0.5 | 0 | 0.1 | 0 | 23 | 0.19 | 0.32 | 7.4 | 14.0 | 0.29 | 2.1 | 4 | 0.84 | 2.5 | Tr | |
| 0.06 | 0.04 | – | – | – | – | Tr | – | – | – | (0) | (Tr) | 0.4 | 0.4 | 0 | 0.4 | 0.2 | 6 | 0.10 | 0.18 | 1.8 | 4.2 | 0.09 | 2.1 | 5 | 0.29 | – | 31 | マトンに，つなぎとして魚肉を混合したもの ビタミンC：添加品を含む |
| 0.11 | 0.02 | – | – | – | – | 3 | – | – | – | 0 | 3 | 0 | 1.0 | 0 | 0 | 0 | 2 | 0.07 | 0.28 | 6.7 | 11.0 | 0.26 | 2.8 | 2 | 0.45 | – | 1 | |

# 11 肉　類

可食部 100 g 当たり

| 食品番号 | 食品名 | 廃棄率 | エネルギー | 水分 | たんぱく質: アミノ酸組成によるたんぱく質 | たんぱく質: たんぱく質 | 脂質: トリアシルグリセロール当量 | 脂質: コレステロール | 脂質: 脂質 | 脂肪酸: 飽和脂肪酸 | 脂肪酸: $n$-3系多価不飽和脂肪酸 | 脂肪酸: $n$-6系多価不飽和脂肪酸 | 炭水化物: 利用可能炭水化物（単糖当量） | 炭水化物: 利用可能炭水化物（質量計） | 炭水化物: 差引法による利用可能炭水化物 | 炭水化物: 食物繊維総量 | 炭水化物: 糖アルコール | 炭水化物: 炭水化物 | 灰分 | 食塩相当量 | 無機質: ナトリウム | 無機質: カリウム | 無機質: カルシウム | 無機質: マグネシウム | 無機質: リン | 無機質: 鉄 | 無機質: 亜鉛 |
|---|---|---|---|---|---|---|---|---|---|---|---|---|---|---|---|---|---|---|---|---|---|---|---|---|---|---|---|
| | | % | kcal | g | g | g | g | mg | g | g | g | g | g | g | g | g | g | g | g | g | mg | mg | mg | mg | mg | mg | mg |
| | **鳥肉類** | | | | | | | | | | | | | | | | | | | | | | | | | | |
| | **うずら** | | | | | | | | | | | | | | | | | | | | | | | | | | |
| 11207 | 肉，皮つき，生 | 0 | 194 | 65.4 | (17.8) | 20.5 | 11.9 | 120 | 12.9 | 2.93 | 0.24 | 4.36 | (0.1) | (0.1) | *3.8 | (0) | – | 0.1 | 1.1 | 0.1 | 35 | 280 | 15 | 27 | 100 | 2.9 | 0.8 |
| | **がちょう** | | | | | | | | | | | | | | | | | | | | | | | | | | |
| 11239 | フォアグラ，ゆで | 0 | 470 | 39.7 | (7.0) | 8.3 | 48.5 | 650 | 49.9 | 18.31 | 0 | 0.61 | *(1.5) | (1.4) | 4.2 | (0) | – | 1.5 | 0.6 | 0.1 | 44 | 130 | 3 | 10 | 150 | 2.7 | 1.0 |
| | **かも** | | | | | | | | | | | | | | | | | | | | | | | | | | |
| 11208 | まがも，肉，皮なし，生 | 0 | 118 | 72.1 | (19.8) | 23.6 | 2.2 | 86 | 3.0 | 0.70 | 0.03 | 0.52 | (0.1) | (0.1) | *4.7 | (0) | – | 0.1 | 1.2 | 0.2 | 72 | 400 | 5 | 27 | 260 | 4.3 | 1.4 |
| 11205 | あいがも，肉，皮つき，生 | 0 | 304 | 56.0 | (12.4) | 14.2 | 28.2 | 86 | 29.0 | 8.02 | 0.32 | 5.35 | *(0.1) | (0.1) | 2.7 | (0) | – | 0.1 | 0.7 | 0.2 | 62 | 220 | 5 | 16 | 130 | 1.9 | 1.4 |
| 11206 | あひる，肉，皮つき，生 | 0 | 237 | 62.7 | (13.3) | 14.9 | 18.2 | 85 | 19.8 | 4.94 | 0.30 | 4.37 | (0.1) | (0.1) | *5.0 | (0) | – | 0.1 | 0.8 | 0.2 | 67 | 250 | 5 | 17 | 160 | 1.6 | 1.6 |
| 11247 | あひる，肉，皮なし，生 | 0 | 94 | 77.2 | 17.2 | 20.1 | 1.5 | 88 | 2.2 | 0.46 | 0.03 | 0.42 | (0.2) | (0.2) | *3.0 | (0) | – | 0.2 | 1.1 | 0.2 | 84 | 360 | 5 | 26 | 230 | 2.4 | 2.3 |
| 11284 | あひる，皮，生 | 0 | 448 | 41.3 | 7.6 | 7.3 | 42.9 | 79 | 45.8 | 11.55 | 0.71 | 10.20 | 0 | 0 | *7.9 | (0) | – | 0 | 0.3 | 0.1 | 42 | 84 | 5 | 5 | 59 | 0.4 | 0.7 |
| | **きじ** | | | | | | | | | | | | | | | | | | | | | | | | | | |
| 11209 | 肉，皮なし，生 | 0 | 101 | 75.0 | (19.7) | 23.0 | 0.8 | 73 | 1.1 | 0.28 | 0.03 | 0.19 | (0.1) | (0.1) | *3.7 | (0) | – | 0.1 | 0.8 | 0.1 | 38 | 220 | 8 | 27 | 190 | 1.0 | 1.0 |
| | **しちめんちょう** | | | | | | | | | | | | | | | | | | | | | | | | | | |
| 11210 | 肉，皮なし，生 | 0 | 99 | 74.6 | 19.8 | 23.5 | 0.4 | 62 | 0.7 | 0.15 | 0.04 | 0.11 | (0.1) | (0.1) | *4.0 | (0) | – | 0.1 | 1.1 | 0.1 | 37 | 190 | 8 | 29 | 140 | 1.1 | 0.8 |
| | **すずめ** | | | | | | | | | | | | | | | | | | | | | | | | | | |
| 11211 | 肉，骨・皮つき，生 | 0 | 114 | 72.2 | – | 18.1 | 4.6 | 230 | 5.9 | 1.84 | 0.20 | 0.81 | *(0.1) | (0.1) | 1.4 | (0) | – | 0.1 | 3.7 | 0.2 | 80 | 160 | 1100 | 42 | 660 | 8.0 | 2.7 |
| | **にわとり** | | | | | | | | | | | | | | | | | | | | | | | | | | |
| | [親・主品目] | | | | | | | | | | | | | | | | | | | | | | | | | | |
| 名 11212 | 手羽，皮つき，生 | 40 | 182 | 66.0 | (20.8) | 23.0 | 9.6 | 140 | 10.4 | 2.06 | 0.09 | 2.25 | 0 | 0 | *3.0 | (0) | – | 0 | 0.6 | 0.1 | 44 | 120 | 16 | 14 | 100 | 1.2 | 1.7 |
| 名 11213 | むね，皮つき，生 | 0 | 229 | 62.6 | (15.5) | 19.5 | 16.5 | 86 | 17.2 | 5.19 | 0.11 | 2.26 | 0 | 0 | *4.7 | (0) | – | 0 | 0.7 | 0.1 | 31 | 190 | 4 | 20 | 120 | 0.3 | 0.7 |
| 名 11214 | むね，皮なし，生 | 0 | 113 | 72.8 | (19.7) | 24.4 | 1.5 | 73 | 1.9 | 0.40 | 0.02 | 0.40 | 0 | 0 | *5.1 | (0) | – | 0 | 0.9 | 0.1 | 34 | 210 | 5 | 26 | 150 | 0.4 | 0.7 |
| 名 11215 | もも，皮つき，生 | 0 | 234 | 62.9 | (17.4) | 17.3 | 18.3 | 90 | 19.1 | 5.67 | 0.12 | 2.66 | *0 | 0 | 0.8 | (0) | – | 0 | 0.7 | 0.1 | 42 | 160 | 8 | 16 | 110 | 0.9 | 1.7 |
| 名 11216 | もも，皮なし，生 | 0 | 128 | 72.3 | (18.5) | 22.0 | 4.2 | 77 | 4.8 | 0.99 | 0.04 | 1.09 | 0 | 0 | *4.1 | (0) | – | 0 | 0.9 | 0.1 | 50 | 220 | 9 | 21 | 150 | 2.1 | 2.3 |
| | [親・副品目] | | | | | | | | | | | | | | | | | | | | | | | | | | |
| 変 11217 | ささみ，生 | 5 | 107 | 73.2 | (20.3) | 24.6 | 0.8 | 52 | 1.1 | 0.23 | 0.01 | 0.21 | 0 | 0 | *4.6 | (0) | – | 0 | 1.1 | 0.1 | 40 | 280 | 8 | 21 | 200 | 0.6 | 2.4 |
| | [若どり・主品目] | | | | | | | | | | | | | | | | | | | | | | | | | | |
| 名 11218 | 手羽，皮つき，生 | 35 | 189 | 68.1 | (16.5) | 17.8 | 13.7 | 110 | 14.3 | 3.98 | 0.16 | 1.84 | *0 | 0 | 0.9 | (0) | – | 0 | 0.8 | 0.2 | 79 | 220 | 14 | 17 | 150 | 0.5 | 1.2 |
| 名 11285 | 手羽さき，皮つき，生 | 40 | 207 | 67.1 | 16.3 | 17.4 | 15.7 | 120 | 16.2 | 4.40 | 0.18 | 2.14 | *0 | 0 | 0.1 | (0) | – | 0 | 0.8 | 0.2 | 78 | 210 | 20 | 16 | 140 | 0.6 | 1.5 |
| 名 11286 | 手羽もと，皮つき，生 | 30 | 175 | 68.9 | 16.7 | 18.2 | 12.1 | 100 | 12.8 | 3.64 | 0.14 | 1.59 | *0 | 0 | 1.6 | (0) | – | 0 | 0.8 | 0.2 | 80 | 230 | 10 | 19 | 150 | 0.5 | 1.0 |
| 名 11219 | むね，皮つき，生 | 0 | 133 | 72.6 | 17.3 | 21.3 | 5.5 | 73 | 5.9 | 1.53 | 0.11 | 0.92 | (0.1) | (Tr) | *3.6 | (0) | – | 0.1 | 1.0 | 0.1 | 42 | 340 | 4 | 27 | 200 | 0.3 | 0.6 |
| 名 11287 | むね，皮つき，焼き | 0 | 215 | 55.1 | 29.2 | 34.7 | 8.4 | 120 | 9.1 | 2.33 | 0.18 | 1.50 | (0.1) | (0.1) | *5.8 | (0) | – | 0.1 | 1.6 | 0.2 | 65 | 510 | 6 | 40 | 300 | 0.4 | 1.0 |
| 名 11220 | むね，皮なし，生 | 0 | 105 | 74.6 | 19.2 | 23.3 | 1.6 | 72 | 1.9 | 0.45 | 0.05 | 0.32 | (0.1) | (0.1) | *3.4 | (0) | – | 0.1 | 1.1 | 0.1 | 45 | 370 | 4 | 29 | 220 | 0.3 | 0.7 |
| 名 11288 | むね，皮なし，焼き | 0 | 177 | 57.6 | 33.2 | 38.8 | 2.8 | 120 | 3.3 | 0.78 | 0.08 | 0.56 | (0.1) | (0.1) | *4.7 | (0) | – | 0.1 | 1.7 | 0.2 | 73 | 570 | 7 | 47 | 340 | 0.5 | 1.1 |
| 名 11221 | もも，皮つき，生 | 0 | 190 | 68.5 | 17.0 | 16.6 | 13.5 | 89 | 14.2 | 4.37 | 0.09 | 1.76 | *0 | 0 | 0.1 | (0) | – | 0 | 0.9 | 0.2 | 62 | 290 | 5 | 21 | 170 | 0.6 | 1.6 |
| 名 11223 | もも，皮つき，ゆで | 1 | 216 | 62.9 | (22.1) | 22.0 | 14.2 | 130 | 15.2 | 4.43 | 0.09 | 1.81 | *0 | 0 | 0 | (0) | – | 0 | 0.8 | 0.1 | 47 | 210 | 9 | 23 | 160 | 1.0 | 2.0 |
| 名 11222 | もも，皮つき，焼き | 1 | 220 | 58.4 | (26.4) | 26.3 | 12.7 | 130 | 13.9 | 4.02 | 0.08 | 1.65 | *0 | 0 | 1.3 | (0) | – | 0 | 1.2 | 0.2 | 92 | 390 | 6 | 29 | 230 | 0.9 | 2.5 |
| 名 11289 | もも，皮つき，から揚げ | 0 | 307 | 41.2 | 20.5 | 24.2 | 17.2 | 110 | 18.1 | 3.26 | 0.70 | 2.97 | 14.3 | 13.0 | *17.0 | 0.8 | – | 13.3 | 3.2 | 2.5 | 990 | 430 | 11 | 32 | 240 | 1.0 | 2.1 |
| 名 11224 | もも，皮なし，生 | 0 | 113 | 76.1 | 16.3 | 19.0 | 4.3 | 87 | 5.0 | 1.38 | 0.04 | 0.67 | 0 | 0 | *2.3 | (0) | – | 0 | 1.0 | 0.2 | 69 | 320 | 5 | 24 | 190 | 0.6 | 1.8 |
| 名 11226 | もも，皮なし，ゆで | 0 | 141 | 69.1 | (21.1) | 25.1 | 4.2 | 120 | 5.2 | 1.36 | 0.04 | 0.65 | 0 | 0 | *4.6 | (0) | – | 0 | 0.9 | 0.1 | 56 | 260 | 10 | 25 | 190 | 0.8 | 2.2 |

可食部100 g当たり

| 無機質 | | | | | | ビタミン | | | | | | | | | | | | | | | | | | | | | | |
|---|---|---|---|---|---|---|---|---|---|---|---|---|---|---|---|---|---|---|---|---|---|---|---|---|---|---|---|---|
| | | | | | | ビタミンA | | | | | | | ビタミンE | | | | | | | | | | | | | | | |
| 銅 | マンガン | ヨウ素 | セレン | クロム | モリブデン | レチノール | α-カロテン | β-カロテン | β-クリプトキサンチン | β-カロテン当量 | レチノール活性当量 | ビタミンD | α-トコフェロール | β-トコフェロール | γ-トコフェロール | δ-トコフェロール | ビタミンK | ビタミンB1 | ビタミンB2 | ナイアシン | ナイアシン当量 | ビタミンB6 | ビタミンB12 | 葉酸 | パントテン酸 | ビオチン | ビタミンC | 備考 |
| mg | mg | µg | µg | µg | µg | µg | µg | µg | µg | µg | µg | µg | mg | mg | mg | mg | µg | mg | mg | mg | mg | mg | µg | µg | mg | µg | mg | 調 調理による脂質の増減 |
| 0.11 | 0.02 | – | – | – | – | 45 | – | – | – | Tr | 45 | 0.1 | 0.8 | Tr | 0.2 | 0 | 53 | 0.12 | 0.50 | 5.8 | (11.0) | 0.53 | 0.7 | 11 | 1.85 | – | Tr | |
| 1.85 | 0.05 | – | – | – | – | 1000 | – | – | – | (0) | 1000 | 0.9 | 0.3 | 0 | Tr | 0 | 6 | 0.27 | 0.81 | 2.4 | (4.4) | 0.30 | 7.6 | 220 | 4.38 | – | 7 | 試料：調味料無添加品 |
| 0.36 | 0.03 | – | – | – | – | 15 | – | – | – | Tr | 15 | 3.1 | Tr | 0 | 0 | 0 | 14 | 0.40 | 0.69 | 9.3 | (14.0) | 0.61 | 3.5 | 3 | 2.17 | – | 1 | 試料：冷凍品<br>皮下脂肪を除いたもの |
| 0.26 | 0.02 | – | – | – | – | 46 | – | – | – | (0) | 46 | 1.0 | 0.2 | 0 | 0.2 | 0 | 21 | 0.24 | 0.35 | 3.8 | (6.5) | 0.32 | 1.1 | 2 | 1.67 | – | 1 | 試料：冷凍品 |
| 0.20 | 0.01 | 7 | 16 | Tr | 2 | 62 | 0 | 0 | – | 0 | 62 | 0.8 | 0.5 | 0 | 0.1 | 0 | 41 | 0.30 | 0.26 | 5.3 | (8.2) | 0.34 | 2.1 | 10 | 1.20 | 4.0 | 2 | 皮及び皮下脂肪：40.4% |
| 0.31 | 0.02 | 11 | 21 | 0 | 2 | 9 | 0 | 0 | – | 0 | 9 | 0.4 | 0.4 | 0 | 0.1 | 0 | 22 | 0.46 | 0.41 | 7.9 | 12.0 | 0.54 | 3.0 | 14 | 1.83 | 5.6 | 3 | 皮下脂肪を除いたもの |
| 0.03 | 0 | 2 | 10 | 1 | 1 | 140 | 0 | 0 | – | 0 | 140 | 1.4 | 0.8 | 0 | 0.2 | 0 | 70 | 0.07 | 0.05 | 1.4 | 2.1 | 0.05 | 0.8 | 5 | 0.27 | 1.5 | 2 | 皮下脂肪を含んだもの |
| 0.10 | 0.03 | – | – | – | – | 7 | – | – | – | Tr | 7 | 0.5 | 0.3 | 0 | 0 | 0 | 19 | 0.08 | 0.24 | 8.4 | (14.0) | 0.65 | 1.7 | 12 | 1.07 | – | 1 | 試料：冷凍品<br>皮下脂肪を除いたもの |
| 0.05 | 0.02 | – | – | – | – | Tr | – | – | – | Tr | Tr | 0.1 | Tr | 0 | 0 | 0 | 18 | 0.07 | 0.24 | 7.0 | 12.0 | 0.72 | 0.6 | 10 | 1.51 | – | 2 | 皮下脂肪を除いたもの |
| 0.41 | 0.12 | – | – | – | – | 15 | – | – | – | Tr | 15 | 0.2 | 0.2 | 0 | 0.1 | 0 | 4 | 0.28 | 0.80 | 2.8 | 5.8 | 0.59 | 5.0 | 16 | 4.56 | – | Tr | 試料：冷凍品<br>くちばし，内臓及び足先を除いたもの |
| 0.05 | 0.01 | – | – | – | – | 60 | – | – | – | Tr | 60 | 0.1 | 0.1 | 0 | 0.1 | 0 | 70 | 0.04 | 0.11 | 3.3 | (7.3) | 0.20 | 0.7 | 10 | 1.33 | – | 1 | 廃棄部位：骨 |
| 0.05 | 0.01 | – | – | – | – | 72 | – | – | – | Tr | 72 | 0.1 | 0.2 | 0 | 0.1 | 0 | 50 | 0.05 | 0.08 | 7.9 | (12.0) | 0.35 | 0.3 | 5 | 0.97 | – | 1 | 皮及び皮下脂肪：32.8% |
| 0.05 | 0.01 | – | – | – | – | 50 | – | – | – | Tr | 50 | 0 | 0.1 | 0 | 0 | 0 | 20 | 0.06 | 0.10 | 8.4 | (13.0) | 0.47 | 0.2 | 5 | 1.13 | – | 1 | 皮下脂肪を除いたもの |
| 0.07 | 0.01 | – | – | – | – | 47 | – | – | – | Tr | 47 | 0.1 | 0.1 | 0 | 0.1 | 0 | 62 | 0.07 | 0.23 | 3.8 | (7.6) | 0.17 | 0.5 | 6 | 1.57 | – | 1 | 皮及び皮下脂肪：30.6% |
| 0.09 | 0.01 | – | – | – | – | 17 | – | – | – | Tr | 17 | 0 | 0.1 | 0 | 0.1 | 0 | 38 | 0.10 | 0.31 | 4.1 | (8.7) | 0.22 | 0.6 | 7 | 2.15 | – | 1 | 皮下脂肪を除いたもの |
| 0.09 | – | – | – | – | – | 9 | – | – | – | Tr | 9 | 0 | 0.1 | 0 | 0 | 0 | 18 | 0.09 | 0.12 | 11.0 | (16.0) | 0.66 | 0.1 | 7 | 1.68 | – | Tr | 廃棄部位：すじ |
| | | | | | | | | | | | | | | | | | | | | | | | | | | | | 別名 ブロイラー |
| 0.02 | 0 | 2 | 14 | 1 | 4 | 47 | 0 | 0 | 0 | 0 | 47 | 0.4 | 0.6 | 0 | 0.1 | 0 | 42 | 0.07 | 0.10 | 6.2 | (9.4) | 0.38 | 0.4 | 10 | 0.87 | 3.1 | 2 | 廃棄部位：骨<br>手羽先：44.5%，手羽元：55.5% |
| 0.02 | 0 | 1 | 14 | 2 | 4 | 51 | 0 | 0 | 0 | 0 | 51 | 0.6 | 0.6 | 0 | 0.1 | 0 | 45 | 0.07 | 0.09 | 5.4 | 8.2 | 0.30 | 0.5 | 8 | 0.84 | 3.0 | 2 | 廃棄部位：骨 |
| 0.02 | 0 | 2 | 14 | 1 | 4 | 44 | 0 | 0 | 0 | 0 | 44 | 0.3 | 0.5 | 0 | 0.1 | 0 | 39 | 0.08 | 0.10 | 6.9 | 10.0 | 0.45 | 0.3 | 12 | 0.89 | 3.1 | 2 | 廃棄部位：骨 |
| 0.03 | 0.01 | 0 | 17 | 1 | 2 | 18 | 0 | 0 | 0 | 0 | 18 | 0.1 | 0.3 | 0 | Tr | 0 | 23 | 0.09 | 0.10 | 11.0 | 15.0 | 0.57 | 0.2 | 12 | 1.74 | 2.9 | 3 | 皮及び皮下脂肪：9.0% |
| 0.05 | 0.01 | 0 | 28 | 1 | 3 | 27 | 0 | 0 | Tr | 0 | 27 | 0.1 | 0.5 | 0 | 0.1 | 0 | 44 | 0.12 | 0.17 | 17.0 | 24.0 | 0.60 | 0.4 | 17 | 2.51 | 5.4 | 3 | |
| 0.02 | 0.02 | 0 | 17 | Tr | 2 | 9 | 0 | 0 | 0 | 0 | 9 | 0.1 | 0.3 | 0 | Tr | 0 | 16 | 0.10 | 0.11 | 12.0 | 17.0 | 0.64 | 0.2 | 13 | 1.92 | 3.2 | 3 | 皮下脂肪を除いたもの |
| 0.04 | 0.01 | 0 | 29 | 1 | 4 | 14 | 0 | 0 | 0 | 0 | 14 | 0.1 | 0.5 | 0 | 0.1 | 0 | 29 | 0.14 | 0.18 | 18.0 | 27.0 | 0.66 | 0.3 | 18 | 2.58 | 5.3 | 4 | 皮下脂肪を除いたもの |
| 0.04 | 0.01 | Tr | 17 | 0 | 2 | 40 | – | 0 | – | – | 40 | 0.4 | 0.7 | 0 | 0.1 | 0 | 29 | 0.10 | 0.15 | 4.8 | 8.5 | 0.25 | 0.3 | 13 | 0.81 | 3.5 | 3 | 皮及び皮下脂肪：21.2% |
| 0.07 | 0.02 | 0 | 3 | 0 | 0 | 47 | – | – | – | – | 47 | 0.2 | 0.2 | 0 | 0.1 | 0 | 47 | 0.07 | 0.21 | 4.6 | (9.4) | 0.22 | 0.3 | 7 | 1.06 | 0.2 | 2 | |
| 0.05 | 0.01 | Tr | 29 | 0 | 3 | 25 | – | – | – | – | 25 | 0.4 | 0.2 | 0 | 0.1 | 0 | 34 | 0.14 | 0.24 | 6.8 | (13.0) | 0.28 | 0.5 | 8 | 1.20 | 5.6 | 2 | |
| 0.07 | 0.17 | Tr | 25 | 1 | 6 | 28 | – | 5 | 3 | 6 | 28 | 0.2 | 2.5 | Tr | 3.6 | 0.1 | 45 | 0.12 | 0.23 | 6.0 | 10.0 | 0.21 | 0.3 | 23 | 1.19 | 4.8 | 2 | 調 p. 249，表 13 |
| 0.04 | 0.01 | 0 | 19 | 0 | 2 | 16 | – | 0 | – | – | 16 | 0.2 | 0.6 | 0 | 0.1 | 0 | 23 | 0.12 | 0.19 | 5.5 | 9.5 | 0.31 | 0.3 | 10 | 1.06 | 3.6 | 3 | 皮下脂肪を除いたもの |
| 0.05 | 0.01 | – | – | – | – | 14 | – | – | – | – | 14 | 0 | 0.3 | 0 | Tr | 0 | 25 | 0.12 | 0.18 | 5.3 | (11.0) | 0.36 | 0.3 | 8 | 0.99 | – | 2 | 皮下脂肪を除いたもの |

# 11 肉類

可食部100 g当たり

| 食品番号 | 食品名 | 廃棄率 | エネルギー | 水分 | たんぱく質: アミノ酸組成によるたんぱく質 | たんぱく質: たんぱく質 | 脂質: トリアシルグリセロール当量 | 脂質: コレステロール | 脂質: 脂質 | 脂肪酸: 飽和脂肪酸 | 脂肪酸: $n$-3系多価不飽和脂肪酸 | 脂肪酸: $n$-6系多価不飽和脂肪酸 | 炭水化物: 利用可能炭水化物（単糖当量） | 炭水化物: 利用可能炭水化物（質量計） | 炭水化物: 差引き法による利用可能炭水化物 | 炭水化物: 食物繊維総量 | 炭水化物: 糖アルコール | 炭水化物: 炭水化物 | 灰分 | 食塩相当量 | 無機質: ナトリウム | 無機質: カリウム | 無機質: カルシウム | 無機質: マグネシウム | 無機質: リン | 無機質: 鉄 | 無機質: 亜鉛 |
|---|---|---|---|---|---|---|---|---|---|---|---|---|---|---|---|---|---|---|---|---|---|---|---|---|---|---|---|
| | | % | kcal | g | g | g | g | mg | g | g | g | g | g | g | g | g | g | g | g | g | mg | mg | mg | mg | mg | mg | mg |
| 名 11225 | もも，皮なし，焼き | 0 | 145 | 68.1 | (21.5) | 25.5 | 4.5 | 120 | 5.7 | 1.41 | 0.04 | 0.71 | 0 | 0 | 4.7* | (0) | – | 0 | 1.2 | 0.2 | 81 | 380 | 7 | 29 | 220 | 0.9 | 2.6 |
| 名 11290 | もも，皮なし，から揚げ | 0 | 249 | 47.1 | 20.8 | 25.4 | 10.5 | 100 | 11.4 | 1.62 | 0.59 | 1.99 | 14.7 | 13.4 | 17.3* | 0.9 | – | 12.7 | 3.4 | 2.7 | 1100 | 440 | 12 | 34 | 250 | 1.0 | 2.3 |
| | [若どり・副品目] | | | | | | | | | | | | | | | | | | | | | | | | | | |
| 変 11227 | ささみ，生 | 5 | 98 | 75.0 | 19.7 | 23.9 | 0.5 | 66 | 0.8 | 0.17 | 0.02 | 0.11 | (0.1) | (Tr) | 2.8* | (0) | – | 0.1 | 1.2 | 0.1 | 40 | 410 | 4 | 32 | 240 | 0.3 | 0.6 |
| 変 11229 | ささみ，ゆで | 0 | 121 | 69.2 | 25.4 | 29.6 | 0.6 | 77 | 1.0 | 0.20 | 0.01 | 0.10 | 0 | 0 | 3.1* | (0) | – | 0 | 1.2 | 0.1 | 38 | 360 | 5 | 34 | 240 | 0.3 | 0.8 |
| 変 11228 | ささみ，焼き | 0 | 132 | 66.4 | 26.9 | 31.7 | 0.8 | 84 | 1.4 | 0.28 | 0.02 | 0.16 | 0 | 0 | 3.5* | (0) | – | 0 | 1.4 | 0.1 | 53 | 520 | 5 | 41 | 310 | 0.4 | 0.8 |
| 新 11298 | ささみ，ソテー | 0 | 186 | 57.3 | 30.6 | 36.1 | 4.6 | 100 | 5.4 | 0.58 | 0.30 | 0.91 | (0.1) | (0.1) | 4.7* | (0) | – | 0.1 | 1.8 | 0.2 | 61 | 630 | 5 | 44 | 340 | 0.4 | 1.0 |
| 新 11300 | ささみ，フライ | 0 | 246 | 52.4 | 22.4 | 26.8 | 12.2 | 71 | 12.8 | 1.04 | 0.99 | 2.32 | 7.5 | 6.9 | 11.1* | – | – | 6.7 | 1.3 | 0.2 | 95 | 440 | 14 | 36 | 260 | 0.4 | 0.8 |
| 新 11299 | ささみ，天ぷら | 0 | 192 | 59.3 | 22.2 | 25.7 | 6.9 | 71 | 7.4 | 0.65 | 0.55 | 1.32 | 7.1 | 6.5 | 9.6* | – | – | 6.2 | 1.3 | 0.2 | 65 | 430 | 24 | 34 | 250 | 0.4 | 0.8 |
| | [二次品目] | | | | | | | | | | | | | | | | | | | | | | | | | | |
| 名 11230 | ひき肉，生 | 0 | 171 | 70.2 | 14.6 | 17.5 | 11.0 | 80 | 12.0 | 3.28 | 0.13 | 1.77 | 0 | 0 | 3.4* | (0) | – | 0 | 0.8 | 0.1 | 55 | 250 | 8 | 24 | 110 | 0.8 | 1.1 |
| 名 11291 | ひき肉，焼き | 0 | 235 | 57.1 | 23.1 | 27.5 | 13.7 | 120 | 14.8 | 4.17 | 0.16 | 2.13 | 0 | 0 | 4.8* | (0) | – | 0 | 1.3 | 0.2 | 85 | 400 | 19 | 37 | 170 | 1.4 | 1.8 |
| | [副品目] | | | | | | | | | | | | | | | | | | | | | | | | | | |
| 名 11231 | 心臓，生 | 0 | 186 | 69.0 | 12.2 | 14.5 | 13.2 | 160 | 15.5 | 3.86 | 0.19 | 2.07 | (Tr) | (Tr) | 4.6* | (0) | – | Tr | 1.0 | 0.2 | 85 | 240 | 5 | 15 | 170 | 5.1 | 2.3 |
| 名 11232 | 肝臓，生 | 0 | 100 | 75.7 | 16.1 | 18.9 | 1.9 | 370 | 3.1 | 0.72 | 0.25 | 0.38 | (0.6) | (0.5) | 4.7* | (0) | – | 0.6 | 1.7 | 0.2 | 85 | 330 | 5 | 19 | 300 | 9.0 | 3.3 |
| 名 11233 | すなぎも，生 | 0 | 86 | 79.0 | 15.5 | 18.3 | 1.2 | 200 | 1.8 | 0.40 | 0.04 | 0.20 | (Tr) | (Tr) | 3.5* | (0) | – | Tr | 0.9 | 0.1 | 55 | 230 | 7 | 14 | 140 | 2.5 | 2.8 |
| 名 11234 | 皮，むね，生 | 0 | 466 | 41.5 | 6.8 | 9.4 | 46.7 | 110 | 48.1 | 14.85 | 0.28 | 6.03 | 0 | 0 | 4.6* | (0) | – | 0 | 0.4 | 0.1 | 23 | 140 | 3 | 8 | 63 | 0.3 | 0.5 |
| 名 11235 | 皮，もも，生 | 0 | 474 | 41.6 | 5.3 | 6.6 | 50.3 | 120 | 51.6 | 16.30 | 0.29 | 6.25 | 0* | 0 | 2.6 | (0) | – | 0 | 0.2 | 0.1 | 23 | 33 | 6 | 6 | 34 | 0.3 | 0.4 |
| 名 11236 | 軟骨（胸肉），生 | 0 | 54 | 85.0 | – | 12.5 | 0.3 | 29 | 0.4 | 0.09 | Tr | 0.03 | (0.4)* | (0.4) | 0.5 | (0) | – | 0.4 | 1.7 | 1.0 | 390 | 170 | 47 | 15 | 78 | 0.3 | 0.3 |
| | [その他] | | | | | | | | | | | | | | | | | | | | | | | | | | |
| 変 11237 | 焼き鳥缶詰 | 0 | 173 | 62.8 | 15.5 | 18.4 | 7.6 | 76 | 7.8 | 2.08 | 0.10 | 1.60 | 11.1* | 10.6 | 11.0 | (0) | 0 | 8.2 | 2.8 | 2.2 | 850 | 200 | 12 | 21 | 75 | 2.9 | 1.6 |
| 11292 | チキンナゲット | 0 | 235 | 53.7 | 13.0 | 15.5 | 12.3 | 45 | 13.7 | 3.28 | 0.36 | 1.90 | 13.9 | 12.6 | 17.1* | 1.2 | 0 | 14.9 | 2.3 | 1.6 | 630 | 260 | 48 | 24 | 220 | 0.6 | 0.6 |
| 11293 | つくね | 0 | 235 | 57.9 | 13.5 | 15.2 | 14.8 | 85 | 15.2 | 3.98 | 0.29 | 2.71 | 11.5* | 10.8 | 9.1 | (1.9) | 0.4 | 9.3 | 2.4 | 1.8 | 720 | 260 | 33 | 25 | 170 | 1.1 | 1.4 |
| | **はと** | | | | | | | | | | | | | | | | | | | | | | | | | | |
| 11238 | 肉，皮なし，生 | 0 | 131 | 71.5 | (19.0) | 21.8 | 4.4 | 160 | 5.1 | 1.23 | 0.05 | 1.04 | (0.3) | (0.3) | 3.8* | (0) | – | 0.3 | 1.3 | 0.2 | 88 | 380 | 3 | 28 | 260 | 4.4 | 0.6 |
| | **ほろほろちょう** | | | | | | | | | | | | | | | | | | | | | | | | | | |
| 11240 | 肉，皮なし，生 | 0 | 98 | 75.2 | 19.4 | 22.5 | 0.7 | 75 | 1.0 | 0.21 | 0.02 | 0.24 | (0.2) | (0.2) | 3.6* | (0) | – | 0.2 | 1.1 | 0.2 | 67 | 350 | 6 | 27 | 230 | 1.1 | 1.2 |
| | **その他** | | | | | | | | | | | | | | | | | | | | | | | | | | |
| | **いなご** | | | | | | | | | | | | | | | | | | | | | | | | | | |
| 11241 | つくだ煮 | 0 | 243 | 33.7 | – | 26.3 | 0.6 | 77 | 1.4 | 0.11 | 0.24 | 0.08 | – | – | 33.1* | (0) | – | 32.3 | 6.3 | 4.8 | 1900 | 260 | 28 | 32 | 180 | 4.7 | 3.2 |
| | **かえる** | | | | | | | | | | | | | | | | | | | | | | | | | | |
| 11242 | 肉，生 | 0 | 92 | 76.3 | – | 22.3 | 0.2 | 43 | 0.4 | 0.07 | 0.06 | 0.03 | (0.3)* | (0.3) | 0.5 | (0) | – | 0.3 | 0.7 | 0.1 | 33 | 230 | 9 | 23 | 140 | 0.4 | 1.2 |
| | **すっぽん** | | | | | | | | | | | | | | | | | | | | | | | | | | |
| 11243 | 肉，生 | 0 | 175 | 69.1 | – | 16.4 | 12.0 | 95 | 13.4 | 2.66 | 2.32 | 1.02 | (0.5)* | (0.5) | 1.9 | (0) | – | 0.5 | 0.6 | 0.2 | 69 | 150 | 18 | 10 | 88 | 0.9 | 1.6 |
| | **はち** | | | | | | | | | | | | | | | | | | | | | | | | | | |
| 11244 | はちの子缶詰 | 0 | 239 | 44.3 | – | 16.2 | 6.8 | 55 | 7.2 | 2.45 | 0.51 | 0.88 | (30.2)* | (27.2) | 30.6 | (0) | – | 30.2 | 2.1 | 1.7 | 680 | 110 | 11 | 24 | 110 | 3.0 | 1.7 |

可食部100 g当たり

| 銅 | マンガン | ヨウ素 | セレン | クロム | モリブデン | ビタミンA レチノール | ビタミンA α-カロテン | ビタミンA β-カロテン | ビタミンA β-クリプトキサンチン | ビタミンA β-カロテン当量 | ビタミンA レチノール活性当量 | ビタミンD | ビタミンE α-トコフェロール | ビタミンE β-トコフェロール | ビタミンE γ-トコフェロール | ビタミンE δ-トコフェロール | ビタミンK | ビタミン$B_1$ | ビタミン$B_2$ | ナイアシン | ナイアシン当量 | ビタミン$B_6$ | ビタミン$B_{12}$ | 葉酸 | パントテン酸 | ビオチン | ビタミンC | 備考 |
|---|---|---|---|---|---|---|---|---|---|---|---|---|---|---|---|---|---|---|---|---|---|---|---|---|---|---|---|---|
| mg | mg | µg | µg | µg | µg | µg | µg | µg | µg | µg | µg | µg | mg | mg | mg | mg | µg | mg | mg | mg | mg | mg | µg | µg | mg | µg | mg | 有 有機酸<br>調 調理による脂質の増減 |
| 0.06 | 0.01 | − | − | − | − | 13 | − | − | − | − | 13 | 0 | 0.3 | 0 | Tr | 0 | 29 | 0.14 | 0.23 | 6.7 | (12.0) | 0.37 | 0.4 | 10 | 1.33 | − | 3 | 皮下脂肪を除いたもの |
| 0.07 | 0.18 | Tr | 25 | 1 | 6 | 16 | − | 5 | 4 | 7 | 17 | 0.2 | 2.2 | Tr | 3.0 | 0.1 | 33 | 0.15 | 0.25 | 6.8 | 12.0 | 0.23 | 0.4 | 22 | 1.11 | 5.6 | 2 | 皮下脂肪を除いたもの<br>調p. 249，表 13 |
| 0.03 | 0.01 | 0 | 22 | 0 | 4 | 5 | − | − | − | Tr | 5 | 0 | 0.7 | 0 | Tr | 0 | 12 | 0.09 | 0.11 | 12.0 | 17.0 | 0.62 | 0.2 | 15 | 2.07 | 2.8 | 3 | 廃棄部位：すじ<br>有0.7g |
| 0.03 | 0.01 | − | − | − | − | 4 | − | − | − | Tr | 4 | 0 | 0.1 | 0 | 0 | 0 | 8 | 0.09 | 0.13 | 11.0 | 18.0 | 0.63 | 0.2 | 11 | 1.72 | − | 2 | すじを除いたもの<br>有0.6g |
| 0.04 | 0.02 | − | − | − | − | 4 | − | − | − | Tr | 4 | 0 | 0.1 | 0 | 0 | 0 | 11 | 0.11 | 0.16 | 18.0 | 25.0 | 0.59 | 0.2 | 13 | 2.37 | − | 2 | すじを除いたもの<br>有0.8g |
| 0.03 | 0.01 | (0) | 33 | (0) | 6 | 8 | − | − | − | − | 8 | (0) | 1.8 | 0 | 2.4 | Tr | 26 | 0.10 | 0.18 | 18.0 | 26.0 | 0.65 | 0.2 | 19 | 2.95 | 5.5 | 4 | すじを除いたもの<br>植物油（なたね油）<br>調p. 250，表 14．有1.0g |
| 0.04 | 0.08 | 2 | 26 | Tr | 5 | 4 | 0 | 4 | 0 | 4 | 4 | − | 3.2 | Tr | 5.0 | 0.1 | 35 | 0.09 | 0.15 | 12.0 | 17.0 | 0.39 | 0.1 | 15 | 1.84 | 3.9 | 2 | すじを除いたもの<br>調p. 249，表 13．有0.7g |
| 0.03 | 0.06 | 1 | 22 | 1 | 4 | 4 | 0 | 9 | 0 | 9 | 5 | − | 2.3 | Tr | 2.8 | 0.1 | 25 | 0.09 | 0.16 | 11.0 | 17.0 | 0.51 | 0.1 | 16 | 1.79 | 3.8 | 3 | すじを除いたもの<br>調p. 249，表 13．有0.7g |
| 0.04 | 0.01 | 2 | 17 | 1 | 2 | 37 | 0 | 0 | 0 | 0 | 37 | 0.1 | 0.9 | 0 | 0.1 | 0 | 26 | 0.09 | 0.17 | 5.9 | 9.3 | 0.52 | 0.3 | 10 | 1.40 | 3.3 | 1 | |
| 0.05 | 0.02 | 5 | 27 | 2 | 4 | 47 | 0 | 0 | 0 | 0 | 47 | 0.2 | 1.3 | 0 | 0.1 | 0 | 41 | 0.14 | 0.26 | 9.3 | 15.0 | 0.61 | 0.4 | 13 | 2.00 | 5.5 | 1 | |
| 0.32 | − | − | − | − | − | 700 | − | − | − | Tr | 700 | 0.4 | 1.0 | 0 | 0.3 | 0 | 51 | 0.22 | 1.10 | 6.0 | 9.4 | 0.21 | 1.7 | 43 | 4.41 | − | 5 | 別名はつ |
| 0.32 | 0.33 | 1 | 60 | 1 | 82 | 14000 | − | − | − | 30 | 14000 | 0.2 | 0.4 | 0 | 0.1 | 0 | 14 | 0.38 | 1.80 | 4.5 | 9.0 | 0.65 | 44.0 | 1300 | 10.00 | 230.0 | 20 | 別名レバー |
| 0.10 | − | − | − | − | − | 4 | − | − | − | Tr | 4 | 0 | 0.3 | 0 | 0 | 0 | 28 | 0.06 | 0.26 | 3.9 | 6.7 | 0.04 | 1.7 | 36 | 1.30 | − | 5 | 別名砂ぎも |
| 0.05 | 0.01 | − | − | − | − | 120 | 0 | 0 | 0 | 0 | 120 | 0.3 | 0.4 | 0 | 0.2 | 0 | 110 | 0.02 | 0.05 | 6.7 | 7.6 | 0.11 | 0.4 | 3 | 0.64 | − | 1 | 皮下脂肪を含んだもの |
| 0.02 | 0.01 | 1 | 9 | 3 | 1 | 120 | − | − | − | Tr | 120 | 0.3 | 0.2 | 0 | 0.1 | 0 | 120 | 0.01 | 0.05 | 3.0 | 3.5 | 0.04 | 0.3 | 2 | 0.25 | 2.9 | 1 | 皮下脂肪を含んだもの |
| 0.03 | 0.02 | − | − | − | − | 1 | − | − | − | (0) | 1 | 0 | Tr | 0 | 0 | 0 | 5 | 0.03 | 0.03 | 3.6 | 5.7 | 0.03 | 0.1 | 5 | 0.64 | − | 3 | 別名やげん |
| 0.08 | 0.07 | 1 | 15 | 3 | 4 | 60 | − | − | − | (0) | 60 | 0 | 0.3 | 0 | 0 | 0 | 21 | 0.01 | 0.18 | 3.1 | 6.6 | 0.08 | 0.4 | 7 | 0.65 | 3.3 | (0) | 液汁を含んだもの（液汁 33%）<br>有0.3g |
| 0.04 | 0.13 | 4 | 13 | 3 | 7 | 16 | 1 | 98 | 8 | 100 | 24 | 0.2 | 2.9 | Tr | 1.6 | 0.2 | 27 | 0.08 | 0.09 | 6.6 | 9.7 | 0.28 | 0.1 | 13 | 0.87 | 2.8 | 1 | 有0.4g |
| 0.07 | 0.21 | 38 | 16 | 4 | 12 | 38 | 0 | 5 | 2 | 6 | 38 | 0.4 | 1.0 | 0 | 0.5 | 0.1 | 47 | 0.11 | 0.18 | 3.8 | 6.7 | 0.16 | 0.3 | 18 | 0.74 | 5.5 | 0 | |
| 0.17 | 0.04 | − | − | − | − | 16 | − | − | − | Tr | 16 | 0.2 | 0.3 | 0 | 0.1 | 0 | 5 | 0.32 | 1.89 | 9.9 | (16.0) | 0.53 | 2.0 | 2 | 4.48 | − | 3 | 試料：冷凍品 |
| 0.10 | 0.02 | − | − | − | − | 9 | − | − | − | 0 | 9 | 0.4 | 0.1 | 0 | 0.1 | 0 | 32 | 0.16 | 0.20 | 8.2 | (13.0) | 0.57 | 0.5 | 2 | 1.13 | − | 3 | 試料：冷凍品<br>皮下脂肪を除いたもの |
| 0.77 | 1.21 | − | − | − | − | Tr | − | − | − | 900 | 75 | 0.3 | 2.8 | Tr | 0.2 | 0 | 7 | 0.06 | 1.00 | 1.7 | 6.1 | 0.12 | 0.1 | 54 | 0.43 | − | (0) | |
| 0.05 | 0.01 | − | − | − | − | 0 | − | − | − | (0) | (0) | 0.9 | 0.1 | 0 | 0 | 0 | 1 | 0.04 | 0.13 | 4.1 | 7.8 | 0.22 | 0.9 | 4 | 0.18 | − | 0 | 試料：うしがえる，冷凍品 |
| 0.04 | 0.02 | − | − | − | − | 94 | − | − | − | Tr | 94 | 3.6 | 1.0 | 0 | 0.2 | 0 | 5 | 0.91 | 0.41 | 3.0 | 5.7 | 0.11 | 1.2 | 16 | 0.20 | − | 1 | 甲殻，頭部，脚，内臓，皮等を除いたもの |
| 0.36 | 0.76 | − | − | − | − | 0 | − | − | − | 500 | 42 | 0 | 1.0 | 0 | 0.8 | 0.2 | 4 | 0.17 | 1.22 | 3.8 | 6.5 | 0.04 | 0.1 | 28 | 0.52 | − | (0) | 原材料：主として地ばち（くろすずめばち）の幼虫 |

肉類

# 12 卵類

| 食品番号 | 食品名 | 廃棄率 | エネルギー | 水分 | たんぱく質: アミノ酸組成によるたんぱく質 | たんぱく質: たんぱく質 | 脂質: トリアシルグリセロール当量 | 脂質: コレステロール | 脂質: 脂質 | 脂肪酸: 飽和脂肪酸 | 脂肪酸: $n$-3系多価不飽和脂肪酸 | 脂肪酸: $n$-6系多価不飽和脂肪酸 | 炭水化物: 利用可能炭水化物(単糖当量) | 炭水化物: 利用可能炭水化物(質量計) | 炭水化物: 差引法による利用可能炭水化物 | 炭水化物: 食物繊維総量 | 炭水化物: 糖アルコール | 炭水化物: 炭水化物 | 灰分 | 食塩相当量 | 無機質: ナトリウム | 無機質: カリウム | 無機質: カルシウム | 無機質: マグネシウム | 無機質: リン | 無機質: 鉄 | 無機質: 亜鉛 |
|---|---|---|---|---|---|---|---|---|---|---|---|---|---|---|---|---|---|---|---|---|---|---|---|---|---|---|---|
| | | % | kcal | g | g | g | g | mg | g | g | g | g | g | g | g | g | g | g | g | g | mg | mg | mg | mg | mg | mg | mg |
| | **あひる卵** | | | | | | | | | | | | | | | | | | | | | | | | | | |
| 12020 | ピータン | 45 | 188 | 66.7 | — | 13.7 | 13.5 | 680 | 16.5 | 3.06 | 0.24 | 1.40 | 0 | 0 | 3.0* | (0) | — | 0 | 3.1 | 2.0 | 780 | 65 | 90 | 6 | 230 | 3.0 | 1.3 |
| | **うこっけい卵** | | | | | | | | | | | | | | | | | | | | | | | | | | |
| 12001 | 全卵，生 | 15 | 154 | 73.7 | (10.7) | 12.0 | 10.5 | 550 | 13.0 | 3.60 | 0.21 | 1.71 | (0.3) | (0.3) | 4.2* | (0) | — | 0.4 | 0.9 | 0.4 | 140 | 150 | 53 | 11 | 220 | 2.2 | 1.6 |
| | **うずら卵** | | | | | | | | | | | | | | | | | | | | | | | | | | |
| 12002 | 全卵，生 | 15 | 157 | 72.9 | 11.4 | 12.6 | 10.7 | 470 | 13.1 | 3.87 | 0.33 | 1.27 | (0.3) | (0.3) | 3.9* | (0) | — | 0.3 | 1.1 | 0.3 | 130 | 150 | 60 | 11 | 220 | 3.1 | 1.8 |
| 12003 | 水煮缶詰 | 0 | 162 | 73.3 | (9.7) | 11.0 | 11.9 | 490 | 14.1 | 4.24 | 0.35 | 1.45 | (0.3) | (0.3) | 4.1* | (0) | — | 0.6 | 1.0 | 0.5 | 210 | 28 | 47 | 8 | 160 | 2.8 | 1.8 |
| | **鶏卵** | | | | | | | | | | | | | | | | | | | | | | | | | | |
| 変 12004 | 全卵，生 | 14 | 142 | 75.0 | 11.3 | 12.2 | 9.3 | 370 | 10.2 | 3.12 | 0.11 | 1.32 | 0.3 | 0.3 | 3.4* | 0 | — | 0.4 | 1.0 | 0.4 | 140 | 130 | 46 | 10 | 170 | 1.5 | 1.1 |
| 変 12005 | 全卵，ゆで | 11 | 134 | 76.7 | 11.2 | 12.5 | 9.0 | 380 | 10.4 | 3.04 | 0.10 | 1.29 | 0.3 | 0.3 | 2.1* | 0 | — | 0.3 | 1.0 | 0.3 | 140 | 130 | 47 | 11 | 170 | 1.5 | 1.1 |
| 12006 | 全卵，ポーチドエッグ | 0 | 145 | 74.9 | (10.6) | 12.3 | 9.7 | 420 | 11.7 | 3.21 | 0.18 | 1.68 | (0.3) | (0.3) | 3.9* | (0) | — | 0.2 | 0.9 | 0.3 | 110 | 100 | 55 | 11 | 200 | 2.2 | 1.5 |
| 新 12021 | 全卵，目玉焼き | 0 | 205 | 67.0 | 12.7 | 14.8 | 15.5 | 470 | 17.6 | 3.81 | 0.58 | 2.50 | (0.3) | (0.3) | 3.9* | 0 | — | 0.3 | 1.0 | 0.5 | 180 | 150 | 60 | 14 | 230 | 2.1 | 1.4 |
| 新 12022 | 全卵，いり | 0 | 190 | 70.0 | 12.1 | 13.3 | 14.6 | 400 | 16.7 | 3.47 | 0.57 | 2.38 | (0.3) | (0.3) | 2.5* | 0 | — | 0.3 | 0.9 | 0.4 | 160 | 140 | 58 | 13 | 200 | 1.8 | 1.4 |
| 新 12023 | 全卵，素揚げ | 0 | 321 | 54.8 | 12.8 | 14.3 | 29.9 | 460 | 31.9 | 4.71 | 1.78 | 5.12 | (0.3)* | (0.2) | 1.7 | 0 | — | 0.3 | 0.9 | 0.5 | 180 | 160 | 58 | 13 | 220 | 2.0 | 1.4 |
| 12007 | 全卵，水煮缶詰 | 0 | 131 | 77.5 | (9.3) | 10.8 | 9.1 | 400 | 10.6 | 2.97 | 0.18 | 1.50 | (0.3) | (0.3) | 3.0* | (0) | — | Tr | 1.1 | 0.8 | 310 | 25 | 40 | 8 | 150 | 1.7 | 1.2 |
| 変 12008 | 全卵，加糖全卵 | 0 | 199 | 58.2 | (8.4) | 9.8 | 8.9 | 330 | 10.6 | 2.96 | 0.09 | 1.30 | 22.8* | 21.7 | 23.7 | (0) | — | 20.7 | 0.7 | 0.3 | 100 | 95 | 44 | 10 | 160 | 1.5 | 1.0 |
| 12009 | 全卵，乾燥全卵 | 0 | 542 | 4.5 | (42.3) | 49.1 | (35.3) | 1500 | 42.0 | (12.29) | (0.29) | (5.84) | (0.6) | (0.6) | 13.7* | (0) | — | 0.2 | 4.2 | 1.2 | 490 | 560 | 210 | 35 | 700 | 3.0 | 2.0 |
| 変 12010 | 卵黄，生 | 0 | 336 | 49.6 | 13.8 | 16.5 | 28.2 | 1200 | 34.3 | 9.39 | 0.35 | 4.19 | 0.2 | 0.2 | 6.7* | 0 | — | 0.2 | 1.7 | 0.1 | 53 | 100 | 140 | 11 | 540 | 4.8 | 3.6 |
| 変 12011 | 卵黄，ゆで | 0 | 330 | 50.3 | 13.5 | 16.1 | 27.6 | 1200 | 34.1 | 9.18 | 0.33 | 4.13 | 0.2 | 0.2 | 6.9* | 0 | — | 0.2 | 1.7 | 0.1 | 58 | 87 | 140 | 12 | 530 | 4.7 | 3.3 |
| 変 12012 | 卵黄，加糖卵黄 | 0 | 327 | 42.0 | (9.9) | 12.1 | 20.0 | 820 | 23.9 | 6.53 | 0.28 | 3.36 | 22.1 | 21.1 | 26.7* | (0) | — | 20.7 | 1.3 | 0.1 | 38 | 80 | 110 | 12 | 400 | 2.0 | 1.2 |
| 12013 | 卵黄，乾燥卵黄 | 0 | 638 | 3.2 | (24.8) | 30.3 | 52.9 | 2300 | 62.9 | 18.41 | 0.43 | 8.74 | (0.2) | (0.2) | 15.7* | (0) | — | 0.2 | 3.4 | 0.2 | 80 | 190 | 280 | 29 | 1000 | 4.4 | 2.9 |

可食部100 g当たり

可食部100g当たり

| 銅 | マンガン | ヨウ素 | セレン | クロム | モリブデン | ビタミンA レチノール | ビタミンA α-カロテン | ビタミンA β-カロテン | ビタミンA β-クリプトキサンチン | ビタミンA β-カロテン当量 | ビタミンA レチノール活性当量 | ビタミンD | ビタミンE α-トコフェロール | ビタミンE β-トコフェロール | ビタミンE γ-トコフェロール | ビタミンE δ-トコフェロール | ビタミンK | ビタミン$B_1$ | ビタミン$B_2$ | ナイアシン | ナイアシン当量 | ビタミン$B_6$ | ビタミン$B_{12}$ | 葉酸 | パントテン酸 | ビオチン | ビタミンC | 備考 |
|---|---|---|---|---|---|---|---|---|---|---|---|---|---|---|---|---|---|---|---|---|---|---|---|---|---|---|---|---|
| 無機質 | | | | | | ビタミン | | | | | | | | | | | | | | | | | | | | | | |
| mg | mg | µg | µg | µg | µg | µg | µg | µg | µg | µg | µg | µg | mg | mg | mg | mg | µg | mg | mg | mg | mg | mg | µg | µg | mg | µg | mg | 調 調理による脂質の増減 |
| 0.11 | 0.03 | 34 | 29 | Tr | 5 | 220 | – | – | – | 22 | 220 | 6.2 | 1.9 | 0.1 | 0.5 | Tr | 26 | Tr | 0.27 | 0.1 | 2.4 | 0.01 | 1.1 | 63 | 0.94 | 16.0 | (0) | 廃棄部位：泥状物及び卵殻（卵殻：15%） |
| 0.08 | 0.04 | – | – | – | – | 160 | – | – | – | 26 | 160 | 1.0 | 1.3 | 0 | 0.5 | 0 | 4 | 0.10 | 0.32 | 0.1 | (2.8) | 0.10 | 1.1 | 6 | 1.78 | – | 0 | 廃棄部位：付着卵白を含む卵殻（卵殻：13%）<br>卵黄：卵白＝38：62 |
| 0.11 | 0.03 | 140 | 46 | 0 | 8 | 350 | 0 | 9 | 14 | 16 | 350 | 2.5 | 0.9 | 0 | 0.4 | 0 | 15 | 0.14 | 0.72 | 0.1 | 3.2 | 0.13 | 4.7 | 91 | 0.98 | 19.0 | (0) | 廃棄部位：付着卵白を含む卵殻（卵殻：12%）<br>卵黄：卵白＝38：62 |
| 0.13 | 0.02 | 73 | 42 | 0 | 9 | 480 | – | – | – | 7 | 480 | 2.6 | 1.6 | 0 | 0.4 | 0 | 21 | 0.03 | 0.33 | 0 | (2.7) | 0.05 | 3.3 | 47 | 0.53 | 8.4 | (0) | 液汁を除いたもの |
| 0.05 | 0.02 | 33 | 24 | 0 | 4 | 210 | Tr | 1 | 12 | 7 | 210 | 3.8 | 1.3 | 0 | 0.5 | 0 | 12 | 0.06 | 0.37 | 0.1 | (3.2) | 0.09 | 1.1 | 49 | 1.16 | 24.0 | 0 | 廃棄部位：卵殻（付着卵白を含む）<br>付着卵白を含まない卵殻：13%<br>卵黄：卵白＝32：68<br>ビタミンD：ビタミンD活性代謝物を含む（ビタミンD活性代謝物を含まない場合：1.3µg）<br>試料：通常の鶏卵（栄養成分が増減されていないもの） |
| 0.05 | 0.03 | 20 | 25 | 0 | 2 | 160 | 1 | Tr | 7 | 4 | 170 | 2.5 | 1.2 | 0 | 0.4 | 0 | 11 | 0.06 | 0.32 | 0.1 | (3.3) | 0.09 | 1.0 | 48 | 1.18 | 25.0 | 0 | 廃棄部位：卵殻<br>卵黄：卵白＝31：69<br>ビタミンD：ビタミンD活性代謝物を含む（ビタミンD活性代謝物を含まない場合：0.8µg）<br>試料：通常の鶏卵（栄養成分が増減されていないもの） |
| 0.09 | 0.03 | – | – | – | – | 160 | 0 | 3 | 35 | 21 | 160 | 0.9 | 1.0 | Tr | 0.6 | 0 | 13 | 0.06 | 0.40 | 0.1 | (3.0) | 0.08 | 1.1 | 46 | 1.45 | – | (0) | |
| 0.06 | 0.04 | 25 | 35 | 0 | 6 | 200 | – | – | – | – | 200 | 3.9 | 2.1 | Tr | 2.1 | Tr | 19 | 0.07 | 0.41 | 0.1 | 3.7 | 0.11 | 1.2 | 58 | 1.29 | 27.0 | 0 | 植物油（なたね油），調 p. 250，表14<br>ビタミンD：ビタミンD活性代謝物を含む（ビタミンD活性代謝物を含まない場合：1.7µg）<br>試料：通常の鶏卵（栄養成分が増減されていないもの），栄養強化卵 |
| 0.05 | 0.03 | 22 | 31 | 0 | 5 | 180 | – | – | – | – | 180 | 4.7 | 2.4 | Tr | 2.7 | 0.1 | 21 | 0.07 | 0.42 | 0.1 | 3.5 | 0.11 | 1.1 | 48 | 1.16 | 26.0 | 0 | 別名 スクランブルエッグ<br>植物油（なたね油），調 p. 250，表14<br>ビタミンD：ビタミンD活性代謝物を含む（ビタミンD活性代謝物を含まない場合：2.0µg）<br>試料：通常の鶏卵（栄養成分が増減されていないもの），栄養強化卵 |
| 0.06 | 0.04 | 23 | 38 | 0 | 5 | 200 | – | – | – | – | 200 | 4.5 | 5.7 | Tr | 7.5 | 0.1 | 35 | 0.08 | 0.43 | 0.1 | 3.6 | 0.08 | 1.2 | 54 | 1.09 | 27.0 | 0 | 植物油（なたね油），調 p. 249，表13<br>ビタミンD：ビタミンD活性代謝物を含む（ビタミンD活性代謝物を含まない場合：1.9µg）<br>試料：通常の鶏卵（栄養成分が増減されていないもの），栄養強化卵 |
| 0.09 | 0.01 | – | – | – | – | 85 | 0 | 0 | – | 0 | 85 | 0.7 | 1.1 | 0 | 0.9 | 0 | 16 | 0.02 | 0.31 | Tr | (2.6) | 0.03 | 0.9 | 23 | 0.30 | – | (0) | 液汁を除いたもの |
| 0.04 | 0.02 | 44 | 18 | 0 | 7 | 130 | 0 | 3 | 27 | 17 | 130 | 0.6 | 0.9 | 0 | 0.5 | 0 | 8 | 0.06 | 0.38 | 0.1 | (2.4) | 0.06 | 0.6 | 61 | 1.33 | 19.0 | (0) | 試料：冷凍品<br>しょ糖：21.4g |
| 0.15 | 0.08 | – | – | – | – | 420 | 0 | 4 | 52 | 30 | 420 | 3.3 | 6.6 | 0 | 2.4 | Tr | 56 | 0.29 | 1.24 | 0.2 | (12.0) | 0.21 | 2.7 | 180 | 0.13 | – | 0 | |
| 0.13 | 0.08 | 110 | 47 | 0 | 12 | 690 | 2 | 2 | 41 | 24 | 690 | 12.0 | 4.5 | Tr | 1.6 | Tr | 39 | 0.21 | 0.45 | 0 | 3.8 | 0.31 | 3.5 | 150 | 3.60 | 65.0 | 0 | ビタミンD：ビタミンD活性代謝物を含む（ビタミンD活性代謝物を含まない場合：4.5µg）<br>試料：通常の鶏卵（栄養成分が増減されていないもの） |
| 0.14 | 0.07 | 200 | 36 | 0 | 13 | 520 | 2 | 7 | 66 | 41 | 520 | 7.1 | 3.6 | Tr | 1.5 | Tr | 37 | 0.16 | 0.43 | 0 | 3.7 | 0.29 | 3.1 | 140 | 2.70 | 54.0 | 0 | ビタミンD：ビタミンD活性代謝物を含む（ビタミンD活性代謝物を含まない場合：2.9µg）<br>試料：通常の鶏卵（栄養成分が増減されていないもの） |
| 0.05 | 0.05 | 50 | 34 | 1 | 19 | 390 | 0 | 3 | 55 | 31 | 400 | 2.0 | 3.3 | Tr | 1.6 | 0 | 16 | 0.42 | 0.82 | Tr | (2.6) | 0.15 | 1.6 | 99 | 1.85 | 36.0 | (0) | 試料：冷凍品<br>しょ糖：20.9g |
| 0.16 | 0.12 | – | – | – | – | 630 | 0 | 6 | 79 | 45 | 630 | 4.9 | 9.9 | 0 | 3.7 | 0.1 | 83 | 0.42 | 0.82 | Tr | (6.5) | 0.31 | 3.8 | 250 | 0.18 | – | (0) | |

# 12 卵類

可食部100g当たり

| 食品番号 | 食品名 | 廃棄率 | エネルギー | 水分 | たんぱく質: アミノ酸組成によるたんぱく質 | たんぱく質: たんぱく質 | 脂質: トリアシルグリセロール当量 | 脂質: コレステロール | 脂質: 脂質 | 脂質: 脂肪酸: 飽和脂肪酸 | 脂質: 脂肪酸: n-3系多価不飽和脂肪酸 | 脂質: 脂肪酸: n-6系多価不飽和脂肪酸 | 炭水化物: 利用可能炭水化物(単糖当量) | 炭水化物: 利用可能炭水化物(質量計) | 炭水化物: 差引法による利用可能炭水化物 | 炭水化物: 食物繊維総量 | 炭水化物: 糖アルコール | 炭水化物: 炭水化物 | 灰分 | 食塩相当量 | 無機質: ナトリウム | 無機質: カリウム | 無機質: カルシウム | 無機質: マグネシウム | 無機質: リン | 無機質: 鉄 | 無機質: 亜鉛 |
|---|---|---|---|---|---|---|---|---|---|---|---|---|---|---|---|---|---|---|---|---|---|---|---|---|---|---|---|
| | | % | kcal | g | g | g | g | mg | g | g | g | g | g | g | g | g | g | g | g | g | mg | mg | mg | mg | mg | mg | mg |
| 変 12014 | 卵白，生 | 0 | 44 | 88.3 | 9.5 | 10.1 | 0 | 1 | Tr | Tr | 0 | Tr | 0.4 | 0.4 | *1.6 | 0 | — | 0.5 | 0.7 | 0.5 | 180 | 140 | 5 | 10 | 11 | Tr | 0 |
| 変 12015 | 卵白，ゆで | 0 | 46 | 87.9 | 9.9 | 10.5 | Tr | 2 | 0.1 | 0.01 | 0 | 0.01 | 0.4 | 0.4 | *1.5 | 0 | — | 0.4 | 0.7 | 0.4 | 170 | 140 | 6 | 11 | 12 | Tr | 0 |
| 12016 | 卵白，乾燥卵白 | 0 | 350 | 7.1 | (77.0) | 86.5 | 0.3 | 25 | 0.4 | 0.10 | Tr | 0.05 | (3.0) | (3.0) | *9.8 | (0) | — | 0.2 | 5.8 | 3.3 | 1300 | 1300 | 60 | 48 | 110 | 0.1 | 0.2 |
| 12017 | たまご豆腐 | 0 | 76 | (85.2) | (5.8) | (6.5) | (4.5) | (190) | (5.3) | (1.53) | (0.05) | (0.65) | (0.1) | (0.1) | *(3.1) | 0 | — | (0.9) | (1.4) | (1.0) | (390) | (99) | (26) | (8) | (95) | (0.8) | (0.6) |
| 12018 | たまご焼，厚焼きたまご | 0 | 146 | (71.9) | (9.4) | (10.5) | (8.1) | (320) | (9.2) | (2.59) | (0.13) | (1.29) | (6.7) | (6.4) | *(8.9) | 0 | — | (6.5) | (1.8) | (1.2) | (450) | (130) | (41) | (11) | (150) | (1.3) | (0.9) |
| 12019 | たまご焼，だし巻きたまご | 0 | 123 | (77.5) | (9.8) | (11.0) | (8.0) | (330) | (9.2) | (2.65) | (0.11) | (1.20) | (0.3) | (0.3) | *(2.9) | 0 | — | (0.5) | (1.8) | (1.2) | (470) | (130) | (42) | (11) | (160) | (1.3) | (1.0) |

| 可食部100 g当たり | | | | | | | | | | | | | | | | | | | | | | | | | | | | |
|---|---|---|---|---|---|---|---|---|---|---|---|---|---|---|---|---|---|---|---|---|---|---|---|---|---|---|---|---|
| 無機質 | | | | | | ビタミン | | | | | | | | | | | | | | | | | | | | | | 備考 |
| | | | | | | ビタミンA | | | | | | | ビタミンE | | | | | | | | | | | | | | | |
| 銅 | マンガン | ヨウ素 | セレン | クロム | モリブデン | レチノール | α-カロテン | β-カロテン | β-クリプトキサンチン | β-カロテン当量 | レチノール活性当量 | ビタミンD | α-トコフェロール | β-トコフェロール | γ-トコフェロール | δ-トコフェロール | ビタミンK | ビタミン$B_1$ | ビタミン$B_2$ | ナイアシン | ナイアシン当量 | ビタミン$B_6$ | ビタミン$B_{12}$ | 葉酸 | パントテン酸 | ビオチン | ビタミンC | 有 有機酸 |
| mg | mg | µg | µg | µg | µg | µg | µg | µg | µg | µg | µg | µg | mg | mg | mg | mg | µg | mg | mg | mg | mg | mg | µg | µg | mg | µg | mg | |
| 0.02 | 0 | 2 | 15 | 0 | 2 | 0 | 0 | 0 | 0 | 0 | 0 | 0 | 0 | 0 | 0 | 0 | 1 | 0 | 0.35 | 0.1 | 2.9 | 0 | Tr | 0 | 0.13 | 6.7 | 0 | 試料：通常の鶏卵（栄養成分が増減されていないもの） |
| 0.02 | 0 | 4 | 15 | 0 | 2 | 0 | 0 | 0 | 0 | 0 | 0 | 0 | 0 | 0 | 0 | 0 | 1 | 0.02 | 0.26 | 0.1 | 3.0 | 0 | 0.1 | 0 | 0.33 | 11.0 | 0 | 試料：通常の鶏卵（栄養成分が増減されていないもの） |
| 0.14 | 0.01 | – | – | – | – | (0) | – | – | – | (0) | (0) | 0 | 0.1 | 0 | 0 | 0 | 2 | 0.03 | 2.09 | 0.7 | (23.0) | 0.02 | 0.3 | 43 | 0.04 | – | (0) | |
| (0.03) | (0.02) | (770) | (15) | 0 | (1) | (83) | 0 | 0 | (4) | (2) | (83) | (0.6) | (0.6) | 0 | (0.2) | 0 | – | (0.04) | (0.17) | (0.5) | (1.6) | (0.05) | (0.7) | (25) | (0.62) | (13.0) | 0 | 有0g |
| (0.05) | (0.03) | (540) | (22) | 0 | (2) | (140) | (Tr) | (Tr) | (6) | (4) | (140) | (2.1) | (1.1) | (Tr) | (0.7) | (0.1) | (11) | (0.06) | (0.27) | (0.4) | (2.1) | (0.08) | (1.0) | (40) | (0.99) | (21.0) | 0 | 有0g |
| (0.05) | (0.03) | (450) | (23) | 0 | (3) | (140) | (Tr) | (Tr) | (6) | (4) | (140) | (2.2) | (1.1) | (Tr) | (0.5) | (Tr) | (10) | (0.06) | (0.28) | (0.3) | (2.2) | (0.09) | (1.0) | (42) | (1.03) | (22.0) | 0 | 有0g |

# 13 乳 類

可食部100 g当たり

| | 食品番号 | 食品名 | 廃棄率 | エネルギー | 水分 | たんぱく質: アミノ酸組成によるたんぱく質 | たんぱく質: たんぱく質 | 脂質: トリアシルグリセロール当量 | 脂質: コレステロール | 脂質: 脂質 | 脂肪酸: 飽和脂肪酸 | 脂肪酸: n-3系多価不飽和脂肪酸 | 脂肪酸: n-6系多価不飽和脂肪酸 | 炭水化物: 利用可能炭水化物(単糖当量) | 炭水化物: 利用可能炭水化物(質量計) | 炭水化物: 差引き法による利用可能炭水化物 | 炭水化物: 食物繊維総量 | 炭水化物: 糖アルコール | 炭水化物: 炭水化物 | 灰分 | 食塩相当量 | 無機質: ナトリウム | 無機質: カリウム | 無機質: カルシウム | 無機質: マグネシウム | 無機質: リン | 無機質: 鉄 | 無機質: 亜鉛 |
|---|---|---|---|---|---|---|---|---|---|---|---|---|---|---|---|---|---|---|---|---|---|---|---|---|---|---|---|---|
| | | | % | kcal | g | g | g | g | mg | g | g | g | g | g | g | g | g | g | g | g | g | mg | mg | mg | mg | mg | mg | mg |
| | | **牛乳及び乳製品** | | | | | | | | | | | | | | | | | | | | | | | | | | |
| | | (液状乳類) | | | | | | | | | | | | | | | | | | | | | | | | | | |
| | | **生乳** | | | | | | | | | | | | | | | | | | | | | | | | | | |
| 変 | 13001 | ジャージー種 | 0 | 77 | 85.5 | 3.5 | 3.9 | 5.0 | 17 | 5.2 | 3.46 | 0.02 | 0.16 | 4.7* | 4.5 | 5.1 | (0) | – | 4.7 | 0.7 | 0.1 | 58 | 140 | 140 | 13 | 110 | 0.1 | 0.4 |
| 変 | 13002 | ホルスタイン種 | 0 | 63 | 87.7 | 2.8 | 3.2 | 3.8 | 12 | 3.7 | 2.36 | 0.02 | 0.13 | 4.7* | 4.4 | 4.9 | (0) | – | 4.7 | 0.7 | 0.1 | 40 | 140 | 110 | 10 | 91 | Tr | 0.4 |
| 変 | 13003 | **普通牛乳** | 0 | 61 | 87.4 | 3.0 | 3.3 | 3.5 | 12 | 3.8 | 2.33 | 0.02 | 0.10 | 4.7* | 4.4 | 5.3 | (0) | – | 4.8 | 0.7 | 0.1 | 41 | 150 | 110 | 10 | 93 | 0.02 | 0.4 |
| 変 | 13006 | **脱脂乳** | 0 | 31 | 91.0 | 3.1 | 3.4 | 0.1 | 3 | 0.1 | 0.05 | 0 | Tr | 4.8* | 4.6 | 5.0 | (0) | – | 4.8 | 0.8 | 0.1 | 51 | 150 | 100 | 10 | 97 | 0.1 | 0.4 |
| | | **加工乳** | | | | | | | | | | | | | | | | | | | | | | | | | | |
| 変 | 13004 | 濃厚 | 0 | 70 | 86.3 | 3.0 | 3.4 | 4.2 | 16 | 4.2 | 2.75 | 0.02 | 0.12 | 5.0* | 4.8 | 5.5 | (0) | – | 5.3 | 0.8 | 0.1 | 55 | 170 | 110 | 13 | 100 | 0.1 | 0.4 |
| 変 | 13005 | 低脂肪 | 0 | 42 | 88.8 | 3.4 | 3.8 | 1.0 | 6 | 1.0 | 0.67 | Tr | 0.03 | 5.1* | 4.9 | 5.7 | (0) | – | 5.5 | 0.9 | 0.2 | 60 | 190 | 130 | 14 | 90 | 0.1 | 0.4 |
| 新 | 13059 | **乳児用液体ミルク** | 0 | 66 | 87.6 | – | 1.5 | – | 11 | 3.6 | – | – | – | – | – | 7.1* | 0 | – | 7.1 | 0.3 | 0 | – | 81 | 45 | 5 | 29 | 0.6 | 0.4 |
| | | **乳飲料** | | | | | | | | | | | | | | | | | | | | | | | | | | |
| | 13007 | コーヒー | 0 | 56 | 88.1 | 1.9 | 2.2 | 2.0 | 8 | 2.0 | 1.32 | 0.02 | 0.05 | 8.0* | 7.7 | 7.4 | (0) | – | 7.2 | 0.5 | 0.1 | 30 | 85 | 80 | 10 | 55 | 0.1 | 0.2 |
| | 13008 | フルーツ | 0 | 46 | 88.3 | – | 1.2 | 0.2 | 2 | 0.2 | 0.13 | 0 | 0.01 | – | – | 9.9* | (0) | – | 9.9 | 0.4 | 0.1 | 20 | 65 | 40 | 6 | 36 | Tr | 0.1 |
| | | (粉乳類) | | | | | | | | | | | | | | | | | | | | | | | | | | |
| | 13009 | **全粉乳** | 0 | 490 | 3.0 | (22.9) | 25.5 | 25.5 | 93 | 26.2 | 16.28 | 0.06 | 0.66 | (35.9) | (34.2) | 41.5* | (0) | – | 39.3 | 6.0 | 1.1 | 430 | 1800 | 890 | 92 | 730 | 0.4 | 2.5 |
| | 13010 | **脱脂粉乳** | 0 | 354 | 3.8 | 30.6 | 34.0 | 0.7 | 25 | 1.0 | 0.44 | Tr | 0.03 | 50.3 | 47.9 | 55.2* | (0) | – | 53.3 | 7.9 | 1.4 | 570 | 1800 | 1100 | 110 | 1000 | 0.5 | 3.9 |
| 変 | 13011 | **乳児用調製粉乳** | 0 | 510 | 2.6 | 10.8 | 12.4 | 26.0 | 63 | 26.8 | 11.27 | 0.38 | 4.69 | 53.9 | 51.3 | 57.9* | (0) | – | 55.9 | 2.3 | 0.4 | 140 | 500 | 370 | 40 | 220 | 6.5 | 2.8 |
| | | (練乳類) | | | | | | | | | | | | | | | | | | | | | | | | | | |
| | 13012 | **無糖練乳** | 0 | 135 | 72.5 | (6.2) | 6.8 | 7.5 | 27 | 7.9 | 4.88 | 0.02 | 0.10 | (11.3)* | (10.8) | 12.2 | (0) | – | 11.2 | 1.6 | 0.4 | 140 | 330 | 270 | 21 | 210 | 0.2 | 1.0 |
| | 13013 | **加糖練乳** | 0 | 314 | 26.1 | 7.0 | 7.7 | 8.4 | 19 | 8.5 | 5.59 | 0.04 | 0.22 | 55.9* | 53.2 | 56.5 | (0) | – | 56.0 | 1.6 | 0.2 | 96 | 400 | 260 | 25 | 220 | 0.1 | 0.8 |
| | | (クリーム類) | | | | | | | | | | | | | | | | | | | | | | | | | | |
| | | **クリーム** | | | | | | | | | | | | | | | | | | | | | | | | | | |
| 変 | 13014 | 乳脂肪 | 0 | 404 | 48.2 | 1.6 | 1.9 | 39.6 | 64 | 43.0 | 26.28 | 0.21 | 1.15 | 2.9 | 2.7 | 10.1* | 0 | – | 6.5 | 0.4 | 0.1 | 43 | 76 | 49 | 5 | 84 | 0.1 | 0.2 |
| | 13015 | 乳脂肪・植物性脂肪 | 0 | 388 | 49.8 | (3.9) | 4.4 | (40.2) | 63 | 42.1 | (18.32) | (0.21) | (0.96) | (2.9)* | (2.8) | 5.4 | (0) | – | 3.0 | 0.8 | 0.4 | 140 | 76 | 47 | 4 | 130 | 0.2 | 0.3 |
| 変 | 13016 | 植物性脂肪 | 0 | 353 | 55.5 | 1.1 | 1.3 | 37.6 | 21 | 39.5 | 26.61 | 0.10 | 1.63 | 2.7* | 2.5 | 5.2 | 0 | – | 3.3 | 0.4 | 0.1 | 40 | 67 | 50 | 6 | 79 | 0 | 0.2 |
| | | **ホイップクリーム** | | | | | | | | | | | | | | | | | | | | | | | | | | |
| | 13017 | 乳脂肪 | 0 | 409 | 44.3 | (1.5) | 1.8 | (37.5) | 110 | 40.7 | (24.98) | (0.19) | (1.06) | (12.8) | (12.2) | 16.2* | (0) | 0 | 12.9 | 0.4 | 0.1 | 24 | 72 | 54 | 4 | 45 | 0.1 | 0.2 |
| | 13018 | 乳脂肪・植物性脂肪 | 0 | 394 | 44.0 | (3.5) | 4.0 | (36.7) | 57 | 38.4 | (16.63) | (0.20) | (0.87) | (13.2)* | (12.6) | 15.0 | (0) | 0 | 12.9 | 0.7 | 0.3 | 130 | 69 | 42 | 3 | 120 | 0.1 | 0.3 |
| | 13019 | 植物性脂肪 | 0 | 399 | 43.7 | (5.5) | 6.3 | (35.8) | 5 | 36.1 | (8.30) | (0.20) | (0.68) | (14.4)* | (13.8) | 13.9 | (0) | 0 | 12.9 | 1.0 | 0.6 | 230 | 65 | 30 | 3 | 190 | 0.2 | 0.4 |

| 可食部100g当たり 無機質 銅 | マンガン | ヨウ素 | セレン | クロム | モリブデン | ビタミン ビタミンA レチノール | α-カロテン | β-カロテン | β-クリプトキサンチン | β-カロテン当量 | レチノール活性当量 | ビタミンD | ビタミンE α-トコフェロール | β-トコフェロール | γ-トコフェロール | δ-トコフェロール | ビタミンK | ビタミン$B_1$ | ビタミン$B_2$ | ナイアシン | ナイアシン当量 | ビタミン$B_6$ | ビタミン$B_{12}$ | 葉酸 | パントテン酸 | ビオチン | ビタミンC | 備考 |
|---|---|---|---|---|---|---|---|---|---|---|---|---|---|---|---|---|---|---|---|---|---|---|---|---|---|---|---|---|
| mg | mg | µg | µg | µg | µg | µg | µg | µg | µg | µg | µg | µg | mg | mg | mg | mg | µg | mg | mg | mg | mg | mg | µg | µg | mg | µg | mg | 有 有機酸 |
| 0.01 | 0 | 22 | 4 | 0 | 5 | 51 | 0 | 26 | Tr | 27 | 53 | 0.1 | 0.1 | 0 | Tr | 0 | 1 | 0.02 | 0.21 | 0.1 | 1.0 | 0.03 | 0.4 | 3 | 0.25 | 2.1 | 1 | 未殺菌のもの (100g：96.7mL，100mL：103.4g) 有0.2g |
| Tr | Tr | 14 | 3 | 0 | 4 | 37 | 0 | 8 | 0 | 8 | 38 | Tr | 0.1 | 0 | 0 | 0 | 1 | 0.04 | 0.15 | 0.1 | 0.8 | 0.03 | 0.3 | 5 | 0.53 | 2.4 | 1 | 未殺菌のもの (100g：96.9mL，100mL：103.2g) 有0.1g |
| 0.01 | Tr | 16 | 3 | 0 | 4 | 38 | 0 | 6 | 0 | 6 | 38 | 0.3 | 0.1 | 0 | 0 | 0 | 2 | 0.04 | 0.15 | 0.1 | 0.9 | 0.03 | 0.3 | 5 | 0.55 | 1.8 | 1 | 鉄：Tr であるが，利用上の便宜のため小数第2位まで記載 ビタミンD：ビタミンD活性代謝物を含む（ビタミンD活性代謝物を含まない場合：Tr） (100g：96.9mL，100mL：103.2g) 有0.2g |
| 0.01 | 0 | 25 | 3 | 0 | 3 | Tr | 0 | 0 | 0 | 0 | Tr | Tr | Tr | 0 | 0 | 0 | 0 | 0.04 | 0.15 | 0.1 | 0.9 | 0.04 | 0.6 | 0 | 0.60 | 3.1 | 2 | (100g：96.6mL，100mL：103.5g) 有0.2g |
| Tr | 0 | 24 | 3 | 0 | 4 | 34 | 0 | 14 | 0 | 14 | 35 | Tr | 0.1 | Tr | Tr | Tr | 1 | 0.03 | 0.17 | 0.1 | 0.9 | 0.05 | 0.4 | 0 | 0.52 | 3.5 | Tr | (100g：96.5mL，100mL：103.6g) 有0.2g |
| 0.01 | 0.01 | 19 | 3 | 0 | 4 | 13 | 0 | 3 | 0 | 3 | 13 | Tr | Tr | Tr | Tr | Tr | Tr | 0.04 | 0.18 | 0.1 | 1.0 | 0.04 | 0.4 | Tr | 0.52 | 2.0 | Tr | (100g：96.4mL，100mL：103.7g) 有0.2g |
| 0.04 | – | – | 2 | – | – | – | – | – | – | – | 66 | 1.1 | 1.9 | – | – | – | 4 | 0.08 | 0.11 | 0.6 | 0.9 | 0.05 | 0.2 | 21 | 0.68 | 2.5 | 31 | (100g：98mL，100mL：101g) |
| Tr | 0.01 | 8 | 1 | 0 | 2 | 5 | – | – | – | Tr | 5 | Tr | 0.1 | Tr | Tr | Tr | 1 | 0.02 | 0.09 | 0.1 | 0.6 | Tr | 0.1 | Tr | 0.27 | 1.7 | Tr | (100g：95.0mL，100mL：105.3g) 有0.1g |
| Tr | 0.01 | – | – | – | – | (0) | – | – | – | (0) | (0) | Tr | Tr | Tr | Tr | 0 | Tr | 0.01 | 0.06 | 0.1 | 0.3 | Tr | 0.1 | Tr | 0.15 | – | Tr | (100g：95.1mL，100mL：105.1g) |
| 0.04 | 0.02 | – | – | – | – | 170 | – | – | – | 70 | 180 | 0.2 | 0.6 | 0 | 0 | 0 | 8 | 0.25 | 1.10 | 0.8 | (6.7) | 0.13 | 1.6 | 2 | 3.59 | – | 5 | (100g：222mL，100mL：45g) 有1.2g |
| 0.10 | – | 120 | 27 | 1 | 35 | 6 | – | – | – | Tr | 6 | Tr | Tr | 0 | 0 | 0 | Tr | 0.30 | 1.60 | 1.1 | (9.0) | 0.27 | 1.8 | 1 | 4.17 | 19.0 | 5 | 別名 スキムミルク (100g：222mL，100mL：45g) 有1.8g |
| 0.34 | 0.05 | 41 | 8 | 4 | 16 | 560 | – | – | – | 85 | 560 | 9.3 | 5.5 | 0 | 0 | 0 | 24 | 0.41 | 0.72 | 5.4 | 8.1 | 0.35 | 1.6 | 82 | 2.20 | 4.4 | 53 | 別名 育児用粉ミルク 育児用栄養強化品 (100g：222mL，100mL：45g) 有0.4g |
| 0.02 | – | – | – | – | – | 48 | – | – | – | 18 | 50 | Tr | 0.2 | 0 | 0 | 0 | 3 | 0.06 | 0.35 | 0.2 | (1.7) | 0.01 | 0.1 | 1 | 1.10 | – | Tr | 別名 エバミルク (100g：78mL，100mL：128g) |
| 0.02 | 0.01 | 35 | 6 | 0 | 9 | 120 | 0 | 20 | 1 | 20 | 120 | 0.1 | 0.2 | 0 | Tr | 0 | 0 | 0.08 | 0.37 | 0.3 | 1.9 | 0.02 | 0.7 | 1 | 1.29 | 3.2 | 2 | 別名 コンデンスミルク (100g：78mL，100mL：128g) しょ糖：44g．有0.4g |
| 0.02 | – | 8 | 2 | 1 | 14 | 150 | 1 | 110 | 2 | 110 | 160 | 0.3 | 0.4 | 0 | Tr | 0 | 14 | 0.02 | 0.13 | Tr | 0.4 | Tr | 0.2 | 0 | 0.13 | 1.2 | 0 | 別名 生クリーム，フレッシュクリーム (100g：95mL，100mL：105g) 有0.1g |
| 0.02 | 0.01 | 8 | 2 | 2 | 8 | 190 | Tr | 100 | 1 | 110 | 200 | 0.3 | 0.4 | 0 | 0.1 | Tr | 8 | 0.01 | 0.07 | Tr | (0.8) | Tr | 0.1 | 2 | 0.09 | 1.0 | Tr | 脂質：乳脂肪由来22.5g，植物性脂肪由来19.6g．有0.1g |
| 0.03 | 0 | 7 | 1 | 2 | 2 | 1 | 0 | 99 | 0 | 99 | 9 | 0.1 | 4.0 | 0 | 2.7 | 0.2 | 5 | 0.01 | 0.07 | 0.1 | 0.4 | 0.01 | 0.1 | 0 | 0.17 | 0.7 | 0 | 別名 植物性生クリーム (100g：99mL，100mL：102g) 有0.1g |
| 0.02 | – | 7 | 2 | 1 | 13 | 340 | 1 | 98 | 2 | 99 | 350 | 0.5 | 0.7 | 0 | 0.1 | Tr | 13 | 0.02 | 0.08 | Tr | (0.4) | Tr | 0.2 | Tr | 0.12 | 1.1 | Tr | クリームにグラニュー糖を加えて泡だてたもの 有0.1g |
| 0.02 | – | 7 | 1 | 1 | 7 | 170 | Tr | 96 | 1 | 96 | 180 | 0.2 | 0.4 | 0 | Tr | (Tr) | 7 | 0.01 | 0.06 | (Tr) | (0.8) | (Tr) | 0.1 | 3 | 0.08 | 0.9 | (Tr) | 脂質：乳脂肪由来19.1g，植物性脂肪由来17.1g．有0.1g |
| 0.02 | – | 6 | 1 | 2 | 2 | 1 | 0 | 94 | 0 | 94 | 9 | 0 | 0 | 0 | 0 | 0 | 2 | 0 | 0.05 | 0 | (1.1) | 0 | 0 | 3 | 0.05 | 0.7 | 0 | 有0.1g |

# 13 乳類

可食部100g当たり

| 食品番号 | 食品名 | 廃棄率 | エネルギー | 水分 | たんぱく質: アミノ酸組成によるたんぱく質 | たんぱく質: たんぱく質 | 脂質: トリアシルグリセロール当量 | 脂質: コレステロール | 脂質: 脂質 | 脂肪酸: 飽和脂肪酸 | 脂肪酸: n-3系多価不飽和脂肪酸 | 脂肪酸: n-6系多価不飽和脂肪酸 | 炭水化物: 利用可能炭水化物(単糖当量) | 炭水化物: 利用可能炭水化物(質量計) | 炭水化物: 差引き法による利用可能炭水化物 | 炭水化物: 食物繊維総量 | 炭水化物: 糖アルコール | 炭水化物: 炭水化物 | 灰分 | 食塩相当量 | 無機質: ナトリウム | 無機質: カリウム | 無機質: カルシウム | 無機質: マグネシウム | 無機質: リン | 無機質: 鉄 | 無機質: 亜鉛 |
|---|---|---|---|---|---|---|---|---|---|---|---|---|---|---|---|---|---|---|---|---|---|---|---|---|---|---|---|
| | | % | kcal | g | g | g | g | mg | g | g | g | g | g | g | g | g | g | g | g | g | mg | mg | mg | mg | mg | mg | mg |
| | **コーヒーホワイトナー** | | | | | | | | | | | | | | | | | | | | | | | | | | |
| 13020 | 液状，乳脂肪 | 0 | 205 | 70.3 | 4.8 | 5.2 | 17.8 | 50 | 18.3 | 11.57 | 0.08 | 0.50 | (1.7) | (1.6) | 6.4* | (0) | — | 5.5 | 0.7 | 0.4 | 150 | 55 | 30 | 3 | 150 | 0.1 | 0.4 |
| 13021 | 液状，乳脂肪・植物性脂肪 | 0 | 227 | 69.2 | (4.2) | 4.8 | (21.2) | 27 | 21.6 | (8.66) | (0.11) | (0.49) | (1.8) | (1.7) | 4.6* | (0) | — | 3.7 | 0.7 | 0.4 | 160 | 50 | 26 | 3 | 140 | 0.1 | 0.3 |
| 変 13022 | 液状，植物性脂肪 | 0 | 244 | 68.4 | (3.8) | 4.3 | 24.6 | 3 | 24.8 | 5.70 | 0.14 | 0.47 | (1.9)* | (1.8) | 2.5 | (0) | — | 1.8 | 0.7 | 0.4 | 160 | 45 | 21 | 2 | 130 | 0.1 | 0.3 |
| 変 13023 | 粉末状，乳脂肪 | 0 | 504 | 2.8 | (6.5) | 7.6 | 24.4 | 86 | 27.3 | 16.45 | 0.12 | 0.51 | 60.6 | 57.7 | 64.5* | 0 | — | 60.4 | 1.8 | 0.9 | 360 | 360 | 87 | 9 | 240 | 0 | 0.4 |
| 変 13024 | 粉末状，植物性脂肪 | 0 | 542 | 2.7 | (1.8) | 2.1 | 32.8 | 1 | 36.2 | 31.00 | 0 | 0 | 29.0 | 27.1 | 59.4* | 0 | — | 56.4 | 2.6 | 1.8 | 720 | 220 | 120 | 1 | 600 | 0.1 | 0.2 |
| | **(発酵乳・乳酸菌飲料)** | | | | | | | | | | | | | | | | | | | | | | | | | | |
| | **ヨーグルト** | | | | | | | | | | | | | | | | | | | | | | | | | | |
| 変 13025 | 全脂無糖 | 0 | 56 | 87.7 | 3.3 | 3.6 | 2.8 | 12 | 3.0 | 1.83 | 0.01 | 0.08 | 3.9* | 3.8 | 4.6 | (0) | — | 4.9 | 0.8 | 0.1 | 48 | 170 | 120 | 12 | 100 | Tr | 0.4 |
| 13053 | 低脂肪無糖 | 0 | 40 | 89.2 | 3.4 | 3.7 | 0.9 | 5 | 1.0 | 0.58 | Tr | 0.02 | 4.1* | 3.9 | 4.8 | (0) | — | 5.2 | 0.8 | 0.1 | 48 | 180 | 130 | 13 | 100 | Tr | 0.5 |
| 13054 | 無脂肪無糖 | 0 | 37 | 89.1 | 3.8 | 4.0 | 0.2 | 4 | 0.3 | 0.16 | 0 | 0.01 | 4.3* | 4.1 | 4.9 | (0) | — | 5.7 | 0.8 | 0.1 | 54 | 180 | 140 | 13 | 110 | Tr | 0.4 |
| 13026 | 脱脂加糖 | 0 | 65 | 82.6 | 4.0 | 4.3 | 0.2 | 4 | 0.2 | 0.13 | 0 | 0.01 | 11.7* | 11.2 | 11.3 | (0) | — | 11.9 | 1.0 | 0.2 | 60 | 150 | 120 | 22 | 100 | 0.1 | 0.4 |
| 13027 | ドリンクタイプ，加糖 | 0 | 64 | 83.8 | 2.6 | 2.9 | 0.5 | 3 | 0.5 | 0.33 | Tr | 0.01 | 10.5 | 10.1 | 11.5* | (0) | — | 12.2 | 0.6 | 0.1 | 50 | 130 | 110 | 11 | 80 | 0.1 | Tr |
| | **乳酸菌飲料** | | | | | | | | | | | | | | | | | | | | | | | | | | |
| 13028 | 乳製品 | 0 | 64 | 82.1 | 0.9 | 1.1 | Tr | 1 | 0.1 | 0.03 | 0 | Tr | 15.4* | 15.1 | 16.0 | (0) | — | 16.4 | 0.3 | 0 | 18 | 48 | 43 | 5 | 30 | Tr | 0.4 |
| 変 13029 | 殺菌乳製品 | 0 | 217 | 45.5 | 1.3 | 1.5 | 0.1 | 2 | 0.1 | 0.06 | Tr | Tr | — | — | 51.6* | (0) | — | 52.6 | 0.3 | 0 | 19 | 60 | 55 | 7 | 40 | 0.1 | 0.2 |
| 変 13030 | 非乳製品 | 0 | 39 | 89.3 | 0.3 | 0.4 | 0.1 | 1 | 0.1 | 0.04 | Tr | 0.03 | 9.3* | 9.2 | 9.4 | 0.2 | 0.2 | 10.0 | 0.1 | 0 | 10 | 44 | 16 | 3 | 13 | Tr | Tr |
| | **(チーズ類)** | | | | | | | | | | | | | | | | | | | | | | | | | | |
| | **ナチュラルチーズ** | | | | | | | | | | | | | | | | | | | | | | | | | | |
| 13031 | エダム | 0 | 321 | 41.0 | (29.4) | 28.9 | 22.6 | 65 | 25.0 | 15.96 | 0.16 | 0.37 | (0)* | (0) | 3.2 | (0) | — | 1.4 | 3.7 | 2.0 | 780 | 65 | 660 | 40 | 470 | 0.3 | 4.6 |
| 13032 | エメンタール | 0 | 398 | 33.5 | (27.2) | 27.3 | 29.5 | 85 | 33.6 | 18.99 | 0.35 | 0.52 | (0) | (0) | 5.8* | (0) | — | 1.6 | 4.0 | 1.3 | 500 | 110 | 1200 | 32 | 720 | 0.3 | 4.3 |
| 変 13033 | カテージ | 0 | 99 | 79.0 | 13.2 | 13.3 | 4.1 | 20 | 4.5 | 2.73 | 0.02 | 0.10 | 0.5 | 0.5 | 2.2* | (0) | — | 1.9 | 1.3 | 1.0 | 400 | 50 | 55 | 4 | 130 | 0.1 | 0.5 |
| 13034 | カマンベール | 0 | 291 | 51.8 | 17.7 | 19.1 | 22.5 | 87 | 24.7 | 14.87 | 0.16 | 0.54 | 0 | 0 | 4.2* | (0) | — | 0.9 | 3.5 | 2.0 | 800 | 120 | 460 | 20 | 330 | 0.2 | 2.8 |
| 変 13035 | クリーム | 0 | 313 | 55.5 | 7.6 | 8.2 | 30.1 | 99 | 33.0 | 20.26 | 0.25 | 0.63 | 2.5* | 2.4 | 5.3 | (0) | — | 2.3 | 1.0 | 0.7 | 260 | 70 | 70 | 8 | 85 | 0.1 | 0.7 |
| 13036 | ゴーダ | 0 | 356 | 40.0 | (26.3) | 25.8 | 26.2 | 83 | 29.0 | 17.75 | 0.19 | 0.48 | — | — | 3.7* | (0) | — | 1.4 | 3.8 | 2.0 | 800 | 75 | 680 | 31 | 490 | 0.3 | 3.6 |
| 変 13037 | チェダー | 0 | 390 | 35.3 | 23.9 | 25.7 | 32.1 | 100 | 33.8 | 20.52 | 0.26 | 0.54 | (0.4)* | (0.4) | 3.7 | (0) | — | 1.4 | 3.8 | 2.0 | 800 | 85 | 740 | 24 | 500 | 0.3 | 4.0 |
| 13038 | パルメザン | 0 | 445 | 15.4 | (41.1) | 44.0 | 27.6 | 96 | 30.8 | 18.15 | 0.28 | 0.67 | (0) | (0) | 8.0* | (0) | — | 1.9 | 7.9 | 3.8 | 1500 | 120 | 1300 | 55 | 850 | 0.4 | 7.3 |
| 13039 | ブルー | 0 | 326 | 45.6 | (17.5) | 18.8 | 26.1 | 90 | 29.0 | 17.17 | 0.13 | 0.67 | (0) | (0) | 5.3* | (0) | — | 1.0 | 5.6 | 3.8 | 1500 | 120 | 590 | 19 | 440 | 0.3 | 2.5 |
| 13055 | マスカルポーネ | 0 | 273 | 62.4 | 4.1 | 4.4 | 25.3 | 83 | 28.2 | 16.77 | 0.13 | 0.68 | 3.6 | 3.5 | 7.2* | (0) | — | 4.3 | 0.8 | 0.1 | 35 | 140 | 150 | 10 | 99 | 0.1 | 0.5 |
| 13056 | モッツァレラ | 0 | 269 | 56.3 | — | 18.4 | — | 62 | 19.9 | — | — | — | (0) | (0) | 4.2* | (0) | — | 4.2 | 1.3 | 0.2 | 70 | 20 | 330 | 11 | 260 | 0.1 | 2.8 |
| 13057 | やぎ | 0 | 280 | 52.9 | 18.5 | 20.6 | 20.1 | 88 | 21.7 | 13.37 | 0.14 | 0.60 | 1.0 | 1.0 | 5.9* | (0) | — | 2.7 | 2.2 | 1.2 | 480 | 260 | 130 | 20 | 270 | 0.1 | 0.5 |
| 13058 | リコッタ | 0 | 159 | 72.9 | — | 7.1 | — | 57 | 11.5 | — | — | — | — | — | 6.7* | (0) | — | 6.7 | 1.7 | 0.4 | 160 | 210 | 340 | 20 | 200 | 0.1 | 0.3 |
| 変 13040 | **プロセスチーズ** | 0 | 313 | 45.0 | 21.6 | 22.7 | 24.7 | 78 | 26.0 | 16.00 | 0.17 | 0.39 | 0.1* | 0.1 | 2.4 | (0) | — | 1.3 | 5.0 | 2.8 | 1100 | 60 | 630 | 19 | 730 | 0.3 | 3.2 |
| 13041 | **チーズスプレッド** | 0 | 284 | 53.8 | — | 15.9 | 23.1 | 87 | 25.7 | 15.75 | 0.18 | 0.45 | — | — | 3.2* | (0) | — | 0.6 | 4.0 | 2.5 | 1000 | 50 | 460 | 14 | 620 | 0.2 | 1.6 |
| | **(アイスクリーム類)** | | | | | | | | | | | | | | | | | | | | | | | | | | |
| | **アイスクリーム** | | | | | | | | | | | | | | | | | | | | | | | | | | |
| 変 13042 | 高脂肪 | 0 | 205 | 61.3 | 3.1 | 3.5 | 10.8 | 32 | 12.0 | 7.12 | 0.06 | 0.28 | 18.1 | 17.3 | 23.6* | 0.1 | — | 22.4 | 0.8 | 0.2 | 80 | 160 | 130 | 14 | 110 | 0.1 | 0.5 |

可食部100g当たり

| 銅 | マンガン | ヨウ素 | セレン | クロム | モリブデン | ビタミンA レチノール | ビタミンA α-カロテン | ビタミンA β-カロテン | ビタミンA β-クリプトキサンチン | ビタミンA β-カロテン当量 | ビタミンA レチノール活性当量 | ビタミンD | ビタミンE α-トコフェロール | ビタミンE β-トコフェロール | ビタミンE γ-トコフェロール | ビタミンE δ-トコフェロール | ビタミンK | ビタミン$B_1$ | ビタミン$B_2$ | ナイアシン | ナイアシン当量 | ビタミン$B_6$ | ビタミン$B_{12}$ | 葉酸 | パントテン酸 | ビオチン | ビタミンC | 備考 |
|---|---|---|---|---|---|---|---|---|---|---|---|---|---|---|---|---|---|---|---|---|---|---|---|---|---|---|---|---|
| mg | mg | μg | μg | μg | μg | μg | μg | μg | μg | μg | μg | μg | mg | mg | mg | mg | μg | mg | mg | mg | mg | mg | μg | μg | mg | μg | mg | 有 有機酸 |
| 0.01 | 0.01 | – | – | – | – | 150 | – | – | – | 22 | 150 | 0.2 | 0.3 | 0 | 0.1 | 0 | 5 | 0.01 | 0.05 | 0.1 | 1.2 | 0.01 | 0.1 | 2 | 0.07 | – | Tr | 別名 コーヒー用ミルク，コーヒー用クリーム 有Tr |
| 0.01 | 0.01 | – | – | – | – | 75 | – | – | – | 24 | 77 | 0.1 | 0.1 | 0 | Tr | 0 | 3 | 0.01 | 0.04 | 0.1 | (1.0) | 0.01 | 0.1 | 2 | 0.05 | – | Tr | 脂質：乳脂肪由来 9.2g，植物性脂肪由来 12.4g．有0.1g |
| 0.01 | 0.01 | 2 | 2 | 1 | 1 | 1 | – | – | – | 25 | 3 | 0 | 0 | 0 | 0 | 0 | 1 | 0 | 0.03 | 0 | (0.8) | 0 | 0 | 2 | 0.03 | 0.3 | Tr | 有Tr |
| 0.02 | 0.01 | 15 | 3 | Tr | 10 | 310 | 0 | 100 | 0 | 100 | 320 | 0.2 | 0.8 | 0 | 0 | 0 | 5 | 0.02 | 0.65 | 0.1 | (1.6) | 0.03 | 0.2 | 10 | 0.25 | 7.9 | 0 | (100g：300mL，100mL：33g) |
| 0.02 | 0.01 | Tr | 1 | 1 | 1 | 0 | 0 | 0 | 0 | 0 | 0 | 0 | 1.0 | Tr | 0.2 | 0 | 0 | 0 | 0.01 | 0 | (0.4) | 0 | 0 | 2 | 0 | Tr | 0 | (100g：250mL，100mL：40g) 有0.7g |
| 0.01 | Tr | 17 | 3 | 0 | 4 | 33 | 0 | 3 | 0 | 3 | 33 | 0 | 0.1 | 0 | 0 | 0 | 1 | 0.04 | 0.14 | 0.1 | 0.9 | 0.04 | 0.1 | 11 | 0.49 | 2.5 | 1 | 別名 プレーンヨーグルト 有0.9g |
| 0.01 | 0 | 14 | 2 | 0 | 4 | 12 | 0 | 4 | – | 4 | 12 | 0 | 0 | 0 | 0 | 0 | 0 | 0.04 | 0.19 | 0.1 | 1.0 | 0.04 | 0.1 | 15 | 0.41 | 1.6 | 2 | 有0.8g |
| 0 | 0 | 16 | 3 | 0 | 4 | 3 | 0 | 2 | – | 2 | 3 | 0 | 0 | 0 | 0 | 0 | 0 | 0.04 | 0.17 | 0.1 | 1.1 | 0.04 | 0.2 | 16 | 0.35 | 2.1 | 1 | 有1.1g |
| 0.01 | 0.01 | 14 | 3 | 0 | 4 | (0) | – | – | – | (0) | (0) | Tr | Tr | 0 | 0 | 0 | Tr | 0.03 | 0.15 | 0.1 | 1.0 | 0.02 | 0.3 | 3 | 0.44 | 2.0 | Tr | 別名 普通ヨーグルト 有0.9g |
| Tr | 0.01 | 10 | 2 | 0 | 3 | 5 | – | – | – | 1 | 5 | Tr | Tr | 0 | 0 | 0 | Tr | 0.01 | 0.12 | 0.1 | 0.8 | 0.03 | 0.2 | 1 | 0.30 | 1.2 | Tr | (100g：93mL，100mL：108g) 有1.0g |
| Tr | – | 6 | 1 | 0 | 1 | 0 | – | – | – | 0 | 0 | 0 | Tr | 0 | 0 | 0 | Tr | 0.01 | 0.05 | Tr | 0.2 | Tr | Tr | Tr | 0.11 | 0.6 | Tr | 無脂乳固形分 3.0%以上 (100g：92.9mL，100mL：107.6g) 有0.6g |
| 0.01 | 0.01 | 10 | 1 | 0 | 2 | (0) | – | – | – | (0) | (0) | Tr | Tr | Tr | Tr | Tr | Tr | 0.02 | 0.08 | 0.1 | 0.4 | Tr | Tr | Tr | 0.09 | 0.6 | 0 | 無脂乳固形分 3.0%以上 希釈後飲用 (100g：81.0mL，100mL：123.5g) 有1.2g |
| 0.01 | 0.02 | 2 | 0 | 1 | 1 | 1 | 0 | 1 | 0 | 1 | 1 | 0.1 | Tr | 0 | 0.1 | 0.1 | 0 | 0.01 | 0.01 | Tr | 0.1 | 0.01 | Tr | Tr | 0.05 | 0.4 | 5 | 無脂乳固形分 3.0%未満 (100g：95.9mL，100mL：104.3g) 有0.3g |
| 0.03 | 0.01 | – | – | – | – | 240 | – | – | – | 150 | 250 | 0.2 | 0.8 | 0 | 0 | 0 | 14 | 0.04 | 0.42 | 0.1 | (6.9) | 0.06 | 2.8 | 39 | 0.17 | – | (0) | |
| 0.76 | 0.01 | – | – | – | – | 200 | – | – | – | 180 | 220 | 0.1 | 1.3 | 0 | 0 | 0 | 8 | 0.02 | 0.48 | 0.1 | (6.9) | 0.07 | 1.0 | 10 | 0.72 | – | (0) | |
| 0.03 | – | 9 | 14 | 0 | 4 | 35 | – | – | – | 20 | 37 | 0 | 0.1 | 0 | 0 | 0 | 2 | 0.02 | 0.15 | 0.1 | 3.2 | 0.03 | 1.0 | 21 | 0.48 | 2.2 | (0) | クリーム入りを含む 有0.2g |
| 0.02 | 0.01 | 17 | 14 | 1 | 8 | 230 | – | – | – | 140 | 240 | 0.2 | 0.9 | 0 | 0 | 0 | 1 | 0.03 | 0.48 | 0.7 | 4.7 | 0.08 | 1.3 | 47 | 0.49 | 6.3 | (0) | 有0.3g |
| 0.01 | 0.01 | 14 | 7 | 0 | 10 | 240 | – | – | – | 170 | 250 | 0.2 | 1.2 | 0 | 0 | 0 | 12 | 0.03 | 0.22 | 0.1 | 2.1 | 0.03 | 0.1 | 11 | 0.42 | 2.2 | (0) | 有0.4g |
| 0.02 | 0.01 | – | – | – | – | 260 | – | – | – | 170 | 270 | 0 | 0.8 | 0 | 0 | 0 | 12 | 0.03 | 0.33 | 0.1 | (6.2) | 0.05 | 1.9 | 29 | 0.32 | – | (0) | |
| 0.07 | – | 20 | 12 | 0 | 7 | 310 | – | – | – | 210 | 330 | 0 | 1.6 | 0 | 0 | 0 | 12 | 0.04 | 0.45 | 0.1 | 5.5 | 0.07 | 1.9 | 32 | 0.43 | 2.7 | (0) | 有1.3g |
| 0.15 | – | – | – | – | – | 230 | – | – | – | 120 | 240 | 0.2 | 0.8 | 0 | 0 | 0 | 15 | 0.05 | 0.68 | 0.1 | (10.0) | 0.05 | 2.5 | 10 | 0.50 | – | (0) | 粉末状 |
| 0.02 | 0.01 | – | – | – | – | 270 | – | – | – | 170 | 280 | 0.3 | 0.6 | 0 | 0 | 0 | 11 | 0.03 | 0.42 | 0.8 | (5.4) | 0.15 | 1.1 | 57 | 1.22 | – | (0) | |
| 0.01 | 0 | 16 | 3 | 1 | 8 | 390 | Tr | 76 | – | 77 | 390 | 0.2 | 0.6 | 0 | Tr | 0 | 10 | 0.03 | 0.17 | 0.1 | 1.1 | 0.03 | 0.2 | 2 | 0.31 | 2.0 | 0 | 有0.2g |
| 0.02 | 0.01 | – | – | – | – | 280 | – | – | – | – | 280 | 0.2 | 0.6 | 0 | 0 | 0 | 6 | 0.01 | 0.19 | Tr | 3.1 | 0.02 | 1.6 | 9 | 0.06 | – | – | |
| 0.07 | 0.03 | – | – | – | – | 290 | 0 | 0 | 0 | 0 | 290 | 0.3 | 0.4 | 0 | Tr | 0 | 10 | 0.09 | 0.88 | 1.4 | 6.3 | 0.23 | 0.3 | 100 | 1.16 | – | – | 別名 シェーブルチーズ 有0.5g |
| 0.02 | Tr | – | – | – | – | 160 | – | – | – | – | 160 | 0 | 0.2 | 0 | 0 | 0 | 3 | 0.04 | 0.21 | 0.1 | 1.3 | 0.06 | 0.2 | 4 | 0.52 | – | – | |
| 0.08 | 0.02 | 18 | 13 | 2 | 9 | 240 | 1 | 130 | 2 | 130 | 250 | Tr | 1.1 | 0 | 0 | 0 | 2 | 0.03 | 0.38 | 0.1 | 5.0 | 0.01 | 3.2 | 27 | 0.14 | 2 | 0 | 有1.3g |
| 0.05 | 0.01 | – | – | – | – | 180 | – | – | – | 150 | 190 | 0.3 | 1.1 | 0 | 0 | 0 | 6 | 0.02 | 0.35 | Tr | 2.7 | 0.03 | 0.5 | 16 | 0.16 | – | (0) | |
| 0.01 | – | 13 | 4 | 0 | 7 | 100 | – | – | – | 45 | 100 | 0.1 | 0.2 | 0 | Tr | 0 | 5 | 0.06 | 0.18 | 0.1 | 0.9 | 0.03 | 0.4 | Tr | 0.72 | 2.6 | Tr | 試料：バニラアイスクリーム 乳固形分 15.0%以上，乳脂肪分 12.0%以上．有0.2g |

# 13 乳類

可食部100g当たり

| | 食品番号 | 食品名 | 廃棄率 | エネルギー | 水分 | たんぱく質: アミノ酸組成によるたんぱく質 | たんぱく質: たんぱく質 | 脂質: トリアシルグリセロール当量 | 脂質: コレステロール | 脂質: 脂質 | 脂肪酸: 飽和脂肪酸 | 脂肪酸: $n$-3系多価不飽和脂肪酸 | 脂肪酸: $n$-6系多価不飽和脂肪酸 | 炭水化物: 利用可能炭水化物(単糖当量) | 炭水化物: 利用可能炭水化物(質量計) | 炭水化物: 差引法による利用可能炭水化物 | 炭水化物: 食物繊維総量 | 炭水化物: 糖アルコール | 炭水化物: 炭水化物 | 灰分 | 食塩相当量 | 無機質: ナトリウム | 無機質: カリウム | 無機質: カルシウム | 無機質: マグネシウム | 無機質: リン | 無機質: 鉄 | 無機質: 亜鉛 |
|---|---|---|---|---|---|---|---|---|---|---|---|---|---|---|---|---|---|---|---|---|---|---|---|---|---|---|---|---|
| | | | % | kcal | g | g | g | g | mg | g | g | g | g | g | g | g | g | g | g | g | g | mg | mg | mg | mg | mg | mg | mg |
| 変 | 13043 | 普通脂肪 | 0 | 178 | 63.9 | 3.5 | 3.9 | 7.7 | 53 | 8.0 | 4.64 | 0.05 | 0.30 | 18.0 | 17.1 | *23.6 | 0.1 | – | 23.2 | 1.0 | 0.3 | 110 | 190 | 140 | 13 | 120 | 0.1 | 0.4 |
| | 13044 | **アイスミルク** | 0 | 167 | 65.6 | (3.0) | 3.4 | 6.5 | 18 | 6.4 | 4.64 | 0.02 | 0.13 | – | – | *24.1 | (0) | – | 23.9 | 0.7 | 0.2 | 75 | 140 | 110 | 14 | 100 | 0.1 | 0.3 |
| | | **ラクトアイス** | | | | | | | | | | | | | | | | | | | | | | | | | | |
| 変 | 13045 | 普通脂肪 | 0 | 217 | 60.4 | 2.7 | 3.1 | 14.1 | 21 | 13.6 | 9.11 | 0.01 | 0.60 | *20.9 | 20.0 | 21.8 | 0.1 | – | 22.2 | 0.7 | 0.2 | 61 | 150 | 95 | 12 | 93 | 0.1 | 0.4 |
| | 13046 | 低脂肪 | 0 | 108 | 75.2 | (1.6) | 1.8 | 2.0 | 4 | 2.0 | 1.41 | 0.01 | 0.05 | – | – | *20.8 | (0) | – | 20.6 | 0.4 | 0.1 | 45 | 80 | 60 | 9 | 45 | 0.1 | 0.1 |
| | 13047 | **ソフトクリーム** | 0 | 146 | 69.6 | (3.4) | 3.8 | 5.6 | 13 | 5.6 | 3.69 | 0.03 | 0.16 | – | – | *20.5 | (0) | – | 20.1 | 0.9 | 0.2 | 65 | 190 | 130 | 14 | 110 | 0.1 | 0.4 |
| | | (その他) | | | | | | | | | | | | | | | | | | | | | | | | | | |
| 変 | 13048 | **カゼイン** | 0 | 358 | 10.6 | 83.4 | 86.2 | 1.4 | 26 | 1.5 | 1.02 | 0.01 | 0.03 | – | – | *2.8 | (0) | – | 0 | 1.7 | 0 | 10 | 2 | 26 | 3 | 120 | 0.8 | 2.6 |
| | 13049 | **シャーベット** | 0 | 128 | 69.1 | – | 0.9 | 1.0 | 1 | 1.0 | 0.77 | Tr | 0.04 | – | – | *28.7 | (0) | – | 28.7 | 0.3 | 0 | 13 | 95 | 22 | 3 | 22 | 0.1 | 0.1 |
| 変 | 13050 | **チーズホエーパウダー** | 0 | 339 | 2.2 | 10.3 | 12.5 | 1.2 | 28 | 1.2 | 0.75 | 0.01 | 0.04 | *74.7 | 71.2 | 76.5 | (0) | – | 77.0 | 7.1 | 1.8 | 690 | 1800 | 620 | 130 | 690 | 0.4 | 0.3 |
| | | **その他** | | | | | | | | | | | | | | | | | | | | | | | | | | |
| | 13051 | **人乳** | 0 | 61 | 88.0 | 0.8 | 1.1 | 3.6 | 15 | 3.5 | 1.32 | 0.09 | 0.52 | *(6.7) | (6.4) | 7.3 | (0) | – | 7.2 | 0.2 | 0 | 15 | 48 | 27 | 3 | 14 | 0.04 | 0.3 |
| | 13052 | **やぎ乳** | 0 | 57 | 88.0 | (2.6) | 3.1 | 3.2 | 13 | 3.6 | 2.19 | 0.03 | 0.07 | *(4.8) | (4.5) | 5.4 | (0) | – | 4.5 | 0.8 | 0.1 | 35 | 220 | 120 | 12 | 90 | 0.1 | 0.3 |

可食部100 g当たり

| 無機質 銅 (mg) | 無機質 マンガン (mg) | 無機質 ヨウ素 (µg) | 無機質 セレン (µg) | 無機質 クロム (µg) | 無機質 モリブデン (µg) | ビタミンA レチノール (µg) | ビタミンA α-カロテン (µg) | ビタミンA β-カロテン (µg) | ビタミンA β-クリプトキサンチン (µg) | ビタミンA β-カロテン当量 (µg) | ビタミンA レチノール活性当量 (µg) | ビタミンD (µg) | ビタミンE α-トコフェロール (mg) | ビタミンE β-トコフェロール (mg) | ビタミンE γ-トコフェロール (mg) | ビタミンE δ-トコフェロール (mg) | ビタミンK (µg) | ビタミン$B_1$ (mg) | ビタミン$B_2$ (mg) | ナイアシン (mg) | ナイアシン当量 (mg) | ビタミン$B_6$ (mg) | ビタミン$B_{12}$ (µg) | 葉酸 (µg) | パントテン酸 (mg) | ビオチン (µg) | ビタミンC (mg) | 備考 (有 有機酸) |
|---|---|---|---|---|---|---|---|---|---|---|---|---|---|---|---|---|---|---|---|---|---|---|---|---|---|---|---|---|
| 0.01 | 0.01 | 17 | 4 | Tr | 6 | 55 | − | − | − | 30 | 58 | 0.1 | 0.2 | Tr | 0.1 | Tr | 3 | 0.06 | 0.20 | 0.1 | 1.0 | 0.02 | 0.2 | Tr | 0.50 | 2.7 | Tr | 乳固形分 15.0%以上，乳脂肪分 8.0% 有0.1g |
| Tr | 0.01 | − | − | − | − | 21 | − | − | − | 9 | 22 | 0.1 | 0.1 | 0 | Tr | Tr | 1 | 0.03 | 0.14 | 0.1 | (0.8) | 0.02 | 0.3 | Tr | 0.43 | − | Tr | 乳固形分 10.0%以上，乳脂肪分 3.0%以上，植物性脂肪を含む |
| 0.01 | 0.01 | 19 | 3 | 0 | 3 | 10 | − | − | − | 0 | 10 | Tr | 0.6 | 0 | 0.3 | 0.4 | 1 | 0.03 | 0.15 | 0.4 | 1.0 | 0.01 | 0.2 | 1 | 0.51 | 1.7 | Tr | 乳固形分 3.0%以上，主な脂質：植物性脂肪，有0.2g |
| 0.01 | 0.04 | − | − | − | − | 0 | − | − | − | 0 | 0 | Tr | 0.2 | 0 | Tr | 0 | 1 | 0.02 | 0.12 | Tr | (0.3) | 0.01 | 0.1 | 1 | 0.15 | − | (0) | 乳固形分 3.0%以上，主な脂質：植物性脂肪 |
| Tr | 0.01 | − | − | − | − | 17 | − | − | − | 9 | 18 | 0.1 | 0.2 | Tr | Tr | Tr | 2 | 0.05 | 0.22 | 0.1 | (0.9) | 0.01 | 0.2 | Tr | 0.58 | − | (0) | 主な脂質：乳脂肪<br>コーンカップを除いたもの |
| 0.09 | 0.02 | 7 | 40 | 1 | 14 | Tr | − | − | − | (0) | (Tr) | Tr | Tr | 0 | Tr | 0 | Tr | Tr | Tr | Tr | 19.0 | 0.01 | 2.3 | 6 | 0.17 | 2.4 | (0) | 試料：酸カゼイン |
| 0.01 | 0.09 | − | − | − | − | (0) | − | − | − | (0) | (0) | Tr | Tr | 0 | Tr | Tr | 1 | 0.04 | 0.05 | 0.2 | 0.4 | Tr | Tr | Tr | 0.04 | − | 0 | 試料：乳成分入り氷菓 |
| 0.03 | 0.03 | 80 | 7 | 1 | 47 | 11 | − | − | − | 10 | 12 | Tr | 0 | 0 | 0 | 0 | Tr | 0.22 | 2.35 | 1.4 | 4.8 | 0.25 | 3.4 | 6 | 5.95 | 23.0 | 3 | 有2.7g |
| 0.03 | Tr | * | 2 | 0 | 0 | 45 | − | − | − | 12 | 46 | 0.3 | 0.4 | 0 | 0.1 | 0 | 1 | 0.01 | 0.03 | 0.2 | 0.4 | Tr | Tr | Tr | 0.50 | 0.5 | 5 | 試料：成熟乳<br>鉄：Tr であるが，利用上の便宜のため小数第 2 位まで記載<br>ヨウ素：特に母親の食事条件（特に海藻の摂取状況）に強く影響されるため，その標準値を定めることを見送った〔参考値（可食部 100g 当たり〈水分補正前〉，データ数=5，単位µg）：20.3，71.0，77.5，84.1，233.5〕．<br>ビタミン D：ビタミン D 活性代謝物を含む（ビタミン D 活性代謝物を含まない場合：Tr）<br>（100g：98.3mL，100mL：101.7g） |
| Tr | Tr | − | − | − | − | 36 | − | − | − | (0) | 36 | 0 | 0.1 | 0 | 0 | 0 | 2 | 0.04 | 0.14 | 0.3 | (0.9) | 0.04 | 0 | 1 | 0.39 | − | 1 | |

乳類

# 14 油脂類

| 食品番号 | 食品名 | 廃棄率 % | エネルギー kcal | 水分 g | たんぱく質: アミノ酸組成によるたんぱく質 g | たんぱく質: たんぱく質 g | 脂質: トリアシルグリセロール当量 g | 脂質: コレステロール mg | 脂質: 脂質 g | 脂肪酸: 飽和脂肪酸 g | 脂肪酸: $n$-3系多価不飽和脂肪酸 g | 脂肪酸: $n$-6系多価不飽和脂肪酸 g | 炭水化物: 利用可能炭水化物(単糖当量) g | 炭水化物: 利用可能炭水化物(質量計) g | 炭水化物: 差引き法による利用可能炭水化物 g | 炭水化物: 食物繊維総量 g | 炭水化物: 糖アルコール g | 炭水化物: 炭水化物 g | 灰分 g | 食塩相当量 g | 無機質: ナトリウム mg | 無機質: カリウム mg | 無機質: カルシウム mg | 無機質: マグネシウム mg | 無機質: リン mg | 無機質: 鉄 mg | 無機質: 亜鉛 mg |
|---|---|---|---|---|---|---|---|---|---|---|---|---|---|---|---|---|---|---|---|---|---|---|---|---|---|---|---|
| | (植物油脂類) | | | | | | | | | | | | | | | | | | | | | | | | | | |
| 14023 | あまに油 | 0 | 897 | Tr | — | 0 | 99.5 | 2 | 100.0 | 8.09 | 56.63 | 14.50 | — | — | *0.5 | 0 | — | 0 | 0 | 0 | 0 | 0 | Tr | 0 | 0 | 0 | 0 |
| 14024 | えごま油 | 0 | 897 | Tr | — | 0 | 99.5 | 0 | 100.0 | 7.64 | 58.31 | 12.29 | — | — | *0.5 | 0 | — | 0 | 0 | 0 | Tr | Tr | 1 | Tr | 1 | 0.1 | 0 |
| 14001 | オリーブ油 | 0 | 894 | 0 | — | 0 | 98.9 | 0 | 100.0 | 13.29 | 0.60 | 6.64 | — | — | *1.1 | 0 | — | 0 | 0 | 0 | Tr | 0 | Tr | 0 | 0 | 0 | 0 |
| 14002 | ごま油 | 0 | 890 | 0 | — | 0 | 98.1 | 0 | 100.0 | 15.04 | 0.31 | 40.88 | — | — | *1.9 | 0 | — | 0 | 0 | 0 | Tr | Tr | 1 | Tr | 1 | 0.1 | Tr |
| 14003 | 米ぬか油 | 0 | 880 | 0 | — | 0 | 96.1 | 0 | 100.0 | 18.80 | 1.15 | 32.11 | — | — | *3.9 | 0 | — | 0 | 0 | 0 | 0 | Tr | Tr | 0 | Tr | 0 | 0 |
| | サフラワー油 | | | | | | | | | | | | | | | | | | | | | | | | | | |
| 14004 | ハイオレイック | 0 | 892 | 0 | — | 0 | 98.5 | 0 | 100.0 | 7.36 | 0.21 | 13.41 | — | — | *1.5 | 0 | — | 0 | 0 | 0 | 0 | 0 | 0 | 0 | Tr | 0 | 0 |
| 14025 | ハイリノール | 0 | 883 | 0 | — | 0 | 96.6 | 0 | 100.0 | 9.26 | 0.22 | 69.97 | — | — | *3.4 | 0 | — | 0 | 0 | 0 | 0 | 0 | 0 | 0 | Tr | 0 | 0 |
| 14005 | 大豆油 | 0 | 885 | 0 | — | 0 | 97.0 | 1 | 100.0 | 14.87 | 6.10 | 49.67 | — | — | *3.0 | 0 | — | 0 | 0 | 0 | 0 | Tr | 0 | 0 | 0 | 0 | 0 |
| 14006 | 調合油 | 0 | 886 | 0 | — | 0 | 97.2 | 2 | 100.0 | 10.97 | 6.81 | 34.13 | — | — | *2.8 | 0 | — | 0 | 0 | 0 | 0 | Tr | Tr | 0 | Tr | 0 | Tr |
| 変 14007 | とうもろこし油 | 0 | 884 | 0 | — | 0 | 96.8 | 0 | 100.0 | 13.04 | 0.76 | 50.82 | — | — | *3.2 | 0 | — | 0 | 0 | 0 | 0 | 0 | Tr | 0 | 0 | 0 | 0 |
| 14008 | なたね油 | 0 | 887 | 0 | — | 0 | 97.5 | 2 | 100.0 | 7.06 | 7.52 | 18.59 | — | — | *2.5 | 0 | — | 0 | 0 | 0 | 0 | Tr | Tr | 0 | Tr | 0 | Tr |
| 14009 | パーム油 | 0 | 887 | 0 | — | 0 | 97.3 | 1 | 100.0 | 47.08 | 0.19 | 8.97 | — | — | *2.7 | 0 | — | 0 | 0 | 0 | 0 | 0 | Tr | 0 | 0 | 0 | 0 |
| 14010 | パーム核油 | 0 | 893 | 0 | — | 0 | 98.6 | 1 | 100.0 | 76.34 | 0 | 2.43 | — | — | *1.4 | 0 | — | 0 | 0 | 0 | 0 | Tr | Tr | 0 | Tr | 0 | 0 |
| | ひまわり油 | | | | | | | | | | | | | | | | | | | | | | | | | | |
| 14011 | ハイリノール | 0 | 899 | 0 | — | 0 | 99.9 | 0 | 100.0 | 10.25 | 0.43 | 57.51 | — | — | *0.1 | 0 | — | 0 | 0 | 0 | 0 | 0 | 0 | 0 | 0 | 0 | 0 |
| 14026 | ミッドオレイック | 0 | 892 | 0 | — | 0 | 98.4 | 0 | 100.0 | 8.85 | 0.22 | 27.88 | — | — | *1.6 | 0 | — | 0 | 0 | 0 | 0 | 0 | 0 | 0 | 0 | 0 | 0 |
| 14027 | ハイオレイック | 0 | 899 | 0 | — | 0 | 99.7 | 0 | 100.0 | 8.74 | 0.23 | 6.57 | — | — | *0.3 | 0 | — | 0 | 0 | 0 | 0 | 0 | 0 | 0 | 0 | 0 | 0 |
| 14028 | ぶどう油 | 0 | 882 | 0 | — | 0 | 96.5 | 0 | 100.0 | 10.93 | 0.45 | 63.10 | — | — | *3.5 | 0 | — | 0 | 0 | 0 | 0 | 0 | 0 | 0 | 0 | 0 | 0 |
| 14012 | 綿実油 | 0 | 883 | 0 | — | 0 | 96.6 | 0 | 100.0 | 21.06 | 0.34 | 53.51 | — | — | *3.4 | 0 | — | 0 | 0 | 0 | 0 | 0 | 0 | 0 | 0 | 0 | 0 |
| 14013 | やし油 | 0 | 889 | 0 | — | 0 | 97.7 | 1 | 100.0 | 83.96 | 0 | 1.53 | — | — | *2.3 | 0 | — | 0 | 0 | 0 | 0 | 0 | Tr | 0 | 0 | 0 | Tr |
| 14014 | 落花生油 | 0 | 882 | 0 | — | 0 | 96.4 | 0 | 100.0 | 19.92 | 0.21 | 28.80 | — | — | *3.6 | 0 | — | 0 | 0 | 0 | 0 | 0 | Tr | 0 | Tr | 0 | 0 |
| | (動物油脂類) | | | | | | | | | | | | | | | | | | | | | | | | | | |
| 14015 | 牛脂 | 0 | 869 | Tr | — | 0.2 | 93.8 | 100 | 99.8 | 41.05 | 0.17 | 3.44 | — | — | *6.0 | 0 | — | 0 | 0 | 0 | 1 | 1 | Tr | 0 | 1 | 0.1 | Tr |
| 新 14032 | たらのあぶら | 0 | 853 | 0.1 | Tr | 0.1 | 90.6 | 310 | 99.8 | 16.40 | 22.64 | 2.30 | — | — | *9.2 | — | — | 0 | 0 | 0 | 1 | 1 | Tr | 0 | 2 | Tr | 0 |
| 変 14016 | ラード | 0 | 885 | 0 | — | 0 | 97.0 | 100 | 100.0 | 39.29 | 0.46 | 9.35 | — | — | *3.0 | 0 | — | 0 | 0 | 0 | 0 | 0 | 0 | 0 | 0 | 0 | Tr |
| | (バター類) | | | | | | | | | | | | | | | | | | | | | | | | | | |
| | 無発酵バター | | | | | | | | | | | | | | | | | | | | | | | | | | |
| 名 14017 | 有塩バター | 0 | 700 | 16.2 | 0.5 | 0.6 | 74.5 | 210 | 81.0 | 50.45 | 0.28 | 1.86 | 0.6 | 0.5 | *6.8 | (0) | — | 0.2 | 2.0 | 1.9 | 750 | 28 | 15 | 2 | 15 | 0.1 | 0.1 |
| 変 14018 | 食塩不使用バター | 0 | 720 | 15.8 | (0.4) | 0.5 | 77.0 | 220 | 83.0 | 52.43 | 0.33 | 1.72 | (0.6) | (0.6) | *6.2 | (0) | — | 0.2 | 0.5 | 0 | 11 | 22 | 14 | 2 | 18 | 0.4 | 0.1 |

可食部100g当たり

可食部100g当たり

| 無機質 銅 | マンガン | ヨウ素 | セレン | クロム | モリブデン | ビタミン ビタミンA レチノール | α-カロテン | β-カロテン | β-クリプトキサンチン | β-カロテン当量 | レチノール活性当量 | ビタミンD | ビタミンE α-トコフェロール | β-トコフェロール | γ-トコフェロール | δ-トコフェロール | ビタミンK | ビタミンB1 | ビタミンB2 | ナイアシン | ナイアシン当量 | ビタミンB6 | ビタミンB12 | 葉酸 | パントテン酸 | ビオチン | ビタミンC | 備考 |
|---|---|---|---|---|---|---|---|---|---|---|---|---|---|---|---|---|---|---|---|---|---|---|---|---|---|---|---|---|
| mg | mg | µg | µg | µg | µg | µg | µg | µg | µg | µg | µg | µg | mg | mg | mg | mg | µg | mg | mg | mg | mg | mg | µg | µg | mg | µg | mg | |
| 0 | 0 | – | – | – | – | 0 | 0 | 10 | 3 | 11 | 1 | (0) | 0.5 | 0 | 39.0 | 0.6 | 11 | 0 | 0 | 0 | 0 | – | – | – | – | – | (0) | 試料：食用油 |
| 0 | 0.01 | – | – | – | – | 0 | Tr | 22 | 2 | 23 | 2 | (0) | 2.4 | 0.6 | 59.0 | 4.6 | 5 | 0 | 0 | 0 | 0 | – | – | – | – | – | (0) | 試料：食用油 |
| 0 | 0 | 0 | 0 | Tr | 0 | 0 | 0 | 180 | 5 | 180 | 15 | (0) | 7.4 | 0.2 | 1.2 | 0.1 | 42 | 0 | 0 | 0 | 0 | (0) | (0) | (0) | (0) | 0 | (0) | 別名 オリーブオイル<br>試料：エキストラバージンオイル<br>(100g：200mL，100mL：91g) |
| 0.01 | 0 | 0 | 1 | 1 | 0 | 0 | 0 | Tr | 0 | Tr | 0 | (0) | 0.4 | Tr | 44.0 | 0.7 | 5 | 0 | 0 | 0.1 | 0.1 | (0) | (0) | (0) | (0) | 0 | (0) | 試料：精製油<br>(100g：109mL，100mL：92g) |
| 0 | 0 | 0 | 0 | 1 | 0 | 0 | 0 | 0 | 0 | 0 | 0 | (0) | 26.0 | 1.5 | 3.4 | 0.4 | 36 | 0 | 0 | 0 | 0 | (0) | (0) | (0) | (0) | 0 | (0) | 別名 米油<br>試料：精製油<br>(100g：109mL，100mL：92g) |
| | | | | | | | | | | | | | | | | | | | | | | | | | | | | 別名 べにばな油，サフラワーオイル<br>試料：精製油 |
| 0 | 0 | – | – | – | – | 0 | 0 | 0 | 0 | 0 | 0 | (0) | 27.0 | 0.6 | 2.3 | 0.3 | 10 | 0 | 0 | 0 | 0 | (0) | (0) | (0) | (0) | – | (0) | (100g：200mL，100mL：91g) |
| 0 | 0 | – | – | – | – | 0 | 0 | 0 | 0 | 0 | 0 | (0) | 27.0 | 0.6 | 2.3 | 0.3 | 10 | 0 | 0 | 0 | 0 | (0) | (0) | (0) | (0) | – | (0) | (100g：200mL，100mL：91g) |
| 0 | 0 | 0 | 0 | 0 | 0 | 0 | 0 | 0 | 0 | 0 | 0 | (0) | 10.0 | 2.0 | 81.0 | 21.0 | 210 | 0 | 0 | 0 | 0 | (0) | (0) | (0) | (0) | 0 | (0) | 試料：精製油及びサラダ油<br>(100g：109mL，100mL：92g) |
| 0 | 0 | 0 | 0 | 0 | 0 | 0 | 0 | 0 | 0 | 0 | 0 | (0) | 13.0 | 1.2 | 56.0 | 11.0 | 170 | 0 | 0 | 0 | 0 | (0) | (0) | (0) | (0) | 0 | (0) | 試料：精製油及びサラダ油<br>配合割合：なたね油1，大豆油1<br>(100g：111mL，100mL：90g) |
| 0 | 0 | 0 | 0 | Tr | 0 | 0 | 0 | 0 | 0 | 0 | 0 | (0) | 17.0 | 0.3 | 70.0 | 3.4 | 5 | 0 | 0 | 0 | 0 | (0) | (0) | (0) | (0) | 0 | (0) | 別名 コーンオイル，コーン油<br>試料：精製油<br>(100g：109mL，100mL：92g) |
| 0 | 0 | 0 | 0 | 0 | 0 | 0 | 0 | 0 | 0 | 0 | 0 | (0) | 15.0 | 0.3 | 32.0 | 1.0 | 120 | 0 | 0 | 0 | 0 | (0) | (0) | (0) | (0) | 0 | (0) | 別名 キャノーラ油，カノーラ油<br>試料：低エルカ酸の精製油及びサラダ油<br>(100g：200mL，100mL：91g) |
| 0 | 0 | – | – | – | – | 0 | 0 | 0 | 0 | 0 | 0 | (0) | 8.6 | 0.4 | 1.3 | 0.2 | 4 | 0 | 0 | 0 | 0 | (0) | (0) | (0) | (0) | – | (0) | 試料：精製油<br>(100g：111mL，100mL：90g) |
| 0 | 0 | – | – | – | – | 0 | 0 | 0 | 0 | 0 | 0 | (0) | 0.4 | Tr | 0.1 | Tr | Tr | 0 | 0 | 0 | 0 | (0) | (0) | (0) | (0) | – | (0) | 試料：精製油<br>(100g：200mL，100mL：91g) |
| | | | | | | | | | | | | | | | | | | | | | | | | | | | | 試料：精製油 |
| 0 | 0 | – | – | – | – | 0 | 0 | 0 | 0 | 0 | 0 | (0) | 39.0 | 0.8 | 2.0 | 0.4 | 11 | 0 | 0 | 0 | 0 | (0) | (0) | (0) | (0) | – | (0) | (100g：109mL，100mL：92g) |
| 0 | 0 | – | – | – | – | 0 | 0 | 0 | 0 | 0 | 0 | (0) | 39.0 | 0.8 | 2.0 | 0.4 | 11 | 0 | 0 | 0 | 0 | (0) | (0) | (0) | (0) | – | (0) | |
| 0 | 0 | – | – | – | – | 0 | 0 | 0 | 0 | 0 | 0 | (0) | 39.0 | 0.8 | 2.0 | 0.4 | 11 | 0 | 0 | 0 | 0 | (0) | (0) | (0) | (0) | – | (0) | (100g：200mL，100mL：91g) |
| 0.02 | 0 | – | – | – | – | – | 0 | 6 | 0 | 6 | Tr | 0 | 28.0 | 0.7 | 5.8 | 1.2 | 190 | 0 | 0 | 0 | 0 | (0) | (0) | (0) | (0) | (0) | (0) | 別名 グレープシードオイル，ぶどう種子油 |
| 0 | 0 | – | – | – | – | 0 | 0 | 0 | 0 | 0 | 0 | (0) | 28.0 | 0.3 | 27.0 | 0.4 | 29 | 0 | 0 | 0 | 0 | (0) | (0) | (0) | (0) | – | (0) | 試料：精製油<br>(100g：109mL，100mL：92g) |
| 0 | 0 | – | – | – | – | 0 | 0 | 0 | 0 | 0 | 0 | (0) | 0.3 | 0 | 0.2 | Tr | Tr | 0 | 0 | 0 | 0 | (0) | (0) | (0) | (0) | – | (0) | 別名 ココナッツオイル<br>試料：精製油<br>(100g：200mL，100mL：91g) |
| 0 | 0 | – | – | – | – | 0 | 0 | 0 | 0 | 0 | 0 | (0) | 6.0 | 0.3 | 5.4 | 0.5 | 4 | 0 | 0 | 0 | 0 | (0) | (0) | (0) | (0) | – | (0) | 別名 ピーナッツオイル，ピーナッツ油<br>試料：精製油<br>(100g：200mL，100mL：91g) |
| Tr | – | – | – | – | – | 85 | – | – | – | 0 | 85 | 0 | 0.6 | Tr | 0.1 | 0.6 | 26 | 0 | 0 | 0 | Tr | – | – | – | – | – | 0 | 別名 ヘット<br>試料：いり取りしたもの |
| Tr | 0 | 450 | 9 | Tr | 0 | 37000 | 0 | 0 | 0 | 0 | 37000 | 8.7 | 14.0 | 0 | 0.1 | 0 | 5 | 0 | Tr | 0.1 | 0.1 | 0 | – | 1 | 0 | Tr | 0 | |
| Tr | 0 | 0 | 0 | 0 | 0 | 0 | 0 | 0 | 0 | 0 | 0 | 0.2 | 0.3 | Tr | 0.1 | Tr | 7 | 0 | 0 | 0 | 0 | 0 | 0 | 0 | 0 | 0 | 0 | 別名 豚脂<br>試料：精製品<br>(100g：118mL，100mL：85g) |
| Tr | 0 | 2 | Tr | 1 | 3 | 500 | 2 | 190 | 6 | 190 | 520 | 0.6 | 1.5 | 0 | 0.1 | 0 | 17 | 0.01 | 0.03 | 0 | 0.1 | Tr | 0.1 | Tr | 0.06 | 0.4 | 0 | |
| 0.01 | 0.01 | 3 | Tr | 0 | 3 | 780 | 1 | 190 | 3 | 190 | 800 | 0.7 | 1.4 | 0 | 0.1 | 0 | 24 | 0 | 0.03 | Tr | (0.1) | Tr | 0.1 | 1 | 0.08 | 0.3 | 0 | 別名 無塩バター |

油脂類

# 14 油脂類

| 食品番号 | 食品名 | 廃棄率 | エネルギー | 水分 | たんぱく質: アミノ酸組成によるたんぱく質 | たんぱく質: たんぱく質 | 脂質: トリアシルグリセロール当量 | 脂質: コレステロール | 脂質: 脂質 | 脂肪酸: 飽和脂肪酸 | 脂肪酸: n-3系多価不飽和脂肪酸 | 脂肪酸: n-6系多価不飽和脂肪酸 | 炭水化物: 利用可能炭水化物(単糖当量) | 炭水化物: 利用可能炭水化物(質量計) | 炭水化物: 差引法による利用可能炭水化物 | 炭水化物: 食物繊維総量 | 炭水化物: 糖アルコール | 炭水化物: 炭水化物 | 灰分 | 食塩相当量 | 無機質: ナトリウム | 無機質: カリウム | 無機質: カルシウム | 無機質: マグネシウム | 無機質: リン | 無機質: 鉄 | 無機質: 亜鉛 |
|---|---|---|---|---|---|---|---|---|---|---|---|---|---|---|---|---|---|---|---|---|---|---|---|---|---|---|---|
| | | % | kcal | g | g | g | g | mg | g | g | g | g | g | g | g | g | g | g | g | g | mg | mg | mg | mg | mg | mg | mg |
| | **発酵バター** | | | | | | | | | | | | | | | | | | | | | | | | | | |
| 名 14019 | 有塩バター | 0 | 713 | 13.6 | (0.5) | 0.6 | 74.6 | 230 | 80.0 | 50.56 | 0.29 | 1.87 | – | – | *9.9 | (0) | – | 4.4 | 1.4 | 1.3 | 510 | 25 | 12 | 2 | 16 | 0.4 | 0.1 |
| | **(マーガリン類)** | | | | | | | | | | | | | | | | | | | | | | | | | | |
| | **マーガリン** | | | | | | | | | | | | | | | | | | | | | | | | | | |
| 変 14020 | 家庭用，有塩 | 0 | 715 | 14.7 | 0.4 | 0.4 | 78.9 | 5 | 83.1 | 23.04 | 1.17 | 11.81 | *0.9 | 0.8 | 4.7 | (0) | – | 0.5 | 1.3 | 1.3 | 500 | 27 | 14 | 2 | 17 | Tr | 0.1 |
| 新 14033 | 家庭用，無塩 | 0 | 715 | 14.7 | 0.4 | 0.4 | 78.9 | 5 | 83.1 | – | – | – | *0.9 | 0.8 | 4.7 | (0) | – | 0.5 | 1.3 | 0 | (Tr) | 27 | 14 | 2 | 17 | Tr | 0.1 |
| 変 14029 | 業務用，有塩 | 0 | 740 | 14.8 | (0.2) | 0.3 | 80.3 | 5 | 84.3 | 39.00 | 0.64 | 8.13 | – | – | *4.2 | (0) | – | 0.1 | 0.5 | 1.3 | 490 | 27 | 14 | 2 | 17 | Tr | 0.1 |
| 新 14034 | 業務用，無塩 | 0 | 740 | 14.8 | – | 0.3 | 80.3 | 5 | 84.3 | – | – | – | – | – | *4.1 | (0) | – | 0.1 | 0.5 | 0 | (Tr) | 27 | 14 | 2 | 17 | Tr | 0.1 |
| 変 14021 | **ファットスプレッド** | 0 | 579 | 30.2 | 0.1 | 0.2 | 64.1 | 4 | 69.1 | 20.40 | 1.71 | 18.31 | *0.6 | 0.6 | 4.5 | (0) | – | 0 | 1.2 | 1.1 | 420 | 17 | 8 | 2 | 10 | Tr | Tr |
| | **(その他)** | | | | | | | | | | | | | | | | | | | | | | | | | | |
| | **ショートニング** | | | | | | | | | | | | | | | | | | | | | | | | | | |
| 14022 | 家庭用 | 0 | 889 | 0.1 | – | 0 | 97.8 | 4 | 99.9 | 46.23 | 0.99 | 10.57 | – | – | *2.2 | (0) | – | 0 | 0 | 0 | 0 | 0 | 0 | 0 | 0 | 0 | 0 |
| 14030 | 業務用，製菓 | 0 | 881 | Tr | – | 0 | 96.3 | 4 | 99.9 | 51.13 | 0.30 | 7.84 | – | – | *3.6 | (0) | – | 0 | 0 | 0 | 0 | 0 | 0 | 0 | 0 | 0 | 0 |
| 14031 | 業務用，フライ | 0 | 886 | 0.1 | – | 0 | 97.3 | 4 | 99.9 | 41.37 | 0.78 | 12.42 | – | – | *2.7 | (0) | – | 0 | 0 | 0 | 0 | 0 | 0 | 0 | 0 | 0 | 0 |

可食部100g当たり

| 可食部100g当たり | | | | | | | | | | | | | | | | | | | | | | | | | | | | |
|---|---|---|---|---|---|---|---|---|---|---|---|---|---|---|---|---|---|---|---|---|---|---|---|---|---|---|---|---|
| 無機質 | | | | | | ビタミン | | | | | | | | | | | | | | | | | | | | | | 備考 |
| | | | | | | ビタミンA | | | | | | | ビタミンE | | | | | | | | | | | | | | | |
| 銅 | マンガン | ヨウ素 | セレン | クロム | モリブデン | レチノール | α-カロテン | β-カロテン | β-クリプトキサンチン | β-カロテン当量 | レチノール活性当量 | ビタミンD | α-トコフェロール | β-トコフェロール | γ-トコフェロール | δ-トコフェロール | ビタミンK | ビタミンB1 | ビタミンB2 | ナイアシン | ナイアシン当量 | ビタミンB6 | ビタミンB12 | 葉酸 | パントテン酸 | ビオチン | ビタミンC | |
| mg | mg | µg | µg | µg | µg | µg | µg | µg | µg | µg | µg | µg | mg | mg | mg | mg | µg | mg | mg | mg | mg | mg | µg | µg | mg | µg | mg | |
| 0.01 | 0.01 | – | – | – | – | 760 | – | – | – | 180 | 780 | 0.7 | 1.3 | 0 | 0.1 | 0 | 30 | 0 | 0.02 | 0 | (0.1) | 0 | 0.1 | 1 | 0 | – | 0 | |
| Tr | Tr | 2 | 1 | 0 | 2 | 0 | 12 | 290 | 0 | 300 | 25 | 11.0 | 15.0 | 0.7 | 37.0 | 6.2 | 53 | 0.01 | 0.03 | Tr | 0.1 | 0 | 0 | Tr | Tr | 0.2 | 0 | β-カロテン：着色料として添加品含む<br>ビタミンD：添加品含む |
| Tr | Tr | 2 | 1 | 0 | 2 | 0 | 12 | 290 | 0 | 300 | 25 | 11.0 | 15.0 | 0.7 | 37.0 | 6.2 | 53 | 0.01 | 0.03 | Tr | 0.1 | 0 | 0 | Tr | Tr | 0.2 | 0 | |
| Tr | Tr | 2 | 1 | 0 | 2 | 0 | – | 290 | – | 290 | 24 | 11.0 | 15.0 | 0.7 | 36.0 | 6.2 | 53 | 0.01 | 0.03 | Tr | (Tr) | 0 | 0 | Tr | Tr | 0.2 | 0 | β-カロテン：着色料として添加品含む<br>ビタミンD：添加品含む |
| Tr | Tr | 2 | 1 | 0 | 2 | 0 | – | 290 | – | 290 | 24 | 11.0 | 15.0 | 0.7 | 36.0 | 6.2 | 53 | 0.01 | 0.03 | Tr | 0.1 | 0 | 0 | Tr | Tr | 0.2 | 0 | |
| Tr | Tr | 1 | 0 | Tr | 1 | 0 | Tr | 380 | 0 | 380 | 31 | 1.1 | 16.0 | 0.7 | 21.0 | 5.7 | 71 | 0.02 | 0.02 | Tr | Tr | 0 | 0 | Tr | Tr | 0.1 | 0 | β-カロテン：着色料として添加品含む |
| 0 | 0 | 0 | 0 | Tr | 0 | 0 | – | – | – | 0 | 0 | 0.1 | 9.5 | 0.1 | 12.0 | 5.0 | 6 | 0 | 0 | 0 | 0 | 0 | 0 | 0 | 0 | 0 | 0 | (100g：125mL，100mL：80g) |
| 0 | 0 | 0 | 0 | Tr | 0 | 0 | – | – | – | 0 | 0 | 0.1 | 9.5 | 0.1 | 12.0 | 5.0 | 6 | 0 | 0 | 0 | 0 | 0 | 0 | 0 | 0 | 0 | 0 | (100g：125mL，100mL：80g) |
| 0 | 0 | 0 | 0 | Tr | 0 | 0 | – | – | – | 0 | 0 | 0.1 | 9.5 | 0.1 | 12.0 | 5.0 | 6 | 0 | 0 | 0 | 0 | 0 | 0 | 0 | 0 | 0 | 0 | |

# 15 菓子類

可食部100g当たり

| | 食品番号 | 食品名 | 廃棄率 | エネルギー | 水分 | たんぱく質: アミノ酸組成によるたんぱく質 | たんぱく質: たんぱく質 | 脂質: トリアシルグリセロール当量 | 脂質: コレステロール | 脂質: 脂質 | 脂質: 脂肪酸: 飽和脂肪酸 | 脂質: 脂肪酸: *n*-3系多価不飽和脂肪酸 | 脂質: 脂肪酸: *n*-6系多価不飽和脂肪酸 | 炭水化物: 利用可能炭水化物（単糖当量） | 炭水化物: 利用可能炭水化物（質量計） | 炭水化物: 差引法による利用可能炭水化物 | 炭水化物: 食物繊維総量 | 炭水化物: 糖アルコール | 炭水化物: 炭水化物 | 灰分 | 食塩相当量 | 無機質: ナトリウム | 無機質: カリウム | 無機質: カルシウム | 無機質: マグネシウム | 無機質: リン | 無機質: 鉄 | 無機質: 亜鉛 |
|---|---|---|---|---|---|---|---|---|---|---|---|---|---|---|---|---|---|---|---|---|---|---|---|---|---|---|---|---|
| | | | % | kcal | g | g | g | g | mg | g | g | g | g | g | g | g | g | g | g | g | g | mg | mg | mg | mg | mg | mg | mg |
| | | **和生菓子・和半生菓子類** | | | | | | | | | | | | | | | | | | | | | | | | | | |
| | | **甘納豆** | | | | | | | | | | | | | | | | | | | | | | | | | | |
| | 15001 | あずき | 0 | 283 | 26.2 | (2.9) | 3.4 | (0.1) | 0 | 0.3 | (0.04) | (0.03) | (0.06) | (69.6)* | (66.0) | 65.4 | 4.8 | – | 69.5 | 0.5 | 0.1 | 45 | 170 | 11 | 17 | 38 | 0.7 | 0.4 |
| | 15002 | いんげんまめ | 0 | 288 | 25.2 | (3.3) | 3.8 | (0.2) | 0 | 0.5 | (0.04) | (0.09) | (0.05) | (69.8)* | (66.3) | 65.1 | 5.5 | – | 69.9 | 0.7 | 0.1 | 45 | 170 | 26 | 19 | 55 | 0.8 | 0.4 |
| | 15003 | えんどう | 0 | 293 | 23.1 | (3.1) | 3.8 | (0.3) | 0 | 0.4 | (0.05) | (0.02) | (0.11) | (72.4)* | (68.7) | 69.9 | 3.2 | – | 72.2 | 0.4 | 0.1 | 47 | 110 | 12 | 17 | 27 | 0.9 | 0.6 |
| | | **今川焼** | | | | | | | | | | | | | | | | | | | | | | | | | | |
| 名 | 15005 | こしあん入り | 0 | 217 | (45.5) | (4.1) | (4.5) | (0.9) | (29) | (1.1) | (0.27) | (0.02) | (0.26) | (50.6)* | (47.2) | (47.7) | (1.4) | – | (48.3) | (0.5) | (0.1) | (57) | (64) | (29) | (8) | (55) | (0.6) | (0.3) |
| 新 | 15145 | つぶしあん入り | 0 | 220 | (45.5) | (4.1) | (4.5) | (1.2) | (29) | (1.4) | – | – | – | (50.5)* | (46.9) | (47.0) | (1.7) | – | (48.2) | (0.5) | (0.2) | (71) | (95) | (23) | (10) | (62) | (0.6) | (0.3) |
| 新 | 15146 | カスタードクリーム入り | 0 | 224 | (45.5) | (4.3) | (4.7) | (2.3) | (62) | (2.6) | – | – | – | (49.2)* | (45.7) | (46.5) | (0.9) | – | (46.7) | (0.5) | (0.1) | (52) | (95) | (46) | (7) | (88) | (0.5) | (0.4) |
| | | **ういろう** | | | | | | | | | | | | | | | | | | | | | | | | | | |
| 名 | 15006 | 白 | 0 | 181 | (54.5) | (0.9) | (1.0) | (0.1) | 0 | (0.2) | (0.05) | (Tr) | (0.05) | (46.8)* | (43.8) | (44.3) | (0.1) | 0 | (44.2) | (0.1) | 0 | (1) | (17) | (2) | (4) | (18) | (0.2) | (0.2) |
| 新 | 15147 | 黒 | 0 | 174 | (54.5) | (1.1) | (1.5) | (0.1) | (0) | (0.2) | – | – | – | (44.8)* | (41.9) | (43.1) | (0.1) | (0) | (42.7) | (1.1) | 0 | (1) | (41) | (3) | (10) | (44) | (0.4) | (0.4) |
| | | **うぐいすもち** | | | | | | | | | | | | | | | | | | | | | | | | | | |
| 変 | 15007 | こしあん入り | 0 | 236 | (40.0) | (3.1) | (3.5) | (0.3) | 0 | (0.4) | (0.07) | (0.02) | (0.10) | (58.1)* | (54.4) | (54.6) | (1.8) | 0 | (55.8) | (0.3) | (0.1) | (35) | (21) | (19) | (9) | (30) | (0.9) | (0.5) |
| 新 | 15148 | つぶしあん入り | 0 | 237 | (40.0) | (2.3) | (2.7) | (0.3) | (0) | (0.4) | – | – | – | (59.4)* | (55.5) | (56.0) | (1.2) | (0) | (56.8) | (0.2) | (0.1) | (46) | (59) | (8) | (9) | (35) | (0.7) | (0.5) |
| | | **かしわもち** | | | | | | | | | | | | | | | | | | | | | | | | | | |
| 名 | 15008 | こしあん入り | 0 | 203 | (48.5) | (3.5) | (4.0) | (0.3) | 0 | (0.4) | (0.10) | (0.01) | (0.11) | (48.9)* | (45.2) | (45.7) | (1.7) | 0 | (46.7) | (0.4) | (0.1) | (55) | (40) | (18) | (13) | (47) | (0.9) | (0.5) |
| 新 | 15149 | つぶしあん入り | 0 | 204 | (48.5) | (3.4) | (3.9) | (0.4) | 0 | (0.5) | – | – | – | (48.9)* | (45.0) | (45.5) | (1.7) | 0 | (46.6) | (0.4) | (0.2) | (67) | (78) | (7) | (15) | (58) | (0.7) | (0.6) |
| | 15009 | **カステラ** | 0 | 313 | (25.6) | (6.5) | (7.1) | (4.3) | (160) | (5.0) | 1.51 | 0.08 | 0.83 | (65.7)* | (61.8) | (62.5) | (0.5) | 0 | (61.8) | (0.5) | (0.2) | (71) | (86) | (27) | (7) | (85) | (0.7) | (0.6) |
| | 15010 | **かのこ** | 0 | 260 | (34.0) | (4.1) | (4.8) | (0.2) | – | (0.4) | (0.05) | (0.03) | (0.07) | (62.4)* | (59.0) | (57.5) | (3.8) | (0) | (60.4) | (0.3) | (0.1) | (22) | (93) | (23) | (15) | (37) | (0.9) | (0.4) |
| | 15011 | **かるかん** | 0 | 226 | (42.5) | (1.7) | (2.1) | (0.2) | 0 | (0.3) | (0.08) | (Tr) | (0.09) | (57.7)* | (54.1) | (54.8) | (0.4) | 0 | (54.8) | (0.3) | 0 | (2) | (120) | (3) | (8) | (32) | (0.3) | (0.3) |
| | 15012 | **きび団子** | 0 | 298 | (24.4) | (1.4) | (1.6) | (0.2) | 0 | (0.2) | (0.06) | (Tr) | (0.08) | (77.5)* | (72.9) | (73.8) | (0.1) | 0 | (73.7) | (0.1) | 0 | (1) | (2) | (2) | (1) | (11) | (0.3) | (0.3) |
| | 15013 | **ぎゅうひ** | 0 | 253 | (36.0) | (1.2) | (1.3) | (0.2) | 0 | (0.2) | (0.05) | (Tr) | (0.07) | (65.6)* | (61.7) | (62.5) | (0.1) | 0 | (62.4) | (Tr) | 0 | (1) | (1) | (1) | (1) | (10) | (0.2) | (0.3) |
| | 15014 | **きりざんしょ** | 0 | 245 | (38.0) | (1.8) | (2.1) | (0.3) | 0 | (0.3) | (0.10) | (Tr) | (0.10) | (62.6)* | (58.5) | (59.4) | (0.2) | 0 | (59.3) | (0.3) | (0.2) | (66) | (31) | (2) | (8) | (32) | (0.3) | (0.3) |
| | 15015 | **きんぎょく糖** | 0 | 282 | (28.0) | (Tr) | (Tr) | 0 | 0 | 0 | – | – | – | (74.8)* | (71.2) | (71.2) | (0.8) | 0 | (71.9) | (Tr) | 0 | (2) | (2) | (7) | (1) | (Tr) | (0.1) | (Tr) |
| | 15016 | **きんつば** | 0 | 260 | (34.0) | (5.3) | (6.0) | (0.4) | 0 | (0.7) | (0.12) | (0.05) | (0.19) | (59.8)* | (56.1) | (54.1) | (5.5) | 0 | (58.6) | (0.7) | (0.3) | (120) | (160) | (20) | (22) | (73) | (1.4) | (0.7) |
| | | **草もち** | | | | | | | | | | | | | | | | | | | | | | | | | | |
| 名 | 15017 | こしあん入り | 0 | 224 | (43.0) | (3.6) | (4.2) | (0.3) | 0 | (0.4) | (0.10) | (0.01) | (0.11) | (54.3)* | (50.4) | (50.9) | (1.9) | 0 | (52.1) | (0.3) | 0 | (17) | (46) | (22) | (14) | (50) | (1.0) | (0.6) |
| 新 | 15150 | つぶしあん入り | 0 | 227 | (43.0) | (4.4) | (4.8) | (0.6) | (0) | (0.7) | – | – | – | (53.1)* | (49.1) | (49.0) | (2.7) | (0) | (51.1) | (0.3) | (0.1) | (30) | (90) | (13) | (16) | (60) | (0.9) | (0.6) |
| | | **くし団子** | | | | | | | | | | | | | | | | | | | | | | | | | | |
| 名 | 15018 | あん，こしあん入り | 0 | 198 | (50.0) | (3.3) | (3.8) | (0.4) | 0 | (0.4) | (0.12) | (0.01) | (0.13) | (47.8)* | (43.9) | (44.8) | (1.2) | 0 | (45.4) | (0.3) | (0.1) | (22) | (43) | (13) | (13) | (50) | (0.7) | (0.5) |
| 新 | 15151 | あん，つぶしあん入り | 0 | 199 | (50.0) | (3.3) | (3.8) | (0.4) | 0 | (0.5) | – | – | – | (47.8)* | (43.8) | (44.7) | (1.3) | 0 | (45.4) | (0.3) | (0.1) | (24) | (68) | (6) | (15) | (57) | (0.6) | (0.6) |
| | 15019 | みたらし | 0 | 194 | (50.5) | (2.7) | (3.2) | (0.4) | 0 | (0.4) | (0.13) | (0.01) | (0.14) | (47.4)* | (43.5) | (45.1) | (0.3) | 0 | (44.9) | (0.9) | (0.6) | (250) | (59) | (4) | (13) | (52) | (0.4) | (0.5) |

可食部 100 g 当たり

| 無機質 | | | | | | ビタミン | | | | | | | | | | | | | | | | | | | | | | |
|---|---|---|---|---|---|---|---|---|---|---|---|---|---|---|---|---|---|---|---|---|---|---|---|---|---|---|---|---|
| | | | | | | ビタミンA | | | | | | | ビタミンE | | | | | | | | | | | | | | | |
| 銅 | マンガン | ヨウ素 | セレン | クロム | モリブデン | レチノール | α-カロテン | β-カロテン | β-クリプトキサンチン | β-カロテン当量 | レチノール活性当量 | ビタミンD | α-トコフェロール | β-トコフェロール | γ-トコフェロール | δ-トコフェロール | ビタミンK | ビタミンB1 | ビタミンB2 | ナイアシン | ナイアシン当量 | ビタミンB6 | ビタミンB12 | 葉酸 | パントテン酸 | ビオチン | ビタミンC | 備考（有 有機酸　ア アルコール） |
| mg | mg | µg | µg | µg | µg | µg | µg | µg | µg | µg | µg | µg | mg | mg | mg | mg | µg | mg | mg | mg | mg | mg | µg | µg | mg | µg | mg | |
| 0.12 | 0.18 | 0 | 1 | 5 | 38 | 0 | 0 | 2 | — | 2 | 0 | 0 | — | — | — | — | 1 | 0.06 | 0.02 | 0.2 | (0.9) | 0.04 | 0 | 9 | 0.17 | 1.5 | 0 | |
| 0.13 | 0.34 | 0 | 0 | 0 | 11 | 0 | 0 | 1 | — | 1 | 0 | 0 | — | — | — | — | 1 | 0.09 | 0.03 | 0.2 | (1.0) | 0.03 | 0 | 13 | 0.06 | 1.5 | 0 | |
| 0.09 | — | 0 | 2 | 1 | 26 | 0 | 0 | 18 | — | 18 | 2 | 0 | — | — | — | — | 3 | 0.11 | 0.02 | 0.3 | (0.9) | 0 | 0 | 2 | 0.16 | 2.4 | 0 | |
| | | | | | | | | | | | | | | | | | | | | | | | | | | | | 別名 大判焼，小判焼，回転焼，二重焼，太鼓まんじゅう，ともえ焼，たい焼を含む |
| (0.06) | (0.22) | (2) | (3) | (1) | (12) | (14) | (0) | (0) | (1) | (Tr) | (14) | (0.3) | (0.2) | (Tr) | (0.2) | (0.5) | (2) | (0.04) | (0.04) | (0.2) | (1.1) | (0.01) | (0.1) | (6) | (0.23) | (2.3) | (0) | 小豆こしあん入り<br>部分割合：皮 2，あん 1 |
| (0.08) | (0.22) | (2) | (3) | (1) | (16) | (15) | (0) | (0) | (1) | (Tr) | (15) | (0.3) | (0.2) | (Tr) | (0.3) | (0.5) | (2) | (0.04) | (0.04) | (0.2) | (1.1) | (0.02) | (0.1) | (8) | (0.27) | (2.4) | (0) | 小豆つぶしあん入り<br>部分割合：皮 2，あん 1 |
| (0.04) | (0.15) | (10) | (6) | (1) | (5) | (51) | (Tr) | (1) | (3) | (3) | (51) | (0.8) | (0.4) | (0.1) | (0.1) | (0) | (3) | (0.06) | (0.08) | (0.2) | (1.3) | (0.04) | (0.3) | (14) | (0.50) | (5.2) | (Tr) | カスタードクリーム入り<br>部分割合：皮 2，あん 1 |
| | | | | | | | | | | | | | | | | | | | | | | | | | | | | 別名 外郎餅 |
| (0.04) | (0.13) | 0 | (1) | (1) | (13) | 0 | — | 0 | 0 | 0 | 0 | 0 | — | — | — | — | 0 | (0.02) | (Tr) | (0.2) | (0.5) | (0.02) | 0 | (2) | (0.11) | (0.2) | 0 | 試料：白ういろう<br>食塩添加品あり |
| (0.08) | (0.31) | (Tr) | (2) | (1) | (32) | (0) | (0) | (0) | (0) | (0) | (0) | (0) | (0.1) | (0) | (0) | (0) | (0) | (0.04) | (0.01) | (0.5) | (1.1) | (0.05) | (0) | (5) | (0.28) | (0.5) | (0) | |
| (0.09) | (0.28) | (1) | (1) | (Tr) | (25) | 0 | 0 | 0 | 0 | 0 | 0 | 0 | 0 | 0 | (0.4) | (1.0) | (2) | (0.01) | (0.01) | (0.1) | (0.8) | (Tr) | 0 | (3) | (0.02) | (0.9) | 0 | 小豆こしあん入り<br>部分割合：もち 10，あん 8，きな粉 0.05<br>有 0g |
| (0.11) | (0.25) | (1) | (1) | (1) | (29) | (0) | (0) | (Tr) | (0) | (Tr) | (0) | (0) | (Tr) | (0) | (0.3) | (0.7) | (2) | (0.01) | (0.01) | (0.1) | (0.8) | (0.01) | (0) | (6) | (0.06) | (0.8) | (0) | 小豆つぶしあん入り<br>部分割合：もち 10，あん 8，きな粉 0.05 |
| (0.11) | — | (Tr) | (1) | (1) | (36) | 0 | — | — | — | 0 | 0 | 0 | — | — | — | — | (2) | (0.03) | (0.02) | (0.4) | (1.2) | (0.04) | 0 | (4) | (0.21) | (0.9) | 0 | 小豆こしあん入り<br>部分割合：皮 3，あん 2<br>葉を除いたもの |
| (0.13) | — | (Tr) | (2) | (1) | (44) | 0 | — | — | — | 0 | 0 | 0 | — | — | — | — | (2) | (0.04) | (0.02) | (0.5) | (1.2) | (0.06) | 0 | (7) | (0.31) | (0.9) | 0 | 小豆つぶしあん入り<br>部分割合：皮 3，あん 2<br>葉を除いたもの |
| (0.03) | (0.10) | (8) | (15) | (Tr) | (4) | (90) | — | (1) | (13) | (7) | (91) | (2.3) | (2.3) | (Tr) | (0.3) | 0 | (6) | (0.05) | (0.18) | (0.2) | (1.9) | (0.05) | (0.4) | (22) | (0.54) | (11.0) | 0 | 試料：長崎カステラ |
| (0.11) | (0.25) | (0) | (Tr) | (3) | (31) | (0) | (0) | (1) | (0) | (1) | (0) | (0) | (0) | (0) | (0.3) | (0.9) | (2) | (0.03) | (0.02) | (0.1) | (0.8) | (0.02) | (0) | (5) | (0.10) | (1.3) | (0) | |
| (0.08) | (0.17) | (Tr) | (1) | 0 | (17) | 0 | — | — | — | (1) | 0 | 0 | (0.1) | 0 | 0 | 0 | 0 | (0.05) | (0.01) | (0.3) | (0.8) | (0.04) | 0 | (5) | (0.29) | (0.7) | (1) | 有 (0.1) g |
| (0.05) | (0.14) | (1) | (1) | (Tr) | (14) | 0 | 0 | 0 | 0 | 0 | 0 | 0 | 0 | 0 | 0 | 0 | 0 | (0.01) | (Tr) | (0.1) | (0.5) | (Tr) | 0 | (3) | 0 | (0.3) | 0 | |
| (0.04) | (0.12) | (1) | (1) | 0 | (12) | 0 | 0 | 0 | 0 | 0 | 0 | 0 | 0 | 0 | 0 | 0 | 0 | (0.01) | (Tr) | (0.1) | (0.4) | (Tr) | 0 | (3) | 0 | (0.2) | 0 | |
| (0.07) | (0.25) | (Tr) | (1) | (Tr) | (26) | 0 | — | — | — | 0 | 0 | 0 | (0.1) | — | — | — | 0 | (0.03) | (0.01) | (0.4) | (0.9) | (0.04) | 0 | (4) | (0.22) | (0.4) | 0 | |
| (0.01) | (0.03) | 0 | 0 | 0 | 0 | 0 | 0 | 0 | 0 | 0 | 0 | 0 | 0 | 0 | 0 | 0 | 0 | 0 | 0 | 0 | 0 | 0 | 0 | 0 | (Tr) | (Tr) | 0 | |
| (0.19) | (0.41) | 0 | (1) | (1) | (47) | 0 | 0 | 0 | 0 | 0 | 0 | 0 | (0.1) | — | — | — | (6) | (0.03) | (0.03) | (0.2) | (1.2) | (0.03) | 0 | (8) | (0.22) | (1.7) | 0 | 小豆つぶしあん入り<br>部分割合：皮 1，あん 9 |
| (0.12) | (0.40) | (Tr) | (1) | (1) | (36) | 0 | 0 | (150) | 0 | (150) | (13) | 0 | (0.1) | 0 | (0.3) | (0.9) | (11) | (0.03) | (0.02) | (0.4) | (1.3) | (0.04) | 0 | (5) | (0.21) | (0.9) | 0 | 小豆こしあん入り<br>部分割合：皮 6，あん 4 |
| (0.14) | (0.42) | (Tr) | (2) | (1) | (43) | (0) | (0) | (210) | (0) | (210) | (18) | (0) | (0.2) | (0) | (0.3) | (0.6) | (15) | (0.04) | (0.02) | (0.5) | (1.4) | (0.05) | (0) | (9) | (0.30) | (0.9) | (0) | 小豆つぶしあん入り<br>部分割合：皮 6，あん 4 |
| (0.11) | (0.40) | (Tr) | (2) | (1) | (39) | 0 | 0 | 0 | 0 | 0 | 0 | 0 | (0.1) | 0 | (0.2) | (0.6) | (1) | (0.04) | (0.02) | (0.5) | (1.3) | (0.05) | 0 | (5) | (0.27) | (0.8) | 0 | 小豆こしあん入り<br>部分割合：団子 8，あん 3<br>くしを除いたもの |
| (0.12) | (0.41) | (1) | (2) | (1) | (44) | 0 | 0 | 0 | 0 | 0 | 0 | 0 | (0.1) | 0 | (0.2) | (0.3) | (1) | (0.04) | (0.01) | (0.6) | (1.2) | (0.06) | 0 | (7) | (0.34) | (0.8) | 0 | 部分割合：団子 8，あん 3<br>くしを除いたもの |
| (0.09) | (0.39) | (1) | (2) | (1) | (37) | 0 | 0 | 0 | 0 | 0 | 0 | 0 | (0.1) | 0 | 0 | 0 | 0 | (0.04) | (0.02) | (0.7) | (1.3) | (0.06) | 0 | (7) | (0.33) | (1.1) | 0 | 別名 しょうゆ団子<br>部分割合：団子 9，たれ 2<br>くしを除いたもの<br>有 (Tr)，ア (0.1) g |

# 15 菓子類

| 食品番号 | 食品名 | 廃棄率 % | エネルギー kcal | 水分 g | たんぱく質: アミノ酸組成によるたんぱく質 g | たんぱく質: たんぱく質 g | 脂質: トリアシルグリセロール当量 g | 脂質: コレステロール mg | 脂質: 脂質 g | 脂肪酸: 飽和脂肪酸 g | 脂肪酸: n-3系多価不飽和脂肪酸 g | 脂肪酸: n-6系多価不飽和脂肪酸 g | 炭水化物: 利用可能炭水化物（単糖当量） g | 炭水化物: 利用可能炭水化物（質量計） g | 炭水化物: 差引法による利用可能炭水化物 g | 炭水化物: 食物繊維総量 g | 炭水化物: 糖アルコール g | 炭水化物: 炭水化物 g | 灰分 g | 食塩相当量 g | 無機質: ナトリウム mg | 無機質: カリウム mg | 無機質: カルシウム mg | 無機質: マグネシウム mg | 無機質: リン mg | 無機質: 鉄 mg | 無機質: 亜鉛 mg |
|---|---|---|---|---|---|---|---|---|---|---|---|---|---|---|---|---|---|---|---|---|---|---|---|---|---|---|---|
| | **くずもち** | | | | | | | | | | | | | | | | | | | | | | | | | | |
| 名 15121 | 関西風，くずでん粉製品 | 0 | 93 | (77.4) | – | (0.1) | – | 0 | (0.1) | – | – | – | (24.7)* | (22.5) | (22.5) | 0 | – | (22.5) | (Tr) | 0 | (1) | (1) | (5) | (1) | (3) | (0.5) | 0 |
| 名 15122 | 関東風，小麦でん粉製品 | 0 | 94 | (77.4) | – | (0.1) | – | 0 | (0.1) | – | – | – | (24.6)* | (22.4) | (22.4) | 0 | – | (22.4) | (0.1) | 0 | (1) | (2) | (4) | (1) | (9) | (0.2) | (Tr) |
| 15020 | **げっぺい** | 0 | 348 | (20.9) | (4.3) | (4.7) | (8.3) | (Tr) | (8.5) | (2.81) | (0.33) | (2.30) | (67.1)* | (62.6) | (64.0) | (2.1) | 0 | (65.5) | (0.4) | 0 | (2) | (64) | (41) | (24) | (64) | (1.1) | (0.7) |
| 15123 | **五平もち** | 0 | 178 | (54.7) | (2.5) | (3.0) | (0.5) | 0 | (0.5) | (0.13) | (0.03) | (0.23) | (38.3) | (35.2) | (40.2)* | (1.3) | 0 | (40.9) | (0.8) | (0.6) | (240) | (58) | (10) | (9) | (41) | (0.4) | (0.6) |
| | **桜もち** | | | | | | | | | | | | | | | | | | | | | | | | | | |
| 変 15022 | 関西風，こしあん入り | 2 | 196 | (50.0) | (3.0) | (3.5) | (0.1) | 0 | (0.3) | (0.05) | (0.01) | (0.05) | (47.9)* | (44.7) | (45.0) | (1.7) | 0 | (46.0) | (0.2) | (0.1) | (33) | (22) | (18) | (8) | (27) | (0.7) | (0.5) |
| 新 15153 | 関西風，つぶしあん入り | 2 | 197 | (50.0) | (2.6) | (3.0) | (0.2) | 0 | (0.3) | – | – | – | (48.6)* | (45.2) | (45.7) | (1.3) | 0 | (46.5) | (0.2) | (0.1) | (26) | (43) | (5) | (7) | (25) | (0.4) | (0.6) |
| 変 15021 | 関東風，こしあん入り | 2 | 235 | (40.5) | (4.0) | (4.5) | (0.3) | 0 | (0.4) | (0.08) | (0.02) | (0.15) | (56.3)* | (52.6) | (52.3) | (2.6) | 0 | (54.2) | (0.3) | (0.1) | (45) | (37) | (26) | (11) | (37) | (1.0) | (0.4) |
| 新 15152 | 関東風，つぶしあん入り | 2 | 237 | (40.5) | (3.8) | (4.2) | (0.5) | 0 | (0.6) | – | – | – | (56.6)* | (52.7) | (52.4) | (2.5) | 0 | (54.4) | (0.3) | (0.1) | (44) | (82) | (12) | (11) | (41) | (0.7) | (0.3) |
| | **笹だんご** | | | | | | | | | | | | | | | | | | | | | | | | | | |
| 名 15124 | こしあん入り | 0 | 227 | (40.5) | (3.5) | (4.0) | (0.4) | 0 | (0.5) | (0.13) | (0.01) | (0.16) | (54.8) | (50.8) | (53.3)* | (1.9) | – | (54.6) | (0.4) | 0 | (18) | (88) | (15) | (15) | (50) | (0.5) | (0.7) |
| 新 15154 | つぶしあん入り | 0 | 228 | (40.5) | (4.1) | (4.7) | (0.5) | 0 | (0.6) | – | – | – | (54.0)* | (49.8) | (52.2) | (2.3) | 0 | (53.8) | (0.4) | (0.1) | (32) | (91) | (17) | (17) | (61) | (0.7) | (0.8) |
| 新 15143 | **ずんだあん** | 0 | 190 | (52.7) | (5.4) | (6.3) | (3.2) | 0 | (3.4) | – | – | – | (35.8)* | (34.1) | (35.2) | (2.5) | – | (36.6) | (1.0) | (0.2) | (87) | (270) | (42) | (40) | (94) | (1.4) | (0.7) |
| 新 15144 | **ずんだもち** | 0 | 212 | (47.8) | (4.4) | (4.9) | (1.6) | 0 | (1.7) | – | – | – | (44.4) | (40.9) | (44.5)* | (1.3) | – | (45.1) | (0.5) | (0.1) | (35) | (130) | (19) | (19) | (51) | (0.6) | (0.8) |
| | **大福もち** | | | | | | | | | | | | | | | | | | | | | | | | | | |
| 名 15023 | こしあん入り | 0 | 223 | (41.5) | (4.1) | (4.6) | (0.3) | 0 | (0.5) | (0.12) | (0.01) | (0.12) | (53.4)* | (49.3) | (52.0) | (1.8) | 0 | (53.2) | (0.3) | (0.1) | (33) | (33) | (18) | (10) | (32) | (0.7) | (0.8) |
| 新 15155 | つぶしあん入り | 0 | 223 | (41.5) | (4.2) | (4.7) | (0.4) | 0 | (0.6) | – | – | – | (52.7)* | (48.6) | (50.9) | (2.7) | 0 | (52.8) | (0.4) | (0.1) | (56) | (86) | (10) | (13) | (44) | (0.7) | (0.8) |
| 15024 | **タルト（和菓子）** | 0 | 288 | (30.0) | (5.4) | (5.9) | (2.6) | (91) | (3.0) | (0.87) | (0.04) | (0.46) | (63.9)* | (60.1) | (60.1) | (1.5) | 0 | (60.7) | (0.4) | (0.1) | (38) | (64) | (27) | (9) | (66) | (0.9) | (0.5) |
| 15025 | **ちまき** | 0 | 150 | (62.0) | (1.1) | (1.3) | (0.2) | 0 | (0.2) | (0.06) | (Tr) | (0.06) | (38.5)* | (35.9) | (36.5) | (0.1) | 0 | (36.5) | (0.1) | 0 | (1) | (17) | (1) | (4) | (18) | (0.2) | (0.2) |
| 15026 | **ちゃつう** | 0 | 320 | (22.5) | (5.5) | (6.2) | (4.1) | 0 | (4.3) | (0.62) | (0.03) | (1.78) | (67.7)* | (63.6) | (63.4) | (3.8) | 0 | (66.4) | (0.6) | 0 | (5) | (63) | (120) | (41) | (79) | (1.9) | (0.9) |
| | **どら焼** | | | | | | | | | | | | | | | | | | | | | | | | | | |
| 新 15156 | こしあん入り | 0 | 282 | (31.5) | (6.0) | (6.6) | (2.8) | (97) | (3.1) | – | – | – | (61.2)* | (57.2) | (57.5) | (1.5) | (0) | (58.4) | (0.7) | (0.3) | (120) | (61) | (31) | (12) | (65) | (1.1) | (0.5) |
| 名 15027 | つぶしあん入り | 0 | 292 | (31.5) | (6.0) | (6.6) | (2.8) | (98) | (3.2) | (0.92) | (0.06) | (0.57) | (63.7)* | (59.9) | (57.0) | (1.9) | (0) | (57.9) | (0.8) | (0.4) | (140) | (120) | (22) | (15) | (78) | (1.1) | (0.6) |
| | **生八つ橋** | | | | | | | | | | | | | | | | | | | | | | | | | | |
| 新 15157 | あん入り，こしあん入り | 0 | 274 | (30.5) | (3.1) | (3.6) | (0.3) | 0 | (0.3) | – | – | – | (68.4)* | (64.0) | (64.3) | (1.6) | 0 | (65.4) | (0.2) | 0 | (2) | (35) | (17) | (12) | (42) | (0.8) | (0.5) |
| 名 15004 | あん入り，こしあん・つぶしあん混合 | 0 | 274 | (30.5) | (2.9) | (3.5) | (0.2) | (0) | (0.3) | (0.08) | (0.02) | (0.09) | (68.2)* | (64.1) | (64.0) | (2.1) | (0) | (65.5) | (0.2) | 0 | (17) | (71) | (18) | (15) | (52) | (1.0) | (0.6) |
| 新 15158 | あん入り，つぶしあん入り | 0 | 275 | (30.5) | (3.2) | (3.7) | (0.3) | (0) | (0.5) | – | – | – | (67.8)* | (63.5) | (63.4) | (2.3) | (0) | (65.1) | (0.3) | (0.1) | (32) | (110) | (12) | (17) | (60) | (1.0) | (0.6) |
| 15028 | **ねりきり** | 0 | 259 | (34.0) | (4.6) | (5.3) | (0.2) | 0 | (0.3) | (0.04) | (0.02) | (0.06) | (61.9)* | (58.2) | (57.4) | (3.6) | 0 | (60.1) | (0.3) | 0 | (2) | (33) | (39) | (16) | (46) | (1.5) | (0.6) |
| | **まんじゅう** | | | | | | | | | | | | | | | | | | | | | | | | | | |
| 名 15029 | カステラまんじゅう，こしあん入り | 0 | 292 | (27.9) | (6.0) | (6.7) | (1.8) | (56) | (2.1) | (0.56) | (0.05) | (0.44) | (65.9)* | (61.6) | (61.3) | (2.4) | 0 | (62.6) | (0.6) | (0.1) | (47) | (77) | (45) | (14) | (77) | (1.3) | (0.6) |
| 新 15159 | カステラまんじゅう，つぶしあん入り | 0 | 292 | (27.9) | (6.2) | (6.9) | (2.0) | (57) | (2.3) | – | – | – | (64.7)* | (60.3) | (59.9) | (3.2) | (0) | (62.2) | (0.7) | (0.2) | (83) | (160) | (33) | (18) | (96) | (1.2) | (0.6) |

可食部 100 g 当たり

| 銅 | マンガン | ヨウ素 | セレン | クロム | モリブデン | レチノール | α-カロテン | β-カロテン | β-クリプトキサンチン | β-カロテン当量 | レチノール活性当量 | ビタミンD | α-トコフェロール | β-トコフェロール | γ-トコフェロール | δ-トコフェロール | ビタミンK | ビタミンB1 | ビタミンB2 | ナイアシン | ナイアシン当量 | ビタミンB6 | ビタミンB12 | 葉酸 | パントテン酸 | ビオチン | ビタミンC | 備考 |
|---|---|---|---|---|---|---|---|---|---|---|---|---|---|---|---|---|---|---|---|---|---|---|---|---|---|---|---|---|
| 無機質 | | | | | | ビタミン(ビタミンA) | | | | | | ビタミンD | ビタミンE | | | | | | | | | | | | | | | ♣食物繊維：AOAC 2011.25 法 |
| mg | mg | µg | µg | µg | µg | µg | µg | µg | µg | µg | µg | µg | mg | mg | mg | mg | µg | mg | mg | mg | mg | mg | µg | µg | mg | µg | mg | |
| (0.01) | (0.01) | – | – | – | – | 0 | – | – | – | 0 | 0 | 0 | – | – | – | – | 0 | 0 | 0 | 0 | 0 | 0 | 0 | 0 | 0 | – | 0 | |
| (0.01) | (0.02) | – | – | – | – | 0 | – | – | – | 0 | 0 | 0 | – | – | – | – | 0 | 0 | 0 | 0 | 0 | 0 | 0 | 0 | 0 | – | 0 | |
| (0.18) | (0.53) | (Tr) | (1) | (1) | (36) | 0 | 0 | 0 | 0 | (1) | 0 | 0 | (0.6) | (Tr) | (2.1) | (1.2) | (2) | (0.05) | (0.03) | (0.5) | (1.5) | (0.06) | 0 | (8) | (0.23) | (1.1) | 0 | あん（小豆あん，くるみ，水あめ，ごま等）入り<br>部分割合：皮 5，あん 4 |
| (0.10) | (0.29) | 0 | (1) | 0 | (25) | 0 | 0 | 0 | 0 | 0 | 0 | 0 | (Tr) | 0 | (0.3) | (0.2) | (1) | (0.02) | (0.02) | (0.3) | (1.0) | (0.02) | 0 | (5) | (0.21) | (0.4) | 0 | みそだれ付き ♣ |
| (0.09) | (0.32) | 0 | 0 | 0 | (14) | 0 | 0 | 0 | 0 | 0 | 0 | 0 | 0 | 0 | (0.3) | (0.9) | (2) | (0.01) | (0.01) | (0.1) | (0.8) | (0.01) | 0 | (1) | (0.05) | (0.6) | 0 | 別名 道明寺<br>小豆こしあん入り<br>部分割合：道明寺種皮 3，あん 2<br>廃棄部位：桜葉 |
| (0.10) | (0.33) | 0 | 0 | 0 | (9) | 0 | 0 | 0 | 0 | 0 | 0 | 0 | (Tr) | 0 | (0.2) | (0.4) | (1) | (0.01) | (0.01) | (0.1) | (0.6) | (0.02) | 0 | (3) | (0.10) | (0.3) | 0 | 別名 道明寺<br>小豆つぶしあん入り<br>部分割合：道明寺種皮 3，あん 2<br>廃棄部位：桜葉 |
| (0.09) | (0.31) | 0 | (1) | (1) | (22) | 0 | 0 | 0 | 0 | 0 | 0 | 0 | (Tr) | (Tr) | (0.4) | (1.2) | (2) | (0.02) | (0.02) | (0.1) | (1.0) | (Tr) | 0 | (2) | (0.10) | (1.0) | 0 | 小豆こしあん入り<br>部分割合：小麦粉皮 4，あん 5<br>廃棄部位：桜葉 |
| (0.09) | (0.26) | 0 | (1) | (1) | (21) | 0 | 0 | 0 | 0 | 0 | 0 | 0 | (0.1) | (Tr) | (0.3) | (0.6) | (2) | (0.04) | (0.02) | (0.2) | (0.9) | (0.02) | 0 | (5) | (0.20) | (0.9) | 0 | 小豆つぶしあん入り<br>部分割合：小麦粉皮 4，あん 5<br>廃棄部位：桜葉 |
| (0.14) | (0.51) | 0 | (1) | 0 | (28) | 0 | 0 | (400) | 0 | (400) | (34) | – | (0.3) | (Tr) | (0.2) | (0.4) | (26) | (0.06) | (0.02) | (0.5) | (1.2) | (0.05) | 0 | (10) | (0.25) | (0.7) | 0 | 小豆こしあん入り |
| (0.16) | (0.57) | 0 | (1) | (1) | (33) | 0 | 0 | (400) | 0 | (400) | (33) | – | (0.3) | (Tr) | (0.3) | (0.5) | (27) | (0.05) | (0.02) | (0.5) | (1.3) | (0.04) | 0 | (10) | (0.26) | (0.8) | 0 | 小豆つぶしあん入り |
| (0.20) | (0.41) | 0 | 0 | 0 | 0 | 0 | (26) | (140) | (4) | (160) | (13) | 0 | (0.3) | (0.1) | (3.2) | (1.2) | (18) | (0.13) | (0.07) | (0.6) | (1.6) | (0.04) | 0 | (140) | (0.25) | 0 | (8) | 別名 ずんだ |
| (0.16) | (0.51) | 0 | (1) | 0 | (34) | 0 | (11) | (57) | (2) | (64) | (5) | 0 | (0.2) | (Tr) | (1.3) | (0.5) | (7) | (0.07) | (0.03) | (0.3) | (1.2) | (0.03) | 0 | (60) | (0.31) | (0.4) | (3) | 部分割合：ずんだ 4，もち 6 |
| (0.13) | (0.51) | 0 | (1) | 0 | (46) | 0 | 0 | 0 | 0 | 0 | 0 | 0 | (Tr) | 0 | (0.3) | (0.9) | (2) | (0.02) | (0.01) | (0.1) | (1.1) | (0.02) | 0 | (3) | (0.22) | (0.9) | 0 | 小豆こしあん入り<br>部分割合：もち皮 10，あん 7 |
| (0.16) | (0.51) | 0 | (1) | (1) | (54) | 0 | 0 | 0 | 0 | 0 | 0 | 0 | (0.1) | 0 | (0.4) | (0.8) | (3) | (0.03) | (0.02) | (0.2) | (0.9) | (0.03) | 0 | (6) | (0.28) | (1.1) | 0 | 小豆つぶしあん入り<br>部分割合：もち皮 10，あん 7 |
| (0.07) | (0.19) | (9) | (7) | (Tr) | (13) | (54) | (Tr) | (Tr) | (4) | (2) | (54) | (1.0) | (0.4) | (Tr) | (0.4) | (0.6) | (4) | (0.04) | (0.11) | (0.1) | (1.4) | (0.03) | (0.3) | (14) | (0.39) | (6.7) | (1) | あん入りロールカステラ<br>柚子風味小豆こしあん入り<br>部分割合：皮 2，あん 1 |
| (0.04) | (0.15) | 0 | (1) | 0 | (15) | 0 | – | – | – | 0 | 0 | 0 | (Tr) | 0 | 0 | 0 | 0 | (0.02) | (Tr) | (0.2) | (0.5) | (0.02) | 0 | (3) | (0.12) | (0.2) | 0 | 上新粉製品 |
| (0.23) | (0.50) | 0 | (1) | (1) | (33) | 0 | – | (1) | 0 | (1) | 0 | 0 | (Tr) | (Tr) | (2.2) | (1.6) | (4) | (0.08) | (0.05) | (0.4) | (1.8) | (0.05) | 0 | (8) | (0.10) | (2.1) | 0 | 小豆こしあん入り<br>部分割合：皮 1，あん 9 |
| (0.09) | (0.27) | (6) | (5) | (1) | (18) | (39) | (0) | (Tr) | (2) | (1) | (39) | (0.7) | (0.3) | (Tr) | (0.4) | (1.0) | (4) | (0.04) | (0.09) | (0.1) | (1.5) | (0.02) | (0.2) | (11) | (0.33) | (5.4) | (0) | 小豆こしあん入り<br>部分割合：皮 5，あん 4 |
| (0.12) | (0.27) | (7) | (6) | (1) | (26) | (40) | (0) | (Tr) | (2) | (1) | (40) | (0.7) | (0.4) | (Tr) | (0.5) | (0.9) | (5) | (0.04) | (0.09) | (0.2) | (1.6) | (0.04) | (0.2) | (15) | (0.41) | (5.6) | (0) | 小豆つぶしあん入り<br>部分割合：皮 5，あん 4 |
| (0.10) | (0.34) | (Tr) | (1) | (Tr) | (32) | 0 | – | – | – | 0 | 0 | 0 | (Tr) | 0 | (0.3) | (0.8) | (1) | (0.03) | (0.02) | (0.3) | (0.9) | (0.03) | 0 | (3) | (0.18) | (0.8) | 0 | 小豆こしあん入り<br>部分割合：皮 4，あん 6 |
| (0.13) | (0.37) | (Tr) | (1) | (1) | (38) | (0) | (0) | (0) | (0) | (0) | (0) | (0) | (0.1) | (0) | (0.5) | (1.1) | (3) | (0.03) | (0.02) | (0.3) | (1.1) | (0.03) | (0) | (5) | (0.19) | (1.1) | (0) | あん（小豆こしあん，小豆つぶしあん）入り<br>部分割合：皮 4，あん 6 |
| (0.15) | (0.37) | (Tr) | (1) | (1) | (43) | (0) | (0) | (0) | (0) | (0) | (0) | (0) | (0.1) | (0) | (0.5) | (1.1) | (3) | (0.03) | (0.02) | (0.3) | (1.1) | (0.04) | (0) | (7) | (0.23) | (1.2) | (0) | 小豆つぶしあん入り<br>部分割合：皮 4，あん 6 |
| (0.13) | (0.39) | 0 | (Tr) | (1) | (33) | 0 | 0 | 0 | 0 | 0 | 0 | 0 | 0 | 0 | (0.7) | (2.0) | (4) | (0.01) | (0.03) | (0.1) | (1.0) | 0 | 0 | (1) | (0.04) | (1.3) | 0 | |
| (0.11) | (0.35) | (4) | (4) | (1) | (24) | (23) | (0) | (0) | (1) | (1) | (23) | (0.4) | (0.2) | (Tr) | (0.5) | (1.3) | (4) | (0.04) | (0.07) | (0.2) | (1.5) | (0.02) | (0.1) | (8) | (0.27) | (3.7) | (0) | 小豆こしあん入り<br>部分割合：皮 5，あん 7 |
| (0.15) | (0.35) | (4) | (4) | (1) | (35) | (24) | (0) | (0) | (1) | (1) | (24) | (0.4) | (0.3) | (Tr) | (0.6) | (1.2) | (5) | (0.05) | (0.07) | (0.2) | (1.6) | (0.04) | (0.1) | (13) | (0.36) | (4.0) | (0) | 小豆つぶしあん入り<br>部分割合：皮 5，あん 7 |

# 15 菓子類

可食部100g当たり

| 食品番号 | 食品名 | 廃棄率 | エネルギー | 水分 | たんぱく質: アミノ酸組成によるたんぱく質 | たんぱく質: たんぱく質 | 脂質: トリアシルグリセロール当量 | 脂質: コレステロール | 脂質: 脂質 | 脂肪酸: 飽和脂肪酸 | 脂肪酸: n-3系多価不飽和脂肪酸 | 脂肪酸: n-6系多価不飽和脂肪酸 | 炭水化物: 利用可能炭水化物（単糖当量） | 炭水化物: 利用可能炭水化物（質量計） | 炭水化物: 差引き法による利用可能炭水化物 | 炭水化物: 食物繊維総量 | 炭水化物: 糖アルコール | 炭水化物: 炭水化物 | 灰分 | 食塩相当量 | 無機質: ナトリウム | 無機質: カリウム | 無機質: カルシウム | 無機質: マグネシウム | 無機質: リン | 無機質: 鉄 | 無機質: 亜鉛 |
|---|---|---|---|---|---|---|---|---|---|---|---|---|---|---|---|---|---|---|---|---|---|---|---|---|---|---|---|
| | | % | kcal | g | g | g | g | mg | g | g | g | g | g | g | g | g | g | g | g | g | mg | mg | mg | mg | mg | mg | mg |
| 新 15160 | かるかんまんじゅう，こしあん入り | 0 | 226 | (42.5) | (2.5) | (3.0) | (0.2) | (0) | (0.3) | – | – | – | *(56.3) | (53.4) | (53.0) | (1.4) | (0) | (53.8) | (0.3) | (0.1) | (45) | (65) | (24) | (13) | (39) | (1.0) | (0.5) |
| 新 15161 | かるかんまんじゅう，つぶしあん入り | 0 | 226 | (42.5) | (2.6) | (3.1) | (0.2) | (0) | (0.4) | – | – | – | *(55.8) | (53.0) | (52.3) | (1.9) | (0) | (53.6) | (0.4) | (0.2) | (78) | (140) | (12) | (16) | (54) | (1.0) | (0.5) |
| 名 15030 | くずまんじゅう，こしあん入り | 0 | 216 | (45.0) | (2.7) | (3.1) | (0.1) | 0 | (0.2) | (0.02) | (0.01) | (0.03) | *(53.5) | (50.3) | (49.8) | (2.2) | 0 | (51.4) | (0.3) | (0.1) | (48) | (22) | (24) | (10) | (30) | (0.9) | (0.3) |
| 新 15162 | くずまんじゅう，つぶしあん入り | 0 | 218 | (45.0) | (1.1) | (1.3) | (0.1) | (0) | (0.1) | – | – | – | *(56.2) | (52.9) | (52.4) | (1.3) | (0) | (53.4) | (0.2) | (0.2) | (60) | (75) | (10) | (11) | (37) | (0.7) | (0.3) |
| 変 15031 | くりまんじゅう，こしあん入り | 0 | 296 | (24.0) | (5.8) | (6.5) | (1.1) | (30) | (1.4) | (0.35) | (0.03) | (0.29) | *(68.4) | (64.1) | (65.5) | (3.3) | – | (68.1) | (0.4) | (0.1) | (25) | (62) | (38) | (14) | (62) | (1.2) | (0.5) |
| 新 15163 | くりまんじゅう，つぶしあん入り | 0 | 295 | (24.0) | (6.0) | (6.7) | (1.2) | (31) | (1.6) | – | – | – | *(66.8) | (62.6) | (63.5) | (4.7) | – | (67.0) | (0.6) | (0.2) | (66) | (160) | (26) | (20) | (87) | (1.3) | (0.7) |
| 変 15032 | とうまんじゅう，こしあん入り | 0 | 299 | (28.0) | (6.1) | (6.8) | (2.7) | (97) | (3.1) | (0.88) | (0.06) | (0.53) | *(65.7) | (61.8) | (61.0) | (1.7) | (0) | (61.6) | (0.4) | (0.1) | (25) | (57) | (33) | (13) | (62) | (1.2) | (0.6) |
| 新 15164 | とうまんじゅう，つぶしあん入り | 0 | 294 | (28.0) | (6.3) | (6.9) | (2.9) | (99) | (3.3) | – | – | – | *(63.6) | (59.5) | (59.9) | (2.3) | (0) | (61.3) | (0.5) | (0.2) | (60) | (140) | (23) | (18) | (84) | (1.3) | (0.7) |
| 名 15033 | 蒸しまんじゅう，こしあん入り | 0 | 254 | (35.0) | (4.1) | (4.6) | (0.3) | (0) | (0.5) | (0.09) | (0.03) | (0.17) | *(61.4) | (57.5) | (57.8) | (2.4) | (0) | (59.5) | (0.4) | (0.2) | (60) | (48) | (33) | (12) | (46) | (1.0) | (0.4) |
| 新 15165 | 蒸しまんじゅう，つぶしあん入り | 0 | 257 | (35.0) | (4.2) | (4.7) | (0.4) | (0) | (0.7) | – | – | – | *(61.3) | (57.2) | (56.4) | (3.4) | (0) | (59.1) | (0.5) | (0.2) | (95) | (130) | (20) | (16) | (63) | (1.0) | (0.5) |
| 名 15034 | 中華まんじゅう，あんまん，こしあん入り | 0 | 273 | (36.6) | (5.6) | (6.1) | (5.3) | (3) | (5.6) | (1.63) | (0.05) | (1.37) | *(52.9) | (48.8) | (49.5) | (2.6) | – | (51.3) | (0.4) | 0 | (11) | (65) | (58) | (23) | (57) | (1.1) | (0.6) |
| 新 15166 | 中華まんじゅう，あんまん，つぶしあん入り | 0 | 279 | (36.6) | (5.7) | (6.2) | (5.7) | (3) | (6.0) | – | – | – | *(52.9) | (48.8) | (48.2) | (3.3) | 0 | (51.3) | (0.5) | (0.1) | (29) | (110) | (55) | (26) | (67) | (1.1) | (0.6) |
| 15035 | 中華まんじゅう，肉まん | 0 | 242 | (39.5) | (8.7) | (10.0) | (4.7) | (16) | (5.1) | (1.60) | (0.04) | (0.85) | *(42.4) | (39.0) | (41.9) | (3.2) | – | (43.4) | (1.9) | (1.2) | (460) | (310) | (28) | (20) | (87) | (0.8) | (1.2) |
| | **もなか** | | | | | | | | | | | | | | | | | | | | | | | | | | |
| 名 15036 | こしあん入り | 0 | 277 | (29.0) | (4.3) | (4.9) | (0.2) | 0 | (0.3) | (0.06) | (0.02) | (0.07) | *(67.3) | (63.2) | (63.3) | (3.1) | 0 | (65.5) | (0.2) | 0 | (2) | (32) | (33) | (14) | (41) | (1.2) | (0.6) |
| 新 15167 | つぶしあん入り | 0 | 278 | (29.0) | (5.6) | (6.4) | (0.3) | 0 | (0.7) | – | – | – | *(64.0) | (60.1) | (58.4) | (6.1) | 0 | (63.3) | (0.5) | (0.2) | (59) | (170) | (21) | (25) | (80) | (1.6) | (0.8) |
| 15037 | **ゆべし** | 0 | 321 | (22.0) | (2.1) | (2.4) | (3.6) | 0 | (3.5) | (0.40) | (0.44) | (2.07) | *(74.1) | (69.8) | (70.9) | (0.5) | 0 | (71.2) | (0.8) | (0.6) | (230) | (62) | (6) | (15) | (41) | (0.4) | (0.4) |
| | **ようかん** | | | | | | | | | | | | | | | | | | | | | | | | | | |
| 15038 | 練りようかん | 0 | 289 | (26.0) | (3.1) | (3.6) | (0.1) | 0 | (0.2) | (0.03) | (0.02) | (0.04) | *(71.9) | (68.0) | (67.4) | (3.1) | 0 | (69.9) | (0.2) | 0 | (3) | (24) | (33) | (12) | (32) | (1.1) | (0.4) |
| 15039 | 水ようかん | 0 | 168 | (57.0) | (2.3) | (2.6) | (0.1) | 0 | (0.2) | (0.02) | (0.01) | (0.03) | *(40.9) | (38.7) | (38.2) | (2.2) | 0 | (39.9) | (0.3) | (0.1) | (57) | (17) | (23) | (8) | (23) | (0.8) | (0.3) |
| 15040 | 蒸しようかん | 0 | 237 | (39.5) | (3.8) | (4.4) | (0.2) | 0 | (0.3) | (0.05) | (0.02) | (0.09) | *(57.3) | (53.8) | (53.2) | (2.8) | 0 | (55.4) | (0.4) | (0.2) | (83) | (32) | (30) | (13) | (37) | (1.1) | (0.4) |
| | **和干菓子類** | | | | | | | | | | | | | | | | | | | | | | | | | | |
| 15041 | **あめ玉** | 0 | 385 | (2.5) | – | 0 | – | 0 | 0 | – | – | – | *(102.7) | (97.5) | (97.5) | 0 | – | (97.5) | 0 | 0 | (1) | (2) | (1) | 0 | (Tr) | (Tr) | 0 |
| 15042 | **芋かりんとう** | 0 | 465 | (5.5) | (1.2) | (1.4) | (19.8) | (Tr) | (20.6) | (2.26) | (1.39) | (6.97) | *(73.9) | (69.5) | (73.9) | (2.6) | 0 | (71.3) | (1.2) | 0 | (13) | (550) | (41) | (28) | (54) | (0.7) | (0.2) |
| 15043 | **おこし** | 0 | 376 | (5.0) | (3.2) | (3.8) | (0.6) | 0 | (0.7) | (0.16) | (0.03) | (0.20) | *(95.2) | (88.5) | (90.4) | (0.4) | 0 | (90.2) | (0.3) | (0.2) | (95) | (25) | (4) | (5) | (22) | (0.2) | (0.8) |
| 15044 | **おのろけ豆** | 0 | 438 | (3.0) | (10.3) | (11.3) | (13.8) | 0 | (13.6) | (2.56) | (0.03) | (4.05) | *(71.6) | (65.3) | (68.6) | (2.3) | 0 | (70.2) | (1.9) | (1.0) | (390) | (270) | (17) | (70) | (180) | (1.1) | (1.6) |
| | **かりんとう** | | | | | | | | | | | | | | | | | | | | | | | | | | |
| 15045 | 黒 | 0 | 420 | (3.5) | (6.9) | (7.5) | (11.1) | (Tr) | (11.6) | (1.41) | (0.74) | (4.11) | *(77.3) | (72.0) | (76.1) | (1.2) | – | (76.3) | (1.1) | 0 | (7) | (300) | (66) | (27) | (57) | (1.6) | (0.7) |
| 15046 | 白 | 0 | 423 | (2.5) | (8.9) | (9.7) | (10.7) | (Tr) | (11.2) | (1.41) | (0.69) | (4.02) | *(76.7) | (70.8) | (75.8) | (1.7) | – | (76.2) | (0.4) | 0 | (1) | (71) | (17) | (27) | (68) | (0.8) | (0.8) |
| 15047 | **ごかぼう** | 0 | 367 | (10.0) | (9.8) | (10.6) | (6.0) | 0 | (6.4) | (0.92) | (0.49) | (2.93) | *(70.5) | (65.7) | (68.4) | (4.5) | 0 | (71.7) | (1.3) | 0 | (1) | (500) | (48) | (64) | (170) | (2.0) | (1.4) |
| | **小麦粉せんべい** | | | | | | | | | | | | | | | | | | | | | | | | | | |
| 15048 | 磯部せんべい | 0 | 377 | (4.2) | (3.9) | (4.3) | (0.7) | 0 | (0.8) | (0.17) | (0.02) | (0.37) | *(94.1) | (87.9) | (88.4) | (1.3) | 0 | (89.3) | (1.5) | (1.3) | (500) | (59) | (11) | (6) | (31) | (0.3) | (0.1) |
| 15049 | かわらせんべい | 0 | 390 | (4.3) | (6.5) | (7.0) | (2.9) | (90) | (3.2) | (0.92) | (0.04) | (0.67) | *(89.6) | (83.7) | (84.5) | (1.2) | 0 | (84.9) | (0.6) | (0.1) | (57) | (54) | (10) | (6) | (70) | (0.6) | (0.4) |
| 15050 | 巻きせんべい | 0 | 386 | (3.5) | (4.0) | (4.3) | (1.3) | (30) | (1.4) | (0.39) | (0.02) | (0.39) | *(95.1) | (89.2) | (89.8) | (1.0) | 0 | (90.4) | (0.4) | (0.1) | (39) | (71) | (22) | (5) | (53) | (0.3) | (0.2) |
| 15051 | 南部せんべい，ごま入り | 0 | 423 | (3.3) | (10.6) | (11.2) | (10.8) | 0 | (11.1) | (1.73) | (0.06) | (4.86) | *(73.3) | (66.7) | (68.7) | (4.2) | 0 | (72.0) | (2.4) | (1.1) | (430) | (170) | (240) | (78) | (150) | (2.2) | (1.3) |
| 15052 | 南部せんべい，落花生入り | 0 | 421 | (3.3) | (11.0) | (11.7) | (9.2) | 0 | (9.5) | (1.74) | (0.05) | (2.98) | *(76.6) | (69.9) | (71.4) | (3.5) | 0 | (73.9) | (1.6) | (0.9) | (340) | (230) | (26) | (40) | (120) | (0.7) | (0.7) |

可食部100g当たり

| 銅 | マンガン | ヨウ素 | セレン | クロム | モリブデン | ビタミンA レチノール | α-カロテン | β-カロテン | β-クリプトキサンチン | β-カロテン当量 | レチノール活性当量 | ビタミンD | ビタミンE α-トコフェロール | β-トコフェロール | γ-トコフェロール | δ-トコフェロール | ビタミンK | ビタミン$B_1$ | ビタミン$B_2$ | ナイアシン | ナイアシン当量 | ビタミン$B_6$ | ビタミン$B_{12}$ | 葉酸 | パントテン酸 | ビオチン | ビタミンC | 備考 |
|---|---|---|---|---|---|---|---|---|---|---|---|---|---|---|---|---|---|---|---|---|---|---|---|---|---|---|---|---|
| mg | mg | µg | µg | µg | µg | µg | µg | µg | µg | µg | µg | µg | mg | mg | mg | mg | µg | mg | mg | mg | mg | mg | µg | µg | mg | µg | mg | 有 有機酸　ア アルコール |
| (0.10) | (0.30) | (Tr) | (1) | (Tr) | (25) | (0) | (0) | (0) | (0) | (Tr) | (0) | (0) | (Tr) | (0) | (0.4) | (1.2) | (2) | (0.02) | (0.02) | (0.2) | (0.9) | (0.02) | (0) | (2) | (0.13) | (1.1) | (Tr) | 小豆こしあん入り<br>部分割合：皮 1，あん 2 |
| (0.15) | (0.30) | (0) | (1) | (1) | (35) | (0) | (0) | (0) | (0) | (Tr) | (0) | (0) | (0.1) | (0) | (0.5) | (1.1) | (3) | (0.03) | (0.02) | (0.2) | (0.9) | (0.03) | (0) | (6) | (0.22) | (1.2) | (Tr) | 小豆つぶしあん入り<br>部分割合：皮 1，あん 2 |
| (0.08) | (0.23) | 0 | 0 | (1) | (19) | 0 | 0 | 0 | 0 | 0 | 0 | 0 | 0 | 0 | (0.4) | (1.2) | (2) | (0.01) | (0.02) | (Tr) | (0.6) | 0 | 0 | (1) | (0.02) | (0.8) | 0 | 別名 くずざくら<br>小豆こしあん入り<br>部分割合：皮 2，あん 3 |
| (0.09) | (0.18) | (0) | (0) | (1) | (22) | (0) | (0) | (0) | (0) | (0) | (0) | (0) | (Tr) | (0) | (0.4) | (0.8) | (3) | (0.01) | (0.01) | (Tr) | (0.5) | (0.01) | (0) | (4) | (0.08) | (0.8) | (0) | 小豆つぶしあん入り<br>部分割合：皮 2，あん 3 |
| (0.11) | (0.37) | (3) | (3) | (1) | (24) | (17) | (1) | (1) | (1) | (2) | (17) | (0.3) | (0.2) | (Tr) | (0.6) | (1.4) | (4) | (0.03) | (0.05) | (0.2) | (1.4) | (0.01) | (0.1) | (6) | (0.22) | (3.0) | (0) | 栗入り小豆こしあん入り<br>部分割合：皮 1，あん 2 |
| (0.17) | (0.40) | (3) | (3) | (1) | (39) | (18) | (1) | (1) | (1) | (2) | (18) | (0.3) | (0.2) | (Tr) | (0.8) | (1.4) | (5) | (0.04) | (0.06) | (0.2) | (1.3) | (0.04) | (0.1) | (12) | (0.34) | (3.5) | 0 | 栗入り小豆つぶしあん入り<br>部分割合：皮 1，あん 2 |
| (0.10) | (0.30) | (6) | (5) | (1) | (21) | (34) | (0) | (Tr) | (2) | (1) | (34) | (0.6) | (0.3) | (Tr) | (0.5) | (1.2) | (4) | (0.03) | (0.08) | (0.1) | (1.4) | (0.02) | (0.2) | (10) | (0.29) | (4.8) | (0) | 小豆こしあん入り<br>部分割合：皮 4，あん 5<br>有 0 g，ア (0) g |
| (0.15) | (0.32) | (6) | (5) | (1) | (33) | (35) | 0 | (Tr) | (2) | (1) | (36) | (0.6) | (0.3) | (Tr) | (0.6) | (1.2) | (6) | (0.04) | (0.09) | (0.2) | (1.6) | (0.04) | (0.2) | (15) | (0.39) | (5.3) | (0) | 小豆つぶしあん入り<br>部分割合：皮 4，あん 5<br>有 (0) g，ア (0) g |
| (0.10) | (0.33) | (0) | (1) | (1) | (22) | (0) | (0) | (0) | (0) | (0) | (0) | (0) | (Tr) | (Tr) | (0.5) | (1.3) | (2) | (0.03) | (0.02) | (0.1) | (1.1) | (0.01) | (0) | (2) | (0.12) | (1.1) | (0) | 薬まんじゅう等<br>小豆こしあん入り<br>部分割合：皮 1，あん 2 |
| (0.14) | (0.33) | (0) | (1) | (1) | (32) | (0) | (0) | (0) | (0) | (0) | (0) | (0) | (0.1) | (Tr) | (0.5) | (1.2) | (4) | (0.03) | (0.02) | (0.2) | (1.1) | (0.02) | (0) | (7) | (0.21) | (1.3) | (0) | 小豆つぶしあん入り<br>部分割合：皮 1，あん 2 |
| (0.14) | (0.36) | 0 | (7) | (1) | (20) | 0 | 0 | 0 | 0 | 0 | 0 | 0 | (0.1) | (0.1) | (1.0) | (0.7) | (2) | (0.08) | (0.03) | (0.5) | (1.7) | (0.04) | 0 | (9) | (0.27) | (1.4) | 0 | 小豆こしあん入り<br>部分割合：皮 10，あん 7 |
| (0.17) | (0.36) | 0 | (6) | (1) | (26) | 0 | 0 | 0 | 0 | (Tr) | 0 | 0 | (0.1) | (0.1) | (1.1) | (0.7) | (3) | (0.08) | (0.03) | (0.5) | (1.5) | (0.05) | 0 | (12) | (0.32) | (1.6) | 0 | 小豆つぶしあん入り<br>部分割合：皮 10，あん 7 |
| (0.12) | (0.45) | (Tr) | (12) | (1) | (9) | (2) | — | — | — | (20) | (3) | (0.1) | — | — | — | — | (9) | (0.23) | (0.10) | (2.0) | (3.9) | (0.16) | (0.1) | (38) | (0.80) | (1.9) | (7) | 部分割合：皮 10，肉あん 4.5<br>ア (Tr) |
| (0.12) | (0.41) | 0 | (Tr) | (Tr) | (34) | 0 | 0 | 0 | 0 | 0 | 0 | 0 | 0 | 0 | (0.6) | (1.7) | (3) | (0.01) | (0.02) | (0.1) | (1.0) | (Tr) | 0 | (1) | (0.08) | (1.2) | 0 | 小豆こしあん入り<br>部分割合：皮 1，あん 9 |
| (0.23) | (0.49) | 0 | (1) | (1) | (59) | 0 | 0 | 0 | 0 | 0 | 0 | 0 | (0.1) | 0 | (1.0) | (2.0) | (6) | (0.02) | (0.03) | (0.1) | (1.2) | (0.03) | 0 | (9) | (0.23) | (1.9) | 0 | 小豆つぶしあん入り<br>部分割合：皮 1，あん 9 |
| (0.11) | (0.38) | 0 | (1) | (Tr) | (18) | 0 | 0 | 0 | 0 | (1) | 0 | 0 | (0.1) | 0 | (1.1) | (0.1) | (Tr) | (0.03) | (0.02) | (0.4) | (0.9) | (0.06) | 0 | (8) | (0.19) | (0.7) | 0 | 試料：くるみ入り<br>有 (Tr)，ア (0.1) g |
| (0.09) | (0.30) | 0 | 0 | (Tr) | (22) | 0 | 0 | 0 | 0 | 0 | 0 | 0 | 0 | 0 | (0.5) | (1.4) | (3) | (0.01) | (0.02) | (Tr) | (0.7) | 0 | 0 | (1) | (0.03) | (0.9) | 0 | |
| (0.06) | (0.21) | 0 | 0 | 0 | (16) | 0 | 0 | 0 | 0 | 0 | 0 | 0 | 0 | 0 | (0.4) | (1.0) | (2) | (0.01) | (0.01) | (Tr) | (0.5) | 0 | 0 | (1) | (0.02) | (0.7) | 0 | |
| (0.10) | (0.32) | 0 | (Tr) | (1) | (24) | 0 | 0 | 0 | 0 | 0 | 0 | 0 | (Tr) | (Tr) | (0.5) | (1.5) | (3) | (0.02) | (0.02) | (0.1) | (0.9) | (Tr) | 0 | (1) | (0.06) | (1.1) | 0 | |
| (0.01) | (Tr) | 0 | 0 | 0 | 0 | 0 | — | — | — | 0 | 0 | 0 | 0 | 0 | 0 | 0 | 0 | 0 | 0 | 0 | 0 | 0 | 0 | 0 | 0 | (0.1) | 0 | 食塩添加品あり |
| (0.20) | (0.47) | (1) | (1) | (Tr) | (5) | 0 | 0 | (33) | (1) | (33) | (3) | 0 | (4.3) | (0.3) | (12.0) | (2.2) | (35) | (0.13) | (0.05) | (0.9) | (1.2) | (0.30) | 0 | (57) | (1.03) | (5.7) | (33) | 別名 芋けんぴ |
| (0.12) | (0.48) | 0 | 0 | 0 | 0 | 0 | 0 | 0 | 0 | 0 | 0 | 0 | (Tr) | 0 | (0.2) | (Tr) | (1) | (0.02) | (0.01) | (0.2) | (1.1) | (0.02) | 0 | (3) | (0.12) | 0 | 0 | 米おこし，あわおこしを含む |
| (0.33) | (1.14) | (1) | (4) | (1) | (85) | 0 | 0 | (1) | (1) | (2) | 0 | 0 | (2.9) | (0.1) | (1.8) | (0.1) | 0 | (0.13) | (0.05) | (7.0) | (9.3) | (0.21) | 0 | (24) | (1.09) | (28.0) | 0 | らっかせい製品<br>有 (0.1) g |
| (0.16) | (0.53) | (3) | (28) | (4) | (19) | 0 | 0 | (3) | 0 | (3) | 0 | (Tr) | (1.6) | (0.3) | (6.0) | (1.2) | (18) | (0.10) | (0.05) | (1.0) | (2.4) | (0.21) | 0 | (25) | (0.84) | (9.7) | 0 | |
| (0.15) | (0.44) | 0 | (37) | (1) | (23) | 0 | 0 | 0 | 0 | 0 | 0 | (Tr) | (1.6) | (0.3) | (5.6) | (1.1) | (17) | (0.12) | (0.05) | (1.1) | (3.0) | (0.07) | 0 | (31) | (0.72) | (2.9) | 0 | |
| (0.33) | (0.89) | — | — | — | — | 0 | 0 | (1) | 0 | (1) | 0 | 0 | (0.4) | (0.3) | (2.8) | (2.1) | (6) | (0.03) | (0.06) | (0.6) | (3.1) | (0.13) | 0 | (55) | (0.30) | (7.4) | 0 | |
| (0.05) | (0.22) | 0 | (2) | (1) | (6) | 0 | — | — | — | 0 | 0 | 0 | (0.1) | (0.1) | 0 | 0 | 0 | (0.06) | (0.02) | (0.3) | (1.2) | (0.02) | 0 | (4) | (0.27) | (0.6) | 0 | |
| (0.05) | (0.21) | (8) | (8) | (1) | (7) | (51) | 0 | 0 | (3) | (1) | (51) | (0.3) | (0.4) | (0.1) | (0.1) | 0 | (3) | (0.07) | (0.11) | (0.3) | (1.9) | (0.04) | (0.3) | (16) | (0.54) | (6.4) | 0 | |
| (0.04) | (0.17) | (3) | (4) | (1) | (5) | (17) | 0 | 0 | (1) | (1) | (17) | (0.3) | (0.2) | (0.1) | (Tr) | 0 | (1) | (0.05) | (0.04) | (0.2) | (1.2) | (0.02) | (0.1) | (7) | (0.31) | (2.4) | 0 | 別名 有平巻き |
| (0.38) | (0.80) | (Tr) | (6) | (2) | (28) | 0 | 0 | (2) | 0 | (2) | 0 | 0 | (0.3) | (0.2) | (4.0) | (0.1) | (1) | (0.27) | (0.08) | (1.5) | (4.2) | (0.14) | 0 | (25) | (0.59) | (3.2) | 0 | |
| (0.18) | (0.65) | (1) | (7) | (2) | (26) | 0 | 0 | (1) | (1) | (1) | 0 | 0 | (2.2) | (0.2) | (1.2) | (0.1) | 0 | (0.17) | (0.05) | (3.9) | (6.3) | (0.11) | 0 | (21) | (0.91) | (17.0) | 0 | 有 (0.1) g |

# 15 菓子類

可食部100g当たり

| 食品番号 | 食品名 | 廃棄率 % | エネルギー kcal | 水分 g | たんぱく質: アミノ酸組成によるたんぱく質 g | たんぱく質: たんぱく質 g | 脂質: トリアシルグリセロール当量 g | 脂質: コレステロール mg | 脂質: 脂質 g | 脂肪酸: 飽和脂肪酸 g | 脂肪酸: n-3系多価不飽和脂肪酸 g | 脂肪酸: n-6系多価不飽和脂肪酸 g | 炭水化物: 利用可能炭水化物(単糖当量) g | 炭水化物: 利用可能炭水化物(質量計) g | 炭水化物: 差引法による利用可能炭水化物 g | 炭水化物: 食物繊維総量 g | 炭水化物: 糖アルコール g | 炭水化物: 炭水化物 g | 灰分 g | 食塩相当量 g | 無機質: ナトリウム mg | 無機質: カリウム mg | 無機質: カルシウム mg | 無機質: マグネシウム mg | 無機質: リン mg | 無機質: 鉄 mg | 無機質: 亜鉛 mg |
|---|---|---|---|---|---|---|---|---|---|---|---|---|---|---|---|---|---|---|---|---|---|---|---|---|---|---|---|
| 15053 | **しおがま** | 0 | 348 | (10.0) | (2.2) | (2.6) | (0.2) | 0 | (0.2) | (0.08) | (Tr) | (0.05) | *(89.6) | (84.2) | (85.4) | (0.6) | – | (85.5) | (1.6) | (1.5) | (580) | (42) | (14) | (7) | (17) | (0.2) | (0.6) |
| | **ひなあられ** | | | | | | | | | | | | | | | | | | | | | | | | | | |
| 15056 | 関西風 | 0 | 385 | (2.6) | (7.1) | (8.0) | (1.3) | (0) | (1.4) | (0.45) | (0.02) | (0.47) | (84.5) | (76.8) | *(85.5) | (1.3) | – | (85.8) | (2.1) | (1.7) | (680) | (100) | (8) | (17) | (56) | (0.3) | (1.6) |
| 15055 | 関東風 | 0 | 380 | (4.7) | (8.7) | (9.6) | (2.6) | (0) | (2.8) | (0.63) | (0.13) | (1.13) | (78.4) | (71.5) | *(79.3) | (2.5) | – | (80.7) | (2.2) | (1.5) | (590) | (220) | (18) | (31) | (94) | (0.8) | (1.7) |
| | **米菓** | | | | | | | | | | | | | | | | | | | | | | | | | | |
| 15057 | 揚げせんべい | 0 | 458 | (4.0) | (4.9) | (5.6) | (16.9) | (Tr) | (17.4) | (2.08) | (1.14) | (5.95) | *(75.9) | (69.0) | (72.0) | (0.5) | 0 | (71.3) | (1.6) | (1.2) | (490) | (82) | (5) | (21) | (87) | (0.7) | (0.9) |
| 15058 | 甘辛せんべい | 0 | 374 | (4.5) | (5.8) | (6.7) | (0.8) | 0 | (0.9) | (0.28) | (0.01) | (0.29) | *(91.0) | (83.1) | (86.5) | (0.6) | 0 | (86.2) | (1.6) | (1.2) | (460) | (120) | (7) | (28) | (110) | (0.9) | (1.0) |
| 15059 | あられ | 0 | 378 | (4.4) | (6.7) | (7.5) | (0.8) | 0 | (1.0) | (0.28) | (0.01) | (0.29) | (82.9) | (75.4) | *(85.0) | (0.8) | (Tr) | (84.9) | (2.0) | (1.7) | (660) | (99) | (8) | (17) | (55) | (0.3) | (1.6) |
| 15060 | しょうゆせんべい | 0 | 368 | (5.9) | (6.3) | (7.3) | (0.9) | 0 | (1.0) | (0.30) | (0.01) | (0.32) | *(88.4) | (80.4) | (84.3) | (0.6) | 0 | (83.9) | (1.8) | (1.3) | (500) | (130) | (8) | (30) | (120) | (1.0) | (1.1) |
| | **ボーロ** | | | | | | | | | | | | | | | | | | | | | | | | | | |
| 15061 | 小粒 | 0 | 391 | (4.5) | (2.3) | (2.5) | (1.9) | (74) | (2.1) | (0.62) | (0.02) | (0.26) | *(97.3) | (90.7) | (91.1) | 0 | – | (90.6) | (0.3) | (0.1) | (30) | (44) | (15) | (5) | (54) | (0.6) | (0.2) |
| 15062 | そばボーロ | 0 | 398 | (2.0) | (7.0) | (7.7) | (3.0) | (87) | (3.4) | (0.94) | (0.05) | (0.72) | *(90.4) | (84.4) | (85.5) | (1.5) | 0 | (86.1) | (0.8) | (0.3) | (130) | (130) | (21) | (30) | (110) | (0.9) | (0.7) |
| 15063 | **松風** | 0 | 378 | (5.3) | (3.7) | (4.0) | (0.6) | 0 | (0.7) | (0.17) | (0.02) | (0.35) | *(94.7) | (88.4) | (88.9) | (1.2) | 0 | (89.7) | (0.2) | (0.1) | (27) | (54) | (10) | (6) | (29) | (0.3) | (0.1) |
| 15064 | **みしま豆** | 0 | 402 | (1.6) | (11.5) | (12.3) | (8.2) | 0 | (8.6) | (1.20) | (0.68) | (4.02) | *(72.0) | (68.6) | (71.0) | (6.0) | 0 | (75.8) | (1.7) | 0 | (1) | (680) | (65) | (86) | (220) | (2.7) | (1.4) |
| 15065 | **八つ橋** | 0 | 390 | (1.8) | (2.9) | (3.3) | (0.5) | 0 | (0.5) | (0.16) | (0.01) | (0.16) | *(99.7) | (93.0) | (94.4) | (0.3) | 0 | (94.2) | (0.2) | 0 | (1) | (49) | (3) | (13) | (51) | (0.4) | (0.8) |
| | **らくがん** | | | | | | | | | | | | | | | | | | | | | | | | | | |
| 15066 | らくがん | 0 | 384 | (3.0) | (2.0) | (2.4) | (0.2) | 0 | (0.2) | (0.07) | (Tr) | (0.05) | *(99.6) | (93.4) | (94.5) | (0.2) | 0 | (94.3) | (0.1) | 0 | (2) | (19) | (3) | (3) | (17) | (0.2) | (0.5) |
| 15067 | 麦らくがん | 0 | 396 | (2.4) | (4.2) | (4.8) | (1.5) | 0 | (1.8) | (0.49) | (0.04) | (0.72) | *(94.6) | (88.7) | (85.8) | (5.4) | 0 | (90.4) | (0.7) | 0 | (2) | (170) | (16) | (46) | (120) | (1.1) | (1.4) |
| 15068 | もろこしらくがん | 0 | 374 | (2.5) | (5.7) | (6.6) | (0.2) | 0 | (0.3) | (0.05) | (0.02) | (0.07) | *(89.5) | (84.4) | (84.1) | (6.9) | 0 | (89.9) | (0.6) | (0.3) | (130) | (51) | (16) | (22) | (58) | (1.8) | (0.7) |
| | **菓子パン類** | | | | | | | | | | | | | | | | | | | | | | | | | | |
| 15125 | **揚げパン** | 0 | 369 | 27.7 | 7.5 | 8.7 | 17.8 | 3 | 18.7 | 3.34 | 0.85 | 3.76 | – | – | *43.8 | 1.8 | – | 43.5 | 1.4 | 1.1 | 450 | 110 | 42 | 19 | 86 | 0.6 | 0.7 |
| | **あんパン** | | | | | | | | | | | | | | | | | | | | | | | | | | |
| 名 15069 | こしあん入り | 0 | 267 | (35.5) | (5.8) | (6.8) | (3.4) | (18) | (3.6) | (1.57) | (0.05) | (0.46) | (51.6) | (48.0) | *(52.2) | (2.5) | – | (53.5) | (0.6) | (0.3) | (110) | (64) | (30) | (15) | (55) | (1.0) | (0.6) |
| 新 15168 | つぶしあん入り | 0 | 266 | (35.5) | (6.3) | (7.0) | (3.5) | (18) | (3.8) | – | – | – | *(54.1) | (50.3) | (50.7) | (3.3) | – | (53.0) | (0.7) | (0.3) | (130) | (120) | (23) | (18) | (68) | (1.0) | (0.7) |
| 名 15126 | 薄皮タイプ，こしあん入り | 0 | 256 | (37.4) | (5.7) | (6.6) | (3.0) | (17) | (3.5) | (1.35) | (0.09) | (0.48) | *(53.6) | (50.3) | (50.9) | (2.4) | – | (51.9) | (0.4) | (0.1) | (42) | (45) | (36) | (16) | (50) | (1.3) | (0.6) |
| 新 15169 | 薄皮タイプ，つぶしあん入り | 0 | 258 | (37.4) | (6.1) | (6.8) | (3.4) | (17) | (3.7) | – | – | – | *(52.5) | (48.8) | (49.2) | (3.2) | – | (51.4) | (0.7) | (0.2) | (86) | (150) | (21) | (21) | (72) | (1.3) | (0.7) |
| | **カレーパン** | | | | | | | | | | | | | | | | | | | | | | | | | | |
| 15127 | 皮及び具 | 0 | 302 | (41.3) | (5.7) | (6.6) | (17.3) | (13) | (18.3) | 7.04 | 0.22 | 2.19 | *(32.0) | (29.5) | (32.5) | (1.6) | 0 | (32.3) | (1.5) | (1.2) | (490) | (130) | (24) | (17) | (91) | (0.7) | (0.6) |
| 15128 | 皮のみ | 0 | 363 | 30.8 | 6.2 | 7.2 | 21.2 | 14 | 22.4 | 8.55 | 0.30 | 2.83 | *38.5 | 35.3 | 39.2 | 1.3 | 0 | 38.4 | 1.2 | 1.0 | 390 | 100 | 23 | 16 | 100 | 0.7 | 0.6 |
| 15129 | 具のみ | 0 | 168 | 64.5 | 4.5 | 5.3 | 8.7 | 11 | 9.3 | 3.69 | 0.04 | 0.75 | *17.7 | 16.7 | 17.5 | 2.4 | 0 | 18.8 | 2.1 | 1.8 | 710 | 200 | 28 | 19 | 69 | 0.7 | 0.7 |
| 15070 | **クリームパン** | 0 | 286 | (35.5) | (6.7) | (7.9) | (6.8) | (98) | (7.4) | (3.16) | (0.09) | (0.87) | (45.7) | (42.3) | *(48.8) | (1.3) | – | (48.3) | (0.9) | (0.4) | (150) | (120) | (57) | (15) | (110) | (0.8) | (0.9) |
| 15130 | **クリームパン，薄皮タイプ** | 0 | 218 | (52.2) | (5.2) | (6.0) | (6.3) | (140) | (7.1) | (2.87) | (0.07) | (0.76) | (33.4) | (31.1) | *(34.8) | (0.6) | – | (33.9) | (0.8) | (0.2) | (83) | (110) | (72) | (11) | (120) | (0.7) | (0.8) |
| 15071 | **ジャムパン** | 0 | 285 | (32.0) | (4.5) | (5.3) | (3.7) | (20) | (3.9) | (1.73) | (0.06) | (0.50) | (56.2) | (52.5) | *(57.6) | (1.6) | – | (58.1) | (0.6) | (0.3) | (120) | (84) | (20) | (12) | (47) | (0.5) | (0.5) |
| 15072 | **チョココロネ** | 0 | 320 | (33.5) | (4.9) | (5.8) | (14.6) | (21) | (15.3) | (6.06) | (0.18) | (1.79) | *(44.3) | (40.9) | (44.9) | (1.1) | 0 | (44.4) | (0.9) | (0.4) | (160) | (160) | (78) | (18) | (92) | (0.6) | (0.6) |
| 15131 | **チョコパン，薄皮タイプ** | 0 | 340 | (35.0) | (4.0) | (4.7) | (18.5) | (16) | (19.4) | (7.39) | (0.22) | (2.22) | *(41.4) | (38.2) | (40.6) | (0.8) | 0 | (40.0) | (0.9) | (0.4) | (150) | (190) | (100) | (19) | (100) | (0.5) | (0.6) |
| 15132 | **メロンパン** | 0 | 349 | 20.9 | 6.7 | 8.0 | 10.2 | 37 | 10.5 | 4.93 | 0.13 | 1.18 | *60.6 | 56.2 | 59.6 | 1.7 | 0 | 59.9 | 0.8 | 0.5 | 210 | 110 | 26 | 16 | 84 | 0.6 | 0.6 |

可食部 100 g 当たり

| 銅 | マンガン | ヨウ素 | セレン | クロム | モリブデン | ビタミンA レチノール | α-カロテン | β-カロテン | β-クリプトキサンチン | β-カロテン当量 | レチノール活性当量 | ビタミンD | ビタミンE α-トコフェロール | β-トコフェロール | γ-トコフェロール | δ-トコフェロール | ビタミンK | ビタミンB1 | ビタミンB2 | ナイアシン | ナイアシン当量 | ビタミンB6 | ビタミンB12 | 葉酸 | パントテン酸 | ビオチン | ビタミンC | 備考 |
|---|---|---|---|---|---|---|---|---|---|---|---|---|---|---|---|---|---|---|---|---|---|---|---|---|---|---|---|---|
| 無機質 | | | | | | ビタミン | | | | | | | | | | | | | | | | | | | | | | 有 有機酸　ア アルコール　テ テオブロミン　ポ ポリフェノール |
| mg | mg | µg | µg | µg | µg | µg | µg | µg | µg | µg | µg | µg | mg | mg | mg | mg | µg | mg | mg | mg | mg | mg | µg | µg | mg | µg | mg | |
| (0.09) | (0.40) | 0 | 0 | 0 | 0 | 0 | 0 | (510) | 0 | (510) | (85) | — | (0.2) | 0 | 0 | 0 | (33) | (0.02) | (0.02) | (0.2) | (0.8) | (0.02) | 0 | (7) | (1.33) | (Tr) | 0 | |
| (0.22) | (1.09) | (0) | (4) | (Tr) | (100) | (0) | (0) | (0) | (0) | (0) | (0) | (0) | (0.1) | (0) | (0) | (0) | (0) | (0.06) | (0.03) | (0.5) | (2.2) | (0.06) | (Tr) | (11) | (0.64) | (2.5) | (0) | 部分割合：あられ 100 |
| (0.28) | (1.16) | (0) | (4) | (1) | (110) | (0) | (0) | (Tr) | (Tr) | (1) | (0) | (0) | (0.2) | (0.1) | (0.9) | (0.6) | (2) | (0.06) | (0.04) | (0.6) | (2.7) | (0.08) | (0) | (26) | (0.61) | (4.0) | (0) | 部分割合：あられ 88，甘納豆 6，いり大豆 6 |
| (0.17) | (0.68) | (1) | (4) | (1) | (70) | 0 | 0 | 0 | 0 | 0 | 0 | 0 | (2.3) | (0.2) | (9.4) | (1.8) | (28) | (0.08) | (0.02) | (1.2) | (2.5) | (0.11) | 0 | (11) | (0.61) | (1.0) | 0 | |
| (0.19) | (0.81) | (1) | (5) | (1) | (79) | 0 | 0 | 0 | 0 | 0 | 0 | 0 | (0.2) | 0 | 0 | 0 | 0 | (0.09) | (0.03) | (1.4) | (2.8) | (0.13) | 0 | (14) | (0.69) | (2.1) | 0 | 別名 ざらめせんべい<br>有(0.1) g，ア(0.2) g |
| (0.21) | (1.07) | 0 | (4) | (Tr) | (98) | 0 | 0 | 0 | 0 | 0 | 0 | 0 | (0.1) | 0 | 0 | 0 | 0 | (0.06) | (0.03) | (0.5) | (2.2) | (0.06) | (Tr) | (11) | (0.63) | (2.5) | 0 | 有(0.1) g，ア(0.2) g |
| (0.20) | (0.88) | (1) | (5) | (1) | (86) | 0 | 0 | 0 | 0 | 0 | 0 | 0 | (0.2) | 0 | 0 | 0 | 0 | (0.10) | (0.04) | (1.5) | (3.0) | (0.14) | 0 | (16) | (0.75) | (2.3) | 0 | 有(0.1) g，ア(0.2) g |
| (0.03) | (Tr) | (7) | (5) | (3) | (1) | (42) | 0 | (Tr) | (2) | (1) | (42) | (0.8) | (0.3) | 0 | (0.1) | 0 | (2) | (0.01) | (0.07) | (Tr) | (0.6) | (0.02) | (0.2) | (10) | (0.23) | (4.8) | 0 | 別名 たまごボーロ，乳ボーロ，栄養ボーロ，衛生ボーロ<br>乳児用としてカルシウム，ビタミン等の添加品あり |
| (0.12) | (0.32) | (8) | (8) | (1) | (11) | (49) | (Tr) | (Tr) | (3) | (2) | (49) | (0.9) | (0.4) | (0.1) | (0.9) | (Tr) | (3) | (0.12) | (0.11) | (0.8) | (2.6) | (0.07) | (0.3) | (21) | (0.68) | (8.1) | 0 | 有0g |
| (0.05) | (0.21) | 0 | (2) | (1) | (6) | 0 | 0 | 0 | 0 | 0 | 0 | 0 | (0.1) | (0.1) | 0 | 0 | 0 | (0.05) | (0.02) | (0.3) | (1.1) | (0.01) | 0 | (4) | (0.26) | (0.6) | 0 | |
| (0.38) | (0.92) | 0 | (2) | (4) | (130) | 0 | 0 | (1) | 0 | (1) | 0 | 0 | (0.6) | (0.4) | (3.8) | (2.9) | (9) | (0.02) | (0.08) | (0.7) | (3.6) | (0.17) | 0 | (75) | (0.34) | (10.0) | 0 | 糖衣のいり大豆 |
| (0.13) | (0.44) | 0 | (1) | 0 | (38) | 0 | 0 | 0 | 0 | 0 | 0 | 0 | (0.1) | 0 | 0 | 0 | 0 | (0.04) | (0.01) | (0.7) | (1.4) | (0.07) | 0 | (7) | (0.36) | (0.8) | 0 | |
| (0.08) | (0.30) | 0 | 0 | (1) | 0 | 0 | 0 | 0 | 0 | 0 | 0 | 0 | 0 | 0 | 0 | 0 | 0 | (0.01) | (Tr) | (0.1) | (0.7) | (0.01) | 0 | (2) | (0.07) | (Tr) | 0 | みじん粉製品 |
| (0.16) | (0.68) | 0 | 0 | 0 | 0 | 0 | 0 | 0 | 0 | 0 | 0 | 0 | (0.2) | (Tr) | (0.1) | 0 | 0 | (0.03) | (0.04) | (2.7) | (3.8) | (0.03) | 0 | (9) | (0.11) | (Tr) | 0 | 麦こがし製品 |
| (0.13) | (0.43) | (Tr) | (1) | (4) | (46) | 0 | 0 | 0 | 0 | 0 | 0 | 0 | (Tr) | 0 | (0.9) | (1.0) | (1) | (0.01) | (0.01) | (0.2) | (1.5) | (0.01) | 0 | (1) | (0.08) | (2.0) | 0 | さらしあん製品 |
| 0.09 | 0.29 | 22 | 13 | 1 | 11 | 1 | 0 | 3 | 0 | 3 | 2 | 0 | 4.3 | 0.2 | 4.5 | 0.2 | (0) | 0.18 | 0.13 | 1.2 | 2.7 | 0.05 | 0.1 | 33 | 0.32 | 4.0 | 0 | 揚げパン部分のみ |
| (0.10) | (0.26) | (2) | (13) | (1) | (21) | (10) | (0) | (0) | (1) | (Tr) | (10) | (0.2) | (0.4) | (0.1) | (0.6) | (1.0) | (2) | (0.06) | (0.07) | (0.5) | (1.8) | (0.03) | (0.1) | (27) | (0.35) | (3.3) | (0) | 小豆こしあん入り<br>部分割合：パン 10，あん 7 |
| (0.14) | (0.27) | (2) | (14) | (1) | (29) | (10) | (0) | (0) | (1) | (Tr) | (10) | (0.2) | (0.4) | (0.1) | (0.7) | (0.9) | (3) | (0.06) | (0.07) | (0.6) | (1.9) | (0.04) | (0.1) | (32) | (0.43) | (3.6) | (0) | 小豆つぶしあん入り<br>部分割合：パン 10，あん 7，有(Tr) |
| (0.12) | (0.35) | (1) | (5) | (1) | (28) | (4) | (0) | (0) | (Tr) | (Tr) | (4) | (0.1) | (0.1) | (Tr) | (0.7) | (1.7) | (3) | (0.03) | (0.04) | (0.2) | (1.3) | (0.01) | (Tr) | (11) | (0.16) | (2.1) | (0) | ミニあんパン，小豆こしあん入り<br>部分割合：パン 22，あん 78，有(Tr) |
| (0.18) | (0.35) | (1) | (5) | (1) | (42) | (4) | (0) | (0) | (Tr) | (Tr) | (4) | (0.1) | (0.2) | (Tr) | (0.8) | (1.5) | (5) | (0.04) | (0.05) | (0.3) | (1.4) | (0.04) | (Tr) | (17) | (0.28) | (2.4) | (0) | ミニあんパン，小豆つぶしあん入り<br>部分割合：パン 22，あん 78，有(Tr) |
| (0.07) | (0.28) | (4) | (14) | (3) | (11) | (7) | (110) | (270) | (2) | (320) | (34) | 0 | (2.1) | (0.1) | (1.6) | (0.5) | (8) | (0.11) | (0.15) | (1.1) | (2.2) | (0.05) | (0.1) | (17) | (0.26) | (3.3) | 0 | 製品全体<br>部分割合：パン 69，具 31<br>有(0.1) g |
| 0.08 | 0.28 | 3 | 18 | 2 | 13 | 9 | 2 | 10 | 1 | 11 | 10 | 0 | 2.7 | 0.2 | 2.0 | 0.5 | 9 | 0.11 | 0.18 | 1.1 | 2.4 | 0.04 | 0.1 | 21 | 0.26 | 3.7 | 0 | |
| 0.07 | 0.28 | 4 | 6 | 5 | 8 | 2 | 340 | 850 | 5 | 1000 | 87 | 0 | 0.7 | Tr | 0.8 | 0.5 | 5 | 0.11 | 0.07 | 1.1 | 2.0 | 0.07 | 0.1 | 9 | 0.24 | 2.3 | 0 | 有0.3g |
| (0.08) | (0.15) | (14) | (20) | (1) | (13) | (66) | (Tr) | (2) | (3) | (4) | (66) | (1.1) | (0.8) | (0.1) | (0.5) | (0.2) | (4) | (0.1) | (0.14) | (0.7) | (2.4) | (0.07) | (0.4) | (46) | (0.82) | (8.1) | (Tr) | 部分割合：パン 5，カスタードクリーム 3，有(Tr) |
| (0.05) | (0.08) | (19) | (14) | (0) | (8) | (92) | (Tr) | (3) | (4) | (5) | (93) | (1.5) | (0.7) | (Tr) | (0.3) | (0.1) | (5) | (0.07) | (0.15) | (0.3) | (1.7) | (0.06) | (0.5) | (34) | (0.82) | (9.0) | (Tr) | ミニクリームパン<br>部分割合：パン 31，カスタードクリーム 69<br>有(0.1) g |
| (0.07) | (0.17) | (3) | (15) | (1) | (10) | (11) | (0) | (0) | (1) | (Tr) | (11) | (0.2) | (0.5) | (0.1) | (0.4) | (0.1) | (2) | (0.07) | (0.07) | (0.6) | (1.7) | (0.04) | (0.1) | (40) | (0.42) | (3.3) | (3) | 部分割合：パン 5，いちごジャム 3 |
| (0.09) | (0.12) | (6) | (12) | (2) | (9) | (26) | (Tr) | (44) | (1) | (47) | (30) | (0.4) | (2.1) | (0.1) | (3.0) | (0.7) | (9) | (0.08) | (0.14) | (0.6) | (1.8) | (0.04) | (0.2) | (25) | (0.60) | (3.2) | (Tr) | 部分割合：パン 5，チョコクリーム 4<br>有(0.1) g，テTr，ポTr |
| (0.08) | (0.10) | (6) | (7) | (2) | (6) | (30) | (Tr) | (64) | (Tr) | (68) | (36) | (0.4) | (2.7) | (0.1) | (4.0) | (1.0) | (12) | (0.07) | (0.16) | (0.4) | (1.4) | (0.03) | (0.2) | (14) | (0.60) | (2.3) | (Tr) | ミニチョコパン<br>部分割合：パン 31，チョコクリーム 69<br>有(0.1) g，テTr，ポ0.1 g |
| 0.09 | 0.28 | 4 | 15 | 1 | 12 | 37 | 10 | 24 | 2 | 31 | 40 | 0.2 | 1.2 | 0.1 | 0.7 | 0.1 | 3 | 0.09 | 0.10 | 1.0 | 2.4 | 0.05 | 0.1 | 29 | 0.38 | 3.2 | 0 | |

# 15 菓子類

可食部100g当たり

| | 食品番号 | 食品名 | 廃棄率 | エネルギー | 水分 | たんぱく質: アミノ酸組成によるたんぱく質 | たんぱく質: たんぱく質 | 脂質: トリアシルグリセロール当量 | 脂質: コレステロール | 脂質: 脂質 | 脂肪酸: 飽和脂肪酸 | 脂肪酸: n-3系多価不飽和脂肪酸 | 脂肪酸: n-6系多価不飽和脂肪酸 | 炭水化物: 利用可能炭水化物（単糖当量） | 炭水化物: 利用可能炭水化物（質量計） | 炭水化物: 差引法による利用可能炭水化物 | 炭水化物: 食物繊維総量 | 炭水化物: 糖アルコール | 炭水化物: 炭水化物 | 灰分 | 食塩相当量 | 無機質: ナトリウム | 無機質: カリウム | 無機質: カルシウム | 無機質: マグネシウム | 無機質: リン | 無機質: 鉄 | 無機質: 亜鉛 |
|---|---|---|---|---|---|---|---|---|---|---|---|---|---|---|---|---|---|---|---|---|---|---|---|---|---|---|---|---|
| | | | % | kcal | g | g | g | g | mg | g | g | g | g | g | g | g | g | g | g | g | g | mg | mg | mg | mg | mg | mg | mg |
| 新 | 15181 | **菓子パン，あんなし** | 0 | 294 | (30.7) | (7.6) | (8.2) | (5.8) | (31) | (6.1) | − | − | − | (55.5)* | (51.1) | (53.3) | (1.7) | 0 | (54.1) | (0.9) | (0.5) | (190) | (92) | (26) | (16) | (67) | (0.6) | (0.7) |
| | | **ケーキ・ペストリー類** | | | | | | | | | | | | | | | | | | | | | | | | | | |
| | 15073 | **シュークリーム** | 0 | 211 | (56.3) | (5.5) | (6.0) | (10.4) | (200) | (11.4) | (6.28) | (0.06) | (0.60) | (25.3)* | (23.8) | (26.5) | (0.3) | (0) | (25.5) | (0.9) | (0.2) | (78) | (120) | (91) | (9) | (150) | (0.8) | (0.8) |
| | 15074 | **スポンジケーキ** | 0 | 283 | (32.0) | (7.3) | (7.9) | (6.0) | (170) | (7.5) | 1.97 | 0.09 | 1.09 | (52.8)* | (49.3) | (53.3) | (0.7) | (0) | (52.1) | (0.6) | (0.2) | (65) | (92) | (27) | (8) | (94) | (0.8) | (0.6) |
| | | **ショートケーキ** | | | | | | | | | | | | | | | | | | | | | | | | | | |
| | 15075 | 果実なし | 0 | 318 | (35.0) | (6.4) | (6.9) | (13.8) | (140) | (15.2) | (5.80) | (0.11) | (0.92) | (44.6)* | (41.7) | (43.6) | (0.6) | (0) | (42.3) | (0.6) | (0.2) | (80) | (86) | (31) | (7) | (100) | (0.6) | (0.5) |
| 新 | 15170 | いちご | 0 | 314 | (35.0) | (6.3) | (6.9) | (13.4) | (140) | (14.7) | − | − | − | (44.3)* | (41.5) | (43.5) | (0.9) | (0) | (42.7) | (0.7) | (0.2) | (77) | (120) | (34) | (10) | (100) | (0.7) | (0.5) |
| | 15133 | **タルト（洋菓子）** | 0 | 247 | (50.3) | (4.1) | (4.7) | (12.3) | (100) | (13.5) | (6.94) | (0.08) | (0.66) | (30.9)* | (28.9) | (30.6) | (1.4) | (0) | (30.5) | (1.0) | (0.2) | (79) | (120) | (82) | (11) | (77) | (0.6) | (0.4) |
| | | **チーズケーキ** | | | | | | | | | | | | | | | | | | | | | | | | | | |
| | 15134 | ベイクドチーズケーキ | 0 | 299 | (46.1) | (7.9) | (8.5) | (19.3) | (160) | (21.2) | (12.11) | (0.17) | (0.77) | (24.4)* | (23.0) | (25.1) | (0.2) | 0 | (23.3) | (0.9) | (0.5) | (180) | (86) | (53) | (8) | (98) | (0.5) | (0.7) |
| | 15135 | レアチーズケーキ | 0 | 349 | (43.1) | (5.3) | (5.8) | (25.2) | 64 | (27.5) | (16.59) | (0.16) | (0.74) | (21.9) | (20.5) | (24.6)* | (0.3) | 0 | (22.5) | (1.0) | (0.5) | (210) | (93) | (98) | (9) | (75) | (0.2) | (0.4) |
| | | **デニッシュペストリー** | | | | | | | | | | | | | | | | | | | | | | | | | | |
| 新 | 15182 | アメリカンタイプ，プレーン | 0 | 382 | (31.3) | (5.7) | (6.2) | (25.0) | (41) | (26.3) | − | − | − | (34.8)* | (31.9) | (34.8) | (2.1) | − | (35.1) | (1.1) | (0.8) | (300) | (92) | (27) | (13) | (68) | (0.6) | (0.7) |
| 新 | 15183 | アメリカンタイプ，あん入り，こしあん | 0 | 330 | (32.8) | (5.3) | (6.0) | (14.8) | (24) | (15.6) | − | − | − | (45.3)* | (42.2) | (43.5) | (2.9) | − | (44.9) | (0.7) | (0.5) | (180) | (68) | (33) | (15) | (60) | (1.0) | (0.6) |
| 新 | 15184 | アメリカンタイプ，あん入り，つぶしあん | 0 | 323 | (34.6) | (5.3) | (6.0) | (14.8) | (24) | (15.7) | − | − | − | (43.0)* | (40.0) | (40.8) | (3.6) | − | (42.9) | (0.8) | (0.5) | (200) | (120) | (23) | (17) | (70) | (1.0) | (0.7) |
| 新 | 15185 | アメリカンタイプ，あん入り，カスタードクリーム | 0 | 304 | (42.8) | (5.2) | (5.8) | (18.1) | (93) | (19.3) | − | − | − | (31.3)* | (29.0) | (31.5) | (1.4) | − | (31.2) | (0.9) | (0.5) | (200) | (100) | (51) | (11) | (97) | (0.6) | (0.7) |
| 名 | 15076 | デンマークタイプ，プレーン | 0 | 440 | (25.5) | (5.8) | (6.5) | (32.3) | (62) | (34.0) | (16.95) | (0.20) | (2.91) | (32.1)* | (29.3) | (32.3) | (2.7) | − | (33.2) | (0.8) | (0.5) | (220) | (80) | (17) | (13) | (70) | (0.7) | (0.7) |
| 新 | 15171 | デンマークタイプ，あん入り，こしあん | 0 | 384 | (25.5) | (5.8) | (6.5) | (20.1) | (39) | (21.3) | − | − | − | (46.2)* | (42.9) | (44.6) | (3.3) | − | (46.1) | (0.6) | (0.3) | (130) | (65) | (29) | (16) | (64) | (1.1) | (0.7) |
| 新 | 15172 | デンマークタイプ，あん入り，つぶしあん | 0 | 387 | (25.5) | (5.9) | (6.6) | (20.7) | (40) | (22.0) | − | − | − | (44.9)* | (41.7) | (42.9) | (4.2) | − | (45.2) | (0.7) | (0.4) | (160) | (120) | (19) | (19) | (77) | (1.1) | (0.7) |
| 新 | 15173 | デンマークタイプ，あん入り，カスタードクリーム | 0 | 417 | (25.5) | (6.6) | (7.3) | (27.8) | (130) | (29.6) | − | − | − | (36.3)* | (33.5) | (37.0) | (2.1) | − | (36.6) | (0.9) | (0.5) | (180) | (120) | (56) | (14) | (120) | (0.9) | (0.9) |
| | | **ドーナッツ** | | | | | | | | | | | | | | | | | | | | | | | | | | |
| 名 | 15077 | イーストドーナッツ，プレーン | 0 | 379 | (27.5) | (6.4) | (7.2) | (19.4) | (19) | (20.2) | (3.52) | (1.03) | (5.70) | (45.2) | (33.2) | (44.0)* | (1.5) | − | (43.9) | (1.2) | (0.8) | (310) | (110) | (43) | (14) | (73) | (0.5) | (0.6) |
| 新 | 15174 | イーストドーナッツ，あん入り，こしあん | 0 | 341 | (27.5) | (6.1) | (6.8) | (12.0) | (12) | (12.6) | − | − | − | (53.7) | (44.8) | (50.9)* | (2.6) | 0 | (52.2) | (0.9) | (0.5) | (190) | (85) | (45) | (16) | (66) | (1.0) | (0.6) |
| 新 | 15175 | イーストドーナッツ，あん入り，つぶしあん | 0 | 341 | (27.5) | (6.3) | (7.0) | (12.4) | (12) | (13.0) | − | − | − | (52.6) | (43.7) | (49.4)* | (3.4) | (0) | (51.5) | (1.0) | (0.6) | (220) | (140) | (36) | (19) | (78) | (1.0) | (0.7) |
| 新 | 15176 | イーストドーナッツ，あん入り，カスタードクリーム | 0 | 371 | (27.5) | (7.0) | (7.7) | (17.7) | (97) | (18.9) | − | − | − | (46.1) | (36.3) | (45.3)* | (1.2) | − | (44.6) | (1.3) | (0.6) | (250) | (140) | (75) | (15) | (120) | (0.7) | (0.8) |
| 変 | 15078 | ケーキドーナッツ，プレーン | 0 | 367 | (20.0) | (6.6) | (7.2) | (11.2) | (90) | (11.7) | (3.70) | (0.33) | (2.35) | (63.4)* | (58.7) | (60.1) | (1.2) | (0) | (60.2) | (0.9) | (0.4) | (160) | (120) | (42) | (9) | (95) | (0.6) | (0.4) |
| 新 | 15177 | ケーキドーナッツ，あん入り，こしあん | 0 | 353 | (20.0) | (7.6) | (8.3) | (7.7) | (120) | (5.4) | − | − | − | (66.4)* | (62.2) | (61.7) | (2.4) | 0 | (63.7) | (0.6) | (0.3) | (110) | (90) | (46) | (13) | (83) | (1.1) | (0.6) |
| 新 | 15178 | ケーキドーナッツ，あん入り，つぶしあん | 0 | 355 | (20.0) | (7.8) | (8.6) | (8.0) | (120) | (5.7) | − | − | − | (65.4)* | (61.3) | (60.2) | (3.4) | (0) | (63.1) | (0.7) | (0.3) | (130) | (150) | (36) | (16) | (96) | (1.1) | (0.6) |
| 新 | 15179 | ケーキドーナッツ，あん入り，カスタードクリーム | 0 | 375 | (20.0) | (8.8) | (9.6) | (12.7) | (250) | (10.5) | − | − | − | (59.6)* | (55.8) | (56.8) | (0.7) | (0) | (56.7) | (0.9) | (0.4) | (140) | (150) | (76) | (11) | (140) | (0.8) | (0.7) |
| | | **パイ** | | | | | | | | | | | | | | | | | | | | | | | | | | |
| | 15079 | パイ皮 | 0 | 373 | (32.0) | (4.6) | (5.0) | (23.3) | (1) | (25.4) | 5.26 | 0.61 | 6.46 | (38.0)* | (34.5) | (37.6) | (1.3) | 0 | (36.4) | (1.2) | (1.0) | (390) | (50) | (9) | (9) | (31) | (0.3) | (0.3) |
| | 15080 | アップルパイ | 0 | 294 | (45.0) | (3.7) | (4.0) | (16.0) | (1) | (17.5) | (3.61) | (0.42) | (4.43) | (39.5) | (36.9) | (33.1)* | (1.2) | (0.1) | (32.8) | (0.8) | (0.4) | (180) | (54) | (5) | (5) | (17) | (0.2) | (0.1) |
| | 15081 | ミートパイ | 0 | 381 | (36.2) | (8.9) | (9.7) | (27.4) | (13) | (29.9) | (6.67) | (0.66) | (7.06) | (31.8) | (29.0) | (23.7)* | (1.8) | (0) | (22.2) | (2.0) | (1.1) | (440) | (110) | (11) | (11) | (46) | (0.5) | (0.6) |

可食部100 g当たり

| 無機質 | | | | | | ビタミン | | | | | | | | | | | | | | | | | | | | | | |
|---|---|---|---|---|---|---|---|---|---|---|---|---|---|---|---|---|---|---|---|---|---|---|---|---|---|---|---|---|
| | | | | | | ビタミンA | | | | | | ビタミンD | ビタミンE | | | | ビタミンK | ビタミン$B_1$ | ビタミン$B_2$ | ナイアシン | ナイアシン当量 | ビタミン$B_6$ | ビタミン$B_{12}$ | 葉酸 | パントテン酸 | ビオチン | ビタミンC | 備考 |
| 銅 | マンガン | ヨウ素 | セレン | クロム | モリブデン | レチノール | α-カロテン | β-カロテン | β-クリプトキサンチン | β-カロテン当量 | レチノール活性当量 | | α-トコフェロール | β-トコフェロール | γ-トコフェロール | δ-トコフェロール | | | | | | | | | | | | 有 有機酸　ア アルコール |
| mg | mg | μg | μg | μg | μg | μg | μg | μg | μg | μg | μg | μg | mg | mg | mg | mg | μg | mg | mg | mg | mg | mg | μg | μg | mg | μg | mg | |
| (0.09) | (0.18) | (4) | (24) | (1) | (15) | (17) | (0) | (Tr) | (1) | (1) | (17) | (0.4) | (0.7) | (0.1) | (0.6) | (0.2) | (1) | (0.10) | (0.11) | (0.9) | (2.6) | (0.05) | (0.1) | (49) | (0.61) | (5.0) | (0) | 有(Tr) |
| (0.04) | (0.06) | (26) | (10) | (0) | (6) | (150) | (Tr) | (10) | (7) | (14) | (150) | (2.1) | (0.8) | (Tr) | (0.2) | (0) | (8) | (0.07) | (0.18) | (0.1) | (1.5) | (0.07) | (0.7) | (28) | (0.96) | (11.7) | (1) | エクレアを含む<br>部分割合：皮1，カスタードクリーム5<br>有(0.1) g |
| (0.05) | (0.14) | (15) | (12) | (1) | (6) | (120) | (Tr) | (6) | (6) | (9) | (120) | (1.7) | (0.7) | (0.1) | (0.2) | (0) | (6) | (0.06) | (0.18) | (0.2) | (2.1) | (0.05) | (0.5) | (24) | (0.68) | (11.0) | (0) | |
| (0.04) | (0.10) | (13) | (9) | (1) | (6) | (130) | (Tr) | (28) | (4) | (31) | (130) | (1.4) | (0.6) | (Tr) | (0.2) | (0) | (6) | (0.05) | (0.15) | (0.2) | (1.8) | (0.04) | (0.4) | (19) | (0.53) | (8.5) | (0) | デコレーションケーキを含む（果実などの具材は含まない）<br>スポンジとクリーム部分のみ<br>部分割合：スポンジケーキ3，ホイップクリーム1.<br>有(Tr) |
| (0.05) | (0.15) | (13) | (9) | (1) | (8) | (130) | (Tr) | (31) | (4) | (34) | (130) | (1.3) | (0.7) | (Tr) | (0.2) | (0) | (7) | (0.05) | (0.15) | (0.2) | (1.8) | (0.05) | (0.4) | (40) | (0.59) | (8.4) | (15) | 部分割合：スポンジケーキ3，ホイップクリーム1，イチゴ1．有(0.2) g |
| (0.05) | (0.19) | (9) | (5) | (1) | (7) | (120) | (Tr) | (30) | (3) | (32) | (120) | (0.7) | (0.7) | (0.1) | (0.3) | (0.1) | (6) | (0.05) | (0.11) | (0.4) | (1.2) | (0.04) | (0.2) | (42) | (0.50) | (4.6) | (21) | 有(0.3) g，ア(Tr) |
| (0.03) | (0.04) | (17) | (11) | (0) | (7) | (190) | (Tr) | (Tr) | (4) | (96) | (200) | (1.2) | (1.1) | (Tr) | (0.1) | (0) | (10) | (0.04) | (0.23) | (0.1) | (2.2) | (0.05) | (0.4) | (21) | (0.60) | (8.0) | (2) | 有(0.5) g |
| (0.03) | (0.08) | (10) | (4) | (1) | (8) | (150) | 0 | (38) | (1) | (93) | (160) | (0.2) | (0.7) | (Tr) | (0.1) | (0.1) | (8) | (0.04) | (0.16) | (0.2) | (1.3) | (0.03) | (0.1) | (8) | (0.34) | (1.9) | (2) | 有(0.5) g，ア(0.1) g |
| (0.07) | (0.11) | (4) | (14) | (Tr) | (9) | (53) | (Tr) | (41) | (1) | (42) | (56) | (1.6) | (3.1) | (0.2) | (5.5) | (1.3) | (9) | (0.11) | (0.12) | (1.0) | (2.3) | (0.05) | (0.1) | (63) | (0.50) | (5.4) | (0) | デニッシュ部分のみ<br>有(Tr) |
| (0.10) | (0.24) | (3) | (9) | (Tr) | (19) | (31) | 0 | (24) | (1) | (24) | (33) | (0.9) | (1.8) | (0.1) | (3.6) | (1.6) | (7) | (0.07) | (0.08) | (0.6) | (1.7) | (0.03) | (0.1) | (38) | (0.31) | (3.7) | 0 | 部分割合：デニッシュペストリープレーン10，並練りあん7．有(Tr) |
| (0.12) | (0.23) | (3) | (9) | (1) | (26) | (31) | 0 | (24) | (1) | (24) | (33) | (0.9) | (1.9) | (0.1) | (3.6) | (1.5) | (8) | (0.07) | (0.08) | (0.6) | (1.8) | (0.04) | (0.1) | (41) | (0.37) | (3.9) | 0 | 部分割合：デニッシュペストリープレーン10，つぶし練りあん7．有(Tr) |
| (0.06) | (0.08) | (12) | (12) | (Tr) | (8) | (80) | (Tr) | (27) | (3) | (29) | (83) | (1.7) | (2.2) | (0.1) | (3.5) | (0.8) | (8) | (0.09) | (0.14) | (0.6) | (1.9) | (0.06) | (0.3) | (50) | (0.65) | (7.4) | (Tr) | 部分割合：デニッシュペストリープレーン5，カスタードクリーム3．有(Tr) |
| (0.07) | (0.10) | (5) | (14) | (Tr) | (8) | (78) | (Tr) | (52) | (2) | (52) | (82) | (2.1) | (3.9) | (0.2) | (6.8) | (1.6) | (11) | (0.11) | (0.12) | (0.9) | (2.3) | (0.06) | (0.1) | (62) | (0.51) | (6.0) | (0) | デニッシュ部分のみ．有(Tr) |
| (0.10) | (0.25) | (3) | (9) | (Tr) | (20) | (48) | (0) | (32) | (1) | (33) | (51) | (1.3) | (2.4) | (0.1) | (4.6) | (1.9) | (9) | (0.07) | (0.09) | (0.6) | (1.9) | (0.03) | (0.1) | (39) | (0.33) | (4.4) | (0) | 部分割合：デニッシュペストリープレーン10，並練りあん7 |
| (0.14) | (0.24) | (3) | (9) | (1) | (27) | (50) | 0 | (33) | (1) | (33) | (52) | (1.3) | (2.5) | (0.1) | (4.7) | (1.9) | (10) | (0.08) | (0.09) | (0.6) | (1.9) | (0.05) | (0.1) | (43) | (0.41) | (4.6) | 0 | 部分割合：デニッシュペストリープレーン10，つぶし練りあん7 |
| (0.07) | (0.10) | (15) | (15) | (Tr) | (9) | (120) | (Tr) | (41) | (4) | (43) | (120) | (2.5) | (3.3) | (0.2) | (5.3) | (1.2) | (12) | (0.11) | (0.17) | (0.8) | (2.3) | (0.07) | (0.4) | (60) | (0.81) | (9.5) | (Tr) | 部分割合：デニッシュペストリープレーン5，カスタードクリーム3．有(Tr) |
| (0.07) | (0.17) | (5) | (17) | (1) | (12) | (10) | (0) | (0) | (1) | (Tr) | (10) | (0.2) | (2.5) | (0.3) | (8.6) | (1.8) | (25) | (0.09) | (0.11) | (0.7) | (2.2) | (0.05) | (0.1) | (37) | (0.56) | (3.9) | (Tr) | |
| (0.10) | (0.29) | (3) | (10) | (1) | (22) | (6) | (0) | (0) | (Tr) | (Tr) | (6) | (0.1) | (1.5) | (0.2) | (5.6) | (2.0) | (17) | (0.06) | (0.08) | (0.5) | (1.8) | (0.03) | (0.1) | (23) | (0.36) | (3.0) | (0) | 部分割合：イーストドーナッツプレーン10，並練りあん7．有(Tr) |
| (0.14) | (0.29) | (3) | (11) | (1) | (29) | (7) | (0) | (0) | (Tr) | (Tr) | (7) | (0.1) | (1.6) | (0.2) | (5.8) | (2.0) | (18) | (0.06) | (0.08) | (0.5) | (1.9) | (0.04) | (0.1) | (27) | (0.43) | (3.2) | (0) | 部分割合：イーストドーナッツプレーン10，つぶし練りあん7．有(Tr) |
| (0.07) | (0.15) | (16) | (17) | (1) | (11) | (65) | (Tr) | (2) | (3) | (4) | (66) | (1.1) | (2.2) | (0.2) | (6.6) | (1.4) | (22) | (0.1) | (0.16) | (0.6) | (2.3) | (0.07) | (0.4) | (40) | (0.84) | (7.9) | (Tr) | 部分割合：イーストドーナッツプレーン5，カスタードクリーム3．有(0.1) g |
| (0.06) | (0.21) | (10) | (8) | (1) | (7) | (53) | (Tr) | (1) | (3) | (2) | (54) | (0.9) | (1.3) | (0.1) | (2.7) | (0.6) | (9) | (0.07) | (0.12) | (0.3) | (2.0) | (0.04) | (0.3) | (16) | (0.58) | (6.4) | (0) | 有(Tr) |
| (0.10) | (0.32) | (6) | (5) | (1) | (20) | (34) | (0) | (Tr) | (2) | (1) | (34) | (0.6) | (0.9) | (0.1) | (2.1) | (1.4) | (8) | (0.05) | (0.09) | (0.2) | (1.7) | (0.03) | (0.2) | (11) | (0.39) | (4.7) | (0) | 部分割合：ケーキドーナッツプレーン10，並練りあん7 |
| (0.13) | (0.32) | (6) | (5) | (1) | (27) | (35) | (0) | (Tr) | (2) | (1) | (35) | (0.6) | (0.9) | (0.1) | (2.1) | (1.3) | (9) | (0.06) | (0.09) | (0.2) | (1.8) | (0.04) | (0.2) | (14) | (0.46) | (5.0) | (0) | 部分割合：ケーキドーナッツプレーン10，つぶし練りあん7 |
| (0.06) | (0.18) | (20) | (10) | (1) | (8) | (100) | (Tr) | (3) | (5) | (5) | (100) | (1.6) | (1.4) | (0.1) | (2.2) | (0.5) | (11) | (0.09) | (0.17) | (0.3) | (2.1) | (0.06) | (0.5) | (25) | (0.88) | (10.0) | (Tr) | 部分割合：ケーキドーナッツプレーン5，カスタードクリーム3．有(0.1) g |
| (0.06) | (0.19) | 0 | (11) | (1) | (9) | 0 | — | — | — | 0 | 0 | (Tr) | (2.5) | (0.1) | (3.1) | (1.2) | (2) | (0.05) | (0.02) | (0.3) | (1.3) | (0.02) | 0 | (6) | (0.32) | (0.7) | 0 | |
| (0.04) | (0.09) | (0) | (5) | (1) | (4) | (0) | (0) | (3) | (2) | (4) | (Tr) | (Tr) | (1.2) | (Tr) | (1.4) | (0.6) | (1) | (0.03) | (0.01) | (0.2) | (0.6) | (0.02) | (0) | (3) | (0.15) | (0.5) | (1) | 部分割合：パイ皮1，甘煮りんご1<br>有(0.1) g |
| (0.07) | (0.17) | (0) | (12) | (1) | (8) | (1) | (150) | (350) | (0) | (420) | (36) | (0.1) | (2.2) | (0.1) | (2.6) | (1.1) | (3) | (0.14) | (0.05) | (1.1) | (2.5) | (0.07) | (0.1) | (7) | (0.45) | (1.2) | (Tr) | 有(0.1) g |

# 15 菓子類

可食部 100 g 当たり

| 食品番号 | 食品名 | 廃棄率 | エネルギー | 水分 | たんぱく質 | | 脂質 | | | 脂肪酸 | | | 炭水化物 | | | | | | 灰分 | 食塩相当量 | 無機質 | | | | | | |
|---|---|---|---|---|---|---|---|---|---|---|---|---|---|---|---|---|---|---|---|---|---|---|---|---|---|---|---|
| | | | | | アミノ酸組成によるたんぱく質 | たんぱく質 | トリアシルグリセロール当量 | コレステロール | 脂質 | 飽和脂肪酸 | n-3系多価不飽和脂肪酸 | n-6系多価不飽和脂肪酸 | 利用可能炭水化物（単糖当量） | 利用可能炭水化物（質量計） | 差引法による利用可能炭水化物 | 食物繊維総量 | 糖アルコール | 炭水化物 | | | ナトリウム | カリウム | カルシウム | マグネシウム | リン | 鉄 | 亜鉛 |
| | | % | kcal | g | g | g | g | mg | g | g | g | g | g | g | g | g | g | g | g | g | mg | mg | mg | mg | mg | mg | mg |
| 15082 | **バターケーキ** | 0 | 422 | (20.0) | (5.3) | (5.8) | (23.2) | (160) | (25.3) | (14.73) | (0.12) | (1.07) | *(50.8) | (47.4) | (49.8) | (0.7) | 0 | (48.0) | (0.9) | (0.6) | (240) | (74) | (22) | (7) | (67) | (0.6) | (0.4) |
| 15083 | **ホットケーキ** | 0 | 253 | (40.0) | (7.0) | (7.7) | (4.9) | (77) | (5.4) | (2.33) | (0.05) | (0.71) | *(47.4) | (43.8) | (45.2) | (1.1) | 0 | (45.3) | (1.6) | (0.7) | (260) | (210) | (110) | (13) | (160) | (0.5) | (0.5) |
| | **ワッフル** | | | | | | | | | | | | | | | | | | | | | | | | | | |
| 15084 | カスタードクリーム入り | 0 | 241 | (45.9) | (6.6) | (7.3) | (7.0) | (140) | (7.9) | (3.18) | (0.08) | (0.90) | *(40.0) | (37.0) | (38.8) | (0.8) | (0) | (38.1) | (0.9) | (0.2) | (63) | (160) | (99) | (12) | (150) | (0.8) | (0.8) |
| 15085 | ジャム入り | 0 | 279 | (33.0) | (4.5) | (4.9) | (3.9) | (53) | (4.2) | (1.75) | (0.05) | (0.55) | *(59.6) | (55.9) | (56.6) | (1.3) | 0 | (57.3) | (0.6) | (0.1) | (43) | (120) | (44) | (10) | (68) | (0.4) | (0.3) |
| | **デザート菓子類** | | | | | | | | | | | | | | | | | | | | | | | | | | |
| 15086 | **カスタードプリン** | 0 | 116 | (74.1) | (5.3) | (5.7) | (4.5) | (120) | (5.5) | 2.10 | 0.05 | 0.51 | *(14.5) | (13.8) | (15.3) | 0 | 0 | (14.0) | (0.7) | (0.2) | (69) | (130) | (81) | (9) | (110) | (0.5) | (0.6) |
| 15136 | **牛乳寒天** | 0 | 61 | (85.2) | (1.0) | (1.1) | (1.2) | (4) | (1.3) | (0.79) | (0.01) | (0.03) | *(12.1) | (11.6) | (11.9) | (0.5) | 0 | (12.2) | (0.2) | 0 | (15) | (51) | (38) | (4) | (32) | (0.1) | (0.1) |
| 新 15142 | **こんにゃくゼリー** | 0 | 65 | (83.2) | – | 0 | – | 0 | (0.1) | – | – | – | 11.6 | 11.5 | *(15.6) | (0.8) | (Tr) | (16.4) | (0.4) | (0.1) | (58) | (110) | (15) | (1) | (37) | (Tr) | (Tr) |
| | **ゼリー** | | | | | | | | | | | | | | | | | | | | | | | | | | |
| 15087 | オレンジ | 0 | 80 | (77.6) | (1.9) | (2.1) | (0.1) | 0 | (0.1) | (0.02) | (0.01) | (0.02) | *(18.4) | (17.8) | (18.8) | (0.2) | 0 | (19.8) | (0.4) | 0 | (5) | (180) | (9) | (10) | (17) | (0.1) | (0.1) |
| 15088 | コーヒー | 0 | 43 | (87.8) | (1.4) | (1.6) | 0 | 0 | 0 | – | – | – | *(10.1) | (9.6) | (10.5) | 0 | – | (10.3) | (0.1) | 0 | (5) | (47) | (2) | (5) | (5) | (Tr) | 0 |
| 15089 | ミルク | 0 | 103 | (76.8) | (4.0) | (4.3) | (3.4) | (12) | (3.7) | (2.27) | (0.02) | (0.10) | *(14.8) | (14.1) | (14.9) | 0 | 0 | (14.4) | (0.7) | (0.1) | (43) | (150) | (110) | (10) | (91) | (Tr) | (0.4) |
| 15090 | ワイン | 0 | 65 | (84.1) | (1.7) | (1.7) | – | 0 | 0 | – | – | – | *(13.7) | (13.1) | (13.2) | 0 | – | (13.2) | (Tr) | 0 | (5) | (11) | (1) | (1) | (1) | (0.1) | 0 |
| 15091 | **ババロア** | 0 | 204 | (60.9) | (5.0) | (5.6) | (11.7) | (150) | (12.9) | (5.27) | (0.09) | (0.69) | *(20.8) | (19.9) | (21.6) | 0 | 0 | (19.9) | (0.6) | (0.1) | (52) | (90) | (72) | (6) | (130) | (0.6) | (0.6) |
| | **ビスケット類** | | | | | | | | | | | | | | | | | | | | | | | | | | |
| 15092 | **ウエハース** | 0 | 439 | 2.1 | (7.0) | 7.6 | 12.0 | 18 | 13.6 | 5.95 | 0.05 | 0.84 | *(80.1) | (74.5) | 76.2 | 1.2 | 0 | 75.3 | 1.4 | 1.2 | 480 | 76 | 21 | 9 | 63 | 0.6 | 0.4 |
| 15141 | **ウエハース，クリーム入り** | 0 | 492 | (2.7) | (7.0) | (7.5) | (20.7) | (1) | (21.8) | (10.88) | (0.07) | (1.64) | *(72.9) | (68.1) | (65.4) | (2.1) | (0) | (65.5) | (2.1) | (0.9) | (370) | (58) | (16) | (7) | (48) | (0.5) | (0.3) |
| | **クラッカー** | | | | | | | | | | | | | | | | | | | | | | | | | | |
| 15093 | オイルスプレークラッカー | 0 | 481 | 2.7 | (7.7) | 8.5 | 21.1 | – | 22.5 | 9.03 | 0.18 | 2.57 | – | – | *64.1 | 2.1 | – | 63.9 | 2.4 | 1.5 | 610 | 110 | 180 | 18 | 190 | 0.8 | 0.5 |
| 15094 | ソーダクラッカー | 0 | 421 | 3.1 | (9.6) | 10.4 | 9.3 | – | 9.8 | 3.66 | 0.06 | 0.89 | – | – | *73.6 | 2.1 | – | 74.4 | 2.3 | 1.9 | 730 | 140 | 55 | 21 | 85 | 0.7 | 0.4 |
| 15095 | **サブレ** | 0 | 459 | (3.1) | (5.7) | (6.1) | (16.1) | (54) | (16.6) | (7.27) | (0.18) | (2.09) | *(77.2) | (71.7) | (73.2) | (1.3) | 0 | (73.5) | (0.7) | (0.2) | (73) | (110) | (36) | (8) | (84) | (0.5) | (0.3) |
| 15054 | **中華風クッキー** | 0 | 513 | (3.0) | (4.5) | (5.1) | (27.6) | (75) | (29.5) | (11.22) | (0.13) | (3.09) | *(65.2) | (60.7) | (63.2) | (1.1) | 0 | (61.8) | (0.6) | (0.2) | (97) | (81) | (25) | (6) | (63) | (0.4) | (0.3) |
| | **ビスケット** | | | | | | | | | | | | | | | | | | | | | | | | | | |
| 15097 | ハードビスケット | 0 | 422 | 2.6 | 6.4 | 7.6 | 8.9 | 10 | 10.0 | 3.98 | 0.07 | 1.05 | 78.0 | 71.9 | *77.8 | 2.3 | – | 77.8 | 2.0 | 0.8 | 320 | 140 | 330 | 22 | 96 | 0.9 | 0.5 |
| 15098 | ソフトビスケット | 0 | 512 | 3.2 | (5.3) | 5.7 | 23.9 | 58 | 27.6 | 12.42 | 0.18 | 1.38 | *(72.6) | (67.0) | 65.3 | 1.4 | 0 | 62.6 | 0.9 | 0.6 | 220 | 110 | 20 | 12 | 66 | 0.5 | 0.4 |
| 15099 | **プレッツェル** | 0 | 465 | 1.0 | (8.6) | 9.9 | 16.8 | – | 18.6 | 5.05 | 0.06 | 1.28 | – | – | *68.8 | 2.6 | – | 68.2 | 2.3 | 1.9 | 750 | 160 | 36 | 22 | 140 | 0.9 | 0.5 |
| 15096 | **リーフパイ** | 0 | 558 | 2.5 | (5.2) | 5.8 | (34.7) | 1 | 35.5 | (16.20) | (0.37) | (4.15) | *(59.1) | (53.9) | 55.5 | 1.7 | 0 | 55.8 | 0.4 | 0.1 | 54 | 77 | 14 | 8 | 42 | 0.4 | 0.2 |
| 15100 | **ロシアケーキ** | 0 | 486 | (4.0) | (5.4) | (5.8) | (22.9) | (1) | (23.4) | (8.95) | (0.19) | (3.24) | *(67.8) | (63.3) | (64.9) | (1.8) | 0 | (65.8) | (1.0) | (0.5) | (200) | (140) | (41) | (32) | (75) | (0.5) | (0.4) |
| | **スナック類** | | | | | | | | | | | | | | | | | | | | | | | | | | |
| 15101 | **小麦粉あられ** | 0 | 472 | (2.0) | (7.0) | (7.6) | (18.4) | (1) | (19.5) | (6.43) | (0.22) | (2.34) | *(72.9) | (66.3) | (68.2) | (2.3) | – | (68.8) | (2.2) | (1.8) | (710) | (100) | (18) | (11) | (55) | (0.5) | (0.3) |
| 15102 | **コーンスナック** | 0 | 516 | 0.9 | (4.7) | 5.2 | 25.4 | (0) | 27.1 | 9.97 | 0.12 | 4.53 | – | – | *66.4 | 1.0 | – | 65.3 | 1.5 | 1.2 | 470 | 89 | 50 | 13 | 70 | 0.4 | 0.3 |
| | **ポテトチップス** | | | | | | | | | | | | | | | | | | | | | | | | | | |
| 15103 | ポテトチップス | 0 | 541 | 2.0 | (4.4) | 4.7 | (34.2) | Tr | 35.2 | (3.86) | (2.40) | (12.01) | – | – | *51.8 | 4.2 | – | 54.7 | 3.4 | 1.0 | 400 | 1200 | 17 | 70 | 100 | 1.7 | 0.5 |
| 15104 | 成形ポテトチップス | 0 | 515 | 2.2 | (6.3) | 5.8 | 28.8 | – | 32.0 | 12.96 | 0.06 | 2.19 | – | – | *55.2 | 4.8 | – | 57.3 | 2.7 | 0.9 | 360 | 900 | 49 | 53 | 140 | 1.2 | 0.7 |

可食部 100 g 当たり

| 無機質 銅 | 無機質 マンガン | 無機質 ヨウ素 | 無機質 セレン | 無機質 クロム | 無機質 モリブデン | ビタミンA レチノール | ビタミンA α-カロテン | ビタミンA β-カロテン | ビタミンA β-クリプトキサンチン | ビタミンA β-カロテン当量 | ビタミンA レチノール活性当量 | ビタミンD | ビタミンE α-トコフェロール | ビタミンE β-トコフェロール | ビタミンE γ-トコフェロール | ビタミンE δ-トコフェロール | ビタミンK | ビタミンB1 | ビタミンB2 | ナイアシン | ナイアシン当量 | ビタミンB6 | ビタミンB12 | 葉酸 | パントテン酸 | ビオチン | ビタミンC | 備考 |
|---|---|---|---|---|---|---|---|---|---|---|---|---|---|---|---|---|---|---|---|---|---|---|---|---|---|---|---|---|
| mg | mg | µg | µg | µg | µg | µg | µg | µg | µg | µg | µg | µg | mg | mg | mg | mg | µg | mg | mg | mg | mg | mg | µg | µg | mg | µg | mg | 有 有機酸　ア アルコール　カ カフェイン　タ タンニン |
| (0.04) | (0.12) | (10) | (8) | (1) | (5) | (190) | (1) | (51) | (5) | (54) | (200) | (1.2) | (0.8) | (Tr) | (0.2) | 0 | (8) | (0.05) | (0.12) | (0.2) | (1.5) | (0.03) | (0.3) | (16) | (0.48) | (7.0) | 0 | パウンドケーキ，マドレーヌを含む |
| (0.05) | (Tr) | (12) | (6) | (3) | (9) | (51) | 0 | (3) | (2) | (5) | (52) | (0.7) | (0.5) | (0.1) | (0.2) | (0.1) | (3) | (0.08) | (0.16) | (0.3) | (2.1) | (0.05) | (0.3) | (15) | (0.68) | (5.1) | (Tr) | 有 (0.1) g |
| (0.05) | (0.13) | (24) | (10) | (Tr) | (7) | (110) | (Tr) | (4) | (5) | (7) | (110) | (1.7) | (0.8) | (0.1) | (0.3) | (0.1) | (6) | (0.08) | (0.19) | (0.2) | (1.9) | (0.07) | (0.6) | (25) | (0.96) | (10.2) | (1) | 部分割合：皮 1，カスタードクリーム 1<br>有 (0.1) g |
| (0.04) | (0.18) | (7) | (4) | (1) | (5) | (31) | (0) | (1) | (1) | (2) | (32) | (0.5) | (0.4) | (Tr) | (0.2) | (0.1) | (4) | (0.05) | (0.09) | (0.3) | (1.2) | (0.04) | (0.2) | (22) | (0.41) | (3.5) | (6) | 部分割合：皮 1，いちごジャム 1<br>有 (Tr) |
| (0.02) | (0.01) | (20) | (9) | 0 | (4) | (87) | (Tr) | (4) | (4) | (6) | (88) | (1.4) | (0.5) | 0 | (0.1) | 0 | (5) | (0.04) | (0.20) | (0.1) | (1.5) | (0.05) | (0.5) | (18) | (0.69) | (8.4) | (1) | 別名 プリン，カスタードプディングプリン部分のみ．有 (0.1) g |
| (Tr) | (0.01) | (6) | (1) | 0 | (1) | (13) | 0 | (2) | 0 | (2) | (13) | (0.1) | (Tr) | 0 | 0 | 0 | (1) | (0.01) | (0.05) | (Tr) | (0.3) | (0.01) | (0.1) | (2) | (0.19) | (0.6) | (Tr) | 杏仁豆腐を含む．有 (0.1) g |
| (Tr) | (0.01) | 0 | 0 | (1) | 0 | 0 | 0 | (1) | (Tr) | (2) | 0 | 0 | 0 | 0 | 0 | 0 | 0 | (Tr) | 0 | (Tr) | (Tr) | (Tr) | 0 | 0 | 0 | (Tr) | 0 | |
| (0.03) | (0.03) | (1) | 0 | (1) | (1) | 0 | (7) | (16) | (50) | (45) | (4) | 0 | (0.3) | 0 | 0 | 0 | 0 | (0.07) | (0.02) | (0.3) | (0.3) | (0.06) | 0 | (26) | (0.22) | (0.3) | (40) | 別名 オレンジゼリー<br>ゼラチンゼリー，ゼリー部分のみ<br>有 (1.0) g |
| (Tr) | (0.02) | 0 | 0 | 0 | 0 | 0 | — | — | — | 0 | 0 | 0 | 0 | 0 | 0 | 0 | 0 | 0 | (Tr) | (0.6) | (0.6) | 0 | 0 | 0 | (Tr) | (1.1) | 0 | 別名 コーヒーゼリー<br>ゼラチンゼリー，ゼリー部分のみ<br>カ 0.1g，タ 0.2g |
| (0.01) | 0 | (16) | (3) | 0 | (4) | (37) | 0 | (6) | 0 | (6) | (37) | (0.3) | (0.1) | 0 | 0 | 0 | (2) | (0.04) | (0.15) | (0.1) | (0.7) | (0.03) | (0.3) | (5) | (0.54) | (1.8) | (1) | 別名 ミルクゼリー<br>ゼラチンゼリー，ゼリー部分のみ<br>有 (0.1) g |
| (Tr) | (0.02) | 0 | 0 | (Tr) | 0 | 0 | — | — | — | 0 | 0 | 0 | 0 | 0 | 0 | 0 | 0 | 0 | 0 | 0 | (Tr) | (Tr) | 0 | 0 | (0.01) | (0.2) | 0 | 別名 ワインゼリー<br>ゼラチンゼリー，ゼリー部分のみ<br>有 (Tr)，ア 0.9g，ア (0.9) g |
| (0.02) | (0.01) | (21) | (7) | (Tr) | (5) | (130) | 0 | (21) | (5) | (24) | (130) | (1.6) | (0.6) | 0 | (0.2) | 0 | (7) | (0.04) | (0.13) | (Tr) | (1.0) | (0.05) | (0.6) | (20) | (0.67) | (8.4) | (Tr) | ババロア部分のみ<br>有 (0.1) g |
| 0.14 | 0.23 | — | — | — | — | 16 | 0 | 9 | 0 | 9 | 17 | 0 | 1.1 | 0.1 | 1.0 | 0.1 | 4 | 0.03 | 0.08 | 0.5 | (2.2) | 0.02 | Tr | 6 | 0.24 | — | 0 | 乳幼児用としてカルシウム，ビタミン等添加品あり，有 Tr |
| (0.11) | (0.18) | (0) | (0) | (0) | (0) | (12) | (0) | (7) | (0) | (7) | (13) | (Tr) | (1.9) | (0.1) | (2.2) | (0.6) | (4) | (0.02) | (0.06) | (0.4) | (1.6) | (0.02) | (0) | (5) | (0.18) | (0) | (0) | 乳幼児用としてカルシウム，ビタミン等添加品あり，有 (Tr) |
| 0.12 | 0.49 | 0 | 3 | 2 | 10 | (0) | — | — | — | (0) | (0) | — | 12.0 | 0.4 | 1.9 | 0.8 | 4 | 0.08 | 0.04 | 0.8 | (2.5) | 0.04 | — | 12 | 0.45 | 1.7 | (0) | 別名 スナッククラッカー |
| 0.14 | 0.55 | — | — | — | — | (0) | — | — | — | (0) | (0) | — | 1.5 | 0.3 | 0.6 | 0.2 | 1 | 0.05 | 0.04 | 0.8 | (2.9) | 0.04 | — | 22 | 0.54 | — | (0) | |
| (0.06) | (0.23) | (5) | (6) | (1) | (7) | (30) | (0) | (Tr) | (2) | (1) | (30) | (0.6) | (1.7) | (0.1) | (1.8) | (0.7) | (3) | (0.07) | (0.07) | (0.3) | (1.7) | (0.03) | (0.2) | (12) | (0.45) | (4.1) | (0) | |
| (0.05) | (0.19) | (4) | (5) | (1) | (6) | (27) | 0 | 0 | (2) | (1) | (27) | (0.5) | (0.4) | (0.1) | (0.1) | 0 | (4) | (0.06) | (0.06) | (0.3) | (1.4) | (0.02) | (0.1) | (10) | (0.37) | (3.6) | 0 | ラードを用いたもの |
| 0.12 | 0.58 | 4 | 4 | 2 | 9 | 18 | 0 | 6 | 0 | 6 | 18 | Tr | 0.9 | 0.3 | 0.8 | 0.4 | 2 | 0.13 | 0.22 | 1.0 | 2.4 | 0.06 | — | 16 | 0.63 | 2.2 | (0) | 乳幼児用としてカルシウム，ビタミン等添加品あり |
| 0.08 | 0.33 | 3 | 4 | 1 | 9 | 130 | 0 | 180 | 0 | 180 | 150 | Tr | 2.2 | 0.2 | 1.7 | 0.6 | 6 | 0.06 | 0.05 | 0.6 | (1.8) | 0.04 | — | 7 | 0.45 | 2.3 | (0) | クッキーを含む<br>有 Tr |
| 0.12 | 0.43 | — | — | — | — | (0) | 3 | 53 | 10 | 59 | 5 | — | 2.6 | 0.3 | 3.8 | 0.9 | 7 | 0.13 | 0.11 | 1.1 | (3.1) | 0.06 | — | 27 | 0.51 | — | — | |
| 0.06 | 0.30 | Tr | 3 | 1 | 8 | 0 | — | — | — | 0 | 0 | Tr | 3.5 | 0.2 | 4.3 | 1.7 | 2 | 0.08 | 0.02 | 0.4 | (1.6) | 0.02 | 0 | 6 | 0.37 | 0.8 | 0 | パルミエを含む<br>別名 パフ |
| (0.14) | (0.37) | (Tr) | (3) | (1) | (4) | (1) | 0 | (1) | 0 | (1) | (1) | (Tr) | (4.5) | (0.1) | (2.3) | (0.9) | (1) | (0.06) | (0.14) | (0.6) | (1.8) | (0.02) | (Tr) | (9) | (0.27) | (1.0) | 0 | 部分割合：ビスケット 4，マカロン 2，クリーム 1．有 0g |
| (0.08) | (0.39) | (Tr) | (4) | (2) | (11) | 0 | — | — | — | 0 | 0 | (Tr) | (2.0) | (0.2) | (2.3) | (0.9) | (1) | (0.10) | (0.03) | (0.5) | (1.8) | (0.03) | 0 | (8) | (0.48) | (1.1) | 0 | 別名 小麦粉系スナック |
| 0.05 | 0.08 | — | — | — | — | (0) | 12 | 84 | 79 | 130 | 11 | — | 3.7 | 0.1 | 3.8 | 1.8 | — | 0.02 | 0.05 | 0.7 | (1.3) | 0.06 | — | 8 | 0.30 | — | (0) | |
| | | | | | | | | | | | | | | | | | | | | | | | | | | | | 別名 ポテトチップ |
| 0.21 | 0.40 | 260 | 0 | 3 | 10 | (0) | — | — | — | (0) | (0) | — | 6.2 | 0.3 | 0.8 | 0.1 | — | 0.26 | 0.06 | 4.3 | (5.6) | — | — | 70 | 0.94 | 1.6 | 15 | |
| 0.20 | 0.30 | — | — | — | — | 0 | 0 | 0 | 0 | 0 | 0 | — | 2.6 | 0.1 | 0.7 | 0.8 | 4 | 0.25 | 0.05 | 4.2 | (5.2) | 0.54 | — | 36 | 1.08 | — | 9 | |

# 15 菓子類

可食部100g当たり

| 食品番号 | 食品名 | 廃棄率 | エネルギー | 水分 | たんぱく質 |  | 脂質 |  |  | 脂肪酸 |  |  | 炭水化物 |  |  |  |  |  | 灰分 | 食塩相当量 | 無機質 |  |  |  |  |  |  |
|---|---|---|---|---|---|---|---|---|---|---|---|---|---|---|---|---|---|---|---|---|---|---|---|---|---|---|---|
|  |  |  |  |  | アミノ酸組成によるたんぱく質 | たんぱく質 | トリアシルグリセロール当量 | コレステロール | 脂質 | 飽和脂肪酸 | $n$-3系多価不飽和脂肪酸 | $n$-6系多価不飽和脂肪酸 | 利用可能炭水化物（単糖当量） | 利用可能炭水化物（質量計） | 差引き法による利用可能炭水化物 | 食物繊維総量 | 糖アルコール | 炭水化物 |  |  | ナトリウム | カリウム | カルシウム | マグネシウム | リン | 鉄 | 亜鉛 |
|  |  | % | kcal | g | g | g | g | mg | g | g | g | g | g | g | g | g | g | g | g | g | mg | mg | mg | mg | mg | mg | mg |
|  | **キャンデー類** |  |  |  |  |  |  |  |  |  |  |  |  |  |  |  |  |  |  |  |  |  |  |  |  |  |  |
| 15109 | **かわり玉** | 0 | 392 | (0.5) | – | 0 | – | 0 | 0 | – | – | – | (104.4)* | (99.5) | (99.5) | 0 | – | (99.5) | 0 | 0 | (1) | (2) | (1) | 0 | 0 | 0 | 0 |
| 15105 | **キャラメル** | 0 | 426 | 5.4 | (3.4) | 4.0 | 10.4 | 14 | 11.7 | 7.45 | 0.04 | 0.31 | – | – | (79.8)* | 0 | – | 77.9 | 1.0 | 0.3 | 110 | 180 | 190 | 13 | 100 | 0.3 | 0.4 |
| 15107 | **ゼリーキャンデー** | 0 | 334 | (16.0) | (Tr) | (Tr) | 0 | 0 | 0 | – | – | – | (88.7)* | (83.1) | (83.1) | (0.9) | 0 | (83.9) | (0.1) | 0 | (2) | (1) | (8) | (1) | (1) | (0.1) | (Tr) |
| 15108 | **ゼリービーンズ** | 0 | 358 | (9.5) | (Tr) | (Tr) | 0 | 0 | (Tr) | – | – | – | (95.0)* | (89.5) | (89.5) | (0.9) | 0 | (90.4) | (0.1) | 0 | (2) | (6) | (10) | (2) | (6) | (0.2) | (Tr) |
| 15110 | **ドロップ** | 0 | 389 | (2.0) | – | 0 | – | 0 | 0 | – | – | – | (103.8)* | (98.0) | (98.0) | 0 | – | (98.0) | (Tr) | 0 | (1) | (1) | (1) | 0 | (Tr) | (Tr) | 0 |
| 15111 | **バタースコッチ** | 0 | 414 | (2.0) | (Tr) | (Tr) | (6.0) | (17) | (6.5) | (4.10) | (0.03) | (0.13) | (95.9)* | (91.1) | (91.5) | 0 | – | (91.0) | (0.4) | (0.4) | (150) | (4) | (2) | (Tr) | (2) | (Tr) | 0 |
| 15112 | **ブリットル** | 0 | 506 | (1.5) | (11.8) | (12.6) | (27.0) | 0 | (26.5) | (5.28) | (0.07) | (7.56) | (55.5)* | (52.5) | (54.6) | (3.6) | 0 | (58.1) | (1.4) | (0.2) | (72) | (380) | (26) | (100) | (200) | (0.9) | (1.5) |
| 15113 | **マシュマロ** | 0 | 324 | (18.5) | (2.1) | (2.1) | – | 0 | 0 | – | – | – | (84.1)* | (79.3) | (79.4) | 0 | – | (79.3) | (Tr) | 0 | (7) | (1) | (1) | 0 | (1) | (0.1) | 0 |
| 15106 | **ラムネ** | 0 | 373 | 7.0 | – | 0 | – | (0) | 0.5 | – | – | – | – | – | 92.2* | (0) | – | 92.2 | 0.3 | 0.2 | 67 | 5 | 110 | 2 | 5 | 0.1 | 0 |
|  | **チョコレート類** |  |  |  |  |  |  |  |  |  |  |  |  |  |  |  |  |  |  |  |  |  |  |  |  |  |  |
| 15137 | **アーモンドチョコレート** | 0 | 562 | (2.0) | (10.4) | (11.4) | (39.6) | (12) | (40.4) | (14.19) | (0.06) | (4.96) | (40.1)* | (38.2) | (38.8) | (6.1) | 0 | (43.3) | (2.2) | (0.1) | (41) | (550) | (240) | (150) | (320) | (2.8) | (2.3) |
| 15114 | **カバーリングチョコレート** | 0 | 488 | (2.0) | (6.0) | (7.1) | (23.1) | (15) | (24.3) | (13.43) | (0.08) | (1.01) | (66.4)* | (62.2) | (63.1) | (3.2) | (0) | (64.2) | (1.9) | (0.3) | (140) | (320) | (160) | (50) | (180) | (1.6) | (1.1) |
| 新 15186 | **スイートチョコレート** | 0 | 530 | 0.6 | 4.2 | 5.8 | 34.6 | 4 | 37.7 | 20.98 | 0.07 | 1.07 | 48.0* | 45.6 | 46.7 | 7.7 | – | 52.6 | 1.5 | 0 | 9 | 430 | 60 | 130 | 210 | 4.0 | 1.8 |
| 新 15187 | **スイートチョコレート，カカオ増量** | 0 | 539 | 0.9 | 6.3 | 8.9 | 38.4 | 2 | 41.3 | 23.3 | 0.07 | 1.14 | 30.7 | 29.1 | 35.2* | 13.1 | – | 43.3 | 2.6 | 0 | 3 | 900 | 71 | 220 | 320 | 9.3 | 3.2 |
| 15115 | **ホワイトチョコレート** | 0 | 588 | 0.8 | – | 7.2 | 37.8 | 22 | 39.5 | 22.87 | 0.13 | 1.19 | (58.2)* | (55.4) | 52.0 | 0.6 | – | 50.9 | 1.6 | 0.2 | 92 | 340 | 250 | 24 | 210 | 0.1 | 0.8 |
| 15116 | **ミルクチョコレート** | 0 | 550 | 0.5 | (5.8) | 6.9 | 32.8 | 19 | 34.1 | 19.88 | 0.09 | 0.99 | (59.3)* | (56.5) | 53.9 | 3.9 | 0 | 55.8 | 1.8 | 0.2 | 64 | 440 | 240 | 74 | 240 | 2.4 | 1.6 |
|  | **果実菓子類** |  |  |  |  |  |  |  |  |  |  |  |  |  |  |  |  |  |  |  |  |  |  |  |  |  |  |
| 15117 | **マロングラッセ** | 0 | 303 | 21.0 | (0.9) | 1.1 | (0.2) | (0) | 0.3 | (0.05) | (0.03) | (0.12) | (79.1)* | (75.0) | 77.6 | – | 0 | 77.4 | 0.2 | 0.1 | 28 | 60 | 8 | – | 20 | 0.6 | – |
|  | **チューインガム類** |  |  |  |  |  |  |  |  |  |  |  |  |  |  |  |  |  |  |  |  |  |  |  |  |  |  |
| 15118 | **板ガム** | 20 | 388 | (3.1) | – | 0 | – | 0 | 0 | – | – | – | – | – | (96.9)* | 0 | – | (96.9) | (Tr) | 0 | (3) | (3) | (3) | – | (Tr) | (0.1) | – |
| 15119 | **糖衣ガム** | 20 | 390 | (2.4) | – | 0 | – | 0 | 0 | – | – | – | – | – | (97.6)* | 0 | – | (97.6) | (Tr) | 0 | (2) | (4) | (1) | – | (Tr) | (0.1) | – |
| 15120 | **風船ガム** | 25 | 387 | (3.3) | – | 0 | – | 0 | 0 | – | – | – | – | – | (96.7)* | 0 | – | (96.7) | (Tr) | 0 | (3) | (4) | (3) | – | (Tr) | (0.1) | – |
|  | **その他** |  |  |  |  |  |  |  |  |  |  |  |  |  |  |  |  |  |  |  |  |  |  |  |  |  |  |
| 15138 | **カスタードクリーム** | 0 | 174 | (61.8) | (4.4) | (5.1) | (6.5) | (180) | (7.6) | (2.90) | (0.07) | (0.73) | (26.1)* | (24.6) | (26.3) | (0.2) | 0 | (24.8) | (0.7) | (0.1) | (34) | (120) | (93) | (9) | (140) | (0.7) | (0.9) |
|  | **しるこ** |  |  |  |  |  |  |  |  |  |  |  |  |  |  |  |  |  |  |  |  |  |  |  |  |  |  |
| 15139 | こしあん | 0 | 211 | (46.1) | (4.0) | (4.7) | (0.1) | 0 | (0.3) | (0.03) | (0.02) | (0.05) | (50.0)* | (47.1) | (46.3) | (3.2) | 0 | (48.7) | (0.2) | 0 | (2) | (29) | (35) | (14) | (40) | (1.3) | (0.5) |
| 15140 | つぶしあん | 0 | 179 | (54.5) | (3.6) | (4.2) | (0.2) | 0 | (0.4) | (0.06) | (0.04) | (0.09) | (41.0)* | (38.6) | (37.0) | (4.3) | 0 | (40.5) | (0.4) | (0.1) | (42) | (120) | (14) | (17) | (55) | (1.1) | (0.5) |
| 新 15180 | **チョコレートクリーム** | 0 | 481 | (14.6) | (4.0) | (4.6) | (30.6) | (15) | (32.0) | – | – | – | (50.1)* | (47.0) | (48.8) | (0.6) | 0 | (47.3) | (1.2) | (0.5) | (200) | (310) | (160) | (26) | (150) | (0.6) | (0.6) |

可食部100g当たり

| 無機質 銅 | 無機質 マンガン | 無機質 ヨウ素 | 無機質 セレン | 無機質 クロム | 無機質 モリブデン | ビタミンA レチノール | ビタミンA α-カロテン | ビタミンA β-カロテン | ビタミンA β-クリプトキサンチン | ビタミンA β-カロテン当量 | ビタミンA レチノール活性当量 | ビタミンD | ビタミンE α-トコフェロール | ビタミンE β-トコフェロール | ビタミンE γ-トコフェロール | ビタミンE δ-トコフェロール | ビタミンK | ビタミン$B_1$ | ビタミン$B_2$ | ナイアシン | ナイアシン当量 | ビタミン$B_6$ | ビタミン$B_{12}$ | 葉酸 | パントテン酸 | ビオチン | ビタミンC | 備考 (有 有機酸　カ カフェイン　テ テオブロミン　ポ ポリフェノール) |
|---|---|---|---|---|---|---|---|---|---|---|---|---|---|---|---|---|---|---|---|---|---|---|---|---|---|---|---|---|
| mg | mg | μg | μg | μg | μg | μg | μg | μg | μg | μg | μg | μg | mg | mg | mg | mg | μg | mg | mg | mg | mg | mg | μg | μg | mg | μg | mg | |
| (0.01) | 0 | 0 | 0 | 0 | 0 | 0 | — | — | — | 0 | 0 | 0 | 0 | 0 | 0 | 0 | 0 | 0 | 0 | 0 | 0 | 0 | 0 | 0 | 0 | (0.1) | 0 | 別名 チャイナマーブル |
| 0.03 | 0.06 | 14 | 3 | 1 | 6 | 110 | 0 | 15 | 0 | 15 | 110 | 3.0 | 0.5 | Tr | 0.9 | 0.5 | 3 | 0.09 | 0.18 | 1.1 | 2.0 | 0.02 | — | 5 | 0.58 | 2.7 | (0) | 試料：ハードタイプ |
| (0.01) | (0.04) | 0 | 0 | 0 | 0 | 0 | 0 | 0 | 0 | 0 | 0 | 0 | 0 | 0 | 0 | 0 | 0 | 0 | 0 | 0 | 0 | 0 | 0 | 0 | (0.01) | 0 | 0 | 寒天ゼリー |
| (0.01) | (0.04) | 0 | 0 | (1) | 0 | 0 | 0 | 0 | 0 | 0 | 0 | 0 | 0 | 0 | 0 | 0 | 0 | 0 | 0 | 0 | 0 | 0 | 0 | 0 | (0.01) | (Tr) | 0 | 部分割合：糖衣 5，ゼリー 6 |
| (0.01) | (Tr) | 0 | 0 | 0 | 0 | 0 | 0 | 0 | 0 | 0 | 0 | 0 | 0 | 0 | 0 | 0 | 0 | 0 | 0 | 0 | 0 | 0 | 0 | 0 | 0 | (Tr) | 0 | |
| (0.01) | (Tr) | 0 | 0 | 0 | (Tr) | (61) | 0 | (15) | 0 | (15) | (62) | (0.1) | (0.1) | 0 | 0 | 0 | (2) | 0 | (Tr) | 0 | 0 | 0 | 0 | 0 | (0.01) | (0.1) | 0 | |
| (0.35) | (1.08) | (Tr) | (1) | 0 | (48) | 0 | 0 | (2) | (2) | (3) | 0 | 0 | (5.4) | (0.2) | (3.7) | (0.2) | 0 | (0.12) | (0.07) | (12.0) | (14.0) | (0.23) | 0 | (29) | (1.10) | (53.0) | 0 | いり落花生入り．有 (0.2) g |
| (0.01) | (Tr) | 0 | 0 | 0 | 0 | 0 | 0 | 0 | 0 | 0 | 0 | 0 | 0 | 0 | 0 | 0 | 0 | 0 | 0 | 0 | 0 | 0 | 0 | 0 | (Tr) | (Tr) | 0 | |
| 0.05 | 0 | 1 | 0 | 1 | Tr | (0) | (0) | (0) | (0) | (0) | (0) | (0) | (0) | (0) | (0) | (0) | (0) | 0 | 0 | 0 | 0 | 0 | 0 | Tr | 0 | 0 | 2 | |
| (0.77) | (1.14) | (12) | (4) | (15) | (7) | (41) | (3) | (26) | (1) | (28) | (43) | (0.6) | (11.0) | (0.1) | (4.5) | (0.3) | (4) | (0.19) | (0.64) | (2.1) | (4.3) | (0.10) | 0 | (35) | (1.18) | (4.9) | 0 | 部分割合：チョコレート 27，アーモンド 15<br>有 (0.2) g．テ 0.1 g．カ 0 g．ポ 0.5 g |
| (0.36) | (0.38) | (12) | (5) | (15) | (10) | (40) | (2) | (21) | (0) | (23) | (42) | (0.6) | (0.9) | (0.1) | (4.5) | (0.5) | (4) | (0.15) | (0.27) | (0.9) | (2.4) | (0.08) | (Tr) | (14) | (1.14) | (5.0) | (0) | 別名 エンローバーチョコレート<br>ビスケット等をチョコレートで被覆したもの<br>部分割合：チョコレート 3，ビスケット 2<br>有 (0.2) g．テ 0.1 g．カ Tr．ポ 0.4 g |
| 0.91 | 0.94 | 2 | 4 | 45 | 9 | 6 | 7 | 20 | 2 | 24 | 8 | 1.5 | 0.8 | Tr | 8.4 | 0.3 | 6 | 0.12 | 0.11 | 0.8 | 2.0 | 0.05 | 0.1 | 10 | 0.20 | 6.6 | 0 | 有 2.8 g．テ 0.5 g．カ 0.1 g．ポ 1.4 g ♣ |
| 1.74 | 1.85 | 1 | 7 | 94 | 18 | 1 | 8 | 24 | 2 | 29 | 3 | 1.7 | 0.5 | Tr | 9.5 | 0.2 | 7 | 0.15 | 0.11 | 1.3 | 3.1 | 0.06 | 0.1 | 17 | 0.19 | 10.7 | 0 | 有 0.6 g．テ 0.8 g．カ 0.1 g．ポ 2.2 g ♣ |
| 0.02 | 0.02 | 20 | 5 | 1 | 8 | 47 | 4 | 38 | 0 | 39 | 50 | Tr | 0.8 | Tr | 5.8 | 0.5 | 9 | 0.08 | 0.39 | 0.2 | 1.4 | 0.05 | — | 8 | 1.05 | 4.4 | — | ポ Tr |
| 0.55 | 0.41 | 19 | 6 | 24 | 11 | 63 | 4 | 35 | 0 | 37 | 66 | 1.0 | 0.7 | Tr | 6.5 | 0.4 | 6 | 0.19 | 0.41 | 1.2 | (2.8) | 0.11 | — | 18 | 1.56 | 7.6 | (0) | 有 0.3 g．テ 0.2 g．カ Tr．ポ 0.7 g |
| — | — | — | — | — | — | 0 | — | — | — | 10 | 1 | (0) | — | — | — | — | — | — | 0.03 | 0.1 | (0.3) | — | — | — | — | — | 0 | |
| — | — | — | — | — | — | 0 | — | — | — | 0 | 0 | (0) | — | — | — | — | — | 0 | 0 | 0 | 0 | — | — | — | — | — | 0 | 廃棄部位：ガムベース |
| — | — | — | — | — | — | 0 | — | — | — | 0 | 0 | (0) | — | — | — | — | — | 0 | 0 | 0 | 0 | — | — | — | — | — | 0 | 別名 粒ガム<br>廃棄部位：ガムベース |
| — | — | — | — | — | — | 0 | — | — | — | 0 | 0 | (0) | — | — | — | — | — | 0 | 0 | 0 | 0 | — | — | — | — | — | 0 | 廃棄部位：ガムベース |
| (0.02) | (0.04) | (18) | (10) | 0 | (5) | (120) | 0 | (5) | (14) | (12) | (120) | (1.9) | (2.5) | (Tr) | (0.3) | 0 | (7) | (0.07) | (0.16) | (0.1) | (1.3) | (0.07) | (0.6) | (26) | (0.83) | (11.0) | (1) | 業務用<br>有 (0.1) g |
| (0.11) | (0.35) | 0 | 0 | (Tr) | (28) | 0 | 0 | 0 | 0 | 0 | 0 | 0 | 0 | 0 | (0.7) | (1.8) | (3) | (0.01) | (0.02) | (Tr) | (0.9) | 0 | 0 | (1) | (0.03) | (1.2) | 0 | 別名 御膳しるこ<br>具材は含まない |
| (0.15) | (0.30) | 0 | 0 | (1) | (37) | 0 | 0 | 0 | 0 | 0 | 0 | 0 | (0.1) | — | (0.7) | (1.4) | (4) | (0.01) | (0.02) | (0.1) | (0.8) | (0.02) | 0 | (6) | (0.13) | (1.3) | — | 別名 田舎しるこ，ぜんざい<br>具材は含まない |
| (0.10) | (0.07) | (10) | (2) | (6) | (4) | (45) | (1) | (89) | 0 | (95) | (53) | (3.2) | (4.3) | (0.2) | (11.0) | (1.7) | (16) | (0.07) | (0.23) | (0.3) | (1.1) | (0.03) | (0.3) | (3) | (0.77) | (1.8) | (1) | テ Tr．ポ 0.1 g |

# 16 し好飲料類

可食部100 g当たり

| 食品番号 | 食品名 | 廃棄率 (%) | エネルギー (kcal) | 水分 (g) | たんぱく質: アミノ酸組成によるたんぱく質 (g) | たんぱく質: たんぱく質 (g) | 脂質: トリアシルグリセロール当量 (g) | 脂質: コレステロール (mg) | 脂質: 脂質 (g) | 脂肪酸: 飽和脂肪酸 (g) | 脂肪酸: n-3系多価不飽和脂肪酸 (g) | 脂肪酸: n-6系多価不飽和脂肪酸 (g) | 炭水化物: 利用可能炭水化物(単糖当量) (g) | 炭水化物: 利用可能炭水化物(質量計) (g) | 炭水化物: 差引法による利用可能炭水化物 (g) | 炭水化物: 食物繊維総量 (g) | 炭水化物: 糖アルコール (g) | 炭水化物: 炭水化物 (g) | 灰分 (g) | 食塩相当量 (g) | 無機質: ナトリウム (mg) | 無機質: カリウム (mg) | 無機質: カルシウム (mg) | 無機質: マグネシウム (mg) | 無機質: リン (mg) | 無機質: 鉄 (mg) | 無機質: 亜鉛 (mg) |
|---|---|---|---|---|---|---|---|---|---|---|---|---|---|---|---|---|---|---|---|---|---|---|---|---|---|---|---|
| | **アルコール飲料類** | | | | | | | | | | | | | | | | | | | | | | | | | | |
| | (醸造酒類) | | | | | | | | | | | | | | | | | | | | | | | | | | |
| | **清酒** | | | | | | | | | | | | | | | | | | | | | | | | | | |
| 16001 | 普通酒 | 0 | 107 | 82.4 | 0.3 | 0.4 | 0 | 0 | Tr | 0 | 0 | 0 | 2.5 | 2.5 | *5.0 | 0 | − | 4.9 | Tr | 0 | 2 | 5 | 3 | 1 | 7 | Tr | 0.1 |
| 16002 | 純米酒 | 0 | 102 | 83.7 | (0.3) | 0.4 | 0 | 0 | Tr | 0 | 0 | 0 | (2.3) | (2.3) | *3.7 | 0 | − | 3.6 | Tr | 0 | 4 | 5 | 3 | 1 | 9 | 0.1 | 0.1 |
| 16003 | 本醸造酒 | 0 | 106 | 82.8 | (0.3) | 0.4 | 0 | 0 | 0 | 0 | 0 | 0 | (2.6) | (2.6) | *4.6 | 0 | − | 4.5 | Tr | 0 | 2 | 5 | 3 | 1 | 8 | Tr | 0.1 |
| 16004 | 吟醸酒 | 0 | 103 | 83.6 | (0.2) | 0.3 | 0 | 0 | 0 | 0 | 0 | 0 | (2.4) | (2.4) | *3.7 | 0 | − | 3.6 | Tr | 0 | 2 | 7 | 2 | 1 | 7 | Tr | 0.1 |
| 16005 | 純米吟醸酒 | 0 | 102 | 83.5 | (0.3) | 0.4 | 0 | 0 | 0 | 0 | 0 | 0 | (2.5) | (2.5) | *4.2 | 0 | − | 4.1 | Tr | 0 | 3 | 5 | 2 | 1 | 8 | Tr | 0.1 |
| | **ビール** | | | | | | | | | | | | | | | | | | | | | | | | | | |
| 16006 | 淡色 | 0 | 39 | 92.8 | 0.2 | 0.3 | 0 | 0 | 0 | 0 | 0 | 0 | Tr | Tr | *3.1 | 0 | − | 3.1 | 0.1 | 0 | 3 | 34 | 3 | 7 | 15 | Tr | Tr |
| 16007 | 黒 | 0 | 45 | 91.6 | (0.3) | 0.4 | 0 | 0 | Tr | 0 | 0 | 0 | − | − | *3.5 | 0.2 | − | 3.6 | 0.2 | 0 | 3 | 55 | 3 | 10 | 33 | 0.1 | Tr |
| 16008 | スタウト | 0 | 62 | 88.4 | (0.3) | 0.5 | 0 | 0 | Tr | 0 | 0 | 0 | − | − | *4.8 | 0.3 | − | 4.9 | 0.3 | 0 | 4 | 65 | 3 | 14 | 43 | 0.1 | Tr |
| 16009 | **発泡酒** | 0 | 44 | 92.0 | (0.1) | 0.1 | 0 | 0 | 0 | 0 | 0 | 0 | 0 | 0 | *3.6 | 0 | − | 3.6 | 0.1 | 0 | 1 | 13 | 4 | 4 | 8 | 0 | Tr |
| | **ぶどう酒** | | | | | | | | | | | | | | | | | | | | | | | | | | |
| 16010 | 白 | 0 | 75 | 88.6 | − | 0.1 | − | (0) | Tr | − | − | − | *(2.5) | (2.2) | 1.4 | − | − | 2.0 | 0.2 | 0 | 3 | 60 | 8 | 7 | 12 | 0.3 | Tr |
| 16011 | 赤 | 0 | 68 | 88.7 | − | 0.2 | − | (0) | Tr | − | − | − | *(0.2) | (0.2) | 1.0 | − | − | 1.5 | 0.3 | 0 | 2 | 110 | 7 | 9 | 13 | 0.4 | Tr |
| 16012 | ロゼ | 0 | 71 | 87.4 | − | 0.1 | 0 | 0 | Tr | 0 | 0 | 0 | *(2.5) | (2.5) | 3.4 | 0 | − | 4.0 | Tr | 0 | 4 | 60 | 10 | 7 | 10 | 0.4 | Tr |
| 16013 | **紹興酒** | 0 | 126 | 78.8 | − | 1.7 | − | (0) | Tr | − | − | − | − | − | *5.1 | Tr | − | 5.1 | 0.3 | 0 | 15 | 55 | 25 | 19 | 37 | 0.3 | 0.4 |
| | (蒸留酒類) | | | | | | | | | | | | | | | | | | | | | | | | | | |
| | **しょうちゅう** | | | | | | | | | | | | | | | | | | | | | | | | | | |
| 16014 | 連続式蒸留しょうちゅう | 0 | 203 | 71.0 | − | 0 | − | (0) | 0 | − | − | − | − | − | *0 | (0) | − | 0 | 0 | (0) | − | − | − | − | − | − | − |
| 16015 | 単式蒸留しょうちゅう | 0 | 144 | 79.5 | − | 0 | − | (0) | 0 | − | − | − | − | − | *0 | (0) | − | 0 | 0 | − | − | − | − | − | − | − | − |
| 新 16060 | 泡盛 | 0 | 206 | 70.6 | − | Tr | − | − | Tr | − | − | − | − | − | *0 | − | − | 0 | 0 | 0 | 1 | 1 | Tr | 0 | 0 | Tr | 0 |
| 16016 | **ウイスキー** | 0 | 234 | 66.6 | − | 0 | − | (0) | 0 | − | − | − | − | − | *0 | (0) | − | 0 | 0 | 0 | 2 | 1 | 0 | 0 | Tr | Tr | Tr |
| 16017 | **ブランデー** | 0 | 234 | 66.6 | − | 0 | − | (0) | 0 | − | − | − | − | − | *0 | (0) | − | 0 | 0 | 0 | 4 | 1 | 0 | 0 | Tr | 0 | Tr |
| 16018 | **ウオッカ** | 0 | 237 | 66.2 | − | 0 | − | (0) | 0 | − | − | − | − | − | *0 | (0) | − | Tr | 0 | 0 | Tr | Tr | (0) | − | (0) | (0) | − |
| 16019 | **ジン** | 0 | 280 | 59.9 | − | 0 | − | (0) | Tr | − | − | − | − | − | *0.1 | (0) | − | 0.1 | 0 | 0 | Tr | Tr | (0) | − | (0) | (0) | − |
| 16020 | **ラム** | 0 | 237 | 66.1 | − | 0 | − | (0) | Tr | − | − | − | − | − | *0.1 | (0) | − | 0.1 | 0 | 0 | 3 | Tr | 0 | 0 | Tr | 0 | Tr |
| 16021 | **マオタイ酒** | 0 | 317 | 54.7 | − | 0 | − | (0) | 0 | − | − | − | − | − | *0 | (0) | − | 0 | 0 | 0 | Tr | Tr | 2 | 0 | Tr | 0.3 | Tr |
| | (混成酒類) | | | | | | | | | | | | | | | | | | | | | | | | | | |
| 16022 | **梅酒** | 0 | 155 | 68.9 | − | 0.1 | − | − | Tr | − | − | − | − | − | *20.7 | − | − | 20.7 | 0.1 | 0 | 4 | 39 | 1 | 2 | 3 | Tr | Tr |
| 16023 | **合成清酒** | 0 | 108 | 82.2 | − | 0.1 | − | − | 0 | − | − | − | − | − | *5.3 | − | − | 5.3 | 0.1 | 0 | 11 | 3 | 2 | Tr | 5 | 0 | Tr |
| 16024 | **白酒** | 0 | 236 | 44.7 | − | 1.9 | − | − | Tr | − | − | − | − | − | *48.5 | − | − | 48.1 | Tr | 0 | 5 | 14 | 3 | 4 | 14 | 0.1 | 0.3 |
| | **みりん** | | | | | | | | | | | | | | | | | | | | | | | | | | |
| 16025 | 本みりん | 0 | 241 | 47.0 | 0.2 | 0.3 | − | − | Tr | − | − | − | 26.8 | 26.6 | *43.3 | − | − | 43.2 | Tr | 0 | 3 | 7 | 2 | 2 | 7 | 0 | 0 |

可食部100g当たり

| 無機質 | | | | | | ビタミン | | | | | | | | | | | | | | | | | | | | | | 備考 |
|---|---|---|---|---|---|---|---|---|---|---|---|---|---|---|---|---|---|---|---|---|---|---|---|---|---|---|---|---|
| | | | | | | ビタミンA | | | | | | | ビタミンE | | | | | | | | | | | | | | | |
| 銅 | マンガン | ヨウ素 | セレン | クロム | モリブデン | レチノール | α-カロテン | β-カロテン | β-クリプトキサンチン | β-カロテン当量 | レチノール活性当量 | ビタミンD | α-トコフェロール | β-トコフェロール | γ-トコフェロール | δ-トコフェロール | ビタミンK | ビタミン$B_1$ | ビタミン$B_2$ | ナイアシン | ナイアシン当量 | ビタミン$B_6$ | ビタミン$B_{12}$ | 葉酸 | パントテン酸 | ビオチン | ビタミンC | 有 有機酸　ア アルコール |
| mg | mg | µg | µg | µg | µg | µg | µg | µg | µg | µg | µg | µg | mg | mg | mg | mg | µg | mg | mg | mg | mg | mg | µg | µg | mg | µg | mg | |
| | | | | | | | | | | | | | | | | | | | | | | | | | | | | 別名 日本酒 |
| Tr | 0.16 | 1 | 0 | 0 | 1 | 0 | 0 | 0 | 0 | 0 | 0 | 0 | 0 | 0 | 0 | 0 | 0 | Tr | 0 | 0 | Tr | 0.07 | 0 | 0 | 0 | 0 | 0 | (100g：100.1mL，100mL：99.9g) ア12.3g，15.4容量% |
| Tr | 0.18 | – | – | – | – | 0 | 0 | 0 | 0 | 0 | 0 | 0 | 0 | 0 | 0 | 0 | 0 | Tr | 0 | 0 | (Tr) | 0.12 | 0 | 0 | 0.02 | – | 0 | (100g：100.2mL，100mL：99.8g) ア12.3g，15.4容量% |
| Tr | 0.19 | – | – | – | – | 0 | 0 | 0 | 0 | 0 | 0 | 0 | 0 | 0 | 0 | 0 | 0 | Tr | 0 | 0 | (Tr) | 0.09 | 0 | 0 | 0 | – | 0 | (100g：100.2mL，100mL：99.8g) ア12.3g，15.4容量% |
| 0.01 | 0.16 | – | – | – | – | 0 | 0 | 0 | 0 | 0 | 0 | 0 | 0 | 0 | 0 | 0 | 0 | 0 | 0 | 0 | (Tr) | 0.12 | 0 | 0 | 0.06 | – | 0 | (100g：100.3mL，100mL：99.7g) ア12.5g，15.7容量% |
| 0.01 | 0.20 | – | – | – | – | 0 | 0 | 0 | 0 | 0 | 0 | 0 | 0 | 0 | 0 | 0 | 0 | 0 | 0 | 0 | (Tr) | 0.14 | 0 | 0 | 0.06 | – | 0 | (100g：100.2mL，100mL：99.8g) ア12.0g，15.1容量% |
| Tr | 0.01 | 1 | Tr | 0 | 0 | 0 | 0 | 0 | 0 | 0 | 0 | 0 | 0 | 0 | 0 | 0 | 0 | 0 | 0.02 | 0.8 | 0.9 | 0.05 | 0.1 | 7 | 0.08 | 0.9 | 0 | 生ビールを含む (100g：99.2mL，100mL：100.8g) 有0.1g．ア3.7g，4.6容量% |
| Tr | 0.02 | – | – | – | – | 0 | 0 | 0 | 0 | 0 | 0 | 0 | 0 | 0 | 0 | 0 | 0 | 0 | 0.04 | 1.0 | (1.1) | 0.07 | Tr | 9 | 0.04 | – | 0 | 生ビールを含む (100g：99.0mL，100mL：101.0g) ア4.2g，5.3容量% |
| Tr | 0.06 | – | – | – | – | 0 | 0 | 0 | 0 | 0 | 0 | 0 | 0 | 0 | 0 | 0 | 0 | 0 | 0.05 | 1.0 | (1.1) | 0.06 | Tr | 10 | 0.12 | – | 0 | (100g：98.1mL，100mL：101.9g) ア5.9g，7.6容量% |
| Tr | 0.01 | – | – | – | – | 0 | 0 | 0 | 0 | 0 | 0 | 0 | 0 | 0 | 0 | 0 | 0 | 0 | 0.01 | 0.3 | (0.3) | 0.01 | 0 | 4 | 0.10 | – | 0 | (100g：99.1mL，100mL：100.9g) ア4.2g，5.3容量% |
| 0.01 | 0.09 | – | – | – | – | (0) | – | – | – | (0) | (0) | (0) | – | – | – | – | (0) | 0 | 0 | 0.1 | 0.1 | 0.02 | 0 | 0 | 0.07 | – | 0 | 別名 白ワイン (100g：100.2mL，100mL：99.8g) 有0.6g．ア9.1g，11.4容量% |
| 0.02 | 0.15 | Tr | 0 | 2 | 1 | (0) | – | – | – | (0) | (0) | (0) | – | – | – | – | (0) | 0 | 0.01 | 0.1 | 0.1 | 0.03 | 0 | 0 | 0.07 | 1.9 | 0 | 別名 赤ワイン (100g：100.4mL，100mL：99.6g) 有0.5g．ア9.3g，11.6容量% |
| 0.02 | 0.10 | – | – | – | – | 0 | 0 | 0 | 0 | 0 | 0 | 0 | 0 | 0 | 0 | 0 | 0 | 0 | 0 | 0.1 | 0.1 | 0.02 | 0 | 0 | 0 | – | 0 | 別名 ロゼワイン (100g：99.8mL，100mL：100.2g) 有0.6g．ア8.5g，10.7容量% |
| 0.02 | 0.49 | – | – | – | – | (0) | – | – | – | (0) | (0) | (0) | – | – | – | – | (0) | Tr | 0.03 | 0.6 | 0.9 | 0.03 | Tr | 1 | 0.19 | – | 0 | (100g：99.4mL，100mL：100.6g) ア14.1g，17.8容量% |
| – | – | – | – | – | – | (0) | – | – | – | (0) | (0) | (0) | – | – | – | – | (0) | (0) | (0) | (0) | 0 | (0) | (0) | (0) | (0) | – | (0) | (100g：104.4mL，100mL：95.8g) ア29.0g，35.0容量% |
| – | – | – | – | – | – | (0) | – | – | – | (0) | (0) | (0) | – | – | – | – | (0) | (0) | (0) | (0) | 0 | (0) | (0) | (0) | (0) | – | (0) | (100g：103.1mL，100mL：97.0g) ア20.5g，25.0容量% |
| Tr | Tr | – | – | – | – | – | – | – | – | – | – | – | – | – | – | – | – | – | – | – | 0 | – | – | – | – | – | – | (100g：104.4mL，100mL：95.8g) ア29.3g，35.4容量%， |
| 0.01 | 0 | – | – | – | – | (0) | – | – | – | (0) | (0) | (0) | – | – | – | – | (0) | (0) | (0) | (0) | 0 | (0) | (0) | (0) | (0) | – | (0) | (100g：105.0mL，100mL：95.2g) ア33.4g，40.0容量% |
| 0.03 | 0 | – | – | – | – | (0) | – | – | – | (0) | (0) | (0) | – | – | – | – | (0) | (0) | (0) | (0) | 0 | (0) | (0) | (0) | (0) | – | (0) | (100g：105.0mL，100mL：95.2g) ア33.4g，40.0容量% |
| – | – | – | – | – | – | (0) | – | – | – | (0) | (0) | (0) | – | – | – | – | (0) | (0) | (0) | (0) | 0 | (0) | (0) | (0) | (0) | – | (0) | (100g：105.3mL，100mL：95.0g) ア33.8g，40.4容量% |
| – | – | – | – | – | – | (0) | – | – | – | (0) | (0) | (0) | – | – | – | – | (0) | (0) | (0) | (0) | 0 | (0) | (0) | (0) | (0) | – | (0) | (100g：106.4mL，100mL：94.0g) ア40.0g，47.4容量% |
| Tr | 0 | – | – | – | – | (0) | – | – | – | (0) | (0) | (0) | – | – | – | – | (0) | (0) | (0) | (0) | 0 | (0) | (0) | (0) | (0) | – | (0) | (100g：105.2mL，100mL：95.1g) ア33.8g，40.5容量% |
| 0.02 | 0.01 | – | – | – | – | (0) | – | – | – | (0) | (0) | (0) | – | – | – | – | (0) | (0) | (0) | (0) | 0 | (0) | (0) | (0) | (0) | – | (0) | (100g：107.5mL，100mL：93.0g) ア45.3g，53.0容量% |
| 0.01 | 0.01 | 0 | 0 | 1 | Tr | (0) | – | – | – | (0) | (0) | – | – | – | – | – | – | 0 | 0.01 | Tr | Tr | 0.01 | 0 | 0 | 0 | 0.1 | 0 | (100g：96.2mL，100mL：103.9g) ア10.2g，13.0容量% |
| Tr | 0 | – | – | – | – | (0) | – | – | – | (0) | (0) | – | – | – | – | – | – | 0 | 0 | 0 | Tr | 0.01 | 0 | 0 | 0 | – | 0 | (100g：99.7mL，100mL：100.3g) ア12.3g，15.5容量% |
| 0.08 | 0.27 | – | – | – | – | (0) | – | – | – | (0) | (0) | – | – | – | – | – | – | 0.02 | 0.01 | 0.1 | 0.4 | 0.02 | 0 | 1 | 0.10 | – | 1 | (100g：82.6mL，100mL：121.0g) ア4.9g，7.4容量% |
| 0.05 | 0.04 | – | – | – | – | (0) | – | – | – | (0) | (0) | – | – | – | – | – | – | Tr | 0 | Tr | Tr | 0.01 | 0 | 0 | 0 | – | 0 | (100g：85.5mL，100mL：117.0g) ア9.5g，14.0容量% |

# 16 し好飲料類

可食部100g当たり

| 食品番号 | 食品名 | 廃棄率 | エネルギー | 水分 | たんぱく質: アミノ酸組成によるたんぱく質 | たんぱく質: たんぱく質 | 脂質: トリアシルグリセロール当量 | 脂質: コレステロール | 脂質: 脂質 | 脂肪酸: 飽和脂肪酸 | 脂肪酸: n-3系多価不飽和脂肪酸 | 脂肪酸: n-6系多価不飽和脂肪酸 | 炭水化物: 利用可能炭水化物(単糖当量) | 炭水化物: 利用可能炭水化物(質量計) | 炭水化物: 差引法による利用可能炭水化物 | 炭水化物: 食物繊維総量 | 炭水化物: 糖アルコール | 炭水化物: 炭水化物 | 灰分 | 食塩相当量 | 無機質: ナトリウム | 無機質: カリウム | 無機質: カルシウム | 無機質: マグネシウム | 無機質: リン | 無機質: 鉄 | 無機質: 亜鉛 |
|---|---|---|---|---|---|---|---|---|---|---|---|---|---|---|---|---|---|---|---|---|---|---|---|---|---|---|---|
| | | % | kcal | g | g | g | g | mg | g | g | g | g | g | g | g | g | g | g | g | g | mg | mg | mg | mg | mg | mg | mg |
| 16026 | 本直し | 0 | 179 | 68.2 | (0.1) | 0.1 | – | – | Tr | – | – | – | – | – | *14.4 | – | – | 14.4 | Tr | 0 | 3 | 2 | 2 | 2 | 3 | 0 | Tr |
| 16027 | **薬味酒** | 0 | 181 | 62.6 | – | Tr | – | – | Tr | – | – | – | – | – | *26.8 | – | – | 26.8 | Tr | 0 | 1 | 14 | 1 | 1 | 2 | Tr | Tr |
| 16028 | **キュラソー** | 0 | 319 | 43.1 | – | Tr | – | – | Tr | – | – | – | – | – | *26.4 | – | – | 26.4 | Tr | 0 | 1 | Tr | Tr | 0 | 0 | 0 | Tr |
| 16029 | **スイートワイン** | 0 | 125 | 75.2 | – | 0.1 | – | – | 0 | – | – | – | *(12.2) | (12.2) | 13.0 | – | – | 13.4 | 0.2 | 0 | 5 | 70 | 5 | 5 | 7 | 0.3 | Tr |
| 16030 | **ペパーミント** | 0 | 300 | 41.0 | – | 0 | – | – | 0 | – | – | – | – | – | *37.6 | – | – | 37.6 | Tr | 0 | 4 | 1 | Tr | 0 | 0 | 0 | Tr |
| | **ベルモット** | | | | | | | | | | | | | | | | | | | | | | | | | | |
| 16031 | 甘口タイプ | 0 | 151 | 71.3 | – | 0.1 | – | – | 0 | – | – | – | – | – | *16.4 | – | – | 16.4 | 0.1 | 0 | 4 | 29 | 6 | 5 | 7 | 0.3 | Tr |
| 16032 | 辛口タイプ | 0 | 113 | 81.7 | – | 0.1 | – | – | 0 | – | – | – | *(3.1) | (3.0) | 3.7 | – | – | 3.7 | 0.1 | 0 | 4 | 26 | 8 | 6 | 8 | 0.3 | Tr |
| | **缶チューハイ** | | | | | | | | | | | | | | | | | | | | | | | | | | |
| 新 16059 | レモン風味 | 0 | 51 | 91.4 | – | 0 | – | (0) | Tr | – | – | – | 1.8 | 1.8 | *2.6 | 0.1 | – | 2.9 | Tr | 0 | 10 | 13 | 1 | Tr | Tr | 0 | 0 |
| | **茶類** | | | | | | | | | | | | | | | | | | | | | | | | | | |
| | (緑茶類) | | | | | | | | | | | | | | | | | | | | | | | | | | |
| | **玉露** | | | | | | | | | | | | | | | | | | | | | | | | | | |
| 16033 | 茶 | 0 | 241 | 3.1 | (22.7) | 29.1 | – | (0) | 4.1 | – | – | – | – | – | *6.4 | 43.9 | – | 43.9 | 6.3 | 0 | 11 | 2800 | 390 | 210 | 410 | 10.0 | 4.3 |
| 16034 | 浸出液 | 0 | 5 | 97.8 | (1.0) | 1.3 | – | (0) | (0) | – | – | – | – | – | *0.3 | – | – | Tr | 0.5 | 0 | 2 | 340 | 4 | 15 | 30 | 0.2 | 0.3 |
| | **抹茶** | | | | | | | | | | | | | | | | | | | | | | | | | | |
| 名 16035 | 茶 | 0 | 237 | 5.0 | 23.1 | 29.6 | 3.3 | (0) | 5.3 | 0.68 | 1.34 | 0.81 | 1.6 | 1.5 | *9.5 | 38.5 | – | 39.5 | 7.4 | 0 | 6 | 2700 | 420 | 230 | 350 | 17.0 | 6.3 |
| | **せん茶** | | | | | | | | | | | | | | | | | | | | | | | | | | |
| 16036 | 茶 | 0 | 229 | 2.8 | (19.1) | 24.5 | 2.9 | (0) | 4.7 | 0.62 | 1.35 | 0.59 | – | – | *8.4 | 46.5 | – | 47.7 | 5.0 | 0 | 3 | 2200 | 450 | 200 | 290 | 20.0 | 3.2 |
| 16037 | 浸出液 | 0 | 2 | 99.4 | (0.2) | 0.2 | – | (0) | (0) | – | – | – | – | – | *0.3 | – | – | 0.2 | 0.1 | 0 | 3 | 27 | 3 | 2 | 2 | 0.2 | Tr |
| | **かまいり茶** | | | | | | | | | | | | | | | | | | | | | | | | | | |
| 16038 | 浸出液 | 0 | 1 | 99.7 | (0.1) | 0.1 | – | (0) | (0) | – | – | – | – | – | *0.1 | – | – | Tr | 0.1 | 0 | 1 | 29 | 4 | 1 | 1 | Tr | Tr |
| | **番茶** | | | | | | | | | | | | | | | | | | | | | | | | | | |
| 新 16062 | 茶 | 0 | 266 | 2.8 | – | 21.8 | – | – | 5.3 | – | – | – | – | – | *13.5 | 38.5 | – | 52.0 | 4.9 | 0 | 6 | 1500 | 510 | 190 | 310 | 12.5 | 2.2 |
| 16039 | 浸出液 | 0 | 0 | 99.8 | – | Tr | – | (0) | (0) | – | – | – | – | – | *0.1 | – | – | 0.1 | 0.1 | 0 | 2 | 32 | 5 | 1 | 2 | 0.2 | Tr |
| | **ほうじ茶** | | | | | | | | | | | | | | | | | | | | | | | | | | |
| 新 16063 | 茶 | 0 | 257 | 1.8 | – | 18.4 | – | – | 5.0 | – | – | – | – | – | *10.1 | 49.3 | – | 59.4 | 4.7 | 0 | 3 | 1500 | 500 | 180 | 280 | 8.7 | 2.0 |
| 16040 | 浸出液 | 0 | 0 | 99.8 | – | Tr | – | (0) | (0) | – | – | – | – | – | *Tr | – | – | 0.1 | 0.1 | 0 | 1 | 24 | 2 | Tr | 1 | Tr | Tr |
| | **玄米茶** | | | | | | | | | | | | | | | | | | | | | | | | | | |
| 16041 | 浸出液 | 0 | 0 | 99.9 | – | 0 | – | (0) | (0) | – | – | – | – | – | *0 | 0 | – | 0 | 0.1 | 0 | 2 | 7 | 2 | 1 | 1 | Tr | Tr |
| | (発酵茶類) | | | | | | | | | | | | | | | | | | | | | | | | | | |
| | **ウーロン茶** | | | | | | | | | | | | | | | | | | | | | | | | | | |
| 16042 | 浸出液 | 0 | 0 | 99.8 | – | Tr | – | (0) | (0) | – | – | – | – | – | *0.1 | – | – | 0.1 | 0.1 | 0 | 1 | 13 | 2 | 1 | 1 | Tr | Tr |
| | **紅茶** | | | | | | | | | | | | | | | | | | | | | | | | | | |
| 16043 | 茶 | 0 | 234 | 6.2 | – | 20.3 | – | (0) | 2.5 | – | – | – | – | – | *13.6 | 38.1 | – | 51.7 | 5.4 | 0 | 3 | 2000 | 470 | 220 | 320 | 17.0 | 4.0 |

可食部100g当たり

| 銅 | マンガン | ヨウ素 | セレン | クロム | モリブデン | レチノール | α-カロテン | β-カロテン | β-クリプトキサンチン | β-カロテン当量 | レチノール活性当量 | ビタミンD | α-トコフェロール | β-トコフェロール | γ-トコフェロール | δ-トコフェロール | ビタミンK | ビタミンB1 | ビタミンB2 | ナイアシン | ナイアシン当量 | ビタミンB6 | ビタミンB12 | 葉酸 | パントテン酸 | ビオチン | ビタミンC | 備考 |
|---|---|---|---|---|---|---|---|---|---|---|---|---|---|---|---|---|---|---|---|---|---|---|---|---|---|---|---|---|
| 無機質 | | | | | | ビタミン（ビタミンA） | | | | | | ビタミン | ビタミンE | | | | | | | | | | | | | | | 有有機酸 アアルコール 硝硝酸イオン 酢酢酸 カカフェイン タタンニン ♣食物繊維：AOAC 2011.25法 |
| mg | mg | µg | µg | µg | µg | µg | µg | µg | µg | µg | µg | µg | mg | mg | mg | mg | µg | mg | mg | mg | mg | mg | µg | µg | mg | µg | mg | |
| Tr | 0.06 | – | – | – | – | (0) | – | – | – | (0) | (0) | – | – | – | – | – | – | 0 | 0 | 0 | 0 | 0 | 0 | 0 | 0 | – | 0 | 別名 やなぎかげ (100g：97.0mL，100mL：103.1g) ア17.3g，22.4容量% |
| Tr | 0.08 | – | – | – | – | (0) | – | – | – | (0) | (0) | – | – | – | – | – | – | 0 | 0 | 0.1 | 0.1 | 0.01 | 0 | 0 | 0 | – | 0 | (100g：91.5mL，100mL：109.3g) ア10.6g，14.6容量% |
| 0.01 | 0 | – | – | – | – | (0) | – | – | – | (0) | (0) | – | – | – | – | – | – | 0 | 0 | 0 | 0 | 0 | 0 | 0 | 0 | – | 0 | 試料：オレンジキュラソー (100g：95.0mL，100mL：105.3g) ア30.5g，40.4容量% |
| Tr | 0.01 | – | – | – | – | (0) | – | – | – | (0) | (0) | – | – | – | – | – | – | 0 | Tr | Tr | Tr | 0.01 | 0 | 0 | 0 | – | 0 | (100g：96.4mL，100mL：103.7g) 有0.4g，ア11.1g，14.5容量% 酢0.1g |
| Tr | 0 | – | – | – | – | (0) | – | – | – | (0) | (0) | – | – | – | – | – | – | 0 | 0 | 0 | 0 | 0 | 0 | 0 | 0 | – | 0 | (100g：89.3mL，100mL：112.0g) ア21.4g，30.2容量% |
| 0.01 | 0.01 | – | – | – | – | – | – | – | – | – | – | – | – | – | – | – | – | 0 | 0 | 0.1 | 0.1 | Tr | 0 | 0 | 0.06 | – | 0 | (100g：95.5mL，100mL：104.7g) ア12.1g，16.0容量% |
| 0.01 | 0.01 | – | – | – | – | – | – | – | – | – | – | – | – | – | – | – | – | 0 | 0 | 0.1 | 0.1 | Tr | 0 | 0 | 0 | – | 0 | (100g：100.5mL，100mL：99.5g) ア14.4g，18.0容量% |
| Tr | 0 | 0 | 0 | 0 | 0 | (0) | 0 | 0 | 0 | 0 | (0) | (0) | 0 | 0 | 0 | 0 | (0) | 0 | 0 | 0 | 0 | 0 | (0) | 0 | 0 | 0 | 0 | (100g：99.9mL，100mL：100.1g) 有0.3g，ア5.6g，7.1容量% |
| 0.84 | 71.00 | – | – | – | – | (0) | – | – | – | 21000 | 1800 | (0) | 16.0 | 0.1 | 1.5 | 0 | 4000 | 0.30 | 1.16 | 6.0 | (14.0) | 0.69 | (0) | 1000 | 4.10 | – | 110 | カ3.5g，タ10.0g |
| 0.02 | 4.60 | – | – | – | – | (0) | – | – | – | (0) | (0) | (0) | – | – | – | – | Tr | 0.02 | 0.11 | 0.6 | (1.0) | 0.07 | (0) | 150 | 0.24 | – | 19 | 浸出法：茶10g/60℃ 60mL，2.5分 カ0.16g，タ0.23g |
| 0.60 | – | – | – | – | – | (0) | – | – | – | 29000 | 2400 | (0) | 28.0 | 0 | 0 | 0 | 2900 | 0.60 | 1.35 | 4.0 | 12.0 | 0.96 | (0) | 1200 | 3.70 | – | 60 | 粉末製品 (100g：182mL，100mL：55g) カ3.2g，タ10.0g，硝Tr |
| 1.30 | 55.00 | 4 | 3 | 8 | 1 | (0) | – | – | – | 13000 | 1100 | (0) | 65.0 | 6.2 | 7.5 | 0 | 1400 | 0.36 | 1.43 | 4.1 | (11.0) | 0.46 | (0) | 1300 | 3.10 | 52.0 | 260 | カ2.3g，タ13.0g |
| 0.01 | 0.31 | 0 | 0 | 0 | 0 | (0) | – | – | – | (0) | (0) | (0) | – | – | – | – | Tr | 0 | 0.05 | 0.2 | (0.3) | 0.01 | (0) | 16 | 0.04 | 0.8 | 6 | 浸出法：茶10g/90℃ 430mL，1分 カ0.02g，タ0.07g |
| Tr | 0.37 | – | – | – | – | (0) | – | – | – | (0) | (0) | (0) | – | – | – | – | 0 | 0 | 0.04 | 0.1 | (0.1) | 0.01 | (0) | 18 | 0 | – | 4 | 浸出法：茶10g/90℃ 430mL，1分 カ0.01g，タ0.05g |
| 1.09 | 90.12 | 14 | 2 | 13 | 2 | – | – | – | – | – | – | – | 40.8 | 0.2 | 1.5 | Tr | 2200 | 0.36 | 1.21 | 7.9 | 11.6 | 1.07 | – | 670 | 1.08 | 48.8 | 310 | カ1.9g，タ11.3g ♣ |
| 0.01 | 0.19 | – | – | – | – | (0) | – | – | – | (0) | (0) | (0) | – | – | – | – | Tr | 0 | 0.03 | 0.2 | 0.2 | 0.01 | (0) | 7 | 0 | – | 3 | 浸出法：茶15g/90℃ 650mL，0.5分 カ0.01g，タ0.03g |
| 1.31 | 78.79 | 10 | 3 | 8 | 3 | – | – | – | – | – | – | – | 32.2 | 0.1 | 1.2 | 0 | 2000 | 0.10 | 0.86 | 4.2 | 7.3 | 0.30 | – | 370 | 0.48 | 50.5 | 46 | カ1.5g，タ9.3g ♣ |
| 0.01 | 0.26 | – | – | – | – | (0) | – | – | – | (0) | (0) | (0) | – | – | – | – | 0 | 0 | 0.02 | 0.1 | 0.1 | Tr | (0) | 13 | 0 | – | Tr | 浸出法：茶15g/90℃ 650mL，0.5分 カ0.02g，タ0.04g |
| 0.01 | 0.15 | – | – | – | – | (0) | (0) | (0) | (0) | (0) | (0) | (0) | (0) | (0) | (0) | (0) | 0 | 0 | 0.01 | 0.1 | 0.1 | 0.01 | (0) | 3 | 0 | – | 1 | 浸出法：茶15g/90℃ 650mL，0.5分 カ0.01g，タ0.01g |
| Tr | 0.24 | 0 | 0 | 0 | 0 | (0) | – | – | – | (0) | (0) | (0) | – | – | – | – | 0 | 0 | 0.03 | 0.1 | 0.1 | Tr | (0) | 2 | 0 | 0.2 | 0 | 浸出法：茶15g/90℃ 650mL，0.5分 カ0.02g，タ0.03g |
| 2.10 | 21.00 | 6 | 8 | 18 | 2 | (0) | – | – | – | 900 | 75 | (0) | 9.8 | 0 | 1.6 | 0 | 1500 | 0.10 | 0.80 | 10.0 | 13.0 | 0.28 | (0) | 210 | 2.00 | 32.0 | 0 | カ2.9g，タ11.0g |

# 16 し好飲料類

| 食品番号 | 食品名 | 廃棄率 % | エネルギー kcal | 水分 g | たんぱく質: アミノ酸組成によるたんぱく質 g | たんぱく質: たんぱく質 g | 脂質: トリアシルグリセロール当量 g | 脂質: コレステロール mg | 脂質: 脂質 g | 脂肪酸: 飽和脂肪酸 g | 脂肪酸: n-3系多価不飽和脂肪酸 g | 脂肪酸: n-6系多価不飽和脂肪酸 g | 炭水化物: 利用可能炭水化物(単糖当量) g | 炭水化物: 利用可能炭水化物(質量計) g | 炭水化物: 差引き法による利用可能炭水化物 g | 炭水化物: 食物繊維総量 g | 炭水化物: 糖アルコール g | 炭水化物: 炭水化物 g | 灰分 g | 食塩相当量 g | 無機質: ナトリウム mg | 無機質: カリウム mg | 無機質: カルシウム mg | 無機質: マグネシウム mg | 無機質: リン mg | 無機質: 鉄 mg | 無機質: 亜鉛 mg |
|---|---|---|---|---|---|---|---|---|---|---|---|---|---|---|---|---|---|---|---|---|---|---|---|---|---|---|---|
| 可食部100 g当たり | | | | | | | | | | | | | | | | | | | | | | | | | | | |
| 16044 | 浸出液 | 0 | 1 | 99.7 | – | 0.1 | – | (0) | (0) | – | – | – | – | – | 0.1* | – | – | 0.1 | Tr | 0 | 1 | 8 | 1 | 1 | 2 | 0 | Tr |
| | **コーヒー・ココア類** | | | | | | | | | | | | | | | | | | | | | | | | | | |
| | **コーヒー** | | | | | | | | | | | | | | | | | | | | | | | | | | |
| 16045 | 浸出液 | 0 | 4 | 98.6 | (0.1) | 0.2 | (Tr) | 0 | Tr | (0.01) | (0) | (0.01) | (0) | (0) | 0.8* | – | – | 0.7 | 0.2 | 0 | 1 | 65 | 2 | 6 | 7 | Tr | Tr |
| 16046 | インスタントコーヒー | 0 | 287 | 3.8 | (6.0) | 14.7 | 0.2 | 0 | 0.3 | 0.09 | Tr | 0.09 | – | – | 65.3* | – | – | 56.5 | 8.7 | 0.1 | 32 | 3600 | 140 | 410 | 350 | 3.0 | 0.4 |
| 新 16064 | 缶コーヒー，無糖 | 0 | 3 | 99.0 | – | 0.1 | – | – | Tr | – | – | – | – | – | 0.5* | – | – | 0.5 | 0.2 | 0.1 | 21 | 68 | 1 | 5 | 4 | Tr | 0 |
| 16047 | コーヒー飲料，乳成分入り，加糖 | 0 | 38 | 90.5 | – | 0.7 | 0.2 | – | 0.3 | 0.16 | Tr | 0.01 | – | – | 8.3* | – | – | 8.2 | 0.3 | 0.1 | 30 | 60 | 22 | 6 | 19 | 0.1 | 0.1 |
| | **ココア** | | | | | | | | | | | | | | | | | | | | | | | | | | |
| 16048 | ピュアココア | 0 | 386 | 4.0 | 13.5 | 18.5 | 20.9 | 1 | 21.6 | 12.40 | 0.04 | 0.66 | 10.6 | 9.6 | 23.5* | 23.9 | – | 42.4 | 7.5 | 0 | 16 | 2800 | 140 | 440 | 660 | 14.0 | 7.0 |
| 16049 | ミルクココア | 0 | 400 | 1.6 | – | 7.4 | 6.6 | – | 6.8 | 3.98 | 0.02 | 0.22 | – | – | 75.1* | 5.5 | – | 80.4 | 2.6 | 0.7 | 270 | 730 | 180 | 130 | 240 | 2.9 | 2.1 |
| | **その他** | | | | | | | | | | | | | | | | | | | | | | | | | | |
| | **青汁** | | | | | | | | | | | | | | | | | | | | | | | | | | |
| 16056 | ケール | 0 | 312 | 2.3 | 10.8 | 13.8 | 2.8 | 0 | 4.4 | 0.55 | 1.29 | 0.52 | – | – | 46.7* | 28.0 | – | 70.2 | 8.6 | 0.6 | 230 | 2300 | 1200 | 210 | 270 | 2.9 | 1.8 |
| 16050 | **甘酒** | 0 | 76 | 79.7 | (1.3) | 1.7 | – | (0) | 0.1 | – | – | – | (18.3)* | (16.9) | 18.3 | 0.4 | – | 18.3 | 0.2 | 0.2 | 60 | 14 | 3 | 5 | 21 | 0.1 | 0.3 |
| 変 16051 | **昆布茶** | 0 | 173 | 1.4 | 7.5 | 5.2 | – | 0 | 0.2 | – | – | – | 35.1* | 33.4 | 34.5 | 2.8 | 2.3 | 42.0 | 51.3 | 51.3 | 20000 | 580 | 88 | 51 | 14 | 0.5 | 0.3 |
| 16057 | **スポーツドリンク** | 0 | 21 | 94.7 | – | 0 | – | 0 | Tr | – | – | – | – | – | 5.1* | Tr | – | 5.1 | 0.1 | 0.1 | 31 | 26 | 8 | 3 | 0 | Tr | 0 |
| | （炭酸飲料類） | | | | | | | | | | | | | | | | | | | | | | | | | | |
| 16052 | **果実色飲料** | 0 | 51 | 87.2 | – | Tr | – | (0) | Tr | – | – | – | – | – | 12.8* | – | – | 12.8 | Tr | 0 | 2 | 1 | 3 | 0 | Tr | Tr | 0 |
| 16053 | **コーラ** | 0 | 46 | 88.5 | – | 0.1 | – | (0) | Tr | – | – | – | (12.2)* | (12.0) | 11.4 | – | – | 11.4 | Tr | 0 | 2 | Tr | 2 | 1 | 11 | Tr | Tr |
| 16054 | **サイダー** | 0 | 41 | 89.8 | – | Tr | – | (0) | Tr | – | – | – | (9.0) | (9.0) | 10.2* | – | – | 10.2 | 0 | 0 | 4 | Tr | 1 | Tr | 0 | Tr | 0.1 |
| 16058 | **ビール風味炭酸飲料** | 0 | 5 | 98.6 | 0.1 | 0.1 | – | (0) | Tr | – | – | – | – | – | 1.2* | – | – | 1.2 | Tr | 0 | 3 | 9 | 2 | 1 | 8 | 0 | 0 |
| | **なぎなたこうじゅ** | | | | | | | | | | | | | | | | | | | | | | | | | | |
| 新 16061 | 浸出液 | 0 | 0 | 99.9 | – | 0 | – | – | Tr | – | – | – | – | – | Tr* | – | – | Tr | 0 | 0 | Tr | 7 | 1 | Tr | 1 | Tr | 0 |
| | **麦茶** | | | | | | | | | | | | | | | | | | | | | | | | | | |
| 16055 | 浸出液 | 0 | 1 | 99.7 | – | Tr | – | (0) | (0) | – | – | – | – | – | 0.3* | – | – | 0.3 | Tr | 0 | 1 | 6 | 2 | Tr | 1 | Tr | 0.1 |

| 可食部100g当たり | | | | | | | | | | | | | | | | | | | | | | | | | | | | |
|---|---|---|---|---|---|---|---|---|---|---|---|---|---|---|---|---|---|---|---|---|---|---|---|---|---|---|---|---|
| 無機質 | | | | | | ビタミン | | | | | | | | | | | | | | | | | | | | | | 備考 |
| | | | | | | ビタミンA | | | | | | | ビタミンE | | | | | | | | | | | | | | | |
| 銅 | マンガン | ヨウ素 | セレン | クロム | モリブデン | レチノール | α-カロテン | β-カロテン | β-クリプトキサンチン | β-カロテン当量 | レチノール活性当量 | ビタミンD | α-トコフェロール | β-トコフェロール | γ-トコフェロール | δ-トコフェロール | ビタミンK | ビタミン$B_1$ | ビタミン$B_2$ | ナイアシン | ナイアシン当量 | ビタミン$B_6$ | ビタミン$B_{12}$ | 葉酸 | パントテン酸 | ビオチン | ビタミンC | 有有機酸　硝硝酸イオン　カカフェイン　ポポリフェノール　タタンニン　テテオブロミン |
| mg | mg | µg | µg | µg | µg | µg | µg | µg | µg | µg | µg | µg | mg | mg | mg | mg | µg | mg | mg | mg | mg | mg | µg | µg | mg | µg | mg | |
| 0.01 | 0.22 | 0 | 0 | 0 | 0 | (0) | – | – | – | (0) | (0) | (0) | – | – | – | – | 6 | 0 | 0.01 | 0.1 | 0.1 | 0.01 | (0) | 3 | 0 | 0.2 | 0 | 浸出法：茶5g/熱湯360mL，1.5分~4分 カ0.03g. タ0.10g |
| 0 | 0.03 | 0 | 0 | 0 | 0 | 0 | 0 | 0 | 0 | 0 | 0 | 0 | 0 | 0 | 0 | 0 | 0 | 0 | 0.01 | 0.8 | (0.8) | 0 | 0 | 0 | 0 | 1.7 | 0 | 浸出法：コーヒー粉末10g/熱湯150mL カ0.06g. タ0.25g |
| 0.03 | 1.90 | 8 | 5 | 2 | 7 | (0) | – | – | – | 0 | (0) | (0) | 0.1 | 0.2 | 0 | 0 | Tr | 0.02 | 0.14 | 47.0 | (48.0) | 0.01 | 0.1 | 8 | 0 | 88.0 | (0) | 顆粒製品 カ4.0g. タ12.0g |
| Tr | 0.02 | Tr | 0 | 0 | 0 | – | – | – | – | – | – | – | 0 | 0 | – | – | 0 | 0 | 0 | 0.8 | 0.8 | 0 | 0 | 0 | 0 | 1.2 | – | 試料：缶製品 カ0.1g. タ0.1g |
| 0.01 | 0.02 | 2 | Tr | 0 | Tr | 0 | – | – | – | (0) | (0) | – | 0 | 0 | 0 | 0 | 0 | 0.01 | 0.04 | 0.3 | 0.4 | Tr | – | 0 | 0.11 | 2.5 | (0) | 試料：缶製品 (100g：98mL，100mL：102g) |
| 3.80 | – | – | – | – | – | 0 | – | – | – | 30 | 3 | (0) | 0.3 | 0 | 4.3 | 0.1 | 2 | 0.16 | 0.22 | 2.3 | 6.6 | 0.08 | 0 | 31 | 0.85 | – | 0 | 別名 純ココア 粉末製品 (100g：222mL，100mL：45g) 有0.7g. テ1.7g. カ0.2g. ポ4.1g |
| 0.93 | 0.74 | – | – | – | – | 8 | – | – | – | Tr | 8 | – | 0.4 | 0 | 1.2 | 0.1 | 0 | 0.07 | 0.42 | 0.3 | 1.5 | 0.07 | – | 12 | 0.90 | – | (0) | 別名 インスタントココア，調整ココア 粉末製品 テ0.3g. カTr. ポ0.9g |
| 0.17 | 2.75 | 5 | 9 | 12 | 130 | 0 | 24 | 10000 | 110 | 10000 | 860 | 0 | 9.4 | 0.1 | 1.0 | 0 | 1500 | 0.31 | 0.80 | 6.0 | 10.0 | 0.75 | 0 | 820 | 1.31 | 20.0 | 1100 | 粉末製品 硝0.7g |
| 0.05 | 0.17 | – | – | – | – | (0) | – | – | – | (0) | (0) | (0) | Tr | 0 | 0 | 0 | 0 | 0.01 | 0.03 | 0.2 | (0.6) | 0.02 | – | 8 | 0 | – | (0) | (100g：96mL，100mL：104g) |
| Tr | 0.03 | 26000 | 2 | 13 | 1 | 0 | 0 | 30 | 1 | 31 | 3 | 0 | Tr | 0 | 0 | 0 | 13 | 0.01 | 0.02 | 0.1 | 0.1 | Tr | 0 | 11 | 0.01 | 0.5 | 6 | 粉末製品 (100g：198mL，100mL：51g) |
| 0 | 0 | – | – | – | – | 0 | 0 | 0 | 0 | 0 | 0 | 0 | 0 | 0 | 0 | 0 | 0 | 0 | 0 | 0.8 | 0.8 | 0.12 | 0 | 0 | Tr | – | Tr | (100g：99mL，100mL：101g) |
| Tr | 0 | 1 | 0 | 0 | 0 | (0) | – | – | – | 0 | (0) | (0) | – | – | – | – | – | 0 | 0 | 0 | 0 | – | – | – | – | 0 | 0 | 試料：無果汁のもの (100g：98mL，100mL：102g) ビタミンC：添加品あり |
| Tr | 0 | – | – | – | – | (0) | – | – | – | 0 | (0) | (0) | – | – | – | – | – | 0 | 0 | 0 | Tr | – | – | – | – | – | 0 | (100g：98mL，100mL：103g) |
| 0.02 | 0 | – | – | – | – | (0) | – | – | – | (0) | (0) | (0) | – | – | – | – | – | 0 | 0 | 0 | 0 | – | – | – | – | – | 0 | (100g：98mL，100mL：103g) |
| Tr | 0 | – | – | – | – | (0) | (0) | (0) | (0) | (0) | (0) | (0) | (0) | (0) | (0) | (0) | (0) | 0 | 0 | 0.1 | 0.1 | Tr | 0 | 1 | 0.02 | – | 8 | 別名 ノンアルコールビール (100g：99.5mL，100mL：100.5g) |
| Tr | Tr | 0 | 0 | 0 | 0 | – | – | – | – | – | – | – | – | – | – | – | – | 0 | 0 | Tr | Tr | 0 | – | 1 | 0 | Tr | 0 | 浸出法：焙煎した茎葉及び花6g/水2,000mL，加熱・沸騰後10分煮出し タ0g |
| Tr | Tr | 0 | 0 | 0 | 0 | (0) | – | – | – | (0) | (0) | (0) | 0 | 0 | 0 | 0 | 0 | 0 | 0 | 0 | 0 | 0 | – | 0 | 0 | 0.1 | (0) | 浸出法：麦茶50g/湯1,500mL，沸騰後5分放置 |

# 17 調味料及び香辛料類

可食部100g当たり

| | 食品番号 | 食品名 | 廃棄率 % | エネルギー kcal | 水分 g | たんぱく質: アミノ酸組成によるたんぱく質 g | たんぱく質: たんぱく質 g | 脂質: トリアシルグリセロール当量 g | 脂質: コレステロール mg | 脂質: 脂質 g | 脂肪酸: 飽和脂肪酸 g | 脂肪酸: n-3系多価不飽和脂肪酸 g | 脂肪酸: n-6系多価不飽和脂肪酸 g | 炭水化物: 利用可能炭水化物(単糖当量) g | 炭水化物: 利用可能炭水化物(質量計) g | 炭水化物: 差引法による利用可能炭水化物 g | 炭水化物: 食物繊維総量 g | 炭水化物: 糖アルコール g | 炭水化物: 炭水化物 g | 灰分 g | 食塩相当量 g | 無機質: ナトリウム mg | 無機質: カリウム mg | 無機質: カルシウム mg | 無機質: マグネシウム mg | 無機質: リン mg | 無機質: 鉄 mg | 無機質: 亜鉛 mg |
|---|---|---|---|---|---|---|---|---|---|---|---|---|---|---|---|---|---|---|---|---|---|---|---|---|---|---|---|---|
| | | **調味料類** | | | | | | | | | | | | | | | | | | | | | | | | | | |
| | | **(ウスターソース類)** | | | | | | | | | | | | | | | | | | | | | | | | | | |
| 変 | 17001 | ウスターソース | 0 | 117 | 61.3 | 0.7 | 1.0 | Tr | – | 0.1 | 0.01 | 0 | Tr | 24.1 | 23.8 | *27.0 | 0.5 | 0 | 27.1 | 9.0 | 8.5 | 3300 | 190 | 59 | 24 | 11 | 1.6 | 0.1 |
| 変 | 17002 | 中濃ソース | 0 | 129 | 60.9 | 0.5 | 0.8 | Tr | – | 0.1 | 0.01 | Tr | 0.01 | 26.9 | 26.6 | *30.1 | 1.0 | 0 | 30.9 | 6.3 | 5.8 | 2300 | 210 | 61 | 23 | 16 | 1.7 | 0.1 |
| | 17003 | 濃厚ソース | 0 | 130 | 60.7 | – | 0.9 | – | – | 0.1 | – | – | – | (27.1) | (26.7) | *29.8 | 1.0 | 0 | 30.9 | 6.2 | 5.6 | 2200 | 210 | 61 | 26 | 17 | 1.5 | 0.1 |
| 変 | 17085 | お好み焼きソース | 0 | 144 | 58.1 | 1.3 | 1.6 | Tr | Tr | 0.1 | 0.01 | Tr | 0.01 | 29.6 | 29.1 | *33.5 | 0.9 | 0 | 33.7 | 5.5 | 4.9 | 1900 | 240 | 31 | 20 | 28 | 0.9 | 0.2 |
| | | **(辛味調味料類)** | | | | | | | | | | | | | | | | | | | | | | | | | | |
| | 17004 | トウバンジャン | 0 | 49 | 69.7 | – | 2.0 | 1.8 | 3 | 2.3 | 0.34 | 0.10 | 1.02 | – | – | *4.1 | 4.3 | – | 7.9 | 18.1 | 17.8 | 7000 | 200 | 32 | 42 | 49 | 2.3 | 0.3 |
| | 17005 | チリペッパーソース | 0 | 58 | 84.1 | (0.5) | 0.7 | (0.4) | – | 0.5 | (0.07) | (Tr) | (0.26) | – | – | *13.1 | – | – | 12.8 | 1.9 | 1.6 | 630 | 130 | 15 | 13 | 24 | 1.5 | 0.1 |
| | 17006 | ラー油 | 0 | 887 | 0.1 | – | 0.1 | (97.5) | (0) | 99.8 | (14.58) | (0.40) | (42.75) | – | – | *2.3 | – | – | Tr | Tr | 0 | Tr | Tr | Tr | Tr | Tr | 0.1 | Tr |
| | | **(しょうゆ類)** | | | | | | | | | | | | | | | | | | | | | | | | | | |
| 変 | 17007 | こいくちしょうゆ | 0 | 76 | 67.1 | 6.1 | 7.7 | – | (0) | 0 | – | – | – | 1.6 | 1.6 | *8.6 | (Tr) | 0.1 | 7.9 | 15.1 | 14.5 | 5700 | 390 | 29 | 65 | 160 | 1.7 | 0.9 |
| 変 | 17086 | こいくちしょうゆ，減塩 | 0 | 68 | 74.4 | (6.4) | 8.1 | – | (0) | Tr | – | – | – | (1.3) | (1.3) | *10.0 | (0) | 0.1 | 9.0 | 8.5 | 8.3 | 3300 | 260 | 31 | 74 | 170 | 2.1 | 0.9 |
| 変 | 17008 | うすくちしょうゆ | 0 | 60 | 69.7 | 4.9 | 5.7 | – | (0) | 0 | – | – | – | 2.6 | 2.6 | *6.1 | (Tr) | – | 5.8 | 16.8 | 16.0 | 6300 | 320 | 24 | 50 | 130 | 1.1 | 0.6 |
| 新 | 17139 | うすくちしょうゆ，低塩 | 0 | 77 | 70.9 | 5.5 | 6.4 | – | (0) | Tr | – | – | – | 2.5 | 2.5 | *7.8 | Tr | – | 7.6 | 12.1 | 12.8 | 5000 | 330 | 19 | 54 | 130 | 1.0 | 0.5 |
| | 17009 | たまりしょうゆ | 0 | 111 | 57.3 | 9.2 | 11.8 | – | (0) | 0 | – | – | – | – | – | *18.5 | (0) | – | 15.9 | 15.0 | 13.0 | 5100 | 810 | 40 | 100 | 260 | 2.7 | 1.0 |
| | 17010 | さいしこみしょうゆ | 0 | 101 | 60.7 | (7.6) | 9.6 | – | (0) | 0 | – | – | – | (2.0) | (1.9) | *16.7 | (0) | 0.1 | 15.9 | 13.8 | 12.4 | 4900 | 530 | 23 | 89 | 220 | 2.1 | 1.1 |
| | 17011 | しろしょうゆ | 0 | 86 | 63.0 | (2.0) | 2.5 | – | (0) | 0 | – | – | – | (1.8) | (1.8) | *18.6 | (0) | 0.1 | 19.2 | 15.3 | 14.2 | 5600 | 95 | 13 | 34 | 76 | 0.7 | 0.3 |
| | 17087 | だししょうゆ | 0 | 39 | (83.2) | (3.1) | (4.0) | – | 0 | 0 | – | – | – | (0.8) | (0.8) | *(4.5) | (Tr) | (0.1) | (4.1) | (7.7) | (7.3) | (2800) | (230) | (16) | (35) | (89) | (0.9) | (0.4) |
| | 17088 | 照りしょうゆ | 0 | 172 | (55.0) | (1.9) | (2.4) | – | 0 | 0 | – | – | – | (20.5) | (20.4) | *(36.0) | (Tr) | (Tr) | (35.7) | (4.2) | (4.0) | (1600) | (110) | (10) | (20) | (51) | (0.5) | (0.2) |
| | | **(食塩類)** | | | | | | | | | | | | | | | | | | | | | | | | | | |
| | 17012 | 食塩 | 0 | 0 | 0.1 | – | 0 | – | (0) | 0 | – | – | – | – | – | *0 | (0) | – | 0 | 99.9 | 99.5 | 39000 | 100 | 22 | 18 | (0) | Tr | Tr |
| | 17013 | 並塩 | 0 | 0 | 1.8 | – | 0 | – | (0) | 0 | – | – | – | – | – | *0 | (0) | – | 0 | 98.2 | 97.3 | 38000 | 160 | 55 | 73 | (0) | Tr | Tr |
| 新 | 17146 | 減塩タイプ食塩，調味料含む | 0 | 50 | Tr | – | (0) | – | (0) | (0) | – | – | – | – | – | *0 | 0 | – | (16.7) | (83.2) | 49.4 | 19000 | 19000 | 2 | 240 | (0) | 0.1 | Tr |
| 新 | 17147 | 減塩タイプ食塩，調味料不使用 | 0 | 0 | 2.0 | – | (0) | – | (0) | (0) | – | – | – | – | – | *0 | 0 | – | 0 | (98.0) | 45.7 | 18000 | 25000 | 390 | 530 | (0) | 0.1 | Tr |
| | 17014 | 精製塩，家庭用 | 0 | 0 | Tr | – | 0 | – | (0) | 0 | – | – | – | – | – | *0 | (0) | – | 0 | 100.0 | 99.6 | 39000 | 2 | 0 | 87 | (0) | 0 | 0 |
| | 17089 | 精製塩，業務用 | 0 | 0 | Tr | – | 0 | – | (0) | 0 | – | – | – | – | – | *0 | (0) | – | 0 | 100.0 | 99.6 | 39000 | 2 | 0 | 0 | (0) | 0 | 0 |
| | | **(食酢類)** | | | | | | | | | | | | | | | | | | | | | | | | | | |
| | 17090 | 黒酢 | 0 | 54 | 85.7 | – | 1.0 | – | (0) | 0 | – | – | – | – | – | *9.0 | (0) | – | 9.0 | 0.2 | 0 | 10 | 47 | 5 | 21 | 52 | 0.2 | 0.3 |
| | 17015 | 穀物酢 | 0 | 25 | 93.3 | – | 0.1 | – | (0) | 0 | – | – | – | – | – | *2.4 | (0) | – | 2.4 | Tr | 0 | 6 | 4 | 2 | 1 | 2 | Tr | 0.1 |
| | 17016 | 米酢 | 0 | 46 | 87.9 | – | 0.2 | – | (0) | 0 | – | – | – | – | – | *7.4 | (0) | – | 7.4 | 0.1 | 0 | 12 | 16 | 2 | 6 | 15 | 0.1 | 0.2 |
| | | **果実酢** | | | | | | | | | | | | | | | | | | | | | | | | | | |
| | 17091 | バルサミコ酢 | 0 | 99 | 74.2 | – | 0.5 | – | (0) | 0 | – | – | – | (16.4) | (16.4) | *19.4 | (0) | – | 19.4 | 0.4 | 0.1 | 29 | 140 | 17 | 11 | 22 | 0.7 | 0.1 |
| | 17017 | ぶどう酢 | 0 | 22 | 93.7 | – | 0.1 | – | 0 | Tr | – | – | – | – | – | *1.2 | 0 | – | 1.2 | 0.2 | 0 | 4 | 22 | 3 | 2 | 8 | 0.2 | Tr |
| | 17018 | りんご酢 | 0 | 26 | 92.6 | – | 0.1 | – | (0) | 0 | – | – | – | (0.5) | (0.5) | *2.4 | (0) | – | 2.4 | 0.2 | 0 | 18 | 59 | 4 | 4 | 6 | 0.2 | 0.1 |

可食部100g当たり

| 銅 mg | マンガン mg | ヨウ素 µg | セレン µg | クロム µg | モリブデン µg | ビタミンA レチノール µg | ビタミンA α-カロテン µg | ビタミンA β-カロテン µg | ビタミンA β-クリプトキサンチン µg | ビタミンA β-カロテン当量 µg | ビタミンA レチノール活性当量 µg | ビタミンD µg | ビタミンE α-トコフェロール mg | ビタミンE β-トコフェロール mg | ビタミンE γ-トコフェロール mg | ビタミンE δ-トコフェロール mg | ビタミンK µg | ビタミンB1 mg | ビタミンB2 mg | ナイアシン mg | ナイアシン当量 mg | ビタミンB6 mg | ビタミンB12 µg | 葉酸 µg | パントテン酸 mg | ビオチン µg | ビタミンC mg | 備考 (有 有機酸　ア アルコール　♣食物繊維：AOAC 2011.25 法) |
|---|---|---|---|---|---|---|---|---|---|---|---|---|---|---|---|---|---|---|---|---|---|---|---|---|---|---|---|---|
| 0.10 | – | 3 | 1 | 9 | 4 | (0) | 10 | 41 | 0 | 47 | 4 | (0) | 0.2 | 0.1 | 0 | 0 | 1 | 0.01 | 0.02 | 0.3 | 0.3 | 0.03 | Tr | 1 | 0.15 | 6.5 | 0 | (100g：83.7mL，100mL：119.5g) 有1.5g |
| 0.18 | 0.23 | 3 | 1 | 7 | 3 | (0) | 5 | 85 | 0 | 87 | 7 | (0) | 0.5 | 0.1 | Tr | 0 | 2 | 0.02 | 0.04 | 0.4 | 0.4 | 0.04 | Tr | 1 | 0.18 | 5.8 | (0) | (100g：86mL，100mL：116g) 有1.3g |
| 0.23 | 0.23 | – | – | – | – | (0) | 14 | 100 | 0 | 110 | 9 | (0) | 0.5 | 0.1 | 0.1 | 0 | 2 | 0.03 | 0.04 | 0.6 | 0.8 | 0.06 | Tr | 1 | 0.21 | – | (0) | 有1.3g |
| 0.10 | 0.13 | 2 | 2 | 5 | 6 | – | 3 | 200 | 0 | 200 | 17 | 0 | 0.8 | Tr | Tr | 0 | 1 | 0.03 | 0.03 | 0.8 | 0.8 | 0.06 | 0.1 | 6 | 0.19 | 4.5 | 3 | (100g：86mL，100mL：117g) 有0.8g |
| 0.13 | 0.28 | – | – | – | – | (0) | 21 | 1400 | – | 1400 | 120 | (0) | 3.0 | 0.1 | 1.1 | 0.4 | 12 | 0.04 | 0.17 | 1.0 | 1.3 | 0.20 | 0 | 8 | 0.24 | – | 3 | (100g：88mL，100mL：113g) |
| 0.08 | 0.10 | – | – | – | – | (0) | 62 | 1400 | 250 | 1600 | 130 | (0) | – | – | – | – | – | 0.03 | 0.08 | 0.3 | (0.5) | – | – | – | – | – | 0 | タバスコソース等を含む |
| 0.01 | – | – | – | – | – | (0) | 0 | 570 | 270 | 710 | 59 | (0) | 3.7 | 0.1 | 48.0 | 1.2 | 5 | 0 | 0 | 0.1 | 0.1 | – | – | – | – | – | (0) | 使用油配合割合：ごま油 8，とうもろこし油 2 |
| 0.01 | 1.00 | 1 | 11 | 3 | 48 | 0 | 0 | 0 | 0 | 0 | 0 | (0) | 0 | 0 | 0 | 0 | 0 | 0.05 | 0.17 | 1.3 | 1.6 | 0.17 | 0.1 | 33 | 0.48 | 12.0 | 0 | (100g：84.7mL，100mL：118.1g) 有0.9g，ア2.1g |
| Tr | 1.17 | 1 | 10 | 3 | 84 | 0 | – | – | – | – | – | (0) | – | – | – | – | (0) | 0.07 | 0.17 | 1.5 | (1.8) | 0.17 | 0 | 57 | 0.46 | 11.0 | (0) | (100g：89.3mL，100mL：112.0g) 有0.7g |
| 0.01 | 0.66 | 1 | 6 | 2 | 40 | 0 | 0 | 0 | 0 | 0 | 0 | (0) | 0 | 0 | 0 | 0 | 0 | 0.05 | 0.11 | 1.0 | 1.2 | 0.13 | 0.1 | 31 | 0.37 | 8.4 | 0 | (100g：84.7mL，100mL：118.1g) 有0.5g，ア2.0g |
| 0 | 0.70 | Tr | 4 | 4 | 26 | (0) | (0) | (0) | (0) | 0 | 0 | – | 0 | 0 | 0 | 0 | 0 | 0.25 | 0.08 | 0.8 | 1.1 | 0.11 | Tr | 36 | 0.34 | 6.0 | 4 | (100g：87.8mL，100mL：113.9g) 有0.8g，ア2.9g ♣ |
| 0.02 | – | – | – | – | – | 0 | – | – | – | 0 | 0 | (0) | – | – | – | – | 0 | 0.07 | 0.17 | 1.6 | 2.0 | 0.22 | 0.1 | 37 | 0.59 | – | 0 | (100g：82.6mL，100mL：121.1g) |
| 0.01 | – | – | – | – | – | 0 | – | – | – | 0 | 0 | (0) | – | – | – | – | 0 | 0.17 | 0.15 | 1.3 | (1.7) | 0.18 | 0.2 | 29 | 0.57 | – | 0 | (100g：82.6mL，100mL：121.1g) 有1.1g |
| 0.01 | – | – | – | – | – | 0 | – | – | – | 0 | 0 | (0) | – | – | – | – | 0 | 0.14 | 0.06 | 0.9 | (1.0) | 0.08 | 0.2 | 14 | 0.28 | – | 0 | (100g：82.6mL，100mL：121.1g) 有1.0g |
| (Tr) | (0.50) | (750) | (8) | (1) | (24) | 0 | 0 | 0 | 0 | 0 | 0 | 0 | 0 | 0 | 0 | 0 | 0 | (0.03) | (0.09) | (1.1) | (1.2) | (0.09) | (0.2) | (17) | (0.26) | (6.2) | 0 | こいくちしょうゆ 1：かつお昆布だし 1 有(0.4) g，ア(1.0) g |
| (0.04) | (0.31) | (Tr) | (3) | (1) | (13) | 0 | 0 | 0 | 0 | 0 | 0 | 0 | 0 | 0 | 0 | 0 | 0 | (0.01) | (0.05) | (0.4) | (0.5) | (0.06) | (Tr) | (9) | (0.13) | (3.4) | 0 | 本みりん 126，こいくちしょうゆ 45 有(0.1) g，ア(2.8) g |
| 0.01 | Tr | 1 | 1 | 0 | 0 | (0) | – | – | – | (0) | (0) | (0) | – | – | – | – | (0) | (0) | (0) | (0) | 0 | (0) | (0) | (0) | (0) | 0 | (0) | 塩事業センター及び日本塩工業会の品質規格では塩化ナトリウム 99%以上 (100g：83mL，100mL：120g) |
| 0.02 | Tr | – | – | – | – | (0) | – | – | – | (0) | (0) | (0) | – | – | – | – | (0) | (0) | (0) | (0) | 0 | (0) | (0) | (0) | (0) | – | (0) | 別名 あら塩 塩事業センター及び日本塩工業会の品質規格では塩化ナトリウム 95%以上 (100g：111mL，100mL：90g) |
| 0 | 0.02 | – | – | 0 | – | (0) | – | – | – | (0) | (0) | (0) | – | – | – | – | (0) | (0) | (0) | (0) | 0 | (0) | (0) | (0) | (0) | – | (0) | 別名 減塩塩 調味料（無機塩，有機酸）を含む 有16.7g |
| 0 | 0.02 | – | – | 0 | – | (0) | – | – | – | (0) | (0) | (0) | – | – | – | – | (0) | (0) | (0) | (0) | 0 | (0) | (0) | (0) | (0) | – | (0) | 別名 減塩塩 塩化カリウムを含む |
| Tr | 0 | – | – | – | – | (0) | – | – | – | (0) | (0) | (0) | – | – | – | – | (0) | (0) | (0) | (0) | 0 | (0) | (0) | (0) | (0) | – | (0) | 塩事業センターの品質規格では塩化ナトリウム 99.5%以上 (100g：83mL，100mL：120g) |
| Tr | 0 | – | – | – | – | (0) | – | – | – | (0) | (0) | (0) | – | – | – | – | (0) | (0) | (0) | (0) | 0 | (0) | (0) | (0) | (0) | – | (0) | 塩事業センターの品質規格では塩化ナトリウム 99.5%以上 (100g：83mL，100mL：120g) |
| 0.01 | 0.55 | 0 | 0 | 2 | 9 | (0) | (0) | (0) | (0) | (0) | (0) | (0) | (0) | (0) | (0) | (0) | (0) | 0.02 | 0.01 | 0.6 | 0.8 | 0.06 | 0.1 | 1 | 0.07 | 1.0 | (0) | 有4.0g |
| Tr | – | 0 | 0 | 1 | 1 | 0 | – | – | – | 0 | 0 | (0) | – | – | – | – | (0) | 0.01 | 0.01 | 0.1 | 0.1 | 0.01 | 0.1 | 0 | 0 | 0.1 | 0 | (100g：100mL，100mL：100g) 有4.2g |
| Tr | – | 0 | Tr | 1 | 4 | 0 | – | – | – | 0 | 0 | (0) | – | – | – | – | (0) | 0.01 | 0.01 | 0.3 | 0.3 | 0.02 | 0.1 | 0 | 0.08 | 0.4 | 0 | (100g：100mL，100mL：100g) 有4.4g |
| 0.01 | 0.13 | 2 | 0 | 5 | 2 | (0) | (0) | (0) | (0) | (0) | (0) | (0) | (0) | (0) | (0) | (0) | (0) | 0.01 | 0.01 | 0.2 | 0.2 | 0.05 | Tr | Tr | 0.03 | 1.4 | (0) | (100g：100mL，100mL：100g) 有5.6g |
| 0.01 | 0.03 | Tr | 0 | 1 | 1 | (0) | Tr | Tr | – | Tr | (0) | Tr | Tr | Tr | Tr | Tr | (Tr) | Tr | Tr | Tr | Tr | Tr | 0.1 | Tr | 0.08 | 0.1 | Tr | 別名 ワインビネガー，ワイン酢 有4.8g |
| Tr | – | – | – | – | – | 0 | (0) | 0 | (0) | (0) | (0) | (Tr) | – | – | – | – | Tr | 0 | 0.01 | 0.1 | 0.1 | 0.01 | 0.3 | 0 | 0.06 | – | 0 | 別名 サイダービネガー 有4.7g |

調味料及び香辛料類

# 17 調味料及び香辛料類

可食部100 g当たり

| 食品番号 | 食品名 | 廃棄率 % | エネルギー kcal | 水分 g | たんぱく質: アミノ酸組成によるたんぱく質 g | たんぱく質: たんぱく質 g | 脂質: トリアシルグリセロール当量 g | 脂質: コレステロール mg | 脂質: 脂質 g | 脂肪酸: 飽和脂肪酸 g | 脂肪酸: n-3系多価不飽和脂肪酸 g | 脂肪酸: n-6系多価不飽和脂肪酸 g | 炭水化物: 利用可能炭水化物(単糖当量) g | 炭水化物: 利用可能炭水化物(質量計) g | 炭水化物: 差引法による利用可能炭水化物 g | 炭水化物: 食物繊維総量 g | 炭水化物: 糖アルコール g | 炭水化物: 炭水化物 g | 灰分 g | 食塩相当量 g | 無機質: ナトリウム mg | 無機質: カリウム mg | 無機質: カルシウム mg | 無機質: マグネシウム mg | 無機質: リン mg | 無機質: 鉄 mg | 無機質: 亜鉛 mg |
|---|---|---|---|---|---|---|---|---|---|---|---|---|---|---|---|---|---|---|---|---|---|---|---|---|---|---|---|
| | (だし類) | | | | | | | | | | | | | | | | | | | | | | | | | | |
| 新 17130 | あごだし | 0 | 0 | 99.8 | Tr | 0.1 | – | 0 | 0 | – | – | – | – | – | *Tr | Tr | – | 0 | 0.1 | 0 | 10 | 19 | Tr | 1 | 8 | Tr | 0 |
| | かつおだし | | | | | | | | | | | | | | | | | | | | | | | | | | |
| 変 17019 | 荒節 | 0 | 2 | 99.4 | 0.2 | 0.4 | – | 0 | Tr | – | – | – | – | – | *0.2 | 0 | – | 0 | 0.1 | 0.1 | 21 | 29 | 2 | 3 | 18 | Tr | Tr |
| 新 17131 | 本枯れ節 | 0 | 2 | 99.4 | 0.2 | 0.5 | – | 0 | 0 | – | – | – | – | – | *0.3 | 0 | – | Tr | 0.1 | 0.1 | 21 | 32 | Tr | 3 | 18 | Tr | Tr |
| | 昆布だし | | | | | | | | | | | | | | | | | | | | | | | | | | |
| 変 17020 | 水出し | 0 | 4 | 98.5 | (0.1) | 0.1 | – | – | Tr | – | – | – | – | – | *0.9 | – | – | 0.9 | 0.5 | 0.2 | 61 | 140 | 3 | 4 | 6 | Tr | Tr |
| 新 17132 | 煮出し | 0 | 5 | 98.1 | 0.2 | 0.1 | – | 0 | 0 | – | – | – | – | – | *1.1 | 0.1 | – | 1.3 | 0.5 | 0.2 | 73 | 160 | 5 | 8 | 4 | Tr | 0 |
| | かつお・昆布だし | | | | | | | | | | | | | | | | | | | | | | | | | | |
| 変 17021 | 荒節・昆布だし | 0 | 2 | 99.2 | (0.2) | 0.3 | – | – | Tr | – | – | – | – | – | *0.4 | – | – | 0.3 | 0.2 | 0.1 | 34 | 63 | 3 | 4 | 13 | Tr | Tr |
| 新 17148 | 本枯れ節・昆布だし | 0 | 2 | 99.2 | 0.1 | 0.3 | – | – | 0 | – | – | – | – | – | *0.5 | Tr | – | 0.4 | 0.2 | 0.1 | 30 | 58 | 1 | 3 | 11 | Tr | Tr |
| 17022 | しいたけだし | 0 | 4 | 98.8 | – | 0.1 | – | – | 0 | – | – | – | – | – | *0.9 | – | – | 0.9 | 0.2 | 0 | 3 | 29 | 1 | 3 | 8 | 0.1 | Tr |
| 17023 | 煮干しだし | 0 | 1 | 99.7 | – | 0.1 | – | – | 0.1 | – | – | – | – | – | *0 | (0) | – | Tr | 0.1 | 0.1 | 38 | 25 | 3 | 2 | 7 | Tr | Tr |
| 変 17024 | 鶏がらだし | 0 | 7 | 98.6 | 0.5 | 0.9 | 0.4 | 1 | 0.4 | 0.11 | 0.01 | 0.06 | – | – | *0.3 | (0) | – | Tr | 0.2 | 0.1 | 40 | 60 | 1 | 1 | 15 | 0.1 | Tr |
| 17025 | 中華だし | 0 | 3 | 99.0 | (0.7) | 0.8 | – | – | 0 | – | – | – | – | – | *0.1 | – | – | Tr | 0.2 | 0.1 | 20 | 90 | 3 | 5 | 40 | Tr | Tr |
| 17026 | 洋風だし | 0 | 6 | 97.8 | (0.6) | 1.3 | – | – | 0 | – | – | – | – | – | *1.0 | – | – | 0.3 | 0.6 | 0.5 | 180 | 110 | 5 | 6 | 37 | 0.1 | 0.1 |
| 17027 | 固形ブイヨン | 0 | 233 | 0.8 | (8.2) | 7.0 | 4.1 | Tr | 4.3 | 2.12 | Tr | 0.03 | – | – | *40.8 | 0.3 | – | 42.1 | 45.8 | 43.2 | 17000 | 200 | 26 | 19 | 76 | 0.4 | 0.1 |
| 17092 | 顆粒おでん用 | 0 | 166 | (0.9) | (9.9) | (9.6) | (0.1) | (7) | (0.1) | (0.02) | (0.02) | (Tr) | (21.3) | (20.3) | *(31.2) | (Tr) | (Tr) | (31.7) | (57.6) | (56.4) | (22000) | (210) | (30) | (33) | (130) | (0.8) | (0.4) |
| 17093 | 顆粒中華だし | 0 | 210 | 1.2 | 10.6 | 12.6 | 1.5 | 7 | 1.6 | 0.55 | 0.01 | 0.15 | – | – | *38.7 | (0) | – | 36.6 | 48.1 | 47.5 | 19000 | 910 | 84 | 33 | 240 | 0.6 | 0.5 |
| 17028 | 顆粒和風だし | 0 | 223 | 1.6 | (26.8) | 24.2 | 0.2 | 23 | 0.3 | 0.08 | 0.07 | 0.01 | – | – | *28.6 | 0 | – | 31.1 | 42.8 | 40.6 | 16000 | 180 | 42 | 20 | 260 | 1.0 | 0.5 |
| | なべつゆ | | | | | | | | | | | | | | | | | | | | | | | | | | |
| 新 17140 | ストレート，しょうゆ味 | 0 | 20 | (93.0) | (0.8) | (1.0) | – | – | 0 | – | – | – | (3.2) | (3.1) | *(4.3) | 0 | – | (4.1) | (1.9) | (1.8) | (700) | (53) | (4) | (8) | (23) | (0.2) | (0.1) |
| | めんつゆ | | | | | | | | | | | | | | | | | | | | | | | | | | |
| 17029 | ストレート | 0 | 44 | 85.4 | (2.0) | 2.2 | – | – | 0 | – | – | – | – | – | *8.9 | – | – | 8.7 | 3.7 | 3.3 | 1300 | 100 | 8 | 15 | 48 | 0.4 | 0.2 |
| 新 17141 | 二倍濃縮 | 0 | 71 | 75.2 | – | 3.4 | – | – | 0 | – | – | – | – | – | *14.4 | – | – | 14.4 | 7.2 | 6.6 | 2600 | 160 | 12 | 25 | 67 | 0.6 | 0.3 |
| 名 17030 | 三倍濃縮 | 0 | 98 | 64.9 | (4.1) | 4.5 | – | – | 0 | – | – | – | – | – | *20.4 | – | – | 20.0 | 10.6 | 9.9 | 3900 | 220 | 16 | 35 | 85 | 0.8 | 0.4 |
| | ラーメンスープ | | | | | | | | | | | | | | | | | | | | | | | | | | |
| 新 17142 | 濃縮，しょうゆ味，ストレートしょうゆ味 | 0 | 157 | (57.5) | (2.7) | (3.3) | (11.4) | (12) | (11.7) | – | – | – | (3.7) | (3.6) | *(10.9) | (Tr) | – | (9.9) | (17.5) | (17.1) | (6700) | (200) | (22) | (31) | (69) | (0.6) | (0.3) |
| 新 17143 | 濃縮，みそ味，ストレートみそ味 | 0 | 187 | (48.4) | (5.5) | (6.4) | (10.7) | (9) | (11.0) | – | – | – | (5.4) | (5.1) | *(16.4) | (1.6) | – | (16.8) | (17.4) | (16.5) | (6500) | (270) | (61) | (43) | (100) | (1.8) | (0.6) |
| | (調味ソース類) | | | | | | | | | | | | | | | | | | | | | | | | | | |
| 17094 | 甘酢 | 0 | 116 | (67.2) | – | (0.1) | – | 0 | 0 | – | – | – | *(27.9) | (26.6) | (28.4) | 0 | – | (28.4) | (1.2) | (1.2) | (470) | (5) | (2) | (1) | (1) | 0 | (0.1) |
| 17095 | エビチリの素 | 0 | 54 | (85.8) | (0.8) | (1.2) | (1.3) | – | (1.4) | (0.17) | (0.09) | (0.49) | (7.8) | (7.5) | *(9.2) | (0.6) | – | (9.5) | (2.0) | (1.8) | (680) | (150) | (8) | (10) | (45) | (0.3) | (0.1) |
| 17031 | オイスターソース | 0 | 105 | 61.6 | (6.1) | 7.7 | 0.1 | 2 | 0.3 | 0.03 | 0.03 | 0.03 | – | – | *19.9 | 0.2 | – | 18.3 | 12.1 | 11.4 | 4500 | 260 | 25 | 63 | 120 | 1.2 | 1.6 |
| 17096 | 黄身酢 | 0 | 219 | (52.6) | (5.6) | (6.3) | (11.2) | (460) | (13.1) | (3.04) | (0.32) | (2.37) | (20.3) | (19.4) | *(22.6) | 0 | – | (20.0) | (6.4) | (5.7) | (2300) | (47) | (57) | (6) | (210) | (1.8) | (1.4) |

可食部100g当たり

| 銅 | マンガン | ヨウ素 | セレン | クロム | モリブデン | レチノール | α-カロテン | β-カロテン | β-クリプトキサンチン | β-カロテン当量 | レチノール活性当量 | ビタミンD | α-トコフェロール | β-トコフェロール | γ-トコフェロール | δ-トコフェロール | ビタミンK | ビタミンB1 | ビタミンB2 | ナイアシン | ナイアシン当量 | ビタミンB6 | ビタミンB12 | 葉酸 | パントテン酸 | ビオチン | ビタミンC | 備考 |
|---|---|---|---|---|---|---|---|---|---|---|---|---|---|---|---|---|---|---|---|---|---|---|---|---|---|---|---|---|
| 無機質 | | | | | | ビタミン（ビタミンA） | | | | | | ビタミン | ビタミンE | | | | ビタミン | | | | | | | | | | | |
| mg | mg | μg | μg | μg | μg | μg | μg | μg | μg | μg | μg | μg | mg | mg | mg | mg | μg | mg | mg | mg | mg | mg | μg | μg | mg | μg | mg | 有 有機酸　ア アルコール |
| 0 | 0 | 1 | Tr | 0 | 0 | 0 | 0 | 0 | 0 | 0 | 0 | 0 | 0 | 0 | 0 | 0 | 0 | 0 | 0 | 0.2 | 0.2 | Tr | 0.1 | Tr | 0 | 0 | 0 | 液状だし<br>2%のあごでとっただし |
| Tr | 0 | 1 | 4 | 0 | 0 | 0 | 0 | 0 | 0 | 0 | 0 | 0 | 0 | 0 | 0 | 0 | 0 | Tr | 0.01 | 1.4 | 1.4 | 0.02 | 0.4 | 0 | 0.04 | 0.1 | 0 | 液状だし<br>3%の荒節でとっただし |
| 0.01 | 0 | 1 | 3 | 0 | 0 | 0 | 0 | 0 | 0 | 0 | 0 | 0 | 0 | 0 | 0 | 0 | 0 | 0 | 0.01 | 1.4 | 1.4 | 0.01 | 0.2 | 0 | Tr | 0 | 0 | 液状だし<br>3%の本枯れ節でとっただし |
| Tr | 0.01 | 5300 | 0 | 0 | 0 | (0) | 0 | 0 | 0 | 0 | (0) | — | 0 | 0 | 0 | 0 | 0 | Tr | Tr | Tr | (0) | 0 | 0 | 2 | 0 | 0.1 | Tr | 液状だし<br>3%の真昆布でとっただし |
| 0.01 | 0 | 11000 | 0 | 0 | 0 | 0 | 0 | 0 | 0 | 0 | 0 | 0 | 0 | 0 | 0 | 0 | 0 | Tr | 0.01 | Tr | Tr | Tr | 0 | 1 | 0.01 | 0.1 | 0 | 液状だし<br>3%の真昆布でとっただし |
| Tr | Tr | 1500 | 4 | 0 | 0 | (Tr) | 0 | 0 | 0 | 0 | (Tr) | — | 0 | 0 | 0 | 0 | 0 | 0.01 | 0.01 | 0.9 | (0.9) | 0.01 | 0.3 | 1 | 0.04 | 0.1 | Tr | 液状だし<br>2%の荒節と1%の真昆布でとっただし |
| Tr | 0 | 2900 | 2 | 0 | 0 | 0 | 0 | 0 | 0 | 0 | 0 | 0 | 0 | 0 | 0 | 0 | 0 | 0 | Tr | 0.7 | 0.8 | 0.01 | 0.1 | Tr | Tr | 0 | 0 | 液状だし，2%の本枯れ節と1%の真昆布でとっただし |
| 0.01 | — | — | — | — | — | 0 | 0 | 0 | 0 | 0 | 0 | 0 | 0 | 0 | 0 | 0 | 0 | Tr | 0.02 | 0.6 | 0.6 | 0.02 | 0 | 2 | 0.57 | — | 0 | 液状だし<br>7%のしいたけでとっただし |
| Tr | Tr | — | — | — | — | — | 0 | 0 | 0 | 0 | — | — | 0 | 0 | 0 | 0 | 0 | 0.01 | Tr | 0.3 | 0.3 | Tr | 0.2 | 1 | 0 | — | 0 | 液状だし<br>3%の煮干しでとっただし |
| 0.01 | 0 | Tr | 1 | 0 | 1 | 1 | 0 | 0 | 0 | 0 | 1 | 0 | Tr | 0 | Tr | 0 | 2 | 0.01 | 0.04 | 1.1 | 1.1 | 0.02 | 0.1 | 2 | 0.31 | 0.5 | 0 | 別名 鶏ガラスープ<br>試料：調理した液状だし<br>鶏がらからとっただし |
| Tr | 0.01 | — | — | — | — | — | 0 | 0 | 0 | 0 | — | — | 0 | 0 | 0 | 0 | 0 | 0.15 | 0.03 | 1.3 | (1.3) | 0.05 | 0 | 1 | 0.26 | — | 0 | 別名 湯（たん）<br>液状だし<br>鶏肉，豚もも肉，ねぎ，しょうがなどでとっただし |
| 0.01 | 0.01 | — | — | — | — | — | 0 | 0 | 0 | 0 | — | — | 0 | 0 | 0 | 0 | 0 | 0.02 | 0.05 | 1.1 | (1.1) | 0.06 | 0.2 | 3 | 0.25 | — | 0 | 別名 スープストック，ブイヨン<br>液状だし<br>牛もも肉，にんじん，たまねぎ，セロリーなどでとっただし |
| 0.10 | 0.10 | 1 | 2 | 2 | 2 | 0 | 0 | 0 | 0 | 0 | 0 | Tr | 0.7 | Tr | 0.3 | 0 | 2 | 0.03 | 0.08 | 1.1 | (1.1) | 0.40 | 0.1 | 16 | 0.28 | 0.5 | 0 | 別名 固形コンソメ<br>顆粒状の製品を含む，固形だし |
| (0.05) | (0.33) | (2) | (26) | (3) | (15) | 0 | 0 | 0 | 0 | 0 | 0 | (0.2) | (Tr) | 0 | 0 | 0 | 0 | (0.02) | (0.11) | (2.0) | (2.5) | (0.07) | (0.4) | (14) | (0.20) | (4.9) | 0 | 顆粒だし<br>有 (0.3) g，ア 0g |
| 0.05 | 0.16 | 31 | 8 | 8 | 6 | 2 | 2 | 7 | 0 | 8 | 3 | 0 | 0.9 | 0.1 | 5.0 | 1.4 | — | 0.06 | 0.56 | 8.0 | 8.5 | 0.29 | 0.3 | 170 | 1.48 | 5.1 | 0 | 粉末製品を含む<br>顆粒だし |
| 0.12 | 0.09 | 5 | 74 | 8 | 1 | 0 | 0 | 0 | 0 | 0 | 0 | 0.8 | 0.1 | 0 | 0 | 0 | 0 | 0.03 | 0.20 | 5.5 | (6.9) | 0.06 | 1.4 | 14 | 0.18 | 3.8 | 0 | 別名 顆粒風味調味料<br>粉末製品を含む，顆粒だし<br>(100g：155mL，100mL：64g) |
| (Tr) | (0.12) | 0 | (2) | (Tr) | (6) | 0 | 0 | 0 | 0 | 0 | 0 | 0 | 0 | 0 | 0 | 0 | 0 | (0.01) | (0.02) | (0.3) | (0.5) | (0.02) | (Tr) | (4) | (0.06) | (1.5) | 0 | 液状だし<br>ア 0g |
| 0.01 | — | — | — | — | — | 0 | 0 | 0 | 0 | 0 | 0 | (0) | — | — | — | — | 0 | 0.01 | 0.04 | 1.2 | (1.2) | 0.04 | 0.3 | 17 | 0.18 | — | 0 | 液状だし |
| 0.01 | — | — | — | — | — | 0 | 0 | 0 | 0 | 0 | 0 | (0) | — | — | — | — | 0 | 0.03 | 0.06 | 1.3 | (1.9) | 0.06 | 0.3 | 13 | 0.19 | — | 0 | 液状だし |
| 0.01 | — | — | — | — | — | 0 | 0 | 0 | 0 | 0 | 0 | (0) | — | — | — | — | 0 | 0.04 | 0.07 | 1.4 | (1.4) | 0.07 | 0.2 | 9 | 0.19 | — | 0 | 液状だし<br>(100g：86mL，100mL：116g) |
| (0.03) | (0.33) | (2) | (4) | (1) | (14) | 0 | 0 | (Tr) | 0 | (Tr) | 0 | (Tr) | (0.1) | 0 | (0.3) | (0.1) | (1) | (0.03) | (0.08) | (0.9) | (1.4) | (0.10) | (Tr) | (20) | (0.24) | (3.7) | 0 | ペーストタイプ<br>濃縮割合：生めん 110gに対して濃縮スープ 35gを湯 250mLで希釈して利用．ア 0g |
| (0.14) | (0.09) | (2) | (4) | (1) | (31) | 0 | (Tr) | (18) | (7) | (22) | (2) | (Tr) | (0.3) | (0.1) | (2.2) | (1.3) | (5) | (0.02) | (0.08) | (1.1) | (2.2) | (0.08) | (Tr) | (27) | (0.20) | (6.5) | 0 | ペーストタイプ<br>濃縮割合：生めん 110gに対して濃縮スープ 40gを湯 250mLで希釈して利用．ア 0g |
| (Tr) | 0 | 0 | 0 | (1) | (1) | 0 | — | — | — | 0 | 0 | 0 | 0 | 0 | 0 | 0 | 0 | (0.01) | (0.01) | (0.1) | (0.1) | (0.01) | (0.1) | 0 | 0 | (0.1) | 0 | 有 (3.1) g |
| (0.03) | (0.22) | 0 | (1) | (1) | (2) | — | (1) | (150) | 0 | (150) | (13) | 0 | (0.6) | (Tr) | (0.8) | (0.2) | (3) | (0.14) | (0.04) | (1.3) | (1.5) | (0.10) | 0 | (5) | (0.28) | (0.7) | (1) | 有 (0.1) g |
| 0.17 | 0.40 | — | — | — | — | — | Tr | Tr | (0) | (Tr) | — | — | 0.1 | Tr | Tr | Tr | 1 | 0.01 | 0.07 | 0.8 | (0.8) | 0.04 | 2.0 | 9 | 0.14 | — | Tr | 別名 かき油<br>(100g：81mL，100mL：123g) |
| (0.05) | (0.03) | (41) | (18) | (Tr) | (5) | (260) | (1) | (1) | (16) | (9) | (270) | (4.6) | (1.7) | (Tr) | (0.6) | (Tr) | (15) | (0.08) | (0.18) | (Tr) | (1.5) | (0.12) | (1.4) | (59) | (1.38) | (25.0) | 0 | 有 (1.6) g |

# 17 調味料及び香辛料類

| | 食品番号 | 食品名 | 廃棄率 | エネルギー | 水分 | アミノ酸組成によるたんぱく質 | たんぱく質 | トリアシルグリセロール当量 | コレステロール | 脂質 | 脂肪酸 飽和脂肪酸 | 脂肪酸 n-3系多価不飽和脂肪酸 | 脂肪酸 n-6系多価不飽和脂肪酸 | 利用可能炭水化物（単糖当量） | 利用可能炭水化物（質量計） | 差引き法による利用可能炭水化物 | 食物繊維総量 | 糖アルコール | 炭水化物 | 灰分 | 食塩相当量 | ナトリウム | カリウム | カルシウム | マグネシウム | リン | 鉄 | 亜鉛 |
|---|---|---|---|---|---|---|---|---|---|---|---|---|---|---|---|---|---|---|---|---|---|---|---|---|---|---|---|---|
| | | | % | kcal | g | g | g | g | mg | g | g | g | g | g | g | g | g | g | g | g | g | mg | mg | mg | mg | mg | mg | mg |
| | | **魚醤油** | | | | | | | | | | | | | | | | | | | | | | | | | | |
| 新 | 17133 | いかなごしょうゆ | 0 | 64 | 63.0 | 9.4 | 13.9 | 0 | 0 | 0 | 0 | 0 | 0 | Tr | Tr | 5.8* | Tr | 0 | 2.1 | 20.8 | 21.2 | 8300 | 480 | 3 | 14 | 180 | 0.4 | 1.0 |
| 新 | 17134 | いしる（いしり） | 0 | 67 | 61.2 | 8.4 | 12.8 | 0 | 0 | 0 | 0 | 0 | 0 | 0.1 | 0.1 | 7.9* | 0.3 | 0 | 4.2 | 21.8 | 21.9 | 8600 | 260 | 25 | 53 | 180 | 1.5 | 4.5 |
| 新 | 17135 | しょっつる | 0 | 29 | 69.4 | 4.4 | 6.1 | 0 | 0 | 0 | 0 | 0 | 0 | Tr | Tr | 2.4* | 0.1 | 0 | 1.1 | 23.3 | 24.3 | 9600 | 190 | 6 | 14 | 70 | 0.2 | 0.2 |
| 名 | 17107 | ナンプラー | 0 | 47 | 65.5 | 6.3 | 9.1 | 0 | 0 | 0.1 | Tr | 0 | 0 | – | – | 5.5* | (0) | – | 2.7 | 22.7 | 22.9 | 9000 | 230 | 20 | 90 | 57 | 1.2 | 0.7 |
| | 17097 | **ごま酢** | 0 | 212 | (53.2) | (3.6) | (4.0) | (7.6) | – | (8.0) | (1.12) | (0.03) | (3.32) | (25.1) | (24.0) | (28.7)* | (1.9) | (Tr) | (29.9) | (2.6) | (1.7) | (670) | (110) | (180) | (61) | (100) | (1.7) | (1.0) |
| | 17098 | **ごまだれ** | 0 | 282 | (40.7) | (6.7) | (7.2) | (14.2) | – | (15.1) | (2.10) | (0.05) | (6.13) | (20.7) | (19.9) | (27.4)* | (3.0) | (Tr) | (29.2) | (5.7) | (4.3) | (1700) | (210) | (220) | (100) | (200) | (2.3) | (1.6) |
| | 17099 | **三杯酢** | 0 | 85 | (76.2) | (0.6) | (0.9) | – | – | 0 | – | – | – | (12.9) | (12.3) | (18.0)* | 0 | – | (17.8) | (2.1) | (2.0) | (780) | (56) | (5) | (11) | (27) | (0.2) | (0.2) |
| | 17100 | **二杯酢** | 0 | 59 | (78.7) | (2.7) | (3.5) | – | 0 | 0 | – | – | – | (0.7) | (0.7) | (8.0)* | (Tr) | (Tr) | (7.6) | (6.8) | (6.4) | (2500) | (180) | (14) | (32) | (81) | (0.8) | (0.5) |
| | | **すし酢** | | | | | | | | | | | | | | | | | | | | | | | | | | |
| | 17101 | ちらし・稲荷用 | 0 | 150 | (55.5) | – | (0.1) | – | 0 | 0 | – | – | – | (31.6) | (30.1) | (34.9)* | 0 | – | (34.9) | (6.6) | (6.5) | (2500) | (18) | (3) | (5) | (10) | (0.1) | (0.1) |
| | 17102 | にぎり用 | 0 | 70 | (72.0) | – | (0.2) | – | 0 | 0 | – | – | – | (8.6) | (8.2) | (14.3)* | 0 | – | (14.3) | (10.0) | (9.8) | (3900) | (23) | (4) | (7) | (12) | (0.1) | (0.2) |
| | 17103 | 巻き寿司・箱寿司用 | 0 | 107 | (64.1) | – | (0.1) | – | 0 | 0 | – | – | – | (19.2) | (18.3) | (23.8)* | 0 | – | (23.8) | (8.7) | (8.6) | (3400) | (21) | (4) | (6) | (11) | (0.1) | (0.1) |
| | 17104 | **中華風合わせ酢** | 0 | 153 | (60.5) | (2.3) | (3.0) | (3.3) | 0 | (3.4) | (0.51) | (0.01) | (1.38) | (20.5) | (19.6) | (25.2)* | (Tr) | (Tr) | (24.8) | (5.8) | (5.5) | (2200) | (160) | (12) | (28) | (69) | (0.7) | (0.4) |
| | 17105 | **デミグラスソース** | 0 | 82 | 81.5 | – | 2.9 | – | – | 3.0 | – | – | – | – | – | 11.0* | – | – | 11.0 | 1.6 | 1.3 | 520 | 180 | 11 | 11 | 53 | 0.3 | 0.3 |
| | 17106 | **テンメンジャン** | 0 | 249 | 37.5 | – | 8.5 | – | 0 | 7.7 | – | – | – | – | – | 35.0* | 3.1 | – | 38.1 | 8.2 | 7.3 | 2900 | 350 | 45 | 61 | 140 | 1.6 | 1.0 |
| | 17108 | **冷やし中華のたれ** | 0 | 114 | 67.1 | 1.9 | 2.1 | 1.1 | 0 | 1.2 | 0.16 | Tr | 0.46 | 19.5 | 19.5 | 23.2* | 0 | – | 23.1 | 5.6 | 5.8 | 2300 | 89 | 7 | 13 | 29 | 0.3 | 0.2 |
| | 17109 | **ホワイトソース** | 0 | 99 | 81.7 | (1.2) | 1.8 | (6.2) | 6 | 6.2 | (1.97) | (0.09) | (1.37) | (5.6) | (5.3) | 9.4* | 0.4 | – | 9.2 | 1.1 | 1.0 | 380 | 62 | 34 | 5 | 42 | 0.1 | 0.2 |
| | 17110 | **ぽん酢しょうゆ** | 0 | 49 | (82.1) | (2.7) | (3.4) | – | 0 | (0.1) | – | – | – | (0.7) | (0.7) | (7.9)* | (0.2) | – | (7.4) | (6.3) | (5.8) | (2300) | (280) | (24) | (33) | (72) | (0.7) | (0.4) |
| 新 | 17137 | **ぽん酢しょうゆ，市販品** | 0 | 59 | 77.0 | 3.2 | 3.7 | – | 0 | 0 | – | – | – | 7.0 | 6.9 | 10.0* | (0.3) | – | 10.8 | 7.6 | 7.8 | 3100 | 180 | 16 | 25 | 60 | 0.7 | 0.3 |
| | 17032 | **マーボー豆腐の素** | 0 | 115 | 75.0 | – | 4.2 | – | – | 6.3 | – | – | – | – | – | 10.4* | – | – | 10.4 | 4.1 | 3.6 | 1400 | 55 | 12 | – | 35 | 0.8 | – |
| | 17111 | **マリネ液** | 0 | 66 | (83.9) | 0 | (0.1) | 0 | 0 | 0 | – | – | – | (11.1)* | (10.5) | (10.8) | 0 | 0 | (10.9) | (1.1) | (0.9) | (370) | (26) | (4) | (3) | (6) | (0.2) | 0 |
| | 17033 | **ミートソース** | 0 | 96 | 78.8 | – | 3.8 | – | – | 5.0 | – | – | – | (9.6)* | (9.4) | 10.1 | – | – | 10.1 | 2.3 | 1.5 | 610 | 250 | 17 | – | 47 | 0.8 | – |
| 新 | 17144 | **焼きそば粉末ソース** | 0 | 248 | 0.1 | 6.8 | 5.6 | 0.6 | Tr | 0.7 | 0.10 | 0.03 | 0.13 | 54.2* | 51.5 | 57.1 | 3.3 | – | 62.4 | 30.1 | 30.6 | 12000 | 82 | 110 | 10 | 18 | 0.6 | 0.1 |
| | 17112 | **焼き鳥のたれ** | 0 | 131 | (61.4) | (2.6) | (3.3) | 0 | – | 0 | – | – | – | (19.1) | (18.5) | (29.0)* | (Tr) | (Tr) | (28.5) | (6.1) | (5.8) | (2300) | (160) | (13) | (27) | (71) | (0.7) | (0.4) |
| | 17113 | **焼き肉のたれ** | 0 | 164 | (52.4) | (3.6) | (4.3) | (2.1) | (Tr) | (2.2) | (0.32) | (0.01) | (0.89) | (28.4) | (27.2) | (32.1)* | (0.4) | (Tr) | (32.3) | (8.8) | (8.3) | (3300) | (230) | (23) | (35) | (90) | (0.9) | (0.5) |
| | 17114 | **みたらしのたれ** | 0 | 127 | (66.3) | (0.8) | (0.9) | 0 | – | 0 | – | – | – | (29.8) | (28.2) | (30.9)* | 0 | (Tr) | (30.8) | (1.9) | (1.7) | (650) | (120) | (6) | (10) | (24) | (0.2) | (0.1) |
| | 17115 | **ゆずこしょう** | 0 | 37 | 64.5 | – | 1.3 | – | (0) | 0.8 | – | – | – | – | – | 3.1* | 6.2 | – | 9.3 | 24.1 | 25.2 | 9900 | 280 | 61 | 44 | 24 | 0.6 | 0.1 |
| | | **（トマト加工品類）** | | | | | | | | | | | | | | | | | | | | | | | | | | |
| | 17034 | **トマトピューレー** | 0 | 44 | 86.9 | (1.4) | 1.9 | (0.1) | (0) | 0.1 | (0.02) | (Tr) | (0.02) | (5.2) | (5.2) | 8.7* | 1.8 | – | 9.9 | 1.2 | 0 | 19 | 490 | 19 | 27 | 37 | 0.8 | 0.3 |
| | 17035 | **トマトペースト** | 0 | 94 | 71.3 | (3.2) | 3.8 | (0.1) | (0) | 0.1 | (0.02) | (Tr) | (0.02) | (13.5) | (13.4) | 17.9* | 4.7 | – | 22.0 | 2.8 | 0.1 | 55 | 1100 | 46 | 64 | 93 | 1.6 | 0.6 |
| 変 | 17036 | **トマトケチャップ** | 0 | 104 | 66.0 | 1.2 | 1.6 | 0.1 | 0 | 0.2 | 0.03 | 0.01 | 0.04 | (24.3)* | (24.0) | 25.9 | 1.7 | – | 27.6 | 3.9 | 3.1 | 1200 | 380 | 16 | 18 | 35 | 0.5 | 0.2 |

可食部100 g当たり

可食部100g当たり

| 銅 | マンガン | ヨウ素 | セレン | クロム | モリブデン | レチノール | α-カロテン | β-カロテン | β-クリプトキサンチン | β-カロテン当量 | レチノール活性当量 | ビタミンD | α-トコフェロール | β-トコフェロール | γ-トコフェロール | δ-トコフェロール | ビタミンK | ビタミンB1 | ビタミンB2 | ナイアシン | ナイアシン当量 | ビタミンB6 | ビタミンB12 | 葉酸 | パントテン酸 | ビオチン | ビタミンC | 備考 |
|---|---|---|---|---|---|---|---|---|---|---|---|---|---|---|---|---|---|---|---|---|---|---|---|---|---|---|---|---|
| 無機質 | | | | | | ビタミン（ビタミンA） | | | | | | | ビタミンE | | | | | | | | | | | | | | | 有 有機酸　ア アルコール　♣食物繊維：AOAC 2011.25法 |
| mg | mg | µg | µg | µg | µg | µg | µg | µg | µg | µg | µg | µg | mg | mg | mg | mg | µg | mg | mg | mg | mg | mg | µg | µg | mg | µg | mg | |
| 0.01 | 0 | 150 | 43 | 1 | Tr | 0 | 0 | 0 | 0 | 0 | 0 | 0 | 0 | 0 | 0 | 0 | 0 | 0 | 0.31 | 4.6 | 6.1 | 0.09 | 1.0 | 51 | 0.65 | 17.0 | 0 | (100g：82.0mL，100mL：121.9g) 有0.9g |
| 1.45 | 0.05 | 61 | 140 | 19 | 3 | 0 | 0 | 0 | 0 | 0 | 0 | 0 | 0 | 0 | 0 | 0 | 0 | 0 | 0.25 | 2.4 | 3.1 | 0.16 | 3.9 | 66 | 0.98 | 32.0 | 0 | 別名 原材料がいかの場合はいしり，いわし等の場合はいしる又はよしる等 (100g：81.4mL，100mL：122.9g) 有0.4g |
| 0.01 | 0 | 29 | 11 | 11 | 1 | 0 | 0 | 0 | 0 | 0 | 0 | 0 | 0 | 0 | 0 | 0 | 0 | 0.03 | 0.06 | 1.0 | 1.2 | 0.03 | 1.9 | 5 | 0.31 | 3.0 | 0 | (100g：83.1mL，100mL：120.3g) 有0.4g |
| 0.03 | 0.03 | 27 | 46 | 5 | 1 | 0 | 0 | 0 | 0 | 0 | 0 | 0 | 0 | 0 | 0 | 0 | — | 0.01 | 0.10 | 3.3 | 4.3 | 0.10 | 1.6 | 26 | 0.56 | 7.9 | 0 | 別名 魚醤 (100g：81.9mL，100mL：122.1g) |
| (0.26) | (0.49) | 0 | (5) | (1) | (23) | 0 | 0 | (1) | 0 | (1) | 0 | 0 | (Tr) | (Tr) | (3.5) | (0.1) | (2) | (0.08) | (0.06) | (1.0) | (1.9) | (0.12) | (0.1) | (26) | (0.13) | (3.7) | 0 | 有(1.9) g，ア(0.5) g |
| (0.42) | (0.75) | (Tr) | (10) | (2) | (46) | 0 | 0 | (2) | 0 | (2) | (4) | (Tr) | (Tr) | (Tr) | (7.0) | (0.1) | (1) | (0.11) | (0.09) | (2.0) | (3.5) | (0.19) | (0.1) | (38) | (0.20) | (6.1) | 0 | 有(1.1) g，ア(1.1) g |
| (Tr) | (0.08) | (150) | (1) | (1) | (8) | 0 | 0 | 0 | 0 | 0 | 0 | 0 | 0 | 0 | 0 | 0 | 0 | (0.01) | (0.02) | (0.4) | (0.6) | (0.03) | (0.1) | (4) | (0.10) | (1.3) | 0 | 材料割合：米酢100，上白糖18，うすくちしょうゆ18，かつお・昆布だし15 有(3.0) g，ア0g |
| (Tr) | (0.44) | (1) | (5) | (2) | (24) | 0 | 0 | 0 | 0 | 0 | 0 | 0 | 0 | 0 | 0 | 0 | 0 | (0.03) | (0.08) | (0.7) | (1.3) | (0.09) | (0.1) | (15) | (0.26) | (5.7) | 0 | 材料割合：米酢10，こいくちしょうゆ8 有(2.8) g，ア(0.9) g |
| (Tr) | 0 | 0 | 0 | (1) | (3) | 0 | — | — | — | 0 | 0 | 0 | 0 | 0 | 0 | 0 | 0 | (0.01) | (0.01) | (0.2) | (0.2) | (0.01) | (0.1) | 0 | (0.05) | (0.3) | 0 | 材料割合：米酢15，上白糖7，食塩1.5 有(2.9) g |
| (Tr) | 0 | 0 | 0 | (1) | (3) | 0 | — | — | — | 0 | 0 | 0 | 0 | 0 | 0 | 0 | 0 | (0.01) | (0.01) | (0.2) | (0.3) | (0.02) | (0.1) | 0 | (0.07) | (0.3) | 0 | 材料割合：米酢10，上白糖1，食塩1.2 有(3.6) g |
| (Tr) | 0 | 0 | 0 | (1) | (3) | 0 | — | — | — | 0 | 0 | 0 | 0 | 0 | 0 | 0 | 0 | (0.01) | (0.01) | (0.2) | (0.2) | (0.01) | (0.1) | 0 | (0.06) | (0.3) | 0 | 材料割合：米酢12，上白糖3，食塩1.4 有(3.2) g |
| (0.01) | (0.47) | (Tr) | (4) | (1) | (20) | 0 | 0 | 0 | 0 | 0 | 0 | 0 | (Tr) | 0 | (1.5) | (Tr) | 0 | (0.02) | (0.07) | (0.6) | (1.1) | (0.08) | (0.1) | (13) | (0.22) | (4.9) | 0 | 材料割合：こいくちしょうゆ45，米酢45，砂糖22.5，ごま油4，しょうが2 有(2.0) g，ア(0.8) g |
| 0.03 | 0.09 | 2 | 1 | 7 | 3 | — | — | — | — | — | — | — | — | — | — | — | — | 0.04 | 0.07 | 1.7 | 2.1 | 0.05 | 0.2 | 25 | 0.18 | 1.8 | — | 別名 ドミグラスソース |
| 0.27 | 0.54 | 1 | 5 | 7 | 58 | (0) | 0 | 3 | Tr | 3 | 0 | (0) | 0.8 | 0.1 | 6.7 | 2.1 | 14 | 0.04 | 0.11 | 1.0 | 2.4 | 0.11 | 0 | 20 | 0.07 | 7.7 | 0 | 別名 中華甘みそ |
| Tr | 0.18 | 1 | 3 | 1 | 11 | 0 | 0 | 1 | Tr | 1 | 0 | 0 | Tr | 0 | 0.6 | 0 | 0 | 0.22 | 0.03 | 0.3 | 0.3 | 0.03 | Tr | 6 | 0.07 | 1.7 | 0 | 別名 冷やし中華用スープ (100g：87.6mL，100mL：114.1g) 有1.1g |
| 0.01 | 0.03 | 5 | 1 | 1 | 2 | — | — | — | — | — | — | — | 0.6 | Tr | 0.9 | 0.2 | 2 | 0.01 | 0.05 | 0.2 | (0.5) | 0.02 | 0 | 3 | 0.17 | 0.9 | 0 | 別名 ベシャメルソース |
| (0.02) | (0.46) | (1) | (4) | (1) | (19) | 0 | 0 | 0 | (9) | (4) | (1) | 0 | (0.1) | 0 | 0 | 0 | 0 | (0.05) | (0.08) | (0.6) | (1.2) | (0.08) | (Tr) | (20) | (0.37) | (4.9) | (24) | 別名 ポン酢 ア(0.8) g |
| 0.01 | 0.36 | ＊ | 3 | 2 | 18 | 0 | 0 | Tr | 1 | 1 | 0 | 0 | Tr | 0 | 0 | 0 | 0 | 0.02 | 0.05 | 0.7 | 0.7 | 0.06 | Tr | 17 | 0.17 | 3.1 | Tr | 別名 ポン酢 ＊ヨウ素：試料には，原材料として昆布を用いたものがあった．ヨウ素の成分値は，昆布の量に影響されるため，その標準値を定めることを見送った (100g：89.4mL，100mL：111.8g) 有1.8g |
| — | — | — | — | — | — | 4 | — | — | — | 63 | 9 | — | — | — | — | — | — | 0.05 | 0.03 | 1.0 | 1.7 | — | — | — | — | — | 2 | 試料：レトルトパウチのストレート製品 |
| (0.01) | (0.04) | 0 | 0 | 0 | (Tr) | 0 | 0 | 0 | 0 | 0 | 0 | 0 | 0 | 0 | 0 | 0 | 0 | 0 | 0 | (Tr) | (Tr) | (0.01) | (Tr) | 0 | (0.04) | (Tr) | 0 | 有(1.4) g，ア(2.7) g |
| — | — | — | — | — | — | 5 | — | — | — | 530 | 49 | — | — | — | — | — | — | 0.14 | 0.05 | 1.4 | 2.0 | — | — | — | — | — | 6 | 試料：缶詰及びレトルトパウチ製品 (100g：94mL，100mL：107g) |
| 0.02 | 0.47 | 4 | 2 | 7 | 3 | 0 | 3 | 34 | 15 | 43 | 4 | 0 | 0.4 | Tr | 0.3 | 0 | 7 | 0.01 | 0.01 | 0.3 | 0.3 | 0.03 | 0 | 4 | 0.08 | 0.8 | 0 | 有2.0g ♣ |
| (0.02) | (0.46) | (1) | (5) | (1) | (20) | 0 | 0 | 0 | 0 | 0 | 0 | 0 | 0 | 0 | 0 | 0 | 0 | (0.02) | (0.07) | (0.5) | (0.7) | (0.10) | (Tr) | (13) | (0.20) | (5.0) | 0 | 有(0.3) g，ア(0.6) g |
| (0.03) | (0.51) | (1) | (7) | (2) | (24) | 0 | 0 | (3) | (2) | (4) | (Tr) | (Tr) | (Tr) | 0 | (0.9) | (Tr) | 0 | (0.03) | (0.09) | (0.8) | (1.0) | (0.10) | (0.1) | (18) | (0.25) | (6.2) | (1) | 有(0.5) g，ア0g |
| (0.01) | (0.13) | (2700) | (1) | (1) | (5) | 0 | 0 | 0 | 0 | 0 | 0 | 0 | 0 | 0 | 0 | 0 | 0 | (0.01) | (0.02) | (0.1) | (0.2) | (0.03) | 0 | (5) | (0.05) | (1.4) | 0 | 有(0.1) g，ア0g |
| 0.06 | 0.10 | 24 | 2 | 5 | 4 | (0) | 36 | 230 | 47 | 270 | 22 | (0) | 2.0 | 0 | 0.4 | 0 | (0) | 0.04 | 0.05 | 0.9 | 1.1 | 0.17 | — | 13 | 0.22 | 3.6 | 2 | |
| 0.19 | 0.19 | 0 | 1 | 2 | 9 | 0 | 0 | 630 | 0 | 630 | 52 | (0) | 2.7 | 0.1 | 0.3 | 0 | 10 | 0.09 | 0.07 | 1.5 | (1.7) | 0.20 | — | 29 | 0.47 | 8.9 | 10 | 別名 トマトピューレ 食塩無添加品 (100g：95mL，100mL：105g) |
| 0.31 | 0.38 | — | — | — | — | 0 | 0 | 1000 | 0 | 1000 | 85 | (0) | 6.2 | 0.2 | 0.6 | 0 | 18 | 0.21 | 0.14 | 3.7 | (4.2) | 0.38 | — | 42 | 0.95 | — | 15 | 食塩無添加品 |
| 0.09 | 0.11 | 1 | 4 | 4 | 9 | 0 | 1 | 510 | 0 | 510 | 43 | 0 | 2.0 | Tr | 0.1 | 0 | 0 | 0.06 | 0.04 | 1.5 | 1.7 | 0.11 | Tr | 13 | 0.30 | 5.2 | 8 | (100g：87mL，100mL：115g) 有1.2g |

# 17 調味料及び香辛料類

可食部100 g当たり

| 食品番号 | 食品名 | 廃棄率 | エネルギー | 水分 | たんぱく質: アミノ酸組成によるたんぱく質 | たんぱく質: たんぱく質 | 脂質: トリアシルグリセロール当量 | 脂質: コレステロール | 脂質: 脂質 | 脂肪酸: 飽和脂肪酸 | 脂肪酸: $n$-3系多価不飽和脂肪酸 | 脂肪酸: $n$-6系多価不飽和脂肪酸 | 炭水化物: 利用可能炭水化物（単糖当量） | 炭水化物: 利用可能炭水化物（質量計） | 炭水化物: 差引法による利用可能炭水化物 | 炭水化物: 食物繊維総量 | 炭水化物: 糖アルコール | 炭水化物: 炭水化物 | 灰分 | 食塩相当量 | 無機質: ナトリウム | 無機質: カリウム | 無機質: カルシウム | 無機質: マグネシウム | 無機質: リン | 無機質: 鉄 | 無機質: 亜鉛 |
|---|---|---|---|---|---|---|---|---|---|---|---|---|---|---|---|---|---|---|---|---|---|---|---|---|---|---|---|
| | | % | kcal | g | g | g | g | mg | g | g | g | g | g | g | g | g | g | g | g | g | mg | mg | mg | mg | mg | mg | mg |
| 17037 | **トマトソース** | 0 | 41 | 87.1 | (1.9) | 2.0 | (0.1) | (0) | 0.2 | (0.03) | (0.01) | (0.05) | (5.3) | (5.3) | 7.6* | 1.1 | – | 8.5 | 2.2 | 0.6 | 240 | 340 | 18 | 20 | 42 | 0.9 | 0.2 |
| 17038 | **チリソース** | 0 | 112 | 67.3 | (1.7) | 1.8 | (0.1) | (0) | 0.1 | (0.02) | (Tr) | (0.02) | – | – | 25.2* | 1.9 | – | 26.3 | 3.9 | 3.0 | 1200 | 500 | 27 | 23 | 32 | 0.9 | 0.2 |
| | （ドレッシング類） | | | | | | | | | | | | | | | | | | | | | | | | | | |
| | **半固体状ドレッシング** | | | | | | | | | | | | | | | | | | | | | | | | | | |
| 変 17042 | マヨネーズ，全卵型 | 0 | 668 | 16.6 | 1.3 | 1.4 | 72.5 | 55 | 76.0 | 6.07 | 5.49 | 18.02 | (2.1)* | (2.1) | 7.2 | (0) | – | 3.6 | 1.9 | 1.9 | 730 | 13 | 8 | 2 | 29 | 0.3 | 0.2 |
| 変 17043 | マヨネーズ，卵黄型 | 0 | 668 | 19.7 | 2.2 | 2.5 | 72.8 | 140 | 74.7 | 10.37 | 4.92 | 26.62 | (0.5)* | (0.5) | 2.8 | (0) | – | 0.6 | 2.0 | 2.0 | 770 | 21 | 20 | 3 | 72 | 0.6 | 0.5 |
| 名 17118 | マヨネーズタイプ調味料，低カロリータイプ | 0 | 262 | 60.9 | 2.6 | 2.9 | 26.4 | 58 | 28.3 | 3.04 | 1.77 | 8.00 | 2.7* | 2.6 | 4.7 | 0.8 | 0 | 3.3 | 3.9 | 3.9 | 1500 | 36 | 10 | 3 | 35 | 0.3 | 0.2 |
| | **分離液状ドレッシング** | | | | | | | | | | | | | | | | | | | | | | | | | | |
| 変 17040 | フレンチドレッシング，分離液状 | 0 | 325 | (47.8) | 0 | (Tr) | (30.6) | (1) | (31.5) | (3.46) | (2.15) | (10.75) | (11.4)* | (11.3) | (13.4) | 0 | 0 | (12.4) | (6.3) | (6.3) | (2500) | (2) | (1) | (Tr) | (1) | (Tr) | (Tr) |
| 変 17116 | 和風ドレッシング，分離液状 | 0 | 179 | (69.4) | (1.6) | (1.9) | (14.0) | (1) | (14.5) | (1.68) | (0.80) | (5.10) | (6.6) | (6.5) | (9.7)* | (0.2) | (Tr) | (9.3) | (3.6) | (3.5) | (1400) | (75) | (7) | (16) | (43) | (0.4) | (0.2) |
| 名 17039 | 和風ドレッシングタイプ調味料，ノンオイルタイプ | 0 | 83 | 71.8 | – | 3.1 | – | – | 0.1 | – | – | – | – | – | 17.2* | 0.2 | – | 16.1 | 7.6 | 7.4 | 2900 | 130 | 10 | 34 | 54 | 0.3 | 0.2 |
| | **乳化液状ドレッシング** | | | | | | | | | | | | | | | | | | | | | | | | | | |
| 変 17117 | ごまドレッシング | 0 | 399 | (38.1) | (2.3) | (2.7) | (37.1) | (7) | (38.3) | (4.34) | (2.36) | (13.29) | (13.1)* | (12.5) | (15.5) | (0.8) | (Tr) | (15.0) | (4.9) | (4.4) | (1800) | (91) | (86) | (34) | (66) | (1.0) | (0.6) |
| 変 17041 | サウザンアイランドドレッシング | 0 | 392 | (44.1) | (0.2) | (0.3) | (38.1) | (9) | (39.2) | (4.34) | (2.66) | (13.33) | (12.1)* | (11.9) | (13.4) | (0.4) | 0 | (12.8) | (3.1) | (3.0) | (1200) | (32) | (7) | (3) | (9) | (0.1) | (0.1) |
| 新 17149 | フレンチドレッシング，乳化液状 | 0 | 376 | (44.1) | (0.1) | (0.1) | (37.7) | (7) | (38.8) | – | – | – | (8.5)* | (8.5) | (10.3) | 0 | 0 | (9.3) | (6.5) | (6.4) | (2500) | (3) | (1) | (Tr) | (3) | (Tr) | (Tr) |
| | （みそ類） | | | | | | | | | | | | | | | | | | | | | | | | | | |
| | **米みそ** | | | | | | | | | | | | | | | | | | | | | | | | | | |
| 17044 | 甘みそ | 0 | 206 | 42.6 | 8.7 | 9.7 | 3.0 | (0) | 3.0 | 0.49 | 0.30 | 1.55 | – | – | 33.3* | 5.6 | – | 37.9 | 6.8 | 6.1 | 2400 | 340 | 80 | 32 | 130 | 3.4 | 0.9 |
| 17045 | 淡色辛みそ | 0 | 182 | 45.4 | 11.1 | 12.5 | 5.9 | (0) | 6.0 | 0.97 | 0.58 | 3.02 | 11.9 | 11.8 | 18.5* | 4.9 | – | 21.9 | 14.2 | 12.4 | 4900 | 380 | 100 | 75 | 170 | 4.0 | 1.1 |
| 17046 | 赤色辛みそ | 0 | 178 | 45.7 | 11.3 | 13.1 | 5.4 | (0) | 5.5 | 0.88 | 0.54 | 2.66 | – | – | 18.9* | 4.1 | – | 21.1 | 14.6 | 13.0 | 5100 | 440 | 130 | 80 | 200 | 4.3 | 1.2 |
| 変 17120 | だし入りみそ | 0 | 167 | 49.9 | (10.0) | 11.0 | (5.2) | 2 | 5.6 | (0.87) | (0.54) | (2.59) | (9.8) | (9.7) | 17.8* | 4.1 | 0 | 20.6 | 12.9 | 11.9 | 4700 | 420 | 67 | 61 | 160 | 1.4 | 1.0 |
| 新 17145 | だし入りみそ，減塩 | 0 | 164 | 52.5 | 9.4 | 10.3 | 4.7 | 1 | 5.1 | 0.80 | 0.30 | 2.29 | 10.5 | 10.3 | 18.2* | 4.9 | – | 22.2 | 9.8 | 9.7 | 3800 | 410 | 63 | 55 | 150 | 1.4 | 1.0 |
| 17047 | **麦みそ** | 0 | 184 | 44.0 | 8.1 | 9.7 | 4.2 | (0) | 4.3 | 0.74 | 0.38 | 2.13 | – | – | 25.5* | 6.3 | – | 30.0 | 12.0 | 10.7 | 4200 | 340 | 80 | 55 | 120 | 3.0 | 0.9 |
| 17048 | **豆みそ** | 0 | 207 | 44.9 | 14.8 | 17.2 | 10.2 | (0) | 10.5 | 1.62 | 0.99 | 5.30 | – | – | 10.7* | 6.5 | – | 14.5 | 12.9 | 10.9 | 4300 | 930 | 150 | 130 | 250 | 6.8 | 2.0 |
| 17119 | **減塩みそ** | 0 | 190 | 46.0 | 9.1 | 11.0 | (5.8) | (0) | 5.9 | (0.98) | (0.46) | (2.92) | 12.9 | 12.5 | 23.2* | 4.3 | 0 | 25.7 | 11.4 | 10.7 | 4200 | 480 | 62 | 71 | 170 | 1.7 | 1.4 |
| | **即席みそ** | | | | | | | | | | | | | | | | | | | | | | | | | | |
| 17049 | 粉末タイプ | 0 | 321 | 2.4 | (19.4) | 21.9 | 7.4 | (0) | 9.3 | 1.23 | 0.73 | 3.79 | (21.3) | (21.0) | 40.7* | 6.6 | – | 43.0 | 23.5 | 20.6 | 8100 | 600 | 85 | 140 | 300 | 2.8 | 1.8 |
| 17050 | ペーストタイプ | 0 | 122 | 61.5 | (7.9) | 8.9 | 3.1 | (0) | 3.7 | 0.50 | 0.22 | 1.53 | (8.4) | (8.3) | 14.3* | 2.8 | – | 15.4 | 10.4 | 9.6 | 3800 | 310 | 47 | 54 | 130 | 1.2 | 0.9 |
| 17121 | **辛子酢みそ** | 0 | 216 | (43.6) | (4.2) | (5.0) | (2.1) | 0 | (2.1) | (0.27) | (0.22) | (0.86) | (25.1) | (23.9) | (42.7)* | (2.7) | – | (44.6) | (3.6) | (3.3) | (1300) | (170) | (42) | (20) | (69) | (1.7) | (0.5) |
| 17122 | **ごまみそ** | 0 | 245 | (42.7) | (8.6) | (9.4) | (9.5) | 0 | (9.9) | (1.43) | (0.22) | (4.29) | (5.4) | (5.2) | (28.5)* | (5.5) | – | (32.9) | (5.2) | (4.0) | (1600) | (280) | (230) | (74) | (170) | (3.7) | (1.5) |
| 17123 | **酢みそ** | 0 | 211 | (44.2) | (4.4) | (4.9) | (1.5) | 0 | (1.5) | (0.25) | (0.15) | (0.78) | (26.3) | (25.1) | (42.5)* | (2.8) | – | (44.8) | (3.4) | (3.1) | (1200) | (170) | (41) | (16) | (66) | (1.7) | (0.5) |
| 17124 | **練りみそ** | 0 | 267 | (29.9) | (4.8) | (5.5) | (1.7) | 0 | (1.7) | (0.27) | (0.17) | (0.87) | (38.8) | (36.9) | (56.6)* | (3.2) | – | (59.1) | (3.8) | (3.4) | (1400) | (190) | (46) | (18) | (74) | (1.9) | (0.5) |
| | （ルウ類） | | | | | | | | | | | | | | | | | | | | | | | | | | |
| 変 17051 | **カレールウ** | 0 | 474 | 3.0 | 5.7 | 6.5 | 32.8 | 20 | 34.1 | 14.84 | 0.10 | 1.55 | 38.1* | 35.1 | 40.0 | 6.4 | – | 44.7 | 11.7 | 10.6 | 4200 | 320 | 90 | 31 | 110 | 3.5 | 0.5 |
| 17052 | **ハヤシルウ** | 0 | 501 | 2.2 | – | 5.8 | 31.9 | 20 | 33.2 | 15.62 | 0.06 | 0.82 | – | – | 46.3* | 2.5 | – | 47.5 | 11.3 | 10.7 | 4200 | 150 | 30 | 21 | 55 | 1.0 | 0.3 |
| | （その他） | | | | | | | | | | | | | | | | | | | | | | | | | | |
| 17125 | **お茶漬けの素，さけ** | 0 | 251 | (2.9) | (18.0) | (20.2) | (2.7) | (64) | (3.7) | (0.68) | (0.66) | (0.23) | (29.7) | (27.9) | (36.9)* | (3.5) | – | (37.1) | (35.6) | (33.8) | (13000) | (560) | (72) | (55) | (230) | (2.1) | (0.9) |

可食部100g当たり

| 無機質 | | | | | | ビタミン | | | | | | | | | | | | | | | | | | | | | | 備考 |
|---|---|---|---|---|---|---|---|---|---|---|---|---|---|---|---|---|---|---|---|---|---|---|---|---|---|---|---|---|
| | | | | | | ビタミンA | | | | | | | ビタミンE | | | | | | | | | | | | | | | |
| 銅 | マンガン | ヨウ素 | セレン | クロム | モリブデン | レチノール | α-カロテン | β-カロテン | β-クリプトキサンチン | β-カロテン当量 | レチノール活性当量 | ビタミンD | α-トコフェロール | β-トコフェロール | γ-トコフェロール | δ-トコフェロール | ビタミンK | ビタミンB1 | ビタミンB2 | ナイアシン | ナイアシン当量 | ビタミンB6 | ビタミンB12 | 葉酸 | パントテン酸 | ビオチン | ビタミンC | 有 有機酸　ア アルコール ♣食物繊維：AOAC 2011.25法 |
| mg | mg | µg | µg | µg | µg | µg | µg | µg | µg | µg | µg | µg | mg | mg | mg | mg | µg | mg | mg | mg | mg | mg | µg | µg | mg | µg | mg | |
| 0.16 | – | – | – | – | – | (0) | 0 | 480 | 0 | 480 | 40 | (0) | 2.1 | 0.1 | 1.0 | 0.3 | 8 | 0.09 | 0.08 | 1.3 | (1.6) | 0.12 | Tr | 3 | 0.24 | – | (Tr) | (100g：103mL，100mL：97g) |
| 0.15 | 0.15 | – | – | – | – | (0) | 0 | 500 | 5 | 500 | 42 | (0) | 2.1 | 0.3 | 0.2 | 0 | 5 | 0.07 | 0.07 | 1.5 | (1.8) | 0.15 | 0 | 5 | 0.32 | – | (Tr) | |
| 0.01 | 0.01 | 3 | 3 | 1 | 1 | 24 | 0 | 0 | 3 | 1 | 24 | 0.3 | 13.0 | 0.2 | 33.0 | 2.3 | 120 | 0.01 | 0.03 | Tr | 0.2 | 0.02 | 0.1 | 1 | 0.16 | 3.1 | 0 | 使用油：なたね油，とうもろこし油，大豆油 (100g：105mL，100mL：95g) 有0.5g |
| 0.02 | 0.02 | 9 | 8 | 1 | 2 | 53 | 0 | 1 | 6 | 3 | 54 | 0.6 | 11.0 | 0.7 | 41.0 | 10.0 | 140 | 0.03 | 0.07 | Tr | 0.5 | 0.05 | 0.4 | 3 | 0.43 | 7.2 | 0 | 使用油：なたね油，大豆油，とうもろこし油 (100g：105mL，100mL：95g) 有0.5g |
| 0.01 | 0.01 | 4 | 5 | Tr | 2 | 20 | 130 | 250 | 4 | 310 | 46 | 0.3 | 4.8 | 0.1 | 12.0 | 1.6 | 53 | 0.02 | 0.05 | Tr | 0.4 | 0.02 | 0.1 | 3 | 0.19 | 3.1 | 0 | 別名低カロリーマヨネーズ 使用油：なたね油，大豆油，とうもろこし油．カロテン：色素として添加品あり． 有0.7g |
| 0 | 0 | 0 | 0 | (Tr) | (Tr) | 0 | 0 | 0 | 0 | 0 | 0 | 0 | (4.0) | (0.4) | (18.0) | (3.4) | (54) | (Tr) | (Tr) | (Tr) | (0.1) | (Tr) | (Tr) | 0 | 0 | (Tr) | 0 | 有(1.9) g |
| (0.03) | (0.19) | 0 | (3) | (1) | (10) | 0 | 0 | (4) | 0 | (4) | (Tr) | – | (1.5) | (0.1) | (7.9) | (1.3) | – | (0.03) | (0.03) | (0.4) | (0.5) | (0.04) | (Tr) | (7) | (0.09) | (2.2) | 0 | オイル入り 有(0.7) g，ア(0.7) g |
| 0.01 | – | – | – | – | – | (0) | 0 | 3 | 0 | 3 | Tr | (0) | 0 | 0 | 0 | 0 | 1 | 0.02 | 0.03 | 0.3 | 0.8 | 0.04 | 0 | 6 | 0.11 | – | (Tr) | 別名和風ノンオイルドレッシング |
| (0.12) | (0.32) | (1) | (4) | (1) | (15) | (4) | 0 | (Tr) | 0 | (1) | (4) | (0.1) | (4.4) | (0.4) | (21.0) | (3.8) | (60) | (0.04) | (0.05) | (0.6) | (1.0) | (0.07) | (Tr) | (16) | (0.14) | (3.3) | 0 | クリームタイプ 有(0.8) g，ア(0.3) g |
| (0.02) | (0.01) | (1) | (1) | (Tr) | (1) | (4) | 0 | (42) | (1) | (43) | (8) | (0.1) | (5.2) | (0.5) | (22.0) | (4.2) | (72) | (Tr) | (0.01) | (0.1) | (0.2) | (0.02) | (Tr) | (3) | (0.05) | (0.8) | (2) | 有(0.6) g |
| (Tr) | 0 | (1) | 0 | 0 | (Tr) | (3) | 0 | 0 | (Tr) | 0 | (3) | (0.1) | (5.0) | (0.5) | (22.0) | (4.2) | (66) | (Tr) | (0.01) | (Tr) | (0.1) | (0.01) | (Tr) | (1) | (0.02) | (0.3) | (1) | 有(1.3) g |
| 0.22 | – | Tr | 2 | 2 | 33 | (0) | – | – | – | (0) | (0) | (0) | 0.3 | 0.1 | 3.0 | 1.6 | 8 | 0.05 | 0.10 | 1.5 | 3.5 | 0.04 | 0.1 | 21 | Tr | 5.4 | (0) | 別名西京みそ，関西白みそ (100g：87mL，100mL：115g) |
| 0.39 | – | 1 | 9 | 2 | 57 | (0) | – | – | – | (0) | (0) | (0) | 0.6 | 0.2 | 5.7 | 3.1 | 11 | 0.03 | 0.10 | 1.5 | 3.9 | 0.11 | 0.1 | 68 | Tr | 12.0 | (0) | 別名信州みそ (100g：87mL，100mL：115g) |
| 0.35 | – | 1 | 8 | 1 | 72 | (0) | – | – | – | (0) | (0) | (0) | 0.5 | 0.2 | 5.2 | 3.2 | 11 | 0.03 | 0.10 | 1.5 | 3.5 | 0.12 | Tr | 42 | 0.23 | 14.0 | (0) | (100g：87mL，100mL：115g) |
| 0.26 | 0.65 | 26 | 8 | 2 | 51 | 0 | 0 | 3 | Tr | 3 | 0 | 0.1 | 0.7 | 0.1 | 5.2 | 1.9 | 11 | 0.10 | 0.35 | 0.9 | (2.8) | 0.13 | 0.1 | 37 | 0.24 | 9.9 | 0 | (100g：87mL，100mL：115g) 有0.1g |
| 0.32 | 0.64 | 29 | 8 | 2 | 60 | 0 | 0 | 2 | 0 | 3 | 0 | 0 | 0.6 | 0.1 | 4.8 | 1.7 | 14 | 0.10 | 0.09 | 0.9 | 2.6 | 0.13 | 0.1 | 40 | 0.27 | 8.9 | 0 | (100g：87mL，100mL：115g) 有0.4g ♣ |
| 0.31 | – | 16 | 2 | 2 | 15 | (0) | – | – | – | (0) | (0) | (0) | 0.4 | 0.1 | 3.5 | 2.0 | 9 | 0.04 | 0.10 | 1.5 | 2.9 | 0.10 | Tr | 35 | 0.26 | 8.4 | (0) | 別名田舎みそ (100g：87mL，100mL：115g) |
| 0.66 | – | 31 | 19 | 9 | 64 | (0) | – | – | – | (0) | (0) | (0) | 1.1 | 0.3 | 11.0 | 5.0 | 19 | 0.04 | 0.12 | 1.2 | 3.4 | 0.13 | Tr | 54 | 0.36 | 17.0 | (0) | 別名東海豆みそ，名古屋みそ，八丁みそ (100g：87mL，100mL：115g) |
| 0.29 | 0.73 | 1 | 5 | 5 | 150 | 0 | 0 | 3 | 1 | 3 | 0 | 0 | 0.6 | 0.1 | 5.3 | 2.3 | – | 0.10 | 0.11 | 1.1 | 2.7 | 0.16 | 0.1 | 75 | 0.27 | 11.0 | 0 | (100g：87mL，100mL：115g) 有0.2g |
| | | | | | | | | | | | | | | | | | | | | | | | | | | | | 別名インスタントみそ汁 |
| 0.44 | 1.19 | – | – | – | – | (0) | 0 | 6 | 0 | 6 | Tr | (0) | 0.7 | 0.2 | 7.1 | 3.8 | 15 | 0.11 | 2.58 | 0.8 | (4.9) | 0.12 | – | 65 | 0.75 | – | (0) | |
| 0.25 | 0.47 | – | – | – | – | (0) | 0 | 1 | 0 | 1 | 0 | (0) | 0.5 | 0.1 | 3.9 | 0.7 | 6 | 0.04 | 0.27 | 0.4 | (2.1) | 0.07 | – | 29 | 0.42 | – | (0) | |
| (0.12) | (0.02) | 0 | (1) | (1) | (16) | 0 | – | – | – | (1) | 0 | 0 | (0.1) | (Tr) | (1.4) | (0.8) | (4) | (0.04) | (0.05) | (0.8) | (1.8) | (0.02) | (0.1) | (10) | 0 | (2.6) | 0 | 有(1.0) g，ア0g |
| (0.39) | (0.40) | 0 | (5) | (2) | (38) | 0 | 0 | (1) | 0 | (1) | 0 | 0 | (0.2) | (0.1) | (5.4) | (1.1) | (7) | (0.10) | (0.10) | (1.8) | (3.9) | (0.14) | (0.1) | (36) | (0.08) | (5.7) | 0 | 有0g，ア0g |
| (0.11) | 0 | 0 | (1) | (1) | (17) | 0 | – | – | – | 0 | 0 | 0 | (0.2) | (0.1) | (1.5) | (0.8) | (4) | (0.03) | (0.05) | (0.8) | (1.8) | (0.02) | (0.1) | (11) | 0 | (2.8) | 0 | 有(1.1) g |
| (0.13) | (0.02) | 0 | (1) | (1) | (19) | 0 | 0 | 0 | 0 | 0 | 0 | 0 | (0.2) | (0.1) | (1.7) | (0.9) | (5) | (0.03) | (0.06) | (0.8) | (2.0) | (0.03) | (0.1) | (12) | (Tr) | (3.1) | 0 | 有0g，ア0g |
| 0.13 | 0.58 | 0 | 10 | 7 | 14 | (0) | 0 | 60 | 19 | 69 | 6 | (0) | 2.0 | 0.2 | 3.2 | 1.1 | 0 | 0.09 | 0.06 | 0.1 | 1.0 | 0.07 | Tr | 9 | 0.38 | 4.1 | 0 | 有0.4g ♣ |
| 0.12 | 0.32 | – | – | – | – | (0) | 0 | 990 | 310 | 1100 | 95 | (0) | 2.5 | 0.1 | 1.6 | 1.1 | 0 | 0.14 | 0.06 | 1.0 | 2.0 | 0.08 | 0 | 9 | 0.29 | – | 0 | |
| (0.14) | (0.27) | (3700) | (27) | (2) | (12) | (10) | (190) | (1200) | (47) | (2100) | (180) | (8.3) | (1.5) | (0.1) | (0.1) | 0 | (100) | (0.16) | (0.29) | (5.7) | (9.3) | (0.25) | (5.4) | (140) | (0.93) | (4.7) | (12) | 有0g，ア0g |

# 17 調味料及び香辛料類

可食部100 g当たり

| 食品番号 | 食品名 | 廃棄率 (%) | エネルギー (kcal) | 水分 (g) | たんぱく質: アミノ酸組成によるたんぱく質 (g) | たんぱく質: たんぱく質 (g) | 脂質: トリアシルグリセロール当量 (g) | 脂質: コレステロール (mg) | 脂質: 脂質 (g) | 脂肪酸: 飽和脂肪酸 (g) | 脂肪酸: n-3系多価不飽和脂肪酸 (g) | 脂肪酸: n-6系多価不飽和脂肪酸 (g) | 炭水化物: 利用可能炭水化物（単糖当量） (g) | 炭水化物: 利用可能炭水化物（質量計） (g) | 炭水化物: 差引法による利用可能炭水化物 (g) | 炭水化物: 食物繊維総量 (g) | 炭水化物: 糖アルコール (g) | 炭水化物: 炭水化物 (g) | 灰分 (g) | 食塩相当量 (g) | 無機質: ナトリウム (mg) | 無機質: カリウム (mg) | 無機質: カルシウム (mg) | 無機質: マグネシウム (mg) | 無機質: リン (mg) | 無機質: 鉄 (mg) | 無機質: 亜鉛 (mg) |
|---|---|---|---|---|---|---|---|---|---|---|---|---|---|---|---|---|---|---|---|---|---|---|---|---|---|---|---|
| 新 17136 | キムチの素 | 0 | 125 | 58.2 | 5.3 | 5.3 | 0.8 | 3 | 1.0 | 0.18 | 0.08 | 0.34 | 13.0 | 12.6 | *21.6 | 3.6 | 0.1 | 26.0 | 9.4 | 9.3 | 3600 | 350 | 29 | 31 | 52 | 1.3 | 0.3 |
| 17053 | 酒かす | 0 | 215 | 51.1 | (14.2) | 14.9 | – | (0) | 1.5 | – | – | – | – | – | *19.3 | 5.2 | – | 23.8 | 0.5 | 0 | 5 | 28 | 8 | 9 | 8 | 0.8 | 2.3 |
| 17126 | 即席すまし汁 | 0 | 194 | (2.8) | (17.0) | (18.3) | (0.5) | (16) | (0.8) | (0.16) | (0.14) | (0.16) | (10.9) | (10.4) | *(28.4) | (3.3) | (Tr) | (30.5) | (47.6) | (45.7) | (18000) | (490) | (76) | (61) | (220) | (2.3) | (1.0) |
| 17127 | ふりかけ，たまご | 0 | 428 | (2.5) | (20.9) | (23.4) | (19.7) | (420) | (21.9) | (4.75) | (0.28) | (6.04) | (31.1) | (29.3) | *(39.2) | (5.1) | – | (39.7) | (12.3) | (9.2) | (3600) | (490) | (390) | (120) | (490) | (4.5) | (2.9) |
| 変 17054 | みりん風調味料 | 0 | 225 | 43.6 | – | 0.1 | – | (0) | 0 | – | – | – | 39.9 | 39.2 | *55.6 | (0) | 0 | 55.7 | 0.2 | 0.2 | 68 | 3 | Tr | 1 | 15 | 0.1 | Tr |
| 新 17138 | 料理酒 | 0 | 88 | 82.4 | 0.2 | 0.2 | – | 0 | Tr | – | – | – | *3.6 | 3.5 | 4.7 | 0 | 0 | 4.7 | 2.1 | 2.2 | 870 | 6 | 2 | 2 | 4 | Tr | Tr |
| | **香辛料類** | | | | | | | | | | | | | | | | | | | | | | | | | | |
| | **オールスパイス** | | | | | | | | | | | | | | | | | | | | | | | | | | |
| 17055 | 粉 | 0 | 364 | 9.2 | – | 5.6 | (3.7) | (0) | 5.6 | (1.64) | (0.05) | (1.48) | – | – | *77.1 | – | – | 75.2 | 4.4 | 0.1 | 53 | 1300 | 710 | 130 | 110 | 4.7 | 1.2 |
| 17056 | オニオンパウダー | 0 | 363 | 5.0 | (5.8) | 8.8 | (0.8) | (0) | 1.1 | (0.23) | (0.02) | (0.31) | – | – | *83.0 | – | – | 79.8 | 5.3 | 0.1 | 52 | 1300 | 140 | 160 | 290 | 3.1 | 3.2 |
| | **からし** | | | | | | | | | | | | | | | | | | | | | | | | | | |
| 17057 | 粉 | 0 | 435 | 4.9 | – | 33.0 | (14.2) | (0) | 14.3 | (0.78) | (1.50) | (2.44) | – | – | *43.8 | – | – | 43.7 | 4.1 | 0.1 | 34 | 890 | 250 | 380 | 1000 | 11.0 | 6.6 |
| 17058 | 練り | 0 | 314 | 31.7 | – | 5.9 | (14.4) | (0) | 14.5 | (0.80) | (1.52) | (2.47) | – | – | *40.2 | – | – | 40.1 | 7.8 | 7.4 | 2900 | 190 | 60 | 83 | 120 | 2.1 | 1.0 |
| 17059 | 練りマスタード | 0 | 175 | 65.7 | (4.3) | 4.8 | (10.5) | (Tr) | 10.6 | (0.58) | (1.11) | (1.80) | (9.2) | (8.9) | *15.6 | – | – | 13.1 | 3.8 | 3.0 | 1200 | 170 | 71 | 60 | 140 | 1.8 | 0.8 |
| 17060 | 粒入りマスタード | 0 | 229 | 57.2 | (6.9) | 7.6 | (15.9) | (Tr) | 16.0 | (0.88) | (1.67) | (2.72) | (5.1) | (5.1) | *14.7 | – | – | 12.7 | 5.3 | 4.1 | 1600 | 190 | 130 | 110 | 260 | 2.4 | 1.4 |
| 17061 | カレー粉 | 0 | 338 | 5.7 | (10.2) | 13.0 | 11.6 | 8 | 12.2 | 1.28 | 0.24 | 3.16 | – | – | *29.8 | 36.9 | – | 63.3 | 5.8 | 0.1 | 40 | 1700 | 540 | 220 | 400 | 29.0 | 2.9 |
| | **クローブ** | | | | | | | | | | | | | | | | | | | | | | | | | | |
| 17062 | 粉 | 0 | 398 | 7.5 | (5.1) | 7.2 | (9.8) | (0) | 13.6 | (4.13) | (0.81) | (2.87) | – | – | *72.2 | – | – | 66.4 | 5.3 | 0.7 | 280 | 1400 | 640 | 250 | 95 | 9.9 | 1.1 |
| | **こしょう** | | | | | | | | | | | | | | | | | | | | | | | | | | |
| 17063 | 黒，粉 | 0 | 362 | 12.7 | (8.9) | 11.0 | (5.5) | (0) | 6.0 | (2.56) | (0.28) | (1.56) | (42.3) | (38.5) | *69.2 | – | – | 66.6 | 3.7 | 0.2 | 65 | 1300 | 410 | 150 | 160 | 20.0 | 1.1 |
| 17064 | 白，粉 | 0 | 376 | 12.3 | (7.0) | 10.1 | (5.9) | (0) | 6.4 | (2.73) | (0.30) | (1.66) | (42.5) | (38.7) | *73.7 | – | – | 70.1 | 1.1 | 0 | 4 | 60 | 240 | 80 | 140 | 7.3 | 0.9 |
| 17065 | 混合，粉 | 0 | 369 | 12.5 | (7.4) | 10.6 | (5.7) | (0) | 6.2 | (2.65) | (0.29) | (1.61) | (42.4) | (38.6) | *72.0 | – | – | 68.3 | 2.4 | 0.1 | 35 | 680 | 330 | 120 | 150 | 14.0 | 1.0 |
| | **さんしょう** | | | | | | | | | | | | | | | | | | | | | | | | | | |
| 17066 | 粉 | 0 | 375 | 8.3 | – | 10.3 | – | (0) | 6.2 | – | – | – | – | – | *69.6 | – | – | 69.6 | 5.6 | 0 | 10 | 1700 | 750 | 100 | 210 | 10.0 | 0.9 |
| | **シナモン** | | | | | | | | | | | | | | | | | | | | | | | | | | |
| 17067 | 粉 | 0 | 356 | 9.4 | (2.7) | 3.6 | (1.9) | (0) | 3.5 | (0.97) | (0.03) | (0.12) | – | – | *82.1 | – | – | 79.6 | 3.9 | 0.1 | 23 | 550 | 1200 | 87 | 50 | 7.1 | 0.9 |
| | **しょうが** | | | | | | | | | | | | | | | | | | | | | | | | | | |
| 17068 | 粉 | 0 | 365 | 10.6 | (5.3) | 7.8 | – | (0) | 4.9 | – | – | – | (59.2) | (55.6) | *75.0 | – | – | 72.5 | 4.2 | 0.1 | 31 | 1400 | 110 | 300 | 150 | 14.0 | 1.7 |
| 17069 | おろし | 0 | 41 | 88.2 | (0.3) | 0.7 | (0.4) | (0) | 0.6 | (0.16) | (0.03) | (0.10) | (5.1) | (4.7) | *9.0 | – | – | 8.6 | 1.9 | 1.5 | 580 | 140 | 16 | 17 | 14 | 0.3 | 0.1 |
| | **セージ** | | | | | | | | | | | | | | | | | | | | | | | | | | |
| 17070 | 粉 | 0 | 377 | 9.2 | – | 6.4 | (8.8) | (0) | 10.1 | (5.57) | (0.97) | (0.42) | – | – | *68.2 | – | – | 66.9 | 7.4 | 0.3 | 120 | 1600 | 1500 | 270 | 100 | 50.0 | 3.3 |
| | **タイム** | | | | | | | | | | | | | | | | | | | | | | | | | | |
| 17071 | 粉 | 0 | 342 | 9.8 | – | 6.5 | (3.2) | (0) | 5.2 | (1.91) | (0.48) | (0.35) | – | – | *71.8 | – | – | 69.8 | 8.7 | 0 | 13 | 980 | 1700 | 300 | 85 | 110.0 | 2.0 |
| 17072 | チリパウダー | 0 | 374 | 3.8 | (9.2) | 15.0 | (8.2) | (0) | 8.2 | (1.41) | (0.30) | (4.30) | – | – | *65.9 | – | – | 60.1 | 12.9 | 6.4 | 2500 | 3000 | 280 | 210 | 260 | 29.0 | 2.2 |
| | **とうがらし** | | | | | | | | | | | | | | | | | | | | | | | | | | |
| 17073 | 粉 | 0 | 412 | 1.7 | (9.9) | 16.2 | (8.3) | (0) | 9.7 | (1.83) | (0.37) | (4.33) | – | – | *74.5 | – | – | 66.8 | 5.6 | 0 | 4 | 2700 | 110 | 170 | 340 | 12.0 | 2.0 |
| | **ナツメグ** | | | | | | | | | | | | | | | | | | | | | | | | | | |
| 17074 | 粉 | 0 | 520 | 6.3 | – | 5.7 | (30.6) | (0) | 38.5 | (11.31) | (0.10) | (5.12) | – | – | *55.4 | – | – | 47.5 | 2.0 | 0 | 15 | 430 | 160 | 180 | 210 | 2.5 | 1.3 |
| | **にんにく** | | | | | | | | | | | | | | | | | | | | | | | | | | |
| 17075 | ガーリックパウダー，食塩無添加 | 0 | 380 | 3.5 | (17.2) | 19.9 | 0.4 | 2 | 0.8 | 0.10 | 0.02 | 0.20 | 20.2 | 18.4 | *77.0 | – | – | 73.8 | 2.0 | 0 | 18 | 390 | 100 | 90 | 300 | 6.6 | 2.5 |

可食部 100 g 当たり

| 銅 | マンガン | ヨウ素 | セレン | クロム | モリブデン | レチノール | α-カロテン | β-カロテン | β-クリプトキサンチン | β-カロテン当量 | レチノール活性当量 | ビタミンD | α-トコフェロール | β-トコフェロール | γ-トコフェロール | δ-トコフェロール | ビタミンK | ビタミン$B_1$ | ビタミン$B_2$ | ナイアシン | ナイアシン当量 | ビタミン$B_6$ | ビタミン$B_{12}$ | 葉酸 | パントテン酸 | ビオチン | ビタミンC | 備考 |
|---|---|---|---|---|---|---|---|---|---|---|---|---|---|---|---|---|---|---|---|---|---|---|---|---|---|---|---|---|
| 無機質 | | | | | | ビタミン（ビタミンA） | | | | | | | ビタミンE | | | | | | | | | | | | | | | 有 有機酸　ア アルコール |
| mg | mg | µg | µg | µg | µg | µg | µg | µg | µg | µg | µg | µg | mg | mg | mg | mg | µg | mg | mg | mg | mg | mg | µg | µg | mg | µg | mg | |
| 0.12 | 0.16 | 1900 | 11 | 18 | 6 | 17 | 100 | 1500 | 940 | 2100 | 190 | 0 | 2.9 | 0.1 | 0.4 | Tr | 8 | 0.04 | 0.11 | 1.6 | 1.9 | 0.31 | 0.2 | 8 | 0.20 | 3.7 | 0 | 有1.1g |
| 0.39 | – | – | – | – | – | (0) | – | – | – | (0) | (0) | (0) | 0 | 0 | 0 | 0 | 0 | 0.03 | 0.26 | 2.0 | (5.3) | 0.94 | 0 | 170 | 0.48 | – | (0) | ア8.2g |
| (0.13) | (0.60) | (140) | (39) | (3) | (29) | 0 | (260) | (2200) | (65) | (2300) | (200) | (0.5) | (0.8) | (0.1) | (0.3) | (0.2) | (57) | (0.13) | (0.31) | (5.1) | (7.5) | (0.17) | (4.7) | (170) | (0.41) | (8.3) | (25) | 有(0.3) g．ア0g |
| (0.47) | (0.71) | (86) | (15) | (2) | (29) | (100) | (540) | (2300) | (130) | (3100) | (360) | (2.2) | (2.5) | (0.1) | (5.1) | (0.1) | (220) | (0.29) | (0.48) | (4.1) | (8.7) | (0.31) | (6.2) | (170) | (0.47) | (6.0) | (11) | ア0g |
| Tr | 0 | – | – | – | – | (0) | – | – | – | (0) | (0) | (0) | – | – | – | – | (0) | Tr | 0.02 | 0 | Tr | 0 | 0 | 0 | 0 | – | 0 | (100g：78.8mL，100mL：126.9g) 有0.1g，ア0.3g，0.5容量% |
| Tr | 0.04 | Tr | 0 | 2 | 2 | 0 | 0 | 0 | – | 0 | 0 | 0 | 0 | 0 | 0 | 0 | 0 | Tr | 0 | Tr | Tr | 0.01 | 0 | 0 | 0 | Tr | 0 | (100g：98.4mL，100mL：101.6g) ア10.6g，13.6容量% |
| 0.53 | 0.72 | – | – | – | – | 0 | 6 | 31 | 0 | 34 | 3 | (0) | – | – | – | – | – | 0 | 0.05 | 2.9 | 3.8 | – | (0) | (0) | – | – | 0 | |
| 0.55 | 1.90 | – | – | – | – | (0) | – | – | – | Tr | (0) | (0) | – | – | – | – | – | 0.30 | 0.10 | 0.6 | (1.4) | – | (0) | – | – | – | 10 | 食塩添加品あり |
| 0.60 | 1.76 | 0 | 290 | 3 | 79 | (0) | – | – | – | 38 | 3 | (0) | – | – | – | – | – | 0.73 | 0.26 | 8.5 | 14.0 | – | (0) | (0) | – | 160.0 | 0 | 和がらし及び洋がらしを含む (100g：250mL，100mL：40g) |
| 0.15 | 0.36 | – | – | – | – | (0) | – | – | – | 16 | 1 | (0) | – | – | – | – | – | 0.22 | 0.07 | 1.5 | 2.5 | – | (0) | (0) | – | – | 0 | 和風及び洋風を含む |
| 0.10 | 0.41 | 0 | 70 | 4 | 15 | 0 | 0 | 54 | 0 | 54 | 4 | (Tr) | 1.2 | 0 | 4.9 | 0.5 | 6 | 0.14 | 0.04 | 1.1 | (1.3) | 0.10 | 0 | 14 | 0.27 | 25.0 | Tr | 別名フレンチマスタード |
| 0.16 | 0.62 | 1 | 87 | 3 | 17 | (0) | 0 | 32 | 2 | 32 | 3 | (Tr) | 1.0 | 0 | 4.5 | 0.4 | 5 | 0.32 | 0.05 | 1.8 | (3.0) | 0.14 | 0.1 | 16 | 0.28 | 23.0 | Tr | 別名あらびきマスタード |
| 0.80 | 4.84 | 5 | 18 | 21 | 42 | 0 | 20 | 380 | 0 | 390 | 32 | (0) | 4.4 | 0.6 | 2.6 | 0.1 | 86 | 0.41 | 0.25 | 7.0 | (8.7) | 0.59 | 0.1 | 60 | 2.06 | 28.0 | 2 | |
| | | | | | | | | | | | | | | | | | | | | | | | | | | | | 別名ちょうじ |
| 0.39 | 93.00 | – | – | – | – | (0) | 0 | 120 | 3 | 120 | 10 | (0) | – | – | – | – | – | 0.04 | 0.27 | 0.9 | (1.5) | – | (0) | (0) | – | – | (0) | |
| 1.20 | 6.34 | 5 | 5 | 30 | 14 | (0) | 18 | 170 | 4 | 180 | 15 | (0) | – | – | – | – | – | 0.10 | 0.24 | 1.2 | (2.2) | – | (0) | (0) | – | 20.0 | (0) | 別名ブラックペッパー |
| 1.00 | 4.45 | 2 | 2 | 5 | 24 | (0) | – | – | – | Tr | (0) | (0) | – | – | – | – | – | 0.02 | 0.12 | 0.2 | (1.2) | – | (0) | (0) | – | 4.7 | (0) | 別名ホワイトペッパー |
| 1.10 | – | 3 | 2 | 12 | 17 | (0) | 9 | 84 | 2 | 89 | 7 | (0) | – | – | – | – | – | 0.06 | 0.18 | 0.7 | (1.8) | – | 0 | 0 | – | 15.0 | 1 | |
| 0.33 | – | 32 | 6 | 21 | 19 | (0) | – | – | – | 200 | 17 | (0) | – | – | – | – | – | 0.10 | 0.45 | 2.8 | (4.5) | – | – | – | – | 27.0 | 0 | |
| | | | | | | | | | | | | | | | | | | | | | | | | | | | | 別名にっけい，にっき |
| 0.49 | 41.00 | 6 | 3 | 14 | 3 | (0) | – | – | – | 6 | 1 | (0) | – | – | – | – | – | 0.08 | 0.14 | 1.3 | (2.0) | – | (0) | (0) | – | 1.4 | Tr | |
| 0.57 | 28.00 | 1 | 3 | 6 | 11 | (0) | – | – | – | 16 | 1 | (0) | – | – | – | – | – | 0.04 | 0.17 | 4.2 | (6.4) | 1.03 | (0) | (0) | 1.29 | 9.6 | 0 | 別名ジンジャー |
| 0.04 | 3.58 | 0 | 1 | 1 | 1 | (0) | 2 | 6 | 0 | 7 | 1 | (0) | – | – | – | – | – | 0.02 | 0.03 | 0.8 | (0.9) | – | – | – | – | 0.3 | 120 | 試料：チューブ入り ビタミンC：添加品を含む．有0.2g |
| 0.53 | 2.85 | – | – | – | – | (0) | 0 | 1400 | 0 | 1400 | 120 | (0) | – | – | – | – | – | 0.09 | 0.55 | 2.7 | 3.8 | – | (0) | – | – | – | (0) | |
| 0.57 | 6.67 | – | – | – | – | (0) | 0 | 980 | 0 | 980 | 82 | (0) | – | – | – | – | – | 0.09 | 0.69 | 3.4 | 4.5 | – | 0 | 0 | – | – | 0 | |
| 1.00 | 1.62 | – | – | – | – | (0) | 300 | 7600 | 3100 | 9300 | 770 | (0) | – | – | – | – | – | 0.25 | 0.84 | 7.2 | (8.5) | – | (0) | (0) | – | – | (0) | |
| | | | | | | | | | | | | | | | | | | | | | | | | | | | | 別名一味唐辛子 |
| 1.20 | – | 3 | 5 | 17 | 41 | (0) | 140 | 7200 | 2600 | 8600 | 720 | (0) | – | – | – | – | – | 0.43 | 1.15 | 11.0 | (13.0) | – | – | – | – | 49.0 | Tr | |
| | | | | | | | | | | | | | | | | | | | | | | | | | | | | 別名にくずく |
| 1.20 | 2.68 | – | – | – | – | (0) | – | – | – | 12 | 1 | (0) | – | – | – | – | – | 0.05 | 0.10 | 0.5 | 1.5 | – | (0) | (0) | – | – | (0) | |
| 0.57 | 1.17 | 1 | 10 | 2 | 7 | (0) | 0 | 0 | 0 | 0 | (0) | (0) | 0.4 | 0.1 | Tr | 0 | 1 | 0.54 | 0.15 | 1.0 | (3.4) | 2.32 | 0 | 30 | 1.33 | 3.5 | (0) | |

# 17 調味料及び香辛料類

| 食品番号 | 食品名 | 廃棄率 | エネルギー | 水分 | たんぱく質: アミノ酸組成によるたんぱく質 | たんぱく質: たんぱく質 | 脂質: トリアシルグリセロール当量 | 脂質: コレステロール | 脂質: 脂質 | 脂肪酸: 飽和脂肪酸 | 脂肪酸: $n$-3系多価不飽和脂肪酸 | 脂肪酸: $n$-6系多価不飽和脂肪酸 | 炭水化物: 利用可能炭水化物（単糖当量） | 炭水化物: 利用可能炭水化物（質量計） | 炭水化物: 差引法による利用可能炭水化物 | 炭水化物: 食物繊維総量 | 炭水化物: 糖アルコール | 炭水化物: 炭水化物 | 灰分 | 食塩相当量 | 無機質: ナトリウム | 無機質: カリウム | 無機質: カルシウム | 無機質: マグネシウム | 無機質: リン | 無機質: 鉄 | 無機質: 亜鉛 |
|---|---|---|---|---|---|---|---|---|---|---|---|---|---|---|---|---|---|---|---|---|---|---|---|---|---|---|---|
| | | % | kcal | g | g | g | g | mg | g | g | g | g | g | g | g | g | g | g | g | g | mg | mg | mg | mg | mg | mg | mg |
| 17128 | ガーリックパウダー，食塩添加 | 0 | 382 | 3.5 | (17.2) | 19.9 | – | 2 | 0.8 | – | – | – | (18.5) | (16.8) | *76.5 | – | – | 73.8 | 2.0 | 8.4 | 3300 | 390 | 100 | 90 | 300 | 6.6 | 2.5 |
| 17076 | おろし | 0 | 170 | 52.1 | (2.9) | 4.7 | (0.3) | (Tr) | 0.5 | (0.07) | (0.02) | (0.14) | (1.3) | (1.2) | *39.0 | – | – | 37.0 | 5.7 | 4.6 | 1800 | 440 | 22 | 22 | 100 | 0.7 | 0.5 |
| | **バジル** | | | | | | | | | | | | | | | | | | | | | | | | | | |
| 17077 | 粉 | 0 | 307 | 10.9 | (17.3) | 21.1 | (2.2) | (0) | 2.2 | (1.17) | (0.16) | (0.11) | – | – | *54.4 | – | – | 50.6 | 15.2 | 0.1 | 59 | 3100 | 2800 | 760 | 330 | 120.0 | 3.9 |
| | **パセリ** | | | | | | | | | | | | | | | | | | | | | | | | | | |
| 17078 | 乾 | 0 | 341 | 5.0 | (27.7) | 28.7 | (2.2) | (0) | 2.2 | (0.55) | (0.75) | (0.51) | (5.5) | (5.4) | *52.6 | – | – | 51.6 | 12.5 | 2.2 | 880 | 3600 | 1300 | 380 | 460 | 18.0 | 3.6 |
| | **パプリカ** | | | | | | | | | | | | | | | | | | | | | | | | | | |
| 17079 | 粉 | 0 | 385 | 10.0 | (14.6) | 15.5 | (10.9) | (0) | 11.6 | (1.93) | (0.41) | (6.58) | – | – | *57.2 | – | – | 55.6 | 7.3 | 0.2 | 60 | 2700 | 170 | 220 | 320 | 21.0 | 10.0 |
| | **わさび** | | | | | | | | | | | | | | | | | | | | | | | | | | |
| 17080 | 粉，からし粉入り | 0 | 384 | 4.9 | (9.4) | 16.5 | – | (0) | 4.4 | – | – | – | – | – | *76.8 | – | – | 69.7 | 4.5 | 0.1 | 30 | 1200 | 320 | 210 | 340 | 9.3 | 4.4 |
| 17081 | 練り | 0 | 265 | 39.8 | (1.9) | 3.3 | – | (0) | 10.3 | – | – | – | – | – | *41.2 | – | – | 39.8 | 6.8 | 6.1 | 2400 | 280 | 62 | 39 | 85 | 2.0 | 0.8 |
| | **その他** | | | | | | | | | | | | | | | | | | | | | | | | | | |
| | **酵母** | | | | | | | | | | | | | | | | | | | | | | | | | | |
| 17082 | パン酵母，圧搾 | 0 | 105 | 68.1 | 13.1 | 16.5 | 1.1 | 0 | 1.5 | 0.19 | Tr | 0.01 | (2.6) | (2.5) | *5.6 | 10.3 | 0 | 12.1 | 1.8 | 0.1 | 39 | 620 | 16 | 37 | 360 | 2.2 | 7.8 |
| 17083 | パン酵母，乾燥 | 0 | 307 | 8.7 | 30.2 | 37.1 | 4.7 | 0 | 6.8 | 0.79 | 0.01 | 0.03 | 1.5 | 1.4 | *19.5 | 32.6 | 0 | 43.1 | 4.3 | 0.3 | 120 | 1600 | 19 | 91 | 840 | 13.0 | 3.4 |
| 17084 | **ベーキングパウダー** | 0 | 150 | 4.5 | – | Tr | (0.6) | (0) | 1.2 | (0.22) | (0.09) | (0.27) | *(38.5) | (35.0) | 53.1 | – | – | 29.0 | 41.8 | 17.3 | 6800 | 3900 | 2400 | 1 | 3700 | 0.1 | Tr |

可食部100 g当たり

| 可食部100g当たり | | | | | | | | | | | | | | | | | | | | | | | | | | | | |
|---|---|---|---|---|---|---|---|---|---|---|---|---|---|---|---|---|---|---|---|---|---|---|---|---|---|---|---|---|
| 無機質 | | | | | | ビタミン | | | | | | | | | | | | | | | | | | | | | | 備考 |
| | | | | | | ビタミンA | | | | | | | ビタミンE | | | | | | | | | | | | | | | |
| 銅 | マンガン | ヨウ素 | セレン | クロム | モリブデン | レチノール | α-カロテン | β-カロテン | β-クリプトキサンチン | β-カロテン当量 | レチノール活性当量 | ビタミンD | α-トコフェロール | β-トコフェロール | γ-トコフェロール | δ-トコフェロール | ビタミンK | ビタミンB1 | ビタミンB2 | ナイアシン | ナイアシン当量 | ビタミンB6 | ビタミンB12 | 葉酸 | パントテン酸 | ビオチン | ビタミンC | |
| mg | mg | µg | µg | µg | µg | µg | µg | µg | µg | µg | µg | µg | mg | mg | mg | mg | µg | mg | mg | mg | mg | mg | µg | µg | mg | µg | mg | |
| 0.57 | 1.17 | 1 | 10 | 2 | 7 | (0) | 0 | 0 | 0 | 0 | (0) | (0) | 0.4 | 0.1 | Tr | 0 | 1 | 0.54 | 0.15 | 1.0 | (3.4) | 2.32 | 0 | 30 | 1.33 | 3.5 | (0) | |
| 0.09 | 0.16 | 3 | 4 | 1 | 6 | (0) | – | – | – | 3 | Tr | (0) | – | – | – | – | – | 0.11 | 0.04 | 0.2 | (1.0) | – | – | – | – | 1.0 | 0 | 試料：チューブ入り |
| | | | | | | | | | | | | | | | | | | | | | | | | | | | | 別名 めぼうき，バジリコ |
| 1.99 | 10.00 | 42 | 18 | 47 | 200 | (0) | 0 | 2400 | 61 | 2500 | 210 | (0) | 4.7 | 0.2 | 0.7 | 0 | 820 | 0.26 | 1.09 | 7.9 | (12.0) | 1.75 | 0 | 290 | 2.39 | 62.0 | 1 | |
| 0.97 | 6.63 | 22 | 7 | 38 | 110 | (0) | 0 | 28000 | 0 | 28000 | 2300 | (0) | 7.2 | 0 | 1.6 | 0 | 1300 | 0.89 | 2.02 | 12.0 | (20.0) | 1.47 | 0 | 1400 | 1.68 | 24.0 | 820 | |
| 1.08 | 1.00 | 17 | 10 | 33 | 13 | (0) | 0 | 5000 | 2100 | 6100 | 500 | (0) | – | – | – | – | (0) | 0.52 | 1.78 | 13.0 | (14.0) | – | (0) | (0) | – | 39.0 | (0) | |
| 0.45 | 1.11 | 3 | 4 | 8 | 4 | (0) | 0 | 20 | 0 | 20 | 2 | (0) | – | – | – | – | – | 0.55 | 0.30 | 2.5 | (5.0) | – | – | – | – | 24.0 | (0) | 試料：ホースラディシュ製品 |
| 0.11 | 0.23 | – | – | – | – | (0) | – | – | – | 15 | 1 | (0) | – | – | – | – | – | 0.11 | 0.07 | 0.7 | (1.2) | – | – | – | – | – | 0 | 試料：わさび及びホースラディシュ混合製品，チューブ入り |
| 0.36 | 0.19 | Tr | 2 | 1 | Tr | 0 | 0 | 4 | 0 | 4 | Tr | 1.6 | Tr | 0 | 0 | 0 | 0 | 2.21 | 1.78 | 23.0 | 27.0 | 0.59 | 0 | 1900 | 2.29 | 99.0 | 0 | 別名 イースト |
| 0.20 | 0.40 | 1 | 2 | 2 | 1 | 0 | 0 | 0 | 0 | 0 | 0 | 2.8 | Tr | 0 | 0 | 0 | 0 | 8.81 | 3.72 | 22.0 | (28.0) | 1.28 | 0 | 3800 | 5.73 | 310.0 | 1 | 別名 ドライイースト |
| 0.01 | – | – | – | – | – | 0 | – | – | – | 0 | 0 | 0 | – | – | – | – | 0 | 0 | 0 | 0 | 0 | (0) | (0) | (0) | (0) | – | 0 | 加熱により発生する二酸化炭素等：23.5g (100g：133mL，100mL：75g) |

# 18 調理済み流通食品類

| | 食品番号 | 食品名 | 廃棄率 | エネルギー | 水分 | たんぱく質: アミノ酸組成によるたんぱく質 | たんぱく質: たんぱく質 | 脂質: トリアシルグリセロール当量 | 脂質: コレステロール | 脂質: 脂質 | 脂肪酸: 飽和脂肪酸 | 脂肪酸: n-3系多価不飽和脂肪酸 | 脂肪酸: n-6系多価不飽和脂肪酸 | 炭水化物: 利用可能炭水化物(単糖当量) | 炭水化物: 利用可能炭水化物(質量計) | 炭水化物: 差引法による利用可能炭水化物 | 炭水化物: 食物繊維総量 | 炭水化物: 糖アルコール | 炭水化物: 炭水化物 | 灰分 | 食塩相当量 | 無機質: ナトリウム | 無機質: カリウム | 無機質: カルシウム | 無機質: マグネシウム | 無機質: リン | 無機質: 鉄 | 無機質: 亜鉛 |
|---|---|---|---|---|---|---|---|---|---|---|---|---|---|---|---|---|---|---|---|---|---|---|---|---|---|---|---|---|
| | | 可食部100 g当たり | % | kcal | g | g | g | g | mg | g | g | g | g | g | g | g | g | g | g | g | g | mg | mg | mg | mg | mg | mg | mg |
| | | **和風料理** | | | | | | | | | | | | | | | | | | | | | | | | | | |
| | | (和え物類) | | | | | | | | | | | | | | | | | | | | | | | | | | |
| 新 | 18024 | 青菜の白和え | 0 | 81 | (79.7) | (3.9) | (4.2) | (2.6) | (Tr) | (3.4) | – | – | – | (8.7) | (7.2) | (9.2)* | (2.4) | 0 | (10.5) | (2.0) | (1.3) | (500) | (180) | (95) | (42) | (69) | (1.2) | (0.6) |
| 新 | 18025 | いんげんのごま和え | 0 | 77 | (81.4) | (3.0) | (3.7) | (3.2) | (5) | (3.4) | – | – | – | (5.3) | (4.9) | (7.2)* | (2.8) | 0 | (9.1) | (2.2) | (1.2) | (480) | (270) | (120) | (44) | (88) | (1.3) | (0.7) |
| 新 | 18026 | わかめとねぎの酢みそ和え | 0 | 85 | (76.3) | (3.0) | (3.8) | (0.8) | (17) | (0.9) | – | – | – | (11.6) | (10.5) | (14.9)* | (2.5) | 0 | (16.3) | (2.3) | (1.8) | (730) | (140) | (40) | (20) | (56) | (0.9) | (0.4) |
| | | (汁物類) | | | | | | | | | | | | | | | | | | | | | | | | | | |
| 新 | 18028 | とん汁 | 0 | 26 | (94.4) | (1.3) | (1.5) | (1.4) | (3) | (1.5) | – | – | – | (1.2) | (0.9) | (1.6)* | (0.5) | 0 | (2.0) | (0.7) | (0.6) | (220) | (63) | (10) | (6) | (18) | (0.2) | (0.2) |
| | | (酢の物類) | | | | | | | | | | | | | | | | | | | | | | | | | | |
| 新 | 18027 | 紅白なます | 0 | 34 | (90.3) | (0.6) | (0.6) | (0.7) | 0 | (0.6) | – | – | – | (6.4)* | (6.1) | (6.5) | (0.9) | 0 | (7.2) | (0.9) | (0.6) | (230) | (130) | (22) | (9) | (16) | (0.2) | (0.1) |
| | | (煮物類) | | | | | | | | | | | | | | | | | | | | | | | | | | |
| 新 | 18029 | 卯の花いり | 0 | 84 | (79.1) | (3.1) | (4.4) | (3.5) | (7) | (4.1) | – | – | – | (4.3) | (3.9) | (7.4)* | (5.1) | 0 | (10.7) | (1.7) | (1.1) | (450) | (190) | (47) | (24) | (68) | (0.8) | (0.4) |
| 新 | 18030 | 親子丼の具 | 0 | 101 | (79.4) | (7.9) | (8.4) | (5.1) | (130) | (5.2) | – | – | – | (3.3) | (3.0) | (5.8)* | (0.4) | 0 | (5.6) | (1.4) | (1.0) | (380) | (120) | (21) | (12) | (88) | (0.7) | (0.7) |
| 新 | 18031 | 牛飯の具 | 0 | 122 | (78.8) | (3.5) | (4.1) | -8.8 | (18) | (9.4) | – | – | – | (4.7) | (4.0) | (6.6)* | (1.0) | 0 | (6.4) | (1.3) | (1.0) | (400) | (110) | (18) | (10) | (45) | (0.6) | (0.9) |
| 新 | 18032 | 切り干し大根の煮物 | 0 | 48 | (88.2) | (1.9) | (2.3) | (1.9) | 0 | (2.5) | – | – | – | (5.8) | (3.2) | (4.8)* | (2.0) | 0 | (5.7) | (1.2) | (0.9) | (370) | (76) | (46) | (18) | (39) | (0.5) | (0.3) |
| 新 | 18033 | きんぴらごぼう | 0 | 84 | (81.6) | (3.1) | (1.4) | (4.3) | (Tr) | (4.5) | – | – | – | (4.4) | (4.2) | (6.4)* | (3.2) | 0 | (11.3) | (1.3) | (0.9) | (350) | (150) | (36) | (25) | (37) | (0.5) | (0.4) |
| 新 | 18034 | ぜんまいのいため煮 | 0 | 80 | (82.3) | (3.0) | (3.4) | (3.9) | 0 | (4.2) | – | – | – | (5.4) | (4.9) | (7.1)* | (2.2) | 0 | (8.7) | (1.4) | (1.1) | (420) | (67) | (47) | (19) | (50) | (0.7) | (0.4) |
| 新 | 18035 | 筑前煮 | 0 | 85 | (80.4) | (4.1) | (4.4) | (3.3) | (19) | (3.5) | – | – | – | (6.8) | (5.9) | (8.8)* | (1.8) | 0 | (10.2) | (1.5) | (1.1) | (430) | (160) | (22) | (15) | (55) | (0.5) | (0.5) |
| 新 | 18036 | 肉じゃが | 0 | 78 | (79.6) | (3.8) | (4.3) | (1.1) | (9) | (1.3) | – | – | – | (11.4) | (10.3) | (12.5)* | (1.3) | 0 | (13.0) | (1.7) | (1.2) | (480) | (210) | (13) | (14) | (44) | (0.8) | (0.9) |
| 新 | 18037 | ひじきのいため煮 | 0 | 75 | (80.8) | (2.8) | (3.1) | (3.5) | (Tr) | (4.0) | – | – | – | (6.9)* | (6.5) | (7.3) | (3.4) | 0 | (9.9) | (2.2) | (1.4) | (560) | (180) | (100) | (43) | (45) | (0.6) | (0.3) |
| | | (その他) | | | | | | | | | | | | | | | | | | | | | | | | | | |
| 新 | 18038 | アジの南蛮漬け | 0 | 109 | (78.0) | (6.7) | (8.1) | (5.6) | (27) | (6.1) | – | – | – | (5.3) | (4.6) | (7.5)* | (0.9) | 0 | (6.2) | (1.3) | (0.7) | (290) | (190) | (37) | (19) | (110) | (0.4) | (0.5) |
| 新 | 18053 | お好み焼き | 0 | 136 | 71.8 | – | 5.2 | – | – | 6.5 | – | – | – | 14.0* | 12.9 | 12.4 | 2.6 | – | 15.2 | 1.3 | 0.8 | 310 | 190 | 39 | 13 | 68 | 0.5 | 0.4 |
| 新 | 18054 | とりから揚げ | 0 | 204 | 55.8 | 12.8 | 15.6 | 9.5 | – | 10.1 | 2.29 | 0.33 | 3.01 | 16.8* | 15.3 | 17.6 | 1.7 | – | 16.1 | 2.4 | 1.8 | 700 | 250 | 12 | 21 | 180 | 0.7 | 1.2 |
| 新 | 18023 | 松前漬け，しょうゆ漬 | 0 | 166 | 51.2 | 14.5 | 17.0 | 0.9 | 170 | 1.4 | 0.28 | 0.43 | 0.03 | 13.5 | 12.9 | 21.0* | 1.6 | 5.1 | 24.7 | 5.7 | 5.2 | 2000 | 310 | 41 | 59 | 170 | 0.6 | 1.3 |
| | | **洋風料理** | | | | | | | | | | | | | | | | | | | | | | | | | | |
| | | (カレー類) | | | | | | | | | | | | | | | | | | | | | | | | | | |
| 新 | 18040 | チキンカレー | 0 | 131 | (75.2) | (5.4) | (5.6) | (8.4) | (29) | (8.8) | – | – | – | (6.7) | (5.6) | (7.8)* | (1.2) | 0 | (8.4) | (1.9) | (1.4) | (540) | (170) | (20) | (13) | (58) | (0.7) | (0.5) |
| 名 | 18001 | ビーフカレー | 0 | 119 | (78.5) | (2.1) | (2.4) | (8.6) | (10) | (9.0) | – | – | – | (6.9) | (5.7) | (7.9)* | (0.9) | – | (8.1) | (2.0) | (1.7) | (680) | (93) | (20) | (8) | (32) | (0.7) | (0.4) |
| 新 | 18041 | ポークカレー | 0 | 116 | (79.2) | (2.3) | (2.8) | (8.2) | (9) | (8.6) | – | – | – | (6.4) | (5.8) | (7.7)* | (0.9) | 0 | (7.7) | (1.7) | (1.4) | (550) | (100) | (14) | (7) | (32) | (0.5) | (0.3) |
| | | (コロッケ類) | | | | | | | | | | | | | | | | | | | | | | | | | | |
| 新 | 18043 | カニクリームコロッケ | 0 | 255 | (54.6) | (4.4) | (5.1) | (16.5) | (8) | (17.1) | – | – | – | (23.2)* | (21.1) | (22.4) | (1.0) | 0 | (22.0) | (1.2) | (0.8) | (320) | (94) | (30) | (14) | (51) | (0.4) | (0.4) |
| 新 | 18044 | コーンクリームコロッケ | 0 | 245 | (54.1) | (4.4) | (5.1) | (15.3) | (7) | (16.0) | – | – | – | (23.3)* | (21.6) | (23.4) | (1.4) | 0 | (23.4) | (1.3) | (0.8) | (330) | (150) | (47) | (18) | (76) | (0.4) | (0.5) |
| 名 | 18018 | ポテトコロッケ | 0 | 226 | (55.5) | (4.5) | (5.3) | (12.1) | (14) | (12.6) | – | – | – | (25.4)* | (23.2) | (24.6) | (2.0) | – | (25.2) | (1.3) | (0.7) | (280) | (250) | (15) | (19) | (60) | (0.8) | (0.5) |
| | | (シチュー類) | | | | | | | | | | | | | | | | | | | | | | | | | | |
| 新 | 18045 | チキンシチュー | 0 | 124 | (76.7) | (5.8) | (6.2) | (7.6) | (31) | (8.0) | – | – | – | (6.0) | (5.5) | (7.5)* | (1.2) | 0 | (7.8) | (1.2) | (0.7) | (280) | (160) | (38) | (13) | (77) | (0.4) | (0.6) |
| 名 | 18011 | ビーフシチュー | 0 | 153 | (74.9) | (3.5) | (4.1) | (11.9) | (18) | (12.6) | – | – | – | (6.2) | (4.3) | (7.5)* | (0.7) | – | (7.1) | (1.3) | (1.0) | (380) | (150) | (11) | (9) | (45) | (0.5) | (0.8) |
| | | (素揚げ類) | | | | | | | | | | | | | | | | | | | | | | | | | | |
| 名 | 18015 | ミートボール | 0 | 199 | (62.1) | (9.0) | (10.2) | (11.4) | (23) | (12.5) | 3.23 | 0.29 | 2.05 | (13.4) | (10.8) | (14.3)* | (1.3) | – | (13.4) | (1.8) | (1.2) | (460) | (240) | (22) | (26) | (86) | (0.8) | (0.8) |

可食部 100 g 当たり

| 無機質 銅 mg | マンガン mg | ヨウ素 µg | セレン µg | クロム µg | モリブデン µg | ビタミンA レチノール µg | α-カロテン µg | β-カロテン µg | β-クリプトキサンチン µg | β-カロテン当量 µg | レチノール活性当量 µg | ビタミンD µg | ビタミンE α-トコフェロール mg | β-トコフェロール mg | γ-トコフェロール mg | δ-トコフェロール mg | ビタミンK µg | ビタミン$B_1$ mg | ビタミン$B_2$ mg | ナイアシン mg | ナイアシン当量 mg | ビタミン$B_6$ mg | ビタミン$B_{12}$ µg | 葉酸 µg | パントテン酸 mg | ビオチン µg | ビタミンC mg | 備考 (ア アルコール ♣食物繊維：AOAC 2011.25 法) |
|---|---|---|---|---|---|---|---|---|---|---|---|---|---|---|---|---|---|---|---|---|---|---|---|---|---|---|---|---|
| (0.15) | (0.35) | (2) | (4) | (2) | (21) | 0 | (270) | (1500) | (6) | (1600) | (130) | (Tr) | (0.6) | (0.1) | (1.7) | (0.4) | (70) | (0.06) | (0.05) | (0.5) | (1.2) | (0.07) | (Tr) | (32) | (0.11) | (2.9) | (3) | ア (0.1) g |
| (0.15) | (0.48) | (1) | (4) | (1) | (10) | (3) | (190) | (700) | 0 | (840) | (73) | (0.2) | (0.2) | (Tr) | (1.7) | (Tr) | (39) | (0.08) | (0.10) | (0.9) | (1.5) | (0.11) | (0.1) | (52) | (0.20) | (2.0) | (5) | ア (0.1) g |
| (0.10) | (0.06) | (120) | (4) | (1) | (8) | (1) | 0 | (120) | (1) | (120) | (11) | 0 | (0.3) | (Tr) | (0.7) | (0.4) | (24) | (0.03) | (0.04) | (0.6) | (1.3) | (0.06) | (0.3) | (31) | (0.10) | (2.5) | (4) | ア (0.1) g |
| (0.03) | (0.02) | 0 | (1) | 0 | (3) | 0 | (68) | (160) | 0 | (200) | (17) | (Tr) | (0.1) | 0 | (0.3) | (0.1) | (2) | (0.03) | (0.01) | (0.3) | (0.6) | (0.03) | (0.1) | (7) | (0.05) | (0.8) | (1) | 別名 ぶた汁<br>ア 0g |
| (0.02) | (0.05) | (2) | (1) | 0 | (3) | 0 | (180) | (370) | (1) | (460) | (38) | 0 | (Tr) | 0 | (0.2) | (0.1) | (2) | (0.02) | (0.01) | (0.2) | (0.3) | (0.03) | 0 | (19) | (0.08) | (0.5) | (6) | ア (Tr) |
| (0.07) | (0.25) | (1) | (3) | (1) | (20) | (3) | (130) | (340) | 0 | (420) | (38) | (0.1) | (0.5) | (0.1) | (2.2) | (0.4) | (10) | (0.06) | (0.04) | (0.5) | (1.2) | (0.05) | (0.1) | (13) | (0.22) | (2.9) | (1) | ア 0g |
| (0.04) | (0.08) | (7) | (8) | (Tr) | (3) | (51) | (3) | (66) | (3) | (69) | (57) | (0.7) | (0.4) | 0 | (0.1) | 0 | (14) | (0.04) | (0.13) | (1.0) | (2.4) | (0.09) | (0.4) | (20) | (0.53) | (7.3) | (2) | ア 0g |
| (0.03) | (0.10) | 0 | (4) | (1) | (3) | (2) | 0 | (16) | (Tr) | (16) | (4) | 0 | (0.2) | 0 | (0.2) | (Tr) | (5) | (0.02) | (0.04) | (1.1) | (1.8) | (0.10) | (0.5) | (9) | (0.20) | (1.3) | (2) | 別名 牛丼の具<br>ア 0g |
| (0.02) | (0.18) | 0 | (2) | (Tr) | (5) | 0 | (260) | (530) | 0 | (640) | (54) | 0 | (0.2) | (Tr) | (1.1) | (0.4) | (6) | (0.01) | (0.02) | (0.5) | (0.9) | (0.02) | (0.1) | (7) | (0.08) | (1.2) | (Tr) | ア 0g |
| (0.09) | (0.16) | 0 | (1) | 0 | (3) | 0 | (480) | (850) | (2) | (1000) | (86) | 0 | (0.7) | (Tr) | (1.9) | (0.3) | (7) | (0.03) | (0.03) | (0.3) | (0.6) | (0.07) | (Tr) | (32) | (0.14) | (1.0) | (1) | ア 0g |
| (0.08) | (0.29) | 0 | (2) | (Tr) | (6) | 0 | (180) | (420) | 0 | (510) | (42) | 0 | (0.4) | (Tr) | (2.0) | (0.6) | (17) | (0.01) | (0.02) | (0.2) | (0.8) | (0.03) | (Tr) | (7) | (0.07) | (1.3) | (Tr) | ア 0g |
| (0.05) | (0.21) | 0 | (1) | 0 | (2) | (6) | (490) | (720) | 0 | (880) | (80) | (0.1) | (0.4) | (Tr) | (0.8) | (0.1) | (12) | (0.04) | (0.05) | (1.0) | (1.7) | (0.08) | (0.1) | (16) | (0.31) | (0.9) | (4) | 別名 とり肉と野菜の炒め煮，炒り鶏，筑前炊き，がめ煮<br>ア (Tr) |
| (0.07) | (0.14) | 0 | (3) | (1) | (5) | (1) | (430) | (520) | 0 | (630) | (53) | 0 | (0.2) | 0 | (0.1) | (Tr) | (3) | (0.05) | (0.05) | (0.9) | (1.6) | (0.14) | (0.1) | (14) | (0.30) | (1.4) | (9) | ア 0g |
| (0.03) | (0.23) | (750) | (3) | (2) | (7) | 0 | (240) | (870) | (1) | (1000) | (84) | (Tr) | (0.7) | (Tr) | (1.7) | (0.5) | (40) | (0.02) | (0.02) | (0.4) | (1.0) | (0.03) | (0.1) | (6) | (0.08) | (2.2) | (Tr) | ア 0g |
| (0.04) | (0.10) | (8) | (23) | (1) | (2) | (2) | (230) | (360) | (7) | (440) | (39) | (3.9) | (0.8) | (0.1) | (2.4) | (0.5) | (9) | (0.06) | (0.06) | (2.2) | (3.5) | (0.12) | (2.1) | (7) | (0.22) | (2.3) | (3) | ア 0g |
| 0.04 | 0.20 | 6 | 6 | 2 | 6 | 23 | Tr | 11 | 2 | 12 | 24 | 0.3 | 0.7 | 0.1 | 1.0 | 0.3 | 33 | 0.06 | 0.08 | 0.7 | 1.5 | 0.09 | 0.2 | 23 | 0.41 | 4.9 | 12 | 冷凍食品を調理したもの<br>有 0.1g ♣ |
| 0.06 | 0.16 | 2 | 11 | 2 | 6 | 21 | Tr | 7 | 8 | 11 | 22 | 0.3 | 1.3 | 0.1 | 2.8 | 0.7 | 49 | 0.10 | 0.14 | 4.2 | 7.2 | 0.16 | 0.3 | 10 | 0.93 | 3.9 | 1 | 冷凍食品を調理したもの<br>有 0.3g ♣ |
| 0.18 | 0.15 | 10000 | 33 | 3 | 3 | 2 | Tr | 98 | 11 | 100 | 11 | 1.0 | 1.7 | 0 | 0 | 0 | 7 | 0.06 | 0.04 | 1.8 | 4.5 | 0.08 | 4.5 | 15 | 0.16 | 5.1 | 0 | 液汁を除いたもの<br>するめ，昆布，かずのこ等を含む |
| (0.06) | (0.15) | (1) | (2) | (1) | (2) | (12) | (120) | (350) | (1) | (410) | (46) | (Tr) | (0.6) | (Tr) | (1.3) | (0.2) | (15) | (0.04) | (0.07) | (1.2) | (2.1) | (0.11) | (0.1) | (10) | (0.34) | (1.7) | (3) | ア 0g |
| (0.04) | (0.12) | (1) | (2) | (1) | (2) | (1) | (27) | (75) | (2) | (90) | (9) | 0 | (0.4) | (Tr) | (0.7) | (0.2) | (3) | (0.02) | (0.03) | (0.4) | (0.8) | (0.05) | (0.2) | (4) | (0.14) | (0.9) | (1) | 缶詰製品を含む<br>ア 0g |
| (0.04) | (0.10) | 0 | (3) | (1) | (2) | (1) | (100) | (250) | (2) | (300) | (26) | (0.1) | (0.4) | (Tr) | (0.8) | (0.2) | (3) | (0.07) | (0.03) | (0.7) | (1.2) | (0.06) | (0.1) | (5) | (0.16) | (1.3) | (2) | ア 0g |
| (0.08) | (0.15) | (1) | (Tr) | 0 | (1) | (8) | 0 | (8) | 0 | (8) | (9) | (0.1) | (2.2) | (0.2) | (7.7) | (1.6) | (23) | (0.05) | (0.07) | (0.7) | (1.5) | (0.03) | (0.3) | (12) | (0.23) | (0.2) | (Tr) | ア 0g |
| (0.06) | (0.18) | (1) | (Tr) | 0 | (1) | (15) | (1) | (10) | (10) | (19) | (16) | (0.1) | (1.8) | (0.2) | (7.1) | (1.4) | (21) | (0.06) | (0.08) | (0.7) | (1.6) | (0.04) | (0.1) | (27) | (0.34) | (0.2) | (2) | ア 0g |
| (0.11) | (0.20) | (1) | (2) | (1) | (2) | (5) | (22) | (55) | (1) | (67) | (10) | (0.1) | (1.5) | (0.2) | (5.9) | (1.2) | (18) | (0.11) | (0.05) | (1.1) | (2.0) | (0.14) | (0.1) | (23) | (0.46) | (1.4) | (10) | フライ済みの食品を冷凍したもの<br>ア 0g |
| (0.04) | (0.07) | (4) | (1) | (1) | (2) | (17) | (130) | (370) | (2) | (430) | (53) | (0.1) | (0.7) | (Tr) | (1.5) | (0.3) | (26) | (0.04) | (0.10) | (1.2) | (2.2) | (0.10) | (0.1) | (15) | (0.50) | (1.1) | (7) | ア 0g |
| (0.04) | (0.06) | (1) | (3) | (1) | (1) | (6) | (180) | (530) | (1) | (620) | (58) | (0.1) | (0.7) | (Tr) | (1.6) | (0.3) | (17) | (0.03) | (0.06) | (1.2) | (1.9) | (0.10) | (0.4) | (13) | (0.26) | (1.3) | (4) | 缶詰製品を含む<br>ア 0g |
| (0.10) | (0.21) | (160) | (7) | (1) | (2) | (6) | (89) | (210) | 0 | (250) | (27) | (0.1) | (1.2) | (0.1) | (4.3) | (0.9) | (19) | (0.15) | (0.12) | (2.2) | (3.9) | (0.16) | (0.2) | (24) | (0.58) | (3.4) | (1) | 別名 肉団子<br>ア 0g |

# 18 調理済み流通食品類

可食部100 g当たり

| 食品番号 | 食品名 | 廃棄率 | エネルギー | 水分 | たんぱく質: アミノ酸組成によるたんぱく質 | たんぱく質: たんぱく質 | 脂質: トリアシルグリセロール当量 | 脂質: コレステロール | 脂質: 脂質 | 脂肪酸: 飽和脂肪酸 | 脂肪酸: $n$-3系多価不飽和脂肪酸 | 脂肪酸: $n$-6系多価不飽和脂肪酸 | 炭水化物: 利用可能炭水化物（単糖当量） | 炭水化物: 利用可能炭水化物（質量計） | 炭水化物: 差引き法による利用可能炭水化物 | 炭水化物: 食物繊維総量 | 炭水化物: 糖アルコール | 炭水化物: 炭水化物 | 灰分 | 食塩相当量 | 無機質: ナトリウム | 無機質: カリウム | 無機質: カルシウム | 無機質: マグネシウム | 無機質: リン | 無機質: 鉄 | 無機質: 亜鉛 |
|---|---|---|---|---|---|---|---|---|---|---|---|---|---|---|---|---|---|---|---|---|---|---|---|---|---|---|---|
| | | % | kcal | g | g | g | g | mg | g | g | g | g | g | g | g | g | g | g | g | g | mg | mg | mg | mg | mg | mg | mg |
| | **（スープ類）** | | | | | | | | | | | | | | | | | | | | | | | | | | |
| 新 18042 | **かぼちゃのクリームスープ** | 0 | 73 | (83.3) | (1.2) | (1.5) | (3.6) | (7) | (3.9) | – | – | – | *(8.8) | (8.1) | (9.4) | (1.3) | 0 | (10.1) | (1.2) | (0.8) | (300) | (160) | (32) | (10) | (38) | (0.2) | (0.2) |
| | **コーンクリームスープ** | | | | | | | | | | | | | | | | | | | | | | | | | | |
| 名 18005 | コーンクリームスープ | 0 | 62 | (86.0) | (1.6) | (1.7) | (2.4) | (7) | (2.6) | – | – | – | (8.0) | (4.1) | *(8.3) | (0.6) | – | (8.5) | (1.2) | (0.9) | (340) | (88) | (36) | (7) | (42) | (0.2) | (0.2) |
| 名 18004 | 粉末タイプ | 0 | 425 | 2.1 | – | 8.1 | – | – | 13.7 | – | – | – | – | – | *67.4 | – | – | 67.4 | 8.7 | 7.1 | 2800 | 470 | 120 | – | 190 | 1.2 | – |
| | **（ハンバーグステーキ類）** | | | | | | | | | | | | | | | | | | | | | | | | | | |
| 新 18050 | **合いびきハンバーグ** | 0 | 197 | (62.8) | (11.7) | (13.4) | (11.2) | (47) | (12.2) | – | – | – | (4.6) | (4.3) | *(11.6) | (1.1) | 0 | (10.0) | (1.6) | (0.9) | (340) | (280) | (29) | (23) | (110) | (1.3) | (2.4) |
| 新 18051 | **チキンハンバーグ** | 0 | 171 | (67.0) | (10.7) | (12.6) | (9.6) | (54) | (10.2) | – | – | – | (7.5) | (7.0) | *(9.9) | (1.0) | 0 | (8.5) | (1.8) | (1.2) | (460) | (240) | (22) | (23) | (110) | (0.7) | (0.8) |
| 新 18052 | **豆腐ハンバーグ** | 0 | 142 | (71.2) | (8.8) | (9.9) | (8.5) | (41) | (9.2) | – | – | – | *(7.5) | (6.8) | (8.8) | (1.3) | 0 | (8.4) | (1.4) | (0.6) | (250) | (200) | (68) | (42) | (120) | (1.3) | (0.9) |
| | **（フライ類）** | | | | | | | | | | | | | | | | | | | | | | | | | | |
| 名 18019 | **いかフライ** | 0 | 227 | (54.9) | (10.4) | (13.3) | (10.4) | (230) | (11.3) | – | – | – | (21.1) | (19.3) | *(22.6) | (0.9) | – | (19.7) | (0.8) | (0.5) | (200) | (140) | (16) | (22) | (150) | (0.4) | (0.9) |
| 名 18020 | **えびフライ** | 0 | 236 | (50.5) | (13.2) | (15.9) | (11.0) | (120) | (11.6) | – | – | – | *(22.1) | (20.0) | (22.7) | (1.0) | – | (20.5) | (1.5) | (0.9) | (340) | (200) | (69) | (36) | (200) | (0.6) | (1.3) |
| 新 18055 | **かきフライ** | 0 | 289 | 46.3 | 6.5 | 8.9 | 16.7 | – | 18.0 | 1.55 | 1.88 | 3.05 | 23.4 | 21.3 | *26.8 | 2.3 | – | 25.5 | 1.3 | 0.9 | 340 | 170 | 18 | 27 | 120 | 1.6 | 7.3 |
| 名 18021 | **白身フライ** | 0 | 299 | 50.7 | – | 9.7 | – | – | 21.8 | – | – | – | – | – | *15.9 | – | – | 16.2 | 1.9 | 0.9 | 340 | 240 | 47 | – | 100 | 0.5 | – |
| 名 18022 | **メンチカツ** | 0 | 273 | (50.3) | (9.4) | (10.7) | (17.7) | (26) | (18.7) | – | – | – | *(19.3) | (16.3) | (19.3) | (1.7) | – | (18.7) | (1.5) | (0.9) | (350) | (240) | (24) | (27) | (96) | (1.2) | (1.6) |
| | **（フライ用冷凍食品）** | | | | | | | | | | | | | | | | | | | | | | | | | | |
| 名 18008 | **いかフライ，冷凍** | 0 | 146 | 64.5 | – | 10.6 | – | – | 2.0 | – | – | – | – | – | *21.4 | – | – | 21.4 | 1.5 | 0.8 | 300 | 180 | 16 | – | 110 | 0.4 | – |
| 名 18009 | **えびフライ，冷凍** | 0 | 139 | 66.3 | – | 10.2 | – | – | 1.9 | – | – | – | – | – | *20.3 | – | – | 20.3 | 1.3 | 0.9 | 340 | 95 | 42 | – | 90 | 1.5 | – |
| | **コロッケ** | | | | | | | | | | | | | | | | | | | | | | | | | | |
| 名 18006 | クリームコロッケ，冷凍 | 0 | 159 | 67.0 | – | 4.7 | – | – | 6.3 | – | – | – | – | – | *20.9 | – | – | 20.9 | 1.1 | 0.7 | 270 | 160 | 43 | – | 63 | 0.5 | – |
| 変 18007 | ポテトコロッケ，冷凍 | 0 | 157 | 63.5 | 3.9 | 4.6 | 3.5 | 2 | 4.9 | 0.94 | 0.17 | 1.02 | – | – | *27.4 | – | – | 25.3 | 1.7 | 0.7 | 290 | 300 | 20 | – | 62 | 0.7 | – |
| 名 18010 | **白身フライ，冷凍** | 0 | 148 | 64.5 | – | 11.6 | – | – | 2.7 | – | – | – | – | – | *19.3 | – | – | 19.3 | 1.9 | 0.9 | 340 | 240 | 47 | – | 100 | 0.5 | – |
| 名 18016 | **メンチカツ，冷凍** | 0 | 196 | 58.3 | – | 9.9 | – | – | 7.2 | – | – | – | – | – | *23.0 | – | – | 23.0 | 1.6 | 1.1 | 420 | 220 | 31 | – | 95 | 1.6 | – |
| | **（その他）** | | | | | | | | | | | | | | | | | | | | | | | | | | |
| 名 18003 | **えびグラタン** | 0 | 128 | (74.1) | (4.8) | (5.5) | (6.4) | (23) | (6.9) | – | – | – | (11.2) | (3.0) | *(12.3) | (0.9) | – | (12.1) | (1.5) | (1.0) | (380) | (140) | (97) | (17) | (110) | (0.3) | (0.6) |
| 変 18014 | **えびピラフ** | 0 | 146 | (62.9) | (2.8) | (3.3) | (2.2) | (8) | (2.3) | – | – | – | *(30.1) | (27.1) | (29.4) | (1.2) | – | (29.8) | (1.6) | (1.4) | (560) | (63) | (11) | (9) | (45) | (0.2) | (0.6) |
| | **中国料理** | | | | | | | | | | | | | | | | | | | | | | | | | | |
| | **（点心類）** | | | | | | | | | | | | | | | | | | | | | | | | | | |
| 名 18002 | **ぎょうざ** | 0 | 209 | (57.8) | (5.8) | (6.9) | (10.0) | (19) | (11.3) | 3.09 | 0.09 | 1.91 | (22.6) | (19.7) | *(23.3) | (1.5) | – | (22.3) | (1.6) | (1.2) | (460) | (170) | (22) | (16) | (62) | (0.6) | (0.6) |
| 名 18012 | **しゅうまい** | 0 | 191 | (60.2) | (7.5) | (9.1) | (8.7) | (27) | (9.2) | 2.86 | 0.09 | 1.30 | (19.7) | (15.9) | *(19.9) | (1.7) | – | (19.5) | (2.0) | (1.3) | (520) | (260) | (26) | (28) | (92) | (0.9) | (0.8) |
| 新 18046 | **中華ちまき** | 0 | 174 | (59.5) | (5.0) | (5.9) | (5.2) | (16) | (5.5) | – | – | – | *(28.1) | (25.6) | (28.4) | (0.5) | 0 | (27.7) | (1.3) | (1.1) | (420) | (100) | (6) | (11) | (45) | (0.3) | (0.7) |
| 新 18056 | **春巻き** | 0 | 221 | 42.8 | – | 6.0 | – | – | 19.3 | – | – | – | *4.1 | 24.9 | 26.5 | 3.5 | – | 30.2 | 1.6 | 1.1 | 450 | 170 | 57 | 26 | 73 | 0.7 | 0.4 |
| | **（菜類）** | | | | | | | | | | | | | | | | | | | | | | | | | | |
| 新 18047 | **酢豚** | 0 | 77 | (83.4) | (4.0) | (4.6) | (3.1) | (15) | (3.3) | – | – | – | (6.8) | (6.0) | *(7.7) | (0.8) | 0 | (7.6) | (0.9) | (0.5) | (210) | (130) | (9) | (10) | (52) | (0.3) | (0.5) |
| 新 18057 | **チャーハン** | 0 | 206 | 55.1 | – | 5.0 | – | – | 5.2 | – | – | – | *36.2 | 32.9 | 31.4 | 1.9 | – | 33.3 | 1.4 | 1.3 | 510 | 69 | 10 | 8 | 56 | 0.3 | 0.7 |
| 新 18048 | **八宝菜** | 0 | 64 | (86.0) | (4.9) | (5.8) | (2.9) | (44) | (3.2) | – | – | – | (2.9) | (1.9) | *(4.0) | (0.9) | 0 | (3.8) | (1.2) | (0.8) | (320) | (150) | (26) | (14) | (77) | (0.4) | (0.6) |
| 新 18049 | **麻婆豆腐** | 0 | 104 | (80.0) | (7.2) | (7.8) | (6.4) | (10) | (6.8) | – | – | – | (2.9) | (1.9) | *(4.1) | (0.7) | 0 | (3.8) | (1.6) | (1.0) | (380) | (150) | (64) | (43) | (86) | (1.3) | (0.9) |
| | **韓国料理** | | | | | | | | | | | | | | | | | | | | | | | | | | |
| | **（和え物類）** | | | | | | | | | | | | | | | | | | | | | | | | | | |
| 新 18039 | **もやしのナムル** | 0 | 70 | (84.4) | (2.5) | (3.1) | (4.2) | 0 | (4.5) | – | – | – | (2.8) | (2.5) | *(4.0) | (2.7) | 0 | (5.7) | (2.0) | (1.3) | (510) | (160) | (91) | (29) | (62) | (1.2) | (0.5) |

可食部100 g当たり

| 銅 | マンガン | ヨウ素 | セレン | クロム | モリブデン | レチノール | α-カロテン | β-カロテン | β-クリプトキサンチン | β-カロテン当量 | レチノール活性当量 | ビタミンD | α-トコフェロール | β-トコフェロール | γ-トコフェロール | δ-トコフェロール | ビタミンK | ビタミン$B_1$ | ビタミン$B_2$ | ナイアシン | ナイアシン当量 | ビタミン$B_6$ | ビタミン$B_{12}$ | 葉酸 | パントテン酸 | ビオチン | ビタミンC | 備考 |
|---|---|---|---|---|---|---|---|---|---|---|---|---|---|---|---|---|---|---|---|---|---|---|---|---|---|---|---|---|
| 無機質 | | | | | | ビタミン（ビタミンA） | | | | | | | ビタミンE | | | | | | | | | | | | | | | ア アルコール ♣食物繊維：AOAC 2011.25法 |
| mg | mg | µg | µg | µg | µg | µg | µg | µg | µg | µg | µg | µg | mg | mg | mg | mg | µg | mg | mg | mg | mg | mg | µg | µg | mg | µg | mg | |
| (0.03) | (0.06) | (4) | (1) | 0 | (1) | (19) | (5) | (1000) | (24) | (1100) | (110) | (0.2) | (1.4) | (Tr) | (0.6) | (0.1) | (7) | (0.03) | (0.06) | (0.4) | (0.7) | (0.07) | (0.1) | (12) | (0.31) | (0.5) | (9) | 別名パンプキンクリームスープ ア0g |
| (0.02) | (0.03) | (5) | (1) | 0 | (2) | (14) | (4) | (12) | (11) | (22) | (16) | (0.2) | (0.2) | 0 | (0.3) | (Tr) | (2) | (0.02) | (0.06) | (0.3) | (0.6) | (0.02) | (0.1) | (6) | (0.22) | (0.9) | (1) | 缶詰製品を含む 試料：ストレートタイプ. ア0g |
| – | – | 4 | 13 | 3 | 13 | 0 | – | – | – | 90 | 8 | – | – | – | – | – | – | 0.15 | 0.41 | 3.5 | 4.9 | – | – | – | – | 7.5 | 2 | カルシウム：添加品あり |
| (0.09) | (0.14) | (1) | (9) | (1) | (1) | (11) | (28) | (69) | 0 | (84) | (18) | (0.2) | (0.6) | (Tr) | (1.0) | (0.2) | (7) | (0.23) | (0.15) | (3.0) | (5.3) | (0.20) | (0.5) | (17) | (0.71) | (2.5) | (2) | ア0g |
| (0.07) | (0.13) | (2) | (10) | (1) | (2) | (19) | (43) | (100) | 0 | (130) | (29) | (0.1) | (0.8) | (Tr) | (1.6) | (0.3) | (18) | (0.09) | (0.11) | (4.1) | (6.2) | (0.26) | (0.2) | (18) | (0.89) | (2.9) | (2) | ア0g |
| (0.13) | (0.31) | (5) | (5) | (2) | (24) | (15) | (140) | (320) | (1) | (380) | (47) | (0.2) | (0.8) | (0.1) | (3.9) | (1.1) | (13) | (0.11) | (0.09) | (1.9) | (3.6) | (0.14) | (0.2) | (21) | (0.46) | (4.7) | (2) | ア0g |
| (0.11) | (0.15) | (5) | (24) | (1) | (2) | (8) | 0 | (1) | 0 | (1) | (8) | (0.1) | (2.1) | (0.2) | (5.0) | (1.0) | (15) | (0.04) | (0.03) | (1.0) | (3.2) | (0.04) | (0.8) | (13) | (0.25) | (4.2) | (1) | ア0g |
| (0.38) | (0.18) | (4) | (18) | (1) | (2) | (13) | 0 | (1) | (1) | (1) | (13) | (0.2) | (2.2) | (0.2) | (5.3) | (1.1) | (16) | (0.08) | (0.05) | (2.0) | (4.6) | (0.05) | (0.6) | (22) | (0.57) | (3.2) | 0 | ア0g |
| 0.73 | 0.47 | 46 | 38 | 3 | 10 | 33 | 3 | 24 | Tr | 26 | 35 | 0 | 3.7 | 0.1 | 6.3 | 0.2 | 28 | 0.11 | 0.16 | 1.9 | 3.4 | 0.06 | 17.6 | 24 | 0.41 | 5.8 | 2 | 冷凍食品を調理したもの 植物油（なたね油）. 有0.1g ♣ |
| – | – | – | – | – | – | 57 | – | – | – | 0 | 57 | – | – | – | – | – | – | 0.10 | 0.10 | 1.2 | 2.8 | – | – | – | – | – | 1 | |
| (0.12) | (0.25) | (1) | (5) | (1) | (1) | (5) | (19) | (46) | 0 | (55) | (10) | (0.1) | (1.4) | (0.1) | (5.3) | (1.1) | (19) | (0.14) | (0.09) | (1.9) | (3.7) | (0.14) | (0.3) | (28) | (0.50) | (1.6) | (1) | ア0g |
| – | – | 4 | 25 | 3 | 6 | 3 | – | – | – | Tr | 3 | – | – | – | – | – | – | 0.10 | 0 | 1.9 | 3.7 | – | – | – | – | 2.7 | Tr | フライ前の食品を冷凍したもの |
| – | – | 8 | 27 | 1 | 8 | Tr | – | – | – | Tr | Tr | – | – | – | – | – | – | 0.04 | 0.07 | 0.7 | 2.4 | – | – | – | – | 3.1 | 1 | フライ前の食品を冷凍したもの |
| – | – | – | – | – | – | 240 | – | – | – | 8 | 240 | – | – | – | – | – | – | 0.06 | 0.10 | 0.6 | 1.4 | – | – | – | – | – | 2 | フライ前の食品を冷凍したもの |
| – | – | – | – | – | – | 69 | – | – | – | 27 | 71 | – | 0.2 | Tr | 0.3 | 0.1 | – | 0.09 | 0.06 | 1.1 | 1.9 | – | – | – | – | – | 7 | フライ前の食品を冷凍したもの |
| – | – | – | – | – | – | 57 | – | – | – | 0 | 57 | – | – | – | – | – | – | 0.10 | 0.10 | 1.2 | 3.1 | – | – | – | – | – | 1 | フライ前の食品を冷凍したもの |
| – | – | – | – | – | – | 36 | – | – | – | Tr | 36 | – | – | – | – | – | – | 0.13 | 0.14 | 1.5 | 3.2 | – | – | – | – | – | 1 | フライ前の食品を冷凍したもの |
| (0.09) | (0.14) | (6) | (9) | (1) | (6) | (32) | (29) | (420) | (2) | (440) | (69) | (0.2) | (0.6) | (Tr) | (0.8) | (0.2) | (23) | (0.04) | (0.11) | (0.5) | (1.4) | (0.04) | (0.3) | (13) | (0.38) | (1.6) | (2) | ア0g |
| (0.12) | (0.29) | 0 | (3) | 0 | (23) | (1) | (88) | (210) | (1) | (260) | (23) | (0.1) | (0.4) | (Tr) | (1.0) | (0.2) | (4) | (0.02) | (0.02) | (0.4) | (1.0) | (0.04) | (0.1) | (5) | (0.26) | (0.9) | (2) | ア0g ♣ |
| (0.07) | (0.20) | (1) | (5) | (1) | (4) | (3) | 0 | (77) | (1) | (77) | (10) | (0.1) | (0.6) | (0.1) | (1.9) | (0.3) | (28) | (0.14) | (0.07) | (1.4) | (2.6) | (0.11) | (0.1) | (22) | (0.44) | (1.8) | (4) | ア0g |
| (0.12) | (0.35) | (1) | (6) | (1) | (3) | (6) | 0 | (1) | 0 | (1) | (6) | (0.1) | (0.2) | (Tr) | (0.3) | (Tr) | (4) | (0.16) | (0.10) | (1.8) | (3.3) | (0.15) | (0.2) | (26) | (0.55) | (2.5) | (1) | ア0g |
| (0.07) | (0.33) | (8) | (5) | (Tr) | (28) | (6) | (20) | (46) | 0 | (56) | (10) | (0.1) | (0.4) | (Tr) | (0.9) | (0.2) | (8) | (0.04) | (0.05) | (1.5) | (2.4) | (0.10) | (0.1) | (6) | (0.48) | (1.6) | 0 | ア0g |
| 0.08 | 0.31 | 6 | 4 | 3 | 21 | 1 | 24 | 78 | Tr | 90 | 8 | 0.1 | 2.3 | 0.1 | 4.2 | 0.4 | 22 | 0.07 | 0.03 | 0.7 | 1.8 | 0.07 | Tr | 18 | 0.30 | 3.6 | 1 | 冷凍食品を調理したもの 有0.2g ♣ |
| (0.04) | (0.15) | 0 | (5) | (1) | (2) | (2) | (200) | (470) | (1) | (570) | (50) | (0.1) | (0.5) | (Tr) | (1.3) | (0.2) | (6) | (0.17) | (0.05) | (1.4) | (2.2) | (0.10) | (0.1) | (9) | (0.25) | (1.6) | (4) | ア0g |
| 0.09 | 0.30 | 9 | 4 | 1 | 26 | 8 | 67 | 35 | 2 | 69 | 14 | 0.2 | 0.8 | Tr | 1.1 | 0.1 | 8 | 0.04 | 0.04 | 0.4 | 1.2 | 0.04 | 0.1 | 8 | 0.27 | 2.8 | 1 | 冷凍食品を調理したもの 有0.1g ♣ |
| (0.08) | (0.16) | (3) | (7) | (1) | (1) | (13) | (140) | (370) | (2) | (440) | (49) | (0.3) | (0.6) | (Tr) | (1.2) | (0.2) | (25) | (0.13) | (0.06) | (1.4) | (2.3) | (0.08) | (0.3) | (20) | (0.28) | (1.3) | (5) | 別名五目うま煮 ア0g |
| (0.12) | (0.32) | (4) | (6) | (3) | (31) | (1) | 0 | (16) | 0 | (17) | (3) | (0.1) | (0.3) | (Tr) | (2.6) | (0.9) | (6) | (0.16) | (0.07) | (1.1) | (2.4) | (0.10) | (0.1) | (13) | (0.21) | (3.7) | (1) | ア0g ♣ |
| (0.11) | (0.38) | 0 | (1) | (Tr) | (5) | 0 | (85) | (1700) | (15) | (1700) | (140) | 0 | (1.1) | (0.1) | (2.4) | (0.5) | (160) | (0.05) | (0.07) | (0.4) | (0.9) | (0.08) | 0 | (64) | (0.24) | (1.3) | (9) | ア(0.1) g |

# 日本食品標準成分表

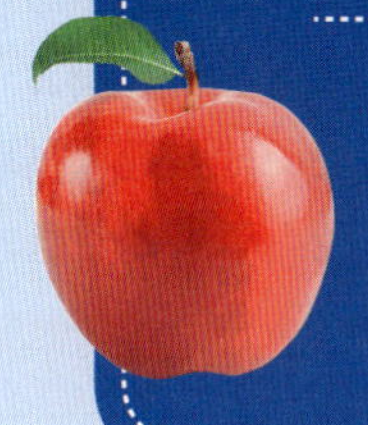

# 説明・資料

日本食品標準成分表2020年版（八訂）・増補2023年

# 説　明

## 日本食品標準成分表の目的及び性格

### 目　的

国民が日常摂取する食品の成分を明らかにすることは，国民の健康の維持，増進を図る上で極めて重要であり，また，食料の安定供給を確保するための計画を策定する基礎としても必要不可欠である．

我が国においては，日本食品標準成分表（以下「食品成分表」という）は1950年（昭和25年）に初めて公表されて以降，食品成分に関する基礎データを提供する役割を果たしてきた．すなわち，食品成分表は，学校給食，病院給食等の給食管理，食事制限，治療食等の栄養指導面はもとより，国民の栄養，健康への関心の高まりとともに，一般家庭における日常生活面においても広く利用されている．

また，行政面でも厚生労働省における日本人の食事摂取基準（以下「食事摂取基準」という）の策定，国民健康・栄養調査等の各種調査及び農林水産省における食料需給表の作成等の様々な重要施策の基礎資料として活用されている．さらに，高等教育の栄養学科，食品学科及び中等教育の家庭科，保健体育等の教育分野や，栄養学，食品学，家政学，生活科学，医学，農学等の研究分野においても利用されている．加えて，2020年4月に完全施行された食品表示法に基づく加工食品の栄養成分表示制度においては，表示を行う食品事業者が栄養成分を合理的に推定するための基礎データとして頻繁に利用されている．

このように食品成分表は，国民が日常摂取する食品の成分に関する基礎データとして，関係各方面での幅広い利用に供することを目的としている．

### 性　格

国民が日常摂取する食品の種類は極めて多岐にわたる．食品成分表は，我が国において常用される食品について標準的な成分値を収載するものである．

原材料的食品は，真核生物の植物界，菌界あるいは動物界に属する生物に由来し，その成分値には，動植物や菌類の品種，成育（生育）環境等種々の要因により，かなり変動のあることが普通である．また，加工品については，原材料の配合割合，加工方法の相違等により製品の成分値に幅があり，さらに，調理食品については，調理方法により成分値に差異が生ずる．

食品成分表においては，これらの数値の変動要因を十分考慮しながら，前述の幅広い利用目的に対応できるよう，分析値，文献値等を基に標準的な成分値を定め，1食品1標準成分値を原則として収載している．

なお，標準成分値とは，国内において年間を通じて普通に摂取する場合の全国的な代表値を表すという概念に基づき求めた値である．

### 経　緯

食品成分表は，2000（平成12）年以降においては，5年おきに全面改訂を重ねてきている．食品成分表に収載する食品の成分分析や収載する成分値の追加・変更の検討は，改訂のない中間年においても継続的に実施されており，これらの検討結果が，5年おきの改訂において，収載食品に適用されてきている．

日本食品標準成分表2020年版（八訂）（以下「食品成分表2020年版」という）においては，従来，食品のエネルギーの算出基礎としてきた，エネルギー産生成分のたんぱく質，脂質及び炭水化物を，原則として，それぞれ，アミノ酸組成によるたんぱく質，脂肪酸のトリアシルグリセロール当量で表した脂質，利用可能炭水化物等の組成に基づく成分（以下「組成成分」という）に変更することとした．

この見直しの基礎となる組成成分の充実については，複数次の改訂において推進してきたものであるので，特にその点を概括するため，近年の改訂内容について以下に記述する．

2010（平成22）年12月に公表した日本食品標準成分表2010（以下「食品成分表2010」という）は，ヨウ素，セレン，クロム，モリブデン及びビオチンの成分値を収載して食事摂取基準との整合を図ることと，国際連合食糧農業機関（FAO）が2003年に公表した技術ワークショップ報告書[1)]（以下「FAO報告書」という）が推奨する方式に基づき求めたたんぱく質量（アミノ酸組成によるたんぱく質）と脂質量（脂肪酸のトリアシルグリセロール当量で表した脂質）を付加的な情報として収載することを主な改訂内容とするものであった．

食品成分表2010の公表前から，科学技術・学術審議会資源調査分科会では，将来の食品成分表の改訂に向け，FAO報告書が推奨する方式に基づき，たんぱく質及び脂質と同様に，炭水化物についても単糖類，二糖類及びでん粉を直接分析し，その組成を明らかにする調査を進めてきた．また，有機酸についても，直接分析し，その組成を明らかにする調査を進めてきた．さらに，同分科会の下に食品成分委員会を設置し，

①新規の流通食品や品種改良の影響，加熱調理による成分変化等を反映した収載食品の充実
②炭水化物及び有機酸の組成に関する成分表の新規作成
③アミノ酸組成及び脂肪酸組成に関する情報の充実

等の課題に対し検討作業を重ねてきた．

この結果，2015（平成27）年12月に公表した日本食品標準成分表2015年版（七訂）（以下「食品成分表2015年版」という）では，五訂日本食品標準成分表（以下「五訂成分表」という）公表以来，15年ぶりに収載食品数を増加させるとともに，収載した食品の調理方法も天ぷら，から揚げ等にまで拡大した．また，成分表に収載されている原材料から調理加工食品の栄養成分を計算で求める方法を，事例により示した．これにより，成分表の利用者が，そう菜等の栄養成分の計算を的確に行えるようになることが期待される．

また，食品成分表2015年版では，たんぱく質，脂質及び炭水化物の組成について，別冊として，日本食品標準成分表2015年版（七訂）アミノ酸成分表編（以下「アミノ酸成分表2015年版」という），同脂肪酸成分表編（以下「脂肪酸成分表2015年版」という）及び同炭水化物成分表編（以下「炭水化物成分表2015年版」という）の3冊を同時に作成するとともに，本成分表には，炭水化物成分表2015年版の収載値を基に，利用可能炭水化物（単糖当量）を新規に収載した．これにより，我が国で日常摂取する食品のたんぱく質，脂質及び炭水化物の主要な3種類の一般成分について，組成成分値が利用できるようになった．

加えて，成分表データの一層の活用や，国際的な情報交換を推進するため，データを電子化し，和文・英文の両方で提供した．

**参考1 食品成分表の沿革**

| 名　称 | 公表年 | 食品数 | 成分項目数 |
|---|---|---|---|
| 日本食品標準成分表 | 1950（昭和25）年 | 538 | 14 |
| 改訂日本食品標準成分表 | 1954（昭和29）年 | 695 | 15 |
| 三訂日本食品標準成分表 | 1963（昭和38）年 | 878 | 19 |
| 四訂日本食品標準成分表 | 1982（昭和57）年 | 1,621 | 19 |
| 五訂日本食品標準成分表－新規食品編 | 1997（平成9）年 | 213 | 36 |
| 五訂日本食品標準成分表 | 2000（平成12）年 | 1,882 | 36 |
| 五訂増補日本食品標準成分表 | 2005（平成17）年 | 1,878 | 43 |
| 日本食品標準成分表2010 | 2010（平成22）年 | 1,878 | 50 |
| 日本食品標準成分表2015年版（七訂） | 2015（平成27）年 | 2,191 | 52 |
| 同 追補2016年 | 2016（平成28）年 | 2,222 | 53 |
| 同 追補2017年 | 2017（平成29）年 | 2,236 | 53 |
| 同 追補2018年 | 2018（平成30）年 | 2,294 | 54 |
| 同 データ更新2019年 | 2019（令和元）年 | 2,375 | 54 |
| 日本食品標準成分表2020年版（八訂） | 2020（令和2）年 | 2,478 | 54 |
| 日本食品標準成分表(八訂)増補2023年 | 2023（令和5）年 | 2,538 | 54 |

（注）食品成分表の策定に当たっては，初版から今回改訂に至るまでのそれぞれの時点において最適な分析方法を用いている．したがって，この間の技術の進歩等により，分析方法等に違いがある．また，分析に用いた試料についても，それぞれの時点において一般に入手できるものを選定しているため，同一のものではなく，品種等の違いもある．このため，食品名が同一であっても，各版の間における成分値の比較は適当ではないことがある

なお，食品成分表は，2000（平成12）年の五訂成分表以降は，5年おきに策定されてきたが，2015（平成27）年の食品成分表2015年版の公表後においては，利用者の便宜を考え食品の成分に関する情報を速やかに公開する観点から，2016年以降，次期改訂版公表までの各年に，その時点で食品成分表への収載を決定した食品について，食品成分表2015年版に追加，あるいはそれを補完する食品成分表として，「追補」を公表するとともに，全面改訂を翌年に控えた2019年については，「2019年における日本食品標準成分表2015年版（七訂）のデータ更新」として，成分の詳細な説明を一部省略した報告を公表してきた（以下「七訂追補等」とする）（参考1）．

2020（令和2）年に公表した食品成分表2020年版は，食品成分表2015年版以来5年ぶりの全面改訂版であるが，その特徴を述べると，次のとおりとなる．

①食品成分表2015年版に七訂追補等で新たに収載又は成分値を変更した食品の成分値をすべて反映するとともに，食品成分表2015年版において，他の食品からの計算等により成分値を推計していた食品の成分値について，七訂追補等での原材料となる食品の

成分値の変更等を踏まえた変更を行い，全体の整合を図った．

②食品成分表2015年版以降の主要な一般成分に対する組成に基づく成分値の充実を踏まえ，これまで食品毎に修正Atwater係数等の種々のエネルギー換算係数を乗じて算出していたエネルギーについて，FAO/INFOODSが推奨する組成成分を用いる計算方法を導入して，エネルギー値の科学的推計の改善を図った．

③このほか，調理後の食品に対する栄養推計の一助とするため，調理の概要と質量変化の記録及び18群に収載する調理済み流通食品の成分値等の情報の充実を図った．

なお，たんぱく質，脂質及び炭水化物（利用可能炭水化物，糖アルコール，食物繊維，有機酸）の組成については，別冊として，日本食品標準成分表2020年版（八訂）アミノ酸成分表編（以下「アミノ酸成分表2020年版」という），同脂肪酸成分表編（以下「脂肪酸成分表2020年版」という）及び同炭水化物成分表編（以下「炭水化物成分表2020年版」という）の3冊を同時に作成した．

2023（令和5）年4月に食品成分表2020年版の更新版として日本食品標準成分表（八訂）増補2023年（以下「食品成分表増補2023年」という）を公表したが，その特徴を述べると，次のとおりとなる．

①食品成分表2020年版の公表以降に整理した収載食品，収載成分値を追加・更新するとともに，既収載食品において追加・更新成分値がある場合，当該成分値が構成要素となっているアミノ酸組成などの産生成分，エネルギー値などを再計算している．

②食品成分表2020年版の目的・性格，収載成分項目，エネルギー計算方法などは同一であり，変更していない．

以上の観点に従って，別冊の日本食品標準成分表（八訂）増補2023年アミノ酸成分表編（以下「アミノ酸成分表増補2023年」という），同脂肪酸成分表編（以下「脂肪酸成分表増補2023年」という）及び同炭水化物成分表編（以下「炭水化物成分表増補2023年」という）の3冊も更新している．

# 2 日本食品標準成分表 2020年版（八訂）および 増補2023年について

## 収載食品

### (1) 食品群の分類及び配列

食品群の分類及び配列は食品成分表2015年版を踏襲し，植物性食品，きのこ類，藻類，動物性食品，加工食品の順に並べている．

なお，食品成分表2015年版の「18 調理加工食品類」を「調理済み流通食品類」に名称変更した．一般の家庭等で小規模に調理する食品及び原材料の大部分をその食品群の食品が占める調理済み食品は，その原材料食品が属する食品群に収載されている．

**1 穀類，2 いも及びでん粉類，3 砂糖及び甘味類，4 豆類，5 種実類，6 野菜類，7 果実類，8 きのこ類，9 藻類，10 魚介類，11 肉類，12 卵類，13 乳類，14 油脂類，15 菓子類，16 し好飲料類，17 調味料及び香辛料類，18 調理済み流通食品類**

### (2) 収載食品の概要

収載食品については，食品成分表2020年版改訂において一部食品名及び分類の変更を行った．食品成分表増補2023年における収載食品数は，食品成分表2015年版より347食品増加し，2,538食品となっている（表1）．

食品の選定，調理に当たっては，次のことを考慮している．

①原材料的食品：生物の品種，生産条件等の各種の要因により，成分値に変動があることが知られているため，これらの変動要因に留意し選定した．

「生」，「乾」など未調理食品を収載食品の基本とし，摂取の際に調理が必要な食品の一部について，「ゆで」，「焼き」等の基本的な調理食品を収載した．また，刺身，天ぷら等の和食の伝統的な料理，から揚げ，とんかつ等の揚げ物も収載した．これらの調理の概要と，調理による質量及び成分の変化については，摂食時により近い食品の成分値の計算を容易にする観点から，調理方法の概要および重量変化率表（→ p. 230，表12）等に所要の情報を抽出し整理している．

**表1 食品群別収載食品数**

| 食品群 | 食品数 |
|---|---|
| 1 穀類 | 208 |
| 2 いも及びでん粉類 | 70 |
| 3 砂糖及び甘味類 | 31 |
| 4 豆類 | 113 |
| 5 種実類 | 46 |
| 6 野菜類 | 413 |
| 7 果実類 | 185 |
| 8 きのこ類 | 56 |
| 9 藻類 | 58 |
| 10 魚介類 | 471 |
| 11 肉類 | 317 |
| 12 卵類 | 23 |
| 13 乳類 | 59 |
| 14 油脂類 | 34 |
| 15 菓子類 | 187 |
| 16 し好飲料類 | 64 |
| 17 調味料及び香辛料類 | 148 |
| 18 調理済み流通食品類 | 55 |
| 合　計 | 2,538 |

②加工食品：原材料の配合割合，加工方法により成分値に幅がみられるので，生産，消費の動向を考慮し，可能な限り代表的な食品を選定した．また，和え物，煮物等の和食の伝統的な調理をした食品について，原材料の配合割合等の参考情報とともに，料理としての成分値を収載した．漬物については，近年の食生活の変化に合わせ，一部の主要な食品について，加工済みの状態で流通するものを新たに調査し，成分値を変更した．

### (3) 食品の分類，配列，食品番号

#### ①食品の分類及び配列

収載食品の分類は食品成分表2015年版と同じく大分類，中分類，小分類及び細分の四段階とした．食品の大分類は原則として生物の名称をあて，五十音順に配列した．

ただし，「いも及びでん粉類」，「魚介類」，「肉類」，「乳類」，「し好飲料類」及び「調味料及び香辛料類」は，大分類の前に副分類を設けて食品群を区分した．また，食品によっては，大分類の前に類区分（（ ）で表示）を五十音順に設けた．

中分類（［ ］で表示）及び小分類は，原則として原材料的なものから順次加工度の高いものの順に配列した．なお，原材料が複数からなる加工食品は，原則として主原材料の位置に配列した．

#### ②食品番号

食品番号は5桁とし，初めの2桁は食品群にあて，次の3桁を小分類又は細分にあてた（例）．

**例**

| 食品番号 | 食品群 | 区　分 | 大分類 | 中分類 | 小分類 | 細　分 |
|---|---|---|---|---|---|---|
| 01002 | 穀類 | − | あわ | − | 精白粒 | − |
| | 01 | − | − | − | 002 | − |
| 01020 | 穀類 | − | こむぎ | ［小麦粉］ | 強力粉 | 1等 |
| | 01 | − | − | − | − | 020 |
| 10332 | 魚介類 | （かに類） | がざみ | − | 生 | − |
| | 10 | − | − | − | 332 | − |

なお，食品番号は，五訂成分表編集時に収載順に付番したものを基礎としており，その後に新たに追加された食品に対しては，食品群ごとに，下3桁の連番を付している．

なお，五訂成分表以降の収載食品の見直しに伴い，次のものが欠番となっている（参考2）．

（五訂成分表以降五訂増補までの欠番）

01017，01022，01027，01029，01040及び07068

（食品成分表2010以降食品成分表2015年版までの欠番）

03016，03021，04050，07084，08011，08012，08035，09031及び10302

（食品成分表2015年版以降食品成分表増補2023年までの欠番）

01059，01166，04107，10259，10285，17129，18013及び18017

### (4) 食品名

原材料的食品の名称は学術名又は慣用名を採用し，加工食品の名称は一般に用いられている名称や食品規格基準等において公的に定められている名称を勘案して採用した．また，広く用いられている別名を備考欄に記載した．

## 収載成分項目等

### (1) 食品成分表2015年版からの変更点

本成分表では，エネルギーは，原則として，組成成分値にエネルギー換算係数を乗じて算出する方法に見直したことに伴い，従来のたんぱく質とアミノ酸組成によるたんぱく質，脂質と脂肪酸のトリアシルグリセロール当量で表した脂質，炭水化物と利用可能炭水化物（単糖当量）の表頭項目の配列を見直し，エネルギー計算の基礎となる成分がより左側になるよう配置するとともに，従

**参考2 収載食品の見直しに伴い欠番となったもの**

| 食品番号 | 食品名 | 見直し時期 | 見直し理由 |
|---|---|---|---|
| 01017 | 小麦粉　薄力粉　学校給食用 | 五訂増補 | 全国一元的な供給制度の廃止のため |
| 01022 | 小麦粉　強力粉　学校給食用 | 五訂増補 | 全国一元的な供給制度の廃止のため |
| 01027 | パン　食パン　学校給食用 | 五訂増補 | 全国一元的な供給制度の廃止のため |
| 01029 | パン　コッペパン　学校給食用 | 五訂増補 | 全国一元的な供給制度の廃止のため |
| 01040 | うどん　学校給食用ゆでめん | 五訂増補 | 全国一元的な供給制度の廃止のため |
| 07068 | ココナッツミルク | 五訂増補 | 「ココナッツウォーター」(07157)と「ココナッツミルク」(07158)として新たに収載 |
| 03016 | 水あめ | 2015年 | 酵素糖化，酸糖化に細分化 |
| 03021 | 異性化液糖 | 2015年 | ぶどう糖果糖液糖，果糖ぶどう糖液糖，高果糖液糖に細分化 |
| 04050 | おから旧製法 | 2015年 | 現在製造されていないため．新製法のみ，「おから」(04051)として収載 |
| 07084 | タンゴール　砂じょう　生 | 2015年 | きよみ，しらぬひに細分化 |
| 08011 | しいたけ　生 | 2015年 | 菌床，原木に細分化 |
| 08012 | しいたけ　ゆで | 2015年 | 菌床，原木に細分化 |
| 08035 | まつたけ　水煮缶詰 | 2015年 | 現在流通していないため |
| 09031 | ひじき　ほしひじき | 2015年 | 鉄釜製法，ステンレス釜製法に細分化 |
| 10302 | トップシェル　味付け缶詰 | 2015年 | 現在流通していないこと及び中身が不明なため |
| 01059 | こむぎ ［即席めん類］ 中華スタイル　即席カップめん　油揚げ | 2020年 | しょう油味，塩味に細分化 |
| 01166 | 雑穀　五穀 | 2020年 | 混合物であるため |
| 04107 | やぶまめ　生 | 2020年 | 食品群を豆類から野菜類に変更し，「やぶまめ，生」(06401)として収載 |
| 10259 | めばち　生 | 2020年 | 赤身，脂身に細分化 |
| 10285 | あわび　生 | 2020年 | くろあわび，まだかあわび，めがいあわびに細分化 |
| 17129 | 天ぷら用バッター | 2020年 | 食品群を調味料及び香辛料類から穀類に変更し，「プレミックス粉　天ぷら用　バッター」(01171)として収載 |
| 18013 | ハンバーグ　冷凍 | 2020年 | 合いびき，チキン，豆腐に細分化 |
| 18017 | コロッケ　クリームタイプ　フライ済み　冷凍 | 2020年 | カニクリーム，コーンクリームに細分化 |

来は炭水化物に含まれていた成分のうち，新たにエネルギー産生成分とした糖アルコール，食物繊維総量，有機酸[*1]についても表頭項目として配置した．

〔[*1]編集部注：本書では，有機酸は備考欄に記載しています〕

### (2) 項目及びその配列[*2]

①項目の配列は，廃棄率，エネルギー，水分，成分項目群「たんぱく質」に属する成分，成分項目群「脂質」に属する成分，成分項目群「炭水化物」に属する成分，有機酸，灰分，無機質，ビタミン，その他（アルコール及び食塩相当量），備考の順とした．

②成分項目群「たんぱく質」に属する成分は，アミノ酸組成によるたんぱく質及びたんぱく質とした．

③成分項目群「脂質」に属する成分は，脂肪酸のトリアシルグリセロール当量で表した脂質，コレステロール及び脂質とした．

④成分項目群「炭水化物」に属する成分は，利用可能炭水化物（単糖当量），利用可能炭水化物（質量計），差引き法による利用可能炭水化物，食物繊維総量，糖アルコール及び炭水化物とした．なお，利用可能炭水化物（単糖当量），利用可能炭水化物（質量計）差引き法による利用可能炭水化物から構成される成分項目群は，成分項目群「利用可能炭水化物」と呼ぶ．

⑤酢酸以外の有機酸は，食品成分表2015年版までは便宜的に炭水化物に含めていたが，全ての有機酸をエネルギー産生成分として扱う観点から，有機酸を独立させて配列した．

⑥無機質の成分項目の配列は，各成分の栄養上の関連性を配慮し，ナトリウム，カリウム，カルシウム，マグネシウム，リン，鉄，亜鉛，銅，マンガン，ヨウ素，セレン，クロム，モリブデンの順とした．

⑦ビタミンは，脂溶性ビタミンと水溶性ビタミンに分けて配列した．脂溶性ビタミンはビタミンA，ビタミンD，ビタミンE，ビタミンKの順に，また，水溶性ビタミンはビタミン$B_1$，ビタミン$B_2$，ナイアシン，ナイアシン当量，ビタミン$B_6$，ビタミン$B_{12}$，葉酸，パントテン酸，ビオチン，ビタミンCの順にそれぞれ配列した．このうち，ビタミンAの項目はレチノール，$\alpha$-及び$\beta$-カロテン，$\beta$-クリプトキサンチン，$\beta$-カロテン当量，レチノール活性当量とした．また，ビタミンEの項目は，$\alpha$-，$\beta$-，$\gamma$-及び$\delta$-トコフェロールとした．

⑧なお，食品成分表2015年版において本表に記載していた脂肪酸のうち飽和・不飽和脂肪酸等の成分項目に係る詳細な成分値については，脂肪酸成分表増補2023

**表2 適用したエネルギー換算係数**

| 成分名 | 換算係数(kJ/g) | 換算係数(kcal/g) | 備考 |
|---|---|---|---|
| アミノ酸組成によるたんぱく質/たんぱく質★1 | 17 | 4 | |
| 脂肪酸のトリアシルグリセロール当量/脂質★1 | 37 | 9 | |
| 利用可能炭水化物（単糖当量） | 16 | 3.75 | |
| 差引き法による利用可能炭水化物★1 | 17 | 4 | |
| 食物繊維総量 | 8 | 2 | 成分値はAOAC 2011.25法，プロスキー変法又はプロスキー法による食物繊維総量を用いる． |
| アルコール | 29 | 7 | |
| 糖アルコール★2 | | | |
| ソルビトール | 10.8 | 2.6 | |
| マンニトール | 6.7 | 1.6 | |
| マルチトール | 8.8 | 2.1 | |
| 還元水あめ | 12.6 | 3.0 | |
| その他の糖アルコール | 10 | 2.4 | |
| 有機酸★2 | | | |
| 酢酸 | 14.6 | 3.5 | |
| 乳酸 | 15.1 | 3.6 | |
| クエン酸 | 10.3 | 2.5 | |
| リンゴ酸 | 10.0 | 2.4 | |
| その他の有機酸 | 13 | 3 | |

★1 アミノ酸組成によるたんぱく質，脂肪酸のトリアシルグリセロール当量，利用可能炭水化物（単糖当量）の成分値がない食品では，それぞれたんぱく質，脂質，差引き法による利用可能炭水化物の成分値を用いてエネルギー計算を行う．利用可能炭水化物（単糖当量）の成分値がある食品でも，水分を除く一般成分等の合計値と100 gから水分を差引いた乾物値との比が一定の範囲に入らない食品の場合には，利用可能炭水化物（単糖当量）に代えて，差引き法による利用可能炭水化物を用いてエネルギー計算をする

★2 糖アルコール，有機酸のうち，収載値が1 g以上の食品がある化合物で，エネルギー換算係数を定めてある化合物については，当該化合物に適用するエネルギー換算係数を用いてエネルギー計算を行う

年に記載することとした．また，食物繊維の分析法別の成分値及び水溶性食物繊維，不溶性食物繊維等の成分項目については，炭水化物成分表増補2023年に記載することとした．

⑨それぞれの成分の測定は，「日本食品標準成分表2020年版（八訂）分析マニュアル」（文部科学省科学技術・学術審議会資源調査分科会食品成分委員会資料による方法及びこれと同等以上の性能が確認できる方法とした．

〔*2編集部注：本書での項目と配列順については，p.2「食品成分表の見方」をご参照ください〕

### (3) 廃棄率及び可食部

廃棄率は，原則として，通常の食習慣において廃棄される部分を食品全体あるいは購入形態に対する質量の割合（%）で示し，廃棄部位を備考欄に記載した．可食部は，食品全体あるいは購入形態から廃棄部位を除いたものである．本食品成分表の各成分値は，可食部100 g当たりの数値で示した．

### (4) エネルギー

食品のエネルギー値は，原則として，FAO/INFOODSの推奨する方法[1]に準じて，可食部100 g当たりのアミノ酸組成によるたんぱく質，脂肪酸のトリアシルグリセロール当量，利用可能炭水化物（単糖当量），糖アルコール，食物繊維総量，有機酸及びアルコールの量（g）に各成分のエネルギー換算係数（表2）を乗じて，100 g当たりのkJ（キロジュール）及びkcal（キロカロリー）を算出し，収載値とした．

食品成分表2015年版までは，kcal単位のエネルギーに換算係数4.184を乗じてkJ単位のエネルギーを算出していた．しかし，FAO/INFOODSでは，kJ単位あるいはkcal単位のエネルギーの算出は，それぞれに適用されるエネルギー換算係数を用いて行うことを推奨している[2]ことから，その方法を採用した．

成分表の利用面からみた場合，国内の食品表示においては，kcal単位による記載が求められていること，また，栄養学関係の国際学術誌では，kJ表記を求めるもの，kcal表記を求めるものが一部にあるものの，両者の利用を認めているものが多いことが報告されている[3]．さらに，2016年に改正施行された計量法（平成4年法律第51号）では，熱量の計量単位はジュール又はワット秒，ワット時である．しかし，2019年に改正施行された計量単位令（平成4年政令第357号）では，人若しくは動物が摂取する物の熱量又は人若しくは動物が代謝により消費する熱量の計量のような特殊な計量の場合には計量単位カロリーの使用が認められている．これらの状況を勘案して，kJ単位*3及びkcal単位のエネルギーを併記した．

なお，アミノ酸組成によるたんぱく質とたんぱく質の収載値がある食品については，エネルギーの計算には，アミノ酸組成によるたんぱく質の収載値を用いた．脂肪酸のトリアシルグリセロール当量で表した脂質と脂質の

**表3 一般成分の測定法の概要**

| 成分 | | 測定法 |
|---|---|---|
| 水分 | | 常圧加熱乾燥法，減圧加熱乾燥法，カールフィッシャー法又は蒸留法．<br>ただし，アルコール又は酢酸を含む食品は，乾燥減量からアルコール分又は酢酸の質量をそれぞれ差し引いて算出． |
| たんぱく質 | アミノ酸組成によるたんぱく質 | アミノ酸成分表増補2023年の各アミノ酸量に基づき，アミノ酸の脱水縮合物の量（アミノ酸残基の総量）として算出★1． |
| | たんぱく質 | 改良ケルダール法，サリチル酸添加改良ケルダール法又は燃焼法（改良デュマ法）によって定量した窒素量からカフェイン，テオブロミン及び/あるいは硝酸態窒素に由来する窒素量を差し引いた基準窒素量に，「窒素-たんぱく質換算係数」（表4）を乗じて算出．<br>食品とその食品において考慮した窒素含有成分は次のとおり．コーヒー：カフェイン，ココア及びチョコレート類：カフェイン及びテオブロミン，野菜類：硝酸態窒素，茶類：カフェイン及び硝酸態窒素． |
| 脂質 | 脂肪酸のトリアシルグリセロール当量 | 脂肪酸成分表増補2023年の各脂肪酸量をトリアシルグリセロールに換算した量の総和として算出★2． |
| | コレステロール | けん化後，不けん化物を抽出分離後，水素炎イオン化検出－ガスクロマトグラフ法． |
| | 脂質 | 溶媒抽出-重量法：ジエチルエーテルによるソックスレー抽出法，酸分解法，液-液抽出法，クロロホルム-メタノール混液抽出法，レーゼ・ゴットリーブ法，酸・アンモニア分解法，ヘキサン-イソプロパノール法又はフォルチ法． |
| 炭水化物 | 利用可能炭水化物（単糖当量） | 炭水化物成分表増補2023年の各利用可能炭水化物量（でん粉，単糖類，二糖類，80％エタノールに可溶性のマルトデキストリン及びマルトトリオース等のオリゴ糖類）を単糖に換算した量の総和として算出★3．<br>ただし，魚介類，肉類及び卵類の原材料的食品のうち，炭水化物としてアンスロン-硫酸法による全糖の値が収載されているものは，その値を推定値とする． |
| | 利用可能炭水化物（質量計） | 炭水化物成分表増補2023年の各利用可能炭水化物量（でん粉，単糖類，二糖類，80％エタノールに可溶性のマルトデキストリン及びマルトトリオース等のオリゴ糖類）の総和として算出．<br>ただし，魚介類，肉類及び卵類の原材料的食品のうち，炭水化物としてアンスロン-硫酸法による全糖の値が収載されているものは，その値に0.9を乗じた値を推定値とする． |
| | 差引き法による利用可能炭水化物 | 100 gから，水分，アミノ酸組成によるたんぱく質（この収載値がない場合には，たんぱく質），脂肪酸のトリアシルグリセロール当量として表した脂質（この収載値がない場合には，脂質），食物繊維総量，有機酸，灰分，アルコール，硝酸イオン，ポリフェノール（タンニンを含む），カフェイン，テオブロミン，加熱により発生する二酸化炭素等の合計（g）を差し引いて算出． |
| | 食物繊維総量 | 酵素-重量法（プロスキー変法又はプロスキー法），又は，酵素-重量法・液体クロマトグラフ法（AOAC 2011.25法）． |
| | 糖アルコール | 高速液体クロマトグラフ法． |
| | 炭水化物 | 差引き法．100 gから，水分，たんぱく質，脂質及び灰分の合計（g）を差し引く．硝酸イオン，アルコール，酢酸，ポリフェノール（タンニンを含む），カフェイン又はテオブロミンを多く含む食品や，加熱により二酸化炭素等が多量に発生する食品ではこれらも差し引いて算出．<br>ただし，魚介類，肉類及び卵類のうち原材料的食品はアンスロン-硫酸法による全糖． |
| 有機酸 | | 5％過塩素酸水で抽出，高速液体クロマトグラフ法，酵素法． |
| 灰分 | | 直接灰化法（550℃）． |

★1 {可食部100 g当たりの各アミノ酸の量×(そのアミノ酸の分子量－18.02)/そのアミノ酸の分子量} の総量

★2 {可食部100 g当たりの各脂肪酸の量×(その脂肪酸の分子量＋12.6826)/その脂肪酸の分子量} の総量．ただし，未同定脂肪酸は計算に含まない．12.6826は，脂肪酸をトリアシルグリセロールに換算する際の脂肪酸当たりの式量の増加量〔グリセロールの分子量×1/3－(エステル結合時に失われる) 水の分子量〕

★3 単糖当量は，でん粉及び80％エタノール可溶性のマルトデキストリンには1.10を，マルトトリオース等のオリゴ糖類には1.07を，二糖類には1.05をそれぞれの成分値に乗じて換算し，それらと単糖類の量を合計したもの

収載値がある食品については，エネルギーの計算には，脂肪酸のトリアシルグリセロール当量で表した脂質の収載値を用いた．そして，成分項目群「利用可能炭水化物」については，成分値の確からしさを評価した結果等に基づき，エネルギーの計算には，利用可能炭水化物（単糖当量）あるいは差引き法による利用可能炭水化物のどちらかを用いた．これについては，エネルギーの計算にどちらの成分項目を用いたかを明示するため，本表において，エネルギーの計算に利用した収載値の右に「*」を付けた．このように，本成分表では，食品によってエネルギー計算に用いる成分項目が一定していないので留意する必要がある．

〔*3 編集部注：本書ではkJ（キロジュール）単位は収載していません〕

### (5) 一般成分 (Proximates)

一般成分とは水分，成分項目群「たんぱく質」に属する成分，成分項目群「脂質」に属する成分（ただし，コレステロールを除く），成分項目群「炭水化物」に属する成分，有機酸及び灰分である．一般成分の測定法の概要を表3に示した．

#### ①水分 (Water)

水分は，食品の性状を表す最も基本的な成分の一つであり，食品の構造の維持に寄与している．人体は，その約60％を水で構成され，1日に約2リットルの水を摂取し，そして排泄している．この収支バランスを保つことにより，体の細胞や組織は正常な機能を営んでいる．通常，ヒトは水分の約2分の1を食品から摂取している．

#### ②たんぱく質 (Proteins)

たんぱく質はアミノ酸の重合体であり，人体の水分を除いた質量の2分の1以上を占める．たんぱく質は，体組織，酵素，ホルモン等の材料，栄養素運搬物質，エネルギー源等として重要である．

本成分表には，アミノ酸組成によるたんぱく質（Protein, calculated as the sum of aminoacid residues）とともに，基準窒素量に窒素-たんぱく質換算係数（表4）を乗じて計算したたんぱく質（Protein, calculated from reference nitrogen）を収載した．なお，基準窒素とは，たんぱく質に由来する窒素量に近づけるために，全窒素量から，野菜類は硝酸態窒素量を，茶類は硝酸態窒素量及びカフェイン由来の窒素量を，コーヒーはカフェイン

**表4 基準窒素量からの計算に用いた窒素-たんぱく質換算係数**

| 食品群 | 食品名 | 換算係数 |
|---|---|---|
| 1 穀類 | アマランサス[4] | 5.30 |
| | えんばく | |
| | オートミール[5] | 5.83 |
| | おおむぎ[5] | 5.83 |
| | こむぎ | |
| | 玄穀，全粒粉[5] | 5.83 |
| | 小麦粉[6]，フランスパン，うどん・そうめん類，中華めん類，マカロニ・スパゲッティ類[5]，ふ類，小麦たんぱく，ぎょうざの皮，しゅうまいの皮 | 5.70 |
| | 小麦はいが[4] | 5.80 |
| | こめ[5]，こめ製品（赤飯を除く） | 5.95 |
| | ライ麦[5] | 5.83 |
| 4 豆類 | だいず[5]，だいず製品（豆腐竹輪を除く） | 5.71 |
| 5 種実類 | アーモンド[5] | 5.18 |
| | ブラジルナッツ[5]，らっかせい | 5.46 |
| | その他のナッツ類[5] | 5.30 |
| | あさ，あまに，えごま，かぼちゃ，けし，ごま[5]，すいか，はす，ひし，ひまわり | 5.30 |
| 6 野菜類 | えだまめ，だいずもやし | 5.71 |
| | らっかせい（未熟豆） | 5.46 |
| 10 魚介類 | ふかひれ | 5.55 |
| 11 肉類 | ゼラチン[6]，腱（うし），豚足，軟骨（ぶた，にわとり） | 5.55 |
| 13 乳類 | 液状乳類[5]，チーズを含む乳製品，その他（シャーベットを除く） | 6.38 |
| 14 油脂類 | バター類[5]，マーガリン類[6] | 6.38 |
| 17 調味料及び香辛料類 | しょうゆ類，みそ類 | 5.71 |
| 上記以外の食品 | | 6.25 |

由来の窒素量を，ココア及びチョコレート類はカフェイン及びテオブロミン由来の窒素量を，それぞれ差し引いて求めたものである．したがって，硝酸態窒素，カフェイン及びテオブロミンを含まない食品では，全窒素量と基準窒素量とは同じ値になる．

なお，アミノ酸組成によるたんぱく質とたんぱく質の収載値がある食品のエネルギー計算には，アミノ酸組成によるたんぱく質の収載値を用いた．

### ③脂質（Lipids）

脂質は，食品中の有機溶媒に溶ける有機化合物の総称であり，中性脂肪のほかに，リン脂質，ステロイド，ワックスエステル，脂溶性ビタミン等も含んでいる．脂質は生体内ではエネルギー源，細胞構成成分等として重要な物質である．成分値は脂質の総質量で示してある．多くの食品では，脂質の大部分を中性脂肪が占める．

中性脂肪のうち，自然界に最も多く存在するのは，トリアシルグリセロールである．本表には，各脂肪酸をトリアシルグリセロールに換算して合計した脂肪酸のトリアシルグリセロール当量（Fatty acids, expressed in triacylglycerol equivalents）とともに，コレステロール及び有機溶媒可溶物を分析で求めた脂質（Lipid）を収載した．

なお，食品成分表2015年版まで本表に収載していた脂肪酸総量，飽和脂肪酸，一価及び多価不飽和脂肪酸については，脂肪酸成分表増補2023年に収載している．

また，脂肪酸のトリアシルグリセロール当量で表した脂質と脂質の収載値がある食品のエネルギー計算には，脂肪酸のトリアシルグリセロール当量で表した脂質の収載値を用いた[*4]．

〔[*4]**編集部注：本書では，本表に飽和脂肪酸，*n*-3系多価不飽和脂肪酸，*n*-6系多価不飽和脂肪酸を収載しています．脂肪酸成分表2020年版は電子版に収載となります**〕

### ④炭水化物（Carbohydrates）

炭水化物は，生体内で主にエネルギー源として利用される重要な成分である．本成分表では，エネルギーとしての利用性に応じて炭水化物を細分化し，それぞれの成分にそれぞれのエネルギー換算係数を乗じてエネルギー計算に利用することとした．このため，従来の成分項目である「炭水化物」（Carbohydrate, calculated by difference）に加え，次の各成分を収載項目とした．

#### a）利用可能炭水化物（単糖当量）（Carbohydrate, available; expressed in monosaccharide equivalents）

エネルギー計算に用いるため，でん粉，ぶどう糖，果糖，ガラクトース，しょ糖，麦芽糖，乳糖，トレハロース，イソマルトース，80%エタノールに可溶性のマルトデキストリン及びマルトトリオース等のオリゴ糖類等を直接分析又は推計した利用可能炭水化物（単糖当量）を収載した．この成分値は，各成分を単純に合計した質量ではなく，でん粉及び80%エタノールに可溶性のマルトデキストリンには1.10の係数を，マルトトリオース等のオリゴ糖類には1.07の係数を，そして二糖類には1.05の係数を乗じて，単糖の質量に換算してから合計した値である．利用可能炭水化物由来のエネルギーは，原則として，この成分値（g）にエネルギー換算係数16 kJ/g（3.75 kcal/g）を乗じて算出する．本成分項目の収載値をエネルギーの計算に用いた食品では，その収載値の右に「*」を記している．しかし，水分を除く一般成分等の合計値が，乾物量に対して一定の範囲にない食品の場合には，c）で述べる差引き法による利用可能炭水化物を用いてエネルギーを計算している．

なお，難消化性でん粉はAOAC 2011.25法による食物繊維であるので，その収載値がある場合には，その量（g）をでん粉（g）から差し引いた値（g）をエネルギー計算に用いている．

b）利用可能炭水化物（質量計）（Carbohydrate, available）

利用可能炭水化物（単糖当量）と同様に，でん粉，ぶどう糖，果糖，ガラクトース，しょ糖，麦芽糖，乳糖，トレハロース，イソマルトース，80%エタノールに可溶性のマルトデキストリン及びマルトトリオース等のオリゴ糖類等を直接分析又は推計した値で，これらの質量の合計である．この値はでん粉，単糖類，二糖類，80%エタノールに可溶性のマルトデキストリン及びマルトトリオース等のオリゴ糖類の実際の摂取量となる．また，本成分表においては，この成分値を含む組成に基づく一般成分（アミノ酸組成によるたんぱく質の収載値がない場合にはたんぱく質を用いる．脂肪酸のトリアシルグリセロール当量で表した脂質の収載値がない場合には脂質を用いる）等の合計量から水分量を差し引いた値と100 gから水分量を差し引いた乾物量との比が一定の範囲に入るかどうかで成分値の確からしさを評価し，エネルギーの計算に用いる計算式の選択に利用している．なお，利用可能炭水化物（質量計）は，利用可能炭水化物の摂取量の算出に用いる．

c）差引き法による利用可能炭水化物（Carbohydrate, available, calculated by difference）

100 gから，水分，アミノ酸組成によるたんぱく質（この収載値がない場合には，たんぱく質），脂肪酸のトリアシルグリセロール当量として表した脂質（この収載値がない場合には，脂質），食物繊維総量，有機酸，灰分，アルコール，硝酸イオン，ポリフェノール（タンニンを含む），カフェイン，テオブロミン，加熱により発生する二酸化炭素等の合計（g）を差し引いて求める．本成分項目は，利用可能炭水化物（単糖当量，質量計）の収載値がない食品及び水分を除く一般成分等の合計値が乾物量に対して一定の範囲にない食品において，利用可能炭水化物に由来するエネルギーを計算するために用いる．その場合のエネルギー換算係数は17 kJ/g（4 kcal/g）である．本成分項目の収載値をエネルギーの計算に用いた食品では，その収載値の右に「*」を記している．

このように，本成分表では，エネルギーの計算に用いる成分項目群「利用可能炭水化物」の成分項目が一定していない．すなわち，エネルギーの計算には利用可能炭水化物（単糖当量）あるいは差引き法による利用可能炭水化物のいずれかを用いており，本表では，収載値の右に「*」を付けて明示してあるので留意する必要がある．

d）食物繊維総量（Dietary fiber, total）

食物繊維総量は，プロスキー変法による高分子量の「水溶性食物繊維（Soluble dietaryfiber）」と「不溶性食物繊維（Insoluble dietary fiber）」を合計した「食物繊維総量（Totaldietary fiber）」，プロスキー法による食物繊維総量，あるいは，AOAC 2011.25法による「低分子量水溶性食物繊維（Water: alcohol soluble dietary fiber）」，「高分子量水溶性食物繊維（Water: alcohol insoluble dietary fiber）」及び「不溶性食物繊維」を合計した食物繊維総量である．本表では，エネルギー計算に関する成分として，食物繊維総量のみを成分項目群「炭水化物」に併記した．食物繊維総量由来のエネルギーは，この成分値（g）にエネルギー換算係数8 kJ/g（2 kcal/g）を乗じて算出する．食物繊維の測定法の詳細を表5に示した．

なお，食品成分表2015年版追補2018年以降，低分子量水溶性食物繊維も測定できるAOAC 2011.25法による成分値を収載しているが，従来の「プロスキー変法」や「プロスキー法」による成分値及びAOAC 2011.25法による成分値，更に，水溶性食物繊維，不溶性食物繊維等の食物繊維総量の内訳については，炭水化物成分表増補2023年別表1に収載することとした[*5]．炭水化物成分表増補2023年の別表1にAOAC 2011.25法による収載値とプロスキー変法（あるいはプロスキー法）による収載値がある食品の場合には，本表にはAOAC 2011.25法によるものを収載した．

また，一部の食品は遊離のアラビノースを含む．アラビノースは五炭糖なので，利用可能炭水化物にあげられている六炭糖とは，ヒトにおける利用性が異なると考えられる．文献によると腸管壁から吸収されず，ヒトに静注した場合には，ほとんど利用されないとされる．小腸で消化/吸収されないと，大腸に常在する菌叢によって分解利用されることになるので，食物繊維の挙動と同じと考えられる．したがって，アラビノースのエネルギー

**表5 食物繊維の測定法の詳細**

| 成 分 | 試料調製法 | 測 定 法 |
|---|---|---|
| 食物繊維 | 脂質含量が5%以上のものは脱脂処理 | AOAC 2011.25 法（酵素-重量法，液体クロマトグラフ法）<br>・不溶性（難消化性でん粉を含む），高分子量水溶性，低分子量水溶性及び総量．<br>プロスキー変法（酵素-重量法）<br>・不溶性（難消化性でん粉の一部を含まない），（高分子量）水溶性及び総量．<br>※藻類等の一部では，不溶性と高分子量水溶性を分別せず一括定量． |

換算係数は，食物繊維と同じ，8 kJ/g (2 kcal/g) とした．なお，アラビノースは食物繊維の定義からは外れ，利用可能炭水化物とも考えられないことから，その扱いについては今後検討する必要がある．

〔*5 編集部注：食物繊維総量の内訳は電子版にてご確認ください〕

#### e）糖アルコール（Polyols）

新たに，成分項目群「炭水化物」に，エネルギー産生成分として糖アルコールを収載した．糖アルコールについては，食品成分表 2015 年版の炭水化物に含まれる成分であるが，利用可能炭水化物との関係ではその外数となる．FAO/INFOODS やコーデックス食品委員会では，糖アルコールは Polyol(s) と呼び，Sugar alcohol(s) とは呼ばない．しかし，食品成分委員会では，化学用語としてのポリオール（多価アルコール）が「糖アルコール」以外の化合物を含む名称であり，ポリオールを糖アルコールの意味に用いることは不適切であると考えられることを主な根拠として，「ポリオール」を用いずに，「糖アルコール」を用いることとした．この判断により，炭水化物成分表の日本語表記では「糖アルコール」を用い，英語表記では「Polyol」を用いている．

糖アルコールのうち，ソルビトール，マンニトール，マルチトール及び還元水飴については，米国 Federal Register/Vol. 79, No. 41/Monday, March 3, 2014/Proposed Rules 記載の kcal/g 単位のエネルギー換算係数を採用し，それに 4.184 を乗ずることにより，kJ/g 単位のエネルギー換算係数に換算した．その他の糖アルコールについては，FAO/INFOODS が推奨するエネルギー換算係数を採用した．糖アルコール由来のエネルギーは，それぞれ成分値（g）にそれぞれのエネルギー換算係数を乗じて算出したエネルギーの合計である．

#### f）炭水化物（Carbohydrate, calculated by difference）

炭水化物は，従来同様いわゆる「差引き法による炭水化物」，すなわち，水分，たんぱく質，脂質，灰分等の合計（g）を 100 g から差し引いた値で示した．ただし，魚介類，肉類及び卵類のうち原材料的食品については，一般的に，炭水化物が微量であり，差引き法で求めることが適当でないことから，原則として全糖の分析値に基づいた成分値とした．なお，炭水化物の算出にあたっては，従来と同様，硝酸イオン，アルコール，酢酸，ポリフェノール（タンニンを含む），カフェイン及びテオブロミンを比較的多く含む食品や，加熱により二酸化炭素等が多量に発生する食品については，これらの含量も差し引いて成分値を求めている．

### ⑤有機酸（Organic Acids）

食品成分表 2015 年版では，有機酸のうち酢酸についてのみ，エネルギー産生成分と位置づけていたが，本成分表では，既知の有機酸をエネルギー産生成分とすることとした．従来は，酢酸以外の有機酸は，差引き法による炭水化物に含まれていたが，この整理に伴い，本成分表では，炭水化物とは別に，有機酸を収載することとした．なお，この有機酸には，従来の酢酸の成分値も含まれる．

有機酸のうち，酢酸，乳酸，クエン酸及びリンゴ酸については，Merrill and Watt（1955）[6] 記載の kcal/g 単位のエネルギー換算係数を採用し，それに 4.184 を乗ずることにより kJ/g 単位のエネルギー換算係数に換算した．その他の有機酸については，FAO/INFOODS が推奨するエネルギー換算係数を採用した．有機酸由来のエネルギーは，それぞれ成分値（g）にそれぞれのエネルギー換算係数を乗じて算出したエネルギーの合計である．

### ⑥灰分（Ash）

灰分は，一定条件下で灰化して得られる残分であり，食品中の無機質の総量を反映していると考えられている．また，水分とともにエネルギー産生に関与しない一般成分として，各成分値の分析の確からしさを検証する際の指標のひとつとなる．

## (6) 無機質（Minerals）

収載した無機質は，全てヒトにおいて必須性が認められたものであり，ナトリウム，カリウム，カルシウム，マグネシウム，リン，鉄，亜鉛，銅，マンガン，ヨウ素，セレン，クロム及びモリブデンを収載した．このうち成人の一日の摂取量が概ね 100 mg 以上となる無機質は，ナトリウム，カリウム，カルシウム，マグネシウム及びリン，100 mg に満たない無機質は，鉄，亜鉛，銅，マンガン，ヨウ素，セレン，クロム及びモリブデンである．無機質の測定法の概要を表6に示した．

**表6 無機質の測定法**

| 成分 | 試料調製法 | 測定法 |
|---|---|---|
| ナトリウム | 希酸抽出法又は乾式灰化法 | 原子吸光光度法又は誘導結合プラズマ発光分析法 |
| カリウム | 希酸抽出法又は乾式灰化法 | 原子吸光光度法，誘導結合プラズマ発光分析法又は誘導結合プラズマ質量分析法 |
| 鉄 | 乾式灰化法 | 原子吸光光度法，誘導結合プラズマ発光分析法，誘導結合プラズマ質量分析法又は 1,10-フェナントロリン吸光光度法 |
| 亜鉛 | 乾式灰化法 | 原子吸光光度法，キレート抽出-原子吸光光度法，誘導結合プラズマ発光分析法又は誘導結合プラズマ質量分析法 |
| マンガン | 乾式灰化法 | 原子吸光光度法，キレート抽出-原子吸光光度法又は誘導結合プラズマ発光分析法 |
| 銅 | 乾式灰化法又は湿式分解法 | 原子吸光光度法，キレート抽出-原子吸光光度法，誘導結合プラズマ発光分析法又は誘導結合プラズマ質量分析法 |
| カルシウム，マグネシウム | 乾式灰化法 | 原子吸光光度法，誘導結合プラズマ発光分析法又は誘導結合プラズマ質量分析法 |
| リン | 乾式灰化法 | 誘導結合プラズマ発光分析法又はバナドモリブデン酸吸光光度法 |
| ヨウ素 | アルカリ抽出法又はアルカリ灰化法（魚類，≧20 μg/100 g） | 誘導結合プラズマ質量分析法 |
| セレン，クロム，モリブデン | マイクロ波による酸分解法 | 誘導結合プラズマ質量分析法 |

### ①ナトリウム（Sodium）

ナトリウムは，細胞外液の浸透圧維持，糖の吸収，神経や筋肉細胞の活動等に関与するとともに，骨の構成要素として骨格の維持に貢献している．一般に，欠乏により疲労感，低血圧等が起こることが，過剰により浮腫（むくみ），高血圧等が起こることがそれぞれ知られている．なお，腎機能低下により摂取の制限が必要となる場合がある．

### ②カリウム（Potassium）

カリウムは，細胞内の浸透圧維持，細胞の活性維持等を担っている．食塩の過剰摂取や老化によりカリウムが失われ，細胞の活性が低下することが知られている．必要以上に摂取したカリウムは，通常迅速に排泄されるが，腎機能低下により，カリウム排泄能力が低下すると，摂取の制限が必要になる．

### ③カルシウム（Calcium）

カルシウムは，骨の主要構成要素の一つであり，ほとんどが骨歯牙組織に存在している．細胞内には微量しか存在しないが，細胞の多くの働きや活性化に必須の成分である．また，カルシウムは，血液の凝固に関与しており，血漿（けっしょう）中の濃度は一定に保たれている．成長期にカルシウムが不足すると成長が抑制され，成長後不足すると骨がもろくなる．

### ④マグネシウム（Magnesium）

マグネシウムは，骨の弾性維持，細胞のカリウム濃度調節，細胞核の形態維持に関与するとともに，細胞がエネルギーを蓄積，消費するときに必須の成分である．多くの生活習慣病やアルコール中毒の際に細胞内マグネシウムの低下がみられ，腎機能が低下すると高マグネシウム血症となる場合がある．

### ⑤リン（Phosphorus）

リンは，カルシウムとともに骨の主要構成要素であり，リン脂質の構成成分としても重要である．また，高エネルギーリン酸化合物として生体のエネルギー代謝にも深く関わっている．腎機能低下により摂取の制限が必要となる場合がある．

### ⑥鉄（Iron）

鉄は，酸素と二酸化炭素を運搬するヘモグロビンの構成成分として赤血球に偏在している．また，筋肉中のミオグロビン及び細胞のシトクロムの構成要素としても重要である．鉄の不足は貧血や組織の活性低下を起こし，鉄剤の過剰投与により組織に鉄が沈着すること（血色素症，ヘモシデリン沈着症）もある．

### ⑦亜鉛（Zinc）

亜鉛は，核酸やたんぱく質の合成に関与する酵素をはじめ，多くの酵素の構成成分として，また，血糖調節ホルモンであるインスリンの構成成分等として重要である．欠乏により小児では成長障害，皮膚炎が起こるが，成人でも皮膚，粘膜，血球，肝臓等の再生不良や味覚，嗅覚障害が起こるとともに，免疫たんぱくの合成能が低下する．

### ⑧銅（Copper）

銅は，アドレナリン等のカテコールアミン代謝酵素の構成要素として重要である．遺伝的に欠乏を起こすメンケス病，過剰障害を起こすウイルソン病が知られている．

### ⑨マンガン（Manganese）

マンガンは，ピルビン酸カルボキシラーゼ等の構成要素としても重要である．また，マグネシウムが関与する様々な酵素の反応にマンガンも作用する．マンガンは植

**表7 ビタミンの測定法**

| 成　分 | 試料調製法 | 測 定 法 |
|---|---|---|
| レチノール | けん化後，不けん化物を抽出分離，精製 | ODS 系カラムと水-メタノール混液による紫外部吸収検出-高速液体クロマトグラフ法 |
| α-カロテン，β-カロテン，β-クリプトキサンチン | ヘキサン-アセトン-エタノール-トルエン混液抽出後，けん化，抽出 | ODS 系カラムとアセトニトリル-メタノール-テトラヒドロフラン-酢酸混液による可視部吸収検出-高速液体クロマトグラフ法 |
| チアミン（ビタミン $B_1$） | 酸性水溶液で加熱抽出 | ODS 系カラムとメタノール-（0.01 mol/L リン酸二水素ナトリウム-0.15 mol/L 過塩素酸ナトリウム）混液による分離とポストカラムでのフェリシアン化カリウムとの反応による蛍光検出-高速液体クロマトグラフ法 |
| リボフラビン（ビタミン $B_2$） | 酸性水溶液で加熱抽出 | ODS 系カラムとメタノール-酢酸緩衝液による蛍光検出-高速液体クロマトグラフ法 |
| アスコルビン酸（ビタミン C） | メタリン酸溶液でホモジナイズ抽出，酸化型とした後，オサゾン生成 | 順相型カラムと酢酸エチル-*n*-ヘキサン-酢酸-水混液による可視部吸光検出-高速液体クロマトグラフ法 |
| カルシフェロール（ビタミン D） | けん化後，不けん化物を抽出分離 | 順相型カラムと 2-プロパノール-*n*-ヘキサン混液による分取高速液体クロマトグラフ法の後，逆相型カラムとアセトニトリル-水混液による紫外部吸収検出-高速液体クロマトグラフ法 |
| トコフェロール（ビタミン E） | けん化後，不けん化物を抽出分離 | 順相型カラムと酢酸-2-プロパノール-*n*-ヘキサン混液による蛍光検出-高速液体クロマトグラフ法又は逆相型カラムとメタノールによる蛍光検出-高速液体クロマトグラフ法 |
| フィロキノン類，メナキノン類（ビタミン K） | アセトン又はヘキサン抽出後，精製 | 還元カラム-ODS 系カラムとメタノール又はエタノール-メタノール混液による蛍光検出-高速液体クロマトグラフ法 |
| ナイアシン | 酸性水溶液で加圧加熱抽出 | *Lactobacillus plantarum* ATCC8014 による微生物学的定量法 |
| ビタミン $B_6$ | 酸性水溶液で加圧加熱抽出 | *Saccharomyces cerevisiae* ATCC9080 による微生物学的定量法 |
| ビタミン $B_{12}$ | 緩衝液及びシアン化カリウム溶液で加熱抽出 | *Lactobacillus delbrueckii* subsp. *lactis* ATCC7830 による微生物学的定量法 |
| 葉酸 | 緩衝液で加圧加熱抽出後，プロテアーゼ処理，コンジュガーゼ処理 | *Lactobacillus rhamnosus* ATCC7469 による微生物学的定量法 |
| パントテン酸 | 緩衝液で加圧加熱抽出後，アルカリホスファターゼ，ハト肝臓アミダーゼ処理 | *Lactobacillus plantarum* ATCC8014 による微生物学的定量法 |
| ビオチン | 酸性水溶液で加圧加熱抽出 | *Lactobacillus plantarum* ATCC8014 による微生物学的定量法 |

物には多く存在するが，ヒトや動物に存在する量はわずかである．

#### ⑩ヨウ素（Iodine）

ヨウ素は，甲状腺ホルモンの構成要素である．欠乏すると甲状腺刺激ホルモンの分泌が亢(こう)進し，甲状腺腫を起こす．

#### ⑪セレン（Selenium）

セレンは，グルタチオンペルオキシダーゼ，ヨードチロニン脱ヨウ素酵素の構成要素である．土壌中のセレン濃度が極めて低い地域ではセレン欠乏が主因と考えられる症状がみられ，心筋障害（克山病）が起こることが知られている．

#### ⑫クロム（Chromium）

クロムは，糖代謝，コレステロール代謝，結合組織代謝，たんぱく質代謝に関与している．長期間にわたり完全静脈栄養（中心静脈栄養ともいう）を行った場合に欠乏症がみられ，耐糖能低下，体重減少，末梢神経障害等が起こることが知られている．

#### ⑬モリブデン（Molybdenum）

モリブデンは，酸化還元酵素の補助因子として働く．長期間にわたり完全静脈栄養を施行した場合に欠乏症がみられ，頻脈，多呼吸，夜盲症等が起こることが知られている．

### （7）ビタミン（Vitamins）

脂溶性ビタミンとして，ビタミン A（レチノール，α-及び β-カロテン，β-クリプトキサンチン，β-カロテン当量及びレチノール活性当量），ビタミン D，ビタミン E（α-，β-，γ-及び δ-トコフェロール）及びビタミン K，水溶性ビタミンとして，ビタミン $B_1$，ビタミン $B_2$，ナイアシン，ナイアシン当量，ビタミン $B_6$，ビタミン $B_{12}$，葉酸，パントテン酸，ビオチン及びビタミン C を収載した．ビタミンの測定法の概要を表7に示した．

#### ①ビタミン A（Vitamin A）

ビタミン A は，レチノール，カロテン及びレチノール活性当量で表示した．

##### a）レチノール（Retinol）

レチノールは主として動物性食品に含まれる．生理作用は，視覚の正常化，成長及び生殖作用，感染予防等である．欠乏により生殖不能，免疫力の低下，夜盲症，眼球乾燥症，成長停止等が起こることが，過剰により頭痛，吐き気，骨や皮膚の変化等が起こることがそれぞれ知られている．成分値は，異性体の分離を行わず全トランスレチノール相当量を求め，レチノールとして記載した．

##### b）α-カロテン，β-カロテン及び β-クリプトキサンチン（α-Carotene, β-Carotene and β-Cryptoxanthin）

α-及び β-カロテン並びに β-クリプトキサンチンは，

レチノールと同様の活性を有するプロビタミンAである．プロビタミンAは生体内でビタミンAに転換される物質の総称であり，カロテノイド色素群に属する．プロビタミンAは主として植物性食品に含まれる．なお，これらの成分は，プロビタミンAとしての作用の他に，抗酸化作用，抗発癌作用及び免疫賦活作用が知られている．

本成分表においては原則として，$\beta$-カロテンとともに，$\alpha$-カロテン及び$\beta$-クリプトキサンチンを測定し，次項目の式に従って$\beta$-カロテン当量を求めた．なお，五訂成分表においては，これをカロテンと記載していたが，五訂増補日本食品標準成分表（以下「五訂増補成分表」という）から，そのまま$\beta$-カロテン当量と表示するとともに，五訂成分表では収載していなかった$\alpha$-及び$\beta$-カロテン並びに$\beta$-クリプトキサンチンの各成分値についても収載している．

なお，一部の食品では四訂成分表の成分値を用いたものがあり，これらについては，$\alpha$-及び$\beta$-カロテン並びに$\beta$-クリプトキサンチンを分別定量していないことから，これらの成分項目の成分値は収載していない．

c）$\beta$-カロテン当量（$\beta$-Carotene equivalents）

$\beta$-カロテン当量は，次式に従って算出した．

**$\beta$-カロテン当量(μg)**

$$= \beta\text{-カロテン}(\mu g) + \frac{1}{2}\alpha\text{-カロテン}(\mu g) + \frac{1}{2}\beta\text{-クリプトキサンチン}(\mu g)$$

d）レチノール活性当量（Retinol activity equivalents：RAE）

レチノール活性当量の算出は，次式に基づいている[7]．

**レチノール活性当量（μgRAE）**

$$= \text{レチノール}\ (\mu g) + \frac{1}{12}\beta\text{-カロテン当量}\ (\mu g)$$

なお，$\beta$-カロテン当量及びレチノール活性当量は，各成分の分析値の四捨五入前の数値から算出した．したがって，本成分表の収載値から算出した値と一致しない場合がある．

②ビタミンD（Vitamin D）

ビタミンD（カルシフェロール）は，カルシウムの吸収・利用，骨の石灰化等に関与し，きのこ類に含まれるビタミン$D_2$（エルゴカルシフェロール）と動物性食品に含まれる$D_3$（コレカルシフェロール）がある．両者の分子量はほぼ等しく，またヒトに対してほぼ同等の生理活性を示すとされているが，ビタミン$D_3$の方がビタミン$D_2$より生理活性は大きいとの報告もある．ビタミンDの欠乏により，小児のくる病，成人の骨軟化症等が起こることが知られている．なお，プロビタミン$D_2$（エルゴステロール）とプロビタミン$D_3$（7-デヒドロコレステロール）は，紫外線照射によりビタミンDに変換されるが，小腸での変換は行われない．

③ビタミンE（Vitamin E）

ビタミンEは，脂質の過酸化の阻止，細胞壁及び生体膜の機能維持に関与している．欠乏により，神経機能低下，筋無力症，不妊等が起こることが知られている．

食品に含まれるビタミンEは，主として$\alpha$-，$\beta$-，$\gamma$-及び$\delta$-トコフェロール（$\alpha$-，$\beta$-，$\gamma$- and $\delta$-Tocopherol）の4種である．五訂成分表においては，項目名をそれまで用いていたビタミンE効力に代えてビタミンEとし，$\alpha$-トコフェロール当量（mg）で示していたが，五訂増補成分表からビタミンEとしてトコフェロールの成分値を示すこととし，$\alpha$-，$\beta$-，$\gamma$-及び$\delta$-トコフェロールを収載している[8]．

④ビタミンK（Vitamin K）

ビタミンKには，$K_1$（フィロキノン）と$K_2$（メナキノン類）があり，両者の生理活性はほぼ同等である．ビタミンKは，血液凝固促進，骨の形成等に関与している．欠乏により，新生児頭蓋内出血症等が起こることが知られている．成分値は，原則としてビタミン$K_1$と$K_2$（メナキノン-4）の合計で示した．ただし，糸引き納豆（食品番号04046），挽きわり納豆（同04047），五斗納豆（同04048），寺納豆（同04049），金山寺みそ（同04061）及びひしおみそ（同04062）ではメナキノン-7を多量に含むため，メナキノン-7含量に444.7/649.0を乗じ，メナキノン-4換算値とした後，ビタミンK含量に合算した．

⑤ビタミン$B_1$（Thiamin）

ビタミン$B_1$（チアミン）は，各種酵素の補酵素として糖質及び分岐鎖アミノ酸の代謝に不可欠である．欠乏により，倦怠感，食欲不振，浮腫等を伴う脚気（かっけ），ウエルニッケ脳症，コルサコフ症候群等が起こることが知られている．成分値は，チアミン塩酸塩相当量で示した．

⑥ビタミン$B_2$（Riboflavin）

ビタミン$B_2$（リボフラビン）は，フラビン酵素の補酵素の構成成分として，ほとんどの栄養素の代謝に関わっている．欠乏により，口内炎，眼球炎，脂漏性皮膚炎，成長障害等が起こることが知られている．

⑦ナイアシン（Niacin）

ナイアシンは，体内で同じ作用を持つニコチン酸，ニコチン酸アミド等の総称であり，酸化還元酵素の補酵素の構成成分として重要である．生体中に最も多量に存在するビタミンである．欠乏により，皮膚炎，下痢，精神神経障害を伴うペラグラ，成長障害等が起こることが知られている．成分値は，ニコチン酸相当量で示した．

### ⑧ナイアシン当量（Niacin equivalents）

ナイアシンは，食品からの摂取以外に，生体内でトリプトファンから一部生合成され，トリプトファンの活性はナイアシンの60分の1とされている．このことを表す成分値として，ナイアシン当量を設け，次式により算出している．

**ナイアシン当量（mg NE）**

$$= \text{ナイアシン（mg）} + \frac{1}{60}\text{トリプトファン（mg）}$$

なお，トリプトファン量が未知の場合のナイアシン当量の算出は，たんぱく質の1%をトリプトファンとみなす次式による．

**ナイアシン当量（mg NE）**

$$= \text{ナイアシン（mg）} + \text{たんぱく質（g）} \times 1{,}000 \times \frac{1}{100} \times \frac{1}{60}\text{（mg）}$$

### ⑨ビタミン $B_6$（Vitamin $B_6$）

ビタミン$B_6$は，ピリドキシン，ピリドキサール，ピリドキサミン等，同様の作用を持つ10種以上の化合物の総称で，アミノトランスフェラーゼ，デカルボキシラーゼ等の補酵素として，アミノ酸，脂質の代謝，神経伝達物質の生成等に関与する．欠乏により，皮膚炎，動脈硬化性血管障害，食欲不振等が起こることが知られている．成分値は，ピリドキシン相当量で示した．

### ⑩ビタミン $B_{12}$（Vitamin $B_{12}$）

ビタミン$B_{12}$は，シアノコバラミン，メチルコバラミン，アデノシルコバラミン，ヒドロキソコバラミン等，同様の作用を持つ化合物の総称である．その生理作用は，アミノ酸，奇数鎖脂肪酸，核酸等の代謝に関与する酵素の補酵素として重要であるほか，神経機能の正常化及びヘモグロビン合成にも関与する．欠乏により，悪性貧血，神経障害等が起こることが知られている．成分値は，シアノコバラミン相当量で示した．

### ⑪葉酸（Folate）

葉酸は補酵素として，プリンヌクレオチドの生合成，ピリジンヌクレオチドの代謝に関与し，また，アミノ酸，たんぱく質の代謝においてビタミン$B_{12}$とともにメチオニンの生成，セリン-グリシン転換系等にも関与している．特に細胞の分化の盛んな胎児にとっては重要な栄養成分である．欠乏により，巨赤芽球性貧血，舌炎，二分脊柱を含む精神神経異常等が起こることが知られている．

### ⑫パントテン酸（Pantothenic acid）

パントテン酸は，補酵素であるコエンザイムA及びアシルキャリアータンパク質の構成成分であり，糖，脂肪酸の代謝における酵素反応に広く関与している．欠乏により，皮膚炎，副腎障害，末梢神経障害，抗体産生障害，成長阻害等が起こることが知られている．

### ⑬ビオチン（Biotin）

ビオチンはカルボキシラーゼの補酵素として，炭素固定反応や炭素転移反応に関与している．長期間にわたり生卵白を多量に摂取した場合に欠乏症がみられ，脱毛や発疹等の皮膚障害，舌炎，結膜炎，食欲不振，筋緊張低下等が起こる．

### ⑭ビタミンC（Ascorbic acid）

ビタミンCは，生体内の各種の物質代謝，特に酸化還元反応に関与するとともに，コラーゲンの生成と保持作用を有する．さらに，チロシン代謝と関連したカテコールアミンの生成や脂質代謝にも密接に関与している．欠乏により壊血病等が起こることが知られている．食品中のビタミンCは，L-アスコルビン酸（還元型）とL-デヒドロアスコルビン酸（酸化型）として存在する．その効力値については，科学技術庁資源調査会からの問合せに対する日本ビタミン学会ビタミンC研究委員会の見解（昭和51年2月）に基づき同等とみなされるので，成分値は両者の合計で示した．

## （8）食塩相当量（Salt equivalents）

食塩相当量は，ナトリウム量に2.54（注）を乗じて算出した値を示した．ナトリウム量には食塩に由来するもののほか，原材料となる生物に含まれるナトリウムイオン，グルタミン酸ナトリウム，アスコルビン酸ナトリウム，リン酸ナトリウム，炭酸水素ナトリウム等に由来するナトリウムも含まれる．

（注）ナトリウム量に乗じる2.54は，食塩（NaCl）を構成するナトリウム（Na）の原子量（22.989770）と塩素（Cl）の原子量（35.453）から算出したものである．

**NaClの式量/Naの原子量**

$$= (22.989770 + 35.453) / 22.989770 = 2.54\cdots$$

## （9）アルコール（Alcohol）

アルコールは，従来と同様，エネルギー産生成分と位置付けている．し好飲料及び調味料に含まれるエチルアルコールの量を収載した（表8）．

## （10）備考欄

食品の内容と各成分値等に関連の深い重要な事項につ

表8 アルコールの測定法

| 成　分 | 試料調製法 | 測 定 法 |
|---|---|---|
| アルコール | | 浮標法，水素炎イオン化検出-ガスクロマトグラフ法又は振動式密度計法 |

表9 備考欄収載の成分の測定法

| 成　分 | 試料調製法 | 測 定 法 |
|---|---|---|
| 硝酸イオン | 水で加温抽出 | 高速液体クロマトグラフ法又はイオンクロマトグラフ法 |
| カフェイン | 有機溶媒抽出 | 逆相型カラムと水-メタノール-1 mol/L 過塩素酸又は 0.1 mol/L リン酸水素ナトリウム緩衝液-アセトニトリルによる紫外部吸収検出-高速液体クロマトグラフ法 |
| ポリフェノール | 脱脂後，50％メタノール抽出 | フォーリン・チオカルト法又はプルシアンブルー法 |
| タンニン | 熱水抽出 | 酒石酸鉄吸光光度法又はフォーリン・デニス法 |
| テオブロミン | 石油エーテル抽出 | 逆相型カラムと水-メタノール-1 mol/L 過塩素酸による紫外部吸収検出-高速液体クロマトグラフ法 |

いて，次の内容をこの欄に記載した．

①食品の別名，性状，廃棄部位，あるいは加工食品の材料名，主原材料の配合割合，添加物等．

②硝酸イオン，カフェイン，ポリフェノール，タンニン，テオブロミン，しょ糖，調理油（Nitrate ion, Caffeine, Polyphenol, Tannin, Theobromine, Sugar, Cooking oil）等の含量．これらの成分の測定法の概要を表9に示した．なお，備考欄に記載されているしょ糖は文献値である．

### （11）成分識別子（Component identifier）

各成分項目には成分識別子を付けた*6．成分識別子には，原則として，FAO/INFOODS の Tagname を用いた．成分識別子の末尾に「-」が付いたものについての説明は次のとおりである．

- たんぱく質（PROT-）：基準窒素量に窒素-たんぱく質換算係数を乗じて求める．Tagname では，全窒素量に窒素-たんぱく質換算係数を乗じた成分項目を PROCNT と呼ぶ．
- 脂質（FAT-）：Tagname では，分析法が不明な，あるいは種々の分析法を用いた脂質をさす．脂質は，それぞれの食品に適した 11 種類の分析法を用いて測定している．
- 炭水化物（CHOCDF-）：100 g から水分，たんぱく質，脂質，灰分，アルコール，硝酸イオン，酢酸，カフェイン，ポリフェノール，タンニン，テオブロミン及び加熱により発生する二酸化炭素等の合計（g）を差し引いて求める．Tagname では，100 g から水分，たんぱく質，脂質，灰分及びアルコールの合計量（g）を差し引いた成分項目を CHOCDF と呼ぶ．
- 差引き法による利用可能炭水化物（CHOAVLDF-）：100 g から，水分，アミノ酸組成によるたんぱく質（この収載値がない場合には，たんぱく質），脂肪酸のトリアシルグリセロール当量として表した脂質（この収載値がない場合には，脂質），食物繊維総量，有機酸，灰分，アルコール，硝酸イオン，ポリフェノール（タンニンを含む），カフェイン，テオブロミン，加熱により発生する二酸化炭素等の合計（g）を差し引いて求める．Tagname では，100 g から水分，たんぱく質，脂質，灰分，アルコール及び食物繊維の合計量（g）を差し引いた成分項目（CHOCDF から食物繊維を差引いた成分項目）を CHOAVLDF と呼ぶ．
- 食物繊維総量（FIB-）：Tagname では，分析法が不明な，あるいは種々の分析法を用いた食物繊維をさす．食物繊維総量は，AOAC 2011.25 法，プロスキー変法あるいはプロスキー法で測定している．

〔*6編集部注：本書では成分識別子は収載していません〕

## 数値の表示方法

成分値の表示は，すべて可食部 100 g 当たりの値とし，数値の表示方法は，以下による（表10及び表11参照）．

廃棄率の単位は質量％とし，10 未満は整数，10 以上は 5 の倍数で表示した．

エネルギーの単位は kJ 及び kcal とし，整数で表示した．

一般成分の水分，アミノ酸組成によるたんぱく質，たんぱく質，脂肪酸のトリアシルグリセロール当量で表した脂質，脂質，利用可能炭水化物（単糖当量），利用可能炭水化物（質量計），差引き法による利用可能炭水化物，食物繊維総量，糖アルコール，炭水化物，有機酸及び灰分の単位は g とし，小数第 1 位まで表示した．

無機質については，ナトリウム，カリウム，カルシウム，マグネシウム及びリンの単位は mg として，整数で表示した．鉄及び亜鉛の単位は mg とし，小数第 1 位まで，銅及びマンガンの単位は mg とし，小数第 2 位までそれぞれ表示した．ヨウ素，セレン，クロム及びモリブ

**表10** 数値の表示方法（一般成分等）

| 項目 | 単位 | 最小表示の位 | 数値の丸め方等 |
|---|---|---|---|
| 廃棄率 | % | 1の位 | 10未満は小数第1位を四捨五入.<br>10以上は元の数値を2倍し，10の単位に四捨五入で丸め，その結果を2で除する. |
| エネルギー | kJ<br>kcal | 1の位 | 小数第1位を四捨五入. |
| 水分 | g | 小数第1位 | 小数第2位を四捨五入. |
| たんぱく質<br>　アミノ酸組成によるたんぱく質 | | | |
| 　たんぱく質 | | | |
| 脂質<br>　トリアシルグリセロール当量 | | | |
| 　脂質 | | | |
| 炭水化物<br>　利用可能炭水化物（単糖当量）<br>　利用可能炭水化物（質量計）<br>　差引き法による利用可能炭水化物 | | | |
| 　食物繊維総量 | | | |
| 　糖アルコール | | | |
| 　炭水化物 | | | |
| 有機酸 | | | |
| 灰分 | | | |

**表11** 数値の表示方法（無機質，ビタミン等）

| 項目 | | | 単位 | 最小表示の位 | 数値の丸め方等 |
|---|---|---|---|---|---|
| 無機質 | | ナトリウム | mg | 1の位 | 整数表示では，大きい位から3桁目を四捨五入して有効数字2桁．ただし，10未満は小数第1位を四捨五入．小数表示では，最小表示の位の一つ下の位を四捨五入. |
| | | カリウム | | | |
| | | カルシウム | | | |
| | | マグネシウム | | | |
| | | リン | | | |
| | | 鉄 | mg | 小数第1位 | |
| | | 亜鉛 | | | |
| | | 銅 | | 小数第2位 | |
| | | マンガン | | | |
| | | ヨウ素 | μg | 1の位 | |
| | | セレン | | | |
| | | クロム | | | |
| | | モリブデン | | | |
| ビタミン | ビタミンA | レチノール | μg | 1の位 | 整数表示では，大きい位から3桁目を四捨五入して有効数字2桁．ただし，10未満は小数第1位を四捨五入．小数表示では，最小表示の位の一つ下の位を四捨五入. |
| | | α-カロテン | | | |
| | | β-カロテン | | | |
| | | β-クリプトキサンチン | | | |
| | | β-カロテン当量 | | | |
| | | レチノール活性当量 | | | |
| | ビタミンD | | | 小数第1位 | |
| | ビタミンE | α-トコフェロール | mg | 小数第1位 | 整数表示では，大きい位から3桁目を四捨五入して有効数字2桁．ただし，10未満は小数第1位を四捨五入．小数表示では，最小表示の位の一つ下の位を四捨五入. |
| | | β-トコフェロール | | | |
| | | γ-トコフェロール | | | |
| | | δ-トコフェロール | | | |
| | ビタミンK | | μg | 1の位 | |
| | ビタミン $B_1$ | | mg | 小数第2位 | |
| | ビタミン $B_2$ | | | | |
| | ナイアシン | | | 小数第1位 | |
| | ナイアシン当量 | | | | |
| | ビタミン $B_6$ | | | 小数第2位 | |
| | ビタミン $B_{12}$ | | μg | 小数第1位 | |
| | 葉酸 | | | 1の位 | |
| | パントテン酸 | | mg | 小数第2位 | |
| | ビオチン | | μg | 小数第1位 | |
| | ビタミンC | | mg | 1の位 | |
| アルコール | | | g | 小数第1位 | 小数第2位を四捨五入. |
| 食塩相当量 | | | g | 小数第1位 | 小数第2位を四捨五入. |
| 備考欄 | | | g | 小数第1位 | 小数第2位を四捨五入. |

デンの単位はμgとし，整数でそれぞれ表示した．

ビタミンAの単位はμgとして，整数で表示した．ビタミンDの単位はμgとし，小数第1位まで（注：五訂成分表では整数）表示した．ビタミンEの単位はmgとして小数第1位まで表示した．ビタミンKの単位はμgとして整数で表示した．ビタミン$B_1$，$B_2$，$B_6$及びパントテン酸の単位はmgとして小数第2位まで，ナイアシン，ナイアシン当量の単位はmgとして小数第1位まで，ビタミンCの単位はmgとして整数でそれぞれ表示した．ビタミン$B_{12}$及びビオチンの単位はμgとして小数第1位まで，葉酸の単位はμgとして整数でそれぞれ表示した．

アルコール及び食塩相当量の単位はgとして小数第1位まで表示した．

備考欄に記載した成分は，原則として単位はgとし，小数第1位まで表示した．

数値の丸め方は，最小表示桁の一つ下の桁を四捨五入したが，整数で表示するもの（エネルギーを除く）については，原則として大きい位から3桁目を四捨五入して有効数字2桁で示した．

各成分において，「-」は未測定であること，「0」は食品成分表の最小記載量の1/10（ヨウ素，セレン，クロム，モリブデン及びビオチンにあっては3/10．以下同じ）未満又は検出されなかったこと，「Tr（微量，トレース）」は最小記載量の1/10以上含まれているが5/10未満であることをそれぞれ示す．ただし，食塩相当量の0は算出値が最小記載量（0.1 g）の5/10未満であることを示す．

また，文献等により含まれていないと推定される成分については測定をしていない場合が多い．しかし，何らかの数値を示して欲しいとの要望も強いことから，推定値として「(0)」と表示した．同様に微量に含まれていると推定されるものについては「(Tr)」と記載した．

「アミノ酸組成によるたんぱく質」，「脂肪酸のトリアシルグリセロール当量」及び「利用可能炭水化物（単糖当量）」については，原則として，アミノ酸成分表増補2023年，脂肪酸成分表増補2023年又は炭水化物成分表増補2023年の収載値に基づき個別の組成成分値から算出したが，計算食品においては，原材料食品の「アミノ酸組成によるたんぱく質」，「脂肪酸のトリアシルグリセロール当量」及び「利用可能炭水化物（単糖当量）」から算出したものもある．さらに，これらの組成を諸外国の食品成分表の収載値から借用した場合や，原材料配合割合（レシピ）等を基に計算した場合には，（ ）を付けて数値を示した．

なお，無機質，ビタミン等においては，類似食品の収載値から類推や計算により求めた成分について，（ ）を付けて数値を示した．

## 「質量（mass）」と「重量（weight）」

国際単位系（SI）では，単位記号にgを用いる基本量は質量であり，重量は，力（force）と同じ性質の量を示し，質量と重力加速度の積を意味する．このため，各分野において，「重量」を質量の意味で用いている場合には，「重量」を「質量」に置き換えることが進んでいる．食品成分表2015年版では，「重量」から「質量」への変更は，利用者にとってはなじみが薄い用語への変更であったため，「重量」を使用したが，教育面での普及もあり，「質量」を使用することとした．

なお，調理前後の質量の増減は，調理による質量の変化であるが，食品成分表2015年版と同様に「重量変化率」とした．

## 食品の調理条件

食品の調理条件は，一般的な調理（小規模調理）を想定して，基本的な条件を定めた．調理に用いる器具はガラス製等とし，調理器具から食品への無機質の影響がないように配慮した．

本成分表の加熱調理は，水煮，ゆで，炊き，蒸し，電子レンジ調理，焼き，油いため，ソテー，素揚げ，天ぷら，フライ及びグラッセ等を収載した．

また，非加熱調理は，水さらし，水戻し，塩漬及びぬかみそ漬等とした．通常，食品の調理は調味料を添加して行うものであるが，使用する調味料の種類や量を定め難かったため，マカロニ・スパゲッティのゆで，にんじんのグラッセ，塩漬及びぬかみそ漬を除き調味料の添加を行わなかった．

ゆでは，調理の下ごしらえとして行い，ゆで汁は廃棄する．和食の料理では伝統的に，それぞれの野菜に応じゆでた後の処理を行っている．その処理も含めて食品成分表ではゆでとした．各野菜のゆで及び各調理の調理過程の詳細は，調理方法の概要および重量変化率表（→p.230，表12）に示した．例えば，未熟豆野菜及び果菜はゆでた後に湯切りを行い，葉茎野菜では，ゆでて湯切りをした後に水冷し，手搾りを行っている．

また，塩漬，ぬかみそ漬は，全て水洗いを行った食品であり，葉茎野菜はさらに手搾りしている．このように，食品名に示した調理名から調理過程の詳細が分かりにくい食品は，調理方法の概要および重量変化率表（表12）に加え，備考欄にも調理過程を記載した．

水煮は，煮汁に調味料を加え，煮汁も料理の一部とする調理であるが，本成分表における分析に当たっては，煮汁に調味料を加えず，煮汁は廃棄している．

## 調理に関する計算式

### ①重量変化率

食品の調理に際しては，水さらしや加熱により食品中の成分が溶出や変化し，一方，調理に用いる水や油の吸着により食品の質量が増減するため，(c1) により重量変化率を求めた．

**重量変化率（%）**

$$= \frac{\text{調理後の同一試料の質量}}{\text{調理前の試料の質量}} \times 100$$

…………………… (c1)

### ②調理による成分変化率と調理した食品の可食部100 g当たりの成分値

本成分表の調理した食品の成分値は，調理前の食品の成分値との整合性を考慮し，原則として次式により調理による成分変化率（c2）を求めて，これを用いて以下により調理前の成分値から算出した（c3）．

**調理による成分変化率（%）**

**＝調理した食品の可食部 100 g 当たりの成分値**
**×重量変化率（%）**
**÷調理前の食品の可食部 100 g 当たりの成分値**

…………………… (c2)

**調理した食品の成分値の可食部 100 g 当たりの成分値**

**＝調理前の食品の可食部 100 g 当たりの成分値**
**×調理による成分変化率（%）÷重量変化率（%）**

…………………… (c3)

### ③調理した食品全質量に対する成分量（g）

実際に摂取した成分量に近似させるため，栄養価計算では，本成分表の調理した食品の成分値（可食部 100 g 当たり）と，調理前の食品の可食部質量を用い，(c4) により調理した食品全質量に対する成分量が算出できる．

**調理した食品全質量に対する成分量（g）**

**＝調理した食品の成分値（g/100 gEP）**

$$\times \frac{\text{調理前の可食部質量（g）}}{100\text{（g）}} \times \frac{\text{重量変化率（%）}}{100}$$

…………………… (c4)

### ④購入量

本成分表の廃棄率と，調理前の食品の可食部質量から，廃棄部を含めた原材料質量（購入量）が算出できる（c5）．

**廃棄部を含めた原材料質量（g）**

$$= \frac{\text{調理前の可食部質量（g）} \times 100}{100 - \text{廃棄率（%）}}$$

…………………… (c5)

## 揚げ物と炒め物の脂質量

揚げ物（素揚げ，天ぷら及びフライ）については，生の素材 100 g に対して使われた衣等の質量，調理による脂質量の増減等を揚げ物等における衣の割合及び脂質の増減（→ p. 249，表13）に示した．揚げ油の種類，バッターの水分比等は当該食品の調査時の実測値によった．また炒め物（油いため，ソテー）について，生の素材 100 g に対して使われた油の量，調理による脂質の増減等は炒め物における脂質量の増減（→ p. 250，表14）に示した．

## 水道水

食品の分析の際に調理に用いた水は，原則として無機質の影響を排除するためにイオン交換水を用いた．一方，実際には，水道水を用いて料理する場合が多い．

そこで，〔資料〕水道水中の無機質（→ p. 251）として，全国の浄水場別のデータを地域別（北海道，東北，関東，中部，近畿，中国，四国，九州，沖縄）及び水源別（表流水，ダム・湖沼水，地下水，受水・湧水等）に集計し，無機質量（ナトリウム，カルシウム，マグネシウム，鉄，亜鉛，銅，マンガン，セレン：中央値，最大値，最小値）を示したので，参照されたい．水道水の無機質量は浄水場別に異なっていることから，より詳細なデータが必要な場合は，水道水を供給している水道事業体に問い合わせ，データを入手されたい．

なお，水道水は無機質の給源でもある．炊飯での加水あるいは汁ものの加水等に含まれる無機質の量は，用いた水道水の質量と収載値から計算できる．

### 参考文献


1) Food and Agriculture Organization of the United Nations：Food energy-methods of analysis and conversion factors. Report of a technical workshop. FAO Food and Nutrition paper 77, P. 3-6（2003）

2) Food and Agriculture Organization/INFOODS, Guidelines for Converting Units, Denominators and Expressions, Version 1.0 P. 16-36（2012）

3) 三井隆弘・重松公司：栄養学および関連分野の国際学術誌におけるエネルギー単位の現状．日本家政学会誌，Vol. 63, No. 3, P. 147-150（2012）

4) FAO：Amino acid content of foods and biological data on proteins. Nutritional Studies. No. 24（1970）

5) FAO/WHO：Energy and protein requirements. Report of a Joint FAO/WHO Ad Hoc Expert Committee. WHO Technical Report Series, No. 522；FAO Nutrition Meetings Report Series. No. 52（1973）

6) Merrill, A. L. and Watt, B. K.：Energy value of foods…basis and derivation. Agricultural Research Service, United States Department of Agriculture. Agriculture Handbook. No. 74（1955）, slightly revised（1973）

7) National Academy of Sciences, Institute of Medicine. Dietary reference intakes：Vitamin A, vitamin K, arsenic, boron, chromium, copper, iodine, iron, manganese, molybdenum, nickel, silicon, vanadium, and zinc. National Academy Press（2001）

8) National Academy of Sciences, Institute of Medicine. Dietary reference intakes：Vitamin C, vitamin E, selenium, and carotenoids. National Academy Press（2000）

**表12** 調理方法の概要および重量変化率表

| 食品番号 | 食品名 | 調理法 | 調理過程 | | | 調理形態 | 調理に用いた水，植物油，食塩等の量及び用いた衣の素材等 | 重量変化率(%) |
|---|---|---|---|---|---|---|---|---|
| | | | 下ごしらえ廃棄部位 | 重量変化に関する工程 | 調理後廃棄部位 | | | |
| **1 穀類** | | | | | | | | |
| | **おおむぎ** | | | | | | | |
| 01170 | 押麦，めし | 炊き | − | 洗米（5回かくはん）×3回→炊飯（IHジャー炊飯器）→蒸気がおさまるまで冷却 | − | そのまま | 洗米：5倍<br>炊き：1.2倍 | 280 |
| 01009 | 大麦めん，ゆで | ゆで | − | ゆで→湯切り→水洗い→水切り | − | そのまま | 10倍 | 260 |
| | **こむぎ** | | | | | | | |
| | **[小麦粉]** | | | | | | | |
| 01172 | プレミックス粉，天ぷら用，バッター，揚げ | 素揚げ | − | 揚げ→油切り | − | そのまま | 植物油：等倍（天ぷら粉） | 85 |
| | **[パン類]** | | | | | | | |
| 01174 | 食パン，焼き | 焼き | − | 焼き（電気ロースター） | − | そのまま | − | 92 |
| | **[うどん・そうめん類]** | | | | | | | |
| 01039 | うどん，ゆで | ゆで | − | ゆで→湯切り | − | そのまま | 10倍 | 180 |
| 01042 | 干しうどん，ゆで | ゆで | − | ゆで→湯切り | − | そのまま | 10倍 | 240 |
| 01044 | そうめん・ひやむぎ，ゆで | ゆで | − | ゆで→湯切り→水冷→水切り | − | そのまま | 10倍 | 270 |
| 01046 | 手延そうめん・手延ひやむぎ，ゆで | ゆで | − | ゆで→湯切り→水冷→水切り | − | そのまま | 10倍 | 290 |
| | **[中華めん類]** | | | | | | | |
| 01048 | 中華めん，ゆで | ゆで | − | ゆで→湯切り | − | そのまま | 10倍 | 190 |
| 01051 | 干し中華めん，ゆで | ゆで | − | ゆで→湯切り | − | そのまま | 10倍 | 250 |
| 01053 | 沖縄そば，ゆで | ゆで | − | ゆで→湯切り | − | そのまま | 10倍 | 170 |
| 01055 | 干し沖縄そば，ゆで | ゆで | − | ゆで→湯切り | − | そのまま | 10倍 | 230 |
| | **[マカロニ・スパゲッティ類]** | | | | | | | |
| 01064 | マカロニ・スパゲッティ，ゆで | ゆで | − | ゆで→湯切り | − | そのまま | 20倍<br>（1.5%食塩水） | 220 |
| 01173 | マカロニ・スパゲッティ，ソテー | ソテー | − | ゆで→湯切り→ソテー | − | そのまま | 植物油5%（ゆで重量に対して） | 100 |
| | **[その他]** | | | | | | | |
| 01180 | 春巻きの皮，揚げ | 素揚げ | − | 油揚げ→油切り | − | 春巻きの形に整える | 植物油：4倍 | 115 |
| | **こめ** | | | | | | | |
| | **[水稲めし]** | | | | | | | |
| 01085 | 玄米 | 炊き | − | 洗米（5回かくはん）×3回→炊飯（IHジャー炊飯器）→冷却 | − | そのまま | 1.8倍 | 210 |
| 01086 | 半つき米 | 炊き | − | 洗米（5回かくはん）×3回→炊飯（IHジャー炊飯器）→冷却 | − | そのまま | 1.5倍 | 210 |
| 01087 | 七分つき米 | 炊き | − | 洗米（5回かくはん）×3回→炊飯（IHジャー炊飯器）→冷却 | − | そのまま | 1.5倍 | 210 |
| 01088 | 精白米，うるち米 | 炊き | − | 洗米（5回かくはん）×3回→炊飯（IHジャー炊飯器）→冷却 | − | そのまま | 洗米：5倍<br>炊き：1.4倍 | 210 |
| 01154 | 精白米，もち米 | 炊き | − | 洗米（5回かくはん）×3回→炊飯（IHジャー炊飯器）→冷却 | − | そのまま | 洗米：5倍<br>炊き：1.0倍 | 180 |
| 01168 | 精白米，インディカ米 | 炊き | − | 洗米（5回かくはん）×1回→炊飯（IHジャー炊飯器）→冷却 | − | そのまま | 洗米：5倍<br>炊き：1.0倍 | 200 |
| 01089 | はいが精米 | 炊き | − | 洗米（5回かくはん）×3回→炊飯（IHジャー炊飯器）→冷却 | − | そのまま | 1.5倍 | 210 |
| 01155 | 発芽玄米 | 炊き | − | 洗米（5回かくはん）×3回→炊飯（IHジャー炊飯器）→冷却 | − | そのまま | 1.4倍 | 210 |
| 01183 | 赤米 | 炊き | − | 洗米（5回かくはん）×3回→炊飯（IHジャー炊飯器）→冷却 | − | そのまま | 洗米：5倍<br>炊き：2倍 | 232 |
| 01184 | 黒米 | 炊き | − | 洗米（5回かくはん）×3回→炊飯（IHジャー炊飯器）→冷却 | − | そのまま | 洗米：5倍<br>炊き：2倍 | 231 |
| | **[水稲全かゆ]** | | | | | | | |
| 01090 | 玄米★3 | − | − | − | − | − | − | 500 |
| 01091 | 半つき米★3 | − | − | − | − | − | − | 500 |
| 01092 | 七分つき米★3 | − | − | − | − | − | − | 500 |
| 01093 | 精白米★3 | 炊き | − | 洗米（5回かくはん）×3回→炊飯（IHジャー炊飯器）→冷却 | − | そのまま | 洗米：5倍<br>炊き：7倍 | 500 |

| 食品番号 | 食品名 | 調理法 | 調理過程 | | | 調理形態 | 調理に用いた水，植物油，食塩等の量及び用いた衣の素材等 | 重量変化率(%) |
|---|---|---|---|---|---|---|---|---|
| | | | 下ごしらえ廃棄部位 | 重量変化に関する工程 | 調理後廃棄部位 | | | |
| | **[水稲五分かゆ]** | | | | | | | |
| 01094 | 玄米★3 | – | – | – | – | – | – | 1000 |
| 01095 | 半つき米★3 | – | – | – | – | – | – | 1000 |
| 01096 | 七分つき米★3 | – | – | – | – | – | – | 1000 |
| 01097 | 精白米★3 | 炊き | – | 洗米（5 回かくはん)×3 回→炊飯(IH ジャー炊飯器）→冷却 | – | そのまま | 洗米：5 倍<br>炊き：10 倍 | 1000 |
| | **[水稲おもゆ]** | | | | | | | |
| 01098 | 玄米★3 | – | – | – | – | – | – | – |
| 01099 | 半つき米★3 | – | – | – | – | – | – | – |
| 01100 | 七分つき米★3 | – | – | – | – | – | – | – |
| 01101 | 精白米★3 | 炊き | – | 洗米（5 回かくはん)×3 回→炊飯(IH ジャー炊飯器）→漉したスープ→室温に冷却（得られたおもゆ：米と加水量の 40%) | – | そのまま | 洗米：5 倍<br>炊き：12 倍 | – |
| | **[陸稲めし]** | | | | | | | |
| 01106 | 玄米★4 | – | – | – | – | – | – | 210 |
| 01107 | 半つき米★4 | – | – | – | – | – | – | 210 |
| 01108 | 七分つき米★4 | – | – | – | – | – | – | 210 |
| 01109 | 精白米★4 | 炊き | – | – | – | そのまま | – | 210 |
| | **そば** | | | | | | | |
| 01128 | そば，ゆで | ゆで | – | ゆで→湯切り→水冷→水切り | – | そのまま | 10 倍 | 190 |
| 01130 | 干しそば，ゆで | ゆで | – | ゆで→湯切り→水冷→水切り | – | そのまま | 10 倍 | 260 |
| | **2 いも及びでん粉類** | | | | | | | |
| | **<いも類>** | | | | | | | |
| | **アメリカほどいも** | | | | | | | |
| 02069 | 塊根，ゆで | ゆで | – | ゆで→湯切り | 表皮，剥皮の際に表皮に付着する表層，両端 | そのまま | 2 倍 | 98 |
| | **きくいも** | | | | | | | |
| 02041 | 塊根，水煮 | 水煮 | 皮，表層 | 水煮→湯切り | – | 厚さ 1 cm | 2 倍 | 92 |
| | **こんにゃく** | | | | | | | |
| 02044 | 凍みこんにゃく，ゆで | ゆで | – | 浸漬→水洗い・水切り→ゆで→搾り | – | そのまま | 水戻し：50 倍<br>ゆで：3 倍（水戻し後の凍みこんにゃくに対し） | 430 |
| | **(さつまいも類)** | | | | | | | |
| | **さつまいも** | | | | | | | |
| 02046 | 塊根，皮つき，蒸し | 蒸し | – | 蒸し | 両端 | 2 分割（100g 程度) | – | 99 |
| 02047 | 塊根，皮つき，天ぷら | 天ぷら | 両端 | 油揚げ→油切り | – | 1 cm 輪切り | 植物油：5 倍<br>衣（天ぷら粉) | 98<br>(83) |
| 02007 | 塊根，皮なし，蒸し | 蒸し | – | 蒸し | 表皮，両端 | 2 分割（100g 程度) | – | 98 |
| | **むらさきいも** | | | | | | | |
| 02049 | 塊根，皮なし，蒸し | 蒸し | – | 蒸し | 表皮，両端 | 2 分割（100g 程度) | – | 99 |
| | **(さといも類)** | | | | | | | |
| | **さといも** | | | | | | | |
| 02011 | 球茎，水煮 | 水煮 | 表層 | 水煮→湯切り | – | 厚さ 1 cm<br>半月切り | 2 倍 | 95 |
| | **セレベス** | | | | | | | |
| 02051 | 球茎，水煮 | 水煮 | 表層 | 水煮→湯切り | – | 一口大 | 2 倍 | 100 |
| | **たけのこいも** | | | | | | | |
| 02053 | 球茎，水煮 | 水煮 | 表層 | 水煮→湯切り | – | 一口大 | 2 倍 | 100 |
| | **みずいも** | | | | | | | |
| 02014 | 球茎，水煮 | 水煮 | 表層，両端 | 水煮→湯切り | – | 一口大 | 2 倍 | 97 |
| | **やつがしら** | | | | | | | |
| 02016 | 球茎，水煮 | 水煮 | 表層 | 水煮→湯切り | – | 一口大 | 2 倍 | 110 |
| | **じゃがいも** | | | | | | | |
| 02064 | 塊茎，皮つき，電子レンジ調理 | 電子レンジ調理 | 芽 | 電子レンジ調理 | – | そのまま | – | 99 |
| 02065 | 塊茎，皮つき，フライドポテト（生を揚げたもの) | 素揚げ | 芽 | 油揚げ→油切り→油揚げ→油切り | – | くしがた<br>(1.5cm×1.5cm×5.0cm) | 2 倍 | 71 |
| 02019 | 塊茎，皮なし，水煮 | 水煮 | 表層 | 水煮→湯切り | – | 2 分割（75g 程度) | 2 倍 | 97 |
| 02018 | 塊茎，皮なし，蒸し | 蒸し | – | 蒸し | 表皮 | そのまま | – | 93 |
| 02066 | 塊茎，皮なし，電子レンジ調理 | 電子レンジ調理 | – | 電子レンジ調理 | 表皮 | そのまま | – | 93 |
| 02067 | 塊茎，皮なし，フライドポテト（生を揚げたもの) | 素揚げ | 表層 | 油揚げ→油切り→油揚げ→油切り | – | くしがた<br>(1.5cm×1.5cm×5.0cm) | 2 倍 | 71 |
| 02020 | 塊茎，皮なし，フライドポテト（市販冷凍食品を揚げたもの) | 素揚げ | – | 油揚げ | – | 細切り | – | 52 |

| 食品番号 | 食品名 | 調理法 | 調理過程 | | | 調理形態 | 調理に用いた水，植物油，食塩等の量及び用いた衣の素材等 | 重量変化率(%) |
|---|---|---|---|---|---|---|---|---|
| | | | 下ごしらえ廃棄部位 | 重量変化に関する工程 | 調理後廃棄部位 | | | |
| | **ヤーコン** | | | | | | | |
| 02055 | 塊根，水煮 | 水煮 | 表層，両端 | 水煮→湯切り | – | 一口大 | 2倍 | 94 |
| | **(やまのいも類)** | | | | | | | |
| | **ながいも** | | | | | | | |
| 02024 | 塊根，水煮 | 水煮 | 表層，ひげ根，切り口 | 水煮→湯切り | – | 厚さ3～5cm 半月切り | 2倍 | 81 |
| | **<でん粉・でん粉製品>** | | | | | | | |
| | **(でん粉製品)** | | | | | | | |
| | **くずきり** | | | | | | | |
| 02037 | ゆで | ゆで | – | ゆで→湯切り→水冷→水切り | – | そのまま | 10～15倍 | 250 |
| | **タピオカパール** | | | | | | | |
| 02057 | ゆで | ゆで | – | ゆで→湯切り→水冷→水切り | – | そのまま | 15倍 | 410 |
| | **でん粉めん** | | | | | | | |
| 02060 | 乾，ゆで | ゆで | – | ゆで→湯切り→水冷→水切り | – | そのまま | 10倍 | 440 |
| | **はるさめ** | | | | | | | |
| 02061 | 緑豆はるさめ，ゆで | ゆで | – | ゆで→湯切り→水冷→水切り | – | そのまま | 15倍 | 440 |
| 02062 | 普通はるさめ，ゆで | ゆで | – | ゆで→湯切り→水冷→水切り | – | そのまま | 15倍 | 410 |
| | **4 豆類** | | | | | | | |
| | **あずき** | | | | | | | |
| 04002 | 全粒，ゆで | ゆで | – | 浸漬（12～16時間）→ゆで→湯切り | – | そのまま | 浸漬：3倍<br>ゆで：2倍（浸漬後の豆に対し） | 230 |
| | **いんげんまめ** | | | | | | | |
| 04008 | 全粒，ゆで | ゆで | – | 浸漬（12～16時間）→ゆで→湯切り | – | そのまま | 浸漬：3倍<br>ゆで：2倍（浸漬後の豆に対し） | 220 |
| | **えんどう** | | | | | | | |
| 04013 | 全粒，青えんどう，ゆで | ゆで | – | 浸漬（12～16時間）→ゆで→湯切り | – | そのまま | 浸漬：3倍<br>ゆで：2倍（浸漬後の豆に対し） | 220 |
| 04075 | 全粒，赤えんどう，ゆで | ゆで | – | 浸漬（12～16時間）→ゆで→湯切り | – | そのまま | 浸漬：3倍<br>ゆで：2倍（浸漬後の豆に対し） | 220 |
| | **ささげ** | | | | | | | |
| 04018 | 全粒，ゆで | ゆで | – | 浸漬（12～16時間）→ゆで→湯切り | – | そのまま | 浸漬：3倍<br>ゆで：2倍（浸漬後の豆に対し） | 230 |
| | **だいず** | | | | | | | |
| | **[全粒・全粒製品]** | | | | | | | |
| 04105 | 全粒，国産，青大豆，ゆで | ゆで | – | 浸漬（16時間）→ゆで→湯切り | – | そのまま | 浸漬：3倍<br>ゆで：2倍（浸漬後の豆に対し） | 217 |
| 04024 | 全粒，国産，黄大豆，ゆで | ゆで | – | 浸漬（12～16時間）→ゆで→湯切り | – | そのまま | 浸漬：3倍<br>ゆで：2倍（浸漬後の豆に対し） | 220 |
| 04106 | 全粒，国産，黒大豆，ゆで | ゆで | – | 浸漬（16時間）→ゆで→湯切り | – | そのまま | 浸漬：3倍<br>ゆで：2倍（浸漬後の豆に対し） | 223 |
| | **[豆腐・油揚げ類]** | | | | | | | |
| 04084 | 油揚げ，油抜き，生 | 油抜き | – | 油抜き→手搾り | – | そのまま | 10倍 | 140 |
| 04086 | 油揚げ，油抜き，ゆで | ゆで | – | 油抜き→手搾り→切る→ゆで→湯切り | – | そのまま | 油抜き：10倍<br>ゆで：5倍 | 210 |
| 04085 | 油揚げ，油抜き，焼き | 焼き | – | 油抜き→手搾り→焼き（電気ロースター） | – | そのまま | 10倍 | 99 |
| 04087 | 凍り豆腐，水煮 | 水煮 | – | 浸漬（40～50℃）→手搾り→水煮→湯切り | – | そのまま | 浸漬：5倍<br>水煮：3倍（浸漬後の凍り豆腐に対し） | 430 |
| | **[その他]** | | | | | | | |
| 04091 | 湯葉，干し，湯戻し | 湯戻し | – | 沸騰水かけ→水切り（ペーパータオル） | – | そのまま | 10倍 | 320 |
| | **つるあずき** | | | | | | | |
| 04092 | 全粒，ゆで | ゆで | – | 浸漬（12～16時間）→ゆで→湯切り | – | そのまま | 浸漬：3倍<br>ゆで：2倍（浸漬後の豆に対し） | 210 |
| | **ひよこまめ** | | | | | | | |
| 04066 | 全粒，ゆで | ゆで | – | 浸漬（12～16時間）→ゆで→湯切り | – | そのまま | 浸漬：3倍<br>ゆで：2倍（浸漬後の豆に対し） | 220 |
| | **べにばないんげん** | | | | | | | |
| 04069 | 全粒，ゆで | ゆで | – | 浸漬（12～16時間）→ゆで→湯切り | – | そのまま | 浸漬：3倍<br>ゆで：2倍（浸漬後の豆に対し） | 260 |
| | **らいまめ** | | | | | | | |
| 04093 | 全粒，ゆで | ゆで | – | 浸漬（12～16時間）→ゆで→湯切り | – | そのまま | 浸漬：3倍<br>ゆで：2倍（浸漬後の豆に対し） | 210 |

| 食品番号 | 食品名 | 調理法 | 調理過程 | | | 調理形態 | 調理に用いた水，植物油，食塩等の量及び用いた衣の素材等 | 重量変化率(%) |
|---|---|---|---|---|---|---|---|---|
| | | | 下ごしらえ廃棄部位 | 重量変化に関する工程 | 調理後廃棄部位 | | | |
| | **りょくとう** | | | | | | | |
| 04072 | 全粒，ゆで | ゆで | － | 浸漬（12～16 時間）→ゆで→湯切り | － | そのまま | 浸漬：3 倍<br>ゆで：2 倍（浸漬後の豆に対し） | 240 |
| | **レンズまめ** | | | | | | | |
| 04094 | 全粒，ゆで | ゆで | － | ゆで→湯切り | － | そのまま | 6 倍 | 200 |
| | **5 種実類** | | | | | | | |
| | **アーモンド** | | | | | | | |
| 05040 | いり，無塩 | 焼き | － | 焼き（電気オーブン） | － | そのまま | － | 96 |
| | **ぎんなん** | | | | | | | |
| 05009 | ゆで | ゆで | 殻，薄皮 | ゆで→湯切り | － | そのまま | 6 倍 | 99 |
| | **（くり類）** | | | | | | | |
| | **日本ぐり** | | | | | | | |
| 05011 | ゆで | ゆで | － | ゆで→湯切り | 殻，渋皮 | そのまま | 2～4 倍 | 97 |
| | **はす** | | | | | | | |
| 05043 | 成熟，ゆで | ゆで | － | 浸漬（12～16 時間）→ゆで→湯切り | 幼芽 | そのまま | 浸漬：3 倍<br>ゆで：2 倍（浸漬後の豆に対し） | 230 |
| | **（ひし類）** | | | | | | | |
| | **とうびし** | | | | | | | |
| 05048 | ゆで | ゆで | － | 浸漬（16 時間）→ゆで→湯切り | 皮 | そのまま | 浸漬：3 倍<br>ゆで：5 倍（浸漬後の実に対し） | 89 |
| | **6 野菜類** | | | | | | | |
| | **アーティチョーク** | | | | | | | |
| 06002 | 花らい，ゆで | ゆで | － | ゆで→湯切り | 花床の基部，総包の一部 | そのまま | 2.5 倍 | 110 |
| | **あさつき** | | | | | | | |
| 06004 | 葉，ゆで | ゆで | － | ゆで→湯切り | － | そのまま | 5 倍 | 96 |
| | **あしたば** | | | | | | | |
| 06006 | 茎葉，ゆで | ゆで | 基部 | ゆで→湯切り→水さらし→水切り→手搾り | － | そのまま | 3 倍 | 100 |
| | **アスパラガス** | | | | | | | |
| 06008 | 若茎，ゆで | ゆで | 株元 | ゆで→湯切り | － | 2 分割 | 5 倍 | 96 |
| 06327 | 若茎，油いため | 油いため | 株元 | 油いため | － | 長さ 3cm | 植物油：5% | 90 |
| | **いんげんまめ** | | | | | | | |
| 06011 | さやいんげん，若ざや，ゆで | ゆで | すじ，両端 | ゆで→湯切り | － | そのまま | 5 倍 | 94 |
| | **（うど類）** | | | | | | | |
| | **うど** | | | | | | | |
| 06013 | 茎，水さらし | 水さらし | 株元，葉，表皮 | 水さらし→短冊切り→水さらし→水切り | － | 長さ 5cm，厚さ 2～3mm 短冊切り | 12 倍 | 100 |
| | **えだまめ** | | | | | | | |
| 06016 | ゆで | ゆで | － | ゆで→湯切り | さや | そのまま | 5 倍 | 96 |
| | **（えんどう類）** | | | | | | | |
| | **トウミョウ** | | | | | | | |
| 06330 | 芽ばえ，ゆで | ゆで | 根部 | ゆで→水冷→手搾り | － | そのまま | 8～10 倍 | 65 |
| 6331 | 芽ばえ，油いため | 油いため | 根部 | 油いため | － | 長さ 3cm | 植物油：5% | 72 |
| | **さやえんどう** | | | | | | | |
| 06021 | 若ざや，ゆで | ゆで | すじ，両端 | ゆで→湯切り | － | そのまま | 5 倍 | 98 |
| | **グリンピース** | | | | | | | |
| 06024 | ゆで | ゆで | さや | ゆで→湯切り | － | そのまま | 5 倍 | 88 |
| 06374 | 冷凍，ゆで | ゆで | － | ゆで→湯切り | － | そのまま | 5 倍 | 92 |
| 06375 | 冷凍，油いため | 油いため | － | ゆで→湯切り→油いため | － | そのまま | ゆで：5 倍<br>植物油：5% | 94 |
| | **おおさかしろな** | | | | | | | |
| 06028 | 葉，ゆで | ゆで | － | ゆで→湯切り→水冷→手搾り | 株元 | そのまま | 5 倍 | 81 |
| 06029 | 塩漬 | 塩漬け | － | 塩漬け→水洗い→手搾り | 株元 | そのまま | 食塩：4% | 59 |
| | **おかひじき** | | | | | | | |
| 06031 | 茎葉，ゆで | ゆで | 茎基部 | ゆで→湯切り | － | そのまま | 6 倍 | 93 |
| | **オクラ** | | | | | | | |
| 06033 | 果実，ゆで | ゆで | － | ゆで→湯切り | へた | そのまま | 5 倍 | 97 |
| | **かぶ** | | | | | | | |
| 06035 | 葉，ゆで | ゆで | － | ゆで→湯切り→水冷→水切り→手搾り | 葉柄基部 | 葉全体 | 2 倍 | 93 |
| 06037 | 根，皮つき，ゆで | ゆで | 根端，葉柄基部 | ゆで→湯切り | － | 2 分割（75g 程度） | 2 倍 | 87 |
| 06039 | 根，皮なし，ゆで | ゆで | 根端，葉柄基部，皮 | ゆで→湯切り | － | 2 分割（40g 程度） | 同量 | 89 |
| 06040 | 漬物，塩漬，葉 | 塩漬け | － | 塩漬け→水洗い→水切り→手搾り | 葉柄基部 | 葉全体 | 食塩：4% | 82 |

| 食品番号 | 食品名 | 調理法 | 調理過程 | | | 調理形態 | 調理に用いた水，植物油，食塩等の量及び用いた衣の素材等 | 重量変化率(%) |
|---|---|---|---|---|---|---|---|---|
| | | | 下ごしらえ廃棄部位 | 重量変化に関する工程 | 調理後廃棄部位 | | | |
| 06041 | 漬物，塩漬，根，皮つき | 塩漬け | − | 塩漬け→水洗い→水切り→手搾り | − | 2分割(60g程度) | 食塩：4% | 80 |
| 06042 | 漬物，塩漬，根，皮なし | 塩漬け | − | 塩漬け→水洗い→水切り→手搾り | − | 2分割(60g程度) | 食塩：4% | 70 |
| 06043 | 漬物，ぬかみそ漬，葉 | ぬかみそ漬け | − | ぬかみそ漬け→水洗い→水切り→手搾り | 葉柄基部 | 葉全体 | いりぬか：35%<br>食塩：10% | 74 |
| 06044 | 漬物，ぬかみそ漬，根，皮つき | ぬかみそ漬け | − | ぬかみそ漬け→水洗い→水切り | − | 2分割(60g程度) | いりぬか：35%<br>食塩：10% | 77 |
| 06045 | 漬物，ぬかみそ漬，根，皮なし | ぬかみそ漬け | − | ぬかみそ漬け→水洗い→水切り | − | 2分割(60g程度) | いりぬか：35%<br>食塩：10% | 71 |
| | (かぼちゃ類) | | | | | | | |
| | 日本かぼちゃ | | | | | | | |
| 06047 | 果実，ゆで | ゆで | わた，種子，両端 | ゆで→湯切り | − | 40g程度に分割 | 2倍 | 94 |
| | 西洋かぼちゃ | | | | | | | |
| 06049 | 果実，ゆで | ゆで | わた，種子，両端 | ゆで→湯切り | − | 40g程度に分割 | 2倍 | 98 |
| 06332 | 果実，焼き | 焼き | わた，種子，両端 | 焼き | − | 長さ5cm<br>厚さ1cm<br>櫛形 | − | 79 |
| | からしな | | | | | | | |
| 06053 | 塩漬 | 塩漬け | 株元 | 塩漬け→水洗い→手搾り | − | そのまま | 食塩：4% | 76 |
| | カリフラワー | | | | | | | |
| 06055 | 花序，ゆで | ゆで | 茎葉 | ゆで→湯切り | − | 2分割(380g程度) | 5倍 | 99 |
| | かんぴょう | | | | | | | |
| 06057 | ゆで | ゆで | − | ゆで→湯切り | − | そのまま | 15倍 | 530 |
| | きく | | | | | | | |
| 06059 | 花びら，ゆで | ゆで | 花床 | ゆで→湯切り→水冷→手搾り | − | そのまま | 25倍 | 96 |
| | (キャベツ類) | | | | | | | |
| | キャベツ | | | | | | | |
| 06062 | 結球葉，ゆで | ゆで | しん | ゆで→湯切り | − | 200g程度に分割 | 5倍 | 89 |
| 06333 | 結球葉，油いため | 油いため | しん | 油いため | − | 長さ3cm<br>幅0.5cm<br>粗い千切り | 植物油：5% | 80 |
| | きゅうり | | | | | | | |
| 06066 | 漬物，塩漬 | 塩漬け | − | 塩漬け→水洗い→水切り | 両端 | そのまま | 食塩：3～4% | 85 |
| 06068 | 漬物，ぬかみそ漬 | ぬかみそ漬け | − | ぬかみそ漬け→水洗い→水切り | 両端 | そのまま | いりぬか：37%<br>食塩：11% | 83 |
| | キンサイ | | | | | | | |
| 06076 | 茎葉，ゆで | ゆで | 株元 | ゆで→水冷→水切り | − | そのまま | 5倍 | 84 |
| | くわい | | | | | | | |
| 06079 | 塊茎，ゆで | ゆで | 皮，芽 | ゆで→湯切り | − | そのまま | 2倍 | 97 |
| | コールラビ | | | | | | | |
| 06082 | 球茎，ゆで | ゆで | 根元，葉柄基部 | ゆで→湯切り | − | 40g程度に分割 | 3倍 | 86 |
| | (ごぼう類) | | | | | | | |
| | ごぼう | | | | | | | |
| 06085 | 根，ゆで | ゆで | 表皮，葉柄基部，先端 | ゆで→湯切り | − | 長さ5cm，4分割 | 2倍 | 91 |
| | こまつな | | | | | | | |
| 06087 | 葉，ゆで | ゆで | − | ゆで→湯切り→水冷→水切り→手搾り | 株元 | そのまま | 5倍 | 88 |
| | さんとうさい | | | | | | | |
| 06090 | 葉，ゆで | ゆで | 根 | ゆで→湯切り→手搾り | 株元 | そのまま | 5倍 | 75 |
| 06091 | 塩漬 | 塩漬け | − | 塩漬け→水洗い→手搾り | 株元 | そのまま | 食塩：4% | 63 |
| | (ししとう類) | | | | | | | |
| | ししとう | | | | | | | |
| 06094 | 果実，油いため | 油いため | へた | 油いため | − | 2分割(2g程度) | 植物油：5% | 99 |
| | じゅうろくささげ | | | | | | | |
| 06098 | 若ざや，ゆで | ゆで | へた | ゆで→湯切り | − | 長さ10cm | 5倍 | 96 |
| | しゅんぎく | | | | | | | |
| 06100 | 葉，ゆで | ゆで | − | ゆで→湯切り→水冷→水切り→手搾り | − | そのまま | 5倍 | 79 |
| | しょうが | | | | | | | |
| 06365 | 根茎，皮なし，生，おろし | おろし | 皮 | おろし→濡れ布で手搾り | おろし汁 | そのまま | − | 24 |
| 06366 | 根茎，皮なし，生，おろし汁 | おろし | 皮 | おろし→濡れ布で手搾り | おろし | そのまま | − | 76 |
| | しろうり | | | | | | | |
| 06107 | 漬物，塩漬 | 塩漬け | − | 塩漬け→水洗い→手搾り | 両端 | 2分割(150g程度) | 食塩：3～4% | 76 |
| | ずいき | | | | | | | |
| 06110 | 生ずいき，ゆで | ゆで | 株元，表皮 | 水さらし→ゆで→湯切り→水冷→手搾り | − | 長さ1cm | 5倍 | 60 |

| 食品番号 | 食品名 | 調理法 | 調理過程 | | | 調理形態 | 調理に用いた水，植物油，食塩等の量及び用いた衣の素材等 | 重量変化率(%) |
|---|---|---|---|---|---|---|---|---|
| | | | 下ごしらえ廃棄部位 | 重量変化に関する工程 | 調理後廃棄部位 | | | |
| 06112 | 干しずいき，ゆで | ゆで | − | 浸漬→水切り→手搾り→ゆで→湯切り→水洗い→水切り→手搾り | − | 長さ1cm | 50倍 | 760 |
| | **せり** | | | | | | | |
| 06118 | 茎葉，ゆで | ゆで | 根 | ゆで→湯切り→水冷→手搾り | 株元 | そのまま | 5倍 | 92 |
| | **ぜんまい** | | | | | | | |
| 06121 | 生ぜんまい，若芽，ゆで | ゆで | 株元，裸葉 | ゆで→湯切り→水さらし→水切り | − | そのまま | 5倍 | 100 |
| 06123 | 干しぜんまい，干し若芽，ゆで | ゆで | − | 浸漬（12～13時間）→水切り→ゆで→湯切り | − | そのまま | 浸漬：15倍<br>ゆで：25倍 | 630 |
| | **そらまめ** | | | | | | | |
| 06125 | 未熟豆，ゆで | ゆで | − | ゆで→湯切り | 種皮 | そのまま | 5倍 | 100 |
| | **タアサイ** | | | | | | | |
| 06127 | 葉，ゆで | ゆで | − | ゆで→湯切り→水冷→水切り→手搾り | 株元 | そのまま | 5倍 | 90 |
| | **（だいこん類）** | | | | | | | |
| | **だいこん** | | | | | | | |
| 06131 | 葉，ゆで | ゆで | 葉柄基部 | ゆで→湯切り→水冷→手搾り | − | そのまま | 5倍 | 79 |
| 06133 | 根，皮つき，ゆで | ゆで | 根端，葉柄基部 | ゆで→湯切り | − | 厚さ3cm<br>半月切り | 2倍 | 86 |
| 06135 | 根，皮なし，ゆで | ゆで | 根端，葉柄基部，皮 | ゆで→湯切り | − | 厚さ3cm<br>半月切り | 2倍 | 86 |
| 06367 | 根，皮なし，生，おろし | おろし | 皮 | おろし→濡れ布で手搾り（得られたおろしの割合：18%） | おろし汁 | そのまま | − | 18 |
| 06368 | 根，皮なし，生，おろし汁 | おろし | 皮 | おろし→濡れ布で手搾り（得られたおろし汁の割合：82%） | おろし | そのまま | − | 82 |
| 06369 | 根，皮なし，生，おろし水洗い | おろし | 皮 | おろし→濡れ布に包み水洗い→手搾り | おろし汁 | そのまま | − | 20 |
| | **切干しだいこん** | | | | | | | |
| 06334 | ゆで | ゆで | − | 水洗い→浸漬（20℃で15分）→手搾り→ゆで→手搾り | − | 長さ3cm | 5倍 | 560 |
| 06335 | 油いため | 油いため | − | 水洗い→浸漬（20℃で15分）→手搾り→油いため | − | 長さ3cm | 浸漬：20倍<br>植物油：5%（水戻し後重量に対し） | 350 |
| | **漬物** | | | | | | | |
| 06137 | ぬかみそ漬 | ぬかみそ漬け | − | ぬかみそ漬け→水洗い→水切り | − | 縦半分，4分割（125g程度） | いりぬか：40%<br>食塩：12% | 73 |
| | **（たいさい類）** | | | | | | | |
| | **たいさい** | | | | | | | |
| 06146 | 塩漬 | 塩漬け | − | 塩漬け→水洗い→手搾り | − | そのまま | 食塩：4% | 68 |
| | **たけのこ** | | | | | | | |
| 06150 | 若茎，ゆで | ゆで | 竹皮，基部 | ゆで→湯切り | − | 縦2分割<br>（400g程度） | 5倍 | 90 |
| 06152 | めんま，塩蔵，塩抜き | ゆで | − | 塩抜き（水洗い→水切り）→ゆで→湯切り→水洗い | − | そのまま | 10倍 | 140 |
| | **（たまねぎ類）** | | | | | | | |
| | **たまねぎ** | | | | | | | |
| 06154 | りん茎，水さらし | 水さらし | 皮(保護葉)，底盤部，頭部 | 水さらし→水ふき | − | 薄切り | 12倍 | 100 |
| 06155 | りん茎，ゆで | ゆで | 皮(保護葉)，底盤部，頭部 | ゆで→湯切り | − | 20g程度に分割 | 2倍 | 89 |
| 06336 | りん茎，油いため | 油いため | 皮(保護葉)，底盤部，頭部 | 油いため | − | 縦2分割<br>薄切り | 植物油：5% | 70 |
| 06389 | りん茎，油いため（あめ色たまねぎ） | 油いため | 皮(保護葉)，底盤部，頭部 | 油いため | − | 縦2分割<br>薄切り | 植物油：5% | 31 |
| | **たらのめ** | | | | | | | |
| 06158 | 若芽，ゆで | ゆで | 木質部，りん片 | ゆで→湯切り→手搾り | − | そのまま | 5倍 | 96 |
| | **ちぢみゆきな** | | | | | | | |
| 06377 | 葉，ゆで | ゆで | − | ゆで→湯切り→水冷→手搾り | 株元 | そのまま | 5倍 | 75 |
| | **チンゲンサイ** | | | | | | | |
| 06161 | 葉，ゆで | ゆで | − | ゆで→湯切り→水冷→手搾り | しん | 2分割 | 5倍 | 71 |
| 06338 | 葉，油いため | 油いため | − | ゆで→湯切り→油いため | − | 長さ3cmの薄切り | 5倍熱湯<br>植物油：5% | 87 |
| | **つくし** | | | | | | | |
| 06163 | 胞子茎，ゆで | ゆで | 基部，はかま | ゆで→湯切り→水冷→水切り | − | そのまま | 2倍 | 86 |
| | **つるむらさき** | | | | | | | |
| 06166 | 茎葉，ゆで | ゆで | − | ゆで→湯切り→水冷→手搾り | − | そのまま | 5倍 | 73 |
| | **つわぶき** | | | | | | | |
| 06168 | 葉柄，ゆで | ゆで | − | ゆで→湯切り→水さらし→水切り | − | 長さ6～7cm | 5倍 | 99 |
| | **とうがらし** | | | | | | | |
| 06170 | 葉･果実，油いため | 油いため | 硬い茎，へた | 油いため | − | 2分割<br>（2g程度） | 植物油：5% | 91 |

| 食品番号 | 食品名 | 調理法 | 調理過程 | | | 調理形態 | 調理に用いた水，植物油，食塩等の量及び用いた衣の素材等 | 重量変化率(%) |
|---|---|---|---|---|---|---|---|---|
| | | | 下ごしらえ廃棄部位 | 重量変化に関する工程 | 調理後廃棄部位 | | | |
| | **とうがん** | | | | | | | |
| 06174 | 果実，ゆで | ゆで | 果皮，わた，へた | ゆで→湯切り | − | 80g程度に分割 | 3倍 | 91 |
| | **（とうもろこし類）** | | | | | | | |
| | **スイートコーン** | | | | | | | |
| 06176 | 未熟種子，ゆで | ゆで | 包葉，めしべ | ゆで→湯切り | 穂軸 | そのまま | 2倍 | 110 |
| 06339 | 未熟種子，電子レンジ調理 | 電子レンジ調理 | 包葉，めしべ，手元部分の穂軸 | 電子レンジ調理（600Wで5分） | 穂軸 | そのまま | − | 88 |
| 06378 | 未熟種子，カーネル，冷凍，ゆで | ゆで | − | ゆで→湯切り | − | そのまま | 5倍 | 97 |
| 06379 | 未熟種子，カーネル，冷凍，油いため | 油いため | − | ゆで→湯切り→油いため | − | そのまま | ゆで：5倍<br>植物油：5% | 98 |
| | **ながさきはくさい** | | | | | | | |
| 06190 | 葉，ゆで | ゆで | − | ゆで→湯切り→手搾り | 株元 | 4分割 | 3.5倍 | 78 |
| | **（なす類）** | | | | | | | |
| | **なす** | | | | | | | |
| 06192 | 果実，ゆで | ゆで | へた | ゆで→湯切り | − | 2分割 | 5倍 | 100 |
| 06342 | 果実，油いため | 油いため | へた，先端 | 油いため | − | 幅3cm<br>輪切り | 植物油：5% | 76 |
| 06343 | 果実，天ぷら | 天ぷら | へた | 油揚げ→油切り | − | 長さ10cm<br>幅3cm<br>厚さ1cm | 植物油：5倍<br>衣（天ぷら粉） | 110<br>(79) |
| | **べいなす** | | | | | | | |
| 06194 | 果実，素揚げ | 素揚げ | へた，果皮 | 油揚げ | − | 2分割<br>(250g程度) | 植物油：5倍 | 93 |
| | **漬物** | | | | | | | |
| 06195 | 塩漬 | 塩漬け | − | 塩漬け→水洗い→水切り | − | そのまま | 食塩：4% | 82 |
| 06196 | ぬかみそ漬 | ぬかみそ漬け | − | ぬかみそ漬け→水洗い→水切り | − | そのまま | いりぬか：40%<br>食塩：12% | 84 |
| | **（なばな類）** | | | | | | | |
| | **和種なばな** | | | | | | | |
| 06202 | 花らい・茎，ゆで | ゆで | − | ゆで→湯切り→水冷→水切り→手搾り | − | そのまま | 5倍 | 98 |
| | **洋種なばな** | | | | | | | |
| 06204 | 茎葉，ゆで | ゆで | − | ゆで→湯切り→水冷→水切り→手搾り | − | そのまま | 5倍 | 96 |
| | **にがうり** | | | | | | | |
| 06206 | 果実，油いため | 油いため | 両端，わた，種子 | 油いため | − | 縦半分，<br>厚さ5mm | 植物油：5% | 91 |
| | **（にら類）** | | | | | | | |
| | **にら** | | | | | | | |
| 06208 | 葉，ゆで | ゆで | 株元 | ゆで→湯切り→水冷→手搾り | − | そのまま | 5倍 | 63 |
| 06344 | 葉，油いため | 油いため | 株元 | 油いため | − | 長さ3cm | 植物油：5% | 83 |
| | **（にんじん類）** | | | | | | | |
| | **にんじん** | | | | | | | |
| 06213 | 根，皮つき，ゆで | ゆで | 根端，葉柄基部 | ゆで→湯切り | − | 長さ5cm<br>2分割，又は<br>4分割 | 2倍 | 90 |
| 06215 | 根，皮なし，ゆで | ゆで | 根端，葉柄基部，皮 | ゆで→湯切り | − | 長さ5cm<br>2分割，又は<br>4分割 | 2倍 | 87 |
| 06345 | 根，皮なし，油いため | 油いため | 根端，葉柄基部，皮 | 油いため | − | 長さ3cm<br>幅2mm<br>厚さ2mm | 植物油：5% | 69 |
| 06346 | 根，皮なし，素揚げ | 素揚げ | 根端，葉柄基部，皮 | 油揚げ→油切り | − | 長さ4cm<br>幅1cm<br>厚さ1cm | 植物油：5倍 | 72 |
| 06348 | グラッセ | 甘煮 | 根端，葉柄基部，皮 | 調味液煮（グラッセ） | − | 長さ4cm<br>幅1cm<br>厚さ1cm | バター：10%<br>砂糖：2%<br>食塩：0.7% | 86 |
| 06380 | 冷凍，ゆで | ゆで | − | ゆで→湯切り | − | そのまま | 5倍 | 90 |
| 06381 | 冷凍，油いため | 油いため | − | ゆで→湯切り→油いため | − | そのまま | ゆで：5倍<br>植物油：5% | 87 |
| | **きんとき** | | | | | | | |
| 06219 | 根，皮つき，ゆで | ゆで | 根端，葉柄基部 | ゆで→湯切り | − | 長さ5cm<br>2分割，又は<br>4分割 | 2倍 | 88 |
| 06221 | 根，皮なし，ゆで | ゆで | 根端，葉柄基部，皮 | ゆで→湯切り | − | 長さ5cm<br>2分割，又は<br>4分割 | 2倍 | 88 |
| | **（にんにく類）** | | | | | | | |
| | **にんにく** | | | | | | | |
| 06349 | りん茎，油いため | 油いため | りん皮，頭部 | 油いため | − | 縦2分割<br>1mm薄切り | 植物油：5% | 83 |

| 食品番号 | 食品名 | 調理法 | 調理過程 | | | 調理形態 | 調理に用いた水，植物油，食塩等の量及び用いた衣の素材等 | 重量変化率(%) |
|---|---|---|---|---|---|---|---|---|
| | | | 下ごしらえ廃棄部位 | 重量変化に関する工程 | 調理後廃棄部位 | | | |
| | **茎にんにく** | | | | | | | |
| 06225 | 花茎，ゆで | ゆで | − | ゆで→湯切り→水冷→水切り | − | そのまま | 5倍 | 99 |
| | **(ねぎ類)** | | | | | | | |
| | **根深ねぎ** | | | | | | | |
| 06350 | 葉，軟白，ゆで | ゆで | 株元，緑部分 | ゆで→湯切り | − | 長さ3cm 厚さ5mm 斜め切り | 5倍 | 100 |
| 06351 | 葉，軟白，油いため | 油いため | 緑部分 | 油いため | − | 長さ3cm 厚さ5mm 斜め切り | 植物油：5% | 94 |
| | **葉ねぎ** | | | | | | | |
| 06352 | 葉，油いため | 油いため | 株元 | 油いため | − | 厚さ1mm 斜め切り | 植物油：5% | 84 |
| | **はくさい** | | | | | | | |
| 06234 | 結球葉，ゆで | ゆで | − | ゆで→湯切り→水冷→手搾り | 株元 | 8分割 (200g程度) | 3倍 | 72 |
| 06235 | 漬物，塩漬 | 塩漬け | − | 塩漬け→水洗い→手搾り | 株元 | 4分割 (400g程度) | 食塩：4% | 73 |
| | **はやとうり** | | | | | | | |
| 06242 | 果実，白色種，塩漬 | 塩漬け | − | 塩漬け→水洗い→水ふき | − | 4分割 (75g程度) | 食塩：4% | 89 |
| | **ビーツ** | | | | | | | |
| 06244 | 根，ゆで | ゆで | 根端，葉柄基部 | ゆで→湯切り | 皮 | 2分割 (100g程度) | 2.5倍 | 94 |
| | **(ピーマン類)** | | | | | | | |
| | **青ピーマン** | | | | | | | |
| 06246 | 果実，油いため | 油いため | へた，しん，種子 | 油いため | − | 8分割 (4g程度) | 植物油：5% | 96 |
| | **赤ピーマン** | | | | | | | |
| 06248 | 果実，油いため | 油いため | へた，しん，種子 | 油いため | − | 縦半分，8分割 (6g程度) | 植物油：5% | 96 |
| | **オレンジピーマン** | | | | | | | |
| 06394 | 果実，油いため | 油いため | へた，しん，種子 | 油いため | − | 縦2分割後，乱切り (2〜3cm程度) | 植物油：5% | 85 |
| | **黄ピーマン** | | | | | | | |
| 06250 | 果実，油いため | 油いため | へた，しん，種子 | 油いため | − | 縦半分，8分割 (6g程度) | 植物油：5% | 96 |
| | **(ふき類)** | | | | | | | |
| | **ふき** | | | | | | | |
| 06257 | 葉柄，ゆで | ゆで | 葉，葉柄基部 | ゆで→湯切り→水さらし→水切り | 表皮 | 長さ約20cm | 5倍 | 98 |
| | **ふきのとう** | | | | | | | |
| 06259 | 花序，ゆで | ゆで | 花茎 | ゆで→湯切り | − | そのまま | 5倍 | 140 |
| | **ふだんそう** | | | | | | | |
| 06262 | 葉，ゆで | ゆで | − | ゆで→湯切り→水冷→手搾り | − | そのまま | 5倍 | 77 |
| | **ブロッコリー** | | | | | | | |
| 06264 | 花序，ゆで | ゆで | 茎葉 | ゆで→湯切り | − | 小房に分ける | 5倍 | 111 |
| 06395 | 花序，電子レンジ調理 | 電子レンジ調理 | 茎葉 | 電子レンジ調理 | − | 小房に分ける | − | 91 |
| 06396 | 花序，焼き | 焼き | 茎葉 | 焼き（ロースター） | − | 小房に分ける | − | 55 |
| 06397 | 花序，油いため | 油いため | 茎葉 | 油いため | − | 小房に分ける | 植物油：5% | 76 |
| | **へちま** | | | | | | | |
| 06266 | 果実，ゆで | ゆで | 両端，皮 | ゆで→湯切り | − | 厚さ1cm 半月切り | 5倍 | 54 |
| | **ほうれんそう** | | | | | | | |
| 06268 | 葉，通年平均，ゆで | ゆで | − | ゆで→湯切り→水冷→手搾り | 株元 | そのまま | 5倍 | 70 |
| 06359 | 葉，通年平均，油いため | 油いため | 株元 | ゆで→水冷→手搾り→油いため | − | 長さ3cm | 5倍 | 58 |
| 06357 | 葉，夏採り，ゆで | ゆで | − | ゆで→湯切り→水冷→手搾り | 株元 | そのまま | 5倍 | 70 |
| 06358 | 葉，冬採り，ゆで | ゆで | − | ゆで→湯切り→水冷→手搾り | 株元 | そのまま | 5倍 | 70 |
| 06372 | 葉，冷凍，ゆで | ゆで | − | ゆで→湯切り→水冷→手搾り | − | 市販品の形態 (カットほうれんそう) | 5倍 | 66 |
| 06373 | 葉，冷凍，油いため | 油いため | − | 油いため | − | 市販品の形態 (カットほうれんそう) | 植物油：5% | 80 |
| | **みずな** | | | | | | | |
| 06073 | 葉，ゆで | ゆで | 株元 | ゆで→湯切り→水冷→手搾り | − | 200g程度 | 3倍 | 83 |
| 06074 | 塩漬 | 塩漬け | − | 塩漬け→水洗い→手搾り | 株元 | 10g程度に分割 | 食塩：4% | 85 |
| | **(みつば類)** | | | | | | | |
| | **切りみつば** | | | | | | | |
| 06275 | 葉，ゆで | ゆで | − | ゆで→湯切り→水冷→手搾り | − | そのまま | 5倍 | 81 |
| | **根みつば** | | | | | | | |
| 06277 | 葉，ゆで | ゆで | 根，株元 | ゆで→湯切り→水冷→手搾り | − | そのまま | 5倍 | 82 |

| 食品番号 | 食品名 | 調理法 | 調理過程 | | | 調理形態 | 調理に用いた水，植物油，食塩等の量及び用いた衣の素材等 | 重量変化率(%) |
|---|---|---|---|---|---|---|---|---|
| | | | 下ごしらえ廃棄部位 | 重量変化に関する工程 | 調理後廃棄部位 | | | |
| | **糸みつば** | | | | | | | |
| 06279 | 葉，ゆで | ゆで | 株元 | ゆで→湯切り→水冷→手搾り | – | そのまま | 5倍 | 72 |
| | **めキャベツ** | | | | | | | |
| 06284 | 結球葉，ゆで | ゆで | – | ゆで→湯切り | – | そのまま | 5倍 | 100 |
| | **(もやし類)** | | | | | | | |
| | **だいずもやし** | | | | | | | |
| 06288 | ゆで | ゆで | 種皮 | ゆで→水冷→水切り | – | そのまま | 5倍 | 85 |
| 06412 | 油いため | 油いため | 種皮 | 油いため | – | そのまま | 植物油：5% | 92 |
| | **ブラックマッペもやし** | | | | | | | |
| 06290 | ゆで | ゆで | 種皮 | ゆで→水冷→水切り | – | そのまま | 5倍 | 83 |
| 06398 | 油いため | 油いため | 種皮 | 油いため | – | そのまま | 植物油：5% | 93 |
| | **りょくとうもやし** | | | | | | | |
| 06292 | ゆで | ゆで | 種皮 | ゆで→水冷→水切り | – | そのまま | 5倍 | 84 |
| 06413 | 油いため | 油いため | 種皮 | 油いため | – | そのまま | 植物油：5% | 89 |
| | **モロヘイヤ** | | | | | | | |
| 06294 | 茎葉，ゆで | ゆで | – | ゆで→湯切り→水冷→手搾り | – | そのまま | 5倍 | 150 |
| | **ゆりね** | | | | | | | |
| 06297 | りん茎，ゆで | ゆで | 根，根盤部 | ゆで→湯切り | – | 小片 | 2倍 | 96 |
| | **ようさい** | | | | | | | |
| 06299 | 茎葉，ゆで | ゆで | – | ゆで→湯切り→水冷→手搾り | – | そのまま | 5倍 | 91 |
| | **よもぎ** | | | | | | | |
| 06302 | 葉，ゆで | ゆで | – | ゆで→湯切り→水冷→手搾り | – | そのまま | 5倍 | 89 |
| | **らっかせい** | | | | | | | |
| 06304 | 未熟豆，ゆで | ゆで | – | ゆで→湯切り | さや | そのまま | 2倍 | 97 |
| | **リーキ** | | | | | | | |
| 06309 | りん茎葉，ゆで | ゆで | 株元，緑葉部 | ゆで→湯切り | – | 縦半分，長さ5cm | 5倍 | 98 |
| | **ルバーブ** | | | | | | | |
| 06311 | 葉柄，ゆで | ゆで | 表皮，両端 | ゆで→湯切り | – | 厚さ1.5cm輪切り | 5倍 | 78 |
| | **れんこん** | | | | | | | |
| 06318 | 根茎，ゆで | ゆで | 節部，皮 | ゆで→湯切り | – | 厚さ1cm輪切り | 2倍 | 91 |
| | **わけぎ** | | | | | | | |
| 06321 | 葉，ゆで | ゆで | 株元 | ゆで→湯切り | – | そのまま | 2倍 | 91 |
| | **わらび** | | | | | | | |
| 06325 | 生わらび，ゆで | ゆで | 基部 | ゆで→湯切り→水さらし→水切り | – | そのまま | 5倍 | 110 |
| **7** | **果実類** | | | | | | | |
| | **パインアップル** | | | | | | | |
| 07117 | 焼き | 焼き | はく皮，果しん部 | 焼き | – | 縦に4分割 厚さ1cm | – | 72 |
| | **りんご** | | | | | | | |
| 07180 | 皮つき，焼き | 焼き | 果しん部 | 焼き | – | 厚さ3cm | – | 67 |
| **8** | **きのこ類** | | | | | | | |
| | **えのきたけ** | | | | | | | |
| 08002 | ゆで | ゆで | 基部 | ゆで→湯切り | – | 1束を8分割 | 2倍 | 86 |
| 08037 | 油いため | 油いため | 基部 | 油いため | – | 長さ3cm | 植物油：5% | 90 |
| | **(きくらげ類)** | | | | | | | |
| | **あらげきくらげ** | | | | | | | |
| 08005 | ゆで | ゆで | – | 水戻し（30分）→水洗い・水切り→ゆで→湯切り | – | そのまま | 水戻し：80倍 ゆで：水戻し後重量の同量 | 490 |
| 08038 | 油いため | 油いため | 基部 | 水戻し（30分）→水切り→油いため | – | そのまま | 水戻し：80倍 植物油：5%（水戻し後重量に対して） | 290 |
| | **きくらげ** | | | | | | | |
| 08007 | ゆで | ゆで | – | 水戻し→水洗い・水切り→ゆで→湯切り | – | そのまま | 水戻し：80倍 ゆで：水戻し後重量の同量 | 1000 |
| | **しろきくらげ** | | | | | | | |
| 08009 | ゆで | ゆで | – | 水戻し→水洗い・水切り→ゆで→湯切り | – | そのまま | 水戻し：100倍 ゆで：水戻し後重量の10倍 | 1500 |
| | **しいたけ** | | | | | | | |
| 08040 | 生しいたけ，菌床栽培，ゆで | ゆで | 柄 | ゆで→湯切り→水冷→水切り | – | そのまま（直径5cm以上の場合は2分割） | 3倍 | 110 |
| 08041 | 生しいたけ，菌床栽培，油いため | 油いため | 柄 | 油いため | – | そのまま（直径5cm以上の場合は2分割） | 植物油：5% | 92 |

| 食品番号 | 食品名 | 調理法 | 調理過程 | | | 調理形態 | 調理に用いた水，植物油，食塩等の量及び用いた衣の素材等 | 重量変化率(%) |
|---|---|---|---|---|---|---|---|---|
| | | | 下ごしらえ廃棄部位 | 重量変化に関する工程 | 調理後廃棄部位 | | | |
| 08057 | 生しいたけ，菌床栽培，天ぷら | 天ぷら | 柄 | 油揚げ→油切り | – | そのまま（直径 6 cm 以上の場合はそぎ切りし，2 分割） | 植物油：等倍<br>衣（天ぷら粉） | 150<br>(90) |
| 08043 | 生しいたけ，原木栽培，ゆで | ゆで | 柄 | ゆで→湯切り→水冷→水切り | – | そのまま（直径 5 cm 以上の場合は 2 分割） | 3 倍 | 110 |
| 08044 | 生しいたけ，原木栽培，油いため | 油いため | 柄 | 油いため | – | そのまま（直径 5 cm 以上の場合は 2 分割） | 植物油：5% | 84 |
| 08014 | 乾しいたけ，ゆで | ゆで | 柄 | 水戻し→ゆで→湯切り | – | そのまま | 水戻し：10～20 倍<br>ゆで：水戻し後重量の同量 | 570 |
| | （しめじ類） | | | | | | | |
| | はたけしめじ | | | | | | | |
| 08045 | ゆで | ゆで | 基部 | ゆで→湯切り | – | 小房分け | 3 倍 | 77 |
| | ぶなしめじ | | | | | | | |
| 08017 | ゆで | ゆで | 基部 | ゆで→湯切り | – | 小房分け | 3 倍 | 88 |
| 08046 | 油いため | 油いため | 基部 | 油いため | – | 小房分け | 植物油：5% | 90 |
| 08055 | 素揚げ | 素揚げ | 基部 | 油揚げ→油切り | – | 小房分け | 植物油：2 倍 | 63 |
| 08056 | 天ぷら | 天ぷら | 基部 | 油揚げ→油切り | – | 小房分け | 植物油：等倍<br>衣（天ぷら粉） | 191<br>(83) |
| | ほんしめじ | | | | | | | |
| 08047 | ゆで | ゆで | 基部 | ゆで→湯切り | – | 小房分け | 3 倍 | 69 |
| | なめこ | | | | | | | |
| 08021 | 株採り，ゆで | ゆで | 基部 | ゆで→湯切り | – | 小房分け | 3～5 倍 | 100 |
| | （ひらたけ類） | | | | | | | |
| | エリンギ | | | | | | | |
| 08048 | ゆで | ゆで | 基部 | ゆで→湯切り→水冷→水切り | – | 長さ 3 cm<br>幅 1 cm<br>厚さ 0.3 mm | 3 倍 | 76 |
| 08049 | 焼き | 焼き | 基部 | 焼き | – | 長さ 3 cm<br>幅 1 cm<br>厚さ 0.3 mm | – | 65 |
| 08050 | 油いため | 油いため | 基部 | 油いため | – | 長さ 3 cm<br>幅 1 cm<br>厚さ 0.3 mm | 植物油：5% | 89 |
| | ひらたけ | | | | | | | |
| 08027 | ゆで | ゆで | 基部 | ゆで→湯切り | – | 小房分け | 3～5 倍 | 94 |
| | まいたけ | | | | | | | |
| 08029 | ゆで | ゆで | 基部 | ゆで→湯切り | – | 小房分け | 2 倍 | 86 |
| 08051 | 油いため | 油いため | 基部 | 油いため | – | 小房分け | 植物油：5% | 73 |
| | マッシュルーム | | | | | | | |
| 08032 | ゆで | ゆで | 基部 | ゆで→湯切り | – | そのまま | 3 倍 | 69 |
| 08052 | 油いため | 油いため | 基部 | 油いため | – | 厚さ 2 mm<br>薄切り | 植物油：5% | 79 |
| **9 藻類** | | | | | | | | |
| | おごのり | | | | | | | |
| 09010 | 塩蔵，塩抜き | 水戻し | – | 浸漬→水洗い→水切り | – | そのまま | 10 倍 | – |
| | （こんぶ類） | | | | | | | |
| | まこんぶ | | | | | | | |
| 09056 | 素干し，水煮 | 水煮 | – | 水煮→湯切り | – | 長さ 3 cm<br>幅 3 cm | 10 倍 | 350 |
| | すいぜんじのり | | | | | | | |
| 09024 | 素干し，水戻し | 水戻し | – | 浸漬（一昼夜）→水切り | – | そのまま | 30 倍 | – |
| | てんぐさ | | | | | | | |
| 09028 | 寒天 | 水煮，凝固 | – | 水戻し→水切り→水煮→こす→凝固 | – | そのまま | 160 倍 | – |
| | とさかのり | | | | | | | |
| 09029 | 赤とさか，塩蔵，塩抜き | 塩抜き | – | 水洗い→水切り | – | そのまま | – | – |
| 09030 | 青とさか，塩蔵，塩抜き | 塩抜き | – | 水洗い→水切り | – | そのまま | – | – |
| | ひじき | | | | | | | |
| 09051 | ほしひじき，ステンレス釜，ゆで | ゆで | – | 浸漬（30 分）→水洗い→手搾り→ゆで→湯切り | – | そのまま（長いものは 3 cm 程度に切る） | 浸漬：20 倍<br>ゆで：10 倍 | 990 |
| 09052 | ほしひじき，ステンレス釜，油いため | 油いため | – | 浸漬（30 分）→水洗い→手搾り→ゆで→湯切り→油いため | – | そのまま（長いものは 3 cm 程度に切る） | 浸漬：20 倍<br>ゆで：10 倍<br>植物油：5% | 870 |
| 09054 | ほしひじき，鉄釜，ゆで | ゆで | – | 浸漬（30 分）→水洗い→手搾り→ゆで→湯切り | – | そのまま（長いものは 3 cm 程度に切る） | 浸漬：20 倍<br>ゆで：10 倍 | 990 |
| 09055 | ほしひじき，鉄釜，油いため | 油いため | – | 浸漬（30 分）→水洗い→手搾り→ゆで→湯切り→油いため | – | そのまま（長いものは 3 cm 程度に切る） | 浸漬：20 倍<br>ゆで：10 倍<br>植物油：5% | 870 |
| | むかでのり | | | | | | | |
| 09036 | 塩蔵，塩抜き | 塩抜き | – | 浸漬（10 分）→水洗い→水切り | – | そのまま | 10 倍 | – |

| 食品番号 | 食品名 | 調理法 | 調理過程 | | | 調理形態 | 調理に用いた水，植物油，食塩等の量及び用いた衣の素材等 | 重量変化率(%) |
|---|---|---|---|---|---|---|---|---|
| | | | 下ごしらえ廃棄部位 | 重量変化に関する工程 | 調理後廃棄部位 | | | |
| | (もずく類) | | | | | | | |
| | おきなわもずく | | | | | | | |
| 09037 | 塩蔵，塩抜き | 塩抜き | – | 浸漬（10 分）→水洗い→水切り | – | そのまま | 10 倍 | – |
| | もずく | | | | | | | |
| 09038 | 塩蔵，塩抜き | 塩抜き | – | 水洗い→水切り | – | そのまま | 10 倍 | – |
| | わかめ | | | | | | | |
| 09041 | 乾燥わかめ，素干し，水戻し | 水戻し | – | 浸漬（8 分）→水切り | – | そのまま | 100 倍 | 590 |
| 09060 | 乾燥わかめ，素干し，水戻し，水煮 | 水煮 | – | 水煮→湯切り | – | そのまま | 水戻し：100 倍<br>水煮：水戻し後重量の 2 倍 | 1061 |
| 09043 | 乾燥わかめ，灰干し，水戻し | 水戻し | – | 水洗い→水戻し | – | そのまま | – | – |
| 09058 | カットわかめ，水煮（沸騰水で短時間加熱したもの） | 水煮 | – | 水煮→湯切り | – | そのまま | 100 倍 | 1173 |
| 09057 | 湯通し塩蔵わかめ，塩抜き，ゆで | ゆで | – | ゆで→湯切り | – | そのまま | 塩抜き：20 倍<br>ゆで：3 倍（塩抜き後に対し） | 250 |
| 09046 | くきわかめ，湯通し塩蔵，塩抜き | 塩抜き | – | 浸漬（5 分）→水洗い→水切り | – | そのまま | 10 倍 | – |
| **10 魚介類** | | | | | | | | |
| | <魚類> | | | | | | | |
| | (あじ類) | | | | | | | |
| | まあじ | | | | | | | |
| 10004 | 皮つき，水煮 | 水煮 | 内臓等 | 水煮→湯切り | 頭 部，骨，ひれ等 | 全体 | 2 倍 | 87 |
| 10005 | 皮つき，焼き | 焼き | 内臓等 | 焼き（電気ロースター） | 頭 部，骨，ひれ等 | 全体 | – | 72 |
| 10390 | 皮つき，フライ | フライ | – | 油揚げ→油切り | – | 三枚おろし | 植物油：5 倍<br>衣（小麦粉，卵液，パン粉） | 116<br>(94) |
| 10007 | 開き干し，焼き | 焼き | – | 焼き（電気ロースター） | 頭 部，骨，ひれ等 | 全体 | – | 80 |
| 10392 | 小型，骨付き，から揚げ | から揚げ | 内臓等 | 油揚げ→油切り | – | 全体 | 植物油：5 倍 | 79<br>(76) |
| | まるあじ | | | | | | | |
| 10394 | 焼き | 焼き | 内臓等 | 焼き（電気ロースター） | 頭 部，骨，ひれ等 | 全体 | – | 72 |
| | にしまあじ | | | | | | | |
| 10009 | 水煮 | 水煮 | 内臓等 | 水煮→湯切り | 頭 部，骨，ひれ等 | 全体 | 2 倍 | 90 |
| 10010 | 焼き | 焼き | 内臓等 | 焼き（電気ロースター） | 頭 部，骨，ひれ等 | 全体 | – | 78 |
| 10458 | 開き干し，焼き | 焼き | – | 焼き（電気ロースター） | 頭 部，骨，ひれ等 | 全体 | – | 74 |
| | むろあじ | | | | | | | |
| 10012 | 焼き | 焼き | 内臓等 | 焼き（電気ロースター） | 頭 部，骨，ひれ等 | 全体 | – | 73 |
| | あなご | | | | | | | |
| 10016 | 蒸し | 蒸し | – | 蒸し | – | 切り身 | – | 87 |
| | あまだい | | | | | | | |
| 10019 | 水煮 | 水煮 | – | 水煮→湯切り | – | 切り身 | 3 倍 | 80 |
| 10020 | 焼き | 焼き | – | 焼き（電気ロースター） | – | 切り身 | – | 74 |
| | あゆ | | | | | | | |
| 10022 | 天然，焼き | 焼き | – | 焼き（電気ロースター） | 頭部，内臓，骨，ひれ等 | 全魚体 | – | 67 |
| 10024 | 天然，内臓，焼き | 焼き | – | 焼き（電気ロースター） | 内臓以外全て | 全魚体 | – | 73 |
| 10026 | 養殖，焼き | 焼き | – | 焼き（電気ロースター） | 頭部，内臓，骨，ひれ等 | 全魚体 | – | 71 |
| 10028 | 養殖，内臓，焼き | 焼き | – | 焼き（電気ロースター） | 内臓以外全て | 全魚体 | – | 76 |
| | (いわし類) | | | | | | | |
| | まいわし | | | | | | | |
| 10048 | 水煮 | 水煮 | 頭部，内臓等 | 水煮→湯切り | 骨，ひれ等 | 全体 | 2 倍 | 81 |
| 10049 | 焼き | 焼き | 内臓等 | 焼き（電気ロースター） | 頭 部，骨，ひれ等 | 全体 | – | 75 |
| 10395 | フライ | フライ | – | 油揚げ→油切り | – | 三枚おろし | 植物油：5 倍<br>衣（小麦粉，卵液，パン粉） | 118<br>(92) |
| | めざし | | | | | | | |
| 10054 | 焼き | 焼き | – | 焼き（電気ロースター） | 頭部，ひれ等 | 全魚体 | – | 75 |
| | かじか | | | | | | | |
| 10081 | 水煮 | 水煮 | – | 水煮→湯切り | – | 全魚体 | 1.5 倍 | 83 |
| | (かじき類) | | | | | | | |
| | めかじき | | | | | | | |
| 10398 | 焼き | 焼き | – | 焼き（電気ロースター） | – | 切り身 | – | 65 |

| 食品番号 | 食品名 | 調理法 | 調理過程 | | | 調理形態 | 調理に用いた水，植物油，食塩等の量及び用いた衣の素材等 | 重量変化率(%) |
|---|---|---|---|---|---|---|---|---|
| | | | 下ごしらえ廃棄部位 | 重量変化に関する工程 | 調理後廃棄部位 | | | |
| | **かます** | | | | | | | |
| 10099 | 焼き | 焼き | 内臓等 | 焼き（電気ロースター） | 頭部，骨，ひれ等 | 全体 | – | 78 |
| | **(かれい類)** | | | | | | | |
| | **まがれい** | | | | | | | |
| 10101 | 水煮 | 水煮 | 内臓等<br>★1– | 水煮→湯切り | 頭部，骨，ひれ等<br>★1– | 全体<br>★1切り身 | 1.5倍 | 91 |
| 10102 | 焼き | 焼き | 内臓等<br>★1– | 焼き（電気ロースター） | 頭部，骨，ひれ等<br>★1– | 全体<br>★1切り身 | – | 81 |
| | **まこがれい** | | | | | | | |
| 10399 | 焼き | 焼き | 内臓等 | 焼き（電気ロースター） | 頭部，骨，ひれ等 | 全体 | – | 61 |
| | **子持ちがれい** | | | | | | | |
| 10105 | 水煮 | 水煮 | 頭部，内臓等 | 水煮→湯切り | 骨 | 全体 | 1.3倍 | 83 |
| | **きす** | | | | | | | |
| 10400 | 天ぷら | 天ぷら | 鱗，内臓等 | 油揚げ→油切り | 尾 | 背開き | 植物油：5倍<br>衣（天ぷら粉） | 105<br>(79) |
| | **ぎんだら** | | | | | | | |
| 10401 | 水煮 | 水煮 | – | 水煮→湯切り | 骨等 | 切り身 | 2倍 | 81 |
| | **ぐち** | | | | | | | |
| 10118 | 焼き | 焼き | 内臓等 | 焼き（電気ロースター） | 頭部，骨，ひれ等 | 全体 | – | 77 |
| | **こい** | | | | | | | |
| 10120 | 養殖，水煮 | 水煮 | 頭部，尾，内臓等 | 水煮→湯切り | 骨，ひれ等 | 輪切り | 3倍 | 90 |
| | **(さけ・ます類)** | | | | | | | |
| | **からふとます** | | | | | | | |
| 10127 | 焼き | 焼き | – | 焼き（電気ロースター） | – | 切り身 | – | 76 |
| | **ぎんざけ** | | | | | | | |
| 10131 | 養殖，焼き | 焼き | – | 焼き（電気ロースター） | – | 切り身 | – | 78 |
| | **さくらます** | | | | | | | |
| 10133 | 焼き | 焼き | – | 焼き（電気ロースター） | – | 切り身 | – | 71 |
| | **しろさけ** | | | | | | | |
| 10135 | 水煮 | 水煮 | – | 水煮→湯切り | – | 切り身 | 3倍 | 83 |
| 10136 | 焼き | 焼き | – | 焼き（電気ロースター） | – | 切り身 | – | 75 |
| 10138 | 新巻き，焼き | 焼き | – | 焼き（電気ロースター） | – | 切り身 | – | 79 |
| | **たいせいようさけ** | | | | | | | |
| 10433 | 養殖，皮つき，水煮 | 水煮 | – | 水煮→湯切り | 小骨 | 切り身 | 2倍 | 86 |
| 10434 | 養殖，皮つき，蒸し | 蒸し | – | 蒸し | 小骨 | 切り身 | – | 84 |
| 10435 | 養殖，皮つき，電子レンジ調理 | 電子レンジ調理 | – | 電子レンジ調理 | 小骨 | 切り身 | – | 91 |
| 10145 | 養殖，皮つき，焼き | 焼き | – | 焼き（電気ロースター） | 小骨 | 切り身 | – | 78 |
| 10436 | 養殖，皮つき，ソテー | ソテー | – | ソテー | 小骨 | 切り身 | 植物油：5% | 79 |
| 10437 | 養殖，皮つき，天ぷら | 天ぷら | – | 油揚げ→油切り | 小骨 | 切り身 | 植物油：等倍<br>衣（天ぷら粉） | 102<br>(84) |
| | **たいせいようさけ** | | | | | | | |
| 10439 | 養殖，皮なし，水煮 | 水煮 | – | 水煮→湯切り | 小骨，皮 | 切り身 | 2倍 | 77 |
| 10440 | 養殖，皮なし，蒸し | 蒸し | – | 蒸し | 小骨，皮 | 切り身 | – | 78 |
| 10441 | 養殖，皮なし，電子レンジ調理 | 電子レンジ調理 | – | 電子レンジ調理 | 小骨，皮 | 切り身 | – | 83 |
| 10442 | 養殖，皮なし，焼き | 焼き | – | 焼き（電気ロースター） | 小骨，皮 | 切り身 | – | 75 |
| 10443 | 養殖，皮なし，ソテー | ソテー | – | ソテー | 小骨，皮 | 切り身 | 植物油：5% | 68 |
| 10444 | 養殖，皮なし，天ぷら | 天ぷら | – | 油揚げ→油切り | 小骨，皮 | 切り身 | 植物油：等倍<br>衣（天ぷら粉） | 96<br>(78) |
| | **にじます** | | | | | | | |
| 10147 | 海面養殖，皮つき，焼き | 焼き | – | 焼き（電気ロースター） | – | 切り身 | – | 74 |
| | **べにざけ** | | | | | | | |
| 10150 | 焼き | 焼き | – | 焼き（電気ロースター） | – | 切り身 | – | 78 |
| | **ますのすけ** | | | | | | | |
| 10153 | 焼き | 焼き | – | 焼き（電気ロースター） | – | 切り身 | – | 73 |
| | **(さば類)** | | | | | | | |
| | **まさば** | | | | | | | |
| 10155 | 水煮 | 水煮 | – | 水煮→湯切り | – | 切り身 | 3倍 | 84 |
| 10156 | 焼き | 焼き | – | 焼き（電気ロースター） | – | 切り身 | – | 77 |
| 10403 | フライ | フライ | – | 油揚げ→油切り | – | 切り身 | 植物油：5倍<br>衣（小麦粉，卵液，パン粉） | 112<br>(96) |
| | **ごまさば** | | | | | | | |
| 10405 | 水煮 | 水煮 | – | 水煮→湯切り | – | 切り身 | 3倍 | 88 |
| 10406 | 焼き | 焼き | – | 焼き（電気ロースター） | – | 切り身 | – | 73 |

| 食品番号 | 食品名 | 調理法 | 調理過程 | | | 調理形態 | 調理に用いた水，植物油，食塩等の量及び用いた衣の素材等 | 重量変化率(%) |
|---|---|---|---|---|---|---|---|---|
| | | | 下ごしらえ廃棄部位 | 重量変化に関する工程 | 調理後廃棄部位 | | | |
| | **たいせいようさば** | | | | | | | |
| 10159 | 水煮 | 水煮 | － | 水煮→湯切り | － | 切り身 | 3倍 | 90 |
| 10160 | 焼き | 焼き | － | 焼き（電気ロースター） | － | 切り身 | － | 77 |
| | **さわら** | | | | | | | |
| 10172 | 焼き | 焼き | － | 焼き（電気ロースター） | － | 切り身 | － | 79 |
| | **さんま** | | | | | | | |
| 10174 | 皮つき，焼き | 焼き | －<br>*2内臓等 | 焼き（電気ロースター） | 頭部，内臓，骨，ひれ等<br>*2頭部，骨，ひれ等 | 全魚体 | － | 78 |
| | （ししゃも類） | | | | | | | |
| | **ししゃも** | | | | | | | |
| 10181 | 生干し，焼き | 焼き | － | 焼き（電気ロースター） | 頭部，尾 | 全魚体 | － | 81 |
| | **からふとししゃも** | | | | | | | |
| 10183 | 生干し，焼き | 焼き | － | 焼き（電気ロースター） | － | 全魚体 | － | 81 |
| | （たい類） | | | | | | | |
| | **まだい** | | | | | | | |
| 10194 | 養殖，皮つき，水煮 | 水煮 | 頭部，内臓等 | 水煮→湯切り | 骨，ひれ等 | 輪切り | 3.3倍 | 85 |
| 10195 | 養殖，皮つき，焼き | 焼き | 内臓等 | 焼き（電気ロースター） | 頭部，骨，ひれ等 | 輪切り | － | 82 |
| | （たら類） | | | | | | | |
| | **すけとうだら** | | | | | | | |
| 10409 | フライ | フライ | － | 油揚げ | 骨等 | 切り身 | 植物油：5倍<br>衣（小麦粉，卵液，パン粉） | 105<br>(89) |
| | **たらこ** | | | | | | | |
| 10203 | 焼き | 焼き | － | 焼き（電気ロースター） | － | そのまま | － | 86 |
| | **まだら** | | | | | | | |
| 10206 | 焼き | 焼き | － | 焼き（電気ロースター） | － | 切り身 | － | 65 |
| | **どじょう** | | | | | | | |
| 10214 | 水煮 | 水煮 | － | 水煮→湯切り | － | 全魚体 | 2倍 | 90 |
| | **ふな** | | | | | | | |
| 10239 | 水煮 | 水煮 | 内臓等 | 水煮→湯切り | 頭部，骨，ひれ等 | 全体 | 2倍 | 83 |
| | **ぶり** | | | | | | | |
| 10242 | 成魚，焼き | 焼き | － | 焼き（電気ロースター） | － | 切り身 | － | 82 |
| | **ほっけ** | | | | | | | |
| 10412 | 開き干し，焼き | 焼き | － | 焼き（電気ロースター） | 頭部，骨，ひれ等 | 開き干し | － | 89 |
| | （まぐろ類） | | | | | | | |
| | **くろまぐろ** | | | | | | | |
| 10451 | 養殖，赤身，水煮 | 水煮 | － | 水煮→湯切り | － | 切り身 | 3倍 | 87 |
| 10452 | 養殖，赤身，蒸し | 蒸し | － | 蒸し | － | 切り身 | － | 84 |
| 10453 | 養殖，赤身，電子レンジ調理 | 電子レンジ調理 | － | 電子レンジ調理 | － | 切り身 | － | 78 |
| 10454 | 養殖，赤身，焼き | 焼き | － | 焼き（電気ロースター） | － | 切り身 | － | 82 |
| 10455 | 養殖，赤身，ソテー | ソテー | － | ソテー | － | 切り身 | 植物油：5% | 86 |
| 10456 | 養殖，赤身，天ぷら | 天ぷら | － | 油揚げ→油切り | － | 切り身 | 植物油：3倍<br>衣（天ぷら粉） | 97<br>(83) |
| 10460 | 養殖，脂身，水煮 | 水煮 | － | 水煮→湯切り | － | 切り身 | 3倍 | 83 |
| 10461 | 養殖，脂身，蒸し | 蒸し | － | 蒸し | － | 切り身 | － | 85 |
| 10462 | 養殖，脂身，電子レンジ調理 | 電子レンジ調理 | － | 電子レンジ調理 | － | 切り身 | － | 78 |
| 10463 | 養殖，脂身，焼き | 焼き | － | 焼き（電気ロースター） | － | 切り身 | － | 81 |
| 10464 | 養殖，脂身，ソテー | ソテー | － | ソテー | － | 切り身 | 植物油：5% | 75 |
| 10465 | 養殖，脂身，天ぷら | 天ぷら | － | 油揚げ→油切り | － | 切り身 | 植物油：3倍<br>衣（天ぷら粉） | 94<br>(80) |
| | **むつ** | | | | | | | |
| 10269 | 水煮 | 水煮 | － | 水煮→湯切り | － | 切り身 | 2倍 | 77 |
| | ＜貝類＞ | | | | | | | |
| | **あさり** | | | | | | | |
| 10466 | 蒸し | 蒸し | － | 蒸し | － | むき身 | － | 98 |
| | **かき** | | | | | | | |
| 10293 | 養殖，水煮 | 水煮 | － | 水煮→湯切り | － | むき身 | 2倍 | 64 |
| 10430 | 養殖，フライ | フライ | － | 油揚げ→油切り | － | むき身 | 植物油：2倍<br>衣(天ぷら粉，パン粉) | 119<br>(84) |
| | **さざえ** | | | | | | | |
| 10296 | 焼き | 焼き | － | 焼き（電気ロースター） | 貝殻，内臓 | 全体 | － | 88 |
| | **しじみ** | | | | | | | |
| 10413 | 水煮 | 水煮 | － | 水煮→湯切り | 貝殻 | 全体 | 2倍 | 78 |

| 食品番号 | 食品名 | 調理法 | 調理過程 下ごしらえ廃棄部位 | 調理過程 重量変化に関する工程 | 調理過程 調理後廃棄部位 | 調理形態 | 調理に用いた水，植物油，食塩等の量及び用いた衣の素材等 | 重量変化率(%) |
|---|---|---|---|---|---|---|---|---|
| | (はまぐり類) | | | | | | | |
| | **はまぐり** | | | | | | | |
| 10307 | 水煮 | 水煮 | － | 水煮→湯切り | 貝殻 | 全体 | 2倍 | 64 |
| 10308 | 焼き | 焼き | － | 焼き（電気ロースター） | 貝殻 | 全体 | － | 65 |
| | **ほたてがい** | | | | | | | |
| 10312 | 水煮 | 水煮 | － | 水煮→湯切り | 貝殻 | 全体 | 2.5倍 | 82 |
| 10414 | 貝柱，焼き | 焼き | － | 焼き（電気ロースター） | 貝殻，内臓 | 全体 | － | 66 |
| | <えび・かに類> | | | | | | | |
| | (えび類) | | | | | | | |
| | **アルゼンチンあかえび** | | | | | | | |
| 10468 | ゆで | ゆで | － | ゆで→湯切り | 頭部，殻，内臓，尾部等 | 全体 | 2倍 | 79 |
| 10469 | 焼き | 焼き | － | 焼き（電気ロースター） | 頭部，殻，内臓，尾部等 | 全体 | － | 84 |
| | **くるまえび** | | | | | | | |
| 10322 | 養殖，ゆで | ゆで | － | ゆで→湯切り | 頭部，殻，内臓，尾部等 | 全体 | 2倍 | 95 |
| 10323 | 養殖，焼き | 焼き | － | 焼き（電気ロースター） | 頭部，殻，内臓，尾部等 | 全体 | － | 73 |
| | **バナメイエビ** | | | | | | | |
| 10416 | 養殖，天ぷら | 天ぷら | 殻，背腸等 | 油揚げ→油切り | 尾 | 全体 | 植物油：5倍<br>衣（天ぷら粉） | 102<br>(77) |
| | (かに類) | | | | | | | |
| | **毛がに** | | | | | | | |
| 10334 | ゆで | ゆで | － | ゆで→湯切り | 殻，内臓等 | 全体 | 2倍 | 82 |
| | **ずわいがに** | | | | | | | |
| 10336 | ゆで | ゆで | － | ゆで→湯切り | 殻，内臓等 | 全体 | 2倍 | 74 |
| | **たらばがに** | | | | | | | |
| 10339 | ゆで | ゆで | － | ゆで→湯切り | 殻，内臓等 | 全体 | 2～7倍 | 74 |
| | <いか・たこ類> | | | | | | | |
| | (いか類) | | | | | | | |
| | **するめいか** | | | | | | | |
| 10346 | 水煮 | 水煮 | 内臓等 | 水煮→湯切り | － | 胴と足 | 3倍 | 76 |
| 10347 | 焼き | 焼き | 内臓等 | 焼き（電気ロースター） | － | 胴と足 | － | 70 |
| 10419 | 胴，皮なし，天ぷら | 天ぷら | 胴体以外 | 油揚げ→油切り | － | 胴体部分<br>長さ3cm<br>幅3cm | 植物油：5倍<br>衣（天ぷら粉） | 119<br>(93) |
| 10470 | 胴，皮なし，フライ | フライ | 胴体以外 | フライ→油切り | － | 胴体部分<br>長さ3cm<br>幅3cm | 植物油：2倍<br>衣(天ぷら粉，パン粉) | 95<br>(76) |
| | **ほたるいか** | | | | | | | |
| 10349 | ゆで | ゆで | － | ゆで→湯切り | － | 全体 | 2.5倍 | 46 |
| | (たこ類) | | | | | | | |
| | **まだこ** | | | | | | | |
| 10362 | ゆで | ゆで | 内臓等 | ゆで→湯切り | － | 全体 | 2倍 | 81 |
| 10473 | 蒸しだこ，油いため | 油いため | 頭部等 | 油いため | － | 足<br>0.5cm輪切り | 植物油：5% | 67 |
| 10474 | 蒸しだこ，素揚げ | 素揚げ | 頭部等 | 油揚げ→油切り | － | 足<br>1.5cm輪切り | 植物油：等倍 | 69 |

## 11 肉類

| 食品番号 | 食品名 | 調理法 | 下ごしらえ廃棄部位 | 重量変化に関する工程 | 調理後廃棄部位 | 調理形態 | 調理に用いた水，植物油，食塩等の量及び用いた衣の素材等 | 重量変化率(%) |
|---|---|---|---|---|---|---|---|---|
| | <畜肉類> | | | | | | | |
| | **うし** | | | | | | | |
| | **[和牛肉]** | | | | | | | |
| 11249 | リブロース，脂身つき，ゆで | ゆで | － | ゆで→湯切り | － | 厚さ0.2cm<br>薄切り | 10倍 | 79 |
| 11248 | リブロース，脂身つき，焼き | 焼き | － | 焼き（電気ロースター） | － | 厚さ0.2cm<br>薄切り | － | 78 |
| 11251 | もも，皮下脂肪なし，ゆで | ゆで | － | ゆで→湯切り | － | 厚さ0.2cm<br>薄切り | 10倍 | 65 |
| 11250 | もも，皮下脂肪なし，焼き | 焼き | － | 焼き（電気ロースター） | － | 厚さ0.2cm<br>薄切り | － | 66 |
| | **[乳用肥育牛肉]** | | | | | | | |
| 11301 | かた，赤肉，ゆで | ゆで | － | ゆで→湯切り | － | 厚さ0.2cm<br>薄切り | 10倍 | 70 |
| 11302 | かた，赤肉，焼き | 焼き | － | 焼き（電気ロースター） | － | 厚さ0.2cm<br>薄切り | － | 76 |
| 11039 | リブロース，脂身つき，ゆで | ゆで | － | ゆで→湯切り | － | 厚さ0.2cm<br>薄切り | 10倍 | 78 |
| 11038 | リブロース，脂身つき，焼き | 焼き | － | 焼き（電気ロースター） | － | 厚さ0.2cm<br>薄切り | － | 70 |

| 食品番号 | 食品名 | 調理法 | 調理過程 | | | 調理形態 | 調理に用いた水，植物油，食塩等の量及び用いた衣の素材等 | 重量変化率(%) |
|---|---|---|---|---|---|---|---|---|
| | | | 下ごしらえ廃棄部位 | 重量変化に関する工程 | 調理後廃棄部位 | | | |
| 11252 | ばら，脂身つき，焼き | 焼き | – | 焼き（電気ロースター） | – | 厚さ 0.2cm 薄切り | – | 81 |
| 11050 | もも，皮下脂肪なし，ゆで | ゆで | – | ゆで→湯切り | – | 厚さ 0.2cm 薄切り | 10 倍 | 66 |
| 11049 | もも，皮下脂肪なし，焼き | 焼き | – | 焼き（電気ロースター） | – | 厚さ 0.2cm 薄切り | – | 71 |
| 11253 | ヒレ，赤肉，焼き | 焼き | – | 焼き（電気ロースター） | – | 厚さ 0.2cm 薄切り | – | 71 |
| | [交雑牛肉] | | | | | | | |
| 11256 | リブロース，脂身つき，ゆで | ゆで | – | ゆで→湯切り | – | 厚さ 0.2cm 薄切り | 10 倍 | 78 |
| 11255 | リブロース，脂身つき，焼き | 焼き | – | 焼き（電気ロースター） | – | 厚さ 0.2cm 薄切り | – | 79 |
| 11264 | もも，皮下脂肪なし，ゆで | ゆで | – | ゆで→湯切り | – | 厚さ 0.2cm 薄切り | 10 倍 | 66 |
| 11263 | もも，皮下脂肪なし，焼き | 焼き | – | 焼き（電気ロースター） | – | 厚さ 0.2cm 薄切り | – | 72 |
| | [輸入牛肉] | | | | | | | |
| 11269 | リブロース，脂身つき，ゆで | ゆで | – | ゆで→湯切り | – | 厚さ 0.2cm 薄切り | 10 倍 | 66 |
| 11268 | リブロース，脂身つき，焼き | 焼き | – | 焼き（電気ロースター） | – | 厚さ 0.2cm 薄切り | – | 72 |
| 11271 | もも，皮下脂肪なし，ゆで | ゆで | – | ゆで→湯切り | – | 厚さ 0.2cm 薄切り | 10 倍 | 58 |
| 11270 | もも，皮下脂肪なし，焼き | 焼き | – | 焼き（電気ロースター） | – | 厚さ 0.2cm 薄切り | – | 67 |
| | [ひき肉] | | | | | | | |
| 11272 | 焼き | 焼き | – | 焼き（テフロン〈フッ素樹脂〉加工したフライパン） | – | そのまま | – | 65 |
| | [副生物] | | | | | | | |
| 11296 | 横隔膜，ゆで | ゆで | – | ゆで→湯切り | – | 切り身 | 5 倍 | 65 |
| 11297 | 横隔膜，焼き | 焼き | – | 焼き（電気ロースター） | – | 切り身 | – | 69 |
| 11273 | 舌，焼き | 焼き | – | 焼き（電気ロースター） | – | 厚さ 1cm | – | 71 |
| | ぶた | | | | | | | |
| | [大型種肉] | | | | | | | |
| 11125 | ロース，脂身つき，ゆで | ゆで | – | ゆで→湯切り | – | 厚さ 0.2cm 薄切り | 10 倍 | 77 |
| 11124 | ロース，脂身つき，焼き | 焼き | – | 焼き（電気ロースター） | – | 厚さ 0.2cm 薄切り | – | 72 |
| 11276 | ロース，脂身つき，とんかつ | とんかつ | – | 油揚げ→油切り | – | 厚さ 1cm (100g 程度) | 植物油：5 倍 衣(天ぷら粉，パン粉) | 91 (75) |
| 11277 | ばら，脂身つき，焼き | 焼き | – | 焼き（電気ロースター） | – | 厚さ 0.2cm 薄切り | – | 74 |
| 11133 | もも，皮下脂肪なし，ゆで | ゆで | – | ゆで→湯切り | – | 厚さ 0.2cm 薄切り | 10 倍 | 71 |
| 11132 | もも，皮下脂肪なし，焼き | 焼き | – | 焼き（電気ロースター） | – | 厚さ 0.2cm 薄切り | – | 71 |
| 11278 | ヒレ，赤肉，焼き | 焼き | – | 焼き（電気ロースター） | – | 厚さ 0.2cm 薄切り | – | 58 |
| 11279 | ヒレ，赤肉，とんかつ | とんかつ | – | 油揚げ→油切り | – | 厚さ 1cm (100g 程度) | 植物油：5 倍 衣(天ぷら粉，パン粉) | 97 (75) |
| | [ひき肉] | | | | | | | |
| 11280 | 焼き | 焼き | – | 焼き（テフロン〈フッ素樹脂〉加工したフライパン） | – | そのまま | – | 69 |
| | [副生物] | | | | | | | |
| 11313 | ジョウルミート，焼き | 焼き | | 焼き（電気ロースター） | – | 厚さ 0.5cm | – | 70 |
| | [ハム類] | | | | | | | |
| 11303 | ロースハム，ゆで | ゆで | – | ゆで→湯切り | – | そのまま | 20 倍 | 86 |
| 11304 | ロースハム，焼き | 焼き | – | 焼き（電気ロースター） | – | そのまま | – | 79 |
| 11305 | ロースハム，フライ | フライ | – | フライ→油切り | – | そのまま | 植物油：15 倍 衣(天ぷら粉，パン粉) | 132 (87) |
| | [ベーコン類] | | | | | | | |
| 11314 | ばらベーコン，ゆで | ゆで | – | ゆで→湯切り | – | 厚さ 0.2cm 長さ 3cm 幅 3cm | 10 倍 | 65 |
| 11315 | ばらベーコン，焼き | 焼き | – | 焼き（電気ロースター） | – | 厚さ 0.2cm 長さ 3cm 幅 3cm | – | 65 |
| 11316 | ばらベーコン，油いため | 油いため | – | 油いため | – | 厚さ 0.2cm 長さ 3cm 幅 3cm | – | 77 |
| | [ソーセージ類] | | | | | | | |
| 11306 | ウインナーソーセージ，ゆで | ゆで | – | ゆで→湯切り | – | そのまま | 15 倍 | 98 |
| 11307 | ウインナーソーセージ，焼き | 焼き | – | 焼き（電気ロースター） | – | そのまま | – | 93 |
| 11308 | ウインナーソーセージ，フライ | フライ | – | フライ→油切り | – | そのまま | 植物油：7 倍 衣(天ぷら粉，パン粉) | 102 (95) |

| 食品番号 | 食品名 | 調理法 | 調理過程 下ごしらえ廃棄部位 | 調理過程 重量変化に関する工程 | 調理過程 調理後廃棄部位 | 調理形態 | 調理に用いた水，植物油，食塩等の量及び用いた衣の素材等 | 重量変化率(%) |
|---|---|---|---|---|---|---|---|---|
| | **めんよう** | | | | | | | |
| | **[マトン]** | | | | | | | |
| 11281 | ロース，脂身つき，焼き | 焼き | – | 焼き（電気ロースター） | – | 厚さ0.2cm<br>薄切り | – | 67 |
| | **[ラム]** | | | | | | | |
| 11282 | ロース，脂身つき，焼き | 焼き | – | 焼き（電気ロースター） | – | 厚さ0.2cm<br>薄切り | – | 73 |
| 11283 | もも，脂身つき，焼き | 焼き | – | 焼き（電気ロースター） | – | 厚さ0.2cm<br>薄切り | – | 66 |
| | **＜鳥肉類＞** | | | | | | | |
| | **にわとり** | | | | | | | |
| | **[若どり・主品目]** | | | | | | | |
| 11287 | むね，皮つき，焼き | 焼き | – | 焼き（電気ロースター） | – | 長さ3cm<br>幅3cm<br>厚さ1cm | – | 62 |
| 11288 | むね，皮なし，焼き | 焼き | – | 焼き（電気ロースター） | – | 長さ3cm<br>幅3cm<br>厚さ1cm | – | 61 |
| 11223 | もも，皮つき，ゆで | ゆで | – | ゆで→湯切り | – | 4分割（70g程度） | 10倍 | 70 |
| 11222 | もも，皮つき，焼き | 焼き | – | 焼き（電気ロースター） | – | 4分割（70g程度） | – | 61 |
| 11289 | もも，皮つき，から揚げ | から揚げ | – | 油揚げ→油切り | – | 厚さ2cm<br>（25g程度） | 植物油：5倍<br>衣（から揚げ粉） | 75<br>(65) |
| 11226 | もも，皮なし，ゆで | ゆで | – | ゆで→湯切り | – | 4分割（70g程度） | 10倍 | 70 |
| 11225 | もも，皮なし，焼き | 焼き | – | 焼き（電気ロースター） | – | 4分割（70g程度） | – | 72 |
| 11290 | もも，皮なし，から揚げ | から揚げ | – | 油揚げ→油切り | – | 厚さ2cm<br>（25g程度） | 植物油：5倍<br>衣（から揚げ粉） | 82<br>(70) |
| | **[若どり・副品目]** | | | | | | | |
| 11229 | ささみ，ゆで | ゆで | すじ | ゆで→湯切り | – | 縦に2分割，そぎ切り（25～45g） | 5倍 | 76 |
| 11228 | ささみ，焼き | 焼き | すじ | 焼き（電気ロースター） | – | 縦に2分割，そぎ切り（25～45g） | – | 73 |
| 11298 | ささみ，ソテー | ソテー | すじ | ソテー | – | 縦に2分割，そぎ切り（25～45g） | 植物油：5% | 64 |
| 11300 | ささみ，フライ | フライ | すじ | フライ→油切り | – | 縦に2分割，そぎ切り（25～45g） | 植物油：2倍<br>衣（天ぷら粉，パン粉） | 91<br>(79) |
| 11299 | ささみ，天ぷら | 天ぷら | すじ | 油揚げ→油切り | – | 縦に2分割，そぎ切り（25～45g） | 植物油：2倍<br>衣（天ぷら粉） | 92<br>(74) |
| | **[ひき肉]** | | | | | | | |
| 11291 | 焼き | 焼き | – | 焼き（テフロン〈フッ素樹脂〉加工したフライパン） | – | そのまま | – | 62 |
| | **12 卵類** | | | | | | | |
| | **鶏卵** | | | | | | | |
| 12005 | 全卵，ゆで | ゆで | – | ゆで→湯切り→水冷→水切り | 殻 | そのまま | 2.5倍 | 99.7 |
| 12006 | 全卵，ポーチドエッグ | ゆで | 殻 | ゆで→湯切り | – | そのまま | 18倍（食酢5%） | 95 |
| 12021 | 全卵，目玉焼き | 焼き | 殻 | 焼き（ガラス鍋） | – | 割卵 | 植物油：5% | 86 |
| 12022 | 全卵，いり | 油いため | 殻 | 油いため | – | 割卵をかくはん | 植物油：5% | 95 |
| 12023 | 全卵，素揚げ | 素揚げ | 殻 | 油揚げ→油切り | – | 割卵 | 植物油：20倍 | 88 |
| 12017 | たまご豆腐 | 蒸し | – | 蒸し | – | 卵豆腐型<br>（14cm×11cm×4.7cm） | – | 99 |
| 12018 | たまご焼，厚焼きたまご | 焼き | – | 焼き | – | – | – | 80 |
| 12019 | たまご焼，だし巻きたまご | 焼き | – | 焼き | – | – | – | 86 |
| | **17 調味料及び香辛料類** | | | | | | | |
| | **＜調味料類＞** | | | | | | | |
| | **（だし類）** | | | | | | | |
| 17130 | **あごだし** | 抽出 | – | だしをとる（得られただし：95%） | – | 頭とはらわたをとり除いたもの | 水に対して2% | – |
| | **かつおだし** | | | | | | | |
| 17019 | 荒節 | 抽出 | – | だしをとる（得られただし：86%） | – | そのまま | 水に対して3% | – |
| 17131 | 本枯れ節 | 抽出 | – | だしをとる（得られただし：86%） | – | そのまま | 水に対して3% | – |
| | **昆布だし** | | | | | | | |
| 17020 | 水出し | 抽出 | – | だしをとる（得られただし：88%） | – | そのまま | 水に対して3% | – |
| 17132 | 煮出し | 抽出 | – | だしをとる（得られただし：35%） | – | そのまま | 水に対して3% | – |
| | **かつお・昆布だし** | | | | | | | |
| 17021 | 荒節・昆布だし | 抽出 | – | だしをとる（昆布だしとかつおだしを当量混合した） | – | そのまま | 水に対して3% | – |
| 17022 | **しいたけだし** | 抽出 | – | だしをとる（得られただし：70%） | – | そのまま | 15倍 | – |
| 17023 | **煮干しだし** | 抽出 | – | だしをとる（得られただし：90%） | – | 頭とはらわたをとり除いたもの | 水に対して3% | – |
| 17024 | **鶏がらだし** | 抽出 | – | だしをとる（得られただし：66%） | – | 熱湯をかけて内臓と脂肪をとり除いたもの | 2倍 | – |

| 食品番号 | 食品名 | 調理法 | 調理過程 | | | 調理形態 | 調理に用いた水，植物油，食塩等の量及び用いた衣の素材等 | 重量変化率(%) |
|---|---|---|---|---|---|---|---|---|
| | | | 下ごしらえ廃棄部位 | 重量変化に関する工程 | 調理後廃棄部位 | | | |
| 17025 | **中華だし** | 抽出 | － | だしをとる（得られただし：50%）（材料：脂肪を除いた骨付き鶏肉200g，豚もも肉200g，ねぎ30g，しょうが7g，清酒20g） | － | 薄切り | 材料に対して4.4倍 | － |
| 17026 | **洋風だし** | 抽出 | － | だしをとる（得られただし：50%）（材料：牛もも肉350g，にんじん200g，たまねぎ200g，セロリ200g，塩5g） | － | 薄切り | 材料に対して2.1倍 | － |
| | **18 調理済み流通食品類** | | | | | | | |
| | ＜和風料理＞ | | | | | | | |
| | （和え物類） | | | | | | | |
| 18024 | **青菜の白和え** | － | － | 下ごしらえ→和え衣で和える（主な材料：木綿豆腐，ほうれんそう，にんじん，砂糖，こんにゃく，つきこんにゃく等） | － | － | － | 94 |
| 18025 | **いんげんのごま和え** | － | － | 下ごしらえ→和え衣で和える（主な材料：さやいんげん，こいくちしょうゆ，しょうゆ，すりごま，白ごま，いりごま，にんじん，砂糖等） | － | － | － | 95 |
| 18026 | **わかめとねぎの酢みそ和え** | － | － | 下ごしらえ→和え衣で和える（主な材料：長ねぎ，ねぎ，わかめ（生），砂糖，みそ，こんにゃく等） | － | － | － | 83 |
| | （汁物類） | | | | | | | |
| 18028 | **とん汁** | － | － | 下ごしらえ→煮込む（主な材料：煮干しだし，だいこん，みそ，さといも，にんじん等） | － | － | － | 94 |
| | （酢の物類） | | | | | | | |
| 18027 | **紅白なます** | － | － | 下ごしらえ→和える（主な材料：だいこん，穀物酢，酢，にんじん，砂糖，油揚げ） | － | － | － | 100 |
| | （煮物類） | | | | | | | |
| 18029 | **卯の花いり** | － | － | 下ごしらえ→いり煮（主な材料：おから，かつおだし，こんにゃく，つきこんにゃく，にんじん，砂糖等） | － | － | － | 103 |
| 18030 | **親子丼の具** | － | － | 下ごしらえ→煮る（主な材料：卵，とり肉（もも），たまねぎ，かつおだし，本みりん，みりん等） | － | － | － | 89 |
| 18031 | **牛飯の具** | － | － | 下ごしらえ→煮る（主な材料：牛肉，たまねぎ，こんにゃく，つきこんにゃく，かつおだし，こいくちしょうゆ，しょうゆ等） | － | － | － | 92 |
| 18032 | **切り干し大根の煮物** | － | － | 下ごしらえ→煮る（主な材料：切干しだいこん（乾），にんじん，かつおだし，油揚げ，こいくちしょうゆ等） | － | － | － | 207 |
| 18033 | **きんぴらごぼう** | － | － | 下ごしらえ→炒め煮（主な材料：ごぼう，ささがきごぼう，にんじん，こいくちしょうゆ，しょうゆ，だし汁，サラダ油，油等） | － | － | － | 92 |
| 18034 | **ぜんまいのいため煮** | － | － | 下ごしらえ→炒め煮（主な材料：ぜんまい（水煮），にんじん，こいくちしょうゆ，しょうゆ，厚揚げ，油揚げ等） | － | － | － | 105 |
| 18035 | **筑前煮** | － | － | 下ごしらえ→煮る（主な材料：とり肉（もも），ごぼう，こんにゃく，にんじん，れんこん等） | － | － | － | 92 |
| 18036 | **肉じゃが** | － | － | 下ごしらえ→煮る（主な材料：じゃがいも，たまねぎ，肉，にんじん，こいくちしょうゆ，しょうゆ等） | － | － | － | 89 |
| 18037 | **ひじきのいため煮** | － | － | 下ごしらえ→炒め煮（主な材料：にんじん，ひじき（乾），油揚げ，うす揚げ，こいくちしょうゆ，しょうゆ，かつおだし等） | － | － | － | 240 |
| | （その他） | | | | | | | |
| 18038 | **アジの南蛮漬け** | － | － | 下ごしらえ→から揚げ→調味漬け（主な材料：あじ（開き，三枚おろし），たまねぎ，酢，にんじん，その他等） | － | － | － | 93 |
| 18053 | **お好み焼き** | － | － | 電子レンジ調理（冷凍品）（主な食材：キャベツ，小麦粉，豚肉，やまいも，卵，油等） | － | － | － | 92 |
| 18054 | **とりから揚げ** | － | － | 電子レンジ調理（冷凍品）（主な食材：とり肉（もも），油，小麦粉，しょうゆ等） | － | － | － | 93 |
| | ＜洋風料理＞ | | | | | | | |
| | （カレー類） | | | | | | | |
| 18040 | **チキンカレー** | － | － | 下ごしらえ→煮込む（主な材料：とり肉（もも），たまねぎ，トマトジュース，にんじん，カレーフレーク等） | － | － | － | 89 |
| 18001 | **ビーフカレー** | － | － | 下ごしらえ→煮込む（主な材料：カレールウ，たまねぎ，牛肉（ばら），ラード，にんじん等） | － | － | － | 94 |

| 食品番号 | 食品名 | 調理法 | 調理過程 | | | 調理形態 | 調理に用いた水，植物油，食塩等の量及び用いた衣の素材等 | 重量変化率(%) |
|---|---|---|---|---|---|---|---|---|
| | | | 下ごしらえ廃棄部位 | 重量変化に関する工程 | 調理後廃棄部位 | | | |
| 18041 | **ポークカレー** | − | − | 下ごしらえ→煮込む（主な材料：豚肉（小間），カレーフレーク，たまねぎ，じゃがいも，にんじん等） | − | − | − | 90 |
| | （コロッケ類） | | | | | | | |
| 18043 | **カニクリームコロッケ** | − | − | 下ごしらえ→成形→衣付け→油揚げ（主な材料：パン粉，油，小麦粉，かに（ゆで），たまねぎ等） | − | − | − | 99 |
| 18044 | **コーンクリームコロッケ** | − | − | 下ごしらえ→成形→衣付け→油揚げ（主な材料：とうもろこし，パン粉，油，小麦粉，たまねぎ，牛乳等） | − | − | − | 102 |
| 18018 | **ポテトコロッケ** | − | − | 下ごしらえ→成形→衣付け→油揚げ（主な材料：じゃがいも，パン粉，たまねぎ，油，豚肉（ひき肉）等） | − | − | − | 96 |
| | （シチュー類） | | | | | | | |
| 18045 | **チキンシチュー** | − | − | 下ごしらえ→煮込む（主な材料：とり肉（もも），ホワイトソース，たまねぎ，牛乳，じゃがいも等） | − | − | − | 91 |
| 18011 | **ビーフシチュー** | − | − | 下ごしらえ→煮込む（主な材料：牛肉（バラ，肩ロース），たまねぎ，じゃがいも，にんじん，デミグラスソース等） | − | − | − | 90 |
| | （素揚げ類） | | | | | | | |
| 18015 | **ミートボール** | − | − | 下ごしらえ→成形→油揚げ（主な材料：とり肉（ひき肉），たまねぎ，豚肉（ひき肉），パン粉，だし汁等） | − | − | − | 86 |
| | （スープ類） | | | | | | | |
| 18042 | **かぼちゃのクリームスープ** | − | − | 下ごしらえ→煮込む（主な材料：かぼちゃペースト，牛乳，たまねぎ，ホワイトシチュー，バター等） | − | − | − | 97 |
| | **コーンクリームスープ** | | | | | | | |
| 18005 | コーンクリームスープ | − | − | 下ごしらえ→煮込む（主な材料：牛乳，クリームコーン，スイートコーン，たまねぎ，コーンクリームスープの素等） | − | − | − | 99 |
| | （ハンバーグステーキ類） | | | | | | | |
| 18050 | **合いびきハンバーグ** | − | − | 下ごしらえ→成形→焼き（主な材料：牛肉（ひき肉），豚肉（ひき肉），たまねぎ，パン粉，とり肉（ひき肉）等） | − | − | − | 79 |
| 18051 | **チキンハンバーグ** | − | − | 下ごしらえ→成形→焼き（主な材料：とり肉（ひき肉），たまねぎ，とり肉（むね），パン粉，ラード等） | − | − | − | 78 |
| 18052 | **豆腐ハンバーグ** | − | − | 下ごしらえ→成形→焼き（主な材料：押し豆腐，たまねぎ，とり肉（ささみ），卵，パン粉等） | − | − | − | 78 |
| | （フライ類） | | | | | | | |
| 18019 | **いかフライ** | − | − | 下ごしらえ→衣付け→油揚げ（主な材料：いか，パン粉，油，小麦粉，卵等） | − | − | − | 66 |
| 18020 | **えびフライ** | − | − | 下ごしらえ→衣付け→油揚げ（主な材料：えび，パン粉，油，小麦粉，卵等） | − | − | − | 94 |
| 18055 | **かきフライ** | − | − | 電子レンジ調理（冷凍品）（主な食材：かき，パン粉，油，小麦粉，卵等） | − | − | − | 88 |
| 18022 | **メンチカツ** | − | − | 下ごしらえ→衣付け→油揚げ（主な材料：パン粉，牛肉（ひき肉），たまねぎ，油，豚肉（ひき肉）等） | − | − | − | 97 |
| | （その他） | | | | | | | |
| 18003 | **えびグラタン** | − | − | 下ごしらえ→焼き（オーブン）（主な材料：牛乳，マカロニ（ゆで），たまねぎ，えび，ほうれんそう等） | − | − | − | 100 |
| 18014 | **えびピラフ** | − | − | 下ごしらえ→炒め（主な材料：米，たまねぎ，えび，にんじん，ピーマン等） | − | − | − | 98 |
| | <中国料理> | | | | | | | |
| | （点心類） | | | | | | | |
| 18002 | **ぎょうざ** | − | − | 下ごしらえ→焼き（主な材料：キャベツ，小麦粉，豚肉（ひき肉），とり肉（ひき肉），ラード等） | − | − | − | 88 |
| 18012 | **しゅうまい** | − | − | 下ごしらえ→蒸し（主な材料：たまねぎ，豚肉（ひき肉），とり肉（ひき肉），小麦粉，植物性たんぱく等） | − | − | − | 87 |
| 18046 | **中華ちまき** | − | − | 下ごしらえ→蒸し（主な材料：もち米，とり肉（ひき肉），しいたけ，しょうゆ，砂糖等） | − | − | − | 93 |

| 食品番号 | 食品名 | 調理法 | 調理過程 | | | 調理形態 | 調理に用いた水，植物油，食塩等の量及び用いた衣の素材等 | 重量変化率(%) |
|---|---|---|---|---|---|---|---|---|
| | | | 下ごしらえ廃棄部位 | 重量変化に関する工程 | 調理後廃棄部位 | | | |
| 18056 | **春巻き** | − | − | 電子レンジ調理（冷凍品）（主な食材：キャベツ，たけのこ（水煮），にんじん，しいたけ，豚肉，春巻きの皮，油，しょうゆ等） | − | − | − | 98 |
| | （菜類） | | | | | | | |
| 18047 | **酢豚** | − | − | 下ごしらえ→油揚げ→油いため（主な材料：豚肉，たまねぎ，にんじん，たけのこ（水煮），ピーマン等） | − | − | − | 91 |
| 18057 | **チャーハン** | − | − | 電子レンジ調理（冷凍品）（主な食材：米，卵，焼き豚，ねぎ等） | − | − | − | 95 |
| 18048 | **八宝菜** | − | − | 下ごしらえ→炒め煮（主な材料：白菜，豚肉，むきえび，たけのこ（ゆで，水煮），中華だし（スープ）等） | − | − | − | 82 |
| 18049 | **麻婆豆腐** | − | − | 下ごしらえ→炒め煮（主な材料：木綿豆腐，豚肉（ひき肉），こいくちしょうゆ，しょうゆ，たまねぎ，長ねぎ，ねぎ等） | − | − | − | 95 |
| | <韓国料理> | | | | | | | |
| | （和え物類） | | | | | | | |
| 18039 | **もやしのナムル** | − | − | 下ごしらえ→ゆで→湯切り→水冷→手搾り→和える（主な材料：大豆もやし，もやし，こまつな，ほうれんそう，こいくちしょうゆ，しょうゆ，きゅうり，にんじん等） | − | − | − | 87 |

食品成分表 2010 の調理した食品について，調理方法，調理過程，調理形態，調理に用いた水等および調理による重量変化率（%）を本表に示した．本表の留意点は下記の通りである．
・調理形態や調理に用いた水の量等については，分析に用いた試料の形態等によって異同がある場合があり，これらを必ずしも網羅的に記載したものではない．
・炊飯器を使用して米を炊く場合，炊飯器により加水量が異なる．
・ゆでの加水量は使用する鍋により異なる．加熱終了まで試料がかぶる程度の水量を保つ．
・くずきり等のでん粉製品や，凍り豆腐等は，製品に記載の加水量を用いる．
・「調理に用いた水，植物油，食塩等の量及び用いた衣の素材等」は，調理に用いた食品重量に対する比で示した．
・重量変化率は調理前の食品を基準とした調理後の重量%を示した．
・天ぷら，フライなど油と衣を使った調理の重量変化率については，「調理前の食品と揚げる前の衣の重量」を基準とした調理後の重量%を（　）で示した．衣の重量等については表13に示した．
・18 群調理済み流通食品類の重量変化率は，調理後の栄養価計算重量÷調理前の栄養価計算重量×100 により算出した推計値である．
*1 追補 2017 で新たに収載したヨウ素，セレン，クロム，モリブデン及びビオチンの成分値の分析の場合．
*2 日本食品標準成分表 2010 で新たに収載したヨウ素，セレン，クロム，モリブデン及びビオチンの成分値の分析の場合．
*3 収載値の一部又は全部を計算又は文献値から算出したもの．
*4 収載値の一部又は全部が推計値であるもの．

**表13 揚げ物等における衣の割合及び脂質量の増減**
(生の材料 100 g から出来上がった揚げ物についての材料，衣量及び吸油量)

| 調理の種類 | 食品番号 | 食品名 | 調理後の食品の重量(g) | 調理前の食品の重量（g） | | | | | | 調理後の脂質の増減（g）★1 | | 調理後100 g に対する脂質の増減（g）★2 |
|---|---|---|---|---|---|---|---|---|---|---|---|---|
| | | | | 主材料の食品 | 主材料の食品と衣 | 衣に含まれる食品 | | | | 主材料(100 g)から | 衣付きの主材料から(100 g＋衣重量) | 衣付きの主材料から(100 g＋衣重量) |
| | | | | | | 粉（種類） | | パン粉 | 卵液 | A | B | C |
| 素揚げ | 01172 | 天ぷら用，バッター | 85 | 100 | – | – | – | – | – | 39.9 | – | – |
| 素揚げ | 01180 | 春巻きの皮 | 115 | 100 | – | – | – | – | – | 33.8 | – | – |
| 素揚げ | 02065 | フライドポテト，皮つき(生を揚げたもの) | 71 | 100 | – | – | – | – | – | 3.9 | – | – |
| 素揚げ | 02067 | フライドポテト，皮なし(生を揚げたもの) | 71 | 100 | – | – | – | – | – | 4.0 | – | – |
| 素揚げ | 08055 | ぶなしめじ | 63 | 100 | – | – | – | – | – | 8.4 | – | – |
| 素揚げ | 10474 | まだこ，蒸しだこ | 59 | 100 | – | – | – | – | – | 1.2 | – | – |
| 素揚げ | 12023 | 鶏卵，全卵 | 88 | 100 | – | – | – | – | – | 17.0 | – | – |
| 天ぷら | 02047 | さつまいも，皮つき | 98 | 100 | 118.6 | 6.1 | （天ぷら粉） | – | – | 6.2 | 6.2 | 6.3 |
| 天ぷら | 06343 | なす，果実 | 109 | 100 | 138.5 | 11.1 | （天ぷら粉） | – | – | 15.2 | 15.1 | 13.8 |
| 天ぷら | 08057 | 生しいたけ，菌床栽培，天ぷら | 150 | 100 | 167.7 | 26.4 | （天ぷら粉） | – | – | 20.8 | 20.4 | 13.6 |
| 天ぷら | 08056 | ぶなしめじ | 191 | 100 | 229.1 | 50.4 | （天ぷら粉） | – | – | 32.3 | 31.6 | 16.5 |
| 天ぷら | 10400 | きす | 105 | 100 | 133.7 | 13.3 | （天ぷら粉） | – | – | 15.8 | 15.6 | 14.8 |
| 天ぷら | 10437 | たいせいようさけ，養殖，皮つき | 102 | 100 | 120.6 | 8.0 | （天ぷら粉） | – | – | 4.0 | 3.9 | 3.8 |
| 天ぷら | 10444 | たいせいようさけ，養殖，皮なし | 96 | 100 | 122.7 | 8.9 | （天ぷら粉） | – | – | 0.7 | 0.6 | 0.7 |
| 天ぷら | 10456 | くろまぐろ，養殖，赤身 | 97 | 100 | 117.4 | 7.7 | （天ぷら粉） | – | – | 4.7 | 4.6 | 4.7 |
| 天ぷら | 10465 | くろまぐろ，養殖，脂身 | 94 | 100 | 116.7 | 6.5 | （天ぷら粉） | – | – | −5.2 | −5.3 | −5.7 |
| 天ぷら | 10416 | バナメイエビ，養殖 | 102 | 100 | 131.6 | 12.7 | （天ぷら粉） | – | – | 9.9 | 9.7 | 9.5 |
| 天ぷら | 10419 | するめいか，胴，皮なし | 119 | 100 | 127.4 | 10.8 | （天ぷら粉） | – | – | 12.2 | 12.0 | 10.1 |
| 天ぷら | 11299 | にわとり，若どり・副品目，ささみ | 92 | 100 | 123.6 | 9.2 | （天ぷら粉） | – | – | 6.0 | 5.9 | 6.4 |
| フライ | 10390 | まあじ，皮つき | 116 | 100 | 122.8 | 4.0 | （小麦粉） | 9.5 | 7.5 | 16.6 | 15.1 | 13.0 |
| フライ | 10395 | まいわし | 118 | 100 | 127.8 | 4.6 | （小麦粉） | 12.0 | 8.7 | 26.5 | 24.7 | 21.0 |
| フライ | 10403 | まさば | 112 | 100 | 116.9 | 3.5 | （小麦粉） | 6.7 | 5.7 | 11.3 | 10.2 | 9.1 |
| フライ | 10409 | すけとうだら | 124 | 100 | 117.9 | 3.2 | （小麦粉） | 7.2 | 7.8 | 13.8 | 12.4 | 10.0 |
| フライ | 10430 | かき，養殖 | 119 | 100 | 141.2 | 11.9 | （天ぷら粉） | 10.7 | – | 10.9 | 10.1 | 8.5 |
| フライ | 10470 | するめいか，胴，皮なし | 95 | 100 | 124.7 | 3.6 | （天ぷら粉） | 12.7 | – | 21.7 | 20.8 | 21.8 |
| フライ | 11305 | ぶた，ハム類，ロースハム | 132 | 100 | 152.1 | 9.6 | （天ぷら粉） | 20.1 | – | 28.3 | 26.8 | 20.3 |
| フライ | 11308 | ぶた，ソーセージ類，ウインナーソーセージ | 102 | 100 | 107.7 | 1.7 | （天ぷら粉） | 2.1 | – | 5.1 | 4.9 | 4.8 |
| フライ | 11300 | にわとり，若どり・副品目，ささみ | 91 | 100 | 115.0 | 3.1 | （天ぷら粉） | 4.5 | – | 10.9 | 10.6 | 11.6 |
| とんかつ | 11276 | ぶた，大型種肉，ロース，脂身つき | 91 | 100 | 121.6 | 3.7 | （天ぷら粉） | 9.3 | – | 13.4 | 12.8 | 14.0 |
| とんかつ | 11279 | ぶた，大型種肉，ヒレ，赤肉 | 97 | 100 | 130.0 | 5.7 | （天ぷら粉） | 10.9 | – | 20.9 | 20.1 | 20.7 |
| から揚げ | 10392 | まあじ，小型，骨付き | 79 | 100 | 103.9 | 3.5 | （小麦粉） | – | – | 9.7 | 9.6 | 12.2 |
| から揚げ | 11289 | にわとり，若どり・主品目，もも，皮つき | 75 | 100 | 114.2 | 14.3 | （から揚げ粉） | – | – | −0.7 | −0.9 | −1.2 |
| から揚げ | 11290 | にわとり，若どり・主品目，もも，皮なし | 81 | 100 | 115.4 | 15.6 | （から揚げ粉） | – | – | 4.3 | 4.1 | 5.1 |

★1 揚げ物料理などの脂質量の増減は，調理前の主材料食品 100 g に対する揚げ油の吸油量（g）である．栄養価計算では下記のように活用できる
・栄養価計算では，下記のように揚げ物の吸油量を計算できる（計算結果を加算する）
①生の材料からの計算：材料（生の重量）×A/100＝吸油量（g）
②衣つきからの計算：材料（生＋衣中の粉の重量）×B/100＝吸油量（g）
・食事調査では，下記のように揚げ物の吸油量を計算できる
揚げ物（重量）×調理後 100 g 中の植物油量（吸油量）/100

★2 衣からの脂質量は考慮していない

## 表14 炒め物における脂質量の増減

（生の材料 100 g から出来上がった炒め物についての材料及び吸油量）

| 調理 | 食品番号 | 食品名 | 調理後の重量（g） | 調理前の重量（g） | | | 脂質量の増減★ | | 調理後 100 g に対する脂質の増減（g） |
|---|---|---|---|---|---|---|---|---|---|
| | | | | 主材料の食品 | 使用した油 | 材料と使用した油 | 生（100 g）から | 油込み調理前から | 生（100 g）から |
| | | | | | | | A | B | C |
| 油いため | 06327 | アスパラガス，若茎 | 90 | 100 | 5.0 | 105 | 3.3 | -1.7 | 3.6 |
| 油いため | 06331 | トウミョウ，芽ばえ | 72 | 100 | 5.0 | 105 | 3.9 | -1.1 | 5.4 |
| 油いため | 06375 | グリーンピース，冷凍 | 94 | 100 | 5.0 | 105 | 3.7 | -1.3 | 3.9 |
| 油いため | 06333 | キャベツ，結球葉 | 80 | 100 | 5.0 | 105 | 4.6 | -0.4 | 5.8 |
| 油いため | 06335 | 切干しだいこん | 345 | 100 | 5.0 | 105 | 20.0 | 15.0 | 5.8 |
| 油いため | 06336 | たまねぎ，りん茎 | 70 | 100 | 5.0 | 105 | 4.0 | -1.0 | 5.8 |
| 油いため | 06389 | たまねぎ，りん茎（あめ色たまねぎ） | 31 | 100 | 5.0 | 105 | 2.0 | -3.0 | 6.4 |
| 油いため | 06338 | チンゲンサイ，葉 | 87 | 100 | 5.0 | 105 | 2.7 | -2.3 | 3.1 |
| 油いため | 06170 | とうがらし，葉・果実 | 91 | 100 | 5.0 | 105 | 4.4 | -0.6 | 4.8 |
| 油いため | 06379 | スイートコーン，未熟種子，カーネル，冷凍 | 98 | 100 | 5.0 | 105 | 4.3 | -0.7 | 4.5 |
| 油いため | 06342 | なす，果実 | 76 | 100 | 5.0 | 105 | 4.3 | -0.7 | 5.6 |
| 油いため | 06206 | にがうり，果実 | 91 | 100 | 5.0 | 105 | 2.9 | -2.1 | 3.2 |
| 油いため | 06344 | にら，葉 | 83 | 100 | 5.0 | 105 | 4.5 | -0.5 | 5.4 |
| 油いため | 06345 | にんじん，根，皮なし | 69 | 100 | 5.0 | 105 | 4.3 | -0.7 | 6.2 |
| 油いため | 06381 | にんじん，根，冷凍 | 87 | 100 | 5.0 | 105 | 3.3 | -1.7 | 3.8 |
| 油いため | 06349 | にんにく，りん茎 | 83 | 100 | 5.0 | 105 | 4.0 | -1.0 | 4.8 |
| 油いため | 06351 | 根深ねぎ，葉，軟白 | 94 | 100 | 5.0 | 105 | 4.0 | -1.0 | 4.3 |
| 油いため | 06352 | 葉ねぎ，葉 | 84 | 100 | 5.0 | 105 | 4.1 | -0.9 | 4.9 |
| 油いため | 06246 | 青ピーマン，果実 | 96 | 100 | 5.0 | 105 | 3.9 | -1.1 | 4.1 |
| 油いため | 06248 | 赤ピーマン，果実 | 96 | 100 | 5.0 | 105 | 3.9 | -1.1 | 4.1 |
| 油いため | 06394 | オレンジピーマン，果実 | 85 | 100 | 5.0 | 105 | 4.1 | -0.9 | 4.8 |
| 油いため | 06250 | 黄ピーマン，果実 | 96 | 100 | 5.0 | 105 | 3.9 | -1.1 | 4.1 |
| 油いため | 06397 | ブロッコリー，花序 | 76 | 100 | 5.0 | 105 | 4.2 | -0.8 | 5.5 |
| 油いため | 06359 | ほうれんそう，葉，通年平均 | 58 | 100 | 5.0 | 105 | 4.3 | -0.7 | 7.4 |
| 油いため | 06373 | ほうれんそう，葉，冷凍 | 80 | 100 | 5.0 | 105 | 3.3 | -1.7 | 4.1 |
| 油いため | 06412 | だいずもやし | 92 | 100 | 5.0 | 105 | 2.7 | -2.3 | 2.9 |
| 油いため | 06398 | ブラックマッペもやし | 93 | 100 | 5.0 | 105 | 0.8 | -4.2 | 0.9 |
| 油いため | 06413 | りょくとうもやし | 89 | 100 | 5.0 | 105 | 2.4 | -2.6 | 2.7 |
| 油いため | 06384 | ミックスベジタブル，冷凍 | 93 | 100 | 5.0 | 105 | 3.8 | -1.2 | 4.1 |
| 油いため | 08037 | えのきたけ | 90 | 100 | 5.0 | 105 | 3.3 | -1.7 | 3.7 |
| 油いため | 08038 | あらげきくらげ | 285 | 100 | 5.0 | 105 | 14.1 | 9.1 | 5.0 |
| 油いため | 08041 | しいたけ，生しいたけ，菌床栽培 | 92 | 100 | 5.0 | 105 | 3.4 | -1.6 | 3.7 |
| 油いため | 08044 | しいたけ，生しいたけ，原木栽培 | 84 | 100 | 5.0 | 105 | 4.2 | -0.8 | 5.0 |
| 油いため | 08046 | ぶなしめじ | 90 | 100 | 5.0 | 105 | 4.4 | -0.6 | 4.9 |
| 油いため | 08050 | エリンギ | 89 | 100 | 5.0 | 105 | 2.9 | -2.1 | 3.3 |
| 油いため | 08051 | まいたけ | 73 | 100 | 5.0 | 105 | 2.8 | -2.2 | 3.8 |
| 油いため | 08052 | マッシュルーム | 79 | 100 | 5.0 | 105 | 3.3 | -1.7 | 4.1 |
| 油いため | 09052 | ひじき，ほしひじき，ステンレス釜 | 870 | 100 | 5.0 | 105 | 37.3 | 32.3 | 4.3 |
| 油いため | 09055 | ひじき，ほしひじき，鉄釜 | 870 | 100 | 5.0 | 105 | 37.3 | 32.3 | 4.3 |
| 油いため | 10473 | まだこ，蒸しだこ | 67 | 100 | 5.0 | 105 | 0.8 | -4.2 | 1.2 |
| 油いため | 12021 | 鶏卵，全卵，目玉焼き | 86 | 100 | 5.0 | 105 | 4.5 | -0.5 | 5.2 |
| 油いため | 12022 | 鶏卵，全卵，いり | 95 | 100 | 5.0 | 105 | 4.9 | -0.1 | 5.2 |
| ソテー | 10436 | たいせいようさけ，養殖，皮つき | 79 | 100 | 5.0 | 105 | -0.4 | -5.4 | -0.4 |
| ソテー | 10443 | たいせいようさけ，養殖，皮なし | 68 | 100 | 5.0 | 105 | -2.8 | -7.8 | -4.0 |
| ソテー | 10455 | くろまぐろ，養殖，赤身 | 86 | 100 | 5.0 | 105 | 1.2 | -3.8 | 1.4 |
| ソテー | 10464 | くろまぐろ，養殖，脂身 | 75 | 100 | 5.0 | 105 | -8.0 | -13.0 | -10.6 |
| ソテー | 11298 | にわとり，若どり・副品目，ささみ | 64 | 100 | 5.0 | 105 | 2.7 | -2.3 | 4.2 |

★ 油いためやソテーの脂質量の増減は，調理前の主材料食品 100 g に対する炒め油の吸油量（付着量を含む）（g）である

・栄養価計算では，下記のように吸油量を計算できる（計算結果を加算する）

①生の材料からの計算：材料（生の重量）×A/100＝吸油量（g）

②材料と油からの計算：材料（生の材料と炒め油の重量）×B/100＝吸油量（g）

・食事調査では，下記のように揚げ物の吸油量を計算できる

炒め料理（重量）×調理後 100 g 中の植物油量（吸油量）/100

# 〔資料〕水道水中の無機質

水は人の生命維持並びに健康維持に不可欠である．健康なヒトでは，体内の総水分量は一定に保たれている．成人が1日に摂取する量は，気温，湿度，活動強度等により変動するものの飲料水として約1.2L，食品中の水分として約1L，栄養素の代謝で生じる水（代謝水）が約0.3Lである[1)]．

我が国の飲料水は，水道法で水質が定められている水道水が主に利用されている．水道水は微量の無機質を含み，その量は地域及び原水により相違がある[2)]．そのため，食品成分表の調理した食品では，水道水に含まれる無機質量に相違の影響を調理後の食品の成分値から排除するためイオン交換水を用いて調理している．

そこで，日常摂取する水に含まれる無機質の組成を明らかにし，それを栄養計算に加えれば，より正確な無機質の摂取量を把握できる．

ここでは，平成29年度水道統計水質編[3)]に基づき，水道水中の無機質量について，浄水場別のデータを収集し，地域別及び原水別に区分し，中央値，最大値及び最小値を求めた．代表値として中央値を用いたのは，各浄水場の各無機質の量が正規分布ではなく，高い値を示す浄水場の数が少ない非対称な分布をしていると推定されたためである．成分表に収載

**表1 地方区分別の水道水中の無機質**

| 地方区分 | | ナトリウム | カルシウム* | マグネシウム* | 鉄 | 亜鉛 | 銅 | マンガン | セレン | 硬度 |
|---|---|---|---|---|---|---|---|---|---|---|
| | | mg/100 g | | | | | | | µg/100 g | |
| 全国（施設数7,142） | **中央値** | **0.79** | **1.13** | **0.27** | **0** | **0** | **0** | **0** | **0** | **39** |
| | 最大値 | 10.40 | 6.66 | 1.57 | 0.030 | 0.030 | 0.063 | 0.0167 | 0.3 | 231 |
| | 最小値 | − | − | − | 0 | 0 | 0 | 0 | 0 | − |
| 北海道（施設数195） | **中央値** | **0.90** | **0.84** | **0.20** | **0** | **0** | **0** | **0** | **0** | **29** |
| | 最大値 | 4.36 | 4.76 | 1.12 | 0.021 | 0.012 | 0.003 | 0.0030 | 0.1 | 165 |
| | 最小値 | − | − | − | 0 | 0 | 0 | 0 | 0 | − |
| 東北（施設数914） | **中央値** | **0.83** | **0.81** | **0.19** | **0** | **0** | **0** | **0** | **0** | **28** |
| | 最大値 | 6.98 | 5.71 | 1.35 | 0.023 | 0.009 | 0.021 | 0.0167 | 0.1 | 198 |
| | 最小値 | − | − | − | 0 | 0 | 0 | 0 | 0 | − |
| 関東（施設数909） | **中央値** | **0.88** | **1.77** | **0.42** | **0** | **0** | **0** | **0** | **0** | **61** |
| | 最大値 | 9.60 | 5.54 | 1.31 | 0.008 | 0.024 | 0.063 | 0.0021 | 0.1 | 192 |
| | 最小値 | − | − | − | 0 | 0 | 0 | 0 | 0 | − |
| 中部（施設数1,916） | **中央値** | **0.59** | **1.04** | **0.25** | **0** | **0** | **0** | **0** | **0** | **36** |
| | 最大値 | 9.95 | 6.66 | 1.57 | 0.019 | 0.014 | 0.029 | 0.0050 | 0.3 | 231 |
| | 最小値 | − | − | − | 0 | 0 | 0 | 0 | 0 | − |
| 近畿（施設数924） | **中央値** | **0.83** | **1.10** | **0.26** | **0** | **0** | **0** | **0** | **0** | **38** |
| | 最大値 | 5.50 | 3.81 | 0.90 | 0.019 | 0.010 | 0.022 | 0.0030 | 0.1 | 132 |
| | 最小値 | − | − | − | 0 | 0 | 0 | 0 | 0 | − |
| 中国（施設数746） | **中央値** | **0.86** | **0.98** | **0.23** | **0** | **0** | **0** | **0** | **0** | **34** |
| | 最大値 | 7.21 | 4.90 | 1.16 | 0.011 | 0.024 | 0.032 | 0.0013 | 0.2 | 170 |
| | 最小値 | − | − | − | 0 | 0 | 0 | 0 | 0 | − |
| 四国（施設数424） | **中央値** | **0.61** | **1.27** | **0.30** | **0** | **0** | **0** | **0** | **0** | **44** |
| | 最大値 | 6.11 | 4.27 | 1.01 | 0.030 | 0.020 | 0.025 | 0.0015 | 0.1 | 148 |
| | 最小値 | − | − | − | 0 | 0 | 0 | 0 | 0 | − |
| 九州（施設数1,068） | **中央値** | **0.98** | **1.27** | **0.30** | **0** | **0** | **0** | **0** | **0** | **44** |
| | 最大値 | 10.40 | 6.49 | 1.53 | 0.016 | 0.030 | 0.012 | 0.0047 | 0.2 | 225 |
| | 最小値 | − | − | − | 0 | 0 | 0 | 0 | 0 | − |
| 沖縄（施設数46） | **中央値** | **1.80** | **1.18** | **0.28** | **0** | **0** | **0** | **0** | **0** | **41** |
| | 最大値 | 7.34 | 6.11 | 1.44 | 0.004 | 0.002 | 0.003 | 0.0002 | 0.0 | 212 |
| | 最小値 | − | − | − | 0 | 0 | 0 | 0 | 0 | − |

* 硬度から計算した推計値

（文部科学省科学技術・学術審議会資源調査分科会編：日本食品標準成分表2020年版（八訂），表26より）

**表2 原水区分別の水道水中の無機質**

| 原水区分 | | ナトリウム | カルシウム* | マグネシウム* | 鉄 | 亜鉛 | 銅 | マンガン | セレン | 硬度 |
|---|---|---|---|---|---|---|---|---|---|---|
| | | mg/100 g | | | | | | | μg/100 g | |
| 表流水（施設数 1,452） | 中央値 | **0.62** | **0.78** | **0.18** | **0** | **0** | **0** | **0** | **0** | **27** |
| | 最大値 | 5.58 | 5.71 | 1.35 | 0.019 | 0.012 | 0.012 | 0.0167 | 0.1 | 198 |
| | 最小値 | − | − | − | 0 | 0 | 0 | 0 | 0 | − |
| ダム・湖沼水（施設数 241） | 中央値 | **0.88** | **0.87** | **0.20** | **0** | **0** | **0** | **0** | **0** | **30** |
| | 最大値 | 5.75 | 5.57 | 1.31 | 0.017 | 0.024 | 0.010 | 0.0015 | 0.2 | 193 |
| | 最小値 | − | − | − | 0 | 0 | 0 | 0 | 0 | − |
| 地下水（施設数 3,795） | 中央値 | **0.89** | **1.36** | **0.32** | **0** | **0** | **0** | **0** | **0** | **47** |
| | 最大値 | 10.40 | 6.49 | 1.53 | 0.030 | 0.030 | 0.063 | 0.0042 | 0.2 | 225 |
| | 最小値 | − | − | − | 0 | 0 | 0 | 0 | 0 | − |
| 受水・湧水等（施設数 1,654） | 中央値 | **0.67** | **0.95** | **0.22** | **0** | **0** | **0** | **0** | **0** | **33** |
| | 最大値 | 9.73 | 6.66 | 1.57 | 0.023 | 0.014 | 0.029 | 0.0050 | 0.3 | 231 |
| | 最小値 | − | − | − | 0 | 0 | 0 | 0 | 0 | − |

* 硬度から計算した推計値

（文部科学省科学技術・学術審議会資源調査分科会編：日本食品標準成分表 2020 年版（八訂），表 27 より）

されている無機質について，水道水 100 g 当たりの値を，地方区分別は表1，原水別は表2に示した．

集計上の留意点は以下のとおりである．

①水道水中のナトリウム，鉄，亜鉛，銅，マンガン，セレン及び硬度の 7 項目を検査している水道事業体等の平均値のデータを集計した（水道水 1 L＝1,000 g として，水道水 100 g 当たりの値を算出した）．

②平均値のデータが，定量下限未満を示す表示の場合は「0」として集計した．

③カルシウム及びマグネシウムは，公表されている硬度[*1]から計算した推定値[*2]であり，検査値（分析値）とは異なる．

[*1] 硬度は，水に溶解しているカルシウムとマグネシウムの量を炭酸カルシウム（$CaCO_3$）の量に換算した値である．カルシウムとマグネシウムを測定した場合には，厚生労働省の告示[4)]で，**硬度<mg/L>＝カルシウム濃度<mg/L>×2.497＋マグネシウム濃度<mg/L>×4.118** で算出すると定められている．

[*2] ここでは，水道水 100 g 当たりのカルシウム量及びマグネシウム量を，それぞれ

**カルシウム量<mg/100 g>＝硬度<mg/100 g>÷2.497×0.72**

**マグネシウム量<mg/100 g>＝硬度<mg/100 g>÷4.118×0.28**

として推定した．硬度に占めるカルシウム硬度とマグネシウム硬度の割合（カルシウム：0.72，マグネシウム：0.28）は，全国 12 地域についての総硬度，カルシウムおよびマグネシウムの実測値から計算した値の平均値である．なお，これらの割合は，流域の地質と浄水場までの経路（河川と地下水等の別，到達時間）によって異なり，広い地域や水源を一括しての推定は難しいことに留意が必要である．

④各成分は，成分表分析マニュアルに準ずる方法で測定されている（誘導結合プラズマ—質量分析法等）．硬度は，カルシウム及びマグネシウムの分析値又は滴定法による分析値から算出されている．

⑤表2（原水区分別）の集計にあたっては，複数の原水を利用する施設で，異なる原水区分の原水を使用している施設および原水の種類が不明な施設は除いた．

なお，ナトリウムおよび硬度（カルシウムおよびマグネシウムを含む）の最小値については，水道事業体等の定量下限値の差が大きいため掲示していない．また，水道水の無機質量は浄水場により異なっていることから，より詳細なデータが必要な場合は，水道水を供給している水道事業体に問い合わせ，データを入手されたい．

**参考文献**

1) 社団法人日本栄養食糧学会編：栄養・食糧学データハンドブック・同文書院（2006）
2) Ayuho Suzuki, Tomoko Watanabe：The mineral content of tap water in Japan. Abstract book, 12th Asian Congress of Nutrition. p. 198 (2015)
3) 公益社団法人日本水道協会：平成 29 年度水道統計水質編
4) 水質基準に関する省令の規定に基づき厚生労働大臣が定める方法（平成 15 年 7 月 22 日厚生労働省告示第 261 号，最終改正平成 27 年 3 月 12 日厚生労働省告示第 56 号）

# 付録

- 栄養計算の基礎
- 調味の基本
- 手ばかりの目安量
- 日常食品の目安量
- 日本人の食事摂取基準（2025年版）

＼3ステップで簡単！／

# 食品成分表を使った 栄養計算の基礎

食品成分表を活用すると，作った料理や食べた料理のエネルギーや栄養素の量を知ることができます．

栄養計算をしてみましょう！　ここでは，「ほうれんそうのごま和え」を例に，栄養計算の基本的な手順とポイントを紹介します．

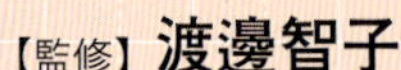

【監修】渡邊智子
（東京栄養食糧専門学校校長，千葉県立保健医療大学名誉教授）

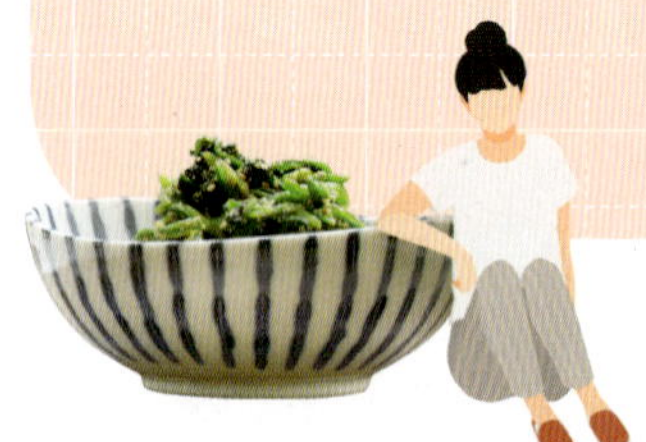

## 栄養計算の流れ

**STEP 1** 計算する食品を選ぶ ▶ **STEP 2** 計算質量を求める ▶ **STEP 3** 成分値を計算する

「ほうれんそうのごま和え」（1 人分）のレシピを例に，
栄養計算をしてみましょう．

### ほうれんそうのごま和え

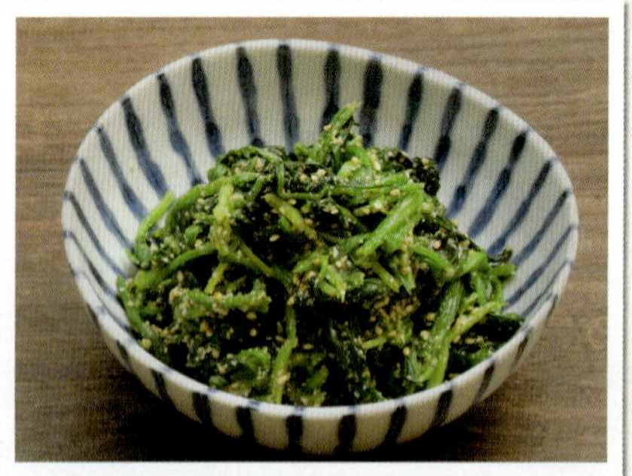

**材料 / 1 人分**

ほうれんそう[注1] … 100g
すりごま ………… 小さじ 2 と 1/2
砂糖……………… 小さじ 2/3
しょうゆ………… 小さじ 2/3
和風だしの素…… 0.4g

**作り方**

❶ほうれんそうは熱湯でゆで，水冷し，水気を絞り，4cm 長さに切る．
❷ボウルにすりごま，砂糖，しょうゆ，和風だしの素を混ぜ合わせ，❶を加えてよく和える．

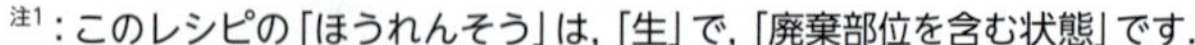

注1：このレシピの「ほうれんそう」は，「生」で，「廃棄部位を含む状態」です．

## 計算する食品を選ぶ

栄養計算は食品成分表に収載されている成分値を使って行うため，まずは，レシピの「材料」と食品成分表の収載食品を一致させます．

レシピの「作り方」に応じて，「ゆで」「焼き」などの調理後食品を選ぶと，調理による成分変化を考慮した栄養計算が行えます．

| 材料 | | 食品成分表の食品（食品番号・食品名） |
|---|---|---|
| ほうれんそう | → | 06268　ほうれんそう　葉，通年平均，ゆで |
| すりごま | → | 05018　ごま　いり |
| 砂糖 | → | 03003　車糖　上白糖 |
| しょうゆ | → | 17007　こいくちしょうゆ |
| 和風だしの素 | → | 17028　顆粒和風だし |

「ほうれんそうのごま和え」は，「生」のほうれんそうを「ゆで」て作るため，栄養計算では調理後食品の「ゆで」を選びます．

**★調理後食品とは？**

食品成分表には，「生」「乾」など未調理の食品を，「ゆで」「焼き」「油いため」など調理した状態の成分値も収載されています．この調理した状態の食品のことを調理後食品とよびます．調理後食品の成分値を栄養計算に用いることで，食べる状態により近い栄養量を求めることができます．

**★食品名について**

食品成分表の食品名には，学術名や慣用名が用いられています．通称名がある食品には，その名称が「別名」として備考欄に記載されており，索引で調べることができます（→ p. 271）．

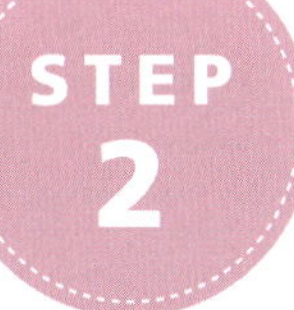


## 計算質量を求める

栄養計算に使う質量（計算質量）を求めます．

食品成分表では，「可食部 100g 当たり」の成分値が収載されています．廃棄部位を含む状態で計量した場合や，STEP 1 で調理後食品を選んだ場合は，それぞれの条件を考慮して質量を計算します．

また，「mL」など，「g」以外の単位で食品を計量した場合には，「g」に換算する必要があります．

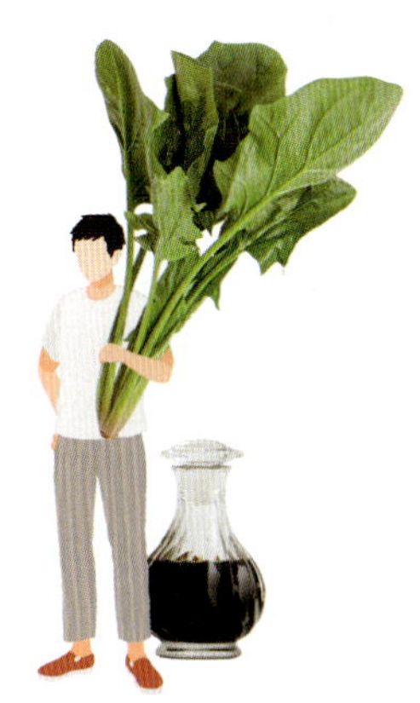

### ◉「ゆで」「焼き」などの調理後食品を用いる場合

#### ……> 重量変化率を考慮しましょう

調理操作により，食品の成分値や質量が増えたり減ったりすることがあります（→ p. x）．

STEP 1 で調理後食品を選んだ場合は，調理後の質量を求め，栄養計算に使います．

調理後の質量は，重量変化率（→ p. 230）を用いて計算できます．

**★重量変化率（%）**

調理による質量の変化を調理前の質量に対する調理後の質量の割合で表した値．

重量変化率（%）＝調理後の食品の質量÷調理前の食品の質量×100

**【練習】「調理後の質量」の計算**

Q. 生のほうれんそう 100g は，ゆでると何 g になるか．

→「06268　ほうれんそう　葉，通年平均，ゆで」の重量変化率 70%より，

100（g）× 70/100 = 70（g）

## ◉廃棄部位を含む場合

### ……> 可食部質量を求めましょう

皮や芯など，廃棄部位を含む質量でレシピが書かれている場合は，廃棄部位を差し引いた質量（可食部質量）を求めましょう．

可食部質量は，食品成分表に収載されている廃棄率から計算できます．

**可食部質量の求め方**

可食部質量（g）

$$=\text{廃棄部位を含む質量（g）} \times \frac{100（\%）-\text{廃棄率（\%）}}{100}$$

**★廃棄率と可食部率**

**廃棄率（%）**

食品全体に対する廃棄部位の質量の割合．

**可食部率（%）**

食品全体に対する可食部の質量の割合．

**廃棄率と可食部率の関係**

廃棄率（%）＋可食部率（%）＝100（%）

**【練習】可食部質量の計算**

Q．廃棄部位を含む，ほうれんそう（ゆで）100g の可食部質量は何 g か．

→「06268　ほうれんそう　葉，通年平均，ゆで」の廃棄率 5%（可食部率 100－5＝95%）より，

100（g）×95/100＝95（g）

## ◉「g」以外の単位で計量する場合

### ……>「g」に換算しましょう

「mL」「大さじ」「小さじ」など，「g」以外の単位でレシピが書かれている場合は，その量を「g」に換算しましょう．

飲料や調味料のうち，食品成分表の備考欄に「100mL 当たりの g 量」が示されているものは，この値を活用して「mL」から「g」へ換算できます．砂糖やみそなどの日常食品は，「日常食品の目安量」（→ p. 262）の「目安単位」や，「日常食品の目安量成分表」（→表紙・裏表紙の裏，図）の「目安量」からも換算が可能です．

野菜や果実，肉，魚などの生鮮食品は，「手ばかりの目安量」（→ p. 260）を参考にしてもよいでしょう．

図「日常食品の目安量成分表」

| 食品名 | | 目安量 | エネルギー | 水分 | たんぱく質 | 脂質 | 炭水化物 | 食塩相当量 |
|---|---|---|---|---|---|---|---|---|
| | | g | kcal | g | g | g | g | g |
| 小麦粉 | 小さじ | 3 | 10 | 0.4 | 0.2 | 0 | 2.2 | 0 |
| | 大さじ | 8 | 28 | 1.1 | 0.6 | 0.1 | 5.8 | 0 |
| 01015 薄力粉，1 等 | 100mL | 55 | 192 | 7.7 | 4.2 | 0.7 | 40.2 | 0 |
| パン粉 | 小さじ | 1 | 4 | 0.1 | (0.1) | (0.1) | (0.6) | 0 |
| | 大さじ | 3 | 11 | 0.4 | (0.4) | (0.2) | (1.9) | 0 |
| 01079 パン粉，乾燥 | 100mL | 20 | 74 | 2.7 | (2.4) | (1.2) | (12.6) | 0.2 |

食品ごとに，計算質量を求めると，以下のようになります．

| 材料 | レシピの質量 | | 計算質量 |
|---|---|---|---|
| ほうれんそう | 100g | → | 67g |
| すりごま | 小さじ 2 と 1/2 | → | 7.5g |
| 砂糖 | 小さじ 2/3 | → | 2g |
| しょうゆ | 小さじ 2/3 | → | 4g |
| 和風だしの素 | 0.4g | → | 0.4g |

「06268　ほうれんそう　葉，通年平均，ゆで」は重量変化率 70%，廃棄率 5%（可食部率 95%）．これらを考慮すると，計算質量は，

100（g）×70/100×95/100

＝66.5≒67（g）

※レシピの質量が廃棄部位を含まない状態の「可食部質量」として書かれている場合は，重量変化率のみを考慮します．

「日常食品の目安量成分表」（→表紙・裏表紙の裏）より，

| | |
|---|---|
| いりごま | 小さじ 1 = 3g |
| 砂糖 | 小さじ 1 = 3g |
| こいくちしょうゆ | 小さじ 1 = 6g |

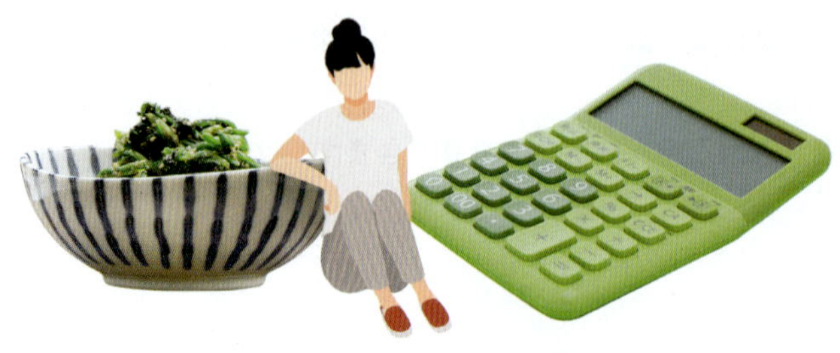

# 成分値を計算する

食品成分表に収載されている「可食部 100g 当たり」の成分値から, STEP 2 で求めた「計算質量（g）当たり」の成分値を算出します. 食品ごとの計算結果を合計すれば, 料理全体の栄養量が求められます.

**★食塩相当量とは**

食塩の主成分は塩化ナトリウム（NaCl）です. 食品に含まれているナトリウムの量を, 食塩の量に置き換えて表したものを食塩相当量といいます. 食塩相当量は, 次の式で算出できます.

食塩相当量（g）
＝ナトリウム量（mg）× 2.54 ÷ 1000

各食品の成分値を算出し合計すると, 以下のようになります.

エネルギー：72 kcal　たんぱく質：3.2 g　脂質：4.1 g
炭水化物：3.9 g　食塩相当量：0.8 g

| 食品成分表の食品<br>（食品番号・食品名） | 計算質量<br>(g) | エネルギー<br>(kcal) | たんぱく質[注2]<br>(g) | 脂質[注2]<br>(g) | 炭水化物[注2]<br>(g) | 食塩相当量<br>(g) |
|---|---|---|---|---|---|---|
| 06268 **ほうれんそう　葉，通年平均，ゆで** | 67 | 15 | 1.4 | (0.2) | 0.8 | 0 |
| 05018 **ごま　いり** | 7.5 | 45 | 1.5 | 3.9 | 0.7 | 0 |
| 03003 **車糖　上白糖** | 2 | 8 | (0)[注3] | (0)[注3] | 2.0 | 0 |
| 17007 **こいくちしょうゆ** | 4 | 3 | 0.2 | 0 | 0.3 | 0.6 |
| 17028 **顆粒和風だし** | 0.4 | 1 | (0.1)[注4] | 0 | 0.1 | 0.2 |
| **合　計**<br>**（「ほうれんそうのごま和え」全体）** | 80.9 | 72 | 3.2 | 4.1 | 3.9 | 0.8 |

注2：ここでは，本書 p. 2～3「食品成分表の見方」に基づき，栄養計算に用いる成分項目を決定しています.
注3：未測定だが，文献等により含まれていないと推定されたもの（→ p. 2）
注4：類似食品の収載値等から推計や計算により求めた値（→ p. 2）

「06268　ほうれんそう　葉，通年平均，ゆで」67g の成分値は，

**エネルギー**
23（kcal）*×67/100＝15.41≒15（kcal）
**たんぱく質（アミノ酸組成によるたんぱく質）**
2.1 (g) *×67/100＝1.40...≒1.4 (g)
**脂質（トリアシルグリセロール当量）**
0.3 (g) *×67/100＝0.20...≒0.2 (g)
**炭水化物（差引法による利用可能炭水化物）**
1.2 (g) *×67/100＝0.80≒0.8 (g)
**食塩相当量**
0 (g) *×67/100＝0 (g)

*：「06268　ほうれんそう　葉, 通年平均, ゆで」可食部 100g の成分値（→ p. 66）.

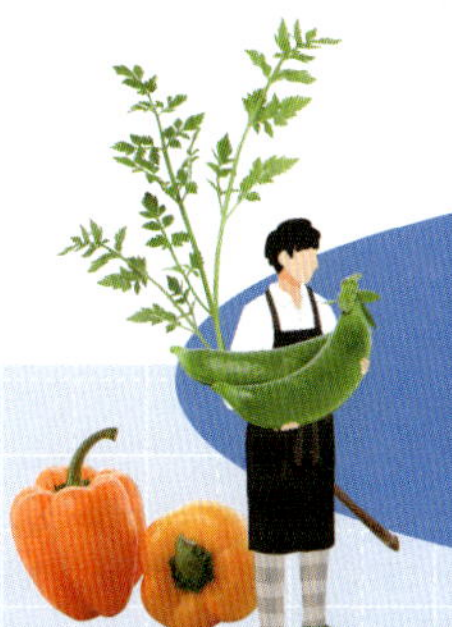

## 「スマート栄養計算」を使えば栄養計算がより簡単に！

本書の特典「スマート栄養計算」では，食品の選択（STEP 1）と計算質量（STEP 2）の入力により，料理別や食事別の栄養計算を簡単に行えます．食品成分表に未収載の食品や献立を登録し，栄養計算に利用できる機能も搭載されています．使用方法などは，「購入者特典について」（→ p. iii）や，ダウンロードした特典データの「マニュアル」（PDF 形式）をご覧ください.

| 献立名 | 食品番号 | 食品名 | 重量<br>(g) | エネルギー<br>(kcal) | アミノ酸組成によるたんぱく質 (g) | トリアシルグリセロール当量 (g) | 利用可能炭水化物（質量計）<br>(g) | 食塩相当量<br>(g) |
|---|---|---|---|---|---|---|---|---|
| ほうれんそうのごま和え | 06268 | ほうれんそう　葉　通年平均　ゆで | 67 | 15 | 1.4 | (0.2) | 0.3 | 0.0 |
| | 05018 | ごま　いり | 7.5 | 45 | 1.5 | 3.9 | 0.1 | 0.0 |
| | 03003 | （砂糖類）　車糖　上白糖 | 2 | 8 | - | - | 2.0 | 0.0 |
| | 17007 | <調味料類>　（しょうゆ類）　こいくちしょうゆ | 4 | 3 | 0.2 | - | 0.1 | 0.6 |
| | 17028 | <調味料類>　（だし類）　顆粒和風だし | 0.4 | 1 | (0.1) | 0.0 | - | 0.2 |
| | | 合　計 | 80.9 | 73 | 3.2 | 4.1 | 2.4 | 0.7 |
| | | 合計 | 80.9 | 73 | 3.2 | 4.1 | 2.4 | 0.7 |
| | | 総　合　計 | 80.9 | 73 | 3.2 | 4.1 | 2.4 | 0.7 |

「スマート栄養計算」での計算画面（イメージ）

# 調味の基本

## ■調味パーセント（調味率）

材料の重量に対しての調味料（塩味をつける場合は食塩，甘みをつける場合は砂糖）の割合を表したものを調味パーセントまたは調味率といいます．料理ごとに調味パーセントはおおよそ決まっていますので，その割合を知っておけば，使用する食材や分量が変わっても，味つけに困ることはありません．また，調味パーセントの考え方を身につければ，簡単に食塩の量などを把握することができるので，健康管理に役立ちます．

調味パーセント（%）

$$= \frac{\text{調味料（食塩または砂糖）の重量（g）}}{\text{材料の重量（g）}} \times 100$$

## ■調味の基準

料理と調味パーセント（食塩濃度，砂糖濃度）との関係を表1に示します．

材料の重量と調味パーセントから，使用する食塩または砂糖の量を計算して調理します．

食塩または砂糖の重量（g）

$$= \frac{\text{材料の重量（g）} \times \text{調味パーセント（%）}}{100}$$

## ■塩分・糖分の換算

塩味をつけるのに，食塩以外の調味料を使用する場合には，食塩の重さを基準にして，その調味料の塩分換算をします．甘みをつけるときも同様で，砂糖の重さを基準にして，糖分の換算をします．

食塩1g（小さじ1/6）は，しょうゆに置き換えると7g（小さじ1強），淡色辛みそに置き換えると8g（大さじ1/2弱）に，砂糖1g（小さじ1/3）は，みりんに換算すると3g（小さじ1/2）になります（図1）．

なお，調味料の重量と体積の関係は，表紙の裏に一覧表で示してあります．

表1 健康食のための調味の基本割合

| | | 調味 | | |
|---|---|---|---|---|
| | | 塩分（%） | 糖分（%） | 備考 |
| **煮物** | | | | |
| 魚 | 新鮮な魚 | 1.0 | 0 | |
| | 白身魚 | 1.5 | 2.0 | 新鮮なものは砂糖は不要 |
| | みそ煮 | 1.2 ～ 2.0 | 4.0 | |
| 野菜 | 煮びたし | 0.8 ～ 1.0 | 0.5 | 菜っぱ類 |
| | だいこん | 1.0 | 0.5 | |
| いも | じゃがいも | 0.8 ～ 1.0 | 4.0 | |
| | さといも | 0.8 ～ 1.2 | 4.0 | |
| ひじき | | 1.0 ～ 1.2 | 0.5 | |
| 汁の多い薄味の煮物 | | 1.2 | 0.5 | |
| **汁** | | | | |
| すまし汁 | | 0.5 ～ 0.7 | | 汁に対して |
| みそ汁 | | 0.6 ～ 0.8 | | 汁に対して |
| 洋風スープ | | 0.4 ～ 0.6 | | スープに対して |
| 中華風スープ | | 0.4 ～ 0.6 | | スープに対して |
| **ご飯** | | | | |
| チャーハン | | 0.5 ～ 0.8 | | ご飯に対して |
| 炊きこみご飯 | | 1.2 | | 米に対して |
| **焼く** | | | | |
| ハンバーグステーキ | | 0.6 ～ 0.8 | | 全材料に対して |
| ミートローフ | | 0.6 ～ 0.8 | | 全材料に対して |
| 魚のムニエル | | 0.8 ～ 1.0 | | |
| 塩焼き（切り身） | | 0.8 ～ 1.0 | | |
| 塩焼き（一尾） | | 1.0 ～ 2.0 | | |

この表に示された割合は乳幼児には使用できません．

図1

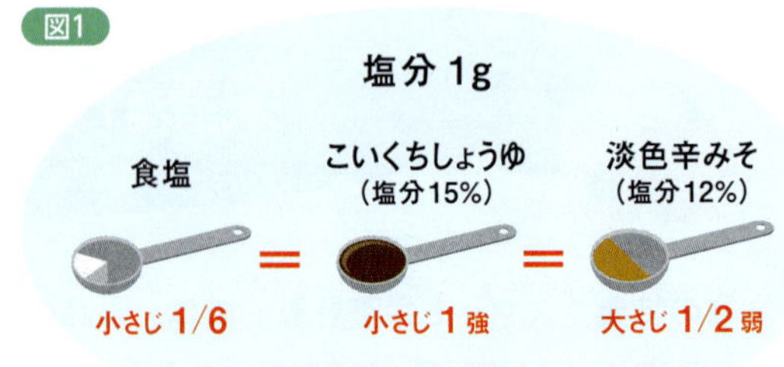


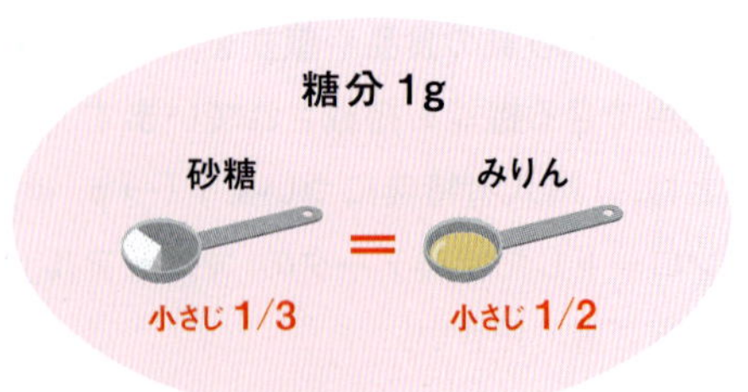

## ■割合で覚える味つけ

### つけ汁・かけ汁

| | だし | しょうゆ | みりん |
|---|---|---|---|
| かけそば | カップ 1 | 大さじ 1 | 大さじ 1/2 |
| そうめんのつけ汁 | 大さじ 4 | 大さじ 1/2 | 大さじ 1/4 |
| てんつゆ | 大さじ 2 | 小さじ 1 | 小さじ 1 |

### すし飯

| | 酢 | 砂糖 | 塩 |
|---|---|---|---|
| 巻きずし | 大さじ 1 1/3 | 小さじ 1 1/3 | 小さじ 1/3 |
| ちらしずし | 大さじ 1 1/3 | 小さじ 2 | 小さじ 1/3 |
| にぎりずし | 大さじ 1 1/3 | 小さじ 1 | 小さじ 1/3 |

米1カップに対しての割合.

### 合わせ酢・和えごろも

| | 調味 | | | | | |
|---|---|---|---|---|---|---|
| | 酢 | 塩 | しょうゆ | 砂糖 | だし | その他 |
| 二杯酢 | 大さじ 1 1/2 | | 大さじ 1 | | 大さじ 1 | |
| 二杯酢（塩味） | 大さじ 1 1/2 | 小さじ 1/2 | | | 大さじ 1 | |
| 三杯酢 | 大さじ 1 1/2 | 小さじ 1/3 | 小さじ 1 | 大さじ 1 | 大さじ 1 | |
| 甘酢 | 大さじ 1 1/2 | 小さじ 1/2 | 1～2 滴 | 大さじ 2 | | |
| 梅肉酢 | | | | 小さじ 1 | 小さじ 1 | 梅干し裏ごし 1 個分（15 g） |
| 白和え | | 小さじ 3/5 | 1～2 滴 | 小さじ 2 | 少量 | 豆腐 1 丁，すりごま大さじ 2 |
| ごま和え | | | 大さじ 1 | 大さじ 1 | 大さじ 1 | すりごま大さじ 2 |
| ごま酢和え | 大さじ 1 1/2 | | 大さじ 1 | 大さじ 1 | 大さじ 1 | すりごま大さじ 2 |
| 酢みそ和え | 大さじ 1 1/2 | | | 大さじ 1 1/3 | 大さじ 1 | みそ大さじ 1 1/4 |
| 木の芽和え | | | | 大さじ 1 | 大さじ 2 | 甘みそ大さじ 1，淡色辛みそ小さじ 2 強，木の芽 30 枚 |
| ピーナッツ和え | | | 大さじ 1 | 大さじ 1 | 大さじ 1 | ピーナッツバター大さじ 1 |

材料300g (各4人分) に対しての分量.

### ドレッシング

| | 調味 | | | | |
|---|---|---|---|---|---|
| | サラダ油 | 酢 | 塩 | だし | その他の材料 |
| 和風ドレッシング | 大さじ 1 | 大さじ 2 | | 大さじ 1 | しょうゆ小さじ 2 |
| ノンオイルドレッシング | | 大さじ 2 | 小さじ 1/4 | 大さじ 2 | たまねぎすりおろし少量，パセリみじん切り少量，エストラゴン，カレー粉などを加えてもよい |
| 梅ドレッシング | 大さじ 1 | 大さじ 2 | | 大さじ 1 | 梅干し裏ごし 1 個分，しょうゆ少量（梅干しの塩分を考慮） |
| ラビゴットソース | 大さじ 1/2 | 大さじ 2 | 小さじ 1/4 | | たまねぎみじん切り大さじ 1，トマトあられ切り大さじ 2，パセリみじん切り少量 |

# 手ばかりの目安量

・手ばかりではかる場合の目安を可食部重量で示しています.
・自分の手ばかりで目安をつかんでみましょう.

※ 標準的な女性の手ではかっています

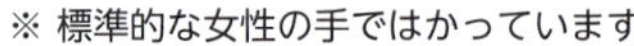

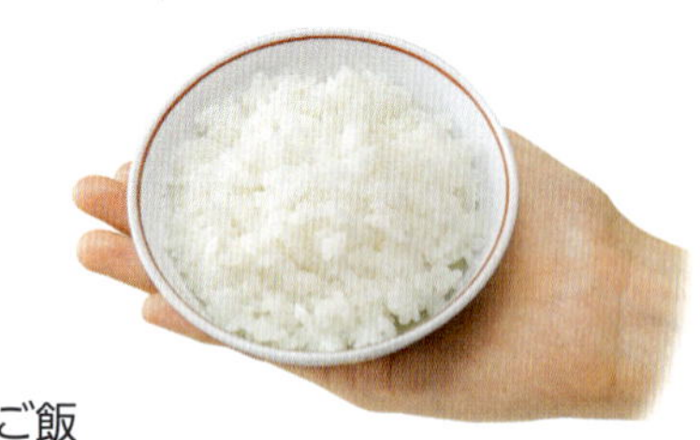
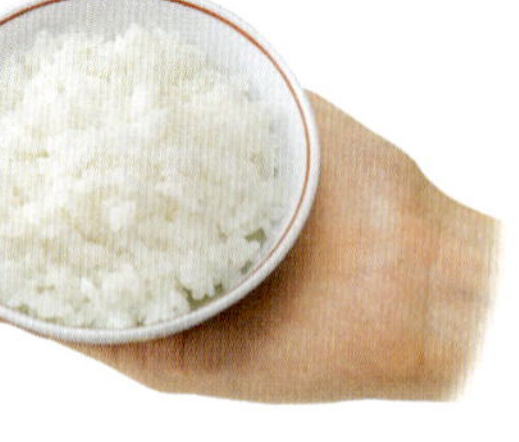

ご飯
約120g（小茶わん1杯）

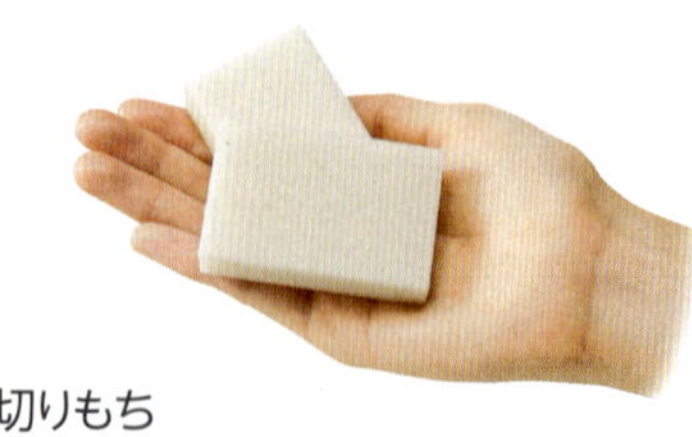

切りもち
約100g（2個）

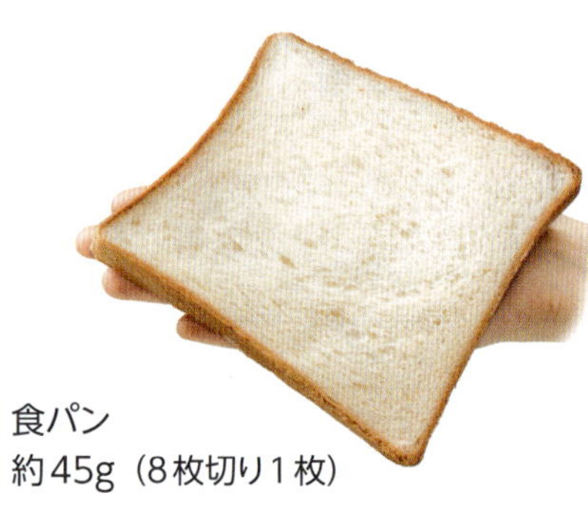

食パン
約45g（8枚切り1枚）

クロワッサン
約40g（1個）

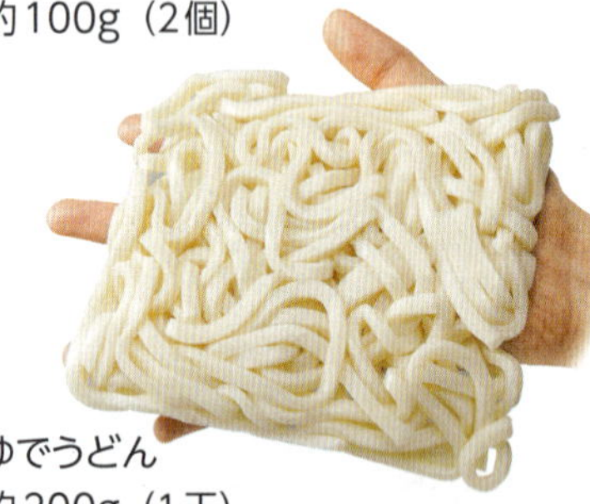

ゆでうどん
約200g（1玉）

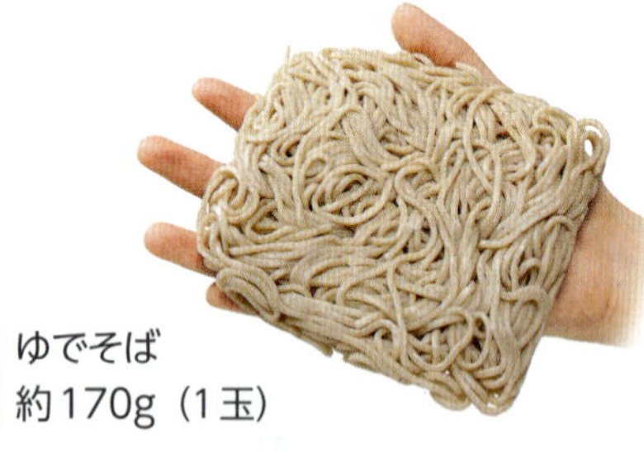

ゆでそば
約170g（1玉）

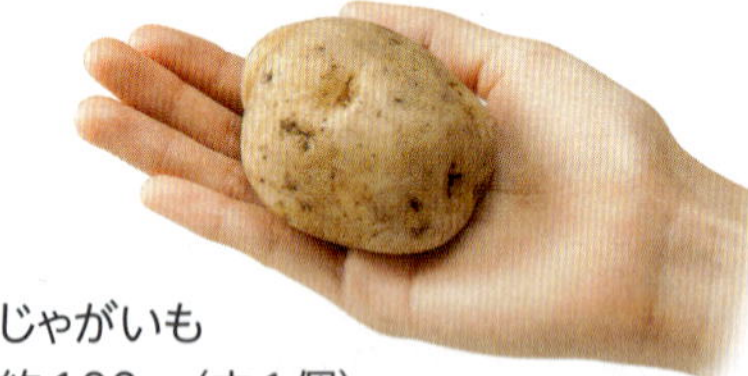

じゃがいも
約100g（中1個）

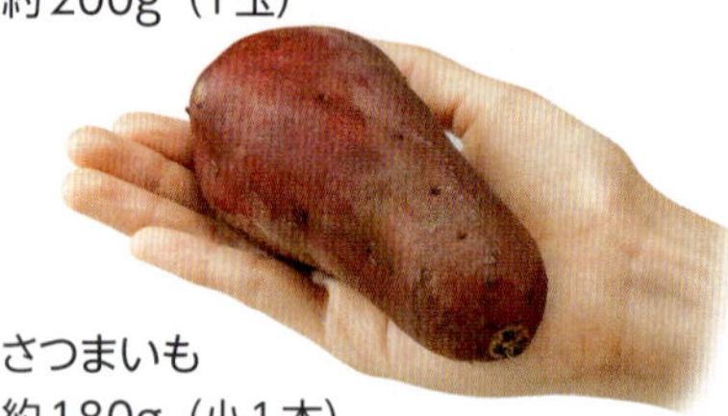

さつまいも
約180g（小1本）

さといも
約100g（中2個）

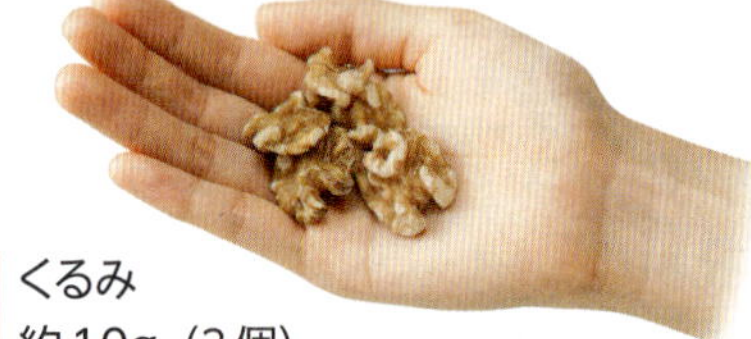

くるみ
約10g（3個）

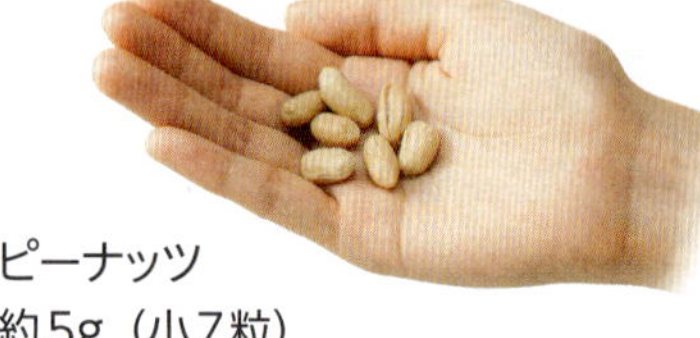

ピーナッツ
約5g（小7粒）

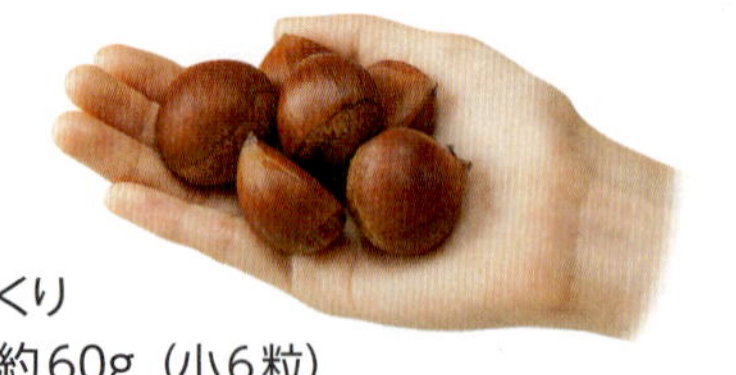

くり
約60g（小6粒）

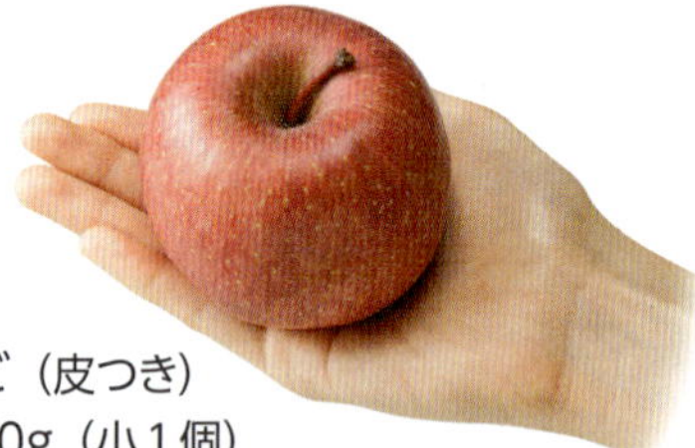

りんご（皮つき）
約200g（小1個）

みかん
約100g（中1個）

バナナ
約100g（中1本）

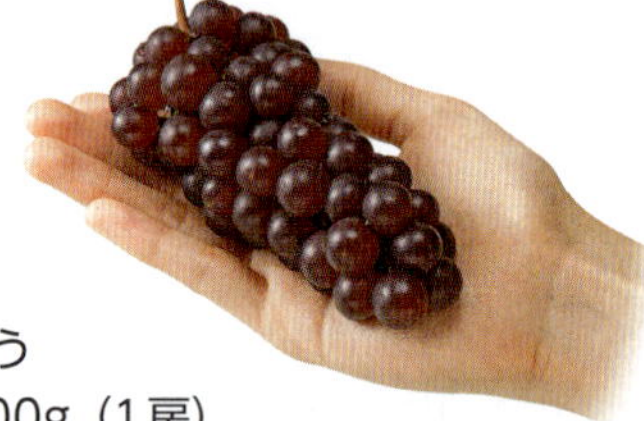

ぶどう
約100g（1房）

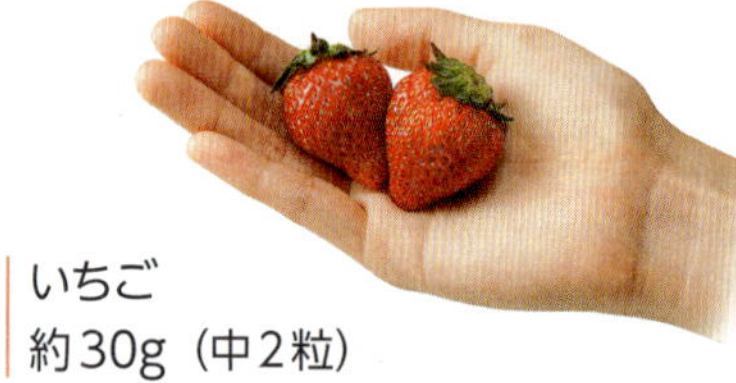

いちご
約30g（中2粒）

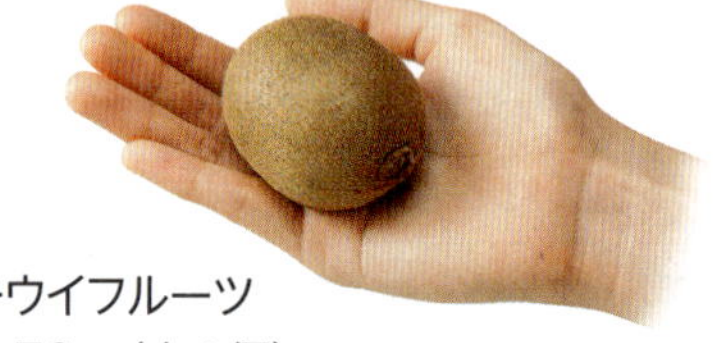

キウイフルーツ
約70g（中1個）

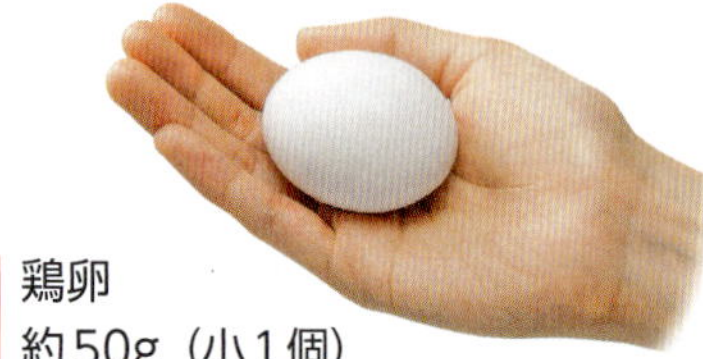

鶏卵
約50g（小1個）

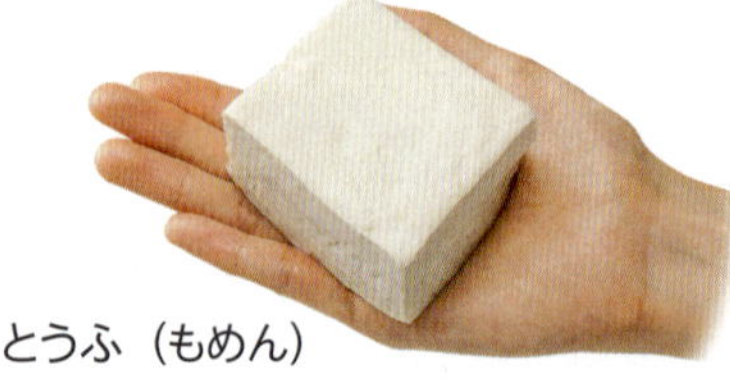

とうふ（もめん）
約150g（1/2丁）

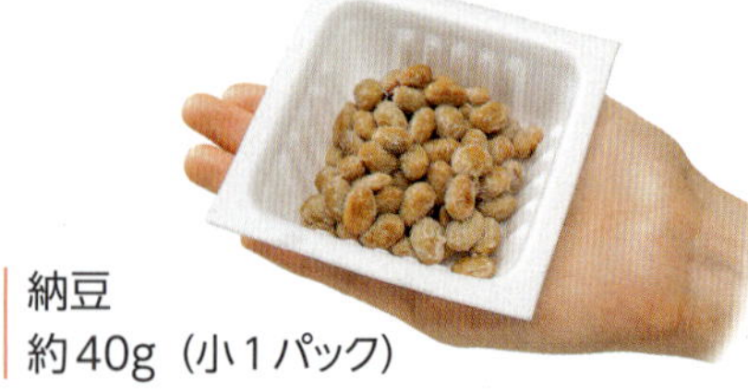

納豆
約40g（小1パック）

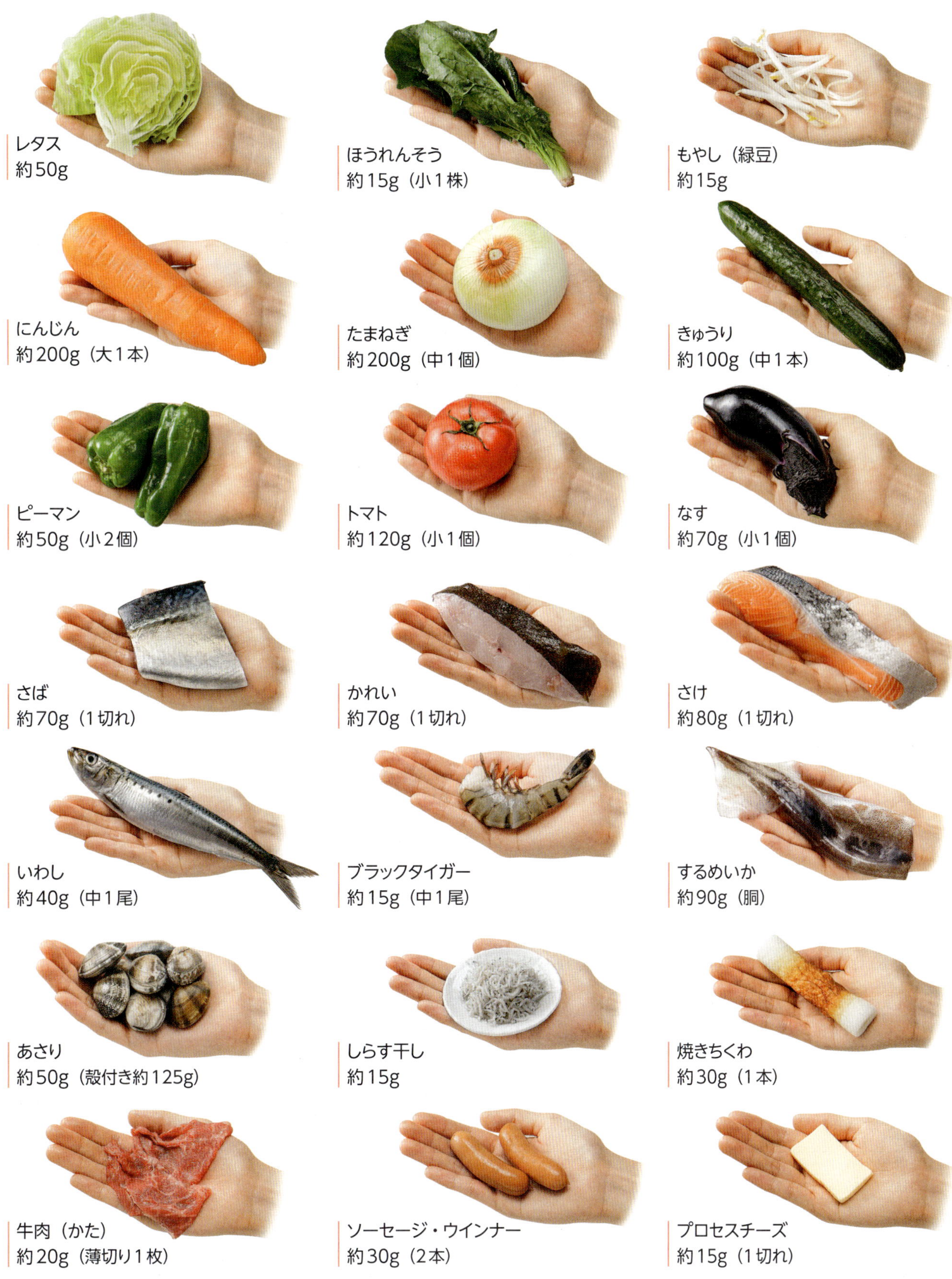
レタス
約50g
ほうれんそう
約15g（小1株）
もやし（緑豆）
約15g
にんじん
約200g（大1本）
たまねぎ
約200g（中1個）
きゅうり
約100g（中1本）
ピーマン
約50g（小2個）
トマト
約120g（小1個）
なす
約70g（小1個）
さば
約70g（1切れ）
かれい
約70g（1切れ）
さけ
約80g（1切れ）
いわし
約40g（中1尾）
ブラックタイガー
約15g（中1尾）
するめいか
約90g（胴）
あさり
約50g（殻付き約125g）
しらす干し
約15g
焼きちくわ
約30g（1本）
牛肉（かた）
約20g（薄切り1枚）
ソーセージ・ウインナー
約30g（2本）
プロセスチーズ
約15g（1切れ）

# 日常食品の目安量

| 食品名 | 目安単位 | 重量 (g) | 可食部 (g) |
|---|---|---|---|
| **1 穀類** | | | |
| 小麦粉 | 小さじ 1/大さじ 1 | 3/8 | 3/8 |
| 食パン | 10 枚切り | 35 | 35 |
| | 8 枚切り | 45 | 45 |
| | 6 枚切り | 60 | 60 |
| | 4 枚切り | 90 | 90 |
| フランスパン | 1 切れ（3 cm） | 20 | 20 |
| ロールパン | 1 個 | 30 | 30 |
| クロワッサン | 1 個 | 40 | 40 |
| うどん，乾 | 1 人前 | 100 | 100 |
| ゆでうどん | 1 玉 | 200 | 200 |
| そうめん・ひやむぎ，乾 | 1 束 | 50 | 50 |
| そうめん・ひやむぎ，ゆで | 1 人前 | 100 | 100 |
| 中華めん | 1 玉 | 120 | 120 |
| 蒸し中華めん | 1 玉 | 150 | 150 |
| 即席中華めん | 1 玉 | 90 | 90 |
| マカロニ・スパゲッティ，乾 | 1 人前 | 100 | 100 |
| パン粉 | 小さじ 1/大さじ 1 | 1/3 | 1/3 |
| 米 | 1 合（180 mL） | 150 | 150 |
| ご飯 | 茶わん 1 杯 | 140 | 140 |
| | どんぶり 1 杯 | 250 | 250 |
| おにぎり | 1 個 | 100 | 100 |
| 切りもち | 1 個 | 50 | 50 |
| 干しそば，乾 | 1 人前 | 100 | 100 |
| ゆでそば | 1 玉 | 170 | 170 |
| コーンフレーク | 1 食分 | 40 | 40 |
| **2 いも及びでん粉類** | | | |
| 板こんにゃく | 1 枚 | 250 | 250 |
| しらたき | 1 玉 | 200 | 200 |
| 片栗粉 | 小さじ 1/大さじ 1 | 3/10 | 3/10 |
| コーンスターチ | 小さじ 1/大さじ 1 | 3/8 | 3/8 |
| さつまいも | 1 個 | 180 | 176 |
| さといも | 1 個 | 50 | 43 |
| じゃがいも | 1 個 | 100 | 90 |
| **3 砂糖及び甘味類** | | | |
| 角砂糖 | 1 個 | 5 | 5 |
| グラニュー糖 | 小さじ 1/大さじ 1 | 5/14 | 5/14 |
| 砂糖 | 1 つまみ | 0.2 | 0.2 |
| | 少々 | 2 | 2 |
| | 小さじ 1/大さじ 1 | 3/10 | 3/10 |
| はちみつ | 小さじ 1/大さじ 1 | 7/21 | 7/21 |
| メープルシロップ | 小さじ 1/大さじ 1 | 7/20 | 7/20 |
| **4 豆類** | | | |
| あずき | 1 カップ（200 mL） | 160 | 160 |
| いんげんまめ | 1 カップ（200 mL） | 157 | 157 |
| だいず | 1 カップ（200 mL） | 150 | 150 |
| きな粉 | 小さじ 1/大さじ 1 | 2/5 | 2/5 |
| もめんとうふ | 1 丁 | 300 | 300 |
| 生揚げ | 1 枚 | 200 | 200 |
| 油揚げ | 1 枚 | 30 | 30 |
| がんもどき | 1 個 | 100 | 100 |
| 凍り豆腐 | 1 個 | 16 | 16 |
| 糸引き納豆 | 1 パック（丸型） | 40 | 40 |
| **5 種実類** | | | |
| ぎんなん | 1 個 | 3 | 2 |
| くり甘露煮 | 1 個 | 20 | 20 |

| 食品名 | 目安単位 | 重量 (g) | 可食部 (g) |
|---|---|---|---|
| 甘ぐり | 1 個 | 5 | 4 |
| いりごま | 小さじ 1/大さじ 1 | 3/10 | 3/10 |
| ねりごま | 小さじ 1/大さじ 1 | 5/16 | 5/16 |
| らっかせい | 10 粒 | 10 | 7 |
| **6 野菜類** | | | |
| あさつき | 1 本 | 5 | 5 |
| アスパラガス | 1 本 | 20 | 16 |
| | 1 束 | 150 | 120 |
| さやいんげん | 1 本 | 7 | 7 |
| | 1 パック | 150 | 146 |
| えだまめ | 1 束（枝付き） | 500 | 275 |
| | 1 さや | 3 | 2 |
| さやえんどう | 1 さや | 2 | 2 |
| グリーンピース | 10 粒 | 4 | 4 |
| オクラ | 1 パック | 100 | 85 |
| かぶ，葉 | 1 本 | 10 | 7 |
| かぶ，根 | 1 個 | 90 | 82 |
| 西洋かぼちゃ | 1 個 | 1,300 | 1,170 |
| カリフラワー | 1 房 | 30 | 15 |
| | 1 株 | 750 | 375 |
| キャベツ | 1 個 | 1,200 | 1,020 |
| | 葉 1 枚 | 50 | 43 |
| きゅうり | 1 本 | 100 | 98 |
| ごぼう | 1 本 | 200 | 180 |
| こまつな | 1 束 | 300 | 255 |
| ししとう | 1 パック | 100 | 90 |
| しそ | 1 枚 | 1 | 1 |
| しゅんぎく | 1 束 | 200 | 198 |
| しょうが | 1 かけ | 20 | 16 |
| おろししょうが | 小さじ 1/大さじ 1 | 6/17 | 6/17 |
| ズッキーニ | 1 本 | 150 | 144 |
| セロリ | 1 本 | 100 | 65 |
| | 1 株 | 1,400 | 910 |
| そらまめ | 1 さや | 25 | 19 |
| かいわれだいこん | 1 パック | 75 | 75 |
| だいこん | 1 本 | 1,000 | 900 |
| だいこんおろし | 大さじ 1 | 18 | 18 |
| 切干しだいこん | 1 人前 | 10 | 10 |
| たけのこ | 1 個 | 800 | 400 |
| たまねぎ | 1 個 | 200 | 188 |
| チンゲンサイ | 1 株 | 100 | 85 |
| スイートコーン，缶詰 | 小さじ 1/大さじ 1 | 6/16 | 6/16 |
| トマト | 1 個 | 150 | 146 |
| ミニトマト | 1 個 | 10 | 10 |
| なす | 1 個 | 80 | 72 |
| にがうり | 1 本 | 250 | 213 |
| にら | 1 束 | 100 | 95 |
| にんじん | 1 本 | 150 | 146 |
| 根深ねぎ | 1 本 | 100 | 60 |
| はくさい | 1 個 | 2,000 | 1,880 |
| パセリ | 1 枝 | 5 | 5 |
| パセリ（みじんぎり） | 小さじ 1/大さじ 1 | 1/3 | 1/3 |
| ピーマン | 1 個 | 50 | 25 |
| ブロッコリー | 1 房 | 20 | 10 |
| | 1 株 | 250 | 125 |
| ほうれんそう | 1 束 | 200 | 180 |

| 食品名 | 目安単位 | 重量 (g) | 可食部 (g) |
|---|---|---|---|
| みずな | 1 束 | 200 | 170 |
| 切りみつば | 1 束 | 50 | 50 |
| みょうが | 1 個 | 15 | 15 |
| らっきょう | 1 個 | 5 | 4 |
| りょくとうもやし | 1 袋 | 250 | 243 |
| レタス | 1 個 | 500 | 490 |
| れんこん | 1 節 | 300 | 240 |
| **7 果実類** | | | |
| アボカド | 小 1 個 | 180 | 126 |
| いちご | 1 個 | 15 | 15 |
| いちごジャム | 小さじ 1/大さじ 1 | 6/19 | 6/19 |
| 梅干し | 1 個 | 13 | 10 |
| かき | 1 個 | 160 | 146 |
| いよかん | 1 個 | 250 | 150 |
| みかん | 1 個 | 120 | 96 |
| みかん，缶詰 | 1 個 | 5 | 5 |
| オレンジ | 1 個 | 190 | 114 |
| グレープフルーツ | 1 個 | 450 | 315 |
| なつみかん | 1 個 | 300 | 165 |
| はっさく | 1 個 | 250 | 163 |
| ゆず | 1 個 | 100 | 100 |
| レモン | 1 個 | 120 | 116 |
| キウイフルーツ | 1 個 | 80 | 68 |
| さくらんぼ | 1 個 | 7 | 6 |
| すいか | 1 個 | 5,000 | 3,000 |
| 日本なし | 1 個 | 320 | 272 |
| 西洋なし | 1 個 | 220 | 187 |
| パインアップル，缶詰 | 1 枚 | 35 | 35 |
| バナナ | 1 本 | 160 | 96 |
| ぶどう（デラウェア） | 1 房 | 120 | 102 |
| もも，缶詰 | 1 個（1/2 割） | 45 | 45 |
| メロン（マスクメロン） | 1 個 | 1,000 | 500 |
| りんご | 1 個 | 220 | 202 |
| **8 きのこ類** | | | |
| えのきたけ | 1 袋 | 100 | 85 |
| きくらげ | 1 個 | 1 | 1 |
| 生しいたけ | 1 枚 | 15 | 12 |
| 乾しいたけ | 1 枚 | 2 | 2 |
| ぶなしめじ | 1 パック | 100 | 90 |
| なめこ | 1 パック | 100 | 80 |
| エリンギ | 1 パック | 100 | 94 |
| まいたけ | 1 パック | 100 | 90 |
| マッシュルーム | 1 パック | 150 | 143 |
| **9 藻類** | | | |
| あおのり | 大さじ 1 | 2.5 | 2.5 |
| 焼きのり | 1 枚 | 3 | 3 |
| ひじき，乾 | 1 人前 | 3 | 3 |
| もずく | 1 人前 | 40 | 40 |
| カットわかめ | 小さじ 1 | 1 | 1 |
| **10 魚介類** | | | |
| まあじ | 1 尾 | 120 | 54 |
| まあじ，開き干し | 1 尾 | 120 | 78 |
| まいわし | 1 尾 | 100 | 40 |
| めざし | 1 尾 | 15 | 13 |
| しらす干し | 大さじ 1 | 7 | 7 |
| うなぎ，かば焼 | 1 人前 | 100 | 100 |
| かつお節 | 1 つまみ | 2 | 2 |
| | 1 つかみ | 10 | 10 |
| 干しかれい | 1 枚 | 100 | 60 |
| 塩ざけ | 1 切れ | 80 | 80 |

| 食品名 | 目安単位 | 重量 (g) | 可食部 (g) |
|---|---|---|---|
| イクラ | 大さじ 1 | 17 | 17 |
| さんま | 1 尾 | 140 | 140 |
| ししゃも，生干し | 1 尾 | 15 | 14 |
| ほっけ，開き干し | 1 枚 | 300 | 195 |
| あさり | 1 個 | 10 | 4 |
| かき | 1 個 | 80 | 20 |
| はまぐり | 1 個 | 30 | 12 |
| ほたてがい | 1 個 | 250 | 125 |
| あまえび | 1 尾 | 10 | 4 |
| さくらえび | 大さじ 1 | 4 | 4 |
| 大正えび | 1 尾 | 50 | 23 |
| ブラックタイガー | 1 尾 | 20 | 17 |
| するめいか | 1 杯 | 200 | 140 |
| かに風味かまぼこ | 1 本 | 15 | 15 |
| 蒸しかまぼこ | 1 本 | 145 | 145 |
| 焼き竹輪 | 1 本 | 30 | 30 |
| 魚肉ソーセージ | 1 本 | 90 | 90 |
| **11 肉類** | | | |
| ロースハム | 1 枚 | 20 | 20 |
| ベーコン | 1 枚 | 17 | 17 |
| ウインナーソーセージ | 1 本 | 15 | 15 |
| 粉ゼラチン | 小さじ 1/大さじ 1 | 3/10 | 3/10 |
| 若鶏肉，むね | 1 枚 | 250 | 250 |
| 若鶏肉，ささみ | 1 本 | 50 | 48 |
| 若鶏肉，もも | 1 本 | 300 | 300 |
| **12 卵類** | | | |
| うずら卵 | 1 個 | 15 | 13 |
| 鶏卵 | M 1 個 | 60 | 51 |
| **13 乳類** | | | |
| 牛乳 | 小さじ 1/大さじ 1 | 5/16 | 5/16 |
| | コップ 1 杯 | 200 | 200 |
| 生クリーム | 小さじ 1/大さじ 1 | 5/16 | 5/16 |
| コーヒーホワイトナー | 1 個 | 5 | 5 |
| パルメザンチーズ | 小さじ 1/大さじ 1 | 2/6 | 2/6 |
| プロセスチーズ | スライス 1 枚 | 18 | 18 |
| | 1 個（6 P チーズ） | 18 | 18 |
| **14 油脂類** | | | |
| オリーブオイル | 小さじ 1/大さじ 1 | 5/14 | 5/14 |
| ごま油 | 小さじ 1/大さじ 1 | 5/14 | 5/14 |
| サラダ油 | 小さじ 1/大さじ 1 | 5/14 | 5/14 |
| 有塩バター | パン 1 枚使用分 | 10 | 10 |
| ソフトマーガリン | パン 1 枚使用分 | 10 | 10 |
| **15 菓子類** | | | |
| 今川焼 | 1 個 | 60 | 60 |
| あられ | 1 個 | 3 | 3 |
| かしわもち | 1 個 | 50 | 50 |
| カステラ | 1 切れ | 40 | 40 |
| 草もち | 1 個 | 50 | 50 |
| あん団子 | 1 本 | 80 | 80 |
| みたらし団子 | 1 本 | 60 | 60 |
| 関東風桜もち | 1 個 | 40 | 39 |
| 大福もち | 1 個 | 70 | 70 |
| どら焼 | 1 個 | 70 | 70 |
| 蒸しまんじゅう | 1 個 | 40 | 40 |
| 肉まん | 1 個 | 70 | 70 |
| あんまん | 1 個 | 70 | 70 |
| 練りようかん | 1 切れ | 30 | 30 |
| 水ようかん | 1 缶 | 65 | 65 |
| かりんとう | 1 個 | 3 | 3 |
| しょうゆせんべい | 1 枚 | 15 | 15 |

| 食品名 | 目安単位 | 重量 (g) | 可食部 (g) |
|---|---|---|---|
| シュークリーム | 1 個 | 60 | 60 |
| ショートケーキ，果実なし | 1 個 | 70 | 70 |
| イーストドーナッツ | 1 個 | 50 | 50 |
| アップルパイ | 1 切れ | 100 | 100 |
| ウエハース，クリーム入り | 1 枚 | 2 | 2 |
| ハードビスケット | 1 枚 | 5 | 5 |
| クッキー | 1 枚 | 8 | 8 |
| キャラメル | 1 粒 | 5 | 5 |
| ドロップ | 1 個 | 4 | 4 |
| ミルクチョコレート | 1 枚 | 50 | 50 |
| マロングラッセ | 1 個 | 20 | 20 |
| **16 し好飲料類** | | | |
| 日本酒 | 小さじ 1/大さじ 1 | 5/15 | 5/15 |
| ワイン | 小さじ 1/大さじ 1 | 5/15 | 5/15 |
| 本みりん | 小さじ 1/大さじ 1 | 6/18 | 6/18 |
| インスタントコーヒー | 小さじ 1/大さじ 1 | 1/3 | 1/3 |
| ピュアココア | 小さじ 1/大さじ 1 | 2/6 | 2/6 |
| **17 調味料及び香辛料類** | | | |
| ウスターソース | 小さじ 1/大さじ 1 | 6/18 | 6/18 |
| 中濃ソース | 小さじ 1/大さじ 1 | 6/17 | 6/17 |
| しょうゆ | 小さじ 1/大さじ 1 | 6/18 | 6/18 |
| 食塩 | 1 ふり | 0.1 | 0.1 |
| | 少々 | 0.2 | 0.2 |
| | 1 つまみ | 0.3 | 0.3 |
| | 小さじ 1/大さじ 1 | 6/18 | 6/18 |
| 穀物酢 | 小さじ 1/大さじ 1 | 5/15 | 5/15 |
| 固形ブイヨン | 1 個 | 5 | 5 |
| 和風だしの素 | 小さじ 1/大さじ 1 | 3/10 | 3/10 |

| 食品名 | 目安単位 | 重量 (g) | 可食部 (g) |
|---|---|---|---|
| めんつゆ，三倍濃厚 | 小さじ 1/大さじ 1 | 6/17 | 6/17 |
| オイスターソース | 小さじ 1/大さじ 1 | 7/19 | 7/19 |
| ぽん酢しょうゆ | 小さじ 1/大さじ 1 | 5/16 | 5/16 |
| マーボー豆腐の素 | 1 人前 | 180 | 180 |
| ミートソース | 1 人前 | 130 | 130 |
| トマトピューレー | 小さじ 1/大さじ 1 | 5/16 | 5/16 |
| トマトケチャップ | 小さじ 1/大さじ 1 | 6/18 | 6/18 |
| フレンチドレッシング | 小さじ 1/大さじ 1 | 6/18 | 6/18 |
| マヨネーズ，全卵型 | 小さじ 1/大さじ 1 | 5/14 | 5/14 |
| みそ | 小さじ 1/大さじ 1 | 6/17 | 6/17 |
| カレールウ | 1 人前 | 15 | 15 |
| 練りからし | 小 1 袋 | 2.5 | 2.5 |
| | 小さじ 1 | 2 | 2 |
| カレー粉 | 小さじ 1 | 2 | 2 |
| こしょう | 1 ふり | 0.1 | 0.1 |
| 粉とうがらし | 1 ふり | 0.1 | 0.1 |
| **18 調理済み流通食品類** | | | |
| ビーフカレー，レトルト | 1 人前 | 180 | 180 |
| 冷凍ぎょうざ | 1 個 | 20 | 20 |
| コーンクリームスープ，粉末 | 1 人前 | 16 | 16 |
| コーンクリームスープ，レトルト | 1 人前 | 180 | 180 |
| 冷凍クリームコロッケ | 1 個（俵型） | 25 | 25 |
| 冷凍ポテトコロッケ | 1 個（俵型） | 60 | 60 |
| 冷凍えびフライ | 1 尾 | 20 | 20 |
| ビーフシチュー，レトルト | 1 人前 | 180 | 180 |
| 冷凍しゅうまい | 1 個 | 16 | 16 |
| 冷凍ハンバーグ | 1 個 | 80 | 80 |
| 冷凍ピラフ | 1 人前 | 230 | 230 |

# 日本人の食事摂取基準（2025年版）

（厚生労働省「日本人の食事摂取基準（2025年版）」策定検討会報告書より作成）

## 「日本人の食事摂取基準」とは

日本人の食事摂取基準は，健康増進法に基づき，国民の健康の保持・増進，生活習慣病の発症予防を目的として，食事によるエネルギーおよび各栄養素の摂取量の基準を定めたもので，5年ごとに改定されている．2025年版の使用期間は，令和7（2025）年度から令和11（2029）年度の5年間である．

## 食品成分表の利用

食事評価は，摂取量推定によって得られる摂取量と食事摂取基準の各指標で示されている値を比較することで行うことができる．

食事調査によってエネルギーおよび栄養素の摂取量を推定したり，献立からエネルギーおよび栄養素の給与量を推定したりする際には，食品成分表を用いて栄養計算を行う．

食品成分表の栄養素量と，実際に食品中に含まれる栄養素量は必ずしも同じではない．食品成分表を利用する際には，この誤差の存在を十分に理解したうえで対応する必要がある．

## ◉エネルギー

エネルギー摂取の過不足の回避を目的とする指標として，目標とするBMI〔体重（kg）÷身長（m）$^2$〕の範囲を設定する．

### ●目標とするBMIの範囲（18歳以上）*1

| 年齢（歳） | 目標とするBMI（kg/m$^2$） |
|---|---|
| 18～49 | 18.5～24.9 |
| 50～64 | 20.0～24.9 |
| 65～74 | 21.5～24.9 |
| 75以上 | 21.5～24.9 |

*1 男女共通．あくまでも参考として使用すべきである．

## ◉栄養素

三つの目的からなる五つの指標を設定する．

| 目的 | 指標 | 定義 |
|---|---|---|
| 摂取不足の回避 | 推定平均必要量（EAR） | 50%の者が必要量を満たすと推定される摂取量． |
| | 推奨量（RDA） | ほとんどの者（97～98%）が充足している摂取量．（推定平均必要量が与えられる栄養素に対して設定する） |
| | 目安量（AI） | 一定の栄養状態を維持するのに十分な摂取量．不足状態を示す者がほとんど観察されない量．（十分な科学的根拠が得られず，推定平均必要量と推奨量が算定できない場合の代替指標） |
| 過剰摂取による健康障害の回避 | 耐容上限量（UL） | 健康障害をもたらすリスクがないとみなされる習慣的な摂取量の上限．（これを超えて摂取すると，過剰摂取によって生じる潜在的な健康障害のリスクが高まると考える） |
| 生活習慣病の発症予防 | 目標量（DG） | 生活習慣病の発症予防を目的に，特定の集団において，その疾患のリスクや，その代理指標となる生体指標の値が低くなると考えられる栄養状態が達成できる摂取量．現在の日本人が当面の目標とすべき量． |

※十分な科学的根拠がある栄養素については，上記の指標とは別に，生活習慣病の重症化予防及びフレイル予防を目的とした量を設定．

▼食事摂取基準の各指標を理解するための概念図*1

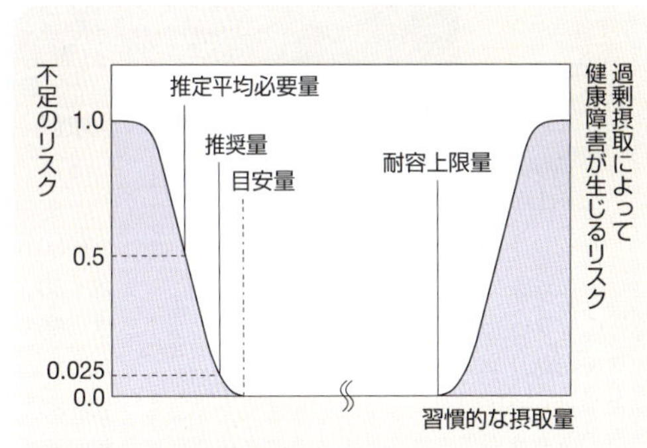


*1 目標量は，ここに示す概念や方法とは異なる性質のものであることから，ここには図示できない．

### ●栄養素の食事摂取基準

各性・年齢区分における参照体位および身体活動レベル「ふつう」を想定した値である．なお，基準値の欄で＋（プラス）記号とともに示される値は付加量をさす．

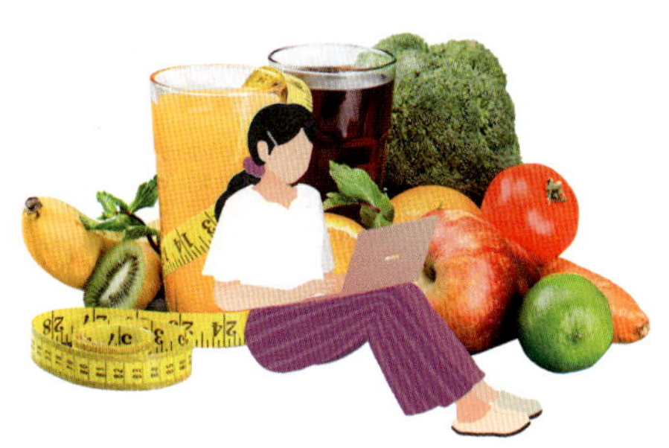

▼身体活動レベル（カテゴリー）別に見た活動内容と活動時間の代表例

| 身体活動レベル（カテゴリー） | 低い | ふつう | 高い |
|---|---|---|---|
| 身体活動レベル基準値*1 | 1.50（1.40～1.60） | 1.75（1.60～1.90） | 2.00（1.90～2.20） |
| 日常生活の内容*2 | 生活の大部分が座位で，静的な活動が中心の場合 | 座位中心の仕事だが，職場内での移動や立位での作業・接客等，通勤・買い物での歩行，家事，軽いスポーツのいずれかを含む場合 | 移動や立位の多い仕事への従事者，あるいは，スポーツ等余暇における活発な運動習慣を持っている場合 |
| 中程度の強度（3.0～5.9メッツ）の身体活動の1日当たりの合計時間（時間/日）*3 | 1.65 | 2.06 | 2.53 |
| 仕事での1日当たりの合計歩行時間（時間/日）*3 | 0.25 | 0.54 | 1.00 |

*1 代表値．（ ）内はおよその範囲． *2 Ishikawa-Takata K, et al. Eur J Clin Nutr. 2008；62（7）：885-891. および Black AE, et al. Eur J Clin Nutr. 1996；50（2）：72-92. を参考に，身体活動レベルに及ぼす仕事時間中の労作の影響が大きいことを考慮して作成． *3 Ishikawa-Takata K, et al. J Epidemiol. 2011；21（2）：114-121. による．

## ●たんぱく質の食事摂取基準

| 年齢等 | 推定平均必要量 (g/日) | | 推奨量 (g/日) | | 目安量 (g/日) | | 目標量*1 (%エネルギー) | |
|---|---|---|---|---|---|---|---|---|
| | 男性 | 女性 | 男性 | 女性 | 男性 | 女性 | 男性 | 女性 |
| 0～5(月) | – | – | – | – | 10 | 10 | – | – |
| 6～8(月) | – | – | – | – | 15 | 15 | – | – |
| 9～11(月) | – | – | – | – | 25 | 25 | – | – |
| 1～2(歳) | 15 | 15 | 20 | 20 | – | – | 13～20 | 13～20 |
| 3～5(歳) | 20 | 20 | 25 | 25 | – | – | 13～20 | 13～20 |
| 6～7(歳) | 25 | 25 | 30 | 30 | – | – | 13～20 | 13～20 |
| 8～9(歳) | 30 | 30 | 40 | 40 | – | – | 13～20 | 13～20 |
| 10～11(歳) | 40 | 40 | 45 | 50 | – | – | 13～20 | 13～20 |
| 12～14(歳) | 50 | 45 | 60 | 55 | – | – | 13～20 | 13～20 |
| 15～17(歳) | 50 | 45 | 65 | 55 | – | – | 13～20 | 13～20 |
| 18～29(歳) | 50 | 40 | 65 | 50 | – | – | 13～20 | 13～20 |
| 30～49(歳) | 50 | 40 | 65 | 50 | – | – | 13～20 | 13～20 |
| 50～64(歳) | 50 | 40 | 65 | 50 | – | – | 14～20 | 14～20 |
| 65～74(歳)*2 | 50 | 40 | 60 | 50 | – | – | 15～20 | 15～20 |
| 75以上(歳)*2 | 50 | 40 | 60 | 50 | – | – | 15～20 | 15～20 |
| 妊婦 初期 | | +0 | | +0 | | – | | –*3 |
| 妊婦 中期 | | +5 | | +5 | | | | –*3 |
| 妊婦 後期 | | +20 | | +25 | | | | –*4 |
| 授乳婦 | | +15 | | +20 | | – | | –*4 |

*1 範囲に関しては，おおむねの値を示したものであり，弾力的に運用すること．　*2 65歳以上の高齢者について，フレイル予防を目的とした量を定めることは難しいが，身長・体重が参照体位に比べて小さい者や，特に75歳以上であって加齢に伴い身体活動量が大きく低下した者など，必要エネルギー摂取量が低い者では，下限が推奨量を下回る場合があり得る．この場合でも，下限は推奨量以上とすることが望ましい．　*3 妊婦(初期・中期)の目標量は，13～20％エネルギーとした．　*4 妊婦(後期)及び授乳婦の目標量は，15～20％エネルギーとした．

## ●炭水化物，食物繊維の食事摂取基準

| 年齢等 | 炭水化物 (%エネルギー) | | 食物繊維 (g/日) | |
|---|---|---|---|---|
| | 目標量*1,2 | | 目標量 | |
| | 男性 | 女性 | 男性 | 女性 |
| 0～5(月) | – | – | – | – |
| 6～11(月) | – | – | – | – |
| 1～2(歳) | 50～65 | 50～65 | – | – |
| 3～5(歳) | 50～65 | 50～65 | 8以上 | 8以上 |
| 6～7(歳) | 50～65 | 50～65 | 10以上 | 9以上 |
| 8～9(歳) | 50～65 | 50～65 | 11以上 | 11以上 |
| 10～11(歳) | 50～65 | 50～65 | 13以上 | 13以上 |
| 12～14(歳) | 50～65 | 50～65 | 17以上 | 16以上 |
| 15～17(歳) | 50～65 | 50～65 | 19以上 | 18以上 |
| 18～29(歳) | 50～65 | 50～65 | 20以上 | 18以上 |
| 30～49(歳) | 50～65 | 50～65 | 22以上 | 18以上 |
| 50～64(歳) | 50～65 | 50～65 | 22以上 | 18以上 |
| 65～74(歳) | 50～65 | 50～65 | 21以上 | 18以上 |
| 75以上(歳) | 50～65 | 50～65 | 20以上 | 17以上 |
| 妊婦 | | 50～65 | | 18以上 |
| 授乳婦 | | 50～65 | | 18以上 |

*1 範囲に関しては，おおむねの値を示したものである．　*2 エネルギー計算上，アルコールを含む．ただし，アルコールの摂取を勧めるものではない．

## ●脂質，飽和脂肪酸，*n*-6系脂肪酸，*n*-3系脂肪酸の食事摂取基準

| 年齢等 | 脂質 (%エネルギー) | | | | 飽和脂肪酸 (%エネルギー)*2,3 | | *n*-6系脂肪酸 (g/日) | | *n*-3系脂肪酸 (g/日) | |
|---|---|---|---|---|---|---|---|---|---|---|
| | 目安量 | | 目標量*1 | | 目標量 | | 目安量 | | 目安量 | |
| | 男性 | 女性 | 男性 | 女性 | 男性 | 女性 | 男性 | 女性 | 男性 | 女性 |
| 0～5(月) | 50 | 50 | – | – | – | – | 4 | 4 | 0.9 | 0.9 |
| 6～11(月) | 40 | 40 | – | – | – | – | 4 | 4 | 0.8 | 0.8 |
| 1～2(歳) | – | – | 20～30 | 20～30 | – | – | 4 | 4 | 0.7 | 0.7 |
| 3～5(歳) | – | – | 20～30 | 20～30 | 10以下 | 10以下 | 6 | 6 | 1.2 | 1.0 |
| 6～7(歳) | – | – | 20～30 | 20～30 | 10以下 | 10以下 | 8 | 7 | 1.4 | 1.2 |
| 8～9(歳) | – | – | 20～30 | 20～30 | 10以下 | 10以下 | 8 | 8 | 1.5 | 1.4 |
| 10～11(歳) | – | – | 20～30 | 20～30 | 10以下 | 10以下 | 9 | 9 | 1.7 | 1.7 |
| 12～14(歳) | – | – | 20～30 | 20～30 | 10以下 | 10以下 | 11 | 11 | 2.2 | 1.7 |
| 15～17(歳) | – | – | 20～30 | 20～30 | 9以下 | 9以下 | 13 | 11 | 2.2 | 1.7 |
| 18～29(歳) | – | – | 20～30 | 20～30 | 7以下 | 7以下 | 12 | 9 | 2.2 | 1.7 |
| 30～49(歳) | – | – | 20～30 | 20～30 | 7以下 | 7以下 | 11 | 9 | 2.2 | 1.7 |
| 50～64(歳) | – | – | 20～30 | 20～30 | 7以下 | 7以下 | 11 | 9 | 2.3 | 1.9 |
| 65～74(歳) | – | – | 20～30 | 20～30 | 7以下 | 7以下 | 10 | 9 | 2.3 | 2.0 |
| 75以上(歳) | – | – | 20～30 | 20～30 | 7以下 | 7以下 | 9 | 8 | 2.3 | 2.0 |
| 妊婦 | | – | | 20～30 | | 7以下 | | 9 | | 1.7 |
| 授乳婦 | | – | | 20～30 | | 7以下 | | 9 | | 1.7 |

*1 範囲に関しては，おおむねの値を示したものである．　*2 飽和脂肪酸と同じく，脂質異常症及び循環器疾患に関与する栄養素としてコレステロールがある．コレステロールに目標量は設定しないが，これは許容される摂取量に上限が存在しないことを保証するものではない．また，脂質異常症の重症化予防の目的からは，200 mg/日未満に留めることが望ましい．　*3 飽和脂肪酸と同じく，冠動脈疾患に関与する栄養素としてトランス脂肪酸がある．日本人の大多数は，トランス脂肪酸に関する世界保健機関(WHO)の目標(1％エネルギー未満)を下回っており，トランス脂肪酸の摂取による健康への影響は，飽和脂肪酸の摂取によるものと比べて小さいと考えられる．ただし，脂質に偏った食事をしている者では，留意する必要がある．トランス脂肪酸は人体にとって不可欠な栄養素ではなく，健康の保持・増進を図る上で積極的な摂取は勧められないことから，その摂取量は1％エネルギー未満に留めることが望ましく，1％エネルギー未満でもできるだけ低く留めることが望ましい．

●エネルギー産生栄養素バランス（目標量*1,2，%エネルギー）

| 年齢等 | | 男性 | | | | 女性 | | | |
|---|---|---|---|---|---|---|---|---|---|
| | | たんぱく質*3 | 脂質*4 | | 炭水化物*5,6 | たんぱく質*3 | 脂質*4 | | 炭水化物*5,6 |
| | | | 脂質 | 飽和脂肪酸 | | | 脂質 | 飽和脂肪酸 | |
| 0～11(月) | | − | − | − | − | − | − | − | − |
| 1～2(歳) | | 13～20 | 20～30 | − | 50～65 | 13～20 | 20～30 | − | 50～65 |
| 3～5(歳) | | 13～20 | 20～30 | 10以下 | 50～65 | 13～20 | 20～30 | 10以下 | 50～65 |
| 6～7(歳) | | 13～20 | 20～30 | 10以下 | 50～65 | 13～20 | 20～30 | 10以下 | 50～65 |
| 8～9(歳) | | 13～20 | 20～30 | 10以下 | 50～65 | 13～20 | 20～30 | 10以下 | 50～65 |
| 10～11(歳) | | 13～20 | 20～30 | 10以下 | 50～65 | 13～20 | 20～30 | 10以下 | 50～65 |
| 12～14(歳) | | 13～20 | 20～30 | 10以下 | 50～65 | 13～20 | 20～30 | 10以下 | 50～65 |
| 15～17(歳) | | 13～20 | 20～30 | 9以下 | 50～65 | 13～20 | 20～30 | 9以下 | 50～65 |
| 18～29(歳) | | 13～20 | 20～30 | 7以下 | 50～65 | 13～20 | 20～30 | 7以下 | 50～65 |
| 30～49(歳) | | 13～20 | 20～30 | 7以下 | 50～65 | 13～20 | 20～30 | 7以下 | 50～65 |
| 50～64(歳) | | 14～20 | 20～30 | 7以下 | 50～65 | 14～20 | 20～30 | 7以下 | 50～65 |
| 65～74(歳) | | 15～20 | 20～30 | 7以下 | 50～65 | 15～20 | 20～30 | 7以下 | 50～65 |
| 75以上(歳) | | 15～20 | 20～30 | 7以下 | 50～65 | 15～20 | 20～30 | 7以下 | 50～65 |
| 妊婦 | 初期 | | | | | 13～20 | 20～30 | 7以下 | 50～65 |
| | 中期 | | | | | 13～20 | | | |
| | 後期 | | | | | 15～20 | | | |
| 授乳婦 | | | | | | 15～20 | | | |

*1必要なエネルギー量を確保した上でのバランスとすること． *2範囲に関しては，おおむねの値を示したものであり，弾力的に運用すること． *365歳以上の高齢者について，フレイル予防を目的とした量を定めることは難しいが，身長・体重が参照体位に比べて小さい者や，特に75歳以上であって加齢に伴い身体活動量が大きく低下した者など，必要エネルギー摂取量が低い者では，下限が推奨量を下回る場合があり得る．この場合でも，下限は推奨量以上とすることが望ましい． *4脂質については，その構成成分である飽和脂肪酸など，質への配慮を十分に行う必要がある． *5アルコールを含む．ただし，アルコールの摂取を勧めるものではない． *6食物繊維の目標量を十分に注意すること．

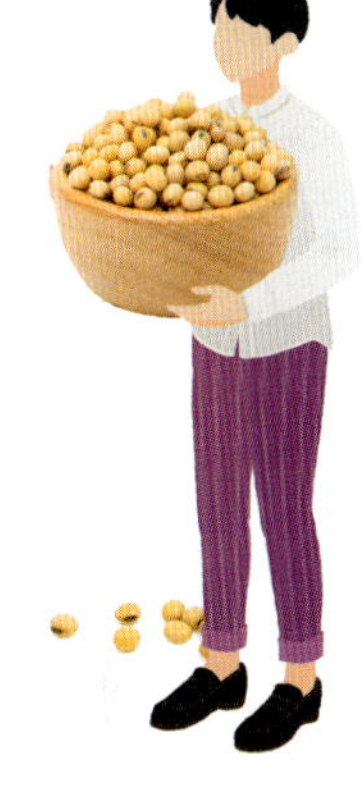

参考資料

●推定エネルギー必要量

推定エネルギー必要量
=体重1 kg当たりの基礎代謝量基準値×参照体重×身体活動レベル基準値

※小児及び妊婦，授乳婦では，これに成長や妊娠継続・授乳に必要なエネルギー量を付加量として加える．乳児では，エネルギー消費量とエネルギー蓄積量の和で求めている．

▼参照体位（参照身長，参照体重）

| 年齢等 | 男性 | | 女性*1 | |
|---|---|---|---|---|
| | 参照身長(cm) | 参照体重(kg) | 参照身長(cm) | 参照体重(kg) |
| 0～5(月) | 61.5 | 6.3 | 60.1 | 5.9 |
| 6～11(月) | 71.6 | 8.8 | 70.2 | 8.1 |
| 6～8(月) | 69.8 | 8.4 | 68.3 | 7.8 |
| 9～11(月) | 73.2 | 9.1 | 71.9 | 8.4 |
| 1～2(歳) | 85.8 | 11.5 | 84.6 | 11.0 |
| 3～5(歳) | 103.6 | 16.5 | 103.2 | 16.1 |
| 6～7(歳) | 119.5 | 22.2 | 118.3 | 21.9 |
| 8～9(歳) | 130.4 | 28.0 | 130.4 | 27.4 |
| 10～11(歳) | 142.0 | 35.6 | 144.0 | 36.3 |
| 12～14(歳) | 160.5 | 49.0 | 155.1 | 47.5 |
| 15～17(歳) | 170.1 | 59.7 | 157.7 | 51.9 |
| 18～29(歳) | 172.0 | 63.0 | 158.0 | 51.0 |
| 30～49(歳) | 171.8 | 70.0 | 158.5 | 53.3 |
| 50～64(歳) | 169.7 | 69.1 | 156.4 | 54.0 |
| 65～74(歳) | 165.3 | 64.4 | 152.2 | 52.6 |
| 75以上(歳) | 162.0 | 61.0 | 148.3 | 49.3 |
| 18以上(歳) | (男女計)参照身長 161.0 cm，参照体重 58.6 kg | | | |

*1妊婦，授乳婦を除く．

▼基礎代謝量基準値

| 年齢(歳) | 基礎代謝量基準値(kcal/kg体重/日) | |
|---|---|---|
| | 男性 | 女性 |
| 1～2 | 61.0 | 59.7 |
| 3～5 | 54.8 | 52.2 |
| 6～7 | 44.3 | 41.9 |
| 8～9 | 40.8 | 38.3 |
| 10～11 | 37.4 | 34.8 |
| 12～14 | 31.0 | 29.6 |
| 15～17 | 27.0 | 25.3 |
| 18～29 | 23.7 | 22.1 |
| 30～49 | 22.5 | 21.9 |
| 50～64 | 21.8 | 20.7 |
| 65～74 | 21.6 | 20.7 |
| 75以上 | 21.5 | 20.7 |

▼身体活動レベル基準値

| 身体活動レベル(カテゴリー) | 低い | ふつう | 高い |
|---|---|---|---|
| 身体活動レベル基準値 | 1.50<br>(1.40～1.60) | 1.75<br>(1.60～1.90) | 2.00<br>(1.90～2.20) |

▼推定エネルギー必要量（kcal/日）

| 性別 | | 男性 | | | 女性 | | |
|---|---|---|---|---|---|---|---|
| 身体活動レベル*1 | | 低い | ふつう | 高い | 低い | ふつう | 高い |
| 0～5(月) | | − | 550 | − | − | 500 | − |
| 6～8(月) | | − | 650 | − | − | 600 | − |
| 9～11(月) | | − | 700 | − | − | 650 | − |
| 1～2(歳) | | − | 950 | − | − | 900 | − |
| 3～5(歳) | | − | 1,300 | − | − | 1,250 | − |
| 6～7(歳) | | 1,350 | 1,550 | 1,750 | 1,250 | 1,450 | 1,650 |
| 8～9(歳) | | 1,600 | 1,850 | 2,100 | 1,500 | 1,700 | 1,900 |
| 10～11(歳) | | 1,950 | 2,250 | 2,500 | 1,850 | 2,100 | 2,350 |
| 12～14(歳) | | 2,300 | 2,600 | 2,900 | 2,150 | 2,400 | 2,700 |
| 15～17(歳) | | 2,500 | 2,850 | 3,150 | 2,050 | 2,300 | 2,550 |
| 18～29(歳) | | 2,250 | 2,600 | 3,000 | 1,700 | 1,950 | 2,250 |
| 30～49(歳) | | 2,350 | 2,750 | 3,150 | 1,750 | 2,050 | 2,350 |
| 50～64(歳) | | 2,250 | 2,650 | 3,000 | 1,700 | 1,950 | 2,250 |
| 65～74(歳) | | 2,100 | 2,350 | 2,650 | 1,650 | 1,850 | 2,050 |
| 75以上(歳)*2 | | 1,850 | 2,250 | − | 1,450 | 1,750 | − |
| 妊婦*3 | 初期 | | | | +50 | +50 | +50 |
| | 中期 | | | | +250 | +250 | +250 |
| | 後期 | | | | +450 | +450 | +450 |
| 授乳婦 | | | | | +350 | +350 | +350 |

*1身体活動レベルは，「低い」「ふつう」「高い」の3つのカテゴリーとした． *2「ふつう」は自立している者，「低い」は自宅にいてほとんど外出しない者に相当する．「低い」は高齢者施設で自立に近い状態で過ごしている者にも適用できる値である． *3妊婦個々の体格や妊娠中の体重増加量及び胎児の発育状況の評価を行うことが必要である．
注1：活用に当たっては，食事評価，体重及びBMIの把握を行い，エネルギーの過不足は，体重の変化又はBMIを用いて評価すること． 注2：身体活動レベルが「低い」に該当する場合，少ないエネルギー消費量に見合った少ないエネルギー摂取量を維持することになるため，健康の保持・増進の観点からは，身体活動量を増加させる必要がある．

## ●微量ミネラルの食事摂取基準

| 年齢等 | | 鉄(mg/日) | | | | | | | | | | 亜鉛(mg/日) | | | | | | | |
|---|---|---|---|---|---|---|---|---|---|---|---|---|---|---|---|---|---|---|---|
| | | 推定平均必要量 | | | 推奨量 | | | 目安量 | | 耐容上限量 | | 推定平均必要量 | | 推奨量 | | 目安量 | | 耐容上限量 | |
| | | 男性 | 女性 | | 男性 | 女性 | | 男性 | 女性 | 男性 | 女性 | 男性 | 女性 | 男性 | 女性 | 男性 | 女性 | 男性 | 女性 |
| | | | 月経なし | 月経あり | | 月経なし | 月経あり | | | | | | | | | | | | |
| 0~5(月) | | – | – | – | – | – | – | 0.5 | 0.5 | – | – | – | – | – | – | 1.5 | 1.5 | – | – |
| 6~11(月) | | 3.5 | 3.0 | – | 4.5 | 4.5 | – | – | – | – | – | – | – | – | – | 2.0 | 2.0 | – | – |
| 1~2(歳) | | 3.0 | 3.0 | – | 4.0 | 4.0 | – | – | – | – | – | 2.5 | 2.0 | 3.5 | 3.0 | – | – | – | – |
| 3~5(歳) | | 3.5 | 3.5 | – | 5.0 | 5.0 | – | – | – | – | – | 3.0 | 2.5 | 4.0 | 3.5 | – | – | – | – |
| 6~7(歳) | | 4.5 | 4.5 | – | 6.0 | 6.0 | – | – | – | – | – | 3.5 | 3.0 | 5.0 | 4.5 | – | – | – | – |
| 8~9(歳) | | 5.5 | 6.0 | – | 7.5 | 8.0 | – | – | – | – | – | 4.0 | 4.0 | 5.5 | 5.5 | – | – | – | – |
| 10~11(歳) | | 6.5 | 6.5 | 8.5 | 9.5 | 9.0 | 12.5 | – | – | – | – | 5.5 | 5.5 | 8.0 | 7.5 | – | – | – | – |
| 12~14(歳) | | 7.5 | 6.5 | 9.0 | 9.0 | 8.0 | 12.5 | – | – | – | – | 7.0 | 6.5 | 8.5 | 8.5 | – | – | – | – |
| 15~17(歳) | | 7.5 | 5.5 | 7.5 | 9.0 | 6.5 | 11.0 | – | – | – | – | 8.5 | 6.0 | 10.0 | 8.0 | – | – | – | – |
| 18~29(歳) | | 5.5 | 5.0 | 7.0 | 7.0 | 6.0 | 10.0 | – | – | – | – | 7.5 | 6.0 | 9.0 | 7.5 | – | – | 40 | 35 |
| 30~49(歳) | | 6.0 | 5.0 | 7.5 | 7.5 | 6.0 | 10.5 | – | – | – | – | 8.0 | 6.5 | 9.5 | 8.0 | – | – | 45 | 35 |
| 50~64(歳) | | 6.0 | 5.0 | 7.5 | 7.0 | 6.0 | 10.5 | – | – | – | – | 8.0 | 6.5 | 9.5 | 8.0 | – | – | 45 | 35 |
| 65~74(歳) | | 5.5 | 5.0 | – | 7.0 | 6.0 | – | – | – | – | – | 7.5 | 6.5 | 9.0 | 7.5 | – | – | 45 | 35 |
| 75以上(歳) | | 5.5 | 4.5 | – | 6.5 | 5.5 | – | – | – | – | – | 7.5 | 6.0 | 9.0 | 7.0 | – | – | 40 | 35 |
| 妊婦 | 初期 | | +2.0 | – | | +2.5 | – | | – | | – | | +0.0 | | +0.0 | | – | | – |
| | 中期・後期 | | +7.0 | – | | +8.5 | – | | – | | – | | +2.0 | | +2.0 | | – | | – |
| 授乳婦 | | | +1.5 | – | | +2.0 | – | | – | | – | | +2.5 | | +3.0 | | – | | – |

| 年齢等 | 銅(mg/日) | | | | | | | | マンガン(mg/日) | | | | ヨウ素(μg/日) | | | | | | | |
|---|---|---|---|---|---|---|---|---|---|---|---|---|---|---|---|---|---|---|---|---|
| | 推定平均必要量 | | 推奨量 | | 目安量 | | 耐容上限量 | | 目安量 | | 耐容上限量 | | 推定平均必要量 | | 推奨量 | | 目安量 | | 耐容上限量 | |
| | 男性 | 女性 | 男性 | 女性 | 男性 | 女性 | 男性 | 女性 | 男性 | 女性 | 男性 | 女性 | 男性 | 女性 | 男性 | 女性 | 男性 | 女性 | 男性 | 女性 |
| 0~5(月) | – | – | – | – | 0.3 | 0.3 | – | – | 0.01 | 0.01 | – | – | – | – | – | – | 100 | 100 | 250 | 250 |
| 6~11(月) | – | – | – | – | 0.4 | 0.4 | – | – | 0.5 | 0.5 | – | – | – | – | – | – | 130 | 130 | 350 | 350 |
| 1~2(歳) | 0.3 | 0.2 | 0.3 | 0.3 | – | – | – | – | 1.5 | 1.5 | – | – | 35 | 35 | 50 | 50 | – | – | 600 | 600 |
| 3~5(歳) | 0.3 | 0.3 | 0.4 | 0.3 | – | – | – | – | 2.0 | 2.0 | – | – | 40 | 40 | 60 | 60 | – | – | 900 | 900 |
| 6~7(歳) | 0.4 | 0.4 | 0.4 | 0.4 | – | – | – | – | 2.0 | 2.0 | – | – | 55 | 55 | 75 | 75 | – | – | 1,200 | 1,200 |
| 8~9(歳) | 0.4 | 0.4 | 0.5 | 0.5 | – | – | – | – | 2.5 | 2.5 | – | – | 65 | 65 | 90 | 90 | – | – | 1,500 | 1,500 |
| 10~11(歳) | 0.5 | 0.5 | 0.6 | 0.6 | – | – | – | – | 3.0 | 3.0 | – | – | 75 | 75 | 110 | 110 | – | – | 2,000 | 2,000 |
| 12~14(歳) | 0.7 | 0.6 | 0.8 | 0.8 | – | – | – | – | 3.5 | 3.0 | – | – | 100 | 100 | 140 | 140 | – | – | 2,500 | 2,500 |
| 15~17(歳) | 0.8 | 0.6 | 0.9 | 0.7 | – | – | – | – | 3.5 | 3.0 | – | – | 100 | 100 | 140 | 140 | – | – | 3,000 | 3,000 |
| 18~29(歳) | 0.7 | 0.6 | 0.8 | 0.7 | – | – | 7 | 7 | 3.5 | 3.0 | 11 | 11 | 100 | 100 | 140 | 140 | – | – | 3,000 | 3,000 |
| 30~49(歳) | 0.8 | 0.6 | 0.9 | 0.7 | – | – | 7 | 7 | 3.5 | 3.0 | 11 | 11 | 100 | 100 | 140 | 140 | – | – | 3,000 | 3,000 |
| 50~64(歳) | 0.7 | 0.6 | 0.9 | 0.7 | – | – | 7 | 7 | 3.5 | 3.0 | 11 | 11 | 100 | 100 | 140 | 140 | – | – | 3,000 | 3,000 |
| 65~74(歳) | 0.7 | 0.6 | 0.8 | 0.7 | – | – | 7 | 7 | 3.5 | 3.0 | 11 | 11 | 100 | 100 | 140 | 140 | – | – | 3,000 | 3,000 |
| 75以上(歳) | 0.7 | 0.6 | 0.8 | 0.7 | – | – | 7 | 7 | 3.5 | 3.0 | 11 | 11 | 100 | 100 | 140 | 140 | – | – | 3,000 | 3,000 |
| 妊婦 | | +0.1 | | +0.1 | | – | | – | | 3.0 | | – | | +75 | | +110 | | – | | –*1 |
| 授乳婦 | | +0.5 | | +0.6 | | – | | – | | 3.0 | | – | | +100 | | +140 | | – | | –*1 |

*1 妊婦及び授乳婦の耐容上限量は，2,000 μg/日とした．

| 年齢等 | セレン(μg/日) | | | | | | | | クロム(μg/日) | | | | モリブデン(μg/日) | | | | | | | |
|---|---|---|---|---|---|---|---|---|---|---|---|---|---|---|---|---|---|---|---|---|
| | 推定平均必要量 | | 推奨量 | | 目安量 | | 耐容上限量 | | 目安量 | | 耐容上限量 | | 推定平均必要量 | | 推奨量 | | 目安量 | | 耐容上限量 | |
| | 男性 | 女性 | 男性 | 女性 | 男性 | 女性 | 男性 | 女性 | 男性 | 女性 | 男性 | 女性 | 男性 | 女性 | 男性 | 女性 | 男性 | 女性 | 男性 | 女性 |
| 0~5(月) | – | – | – | – | 15 | 15 | – | – | 0.8 | 0.8 | – | – | – | – | – | – | 2.5 | 2.5 | – | – |
| 6~11(月) | – | – | – | – | 15 | 15 | – | – | 1.0 | 1.0 | – | – | – | – | – | – | 3.0 | 3.0 | – | – |
| 1~2(歳) | 10 | 10 | 10 | 10 | – | – | 100 | 100 | – | – | – | – | 10 | 10 | 10 | 10 | – | – | – | – |
| 3~5(歳) | 10 | 10 | 15 | 10 | – | – | 100 | 100 | – | – | – | – | 10 | 10 | 10 | 10 | – | – | – | – |
| 6~7(歳) | 15 | 15 | 15 | 15 | – | – | 150 | 150 | – | – | – | – | 10 | 10 | 15 | 15 | – | – | – | – |
| 8~9(歳) | 15 | 15 | 20 | 20 | – | – | 200 | 200 | – | – | – | – | 15 | 15 | 20 | 15 | – | – | – | – |
| 10~11(歳) | 20 | 20 | 25 | 25 | – | – | 250 | 250 | – | – | – | – | 15 | 15 | 20 | 20 | – | – | – | – |
| 12~14(歳) | 25 | 25 | 30 | 30 | – | – | 350 | 300 | – | – | – | – | 20 | 20 | 25 | 25 | – | – | – | – |
| 15~17(歳) | 30 | 20 | 35 | 25 | – | – | 400 | 350 | – | – | – | – | 25 | 20 | 30 | 25 | – | – | – | – |
| 18~29(歳) | 25 | 20 | 30 | 25 | – | – | 400 | 350 | 10 | 10 | 500 | 500 | 20 | 20 | 30 | 25 | – | – | 600 | 500 |
| 30~49(歳) | 25 | 20 | 35 | 25 | – | – | 450 | 350 | 10 | 10 | 500 | 500 | 25 | 20 | 30 | 25 | – | – | 600 | 500 |
| 50~64(歳) | 25 | 20 | 30 | 25 | – | – | 450 | 350 | 10 | 10 | 500 | 500 | 25 | 20 | 30 | 25 | – | – | 600 | 500 |
| 65~74(歳) | 25 | 20 | 30 | 25 | – | – | 450 | 350 | 10 | 10 | 500 | 500 | 20 | 20 | 30 | 25 | – | – | 600 | 500 |
| 75以上(歳) | 25 | 20 | 30 | 25 | – | – | 400 | 350 | 10 | 10 | 500 | 500 | 20 | 20 | 25 | 25 | – | – | 600 | 500 |
| 妊婦 | | +5 | | +5 | | – | | – | | 10 | | – | | +0 | | +0 | | – | | – |
| 授乳婦 | | +15 | | +20 | | – | | – | | 10 | | – | | +2.5 | | +3.5 | | – | | – |

## ●多量ミネラルの食事摂取基準

| 年齢等 | ナトリウム(mg/日,( )は食塩相当量[g/日])*1 | | | | | | カリウム(mg/日) | | | |
|---|---|---|---|---|---|---|---|---|---|---|
| | 推定平均必要量 | | 目安量 | | 目標量 | | 目安量 | | 目標量 | |
| | 男性 | 女性 | 男性 | 女性 | 男性 | 女性 | 男性 | 女性 | 男性 | 女性 |
| 0~5(月) | − | − | 100(0.3) | 100(0.3) | − | − | 400 | 400 | − | − |
| 6~11(月) | − | − | 600(1.5) | 600(1.5) | − | − | 700 | 700 | − | − |
| 1~2(歳) | − | − | − | − | (3.0未満) | (2.5未満) | − | − | − | − |
| 3~5(歳) | − | − | − | − | (3.5未満) | (3.5未満) | 1,100 | 1,000 | 1,600以上 | 1,400以上 |
| 6~7(歳) | − | − | − | − | (4.5未満) | (4.5未満) | 1,300 | 1,200 | 1,800以上 | 1,600以上 |
| 8~9(歳) | − | − | − | − | (5.0未満) | (5.0未満) | 1,600 | 1,400 | 2,000以上 | 1,800以上 |
| 10~11(歳) | − | − | − | − | (6.0未満) | (6.0未満) | 1,900 | 1,800 | 2,200以上 | 2,000以上 |
| 12~14(歳) | − | − | − | − | (7.0未満) | (6.5未満) | 2,400 | 2,200 | 2,600以上 | 2,400以上 |
| 15~17(歳) | − | − | − | − | (7.5未満) | (6.5未満) | 2,800 | 2,000 | 3,000以上 | 2,600以上 |
| 18~29(歳) | 600(1.5) | 600(1.5) | − | − | (7.5未満) | (6.5未満) | 2,500 | 2,000 | 3,000以上 | 2,600以上 |
| 30~49(歳) | 600(1.5) | 600(1.5) | − | − | (7.5未満) | (6.5未満) | 2,500 | 2,000 | 3,000以上 | 2,600以上 |
| 50~64(歳) | 600(1.5) | 600(1.5) | − | − | (7.5未満) | (6.5未満) | 2,500 | 2,000 | 3,000以上 | 2,600以上 |
| 65~74(歳) | 600(1.5) | 600(1.5) | − | − | (7.5未満) | (6.5未満) | 2,500 | 2,000 | 3,000以上 | 2,600以上 |
| 75以上(歳) | 600(1.5) | 600(1.5) | − | − | (7.5未満) | (6.5未満) | 2,500 | 2,000 | 3,000以上 | 2,600以上 |
| 妊婦 | | 600(1.5) | | − | | (6.5未満) | | 2,000 | | 2,600以上 |
| 授乳婦 | | 600(1.5) | | − | | (6.5未満) | | 2,000 | | 2,600以上 |

*1 高血圧及び慢性腎臓病(CKD)の重症化予防のための食塩相当量の量は,男女とも6.0 g/日未満とした.

| 年齢等 | カルシウム(mg/日) | | | | | | | | マグネシウム(mg/日) | | | | | | | | リン(mg/日) | | | |
|---|---|---|---|---|---|---|---|---|---|---|---|---|---|---|---|---|---|---|---|---|
| | 推定平均必要量 | | 推奨量 | | 目安量 | | 耐容上限量 | | 推定平均必要量 | | 推奨量 | | 目安量 | | 耐容上限量*1 | | 目安量 | | 耐容上限量 | |
| | 男性 | 女性 | 男性 | 女性 | 男性 | 女性 | 男性 | 女性 | 男性 | 女性 | 男性 | 女性 | 男性 | 女性 | 男性 | 女性 | 男性 | 女性 | 男性 | 女性 |
| 0~5(月) | − | − | − | − | 200 | 200 | − | − | − | − | − | − | 20 | 20 | − | − | 120 | 120 | − | − |
| 6~11(月) | − | − | − | − | 250 | 250 | − | − | − | − | − | − | 60 | 60 | − | − | 260 | 260 | − | − |
| 1~2(歳) | 350 | 350 | 450 | 400 | − | − | − | − | 60 | 60 | 70 | 70 | − | − | − | − | 600 | 500 | − | − |
| 3~5(歳) | 500 | 450 | 600 | 550 | − | − | − | − | 80 | 80 | 100 | 100 | − | − | − | − | 700 | 700 | − | − |
| 6~7(歳) | 500 | 450 | 600 | 550 | − | − | − | − | 110 | 110 | 130 | 130 | − | − | − | − | 900 | 800 | − | − |
| 8~9(歳) | 550 | 600 | 650 | 750 | − | − | − | − | 140 | 140 | 170 | 160 | − | − | − | − | 1,000 | 900 | − | − |
| 10~11(歳) | 600 | 600 | 700 | 750 | − | − | − | − | 180 | 180 | 210 | 220 | − | − | − | − | 1,100 | 1,000 | − | − |
| 12~14(歳) | 850 | 700 | 1,000 | 800 | − | − | − | − | 250 | 240 | 290 | 290 | − | − | − | − | 1,200 | 1,100 | − | − |
| 15~17(歳) | 650 | 550 | 800 | 650 | − | − | − | − | 300 | 260 | 360 | 310 | − | − | − | − | 1,200 | 1,000 | − | − |
| 18~29(歳) | 650 | 550 | 800 | 650 | − | − | 2,500 | 2,500 | 280 | 230 | 340 | 280 | − | − | − | − | 1,000 | 800 | 3,000 | 3,000 |
| 30~49(歳) | 650 | 550 | 750 | 650 | − | − | 2,500 | 2,500 | 320 | 240 | 380 | 290 | − | − | − | − | 1,000 | 800 | 3,000 | 3,000 |
| 50~64(歳) | 600 | 550 | 750 | 650 | − | − | 2,500 | 2,500 | 310 | 240 | 370 | 290 | − | − | − | − | 1,000 | 800 | 3,000 | 3,000 |
| 65~74(歳) | 600 | 550 | 750 | 650 | − | − | 2,500 | 2,500 | 290 | 240 | 350 | 280 | − | − | − | − | 1,000 | 800 | 3,000 | 3,000 |
| 75以上(歳) | 600 | 500 | 750 | 600 | − | − | 2,500 | 2,500 | 270 | 220 | 330 | 270 | − | − | − | − | 1,000 | 800 | 3,000 | 3,000 |
| 妊婦 | | +0 | | +0 | | − | | − | | +30 | | +40 | | − | | − | | 800 | | − |
| 授乳婦 | | +0 | | +0 | | − | | − | | +0 | | +0 | | − | | − | | 800 | | − |

*1 通常の食品以外からの摂取量の耐容上限量は,成人の場合350 mg/日,小児では5 mg/kg体重/日とした.それ以外の通常の食品からの摂取の場合,耐容上限量は設定しない.

## ●脂溶性ビタミンの食事摂取基準

| 年齢等 | | ビタミンA(μgRAE/日)*1 | | | | | | | | ビタミンD(μg/日)*4 | | | | ビタミンE(mg/日)*5 | | | | ビタミンK(μg/日) | |
|---|---|---|---|---|---|---|---|---|---|---|---|---|---|---|---|---|---|---|---|
| | | 推定平均必要量*2 | | 推奨量*2 | | 目安量*3 | | 耐容上限量*3 | | 目安量 | | 耐容上限量 | | 目安量 | | 耐容上限量 | | 目安量 | |
| | | 男性 | 女性 | 男性 | 女性 | 男性 | 女性 | 男性 | 女性 | 男性 | 女性 | 男性 | 女性 | 男性 | 女性 | 男性 | 女性 | 男性 | 女性 |
| 0~5(月) | | − | − | − | − | 300 | 300 | 600 | 600 | 5.0 | 5.0 | 25 | 25 | 3.0 | 3.0 | − | − | 4 | 4 |
| 6~11(月) | | − | − | − | − | 400 | 400 | 600 | 600 | 5.0 | 5.0 | 25 | 25 | 4.0 | 4.0 | − | − | 7 | 7 |
| 1~2(歳) | | 300 | 250 | 400 | 350 | − | − | 600 | 600 | 3.5 | 3.5 | 25 | 25 | 3.0 | 3.0 | 150 | 150 | 50 | 60 |
| 3~5(歳) | | 350 | 350 | 500 | 500 | − | − | 700 | 700 | 4.5 | 4.5 | 30 | 30 | 4.0 | 4.0 | 200 | 200 | 60 | 70 |
| 6~7(歳) | | 350 | 350 | 500 | 500 | − | − | 950 | 950 | 5.5 | 5.5 | 40 | 40 | 4.5 | 4.0 | 300 | 300 | 80 | 90 |
| 8~9(歳) | | 350 | 350 | 500 | 500 | − | − | 1,200 | 1,200 | 6.5 | 6.5 | 40 | 40 | 5.0 | 5.0 | 350 | 350 | 90 | 110 |
| 10~11(歳) | | 450 | 400 | 600 | 600 | − | − | 1,500 | 1,500 | 8.0 | 8.0 | 60 | 60 | 5.0 | 5.5 | 450 | 450 | 110 | 130 |
| 12~14(歳) | | 550 | 500 | 800 | 700 | − | − | 2,100 | 2,100 | 9.0 | 9.0 | 80 | 80 | 6.5 | 6.0 | 650 | 600 | 140 | 150 |
| 15~17(歳) | | 650 | 500 | 900 | 650 | − | − | 2,600 | 2,600 | 9.0 | 9.0 | 90 | 90 | 7.0 | 6.0 | 750 | 650 | 150 | 150 |
| 18~29(歳) | | 600 | 450 | 850 | 650 | − | − | 2,700 | 2,700 | 9.0 | 9.0 | 100 | 100 | 6.5 | 5.0 | 800 | 650 | 150 | 150 |
| 30~49(歳) | | 650 | 500 | 900 | 700 | − | − | 2,700 | 2,700 | 9.0 | 9.0 | 100 | 100 | 6.5 | 6.0 | 800 | 700 | 150 | 150 |
| 50~64(歳) | | 650 | 500 | 900 | 700 | − | − | 2,700 | 2,700 | 9.0 | 9.0 | 100 | 100 | 6.5 | 6.0 | 800 | 700 | 150 | 150 |
| 65~74(歳) | | 600 | 500 | 850 | 700 | − | − | 2,700 | 2,700 | 9.0 | 9.0 | 100 | 100 | 7.5 | 7.0 | 800 | 700 | 150 | 150 |
| 75以上(歳) | | 550 | 450 | 800 | 650 | − | − | 2,700 | 2,700 | 9.0 | 9.0 | 100 | 100 | 7.0 | 6.0 | 800 | 650 | 150 | 150 |
| 妊婦 | 初期 | | +0 | | +0 | | − | | − | | | | | | | | | | |
| | 中期 | | +0 | | +0 | | − | | − | | 9.0 | | − | | 5.5 | | − | | 150 |
| | 後期 | | +60 | | +80 | | − | | − | | | | | | | | | | |
| 授乳婦 | | | +300 | | +450 | | − | | − | | 9.0 | | − | | 5.5 | | − | | 150 |

*1 レチノール活性当量(μgRAE)=レチノール(μg)+β-カロテン(μg)× 1/12+α-カロテン(μg)× 1/24+β-クリプトキサンチン(μg)× 1/24+その他のプロビタミンA カロテノイド(μg)× 1/24　*2 プロビタミンA カロテノイドを含む.　*3 プロビタミンA カロテノイドを含まない.　*4 日照により皮膚でビタミンD が産生されることを踏まえ,フレイル予防を図る者はもとより,全年齢区分を通じて,日常生活において可能な範囲内での適度な日光浴を心掛けるとともに,ビタミンD の摂取については,日照時間を考慮に入れることが重要である.　*5 α-トコフェロールについて算定した.α-トコフェロール以外のビタミンE は含まない.

## ●水溶性ビタミンの食事摂取基準

| 年齢等 | ビタミン$B_1$（mg/日）[*1,2] | | | | | | ビタミン$B_2$（mg/日）[*3] | | | | | | ナイアシン（mgNE/日）[*4,5] | | | | | | | |
|---|---|---|---|---|---|---|---|---|---|---|---|---|---|---|---|---|---|---|---|---|
| | 推定平均必要量 | | 推奨量 | | 目安量 | | 推定平均必要量 | | 推奨量 | | 目安量 | | 推定平均必要量 | | 推奨量 | | 目安量 | | 耐容上限量[*6] | |
| | 男性 | 女性 | 男性 | 女性 | 男性 | 女性 | 男性 | 女性 | 男性 | 女性 | 男性 | 女性 | 男性 | 女性 | 男性 | 女性 | 男性 | 女性 | 男性 | 女性 |
| 0～5（月） | – | – | – | – | 0.1 | 0.1 | – | – | – | – | 0.3 | 0.3 | – | – | – | – | 2[*7] | 2[*7] | – | – |
| 6～11（月） | – | – | – | – | 0.2 | 0.2 | – | – | – | – | 0.4 | 0.4 | – | – | – | – | 3 | 3 | – | – |
| 1～2（歳） | 0.3 | 0.3 | 0.4 | 0.4 | – | – | 0.5 | 0.5 | 0.6 | 0.5 | – | – | 5 | 4 | 6 | 5 | – | – | 60（15） | 60（15） |
| 3～5（歳） | 0.4 | 0.4 | 0.5 | 0.5 | – | – | 0.7 | 0.6 | 0.8 | 0.8 | – | – | 6 | 6 | 8 | 7 | – | – | 80（20） | 80（20） |
| 6～7（歳） | 0.5 | 0.4 | 0.7 | 0.6 | – | – | 0.8 | 0.7 | 0.9 | 0.9 | – | – | 7 | 7 | 9 | 8 | – | – | 100（30） | 100（30） |
| 8～9（歳） | 0.6 | 0.5 | 0.8 | 0.7 | – | – | 0.9 | 0.9 | 1.1 | 1.0 | – | – | 9 | 8 | 11 | 10 | – | – | 150（35） | 150（35） |
| 10～11（歳） | 0.7 | 0.6 | 0.9 | 0.9 | – | – | 1.1 | 1.1 | 1.4 | 1.3 | – | – | 11 | 10 | 13 | 12 | – | – | 200（45） | 200（45） |
| 12～14（歳） | 0.8 | 0.7 | 1.1 | 1.0 | – | – | 1.3 | 1.2 | 1.6 | 1.4 | – | – | 12 | 12 | 15 | 14 | – | – | 250（60） | 250（60） |
| 15～17（歳） | 0.9 | 0.7 | 1.2 | 1.0 | – | – | 1.4 | 1.2 | 1.7 | 1.4 | – | – | 14 | 11 | 16 | 13 | – | – | 300（70） | 250（65） |
| 18～29（歳） | 0.8 | 0.6 | 1.1 | 0.8 | – | – | 1.3 | 1.0 | 1.6 | 1.2 | – | – | 13 | 9 | 15 | 11 | – | – | 300（80） | 250（65） |
| 30～49（歳） | 0.8 | 0.6 | 1.2 | 0.9 | – | – | 1.4 | 1.0 | 1.7 | 1.2 | – | – | 13 | 10 | 16 | 12 | – | – | 350（85） | 250（65） |
| 50～64（歳） | 0.8 | 0.6 | 1.1 | 0.8 | – | – | 1.3 | 1.0 | 1.6 | 1.2 | – | – | 13 | 9 | 15 | 11 | – | – | 350（85） | 250（65） |
| 65～74（歳） | 0.7 | 0.6 | 1.0 | 0.8 | – | – | 1.2 | 0.9 | 1.4 | 1.1 | – | – | 11 | 9 | 14 | 11 | – | – | 300（80） | 250（65） |
| 75以上（歳） | 0.7 | 0.5 | 1.0 | 0.7 | – | – | 1.1 | 0.9 | 1.4 | 1.1 | – | – | 11 | 8 | 13 | 10 | – | – | 300（75） | 250（60） |
| 妊婦 | | +0.1 | | +0.2 | | – | | +0.2 | | +0.3 | | – | | +0 | | +0 | | – | | – |
| 授乳婦 | | +0.2 | | +0.2 | | – | | +0.5 | | +0.6 | | – | | +3 | | +3 | | – | | – |

*1チアミン塩化物塩酸塩（分子量＝337.3）相当量として示した．　*2身体活動レベル「ふつう」の推定エネルギー必要量を用いて算定した．　*3身体活動レベル「ふつう」の推定エネルギー必要量を用いて算定した．　特記事項：ビタミン$B_2$の推定平均必要量は，ビタミン$B_2$の欠乏症である口唇炎，口角炎，舌炎などの皮膚炎を予防するに足る最小量からではなく，尿中にビタミン$B_2$の排泄量が増大し始める摂取量（体内飽和量）から算定．　*4ナイアシン当量（NE）＝ナイアシン＋1/60 トリプトファンで示した．　*5身体活動レベル「ふつう」の推定エネルギー必要量を用いて算定した．　*6ニコチンアミドの重量（mg/日），（　）内はニコチン酸の重量（mg/日）．　*7単位はmg/日．

| 年齢等 | ビタミン$B_6$（mg/日）[*1] | | | | | | | | ビタミン$B_{12}$（µg/日）[*3] | | 葉酸（µg/日）[*4] | | | | | | | |
|---|---|---|---|---|---|---|---|---|---|---|---|---|---|---|---|---|---|---|
| | 推定平均必要量 | | 推奨量 | | 目安量 | | 耐容上限量[*2] | | 目安量 | | 推定平均必要量 | | 推奨量 | | 目安量 | | 耐容上限量[*5] | |
| | 男性 | 女性 | 男性 | 女性 | 男性 | 女性 | 男性 | 女性 | 男性 | 女性 | 男性 | 女性 | 男性 | 女性 | 男性 | 女性 | 男性 | 女性 |
| 0～5（月） | – | – | – | – | 0.2 | 0.2 | – | – | 0.4 | 0.4 | – | – | – | – | 40 | 40 | – | – |
| 6～11（月） | – | – | – | – | 0.3 | 0.3 | – | – | 0.9 | 0.9 | – | – | – | – | 70 | 70 | – | – |
| 1～2（歳） | 0.4 | 0.4 | 0.5 | 0.5 | – | – | 10 | 10 | 1.5 | 1.5 | 70 | 70 | 90 | 90 | – | – | 200 | 200 |
| 3～5（歳） | 0.5 | 0.5 | 0.6 | 0.6 | – | – | 15 | 15 | 1.5 | 1.5 | 80 | 80 | 100 | 100 | – | – | 300 | 300 |
| 6～7（歳） | 0.6 | 0.6 | 0.7 | 0.7 | – | – | 20 | 20 | 2.0 | 2.0 | 110 | 110 | 130 | 130 | – | – | 400 | 400 |
| 8～9（歳） | 0.8 | 0.8 | 0.9 | 0.9 | – | – | 25 | 25 | 2.5 | 2.5 | 130 | 130 | 150 | 150 | – | – | 500 | 500 |
| 10～11（歳） | 0.9 | 1.0 | 1.0 | 1.2 | – | – | 30 | 30 | 3.0 | 3.0 | 150 | 150 | 180 | 180 | – | – | 700 | 700 |
| 12～14（歳） | 1.2 | 1.1 | 1.4 | 1.3 | – | – | 40 | 40 | 4.0 | 4.0 | 190 | 190 | 230 | 230 | – | – | 900 | 900 |
| 15～17（歳） | 1.2 | 1.1 | 1.5 | 1.3 | – | – | 50 | 45 | 4.0 | 4.0 | 200 | 200 | 240 | 240 | – | – | 900 | 900 |
| 18～29（歳） | 1.2 | 1.0 | 1.5 | 1.2 | – | – | 55 | 45 | 4.0 | 4.0 | 200 | 200 | 240 | 240 | – | – | 900 | 900 |
| 30～49（歳） | 1.2 | 1.0 | 1.5 | 1.2 | – | – | 60 | 45 | 4.0 | 4.0 | 200 | 200 | 240 | 240 | – | – | 1,000 | 1,000 |
| 50～64（歳） | 1.2 | 1.0 | 1.5 | 1.2 | – | – | 60 | 45 | 4.0 | 4.0 | 200 | 200 | 240 | 240 | – | – | 1,000 | 1,000 |
| 65～74（歳） | 1.2 | 1.0 | 1.4 | 1.2 | – | – | 55 | 45 | 4.0 | 4.0 | 200 | 200 | 240 | 240 | – | – | 900 | 900 |
| 75以上（歳） | 1.2 | 1.0 | 1.4 | 1.2 | – | – | 50 | 40 | 4.0 | 4.0 | 200 | 200 | 240 | 240 | – | – | 900 | 900 |
| 妊婦 | | +0.2 | | +0.2 | | – | | – | | 4.0 | | +200[*6,7] | | +240[*6,7] | | – | | – |
| 授乳婦 | | +0.3 | | +0.3 | | – | | – | | 4.0 | | +80 | | +100 | | – | | – |

*1たんぱく質の推奨量を用いて算定した（妊婦・授乳婦の付加量は除く）．　*2ピリドキシン（分子量＝169.2）相当量として示した．　*3シアノコバラミン（分子量＝1,355.4）相当量として示した．　*4葉酸（プテロイルモノグルタミン酸，分子量＝441.4）相当量として示した．　*5通常の食品以外の食品に含まれる葉酸に適用する．　*6妊娠を計画している女性，妊娠の可能性がある女性及び妊娠初期の妊婦は，胎児の神経管閉鎖障害のリスク低減のために，通常の食品以外の食品に含まれる葉酸を400 µg/日摂取することが望まれる．
*7付加量は，中期及び後期にのみ設定した．

| 年齢等 | パントテン酸（mg/日） | | ビオチン（µg/日） | | ビタミンC（mg/日）[*1] | | | | | |
|---|---|---|---|---|---|---|---|---|---|---|
| | 目安量 | | 目安量 | | 推定平均必要量 | | 推奨量 | | 目安量 | |
| | 男性 | 女性 | 男性 | 女性 | 男性 | 女性 | 男性 | 女性 | 男性 | 女性 |
| 0～5（月） | 4 | 4 | 4 | 4 | – | – | – | – | 40 | 40 |
| 6～11（月） | 3 | 3 | 10 | 10 | – | – | – | – | 40 | 40 |
| 1～2（歳） | 3 | 3 | 20 | 20 | 30 | 30 | 35 | 35 | – | – |
| 3～5（歳） | 4 | 4 | 20 | 20 | 35 | 35 | 40 | 40 | – | – |
| 6～7（歳） | 5 | 5 | 30 | 30 | 40 | 40 | 50 | 50 | – | – |
| 8～9（歳） | 6 | 6 | 30 | 30 | 50 | 50 | 60 | 60 | – | – |
| 10～11（歳） | 6 | 6 | 40 | 40 | 60 | 60 | 70 | 70 | – | – |
| 12～14（歳） | 7 | 6 | 50 | 50 | 75 | 75 | 90 | 90 | – | – |
| 15～17（歳） | 7 | 6 | 50 | 50 | 80 | 80 | 100 | 100 | – | – |
| 18～29（歳） | 6 | 5 | 50 | 50 | 80 | 80 | 100 | 100 | – | – |
| 30～49（歳） | 6 | 5 | 50 | 50 | 80 | 80 | 100 | 100 | – | – |
| 50～64（歳） | 6 | 5 | 50 | 50 | 80 | 80 | 100 | 100 | – | – |
| 65～74（歳） | 6 | 5 | 50 | 50 | 80 | 80 | 100 | 100 | – | – |
| 75以上（歳） | 6 | 5 | 50 | 50 | 80 | 80 | 100 | 100 | – | – |
| 妊婦 | | 5 | | 50 | | +10 | | +10 | | – |
| 授乳婦 | | 6 | | 50 | | +40 | | +45 | | – |

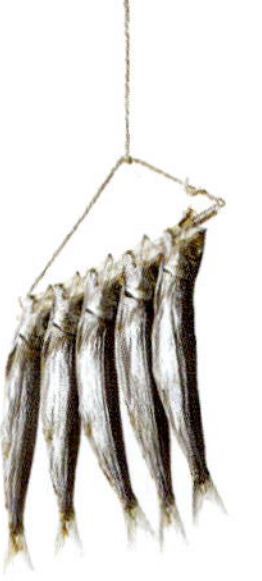

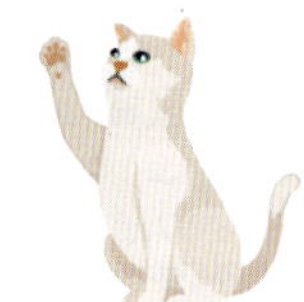

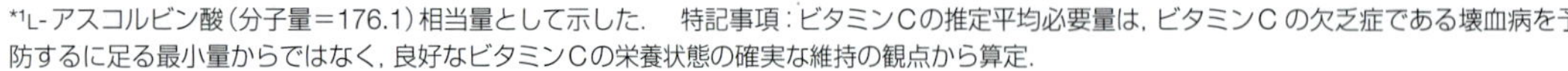

*1L-アスコルビン酸（分子量＝176.1）相当量として示した．　特記事項：ビタミンCの推定平均必要量は，ビタミンCの欠乏症である壊血病を予防するに足る最小量からではなく，良好なビタミンCの栄養状態の確実な維持の観点から算定．

# 食品名別索引

見出し語は，成分表に収載されている食品名，もしくは日常的に広く用いられている名称（別名）とし，これに対応する食品番号（[ ]内の数字）と参照ページを示した．見出し語に複数の食品が該当する場合は，初出の食品番号のみを示した．なお，別名が見出し語になる場合には，成分表に収載されている食品名を矢印とともに併記した．（例：アイヌねぎ ➡ぎょうじゃにんにく [06071]）

## あ



## い

## う



## え



## お

## か

## き



## く

## す



## せ

## つ



## て



## と

## ひ



## ふ

## へ



## ほ

## や



## ゆ



## よ



## ら



## り



## る



## れ



## ろ

## わ

本書の食品成分値は，文部科学省科学技術・学術審議会資源調査分科会報告「日本食品標準成分表2020年版（八訂）」ならびに「日本食品標準成分表（八訂）増補2023年」によるものです．本書の食品成分値を複製または転載する場合には，下記の連絡先にご相談ください．
連絡先　文部科学省科学技術・学術政策局政策課資源室
E-mail：kagseis@mext.go.jp

本書についてのお問い合わせは，購入者専用ページよりお願いします．
◆購入者専用ページ URL　→　https://www.ishiyaku.co.jp/seibunhyo
電話によるお問い合わせには対応しておりません．何卒ご了承ください．

MDP

**日本食品成分表2025 八訂**
**栄養計算ソフト・電子版付**　ISBN978-4-263-70149-2

2021年2月20日　第1版第1刷発行　（日本食品成分表2021 八訂）
2022年2月20日　第2版第1刷発行　（日本食品成分表2022 八訂）
2023年2月20日　第3版第1刷発行　（日本食品成分表2023 八訂）
2024年2月20日　第4版第1刷発行　（日本食品成分表2024 八訂）
2025年2月20日　第5版第1刷発行

編　集　医歯薬出版
発行者　白　石　泰　夫
発行所　**医歯薬出版株式会社**
〒113-8612 東京都文京区本駒込1-7-10
https://www.ishiyaku.co.jp/
郵便振替番号　00190-5-13816

乱丁，落丁の際はお取り替えいたします　印刷／製本・三報社印刷

# 『日本食品成分表2025　八訂』
# 購入者特典

シリアルキー

**SBH25YEL3YUJN**

※特典ダウンロード期間およびサポート対象期間：2026年1月31日まで

※購入者特典の認証情報（シリアルキー等）の図書館外への貸出は禁止します

※本サービスは事前の予告をすることなく，内容等の一部または全部を変更，追加，削除，また，サービス自体を終了する可能性があります．予めご了承ください

## 特典の利用方法

特典の利用は，下の図の流れに沿ってお進みください

**Step 1**　購入者専用ページにアクセス
https://www.ishiyaku.co.jp/seibunhyo
日本食品成分表　購入者専用　検索

**Step 2**　「購入者特典ダウンロード」ボタンをクリック

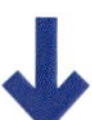

**Step 3**　必要事項を入力して，
画面の案内に沿って登録手続き

**Step 4**　特典をダウンロード

**お問い合わせ**
○各種のお問い合わせは，購入者専用ページよりお願いします．
https://www.ishiyaku.co.jp/seibunhyo/faq.aspx
○電話によるお問い合わせには対応しておりません.何卒ご了承ください.